Therapie-Fibel der inneren Medizin
für Klinik und Praxis

Von Sven Moeschlin

unter Mitarbeit von
P. Cottier, J. Escher, S. Fankhauser
G. Guntern, V. Haegi, J. Hodler

6., überarbeitete und erweiterte Auflage
143 Abbildungen, zahlreiche Tabellen

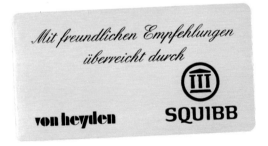

1982
Georg Thieme Verlag Stuttgart · New York

CIP-Kurztitelaufnahme der Deutschen Bibliothek

Moeschlin, Sven:
Therapie-Fibel der inneren Medizin : für Klinik
u. Praxis / von Sven Moeschlin. Unter Mitarb.
von P. Cottier ... – 6., überarb. u. erw. Aufl. –
Stuttgart ; New York : Thieme, 1982.

1. Auflage 1961	1. durchgesehener Nachdruck 1966
1. unveränderter Nachdruck 1961	3. Auflage 1969
2. unveränderter Nachdruck 1962	1. italienische Auflage 1973
2. Auflage 1965	4. Auflage 1974
	5. Auflage 1976

Wichtiger Hinweis: Medizin als Wissenschaft ist ständig im Fluß. Forschung und klinische Erfahrung erweitern unsere Kenntnisse, insbesondere was Behandlung und medikamentöse Therapie anbelangt. Soweit in diesem Werk eine Dosierung oder eine Applikation erwähnt wird, darf der Leser zwar darauf vertrauen, daß Autoren, Herausgeber und Verlag größte Mühe darauf verwandt haben, daß diese Angabe genau dem Wissensstand bei Fertigstellung des Werkes entspricht. Dennoch ist jeder Benutzer aufgefordert, die Beipackzettel der verwendeten Präparate zu prüfen, um in eigener Verantwortung festzustellen, ob die dort gegebene Empfehlung für Dosierungen oder die Beachtung von Kontraindikationen gegenüber der Angabe in diesem Buch abweicht. Eine solche Prüfung ist besonders wichtig bei selten verwendeten Präparaten oder solchen, die neu auf den Markt gebracht worden sind.

Diejenigen Bezeichnungen, die eingetragene Warenzeichen sind, wurden durch Hinzufügen eines ® kenntlich gemacht, jedoch nur insoweit, als dem Verfasser das Bestehen eines Warenzeichenschutzes mitgeteilt worden ist. Aus der Bezeichnung einer Ware mit dem für sie eingetragenen Warenzeichen kann nicht geschlossen werden, daß diese Bezeichnung ein freier Warenname ist, auch wenn der Vermerk ® nicht angebracht worden ist.

Alle Rechte, insbesondere das Recht der Vervielfältigung und Verbreitung sowie der Übersetzung, vorbehalten. Kein Teil des Werkes darf in irgendeiner Form (durch Photokopie, Mikrofilm oder ein anderes Verfahren) ohne schriftliche Genehmigung des Verlages reproduziert oder unter Verwendung elektronischer Systeme verarbeitet, vervielfältigt oder verbreitet werden.

© 1961, 1982 Georg Thieme Verlag, Rüdigerstraße 14, D-7000 Stuttgart 30 – Printed in Germany
Satz und Druck: Tutte Druckerei GmbH, 8391 Salzweg-Passau

ISBN 3 13 378506 0

Anschriften

Prof. Dr. med.
Dr. h. c. SVEN MOESCHLIN
St. Niklausstraße 28
CH-4500 Solothurn (Klinik Linde, Biel)
a. o. Prof. der Medizin, emeritus
Universität Basel

Prof. Dr. med. P. COTTIER
Chefarzt der Medizinischen Abteilung
Spital Interlaken
CH-3800 Interlaken

Dr. med. J. ESCHER
Chefarzt der Medizinischen Abteilung
Kreisspital Brig
CH-3900 Brig

Prof. Dr. med. S. FANKHAUSER
Chefarzt der Medizinischen Klinik
Kantonsspital Olten
CH-4600 Olten

Dr. med. G. GUNTERN
Chefarzt der Psychiatrischen Abteilung
Kreisspital Brig
CH-3900 Brig

Dr. med. V. HAEGI
Chefarzt des Lungen-Sanatoriums
Wallenstadter-Berg
CH-8881 Knoblisbühl

Prof. J. HODLER
Medizinische Univ.-Poliklinik Bern, Inselspital
CH-3000 Bern

1. und 2. Auflage meinem klinischen Lehrer
                    WILHELM LÖFFLER †
                    in Dankbarkeit gewidmet

3. Auflage den beiden großen Klinikern
                JAN WALDENSTRÖM (Schweden)
              und
              CARL MOORE † (St. Louis, USA)

4. Auflage meiner lieben Frau und Kameradin
                YVONNE MOESCHLIN-SANDOZ
              sowie
              unserer unvergeßlichen Tochter, Frau
              IRENE E. WAGNER-MOESCHLIN †1973

5. Auflage meinem Freund und großen Kliniker
              H. ERHARD BOCK (Tübingen)

6. Auflage meinem Freund, Chefarzt
              JÜRG ZBINDEN († am Breithorn 1981)

Vorwort zur 6. Auflage

Ein halbes Dutzend Auflagen hat die Therapie-Fibel jetzt seit ihrem Erscheinen im Jahre 1961 erlebt. Mein Dank geht speziell an die Leser für ihre treue Gefolgschaft. Bei der sehr raschen Entwicklung der Therapie in den letzten Jahren erscheint es mir vor allem wesentlich, aus der Fülle der dargebotenen Möglichkeiten eine Auswahl zu treffen. Bei der jetzigen Neubearbeitung habe ich mich aufgrund der immer stärkeren Spezialisierung dazu entschlossen, gewisse Gebiete an namhafte und mir befreundete Schweizer Spezialisten und Kliniker zu übergeben. So wurden folgende Kapitel völlig neu bearbeitet und abgefaßt: *Hypertonie* (P. COTTIER), *Nieren- und Urogenitaltrakt* (J. HODLER), *Magen-Darm* (J. ESCHER), *Diabetes mellitus* (S. FANKHAUSER), *Tuberkulose* (V. HAEGI). Als neue Ergänzung gegenüber früher kam auch ein Abschnitt über die *Psychotherapie* hinzu (G. GUNTERN). Selbst habe ich bei den obigen Kapiteln die Aufgabe des Koordinators übernommen und hoffe, daß damit die Einheit des Buches gewahrt geblieben ist. Wir haben auch bei der Abfassung dieser Neubearbeitungen versucht, aus der Fülle des Neuen uns auf das für den Praktiker Wesentliche und Bewährte zu beschränken.

Die *restlichen Kapitel* habe ich sorgfältig überarbeitet und dabei versucht, heute überholte Erfahrungen auszumerzen und Neues nur dann einzufügen, wenn es sich klinisch bewährt hat. Außerdem wurden zahlreiche Einzelabschnitte neu abgefaßt. So im Blutkapitel der *Morbus Hodgkin* und die neueren onkologischen Fortschritte auf dem Gebiete der *Leukämien*. Die von uns erstmals beschriebene „*Angioimmunoblastische Lymphadenopathie*" wurde neu abgefaßt, diejenige des Myeloms weitgehend umgearbeitet. Im Herzkapitel wurden neben zahlreichen Ergänzungen vor allem die *Arrhythmien* erweitert. Im Lungenabschnitt kamen die *Höhenkrankheit* und die *Aspirationspneumonie* neu hinzu, ferner wurde der *Lungenschock* neu verfaßt; ebenso das heute so aktuelle Problem des *Mammakarzinoms*, wo zum ersten Mal seit langem wieder große therapeutische Fortschritte zu verzeichnen sind. Neu geschrieben ist auch der Abschnitt über die *Hepatitis A, B und C*, wo in den letzten Jahren umwälzenden Erkenntnisse gewonnen wurden. Bei den *Infektionskrankheiten* kam die *Legionärskrankheit* neu dazu, und zahlreiche andere Abschnitte wie die *gramnegative Sepsis*, die *Malaria*, *Tollwut* u.a. wurden auf den neuesten Stand gebracht.

Möge das Buch in dieser neuen Form den *Kollegen in Spital und Praxis* wieder helfen, sich in der Fülle der therapeutischen Empfehlungen und der heutigen Medikamentenflut zurechtzufinden. – *Die Therapie bleibt ja immer das Hauptziel unserer medizinischen Bemühungen*, und sie kommt im klinischen Unterricht leider oft neben all dem Wissen, das wir den jungen Kollegen mit auf den Weg geben müssen, zu kurz. Möge auch diese Auflage mithelfen, den Studenten der Medizin diese Lücke auszufüllen.

Mein großer Dank geht an meine Freunde und Mitautoren dieses Buches; ferner an meine Sekretärin Frau PIA HOF für alle Mithilfe bei der Abfassung des Manuskriptes und Erledigung der Korrekturen. Ganz besonderen Dank schulde ich meinem lieben Verleger Dr. h. c. GÜNTHER HAUFF und seinem treuen Mitarbeiterstab für die vorbildliche Ausstattung und Drucklegung.

Solothurn, März 1982   SVEN MOESCHLIN

Inhaltsverzeichnis

Vorwort zur 6. Auflage... VII
Gebrauchte Abkürzungen und Textformen........................ XXIII

Blutkrankheiten 1
Anämien 1
   Akute Blutungs-Anämie 1; Anaemia sideropenica 1
   Makrozytäre Anämien.. 2
   Genuine Perniziosa 3; Schwangerschafts-Anämien 4;
   Sprue, idiopathische 5; Toxisch bedingte perniziöse Anämien 7
   Sideroachrestische Anämie...................................... 8
   Hämolytische Anämien.. 9
   1. Hereditäre Formen 9; 2. Erworbene Formen 9; Hypersequestrations-
   anämien; Hypothyreotische Anämie 14
Gerinnungsstörungen 14
   Störungen der Thrombozytenfunktion............................ 14
   Purpura Schönlein-Henoch...................................... 19
   Störungen der Gerinnungsfaktoren 19
   Hämophilie 19; Fibrinogenopenien und Verbrauchs-Koagulopathien 22;
   Hypoprothrombinämien 22
Leukopenien 22
   Akute Leukopenien infolge Immunoagranulozytose 23; Akute Leukopenien
   durch Zytostatika 24; Chronische Granulozytopenien 24
Chronische und akute Hämoblastosen 25
   Chronische myeloische Leukämie (CML) 25; Chronische lymphatische
   Leukämie, CLL 28; Haarzell-Leukämie 32; Aleukämische lymphatische
   Leukosen und maligne chronische Retikulosen des Knochenmarks
   (= „Pseudoaplastische Anämie") 32; Leukämien und Schwangerschaft 35;
   Polycythaemia vera 35; Akute bis subakute Leukosen 37; Übersicht über
   die heutigen bewährten Zytostatika bei akuten Leukosen 40; Akute
   myeloische Leukosen (AML) 42; Akute lymphatische Leukose, ALL 44;
   Komplikationen 46; Monozyten-Leukämien 53; Lymphogranuloma
   Hodgkin 53; Lymphosarkom 60; Lymphoblastoma folliculare (Brill-
   Symmers) 62; Makroglobulinämie Waldenström 62; „Angioimmuno-
   blastische Lymphadenopathie" oder „Lymphogranulomatosis X" 63;
   Myelom 65
Aplastische Anämie 69
Osteomyelosklerose – Myelofibrose 72
Mononucleosis-Syndrom 73

Inhaltsverzeichnis

Lymphocytosis infectiosa 74
Splenektomie-Indikationen 74
Störungen des Elektrolyt- und Wasserhaushaltes 75
   Spezielle Formen 76
      Störungen des Wasser- und Natriumbestandes 76; Natriumverluste 76;
      Natriumüberschuß 76; Wassermangel 77; Wasserüberschuß 77;
      Kombinierte Störungen 77
   Kaliumstörungen 78
      Hypokaliämie 78; Hyperkaliämie 79
   Säure-Basen-Haushalt 80
      Metabolische Azidose 80; Respiratorische Azidose 81; Laktat-Azidose 81;
      Metabolische Alkalose 80; Respiratorische Alkalose 82; Hyperkalzämie 82
Herz 85
Herzinsuffizienz 85
Herzglykoside 90
   Leitsätze für die Auswahl der herzwirksamen Glykoside 90
   Vorsichtsmaßnahmen 91
   Frage der langsamen oder raschen Sättigung, der individuellen Dosierung, der
   Verabreichungsart und Beurteilung des therapeutischen Effektes 92
   Nebenerscheinungen und Vergiftungserscheinungen durch Herzglykoside.... 94
   Kurze Charakteristik der wichtigsten Herzglykoside 96
   Spezielle Formen der Herzinsuffizienz 100
Therapie der Ödeme 102
   Behandlung der kardialen Ödeme 102
   Besprechung der einzelnen Diuretikagruppen 104
      Xanthinderivate 104; Spezifische Karboanhydrasehemmer 105;
      Spezifische Hemmung der tubulären Na- und zum Teil der Cl-Rück-
      resorption 105; Beeinflussung des Aldosterons 109
Rhythmusstörungen 111
   Supraventrikuläre Störungen 111
      Sinusrhythmus 111; Paroxysmale supraventrikuläre Tachykardie 112;
      Vorhofflimmern und -flattern 114; Supraventrikuläre Extrasystolen 117
   Ventrikuläre Rhythmusstörungen 118
      Ventrikuläre Extrasystolen bei nichtdigitalisierten Patienten 118
   Therapie: 118
      Polytope ventrikuläre Extrasystolen oder in die T-Welle fallende Extra-
      systolen, sowie in Salven auftretende Extrasystolen und paroxysmale
      Kammertachykardien 118; Auftreten ventrikulärer Extrasystolen (evtl.
      Bigeminie) unter oder nach Herzglykosiden 119
   Überleitungsstörungen inkl. Herzblock 121
      Verkürzte Überleitung 121; AV-Block 1. und 2. Grades 121; Adams-
      Stokessche Anfälle und internittierender AV-Block 122; AV-Block
      3. Grades: Totaler Herzblock 124; Totaler Links- oder Rechtsschenkel-
      block 125; Karotissinus-Syndrom 125; Kammerflimmern und -flattern 125;
      Arrhythmien bei Schrittmacher-Patienten 125
Koronarsklerose und -arteriitis, Stenokardie 127
   Therapie der Angina pectoris im Intervall 129
      Besprechung der einzelnen „antianginösen" Mittel 130
   Therapie im Anfall 133

Herzinfarkt 134
    Maßnahmen in der Praxis 135; Klinische Behandlung 136; Wichtigste Infusionslösungen zur Behandlung der Arrhythmien und des kardiogenen Schocks 141
Bettruhe und Frühmobilisation 142
Plötzlicher Herzstillstand 149
    Kardio-respiratorische Wiederbelebung 149; Herzmassage und künstliche Beatmung 150; Wiederherstellung der spontanen Herztätigkeit und Atmung 152; Behandlung der metabolischen Azidose 153; Richtlinien für die kardiorespiratorische Wiederbelebung außerhalb des Spitals 154; Wann kann die äußere Herzmassage abgebrochen werden? 154; Nachbehandlung 155
Lungenödem 155
    Versagen des linken Ventrikels (Asthma cardiale, Lungenödem) 155
    Zentralbedingte Lungenödeme (bei Apoplexie, Hirntumoren usw.) 157
    Toxisches Lungenödem 158
Rheumatische Perikarditis, Endokarditis, Myokarditis 158
Nicht rheumatische Pericarditis exsudativa 159
    Pericarditis sicca 161; Syncretio pericardii (Pericarditis constrictiva) 161
Endocarditis septica (Sepsis lenta) 161
Lupus erythematodes disseminatus 165
Myokarditis 168
Herzneurose 169
Gefäße 171
Schock und Kollaps 171
    a) Hypovolämischer Schock durch größeren Blutverlust 172
    b) Hypovolämischer Schock durch schweren Plasmaverlust 173
    c) Endotoxinschock unter Berücksichtigung der Verbrauchskoagulopathie 173
    Frage der Vasomotorenstimulation 175; Allgemeine Maßnahmen beim Schock: 176
Hibernation 178
    Indikationen 178; Durchführung 178
Arteriosklerose, Hyperlipämien 179
    Prophylaxe 180; Allgemeine Grundsätze 180; Differenzierung und Behandlung der Hyperlipämie-Formen I–V 181
    Periphere Zirkulationsstörungen 185
    Aneurysmen 186
    Morbus Buerger (Endangiitis, Thrombangiitis obliterans) 186
    Morbus Raynaud 187
    Hypotonie 188

Die Behandlung der Hypertonie 189

Einleitung 189
Gründe für eine antihypertensive Therapie 189
Ziele der blutdrucksenkenden Therapie 190
Indikationen der antihypertensiven Therapie 191
    Dringende Indikationen 191; Notwendige Behandlung 191; Fakultative

Behandlung 191
Bedeutung der Diagnostik für eine angemessene Therapie 191
Gruppierungen der Hypertoniepatienten 192
Mitarbeit ("Compliance") des Patienten 192
Grundsätze der Therapie 193
Lebensweise und Diät des Hochdruckpatienten 194
Zur Messung des Blutdrucks 195
Systematik der gebräuchlichen Antihypertensiva 196
Diuretika 196; Sympathikolytika 200; Beta- und Alpha-Rezeptorenblocker 203; Vasodilatatoren 208; Renin- und Angiotensin-Antagonisten 210
Kombinationsbehandlung (Stufenbehandlung) 212
Die Behandlung besonderer Hypertonieformen 212
Labile und leichte Hypertonie 212; Hypertonie bei älteren Patienten 212; Pressorische Krisen 213; Hypertonie bei Schwangerschaft 214; Renale und sekundäre Hypertonieformen 214; Hypertoniebehandlung bei Niereninsuffizienz 214
Verzeichnis der zitierten Antihypertensiva mit Angabe der chemischen Kurzbezeichnung und der Markennamen in der Bundesrepublik Deutschland und in der Schweiz 215
Schlußbemerkungen 216
Thrombose und Thrombophlebitis 217
Allgemeine Thromboseprophylaxe 217; Dauer-Thromboseprophylaxe mit Antikoagulantien 216; Therapie bei bereits manifester Venenthrombose 217; Heutige Möglichkeiten der Antikoagulantienbehandlung 218; Behandlung mit indirekten Antikoagulantien (Dicumarole) 219; Behandlung mit direkten Antikoagulantien (Heparin) 225; Thrombolytische Therapie, Fibrinolyse 226; Thrombozytenaggregationshemmer 227
Thrombophlebitis migrans 227
Phlegmasia caerulea dolens 227
Lungenembolie 228
Arterielle Thrombosen und Embolien 229
Periarteriitis nodosa 230
Varizen 230
Morbus Osler 231
Mesaortitis luica 231

Respirationsorgane und Thorax 233

Respiratorische Insuffizienz 233
Höhenkrankheit 233
Echter Krupp und Pseudo-Krupp 234
Pneumonie 235
Kruppöse Pneumonie und Bronchopneumonie 235
Pneumonien durch andere Erreger 236
Hyperergische Pneumonien 238
Pneumoniekomplikationen 238
Empyem 238; Lungenabszeß 241
Staphylokokkenpneumonien (und evtl. Streptokokken) 243
Atypische Pneumonien und Viruspneumonien 243

Mycoplasma pneumoniae 244
Lungenschock 244
Bronchitis 246
   Tracheobronchitis catarrhalis und mucopurulenta 246
   Besondere Bronchitisformen 247
      Akute Bronchiolitis mit Zyanose 247; Chronische und chronisch obstruktive Bronchitis 248; Chronische Emphysembronchitis 249; Bronchitis fibrinosa 249
Bronchiektasen 249
Chronisches Lungenemphysem 251
Asthma bronchiale 252
   Allgemeine therapeutische Maßnahmen 253; Symptomatische Therapie 254
Cor pulmonale 258
Bronchuskarzinom und Lungentumoren 260
   Hämoptoe 262
Morbus Boeck 263
   Lungenblutung mit Glomerulonephritis (Goodpasture Syndrom) und Lungenhämosiderose 265
   Lungenproteinose (Alveoläre Proteine) 265
   Flüchtiges eosinophiles Lungeninfiltrat (LÖFFLER) 265
   Lungenechinokokkus 265
   Spontanpneumothorax 266
   Lungenfibrose 266
      Diffuse, progressive, interstielle 266
   Pleuritis carcinomatosa 266

Mamma 268

Mammakarzinom und -karzinose 268
   Frühfälle 268; Durchführung der prophylaktischen Chemotherapie 268; Behandlung der fortgeschrittenen Fälle mit Metastasen 269
   Ovarialkarzinom 275

Verdauungstrakt 276

Mundhöhle 276
   Herpes labialis 276
   Stomatitis ulcerosa 276
   Stomatitis aphthosa recidivans 276
   Soor 277
   Glossitis acuta 277
   Parotitis epidemica 277
   Marantische Parotitis 277
Ösophagus 278
   Ösophagusdivertikel 278
   Ösophaguskarzinom 278
   Kardiospasmus (Achalasie) 278
   Singultus 278

Inhaltsverzeichnis

Hiatushernie 279
Ösophagusvarizen und -blutungen 280

Magen-Darm 283

Akute Gastritis und Gastroenteritis 283
   Therapie der akuten Gastritis und Gastroenteritis 283
Chronische Gastritis 284
Ulkuskrankheit (Ulcus ventriculi und duodeni) 285
   Indikationen für die operative Ulkusbehandlung 286; Konservative Therapie 286
Ulkuskomplikationen 290
   Ulkusperforation 290; Ulkusblutung 290
Pylorusstenose 292
Magenkarzinom 293
   Operative Therapie 293; Zytostatische Therapie 293; Symptomatische Therapie 293
Reizmagen (Magenneurose, funktionelle Magenbeschwerden) 294
Aerophagie 295
Syndrome nach operiertem Magen 295
   A. Dumpingsyndrom 295; B. Postalimentäre Hypoglykämie 296; C. Verzögerte Magenentleerung 297; D. Biläre Stase 297; E. Diarrhö, Steatorrhö, Malabsorption 297; Rezidivulkus 297
Diarrhö 297
   A. Akute Diarrhö 298; B. Chronische Diarrhö 299
Morbus Crohn (Ileitis regionalis Crohn) 303
Darmkarzinome 306
   Therapie der Darmkarzinome 306
Ileus 307
Sprue, idiopathische 308
Kohlehydrat-Resorptionsstörungen 308
Irritables Kolon 309
Megakolon 309
Colitis Ulcerosa 310
Kolondivertikulose und Divertikulitis 315
   Komplikationen der Divertikulose und ihre Behandlung 316
Mesenterialinfarkt (Darminfarkt) 317
Peritonitis-Tbc 317
Appendicitis acuta 317
Darmaktinomykose 317
Rektumkarzinom 317
Proktitis 317
Hämorrhoiden 317
Fissura ani 318
Pruritus ani 319
Flatulenz (Meteorismus) 319
Chronische Obstipation 320
   Therapie der chronischen oder „habituellen" Obstipation 321
Intestinale Parasiten 323

Leber, Galle und Pankreas 325

Lebererkrankungen 325
   Allgemeine Richtlinien 325
   Virushepatitis (A, B und C)... 327
   Virushepatitis C (= Non A, Non B) 329
   Chronische Hepatitis 333
   Toxische Hepatose und cholostatische Hepatose 336
   Fettleber 338
   Zieve-Syndrom 339
   Leberzirrhosen 339
      Allgemeine Therapie der Zirrhosen: 341; Dekompensierte Leberzirrhosen: 342
   Cholezystitis und Cholangitis 343
      Akute Form 344; Subakute und chronische rezidivierende Form 345
   Lambliasis 345
   Cholelithiasis 345
      Cholelithiasisanfall 345; Behandlung im Intervall 347; Gallengangs-Dyskinesien 348; Verschluß-Ikterus 348; Choleduchussteine und intrahepatische Steine 349; Zystikusverschlußsteine 348
   Karzinom der Gallenblase und Leber 349
   Leberabszeß 350
   Subphrenischer Abszeß 350
   Pylephlebitis 351
   Pfortaderthrombose 351
   Budd-Chiari-Syndrom 351
   Milzvenenthrombose 351
   Hepatorenales Syndrom 351
Erkrankungen des Pankreas 352
   Akute Pankreatitis und Pankreasnekrose 352; Chronische Pankreatitis und chronische Pankreasinsuffizienz 354; Pankreaszyste 355; Pankreasstein 355; Pankreaskarzinom 355

Nieren und ableitende Harnwege.
Erkrankungen der männlichen Genitalorgane 357

Nieren und ableitende Harnwege 357
   Glomerulonephritiden, Glomerulopathien 357
      Allgemeiner Verlauf und Einteilung 357; Akute Glomerulonephritiden 357; Subakute und chronische Glomerulonephritiden 359
   Pyelonephritis, interstitielle Nephritis, entzündliche Erkrankungen
   der abführenden Harnwege und Harnwegsinfekte 367
      Akute interstitielle Nephritis 367; Akute Pyelonephritis 367; Chronische Pyelo- und interstitielle Nephritis 368; Harnwegsinfekte 369
   Urolithiasis 371
      Akute Steinkolik 371; Zystennieren 378; Nephrosklerose und Nierenarterienstenose 378
   Tubuläre Syndrome 379
   Akute Niereninsuffizienz 379

Inhaltsverzeichnis

Akutes Nierenversagen nach Schockzuständen (Schockniere, akute tubuläre Nekrose [ATN]) 379
Chronische Niereninsuffizienz 382
Tumoren der Niere und der ableitenden Harnwege 388
Nierentumoren 388; Hydronephrose 390
Erkrankungen der männlichen Genitalorgane 390
Prostatitis 390
Prostatahyperplasie 391
Prostatakarzinom 392
Induratio penis plastica 394
Kryptorchismus 394
Orchitis 395
Maligne Tumoren des Hodens 395
Peniskarzinom 396
Epididymitis 396
Männliche Infertilität 397
Enuresis 397

Nervensystem 399

Zentrales Nervensystem 399
Apoplektischer Insult und andere akute zerebrale Zirkulationsstörungen 399
Enzephalitis 404
Encephalitis epidemica 405
Pseudoenzephalitis Wernicke 406
Chorea minor 406
Gehirnabszeß 407
Sinus-Thrombosen: Gleiche Therapie, aber plus Antikoagulantien 407
Arteriitis temporalis (cranialis) 407
Neoplasma cerebri 408
Gehirnmetastasen maligner Tumoren 408
Parkinsonismus 408
Morbus Wilson 410
Seltenere hereditäre Nervenerkrankungen 411
Epilepsie 411
Therapie im Anfall 412; Status epilepticus 412; Therapie im Intervall, d.h. Dauertherapie 412
Menière 416
Meningitis serosa 416
Migräne und Horton-Neuralgie (Cluster headache) 416
Postpunktions-Syndrom 419
Erkrankungen des Rückenmarks 419
Myelitis acuta 419
Multiple Sklerose 419
Paraplegie 422
Lues cerebrospinalis (Neurolues, Tabo-Paralyse) 422
Funikuläre Myelose (bei Anaemia perniciosa) 424
Syringomyelie 424
Myatrophische Lateralsklerose (Charcot) 424

Spastische Spinalparalyse ... 425
Spinale progressive Muskelatrophie ... 425
Rückenmarkstumoren ... 425
Herpes Zoster ... 425
Polyradikulitis Guillain-Barré ... 426
Peripheres Nervensystem ... 428
Polyneuritis ... 428
Neuralgien ... 429
Trigeminusneuralgie 429; Okzipitalneuralgie 430
Fazialis-Neuritis ... 430
Brachialgia paraesthetica nocturna (Karpaltunnelsyndrom) ... 431
Neuritis cervicalis ... 431
Neuritis ischiadica ... 431
Diskushernie 432; Spondylarthrotische Formen 433; Toxische Formen 433; Spondylitis-Tbc 433; Tumor 432
Kausalgie ... 433
Wadenkrämpfe ... 433
Neuroblastoma malignum ... 434
Paraneoplastische Neuropathien ... 434

Systemtherapie der psychosomatischen Krankheiten ... 435

Einleitung ... 435
Organismuskonzept ... 435
Transaktionsfeld ... 437
Struktur und Funktion des Transaktionsfeldes ... 438
Streßkonzept ... 438
Dysfunktionelle Transaktionsmuster ... 440
Dysfunktionelle Auto-Organisation 441; Dysfunktionelle Hierarchie 441; Dysfunktionelle Autonomie 441; Dysfunktionelle Episteme 442; Dysfunktionelle Entscheidung 442; Dysfunktionelle Kooperation 442; Dysfunktionelles Konfliktmanagement 442; Dysfunktionelle Intra-Level-Kommunikation 443; Dysfunktionelle Inter-Level-Kommunikation 443; Dysfunktionelle Geschwindigkeit des Transaktionsprozesses 444; Dysfunktionelle Intensität des Transaktionsprozesses 444; Dysfunktionelle Auseinandersetzungsstrategien 444
Die Systemtherapie psychosomatischer Krankheiten ... 445
Ziel der Systemtherapie ... 445
Die 3 Stufen und Zyklen der Systemtherapie ... 445
Formation eines therapeutischen Systems 445; Transformation des therapeutischen Systems 446; Dissolution des therapeutischen Systems 446
Therapieerfolge ... 447
Schlußfolgerungen ... 447

Bewegungsorgane ... 449

Polyarthritis rheumatica acuta („Rheumatic fever") ... 449
Primär chronische rheumatische Polyarthritis (PCP, „Rheumatoid Arthritis") 454
Medikamentöse Behandlung 455; Allgemeine Maßnahmen 460;

Physikalische Therapie 461; Orthopädische Maßnahmen 461;
Psychotherapie 461
Spondylarthritis ankylopoetica (Morbus Bechterew) 462
Arthritis gonorrhoica 463
Arthronosis deformans 464
Spondylarthrosis deformans 466
Morbus Scheuermann 467
Spondylolisthesis 467
Bursitis subdeltoidea. Tendinitis praecipitans des Supraspinatus
und Periarthritis humero-scapularis 468
  Akute Form 468; Chronische Form 468
Schulter-Hand-Syndrom 469
Myalgia 470
  Lumbago 470; Allgemeine Myalgien 471
Tibialis anterior-Syndrom 472
Dermato-Myositis 472
Dystrophia musculorum progressiva (Typus Erb) 472
Myasthenia gravis 472
Myotonia congenita Thomsen 475
Osteoporose und Osteomalazie 475
Sudeck-Syndrom 476
Ostitis fibrosa Recklinghausen 476
Morbus Paget 476
Eosinophiles Granulom 477
Osteosarkom 477
Speicherkrankheiten 477
  Morbus Hand-Schüller-Christian 477; Morbus Letterer-Siwe 478
Xanthomatosis tuberosa (essentielle Hyperlipoidämie) 478
Ektoderm 478
Metastasierendes Melanom 478

Endokrines System und Stoffwechsel 481

Morbus Sheehan und Morbus Simmonds 481
Akromegalie (gesteigerte STH-Produktion) 483
Zentraler Diabetes insipidus 483
Hyperthyreose 484
  Praktische Durchführung der Behandlung 485
Hypothyreose/Myxödem 490
Myxödem-Koma 491
Thyreoiditis 492
Struma endemica 492
Struma maligna 493
Kretinismus 494
Tetanie und hypokalzämische Syndrome 494
  Übrige Tetanieformen 495
Hyperparathyreoidismus 497
Morbus Addison 499
  Chronischer Morbus Addison 499; Akute Addisonkrise 500

Morbus Cushing 501
Aldosteronismus (Conn-Syndrom) 502
Adrenogenitales Syndrom 502
Phäochromozytom (Brenzkatecholamin-Produktion) 503
Klimakterium virile 504
Hypogonadismus und Kastration 504
Hyperinsulinismus 504
Diabetes mellitus 505
   Neue Klassifizierung des Diabetes mellitus 506; Grundlagen der Diabetes-behandlung 507; Schulung des Diabetikers 508; Diät 510
Coma diabeticum 525
Diabetes und Schwangerschaft 529
   Zur Therapie diabetischer Spätkomplikationen 529
Adipositas 530
   Therapeutische Maßnahmen 531; Leichte Fälle 532; Mittelschwere Fälle 533; Schwere Fälle 533; Völlige Hungerkur 535; HCG-Abmagerungskur 535; Operatives Anlegen eines Ileum-Bypass 536
Präpubertäts-Adipositas (Pseudo-Fröhlich-Syndrom) 536
Magersucht, Asthenie 537
Anorexia mentalis 538
Gicht (Podagra) 539
Porphyria acuta intermittens und Porphyria variegata 541
Porphyria cutanea tarda hereditaria 543
Hämochromatose 544

ACTH, Cortison und Cortisonderivate 547

ACTH und Cortison 547
Wirkungsmechanismus 547
   Folgen der künstlichen Zufuhr von ACTH oder von Cortisonpräparaten für die Hypophyse und Nebenniere 548
Therapeutische Wirkungen 549
Nebenwirkungen des ACTH und des Cortisons (Cushingoid) 550
Besprechung der klinischen Nebenwirkungen und Komplikationen 552
   Mineralokortikoide Wirkung 552; Adipositas 553; Osteoporose 553; Glukokortikoide Wirkung 553; Akuter Addisonismus (Nebennierenatrophie) 555; Gefahr der Ulkuskrankheit 557; Gefahr der Infektionsbegünstigung 558; Psychische Störungen 559; Eventuelle Sensibilisierung auf Kortikosteroide 560; Linsentrübungen (Katarakt), Glaukom 560; Steroid-Myopathie 560; Hautatrophie 560; Katabole Wirkung 560
Besprechung der Dosierung 561
Klinische Applikationsmöglichkeiten und Erwähnung einiger Präparate 562
Klinische Indikationen der Therapie mit ACTH, Cortison und seinen Derivaten 566

Inhaltsverzeichnis

Antibiotika und Chemotherapeutika 571

Voraussetzungen für die Wirksamkeit dieser Mittel...................... 571
Allgemeine Regeln bei Anwendung dieser Mittel 571
Antagonismus und Synergismus.. 572
   Antagonismus 573; Synergismus oder Verbreiterung des Wirkungsbereiches 573
Nebenwirkungen und toxische Erscheinungen 574
Prophylaktische Anwendung der Antibiotika und Chemotherapeutika,
d. h. sogenannte „Abschirmung" 575
Übersicht der gebräuchlichsten Chemotherapeutika und Antibiotika 576
   Sulfonamide... 576
      Heute gebräuchliche Präparate 577
   Penicilline.. 578
      Nebenwirkungen und evtl. toxische Erscheinungen der Penicillinpräparate 578; Prophylaxe und Therapie der allergischen Erscheinungen 579; Penicillin-Anwendungsarten 580
   Streptomycin 584
   Tetracycline 585
      Gebräuchlichste Tetracyclinpräparate 587
   Chloramphenicol.. 589
   Thiamphenicol.. 590
   Erythromycin... 591
   Oleandomycin 592
   Cephalosporine 593
   Gentamicin 596
   Lincomycin 597
   Weitere, weniger gebräuchliche Antibiotika 598

Infektionskrankheiten 607

Prophylaxe bei Tropen-Reisen 607
   Reise-Apotheke für die Tropen 607
Allgemeine therapeutische Verhaltensregeln bei infektiösen Erkrankungen 609
Protozoen und andere größere Erreger 611
   Malaria... 611
   Leishmaniosen.. 614
   Trypanosomiasis 615
   Toxoplasmose (Toxoplasma gondii).................................. 616
   Amöbiasis (Entamoeba histolytica) 617
   Lambliasis (Lamblia intestinalis) 618
   Trichomoniasis 619
   Filariosis.. 619
   Bilharziosis... 619
   Trichinose (Trihinella spiralis) 620
   Mykosen.. 620
Bakterielle Erkrankungen 625
   Typhus abdominalis (Salmonella typhi).............................. 625
   Übrige Salmonellosen... 628

Inhaltsverzeichnis

Botulismus 630
Cholera asiatica (Vibrio cholerae) 630
Lepra 631
Pertussis (Haemophilus pertussis)................................. 631
Dysenterie 633
Listeriose (Listeria monocytogenes) 633
Diphtherie (Corynebacterium diphtheriae) 634
Pyozyaneusinfektionen (Pseudomonas aeruginosa, Bacillus pyocyaneus)..... 636
Bakterielle Meningitiden 636
    Meningitis epidemica (meningococcica) und Meningitis pneumococcica 637;
    Übrige eitrige Formen 640
Gonorrhoe... 643
Tollwut (Rabies, Lyssa)... 644
    Impfbehandlung nach Infektionsexposition 644
Pasteurellosis 646
Pest (Yersinia pestis)... 647
Brucellosen.. 647
Angina und Tonsillitis 648
Scarlatina (Streptococcus haemolyticus, Gruppe A) 649
Erysipel... 650
Sepsis 650
Gramnegative Sepsis... 652
Spirochätosen 654
Lues (Syphilis, Spirochaeta pallida) 654
Leptospirosen 654
Milzbrand (Anthrax) 655
Rotz (Malleomyces mallei) 655
Tularämie (Pasteurella tularense) 656
Bartonellosis 656
Tetanus (Clostridium tetani) 656
Gasbrand (Clostridium-Arten, C. perfringens etc.) 660
Legionärskrankheit... 661
Kleinere Erreger und Viren und vermutliche Viruserkrankungen,
    Rickettsiosen 662
Ornithose (Psittakose) 664
Variola (Pocken).. 666
Varizellen (Windpocken) 667
Herpes zoster 669
Coxsackie-Virus 669
Virus-Pneumonien 670
Grippe (Influenza).. 670
    Therapie der unkomplizierten Grippe 672; Therapie der Grippe-
    komplikationen 672
Hepatitis A und B (siehe Leberkap. 327)........................ 677
Parotitis epidemica 677
Erythema exsudativum multiforme 677
Morbus Behçet 679
Reitersches Syndrom 680
Morbilli (Masern)... 680

XXI

Mononucleosis (Drüsenfieber) 682
Rubeola 682
Poliomyelitis acuta epidemica 682
Impfkalender 684

Tuberkulöse Erkrankungen 687

Allgemeine Grundsätze 687
  Primär ambulante Behandlung 688; Primär stationäre Behandlung 688
Prophylaxe 689
  Frühentdeckung 689; Schirmbilduntersuchung 690; Umgebungsuntersuchung 690; Chemoprophylaxe 690; BCG-Vaccination 691; Isolation und Desinfektion 691; Die Bedeutung der Risikogruppen in der Prophylaxe 693
Chemotherapie der Tuberkulose 694
  Grundlagen 694; Abhängigkeit vom Befund 694; Richtlinien für die Therapiedauer 694; Resistenzproblem 695; Verabreichungsform 695; Probatorische Therapie 696; Intermittierende, kontrollierte Therapie 696
Verfügbare Antituberkulotika 697
Wahl der Kombination 702
Flankierende Therapien 704
  Funktionsstörung 704; Kortikosteroidtherapie 704; Chirurgische Therapie 705; Therapie der Komplikationen 705
Therapie spezieller Organtuberkulosen 708
  Miliar-Tbc 708; Lungentuberkulose 709; Isolierte Bronchustuberkulose 709; Pleuritis tuberculosa 709; Pleuraempyem 711; Pericarditis tuberculosa 711; Meningitis tuberculosa 711; Osteoartikulare Tuberkulose 713; Urogenitaltuberkulose 713; Urotuberkulose 713; Lymphknotentuberkulose 714; Hauttuberkulose 714
Kontrolluntersuchungen 715
Atypische Mykobakteriosen 716
Zusammenfassende Übersicht über die Maßnahmen gegen die Tuberkulose („Management") 716

Zytostatika oder tumorhemmende Substanzen 719

Wirkungsmechanismus 719
Wirkungsoptimum 720
Wahl des Mittels 721
Kombinations- und Stoßtherapie 721
Durchführung der onkologischen Behandlung 721
Klinische Indikationen der Zytostatikabehandlung 725
Übersicht über die heutigen tumorhemmenden Stoffe 726
Alkylierende Substanzen 726
Antimetaboliten 729
  Purinantagonisten: 730; Pyrimidinantagonisten 730
Mitose blockierende Pflanzenderivate (Alkaloide) 732
Hormone 733
Antibiotika und andere Stoffe 734

Enzyme 735
Radioaktive Isotope (β- und γ-Strahler) 735
Kombinationstherapie 735

Immunosuppressive Therapie ....
Kombination mit Kortikosteroiden 739
Dosierung 740
Kontraindikationen 741
Indikationen der immunosuppressiven Therapie 742
   A. Gesicherte Indikationen 742; B. Gute Indikationen 744; C. Eventuelle Indikationen 745; Schlußfolgerungen 745

Arzneimittelverzeichnis 747

Sachverzeichnis 765

Gebrauchte Abkürzungen und Textformen

aa = ana = zu gleichen Teilen	i.m. = intramuskulär	ml = Millimeter = Kubikzentimeter
AZ = Allgemeinzustand	i.v. = intravenös	mval = Milliäquivalent
Ca = Kalzium	K = Kalium	Pp. = Präparat
E = Einheit	KH = Kohlenhydrate	s.c. = subkutan
ED = Erhaltungsdosis	l = Liter	Spt. = Symptom
ES = Extrasystolen	Lkz = Leukozyten	Std. = Stunde
g = Gramm	mg = Milligramm	Supp. = Suppositorien
HCT = Hämatokrit	Mio = Million	[Lederle] = Firmenname

Blutkrankheiten

Anämien

Akute Blutungs-Anämie (siehe Schock-Kap. S. 172)

Anaemia sideropenica

Unter diesem Namen seien hier mehr in praktisch-therapeutischer Hinsicht alle Eisenmangelanämien zusammengefaßt. Sie sind durch ein deutlich *erniedrigtes Serumeisen* und ein mehr oder weniger ausgeprägtes Abfallen des Hämoglobins mit erniedrigtem Färbeindex gekennzeichnet. Als Ursachen kommen hierfür vor allem in Frage:

Blutungsanämie (akute oder chronische), mit 2 ml Blut geht 1 mg Eisen verloren;

Hypermenorrhoe: Diese ist praktisch am häufigsten, wobei es bei vielen Frauen zu einer Anämie kommt, indem das bei der Menstruation verlorene Hämoglobineisen bis zur nächsten Regel nicht mehr genügend ersetzt werden kann. In vielen Fällen kommt es auch *erst dann zu einer Anämie, wenn verstärkte oder verlängerte Mensesblutungen vorliegen*. Wichtig sind für eine kausale Therapie in allen Fällen klinisch die folgenden *Untersuchungen*:

Serumeisen (bei der Thalassämie normal bis erhöht, s. S. 10);

Serumferritin (bei Fe-Mangel-Anämien immer unter 20 µg/l erniedrigt. Bei Fe-Überladung = Hämochromatosen bis zu 10000 µg/l erhöht) gibt einen Anhaltspunkt über den Füllungszustand der Fe-Speicher;

Retikulozytenzählung;

Alimentär, vor allem bei Kleinkindern; evtl. bei Vegetariern;

Blind loop;

Status n. Magen-Op.;

Neoplasma (mit Ulzeration);

Magensaft;

Stuhluntersuchung auf okkultes Blut, wenn positiv oder Verdacht: Röntgen-Abklärung;

Bestimmung der Menstrualblutmenge, evtl. gynäkologische Untersuchung;

evtl. Sternalpunktat (vermehrte Erythropoese bei Fe-Mangel durch Blutung mit Linksverschiebung und vermehrten Makroblasten).

Sideropenische Anämien

Therapie der sideropenischen Anämie:

1. *Kausale Therapie*: Bekämpfung der Fe-Mangel-Ursache.
Bekämpfung der evtl. Blutungsquelle: Ulkus- oder Hämorrhoidalblutung, Hiatushernie, gesteigerte Mensesblutungen, evtl. Karzinom, Ösophagusvarizen.

2. *Orale Fe-Zufuhr (für die leichten Fälle)*: Am besten vertragen wird Ferrum gluconicum (Ferroglukonat): z. B. **Ferronicum®** [Sandoz], Dragée zu 0,2 g, **Ce-Ferro®** [Nordmark] Dos.: 3 × tägl. 2 Dragées während des Essens oder **Ferrum Hausmann®**, Kaps. à 100 mg Fe^{II} tägl. 1–3 Kaps. v. d. E. Prophylaktisch evtl. als Dauertherapie nach jeder Menses weiterhin für je 1 Woche tägl. 1 Dragée.
Ferrosulfat wird im allgemeinen nicht gut ertragen, wohl aber in der Retardform, z. B. **Ferro-Gradumet®** (Abbott), 1 Compr. abends nach dem Essen. Jede Fe-Therapie benötigt mindestens drei Monate, um die erschöpften Depots aufzufüllen, also immer Langzeittherapie.

Bei Kindern: Am besten als Sirup, z. B. zu 0,1 g Ferrochlorid pro ml (**Ferrascorbin®** [Streuli] oder **Ferro 66®** [Promonta]).

Dosierung: Säuglinge und Kleinkinder 2 × 5–10 Tropfen tägl. Größere Kinder: 3 × 10–15 Tropfen tägl. Oder als Ferroglukonat (**Ferronicum-Sirup®** [Sandoz]), Dosierung: Säuglinge und Kleinkinder 1–3 Kaffeelöffel pro die.

3. *Parenterale Verabreichung*: Für die schweren Fälle und vor allem bei *Colitis ulcerosa* sowie bei oral refraktären Fällen. Auch bei gutem Ansprechen sollte die Behandlung nach Erreichen der normalen Hb-Werte noch für 2 Wochen weitergeführt werden, um die stark erschöpften Eisenvorräte wieder aufzufüllen. Am besten vertragen wird nach unseren Erfahrungen das intravenöse Ferrioxydsaccharat als **Ferrum Hausmann®**, Ampulle zu 5 ml mit 0,02 g/ml, tägl. 1 Ampulle, in schweren Fällen evtl. 2 Ampullen i. v. langsam, nur 1 ml/Min.! und bei liegendem Patienten. Cave paravenös!! Nur spritzen, wenn man sicher in der Vene ist! Doch gibt es Patienten, die alle i. v. Präparate schlecht vertragen (Fieber, Kollaps, Wallungen, Nausea), man versucht dann das Präparat in der halben Dosis mit 10 ml 10%iger Lävulose zu verdünnen. Damit kann man auch die gelegentliche Phlebitis evtl. vermeiden, die aber selten ist. Sorbitol = **Jectofer®** (]Astra[, Södertälje, Schweden) erzeugt *intramuskulär* auch im Tierversuch keine Tumoren. Es zeigte bei unseren Patienten eine sehr gute Wirkung. Manchmal ist die Injektionsstelle leicht schmerzhaft. Ein Teil des Fe-Sorbitols wird sofort durch den Urin ausgeschieden (Rotfärbung des Urins).

Anämien nach Gastroenterostomien oder Gastrektomien: Bei dieser sideropenischen Form handelt es sich meistens um enterale Resorptionsstörungen, die neben dem Fe-Mangel auch einen Folinsäure- und Vitamin-B-Komplex-Mangel aufweisen und die schwierig zu behandeln sind. Hier kombiniert man mit Vorteil das Eisen mit **Vitamin B_{12}** (100 γ pro Woche), z. B. **Cytobion®** und B_6 (**Benadon®**), 4 Ampullen zu 100 mg wöchentlich.

Makrozytäre Anämien

Praktisch liegt in allen diesen Fällen eine Anämie mit erhöhtem Färbeindex vor.

Genuine Perniziosa

Klinisch kann die Diagnose durch das Vorkommen der Megalozyten im Blut, bei gewöhnlich erhöhtem Serumeisen und leicht erhöhten Bilirubinwerten, aus der histaminrefraktären Achylie und dem Vorkommen typischer Megaloblasten im Sternalpunktat gestellt werden. Ätiologisch handelt es sich um einen Vitamin-B_{12}-Mangel, wodurch die Umwandlung der Folsäure zur Folinsäure und damit auch die Synthese der Pyrimidinbase der Thymonukleinsäure, d.h. des Thymins und des daraus entstehenden Thymidins, behindert wird. In Zweifelsfällen oder bei anbehandelten Patienten kann der Schilling-Test und der B_{12}-Spiegel sehr wertvoll sein. Ursächlich kommen vor allem in Frage:

Mangelnder intrinsic factor (histaminrefraktäre Achylie): Sehr selten bei totaler Magenresektion. Diese Form ist durch die Zunahme der älteren Leute in den letzten Jahrzehnten häufiger geworden. Bei der *genuinen Perniziosa* liegt eine Autoimmunerkrankung vor (Antikörper gegen den Intrinsic-Faktor), deshalb kann es auch durch Kortison zur Remission kommen.

Nutritive Formen (Fehlen des extrinsic factor): Sehr selten und nur in den Tropen und bei uns während des Krieges häufiger, wenn praktisch nur Kohlenhydrate, aber kein tierisches Eiweiß und keine Fette eingenommen werden. Selten auch bei der *Ziegenmilch-Anämie*.

Bothriocephalus (vor allem in Finnland): Hier wird alles Vitamin B_{12} vom Wurm im oberen Darmabschnitt (Duodenum, Jejunum) an sich gerissen, wodurch die Resorption ausfällt.

Mangelnde Resorption: Sprue, „blind loop" im Dünndarm (Blindsack).

Mangelnde Speicherung: Leberzirrhose in den Spätstadien.

Aufbrauchperniziosa = Schwangerschaftsperniziosa: Sie ist vor allem durch einen Folsäuremangel bedingt. Am besten kombiniert man hier die Folsäure mit Vitamin B_{12}, d.h. die gleiche Dosis B_{12} wie unten plus tägl. 25 mg Folsäure i.m. (z.B. **Folvite**® [Lederle], **Folsan**® [Kalichemie]).

Toxisch bedingte perniziosiforme Anämien (*siehe unten*).

Vitamin B_6-Mangel (sehr selten).

Therapie:

1. *Stoßtherapie*: Vitamin-B_{12}-Injektionen *i.m.*: Erste Dosis 300 γ, dann 5× je 100 γ, d.h. im Abstand von je 2 Tagen. Kontrolle der Retikulozyten, die am 5. bis 7. Tag ihr Maximum erreichen. Tritt keine Krise auf, dann liegt keine echte Perniziosa vor. Größere Dosen haben keinen Sinn, da das Blutplasma nicht mehr als 40–60 γ B_{12} auf einmal binden kann und das Präparat i.m. relativ rasch zur Resorption kommt. (Tagesbedarf 1 γ, normale Leberreserve 2000 γ). Kontrolle des *Serum-Kaliums* (Hypokaliämie 48 Std. nach Injektion!) und evtl. *Kaliumzufuhr*!
B_{12} (Cyanocobalamin)-Pp.: **Cytobion**®, **Docivit**®, **Depot-Siegfried**®.

2. *Erhaltungstherapie*: Vitamin B_{12} 200 γ alle 2 Monate i.m. genügen im allgemeinen nach unseren Erfahrungen, sollten aber nicht unterschritten werden. Auch wenn diese Dosis vielleicht für einige Patienten zu hoch ist, so ist es doch besser, sie etwas

zu überschreiten, da ein latenter B_{12}-Mangel sich zuerst allgemein durch Müdigkeit, herabgesetzte Arbeitskraft usw. äußert und erst bei längerem Bestehen zum Wiederauftreten des perniziösen Blutbildes führt.

3. *Cave Folsäuretherapie*: Folsäure vermag eine Perniziosa zu einer hämatologischen Remission zu bringen, führt aber dann nach längerer Behandlung bei einer sicheren Perniziosa immer zum Auftreten einer *funikulären Myelose*, da der B_{12}-Mangel durch die Folsäure nicht behoben wird und die durch den B_{12}-Mangel bedingten degenerativen Veränderungen im Rückenmark nun weiterschreiten oder sogar erst auftreten.

4. *Cave orale Erhaltungstherapie*: Die oral verabreichbaren Präparate (*Bifacton®* [Organon]), die neben Vitamin B_{12} zur Verbesserung der Resorption heterologen intrinsic factor, d.h. Extrakte aus dem Schweinemagen, enthalten, *sollten heute allgemein nicht mehr gegeben werden*. Verschiedene klinische Arbeiten der letzten Jahre haben einheitlich gezeigt, daß nach der anfänglich guten Resorption und Wirkung dieser Präparate mit der Zeit, d.h. nach 1–2 Jahren, bei den Patienten eine Resistenzentwicklung auftritt und die Kranken trotz der Weiterbehandlung rückfällig werden. Diese Tatsache beruht, wie verschiedene Autoren zeigen konnten, darauf, daß sich bei den Patienten allmählich ein Mechanismus entwickelt, der zu einem raschen Abbau der künstlich zugeführten Magenschleimhaut-Eiweißstoffe führt. Dadurch wird die Resorption des Vitamins B_{12} zum größten Teil wieder aufgehoben. Interessanterweise kann auch eine *tägliche orale Dosis* von 500γ B_{12} verwendet werden, doch raten wir davon ab, da die Patienten zu wenig unter Kontrolle stehen. (Oral treatment of pernic. anemia: H. BERLIN und Mitarb.: Acta med. scand. 184 [1968] 247).

5. *Prophylaktische Kontrolle im Hinblick auf die evtl. Entwicklung eines Magenkarzinoms*: Dieses Moment ist in Anbetracht des hohen Prozentsatzes (bis zu 20%) dieser Spätkomplikation sehr wichtig! Alle Patienten sollten, wenn sie 50 Jahre oder älter sind, jährlich zu einer *Kontrollgastroskopie* aufgeboten werden. So kann die maligne Entartung oft noch rechtzeitig erkannt und operativ erfolgreich behandelt werden, wie wir dies selbst in mehreren Fällen erlebt haben.

6. *Eisentherapie*: Hat bei der Perniziosa in der Regel nur vom 10. Behandlungstage an einen Sinn bis zur Normalisierung des Hb.

Schwangerschafts-Anämien

Durch die Zunahme des Plasmavolumens kommt es in der Schwangerschaft schon normalerweise zu einem Pseudoabfall der Erythrozyten und des Hämoglobins um etwa 20% des Ausgangswertes.

Bei dieser Form handelt es sich meistens um einen kombinierten Folinsäure-, seltener B_{12}- und evtl. Vitamin-C- sowie Eisen-Mangel. Diese Anämie ist daher auch häufiger von mikrozytärem und nicht makrozytärem Typus. Bei solchen Mangelsyndromen bleibt die alleinige Verabreichung von Eisen unwirksam, da die jüngsten Vorstufen der Erythropoese (Proerythroblasten und basophile Erythroblasten) zu ihrem Wachstum unbedingt Folinsäure benötigen, wodurch die Hämoglobinsynthese überhaupt erst möglich wird. *Bei Schwangerschaftsanämien sollten daher immer Eisenpräparate gleichzeitig mit Folinsäure und Vitamin B_{12} kombiniert werden*! Zum Beispiel **Resoferon fol B®** [Geigy] tgl. 1–2 Drag.

Sprue, idiopathische

Hier liegt neben einem Vitamin-B_{12}-Mangel vor allem ein Folinsäure -und teilweise auch ein Eisenmangel vor. Das Blutbild ist gewöhnlich nicht typisch makrozytär, sondern zeigt meistens reichlich Howell-Jolly-Körperchen (Milzatrophie!) und typische „Target"-Zellen (Schießscheibenzellen) im Sinne des Folinsäuremangels, während Megalozyten eher selten sind. Das Mark kann typische Megaloblasten aufweisen, oft ist auch hier das Bild durch den Folinsäure- und Eisenmangel verwischt.

Mittlere und leichte Fälle

1. *Parenterale, hochdosierte Kortikosteroidtherapie*: z. B. täglich *Prednisolonazetat* (**Meticortelon®** [Schering] Dtschl.: **Scherisolon®** [Schering], **Ultracorten H®** [Ciba-Geigy]), 75 mg, oder 15 mg Dexamethasonazetat (**Millicorten®** [Ciba-Geigy]). Dies bringt in den meisten Fällen ein promptes Ansprechen, ohne jede weitere Therapie, wobei die Retikulozytenkrise am 8. Tage gewöhnlich ihr Maximum erreicht und gleichzeitig auch die Durchfälle sistieren. Peroral ist das Präparat meistens unwirksam, da es durch die schlechte Dünndarmfunktion hier ungenügend resorbiert wird (s. Abb. 1 u. Abb. 101, S. 557).

Dieser therapeutische Cortison-Effekt weist auf eine evtl. allergische Genese gewisser Spruefälle hin. Die Cortison-Therapie soll 4–6 Wochen nicht überschreiten.

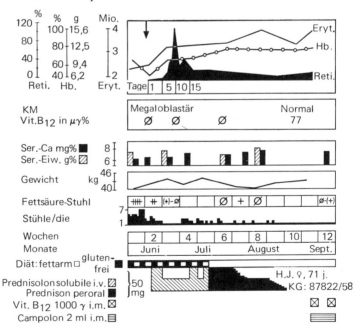

Abb. 1. *Idiopathische Sprue mit megaloblastärer Anämie* (71jähr. Frau): Retikulozytenkrise unter alleiniger parenteraler *Steroidtherapie* und Normalisierung des Knochenmarks, Zurückgehen der Durchfälle und Verschwinden der Fettsäureausscheidung schon nach den ersten zwei Wochen. Der Vitamin-B_{12}-Spiegel im Serum stieg in drei Monaten von 0 auf 77 μγ%. Die Patientin blieb seither (10 Jahre) ohne Rezidiv der Sprue und Perniziosa.

Makrozytäre Anämien

2. *Glutenfreie Diät*: 1952 von DICKE und seinen Mitarbeitern in die Therapie der Zöliakie eingeführt. Gestützt auf ihre Untersuchungen sind sie der Ansicht, daß es vor allem die Gluten- und Gliadinfraktionen des Weizen-, des Roggen- sowie des Hafereiweißes sind, welche von diesen Patienten nicht vertragen werden, wogegen Reis und Mais gut toleriert werden. Letztere enthalten ebenfalls Gluten und Gliadin, aber in einem viel geringeren Ausmaß. Ursächlich wird ein allergisches Geschehen diskutiert. SLEISINGER u. a. sahen bei 8 von 10 Spruepatienten innerhalb weniger Tage bis Wochen nach Beginn der Therapie eine Remission, die durch Fortführung der Diät aufrechterhalten werden konnte. Zu den gleichen Schlüssen kamen KEEVER u. a. bei 7 Patienten. Neuere Untersuchungen von BORGSTROEM u. a. zeigen, daß durch Zusatz von Maisöl zu einer glutenarmen Diät die Erfolge derselben noch verbessert werden können, wobei noch nicht entschieden ist, ob dies auf dem hohen Gehalt des Maisöls an ungesättigten Fettsäuren oder auf der darin reichlich enthaltenen essentiellen Linolsäure beruht. Bei der Sprue des Erwachsenen ist nach unseren Erfahrungen die parenterale *Kortikosteroid*therapie vorzuziehen (raschere Wirkung). KIVEL et al. vermuten eine *primäre Durchlässigkeit der Darmwand*, da sie sekundär trotz gliadinfreier Diät auch eine Überempfindlichkeit für Milch und Eierweiß fanden. (Glutenfreies Mehl: Energen Food Co., Ashford, [Rheinpfalz]: Maismehl, Maiszucker, Gries, Teigwaren etc.). Siehe auch „Maizenabehandlung mit glutenfreier Kost": Maizena GmbH, 2 Hamburg 1.

Fertiges glutenfreies Brot kann in der Schweiz von der Bäckerei Berner, Steinwiesplatz 24, Zürich, bezogen werden.

3. *Fettarme und eiweißreiche Sprue-Diät*: Im Prinzip fettlos kochen, Fleisch und Gemüse in pürierter Form verabreichen, Vorsicht mit Butter, nur als Butteraufstrich oder den fertigen Speisen beimengen. Jeden Tag wenn möglich eine kleine Portion Gemüsesaft, wie: Tomaten, Karotten, Sellerie, Spinat, Saft roter Rüben, oder dieselben Gemüse geraffelt mit einigen Tropfen Zitronensaft vermischt. Buttermilch, Eiweißmilch, Kefir, evtl. Yoghurt. *Mittelkettige Triglyzeride* (z. B. Ceres-Margarine oder -Öl) und Mais-Öl, mit 20–30 g tägl. beginnen und evtl. langsam steigern, aber nicht über 40–50 g.

Suppen: Grieß-, Hafer-, Reis-, Mehl-Einlaufsuppen, entfettete Bouillon mit Teigwaren-Einlagen (Fadennudeln, Sternchen) und fein geschnittenem Gemüse.

Gemüse: Spinat, Karotten, Spargeln, Tomaten, Blumenkohl, feine Erbsen und Bohnen, Sellerie, Schwarzwurzeln, Artischocken, Lattich.

Verboten: Weißkohl, Kohl, Rotkraut, Sauerkraut, Lauch, alle Hülsenfrüchte.

Fleisch: Leber (wenn möglich 2- bis 3mal pro Woche), Fische (vor allem Seefisch). Poulet, Kalbfleisch, Rindsfilet, Bünderfleisch, Lachsschinken, magerer Schinken, Bratkugeln, Kalbsbratwürste, Kalbsnieren, Bries (Milken), Hirn.

Verboten: Alles gepökelte oder geräucherte Fleisch, fetter Schinken, Würste.

Kartoffeln und Teigwaren: Gekocht, evtl. mit etwas Streukäse serviert.
Käse: Quark, Schachtelkäse, Edamer, Rahmkäse.

Verboten: Die scharfen, gewürzten Käse.

Eier: Weich gekocht, Rührei, verlorenes Ei, franz. Omelette.

Brot: Toast, Zwieback, nicht frisches Weißbrot, Grahambrot, Löffelbiskuits, Albertbiskuits, Petit-beurres, Magenstengel.

Obst: Roh gerafft oder gekocht, Erdbeeren (in der Saison sehr zu empfehlen), Orangen, Mandarinen, Äpfel, Birnen, Pfirsiche, Himbeeren, Johannisbeeren, Brombeeren.
Vorsicht mit Steinobst wie Zwetschgen, Pflaumen, Kirschen. Keine Stachelbeeren.

Getränke: Heidelbeertee, Schwarztee (Ceylon), Lindenblütentee, Pfefferminztee, Eichel- oder Haferkakao mit Wasser gekocht, evtl. 1 Teelöffel Zucker beifügen.

Schwere exsikkotische Fälle

In schweren Fällen sollte man sofort sehr *aktiv vorgehen*, da der Patient sonst eventuell an Sekundärinfekten zugrunde geht. Hier ist die *parenterale Kortikosteroid-Thp.* lebensrettend (s. o.).

Bluttransfusionen, parenterale Flüssigkeitszufuhr und *Kontrolle der Elektrolyte*. Zufuhr der nicht resorbierten öllöslichen Vitamine, d. h. A, D und K, wobei diese und auch die wasserlöslichen *parenteral* verabreicht werden:

Vitamin A: z. B. **Arovit®** [Roche], **Vogan®** [Bayer-Merck]: Dosierung: 300000 E, 2×, im Abstand von einer Woche. Nicht mehr geben, da bei hoher Dosierung eventuell toxisch!

Vitamin D_3: z. B. **Vi-De®** [Wander], **D_3-Vigantol®** [Bayer], wobei 20000 E pro kg Körpergewicht nicht überschritten werden sollten, z. B. bei 60 kg Total-Dosis 1,2 Millionen in 4 Injektionen zu 300000 E im Abstand von 4–5 Tagen (0,5 mg = 20000 E), Ampulle zu 15 mg in 1 ml.

Vitamin K: Am besten als rasch wirkendes, wasserlösliches Präparat, **Konakion®** [Roche], Ampulle zu 1 ml zu 10 mg.

Vitamin B_{12}: Gleiche Dosierung wie bei *Anaemia perniciosa*, siehe S. 3.

Vitamin C: Hier besteht anfänglich immer ein Defizit, so daß es sich empfiehlt, in schweren Fällen zu Beginn tägl. 500 mg i.v. zu verabreichen, z. B. *Redoxon* (**Cedoxon®** [Roche], **Cebion®** [Merck], **Hybrin®** [Pharmacia]).

Vitamin-B-Komplex: Es besteht vor allem auch für Vitamin B_1 ein Defizit, deshalb am besten ein Mischpräparat, z. B. **Becozym®** [Roche] (in Dtschl. **BVK®** [Roche]), 2 Ampullen i. m. oder i. v. tägl., oder **Polybion®** [Merck], **Polyvital®** [Bayer], **Bephosan forte®** [Pharmacia], **Beviplex forte®** [Ferrosan].

Bei *schweren Hypoproteinämien*: Evtl. *Plasma-Infusion*.

Glutenfreie Diät: siehe oben (2.)

Toxisch bedingte perniziöse Anämien

In den letzten 20 Jahren beobachtete man, daß gewisse chemische Substanzen durch toxische Einwirkung ein perniziöses Blutbild mit Megalozyten und Megaloblasten auslösen können:

a) **Purin-Antagonisten**, d. h. -Hemmer: *6-Merkaptopurin, 6-Thioguanin* sowie Pyrimidin-Hemmer wie *5-Fluoro-Uracil* oder Hemmer der Desoxyribonucleotid-Synthese (Cytosin-Arabinosid) können zu diesen Veränderungen führen.

b) *Hydantoin, Primidone* (**Mylepsinum**®) sowie seltener *Phenobarbital, Secobarbital, Amobarbital* (siehe Publ. meines Mitarbeiters ZBINDEN). Daneben vermögen aber auch strukturell ganz anders gebaute Stoffe, wie z. B. das *Lithiumkarbonat*, das heute zur Behandlung von Depressionen verwendet wird, ähnliche Veränderungen auszulösen. Es ist also anzunehmen, daß solche Stoffe den Nukleinsäurestoffwechsel irgendwie durch eine toxische Fermentblockade zu hemmen vermögen und nicht durch einen Interferenzmechanismus, wie dies für die Antikonvulsiva bisher meistens angenommen wurde. *Stickoxydul NO_2*: Für die *Folat-Koenzymsynthese* (DNA) wird die *Methyl-B_{12}-Form* benötigt. Das NO_2, wie es zur Narkose, z. B. auch für die Tetanusbehandlung, verwendet wird, setzt das Angebot von Methyl-B_{12} stark herab. So kann es in Spätfällen zum Auftreten einer Anaemia perniciosa kommen, aber auch zu Mißbildungen bei der Nachkommenschaft von Anästhesisten! – *Also Vorsicht im Umgang mit Stickoxydul und sehr gute Absaugeeinrichtungen!* Im Gegensatz zur genuinen Perniziosa zeigen diese Formen die folgenden typischen Abweichungen:

1. Die Zeichen einer funikulären Myelose fehlen fast vollständig.
2. Die Huntersche Glossitis fehlt häufig, doch kann eine schwere Stomatitis, Gingivitis und Glossitis vorliegen.
3. Der Magensaft weist meistens freie Salzsäure auf.
4. Der Serum-Vitamin-B_{12}-Gehalt ist gewöhnlich normal, ebenso die Vitamin-B_{12}- und Folinsäureresorption.
5. Therapeutisch genügt oft schon das Absetzen der verantwortlichen Noxe, evtl. muß zusätzlich Folsäure verabreicht werden.

Wenn man bei Epileptikern gezwungen ist, die antikonvulsive Therapie weiterzuführen, so verabreicht man zusätzlich am besten tägl. 25 mg *Folsäure* peroral, um ein Rezidiv zu verhüten, z. B. **Folvite**® [Lederle], **Folacin**® [Astra]. In Dtschl. **Folsan**® [Kali-Chemie], **Cytofol**® [Lappe].

Sideroachrestische Anämie

Eine manchmal hereditäre oder spontan auftretende Erkrankung des erythropoetischen Systems, bei der es zu einer Einbaustörung des Eisens in das Hämoglobinmolekül kommt. Klinisch ist die Erkrankung neben der ausgesprochenen Anämie durch das Auftreten von *Sideroblasten*, einem hohen Serumeisen und häufig auch durch eine Hämosiderose der Leber sowie vermehrten Erythroblasten im Knochenmark gekennzeichnet. Es handelt sich hier um einen Enzymdefekt, der vorläufig therapeutisch nicht angegangen werden kann. Die bei 40 bis 61jährigen auftretende Form ist häufig ein Vorläufer einer späteren terminalen *akuten myeloischen Leukämie*. Die *Retikulozyten* zeigen hier typische *Ringformen*. Beim Abfall des Hämoglobins unter 8 g% gibt man Transfusionen.

Das gleiche Bild kann aber auch durch einen Pyridoxinmangel ausgelöst werden, wobei dann Vitamin B_6 sich therapeutisch als wirksam erweist (Dosg.: 120 mg *Pyri-*

doxin hydrochlorid tägl. p.o.). Diese Behandlung sollte also zum mindesten immer versucht werden. Selten liegt eine *Bleivergiftung* vor (hoher Pb- und Deltalaevulinsäure-Spiegel). Die *Thalassämie* wird im folgenden Kapitel (hämolytische Anämien) besprochen.

Hämolytische Anämien

Der Verdacht für das Vorliegen einer hämolytischen Anämie besteht, wenn folgende Symptome vorliegen: *Erhöhtes Serumeisen* und *indirektes Bilirubin, hohe Retikulozytenwerte, erhöhte LDH, Verkürzung der Lebensdauer der Erythrozyten* (^{51}Cr-Markierung).

1. Hereditäre Formen:

Kongenitale familiäre Form (Sphärozyten-Anämie)

Hämoglobinopathien, d.h. hereditäre Formen mit einem pathologischen Hämoglobin: *Sichelzellanämie = Drepanozytose* und seltenere andere Formen.

Thalassaemia major und *Thalassaemia minor*: Eine vor allem im Mittelmeerbecken und in den USA verbreitete Form der hämolytischen Anämie.

Paroxysmale nächtliche Hämoglobinurie (Marchiafava).

2. Erworbene Formen:

Toxische hämolytische Anämien

Immunologisch bedingte erworbene hämolytische Anämien (Autoantikörper).

Hypersequestrationsanämien bei Splenomegalie (sogenannter „Hypersplenismus").

Hereditäre Formen

Kongenitale familiäre Form

Die Erkrankung verläuft hier sehr verschiedenartig. Liegt nur eine leichte Anämie mit mäßig erhöhten Retikulozyten- und gelegentlich etwas erhöhten indirekten Bilirubinwerten vor, und ist die Milz nur mäßig vergrößert, so kann man ruhig zuwarten. Wenn aber immer wieder *schwere hämolytische Krisen* oder eine *ausgeprägte Anämie* und starke Müdigkeit oder eine sehr wesentliche Milzvergrößerung in Erscheinung treten, dann sollte man mit der Splenektomie nicht zögern. Vor allem darf bei *Jugendlichen* mit sehr ausgeprägtem Krankheitsbild mit der Milzexstirpation nicht allzulange gewartet werden, da sonst eine *verspätete Pubertät* mit *verzögertem Längenwachstum* die häufige Folge ist.

Bei *Kleinkindern*, d.h. im 1.–3. Lebensjahr, muß man mit der Indikation zur Milzexstirpation sehr zurückhaltend sein. Hier kommt der Milz bei der Infektabwehr (Filterfunktion, Antikörperbildung) noch eine sehr bedeutende Rolle zu, die nicht sofort

Hämolytische Anämien

vom übrigen retikuloendothelialen System übernommen werden kann. So haben wir zusammen mit Rossi ein 3jähriges Kind, das wegen einer schweren Thrombozytopenie ein halbes Jahr vorher splenektomiert werden mußte, an einer fulminanten toxischen Grippe verloren. Mehrere analoge Beobachtungen finden sich in der Literatur.

Sehr wichtig ist bei der Splenektomie die sorgfältige Entnahme des Organs, d. h. *ohne Verletzung der Kapsel*, da es in solchen Fällen evtl. zu einer generalisierten Aussaat und Implantation von aktivem Milzgewebe in Form kleiner Knötchen im ganzen Peritoneum kommen kann, wodurch es in einem unserer Fälle zu einer späteren enormen Hämolysesteigerung kam, die nach 2 Jahren zum Exitus führte. Wesentlich ist auch die *sorgfältige Entfernung aller Nebenmilzen*, da schon ein walnußgroßer Knoten zum Rezidiv führen kann. Die Prognose ist im allgemeinen nach der Splenektomie gut, und die Mehrzahl der Fälle zeigt eine sehr schöne Remission. Doch geht die Hämolyse manchmal in der Leber weiter, so daß es dann trotzdem zu Rezidiven kommen kann. Handelt es sich um *Nebenmilzen*, so können diese durch die Szintigraphie nachgewiesen werden.

Hämoglobinopathien

(Sichelzellanämie = Drepanozytose und seltene andere Formen)

Diese Formen sind bei uns selten und kommen praktisch nur bei aus den Mittelmeergebieten oder Afrika eingewanderten Leuten vor. Neben den typischen Zeichen der gesteigerten Hämolyse (evtl. Anämie, erhöhte Retikulozyten-, Bilirubin- und Serumeisenwerte sowie einer stark gesteigerten Erythropoese im Knochenmark) lassen sich hier durch die *Papierelektrophorese* des Hämoglobins pathologische Fraktionen nachweisen, die für die verkürzte Lebensdauer der Erythrozyten verantwortlich sind.

Therapie:

Bei einer deutlich verkürzten Lebensdauer der Erythrozyten (^{51}Cr-Markierung) oder einer sehr großen Milz bringt evtl. die *Splenektomie* vorübergehenden Erfolg. Bewährt hat sich die *tägliche Gabe* von *2–2,5 g Urea/kg*, verteilt auf vier Dosen (in Sirup) und bei *schweren Krisen* 40–300 g i.v. in 10%igem Invertzucker tägl.

Thalassaemia major und minor (immer eine hypochrome Anämie)

Die heterozygote Form (minor) ist relativ harmlos (Hb 9-11 g): erhöhter Gehalt (3,5–7%) des normalen HbE = HbA$_2$, normales bis erhöhtes Serumeisen. Die *homozygote Thalassaemia major*, die keine Vermehrung des HbE = HbA$_2$ zeigt, weist schon im Kindesalter eine schwere Hämolyse mit Hepatosplenomegalie, Anämie von oft nur 3,5–6 g% Hämoglobin, schwerster Anisozytose, Targetzellen und Erythroblasten im peripheren Blut auf. Die Diagnose kann aus den basophil punktierten Erythroblasten im Sternalpunktat zusammen mit der *hypochromen mikrozytären Anämie*, der Hb-F-Vermehrung auf 50–90% und der meist süditalienischen Abstammung der Patienten gestellt werden. Die Hauptgefahr bildet bei der homozygoten Form die *schwere sekundäre Hämochromatose*, die unbehandelt oft schon im Alter von 17–23 Jahren durch die schwere Eisenvergiftung des Myokards ad exitum führt.

Therapie:

Die Thalassaemia minor ist gewöhnlich harmlos und bedarf keiner Behandlung. Cave Heirat mit einem anderen Teilträger. Bei der *homozygoten Form* Bluttransfusionen nur dann, wenn das Hämoglobin unter 6 g% abfällt. Splenektomie nur bei sehr großer Milz. Das Hauptgewicht ist auf die Elimination des im Überschuß resorbierten und sich im Gewebe ablagernden Eisens zu legen. Dauertherapie mit *Desferrioxamin-B* (**Desferal**®]Ciba-Geigy[), tägl. i. m. 500 mg je nach Schwere des Falles. Die Patienten zur Selbstinjektion anleiten. PROPPER, R. D. (Lancet 1978/I, 479) in Boston hat versucht, die Resultate noch durch eine kontinuierliche s.c. Injektion während 12 h tgl. durch einen speziell hierfür geschaffenen kleinen Apparat zu verbessern, wobei tgl. bis zu 4 g Desferrioxamin infundiert werden. Die Kosten wachsen damit aber ins Ungeheure, und es ist noch nicht bewiesen, ob diese hohen Dosen wirklich nötig sind. *Dagegen weiß man heute, daß durch tgl. 300 Desferal die schweren Herz- und Leberschäden* durch die Fe-Einlagerung *vermieden werden können* (KAYE, S. B.: Brit. med. J. 1978/I, 342). Wesentlich ist dabei auch eine Einschränkung der Transfusionen. Günstig wirkt die hochdosierte *Dauerbehandlung mit Folinsäure*, da hier ein Defizit besteht; *Dosierung:* tägl. 50–60 mg p.o.

Paroxysmale nächtliche Hämoglobinurie (Marchiafava)

Diese Affektion kann jahrelang ohne schwere hämolytische Krisen verlaufen und sich klinisch nur in einem dunklen Morgenurin, einer leichten Anämie und einem eventuellen Subikterus äußern. Ganz plötzlich oder allmählich kann die Erkrankung dann in eine schwere Form umschlagen. Die Störung beruht auf einem Enzymdefekt, und eine kausale *Therapie* ist nicht bekannt. Der Marchiafava ist ein *Präleukämoid*, und ein Übergang in eine akute Leukose in der Spätphase ist nicht selten.

Therapie:

1. *Vorsichtige Transfusionen mit gewaschenen Erythrozyten:* Gewöhnliche Transfusionen führen durch Zufuhr von Plasma sogar zu einer Steigerung der Hämolyse!

2. *Heparin zur Unterbrechung der akuten Krise.* Dauertropfinfusion während der akuten Phase (Dosierung siehe Thrombose-Kapitel, S. 225).

   Diese Feststellungen gehen auf eine Beobachtung von JORDAN zurück, daß ungerinnbar gemachtes Blut dieser Patienten keine Hämolyse zeigt. Der Mechanismus ist noch ungeklärt.

3. *Dicumarolpräparate im Intervall:* Nach den Erfahrungen von LASCH (3 Fälle) können damit die hämolytischen Krisen evtl. jahrelang verhindert werden: z.B. *Nitrophenyläthyloxycumarin* (**Sintrom**® [Ciba-Geigy]) oder *Phenylpropyloxycumarin* (**Marcoumar**® [Roche], in Dtschl. **Marcumar**® [Roche]), Dosierung siehe Thrombosekapitel, S. 222.

4. *Splenektomie:* Diese bringt im allgemeinen keine oder eine unwesentliche Besserung und ist nur dann indiziert, wenn ein Hyperspleniesyndrom mit Thrombozyto- und Leukopenie auftritt. Die Operation auch dann möglichst im hämolysefreien Intervall durchführen.

5. *Desferrioxamin-B* (**Desferal**® [Ciba-Geigy]): Nur für sehr schwere Fälle mit bedrohlicher sek. Hämochromatose zur Eisenausschwemmung. Dosg. tägl. 500 mg i.m.

Hämolytische Anämien

Erworbene Formen

Toxische hämolytische Anämien

Sehr zahlreiche Substanzen können durch Schädigung der Erythrozyten zum Auftreten hämolytischer Anämien führen. Bei einem Teil derselben kommt es zur Bildung von Heinzschen Innenkörpern. Für nähere Einzelheiten sei auf unsere Monographie über die Vergiftungen verwiesen [„Klinik u. Thp. der Vergiftungen", G. Thieme Vlg. 1980, 6. Auflg.].

Direkt hämolytisch wirkend: Am bekanntesten sind der Arsenwasserstoff (AsH_3) und die Phenole, ferner die Chlorate, Nitrite und Sulfite (hier durch Methämoglobinbildung).

Hämolytische Wirkung mit Bildung von Heinzschen Innenkörpern: Anilinderivate inkl. Phenacetin, Sulfone (Salazopyrin), Nitrobenzole und -phenole, Naphthalin (Mottenkugeln).

Überempfindlichkeit auf Anilinderivate (Chlorochin, Phenylhydrazin, Phenacetin usw.) *durch angeborenes Fehlen der Glukose-6-phosphatdehydrogenase*: Nur bei Negern und Mulatten vorkommend. Nachweis: In solchen Fällen führt schon die tägliche Verabreichung von 500 mg Chlorochin innerhalb 2–3 Tagen zu einer schweren Hämolyse mit Innenkörperbildung.

Therapie:

1. *Sofortige Ausschaltung der Noxe*, in leichten Fällen, wie bei der Phenacetinanämie, genügt schon diese Maßnahme allein.
2. *Fälle mit schwerer akuter Hämolyse*:

   Evtl. *partielle Austauschtransfusionen*.

   Genügende Flüssigkeitszufuhr, um den Urin möglichst zu verdünnen und die Konzentration des freien Hämoglobins, das zu einer schweren Nierenschädigung führen kann, möglichst herabsetzen. Das Auftreten der Nierenschädigung kann bis heute auf chemische Wege nicht beeinflußt werden. Auch die Alkalisierung des Urins ist unwirksam.
   Bei Nierenschädigung eventuell Peritoneal- oder Hämodialyse; in leichten Fällen forcierte Diurese mit *Sorbitol-Furosemid* (*Lasix*®) (s. S. 380).

Immunologisch bedingte erworbene hämolytische Anämien

Hier kommt es durch das Vorhandensein eines Paraproteins oder eines Virus zu der Bildung von Autoantikörpern gegen die körpereigenen Erythrozyten und zu einer mäßigen bis schweren Hämolyse. Häufig findet man hier einen positiven direkten oder indirekten *Coombstest* (AK vom Wärme- oder Kältetyp). Die häufigsten Ursachen sind:

Akute Hämolyse durch Iso-Agglutinine, z. B. durch Transfusionen unverträglicher Erythrozyten (Transfusionszwischenfall), sollte heute durch genaueste Blutgruppenuntersuchung mit Testung aller Untergruppen und die vorausgehende Objektträgertestprobe mit Spender- und Empfängerblut vermieden werden.

Paraproteine: Chronische lymphatische Leukämie, Retikulosarkom, Morbus Hodgkin, Brill-Simmers, Makroglobulinämie Waldenström, Myelom (selten).

Hämolytische Anämien

Virusinfekte: Viruspneumonie (hier oft vom Typus der Kälteagglutinine), Mononucleosis, Rubeola, Varizellen, Pocken- oder andere Impfung.

Paroxysmale Kältehämoglobinurie (Donath-Landsteiner-Hämolysin).

Rhesus-Inkompatibilität (Morbus haemolyticus neonatorum): Beim Embryo oder Neugeborenen einer Rhesus-negativen Mutter und eines Rhesus-positiven Vaters infolge Sensibilisierung der Mutter durch die diaplazentar in den mütterlichen Kreislauf eindringenden Rh-positiven Erythrozyten der Frucht.

Prophylaxe: Hochgereinigtes *Anti-D-Gammaglobulin* 5 ml = 200 mg; **Rhesogam®** [Behring]; **Rhesuman® Berna** (250 mcg Anti-D pro 2 ml), Schweiz. Blutspendedienst Rotes Kreuz, Bern) 36 Std. nach Geburt bei Primipara verhindert die Entwicklung eines hohen Antikörper-Titers durch die vor allem während der Austreibungsperiode in den mütterlichen Organismus eindringenden foetalen Erythrozyten (Brit. Med. J. 1966/II, 907), so daß bei der zweiten Gravidität gewöhnlich kein Titeranstieg erfolgt. Unter 120 so behandelten Frauen zeigte von den total 16 Rh.-positiven Kindern keines einen Morbus haemolyticus neonatorum! Nach heutigen Ergebnissen sank bei 1534 behandelten Frauen die Inzidenz auf 0,15% (2 Fälle!).

Therapie: Bei starkem Titeranstieg der Mutter Einleitung einer Frühgeburt im 7. Monat und Exsanguino-Transfusion des Neugeborenen.

Therapie der immunologischen Formen:

1. *Kortikosteroidtherapie*: *Prednison* oder *Prednisolon*, in schweren Fällen mit der höheren Dosierung beginnend mit 3 mg/kg, d. h. 200–250 mg tägl. p.o. (oder $^1/_5$ dieser Dosis als *Dexamethason* oder $^1/_3$ als *Triamcinolon*), dann allmählich abbauend auf eine Erhaltungsdosis von total 5–30 mg. Bei den durch ein Virus ausgelösten Formen (Viruspneumonie) kann diese Medikation oft schon nach 3–4 Wochen völlig abgebaut werden.

   Bei den auf eine *Hämoblastose (Paraprotein) zurückführenden Formen* kann man mit kleineren Dosen beginnen, *Prednison* $^1/_2$ mg/kg, und es genügt später oft eine Erhaltungsdosis von 5–15 mg tägl., um die Hämolyse in Schach zu halten (man richtet sich am besten nach den Retikulozytenwerten, die nur noch leicht erhöht sein sollten). Manchmal muß die Dosis während eines zusätzlichen Infektes vorsichtshalber erhöht werden.

2. *Antimetaboliten*: Bei Cortison- *und Splenektomie-refraktären Fällen* kann man die Antikörperbildung in etwa 50% der Fälle mit Erfolg durch Verabreichung von 6-Merkaptopurin (**Purinethol®**) oder **Imurel®**, in Dtschl. **Imurek®** drosseln. Dosg. tägl. 2,5 mg/kg auf 3 Einzeldosen verteilt und je nach Leukozyten- und Thrombozyten-Werten eingestellt für etwa 3 Wochen, dann ED von etwa 1 mg pro kg für evtl. mehrere Monate. Näheres siehe im IST-Kapitel, S. 737 u. Abb. 143, S. 744.

3. *Vorsicht mit Transfusionen*, da dadurch u. U. schwere Hämolyseschübe ausgelöst werden können.

4. *Splenektomie*: Nur wenn die Hämolyse (Chrommarkierung!) nach 3–4 Monaten in starkem Maße weiter bestehen bleibt oder auf diese Therapie kaum anspricht, schreitet man nach einer längeren ACTH-Vorbehandlung (anfänglich 40 E ACTH i. m. oder als Infusion, dann allmähliche Reduktion auf 20 und 10 E pro Tag) von

mindestens 2–3 Wochen zur Milzexstirpation. Diese ergibt hier weniger gute Dauerresultate als bei den familiären Formen.

Hypersequestrationsanämien bei Hypersplenien verschiedener Genese

Unter dieser Form verstehen wir alle diejenigen hämolytischen Anämien, die sich sekundär bei einer auf eine andere Grundkrankheit zurückzuführende starke Milzvergrößerung entwickeln und ohne nachweisbare Antikörper (negativer Coombstest) verlaufen. Solche Formen kommen nicht selten bei splenomegaler Zirrhose, Milzvergrößerung nach Malaria oder bei Morbus Bang, Morbus Gaucher, Morbus Boeck usw. vor. Auch hier findet sich eine deutlich verkürzte Erythrozytenlebensdauer (Chrommarkierung), und häufig kombiniert sich die hämolytische Anämie mit einer Thrombo- und Leukopenie.

Therapie:

Die Behandlung mit *Kortikosteroiden* versagt meistens; in ausgesprochenen Fällen sollte die Splenektomie durchgeführt werden.

Hypothyreotische Anämie

Unter den angeblich hormonal bedingten Anämien ist dies die einzige Form, deren Genese uns gesichert erscheint. Die Patienten zeigen neben der Anämie evtl. noch ein Myxödem. Diese Form spricht auf L-Thyroxin (Dosierung siehe Hypothyreosekapitel, S. 490) gut an. Sie ist gewöhnlich normochrom, sekundär kann es auch zu einem Eisenmangel kommen. In diesen Fällen gibt man zusätzlich noch Eisen.

Gerinnungsstörungen

Störungen der Thrombozytenfunktion

Die seltenen hereditären funktionellen Störungen, wie die *Thrombopathia Willebrand-Jürgens* und die *konstitutionelle polyphile Reifungsstörung nach* HEGGLIN, werden hier nicht besprochen.

Praktisch wichtig sind vor allem die *Thrombozytopenien*, die zu einer hämorrhagischen Diathese führen können. Siehe auch bei akuten *Leukämien*.

Toxisch bedingte Thrombozytopenien: Benzol und Benzolkörper, Zytostatika, Strahlenschädigungen (radioaktive Substanzen), Chloramphenicol.

Allergische Thrombozytopenien: können durch sehr zahlreiche chemische Stoffe ausgelöst werden. Praktisch sind die folgenden Drogen am wichtigsten: Chinin und Chinidin, Chlorpromazin, Digitoxin, Gold, Butazolidin. Hier kommt es durch Sensibilisierung auf ein bestimmtes Medikament zum Auftreten von Plättchenagglutininen oder Lysinen mit einer enormen peripheren Zerstörung der Thrombozyten mit allen ihren Folgeerscheinungen. Ausführliche Liste siehe unsere Monographie „Klinik und Therapie der Vergiftungen", 6. Aufl.; Thieme, Stuttgart 1980, S. 613.

Thrombozytopenien

Durch Autoantikörper bedingte Thrombozytopenien (frühere „idiopathische thrombopenische Purpura Werlhof"). Evtl. durch einen vorbestehenden Virusinfekt oder durch unbekannte Ursachen, manchmal L. E.

Thrombozytopenien durch Hypersequestration bei Splenomegalien verschiedener Genese.

Hämorrhagische Thrombozythämie mit erhöhten Thrombozytenwerten von 600000 bis zu mehreren Millionen und Spontanblutungen. Dabei handelt es sich um *pathologische Thrombozyten* einer chronisch myeloischen Leukämie, Osteomyelofibrosklerose oder Polycythaemia vera. Hier muß neben der symptomatischen (s. u.) evtl. eine spezifische Behandlung durchgeführt werden. Siehe auch Thrombozythämie S. 37.

Thrombotisch-thrombopenische Purpura (Morbus Moschcowitz): Dieses seltene, bisher immer letal verlaufene Krankheitsbild, bei dem es wahrscheinlich auf autoimmunologischer Basis zu einer intravasalen Thrombose in den kleinsten Gefäßen mit Ausfallen der Thrombozyten kommt, kann heute vielleicht mit Heparin kausal erfolgreich angegangen werden. So sahen einige Autoren durch 1000 E Heparin i.m. alle 4 Std., über mehrere Tage eine völlige Remission.

Therapeutisch wichtig sind bei allen diesen Thrombozytopenien die folgenden Maßnahmen:

1. *Vollbluttransfusionen* von 500 ml 1–2 × tägl. unbedingt in Plastikbeutel und mit Plastikbesteck!
2. *Thrombozytenkonzentrate* (nur bei Fällen in denen 1 ungenügend).
3. *Weglassen evtl. Noxen (Medikamente)*.
4. *Kortisonpräparate* oder ACTH.
5. Bei rezidivierenden Immunothrombozytopenien evtl. *Spätsplenektomie*. *Antimetaboliten* bringen hier in einzelnen Fällen Erfolg. Versuch bei *inoperablen Fällen*, ferner bei dauernder *Kortison-Abhängigkeit* oder bei *Rezidiven* nach anfänglichem Splenektomieerfolg (Dosierung der *Antimetaboliten* siehe S. 739).
6. *Cave Azetylsalizylsäure* (Aspirin®) und andere *Salizylsäurepräparate*, sowie *Phenylbutazonpp*. welche die Plättchenaggregation hemmen und dadurch Blutungen auslösen können.
7. *Bei Menorrhagien und Metrorrhagien*: Östrogene in hoher Dosis i.v., z. B. **Premarin®** 20 mg, in Dtschl. **Presomen®** (kali-Chemie), nötigenfalls 3–4 mal wiederholen, stoppt die Blutung innert Stunden. Für die *Prophylaxe* Verabreichung reiner Gestagene, z. B. Lynestrenol (**Orgametril®**), tägl. 5 mg p.o. über Monate und evtl. Jahre. Kommt es zu Schmierblutungen so erhöht man die Dosis auf 10 mg tägl.

Frische Plastik-Vollbluttransfusionen sind in erster Linie bei allen schweren Thrombozytopenien zu empfehlen und haben sich uns, seitdem wir ihre Herstellung in unserem Transfusionsdienst 1954 aufnahmen, sehr bewährt. (Das zu transfundierende Blut wird in silikonisierte Gefäße oder Plastikbeutel aufgefangen und durch Plastikschläuche und silikonisierte Nadeln wieder transfundiert.) Je kürzer das Intervall zwischen Blutentnahme und Transfusion ist, um so besser ist der Effekt. Es sollte 24 Std. nicht übersteigen. Solche Plastik-Vollblutkonserven und Bestecke können heute auch durch die meisten Blutspendezentralen* von den praktischen Ärzten

---

* In der Schweiz: „Blutspendedienst des Schweizerischen Roten Kreuzes", Prof. Hässig, Bern.

Thrombozytopenien

nach telefonischer Vorbestellung und genauer Ermittlung der Blutgruppe bezogen werden. Bei diesen Transfusionen gehen die Plättchen durch die Unbenetzbarkeit der Wandungen nicht verloren und gelangen unbeschädigt und voll funktionsfähig in den Empfängerkreislauf, wo sie für 24–48 Std. wirksam bleiben. In normalen Blutkonserven gehen die Thrombozyten größtenteils zugrunde oder werden beschädigt. Sowohl die Konserven als Konzentrate müssen möglichst frisch transportiert werden. Neue Untersuchungen zeigen, daß Transfusionen von splenektomierten Spendern viel mehr junge, aktive Thrombozyten enthalten, die eine deutlich bessere Blutstillung ergeben.

Thrombozytenkonzentrate: Speziell hergestellte Thrombozytenkonzentrate, wobei mehrere blutgruppengleiche Spender zusammengefaßt werden können, *stellen in schwersten Fällen die wirksamste Blutstillung dar!* Solche Konzentrate können von Blutspendezentren bestellt werden. Sowohl die Plastik-Blutkonserven als auch die frisch hergestellten Thrombozytenkonzentrate können bei schweren thrombozytopenischen Blutungen und bei Thrombopathien lebensrettend wirken!

Wichtig ist bei allen allergisch-toxischen Thrombozytopenien die Ausschaltung der Noxe: Abb. 2 gibt einen solchen Fall wieder. Hier war, wie die sorgfältig durchgeführte Testung bei der schwer tuberkulösen Patienten zeigte, sowohl das Dihydrostreptomycin als leider auch das PAS, nicht aber das Streptothenat die Ursache. Solche Austestungen müssen sehr vorsichtig nur mit einem Bruchteil der evtl. Noxe durchgeführt werden (im obigen Fall trat z.B. mit 50 mg *Dihydrostreptomycin* i.m. schon ein deutlicher Thrombozytenabfall auf).

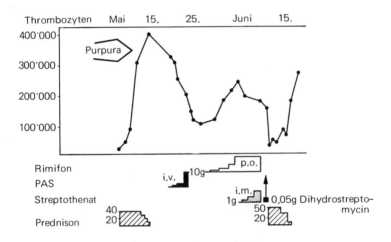

Abb. 2. *Allergische thrombozytopenische Purpura.* 63jähr. Frau, die wegen einer Tuberkulose unter Chemotherapie steht. Die Austestung mit kleinen Dosen zeigt, daß sie sowohl auf PAS wie auf *Dihydrostreptomycin* empfindlich ist. Deshalb Weiterbehandlung mit *Isoniazid* und *Viomycin*.

Cortisonpräparate oder ACTH: Man beginnt in mittleren Fällen mit tägl. 1 mg Prednison/kg Körpergewicht p.o. In schwersten Fällen 2 mg/kg und geht auch hier nach dem Anstieg der Thrombozyten sukzessive auf eine Erhaltungsdosis von 30–20–15 mg

Thrombozytopenien

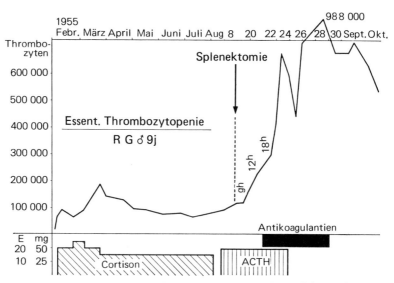

Abb. 3. *Essentielle Thrombozytopenie* (R.G., 9jähr. Knabe, KG 74888/55): Schwere Immunothrombozytopenie bei 9jähr. Knaben. Die anfänglich gefährlichen Purpuraschübe konnten durch eine Dauertherapie mit *Cortison* und später *Prednison* gut zurückgehalten werden. Bei jedem Weglassen der Steroide aber deutliches Rezidiv, deshalb ACTH-Vorbereitung (Anregung der atrophischen Nebennieren) und Splenektomie. Seither symptomlos.

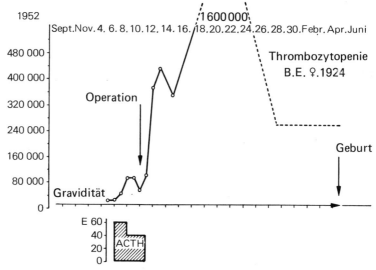

Abb. 4. Fall B.E., 28jähr. Frau. *Schwere essentielle Thrombozytopenie*, die immer während der *Gravidität* rezidivierte und 3mal zum Abort im 4. oder 5. Schwangerschaftsmonat führte. In der 4. Schwangerschaft ACTH-Behandlung vom 2. Monat an, worauf die niedrigen Thrombozytenwerte rasch auf 90000 anstiegen, so daß die Patientin gefahrlos splenektomiert werden konnte. Unter *Heparin* komplikationsloser Verlauf trotz dem Ansteigen der Thrombozyten auf 1,6 Mill. Normale Geburt eines lebenden Kindes.

17

Hämophilie

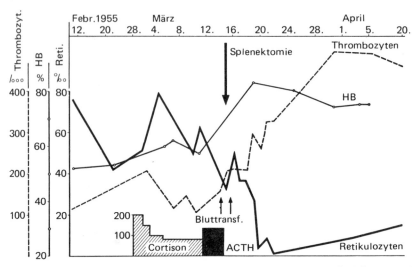

Abb. 5. *Splenektomie bei hämolytischer Anämie mit gleichzeitiger Thrombozytopenie (Evans Sdr.)* (R. M., 69jähr. Frau, KG 72772/55): Die schwerkranke Patientin, die nur noch ein Hb von 42% aufwies, besserte sich auf *Cortison-* und ACTH-Behandlung nicht genügend, da die Retikulozyten nur von 80 auf $60^0/_{00}$ abfielen und auch die Thrombozytenwerte ständig um 100000 blieben. Auf eine Splenektomie Verschwinden der hämolytischen Erscheinungen, Abfall der Retikulozyten auf normale Werte und Normalisierung der Hb- und Thrombozytenwerte nach einem vorübergehenden übermäßigen Anstieg der Plättchen.

total pro die herab (beim *Dexamethason* nur $^1/_5$, beim *Triamcinolon* $^1/_3$ der obigen Dosis). Vor allem bei den durch *Autoantikörper* bedingten sogenannten „*essentiellen Thrombozytopenien*" hat man damit fast immer Erfolg.

Oft kann man nach mehreren Wochen oder evtl. 2–3 Monaten auch die Erhaltungsdosis abbauen, ohne daß es zu einem Rezidiv kommt. In gewissen Fällen ist dies aber nicht möglich, und dann geht nach 4 Monaten unter allmählichem Ausschleichen der Cortisonpräparate auf ACTH (1. Woche tägl. 40 E i. v. oder i. m., dann 20 E) über, um die atrophischen Nebennieren wieder anzuregen. Nach 14–20 Tagen ACTH-Therapie kann dann die Splenektomie durchgeführt werden (Abb. 3 u. 4).

Tritt die essentielle Thrombozytopenie während der ersten Zeit der *Schwangerschaft* (erste 3–4 Monate) auf, so darf man auf keinen Fall Cortisonpräparate verabreichen, um evtl. Mißbildungen durch Behinderung der normalen Entwicklung des Kindes zu verhüten; man muß, wenn nötig, zum ACTH greifen und evtl. unter dessen Schutzwirkung die Splenektomie durchführen. So konnte in einem unserer Fälle, den wir zusammen mit Vögeli in Langnau beobachteten, bei einer Frau, die vorher in drei Schwangerschaften durch schwere thrombozytopenische Blutungen ihre Frucht verloren hatte, endlich ein gesundes Kind geboren werden (s. Abb. 4).

Versager: Hier versucht man bei Kindern die *Austauschtransfusion*, bei Erwachsenen die *Plasmapherese*, die nach neueren Mitteilungen (Internat. Hämat. Kongr. Montreal, 1980) noch evtl. einen Erfolg zeigen.

Man denke auch immer daran, daß eine „idiopathische Thrombozytopenie" evtl. das erste klinische Zeichen eines *Lupus erythematodes disseminatus* darstellt, das den übrigen Symptomen um Monate oder Jahre vorausgehen kann! – Vor allem bei stark erhöhter BSR, positivem Latex und Vorliegen von früheren oder gleichzeitigen Gelenkbeschwerden muß man immer mit dieser Möglichkeit rechnen und nach dem LE-Zellphänomen suchen und die *nukleären Antikörper* bestimmen lassen. Hier führt dann eventuell die immunsuppressive Therapie (s. u.) zum Ziel.

Antimetaboliten: Die immunosupressive Therapie (IST siehe S. 637) ist bei den immunologisch bedingten Fällen, sofern man mit den anderen Mitteln nicht zum Ziele kommt, die Therapie der Wahl. Führt auch das **Imurel**® (**Imurek**®) nicht zum Erfolg, so versucht man vor der Splenektomie als letztes Mittel noch **Vincristin**® 2 mg i.v. (Abbinden der Kopfhaut! s. Abb. 21, S. 57) alle 7 Tage total 3–4 Injektionen.

ε-Aminokapronsäure: wurde anfänglich nur zur Therapie von fibrinolytischen Zuständen empfohlen. Nach den Untersuchungen von ANDERSSEN und NILSSON, die wir anhand mehrerer Fälle voll bestätigen können, wirkt dieses Präparat p.o. in der Dosis von 30 g tägl. (z. B. in der Suppe) oft auch verblüffend bei anderen und sogar thrombozytopenischen Blutungen, wie z. B. *akuten* und *chronischen Leukämien, Leberzirrhosen* und auch bei nicht thrombozytopenischen Formen wie *ungeklärten Blasenblutungen*, Blutungen nach *Prostata-Operation*, starken *Mensesblutungen* und sogar bei der *Hämophilie*. Das Präparat kann bei Notfällen auch i.v. (5–10 g) verabreicht werden, z. B. **Epsamon**® [Globopharm]; oder **Amikaprom**® [Kabi] (Stockholm) 0,015–0,020 g/kg alle 4 Std.; oder *Epsilon-Aminocapronsäure* [Behringwerke] und [Roche]. *Cave bei Nierenblutungen!* Gefahr des Ureterenverschlusses durch Koagula.

Bei gleichzeitigem Fibrinogenmangel: Fibrinogen 1–2 g i.v. (von Blutspendezentren zu beziehen), d. h. Cohnsche Fraktion I mit 50% Fibrinogen, z. B. **Fibrinogen SRK human**®, Schweiz. Rotes Kreuz, Bern.

Splenektomie: Das praktische Vorgehen bei der immunologisch bedingten Thrombozytopenie wurde im vorhergehenden Abschnitt besprochen, (s. auch Abb. 5).

Purpura Schönlein-Henoch

Die Purpura Schönlein-Henoch ist eine generalisierte Vaskulitis der kleinen Gefäße. *Typisch ist die Beteiligung der Haut, der Gelenke, des Darmes und der Nieren.* Im Gegensatz zu anderen Purpuraformen sind Blutgerinnung und Thrombozyten im allgemeinen intakt. Die Krankheit verläuft oft schubweise, protrahiert. Die Vaskulitis der Purpura Schönlein-Henoch stellt wahrscheinlich eine Immunreaktion vom Spättyp mit zellulär gebundenen Antikörpern dar. Als sensibilisierende Faktoren kommen bakterielle und virale Infekte (Streptokokken), Arzneimittel und selten auch Nahrungsmittel in Frage. **Therapeutisch** steht an erster Stelle die Eliminierung möglicher Allergene (Fokus-Sanierung, Absetzen fraglicher Medikamente). Kortikoide sollen Versucht werden, bei schweren protrahierten Formen evtl. in Kombination mit **Imurel**® (**Imurek**®).

Störungen der Gerinnungsfaktoren

Hämophilie

Am häufigsten ist die *klassische Hämophilie A* mit dem Fehlen des antihämophilen Globulins (AHG = Faktor VIII). Daneben kommen, neben verschiedenen anderen

Hämophilie

Formen, hauptsächlich noch die *Hämophilie B* (Christmas disease = PTC-Deficiency) mit Abwesenheit des Plasmathromboplastins (Faktor IX) und außerdem noch ein Defekt, bei dem das Prothromboplastin fehlt (Antecedent = PTA-Deficiency), vor. Die PTC- und PTA-Deficiency können mit gewöhnlichem Spenderplasma oder -blut mit gutem Effekt behandelt werden, da sowohl der PTC- als auch der PTA-Faktor relativ stabil und im Überschuß (25–50fache Menge) vorhanden sind. Im Gegensatz dazu kann die *klassische Hämophilie nur mit frischem Blut oder Plasma und mit relativ großen Mengen (da das Plasma an Faktor VIII nur einen 2–3fachen Überschuß enthält) behandelt werden und nicht mit Blutkonserven oder Plasmakonserven, da das AHG sehr unstabil ist und rasch zerfällt!* Es ist auch wichtig, daß man, wenn der Hämophilietyp nicht sicher bekannt ist, dann immer frisches Vollblut oder noch besser frisches Plasma verwendet! Keine Salizylpp. oder Phenylbutazonpp., die durch Hemmung der Plättchenaggregation schwere Blutungen auslösen können.

Erfassung der Konduktorinnen: Bei der A-Hämophilie ist es heute möglich, durch den immunologischen Nachweis des hier 50% betragenden inaktiven AHF-Faktors die Trägerinnen festzustellen und dann von einer Schwangerschaft abzuraten (Lancet 1974/II, 87).

Therapie der akuten Blutung

Lokale Maßnahme: Wunde bei der Reinigung so wenig wie möglich traumatisieren. Dann träufelt man direkt Thrombinlösung auf die Blutungsstelle, legt eine feuchte Kompresse auf die Wunde und bringt einen Kompressionsverband an. Bei Zahnextraktionsblutungen Austamponieren mit einem thrombinbefeuchteten Gazestreifen (**Topostasin®**).

Sofortige Faktor VIII-Zufuhr: Am besten bewährt hat sich die Zufuhr von 20–30 ml des durch Kryopraezipitation konzentrierten Faktors. Im Notfall möglichst frisches Plasma in Plastiksack. Das antihämophile Globulin (AHG) fällt in oxaliertem Plasma innerhalb 24 Std. sehr stark ab, aber viel weniger in Zitratblutkonserven. Vom AHG werden im Körper schon innerhalb 12 Std. ca. 50% eliminiert; bei Blutungen ist dieser Abfall noch rascher.

Als **Leitlinie** kann man sich merken, daß die *Gabe von 1 E FVIII (IX) pro kg KG zu einem ungefähren Anstieg des Plasmaspiegels um 1,5% (1%) führt*. Bei Gelenk- und Muskelblutungen genügen Spiegel zwischen 5–10% während 2–4 Tagen, wobei die Injektion zufolge der kurzen Halbwertzeit alle 6–8 Stunden mit der halben Mitteldosis wiederholt werden muß (beim Faktor IX alle 12 Std.) (K. LECHNER, Wien).

Schwere Blutungen: Eine Packung in 150 ml Aqua dest. lösen. Sofort 2 Packungen (d.h. ca. 2000 E) der lyophilisierten Kryopraezipitates, dann alle Std. weiter 1000 E bis keine Blutung mehr, dann noch 4–5 Tage 8 stdl. 1 Packung (ca. 1000 E) z.B. vom Roten Kreuz, Bern. Faktor VIII-Aktivität im Blut soll mindestens auf 20–30% ansteigen!

Evtl. Schock- und Anoxämiebekämpfung: Bei schwersten Blutungen, die mit Schock und Anoxämie einhergehen, können diese Erscheinungen am besten mit Frischbluttransfusionen bekämpft werden. Doch sollte, wenn möglich vor oder sofort anschließend daran, zur Bekämpfung der Gerinnungsstörung *Antihämophiles Globulin* verabreicht werden.

Komplikationen

Bei Vorhandensein eines durch Autoimmunisierung entwickelten Antikörpers gegen das AHG: Hämophile Patienten, die schon mehrere Transfusionen oder sogar konzentriertes AHG erhalten haben, entwickeln u. U. allmählich einen Antikörper, der das mit dem Plasma zugeführte AHG neutralisiert. In solchen Fällen versucht man bei einer schweren Blutung die massive Infusion von 2000 ml Plasma, wodurch der vorhandene Antikoagulationsfaktor verdünnt und für einige Zeit neutralisiert wird. Später fährt man mit Transfusionen von gewaschenen Blutkörperchen fort, um das verlorene Blut zu ersetzen und um nicht durch weiteres Plasma die Antikörperbildung noch mehr anzuregen. Diese Autoimmunkörper gegen das AHG verschwinden gewöhnlich wieder nach Wochen oder Monaten aus dem Blut des Patienten, wenn nicht erneut Plasma verabreicht wird.

Behandlung bei operativen Eingriffen

Operationen sind, wenn möglich, zu vermeiden und nur bei vitaler Indikation durchzuführen. Die Mortalität beträgt auch heute noch ca. 35%. Man beginnt, wenn durchführbar, einige Std. vor der Operation mit AH-Globulin, *Dosierung*: 30–40 Min. *vor der Operation 2 Packungen* Kryoglobulin, d.h. 2000 E. Während der Operation 1000 E–2000 E. Vier Std. nach Operation 1000 E, dann für 3 Tage 6stdl. 1000 E, dann 8stdl. für 7 Tage 1000 E, dann alle 12 Std. für 4–6 Tage 1000 E (nach den Vorschlägen von F. KOLLER). Total also für eine Operation 48 Packungen. Es ist empfehlenswert, die Faktor VIII-Aktivität zu kontrollieren, er sollte 20–30% erreichen, bei schweren Operationen 40–50%.

Behandlung zwischen den Blutungsepisoden

Wichtig ist das Vermeiden jeglicher Traumen. Kein Sport. Cave Zahnextraktionen!

Behandlung eines akuten Hämarthros

Das Gelenk ist gewöhnlich sehr stark gespannt, u. U. bricht die Blutung sogar durch die Kapsel unter die Haut durch. Subjektiv bestehen starke Schmerzen, die sich im allgemeinen nach 4–6 Tagen deutlich bessern. Als Schmerzmittel nur *Novalgin*® sowie *Ponstan*® gestattet (keine Salizylpp. wie Treupel®, keine Phenylbutazonpp.!, da evtl. Blutung auslösend).

Therapie:

Punktion: Bei *schwerem Hämarthros* streng aseptisch und Entlastung, dann straffes Einbinden. So kann die schwere sekundäre Arthronose weitgehend verhütet werden. Faktor VIII-Zufuhr s. o.

Zu Beginn *Ruhe und Eisblase*. Sobald die Resorptionszeichen einsetzen, beginnt man mit einer vorsichtigen *Bewegungstherapie*, aber nur bis zu jenem Winkel, an dem der Patient Schmerzen äußert, und steigert nur ganz allmählich. *Wärmebehandlung* in Form der Infrarotlampe oder als Heißluft sind in diesem Stadium sehr günstig, evtl. auch *warme Bäder* mit gleichzeitiger Bewegungstherapie.

Leukopenien

Chronische hämophile Arthritis (Arthronose)

In Betracht kommen vor allem orthopädische Maßnahmen, evtl. auch eine ganz vorsichtige Extensionsbehandlung, doch läßt sich das Weiterschreiten des Prozesses meistens nicht verhindern.

Fibrinogenopenien und Verbrauchs-Koagulopathien

Kann selten angeboren als hereditäre Fibrinogenopenie auftreten, häufiger aber als Folge einer massiven Fibrinogenaktivierung durch in die Zirkulation eintretende zelluläre Aktivatoren (Thromboplastin), z.B. bei großen Lungenoperationen oder durch Einbrechen von Plazentabestandteilen im Anschluß an die Geburt. Seltener sind schwere Fibrinolysen bei metastasierenden Prostatakarzinomen. Weniger ausgesprochen ist die Fibrinogenopenie bei Leberaffektionen, akuten und chronischen Leukämien, Schock.

Sogenannte „Verbrauchs-Koagulopathien": In den letzten Jahren hat man erkannt, daß einige der akuten schweren „Gerinnungsstörungen" auf einer allzu raschen massiven Aktivierung der Gerinnungsfaktoren beruhen (z.B. bei gewissen Fällen von *Endotoxinschock* bei *gramnegativer Sepsis*; ferner bei *Lungenoperationen, Geburten Promyelozyten-Leukosen* usw.), wobei es dann peripher im Blut zu einem gemeinsamen Abfall aller Gerinnungsfaktoren (Thrombozyten und Fibrinogen sowie Faktor II, V, VII, VIII, X und XIII) kommt, im Gegensatz zum Abfall eines isolierten Gerinnungsfaktors. Paradoxerweise kann in solchen Fällen die *Heparininfusion* lebensrettend wirken!

Therapie: siehe Schockkapitel, S. 173 und Kapitel gramnegative Sepsis, S. 652, s.a. Fibrinogen-Therapie, S. 19.

Bei isolierter *hyperfibrinolytischer Blutung*, die ebenfalls einen Fibrinogenmangel bewirkt, aber auch einen Abfall der Faktoren V und VIII, ist *ε-Aminokapronsäure* indiziert. *Cave bei Nierenblutung!* da Gefahr von Koagulabildung mit Anurie.

Labor: Nachweis von Fibrinogenspaltprodukten, Abfall der genannten Faktoren, *keine Thrombozytopenie*.

Hypoprothrombinämien

Treten vor allem bei *Verschlußikterus* (mangelnde Resorption des öllöslichen Vitamin K) und dann bei *Leberzellschädigungen* wie Hepatitis oder durch toxische Substanzen, vor allem Lebergifte (Tetrachlorkohlenstoff, Amanita usw.), und durch *Überdosierung von* Dicumarol*präparaten auf.* (Behandlung siehe Thrombosekapitel, S. 221.)

Leukopenien

Kritische Granulozytenzahl: Diese liegt für die Granulozyten im Blut (also Lymphozyten, oder evtl. Blasten bei Leukosen abgezogen!) nach unseren Erfahrungen ungefähr bei 500–600 Granulozyten pro mm^3. Fallen die Werte unter diese Zahl, so muß unbedingt mit einer Abschirmung durch Antibiotika begonnen werden!

1. *Totale Granulozyten um 500–300*: Hier genügt gewöhnlich p.o. verabreichtes Penicillin tägl. 2 × 1 Tabl. zu 1 Mio E (z.B. **Stabicillin forte**® [Vifor], **Pluscillin**® [Bayropharm]).

2. *Granulozytenwerte unter 300*: Übergang auf parenteral verabreichtes Penicillin 6–10 Millionen E tägl. mit **Keflex**® **(Ceporexin**®) 3 g p.o. Mit den Breitspektrum-Antibiotika wartet man besser zu, bis tatsächlich Infekte auftreten, die ihren gezielten Einsatz nötig machen, da man gerade bei diesen Leukopenien durch ihre Anwendung häufig eine *Pilzsuperinfektion* (Moniliasis) provoziert.

Akute Leukopenien infolge Immunoagranulozytose

Treten z.B. durch *Pyramidon, Phenylbutazon, Gold, Sulfone* oder andere Medikamente durch die von uns erstmals beschriebene Sensibilisierung mit Entwicklung von *Leukozytenagglutininen* in Erscheinung. Solche Fälle müssen immer so rasch als möglich hospitalisiert werden.

Therapie:

1. Penicillin*abschirmung* mit hohen Dosen. 6–10 Millionen E tägl. i.v. als Tropfinfusion.

2. *Kortikosteroidtherapie*: Zur Herabsetzung des Antikörpertiters: Prednison 40 mg tägl. oder 8 mg Dexamethason. Höhere Dosen sind wegen der fast immer auftretenden Sekundärinfektion besser zu vermeiden.

3. *Bei Staphylokokkensepsiskomplikationen*: Siehe Staphylokokkensepsis S. 640. Am besten bewährt sich hier heute wohl das Methicillin (**Celbenin**® [Beecham], **Cinopenil**® [Hoechst] usw.). Häufig kommt es zu einer *gramnegativen Sepsis*, v.a. durch *Pseudomonas* und *Proteus* (s.S. 652).

4. *Bluttransfusionen zur Anregung des Knochenmarks*: Im Blut finden sich verschiedene die Leukopoese anregende Stoffe. *Leukozytenkonzentrate* durch Spezialzentrifuge (siehe unter 8).

5. *Sorgfältige Mundpflege* und regelmäßige Kontrolle von After und Vagina auf evtl. Ulzera.

6. *Darmsterilisation*: Bei völligem Fehlen der Granulozyten ist, um schwere enterale Infekte und u.U. Peritonitis zu vermeiden, die zusätzliche Verabreichung von *Neomycin* 4 g tägl. p.o. sehr wichtig!

7. *Bei Pilzinvasion*: Siehe Kap. Mykosen, S. 620.

8. *Leukozytenkonzentrate*: Solche sollten nur dann angewendet werden, wenn es zur Komplikation einer antibiotikaresistenten Sepsis kommt, z.B. zu einer *gramnegativen Sepsis* (s. dort), was heute bei der Vielfalt der zur Verfügung stehenden Antibiotika selten ist. Bei den so transfundierten Patienten kann es durch Sensibilisierung auf Leukozytenantigene bei später nötig werdenden Transfusionen zu schweren Komplikationen kommen (C.A. SCHIFFER, Baltimore 1980, Kongr. Montreal). Außerdem ist diese Therapie sehr kostspielig. Besondere Vorsicht mit *Amphotericin B!* nicht gleichzeitig verabreichen (**Lg-Schocksyndrom**); Lançet 1981, I, 1405.

Granulozytopenien

Akute Leukopenien durch Zytostatika

Solche sind heute bei der immer mehr verbreiteten Anwendung dieser Mittel nicht mehr selten. Gleiche Therapie wie oben, aber *keine* Kortikosteroide!, da sie die Gefahr einer Pilzinvasion stark erhöhen. Siehe auch Zytostatika-Kap. S. 722.

Chronische Granulozytopenien

Diese sind viel häufiger als die akuten und äußern sich beim Patienten vor allem in auffallender *Müdigkeit* und *Infektanfälligkeit*. Die Therapie soll wenn möglich kausal sein. In allen diesen Fällen ist deshalb eine genaue klinische Abklärung wichtig:

1. *Einwirkung evtl. toxischer Noxen* (Medikamente, Benzol, Röntgen- oder Radiumstrahlen).

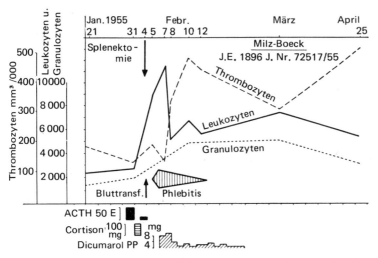

Abb. 6. *Schwere Hypersplenie mit Überwiegen der Leukopenie* seit mehreren Jahren (J.E., 59jähr. Frau, KG 72517/55): Im Milzpunktat massenhaft Epitheloidzellen. Mantouxreaktion negativ. Diagnose: *Morbus Boeck*. Die Splenektomie bestätigte die Diagnose. Der vorher positive Leukozytenagglutinationstest wird 3 Wochen nach der Splenektomie negativ. Seither normale Leukozytenwerte und keine Müdigkeit mehr.

2. *Sternalpunktion und u.U. Knochenmarksbiopsie* (Ausschluß einer evtl. Leukose, malignen Knochenmark-Infiltrierung, Osteomyelofibrose usw.).
3. *Röntgenaufnahmen der Knochen*, um eine Osteosklerose zu erkennen.
4. *U.U. Splenektomie* bei deutlich vergrößerter Milz (z.B. Morbus Boeck usw., s. Abb. 6).

Läßt sich die Ursache nicht abklären, so kann ein Versuch mit *Kortikosteroiden* unternommen werden, z.B. tägl. 30 mg Prednison. Da wir unter der *Triamcinolonbehandlung* bei anderen Erkrankungen oft auffallende Leukozytosen feststellten (z.B. bei

Polyarthritis rheumatica in 5 Fällen bis zu 25000–35000), die wir in diesem Ausmaß bei anderen Kortikosteroiden nicht beobachteten, so kommt diesem Derivat vielleicht die stärkste anregende Wirkung auf die Leukopoese zu.

Chronische und akute Hämoblastosen

(d. h. neoplastische Erkrankungen des hämopoetischen Systems)
- a) Chronische myeloische Leukämie
- b) Chronische lymphatische Leukämie
- c) Aleukämische, lymphatische Leukosen und maligne chronische Retikulosen des Knochenmarks (= ,,Pseudoaplastische Anämie")
- d) Polycythaemia vera, Thrombocythaemia
- e) Akute bis subakute Leukosen
- f) Akute Erythroblastosen
- g) Lymphogranuloma Hodgkin
- h) Lymphosarkom und maligne Retikulosen
- i) Lymphoblastoma Brill-Symmers
- k) Makroglobulinämie Waldenström
- l) Angioimmunoblastische Lymphadenopathie
- m) Myelom

Chronische myeloische Leukämie (CML)

Nach unserer Ansicht sollten heute diese Fälle nicht mehr mit Röntgenstrahlen behandelt werden, da die Überlebensdauer, soweit es unsere eigenen bisherigen Erfahrungen zeigen, bei der zytostatischen Behandlung länger ist als bei der Strahlentherapie. Typisch für diese Form ist die sehr lange Lebensdauer der leukämischen Zellen und nicht ihre gesteigerte Proliferation, in 80% ist die *Leukozyten-Phosphatase* erniedrigt und der B_{12}-*Spiegel* (Serum) erhöht. Bei der *Osteomyelofibrose* ist die Leukozyten-Phosphatase erhöht. Während der Stoss-Therapie gebe man immer zusätzlich **Zyloric**® und reichlich Flüssigkeit (s. S. 50).

KM's Autotransfusion: Diese hat vielleicht eine große Zukunft, ist aber heute (1981) noch im Versuchsstadium. Näheres siehe bei terminalem Myeloblastenschub.

1. Busulfan (**Myleran**® [Wellcome]) = ein *Dimethylsulfonoxybutan*. Unter 8 mg tägl. p.o. fallen die Leukozyten in der Regel innerhalb 3 Wochen auf die Hälfte ab. Wenn die Werte noch 20000 betragen, geht man auf eine ED von 1–2 mg tägl. (oder alle 2–3 Tage) zurück. Evtl. kann man in Frühfällen eine längere Pause einschalten. Das Mittel wird sonst jahrelang weitergegeben. Als gelegentliche toxische Nebenwirkung kommt es in *einzelnen Fällen* zu einem starken *Thrombozytenabfall*, sehr selten zu einer Lungenfibrose und Hauptpigmentierung. Bei solchen Patienten oder beim Vorhandensein einer evtl. **Myleran**®-Resistenz (s. Abb. 7) geht man besser auf das Dibrommannitol (s. u.) über. Eine dauernde Behandlung mit einer kleinen ED ist nach unseren Erfahrungen besser als eine intermittierende.

Chron. myeloische Leukose

2. *Dibrommannitol*: Im Handel **Myelobromol**® („Chinoin", Budapest, in der Schweiz [Labatec-Pharma S. A.], Genf). Von MATHE u. a. empfohlen, eignet sich vor allem für Myleran-resistente Fälle. Es ist nach unseren Erfahrungen schwieriger einzustellen, d. h. die Leukozytenwerte unterliegen größeren Schwankungen und es ist in dieser Hinsicht dem leider aus dem Handel zurückgezogenen **Colcemid**® sehr ähnlich. Manchmal führt es zu schweren *Thrombozytopenien* (eigene Beobachtungen), so daß die Therapie abgebrochen werden muß. *Dosierung*: Initialdosis 250 mg

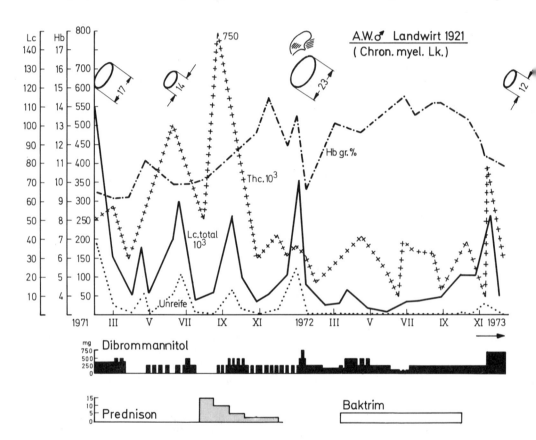

Abb. 7. *Chron. myel. Leukämie:* 51jähr. Landwirt, bei dem die Krankheit zufällig entdeckt wird. Seither steht der Patient unter einer oralen Dauer-Therapie mit *Dibrommannitol*, wobei die verabreichten täglichen Dosen zwischen 125 mg – 750 mg variieren. Man ersieht aus der Kurve, wie schwierig die Einstellung bei diesem Mittel ist und wie die Leukozytenwerte stark variieren. Ferner erkennt man auch den depressorischen Effekt auf die Thrombozyten. Der Patient war während der ganzen Behandlung immer voll arbeitsfähig. Im Januar 1973 starb er an einem terminalen Myeloblastenschub.

tägl. (in der Regel 5 mg/kg tägl.) und allmählich reduzieren. Die Einstellung erfordert mehrere Wochen und ist schwieriger zu lenken als beim Myleran (s. Abb. 7).

3. *6-Merkaptopurin* (**Purinethol**®): Dieses von verschiedenen Autoren als gleichwertig

empfohlene Mittel sollte für die terminalen Blastenschübe reserviert bleiben, gibt es doch nach vergleichenden Untersuchungen nur in 33% gute Remissionen im Gegensatz zu 89% beim *Busulfan*.

4. *Hydroxyurea*: **Litalir**®, **Hydrea**®, [Squibb], [Heyden], Kaps. à 500 mg, vor allem geeignet für die *Myleran*®-*resistenten Fälle* oder bei *Unverträglichkeit*. *Dosierung*: Initial als Einzeldosis jeden 3. Tag 80 mg/kg; täglich 20–30 mg/kg, welche nicht unterteilt zu geben sind. Weiter je nach Leukozytenwerten.

Welches Mittel man auch verwendet, wichtig ist, daß man auf keinen Fall die Leukozytenwerte allzu stark senkt; es genügt vollkommen, die Zahl derselben zwischen 10000–20000 zu halten. Durch diese unterschwellige Dosierung kann man vielleicht auch die sich nach 3–6 Jahren allmählich entwickelnde *Chemoresistenz* etwas verzögern und die Patienten länger am Leben erhalten. Die Überlebensdauer vom Zeitpunkt der klinischen Feststellung des Leidens bis zum Ableben schwankte in unseren Fällen zwischen $3^1/_3$ bis max. 9 Jahren. Die *Lebensdauer des Patienten* wird durch die Chemotherapie nicht verlängert (zahlreiche statistische Untersuchungen). Dagegen werden durch die onkologische Behandlung die Lebensqualität, die Arbeitsfähigkeit und das Wohlbefinden des Patienten (Müdigkeit, Milzspannung usw.) ganz wesentlich verbessert!

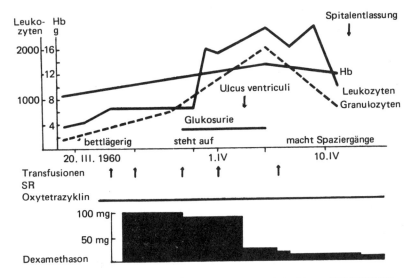

Abb. 8. *Chronisch lymphatische Leukämie mit akutem Schub* (M.H., 62jähr. Mann, KG 96645/60): Ausgesprochen leukopenischer Fall, mit vollständiger lymphozytärer Infiltration des Knochenmarks, was sich in der sehr schweren absoluten Granulozytopenie von nur 200 deutlich zeigt. Es lag hier ein akuter Schub mit vorwiegend jungen lymphatischen Elementen vor, bei einem vorher jahrelangen chronischen Verlauf. In Anbetracht der Granulozytopenie wurde eine *Cortisonstoßtherapie* von 10 Tagen Dauer (*Dexamethason* 100 mg entsprechend 500 mg *Predison* pro die) durchgeführt, dann weiter eine Erhaltungstherapie mit kleinen Dosen. Der schwerkranke bettlägerige Patient erholte sich hierauf sehr schön und konnte mit einem Hämoglobin von 12 g% und 700–1000 Granulozyten wieder entlassen werden. Eine sich entwickelnde Glukosurie sowie ein aufgetretenes kleines Ulcus ventriculi verhinderten eine längere Behandlung mit hohen Dosen, die vielleicht noch einen besseren Erfolg gebracht hätte.

Chron. lymphatische Leukose

Terminaler Myeloblastenschub:
Die chronisch myeloische Leukose geht terminal fast immer in einen akuten Promyeloblasten- oder Myeloblastenschub über, der eine ausgesprochene Therapie-Resistenz zeigt. Man versuche eine Kombination von **Purinethol**® (*Purinethol*) plus **Litalir**®, **Hydrea**® je 15 mg/kg. Auch eine niedrig dosierte *Röntgenbestrahlung* (600 P) ergibt in diesem terminalen Stadium manchmal noch eine kurze Remission, da der Schub meistens von der Milz ausgeht. Eine wirklich erfolgreiche Behandlung (Internat. Kongr. Hämatol. Montreal 1980) liegt aber zur Zeit noch nicht vor. Möglicherweise wird, die sich bei dieser Krankheit noch im Versuchsstadium befindliche *Autotransfusion* von 1–3 Jahre früher entnommenem, tiefgefrorenem, *Knochenmark* eine Verbesserung der Resultate bringen (Gruppe von Seattle USA und von Hammersmith, London). Interessanterweise handelt es sich in einigen Fällen dieser terminalen Schübe um **Lymphoblasten**, die auf **Oncovin**® (*Vincristin*) gut ansprechen.

Chronische lymphatische Leukämie, CLL (Wucherung der B-Lyz.)

Hier hüte man sich speziell vor einer Überbehandlung. Diese Form verläuft in der Mehrzahl der Fälle relativ gutartig, so daß eine Dauer von 15–20 Jahren keine Seltenheit ist. Freilich kommen auch bösartige akutere Formen vor, und es kann auch die gutartige jederzeit in eine akutere Verlaufsform umschlagen. *Behandeln sollte man diese Patienten nur dann, wenn der AZ deutlich reduziert ist, sich eine Anämie entwickelt* oder, wie dies häufig der Fall ist, *starke Schweiße* und ausgesprochene *Müdigkeit* in Erscheinung treten. Manchmal sind es auch kosmetische Gründe oder eine sehr große Milz, die eine aktive Behandlung trotz gutem AZ nötig machen. *Viele Patienten fühlen sich auch mit Leukozytenwerten von 30000–80000 noch auffallend wohl und bedürfen keiner Behandlung!*

Kortikosteroide genügen in den leichteren Fällen oft, um das Allgemeinbefinden zu heben und manchmal auch, um die erhöhten Leukozytenwerte und Lymphknotenschwellungen zu reduzieren. Zu empfehlen sind kleinere Dosen von anfänglich 30 mg Prednison, später eine ED von 15–20 mg täglich. Kommt es zu einer allzu starken Gewichtszunahme, so geht man besser auf die entsprechende Dosis ($1/3$ des *Prednisons*) von *Fluorooxyprednisolon = Triamcinolon* (**Ledercort**®, **Kenacort**®, in Dtschl. **Delphicort**®, **Volon**®) 4–6 mg täglich über, bei dem diese Eigenschaft weniger ausgeprägt ist. Immer sollte diese Dauertherapie, um der Osteoporose entgegenzuwirken, mit *anabolen Hormonen*, z. B. **Dianabol**® 5 mg täglich, kombiniert werden. Man gebe jeden 2. Tag die doppelte Dosis, um einer Atrophie der Nebenniere vorzubeugen und die Nebenerscheinungen zu vermindern, s. Cortison-Kap.

Auch bei der Behandlung mit Zytostatika empfiehlt es sich, dieselben immer mit einer kleinen *Kortikosteroid-Dosis* (15–(30) mg Prednison) zu kombinieren, da man dadurch mit kleineren Dosen auskommen kann und sich der Patient leistungsfähiger fühlt.

Kortikoidstoß-Therapie bei akuten Schüben: In seltenen Fällen kann auch die chronisch lymphatische Leukämie in einen meist terminal auftretenden akuten Schub übergehen (siehe Abb. 8). In solchen Fällen versuche man eine Cortisonstoß-Therapie, (Dosierung siehe akute Leukämien) oder die gleiche Therapie wie bei der akuten Form.

Komplikation mit einer erworbenen hämolytischen Anämie: Diese Komplikation ist in

Spätphasen der chronisch lymphatischen Leukämie nicht selten. Man benötigt dann eventuell höhere Dosen, d. h. anfänglich bis zu 60–90 mg Prednison täglich. Auch hier kann man aber nach Durchführung einer *Chlorambucil-Behandlung* gewöhnlich die Dosis wieder auf eine kleinere ED reduzieren. Entscheidend für die ED sind in solchen Fällen die *Retikulozytenwerte*! Sie sollten auf 25–30$^0/_{00}$ abfallen, sonst muß die Cortison-Dosis erhöht werden. Siehe auch Abb. 9.

Chlorambucil (**Leukeran**®): heute das bestverträgliche und gleichzeitig ein gut und schonend wirkendes Mittel. Allerdings gibt es primär resistente Fälle, die dann evtl. auch nicht auf andere alkylierende Substanzen ansprechen, doch kann man dann immer noch das *Tretamin* und später eventuell noch das *Phosphamid* versuchen. Viel häufiger ist eine sich allmählich im Verlaufe der Jahre entwickelnde Resistenz, wobei

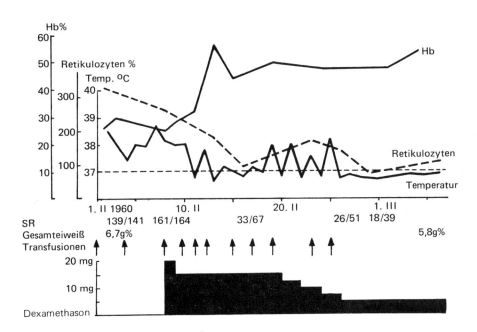

Abb. 9. *Hämolytische Anämie bei chron. lymphat. Leukämie* (mit nach Behandlung annähernd normalen Lkz-Werten) (B. E., 73jähr. Mann, KG 96087/60): Der Hausarzt setzte hier, als sich durch einen Infekt der Zustand des Patienten deutlich verschlimmerte, die Dauererhaltungsdosis des *Prednisons* (15 mg) ab. Unter diesem Einfluß kam es zu einer schweren akuten Exazerbation des hämolytischen Prozesses und zu einem relativen sekundären Addisonismus durch die atrophischen Nebennieren. Spitaleintritt mit über 300$^0/_{00}$ Retikulozyten und einem Hämoglobin von nur 26%! Man beachte auch die sehr hohe SR von 139/141. Unter 20 mg *Dexamethason* (= 100 mg *Prednison*), später 15 mg/die, sowie Bluttransfusionen erholte sich der Patient rasch und konnte nach 3$^1/_2$ Wochen wieder in arbeitsfähigem Zustand nach Hause entlassen werden. Der Fall zeigt mit aller Deutlichkeit, wie gefährlich das plötzliche Absetzen der Kortikosteroid-Erhaltungsdosis bei erworbenen hämolytischen Anämien für den Patienten sein kann. Beim Hinzutreten eines Infektes dürfen das Prednison oder seine Derivate auf keinen Fall sistiert werden, sondern die Kortikosteroiddosis muß meistens sogar erhöht, und gleichzeitig sollte der Patient durch Antibiotika abgeschirmt werden.

Chron. lymphatische Leukose

dann häufig ein Wechsel auf *Phosphamid* wieder eine Wirkung zeigt. So sahen wir zwei Fälle, die nach mehreren Jahren weder auf **Leukeran**® noch auf **TEM**® ansprachen und ante exitum standen und die sich beide wieder bis zur völligen Arbeitsfähigkeit erholten. – Die Wirkung setzt beim Chlorambucil allmählich ein, so daß vor Ablauf von 2 Monaten die Behandlung auf alle Fälle nicht gewechselt werden sollte.

Dosierung: morgens vor dem Essen tägl. 8–12 mg p.o., bis Leukozyten auf 15000 abgefallen, dann ED von 4 mg tägl. oder Pause. Immer mit 20–30 mg Prednison tägl. kombinieren. Bei *aleukämischen Fällen* Vorsicht, tägl. 2–4 mg plus 40 mg Prednison; evtl. vorher 8–10 Tage Cortisonstoß-Therapie. Später versucht man die Prednison-ED auf 7,5–15 mg tägl. zu reduzieren.

Nach den heutigen Erfahrungen (1981) ist es, wenn einmal die ED genau ermittelt worden ist, besser dann *auf eine einmalig verabreichte* (z.B. Samstag-Abend) *Wochendosis von Leukeran überzugehen*, die im allgemeinen effektvoller ist und deshalb oft auch etwas niedriger angesetzt werden kann. Hatte der Patient z.B. als ED wöchentlich total 10 mg, so versucht man es jetzt mit $7^1/_2$ mg ($= 1^1/_2$ Tbl. auf einmal). Oder bei tgl. 5 mg mit 30 mg Samstags-Abend nach dem Nachtessen. Man sieht dabei auch weniger Thrombozytopenien und Granulozytopenien, da sich das Knochenmark rascher erholt als die krankhafte Reihe der Lymphozyten.

Cyclophosphamid (**Endoxan**®): Dieses wirkt manchmal bei aufgetretener Resistenz gegen **Leukeran**® noch sehr gut. Dosierung je nach Leukozytenzahl 50–200 mg p.o. oder i.v. tägl. Sorgfältige Leukozyten- und evtl. auch Thrombozytenkontrolle! und entsprechende Anpassung der Dosis. Erweist sich als *Stoßtherapie* auch sehr wirksam bei komprimierenden *Mediastinaltumoren* und hämolytischen Krisen. Dann evtl. i.v. Stoß von 10 mg/kg und gleichzeitige Verabreichung von tgl. 0,2–0,4 **Zyloric**®, **Xanturat**®, um die Uratproduktion zu drosseln und Harnsäuresteine zu vermeiden. Daneben reichlich Flüssigkeit.

Röntgentherapie: Röntgenbestrahlungen sollten nur beim Auftreten von lokal entstellenden Lymphknotenschwellungen im Gesicht usw. angewendet werden oder wenn die Patienten auf das **TEM**® und **Leukeran**® refraktär werden. Es genügen zur Erzielung eines kosmetischen und auch therapeutischen Effektes oft schon sehr kleine Strahlenmengen von 150–300 R.

Extrakorporale Bestrahlung: Bei dieser Methode wird, wie bei den Hämodialyse-Patienten, eine *Scribner-Kanüle* eingelegt und das durch die extrakorporal liegende Shunt-Schlinge zirkulierende Blut dauernd für 2–3 Wochen mit β- oder intermittierend mit γ-Strahlen (z.B. Caesium) bestrahlt. Es kommt zur Normalisierung der Blutwerte, der Hepatosplenomegalie und der Lymphknoten, die mehrere Monate anhält. Diese Methode hat vielleicht bei den *chronischen Formen* eine große Zukunft, bei den akuten Leukosen scheinen die bisherigen Erfolge weniger dauerhaft zu sein.

Gammaglobuline: In vielen Fällen kommt es zum Fehlen der normalen Gammaglobuline oder durch Veränderung derselben durch *Paraproteine* (symptomatische Agammaglobulinämie) zu der für diese Fälle so typischen Infektanfälligkeit, so daß sie oft mehrere Monate jährlich an chronischen katarrhalischen Infekten leiden. Therapeutisch gebe man alle 3 Wochen 20–30 ml Gammaglobulin i.m. Besonders wichtig ist diese Maßnahme während den gefährlichen Wintermonaten. Bei Auftreten von Infekten zusätzliche Abschirmung mit *Erythromycin* (1,5 g) oder **Pluscillin**® (2–3 g) p.o.

Chron. lymphatische Leukose

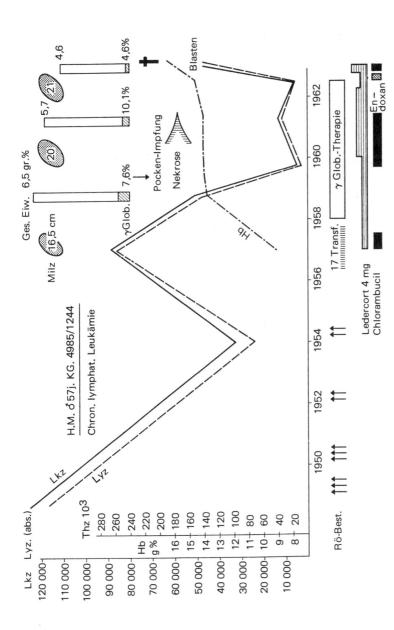

Abb. 10. *Chronisch lymphatische Leukämie mit schwerer Hypogammaglobulinämie* (H.M. 57jähr. Mann, KG 4985/1244): Erkrankung seit 1949 bekannt, kann während Jahren durch intermittierende Bestrahlungen der Milz unter Kontrolle gehalten werden. – Ab 1957 Dauerbehandlung mit *Kortikosteroiden (Triamcinolon)*, zeitweise kombiniert mit *Chlorambucil*. Brauchte in den Wintermonaten ständig Gammaglobuline und beim kleinsten Infekt Antibiotika, da dieser sich sonst wochenlang hinzog. Nach einer leider von anderer Seite durchgeführten *Pockenschutzimpfung* kam es zu einer schwersten Impf-Dissemination mit lokaler tiefer Nekrose bis auf den Knochen und fast letalem Verlauf. – Ende 1962 bei ausgeprägter Hypoproteinämie terminaler Blastenschub, der auch durch Phosphamid nicht mehr aufzuhalten war.

Auf keinen Fall darf man in solchen Fällen eine Pockenimpfung durchführen (siehe Abb. 10). Hier führte diese von einem Internisten empfohlene Maßnahme zum Auftreten einer schwersten Nekrose, die bis auf den Knochen reichte, und zu einer septischen Impfpocken-Dissemination mit Temperaturen bis zu 41 °C, so daß der Patient 3 Wochen lang in Lebensgefahr schwebte!

Androgen-Therapie: Kann bei nicht hämolytisch bedingten Anämien als zusätzliche Maßnahme versucht werden (Dosg. s. Osteomyelosklerose, S. 72), um die Erythropoese anzuregen, evtl. mit gutem Erfolg.

Haarzell-Leukämie

Diese spezielle Form der CLL, die früher unter dem Namen „leukämische Retikuloendotheliose" bekannt war, zeichnet sich klinisch durch einen großen Milztumor, mittlere Leukozytenwerte bei 80–90% Lymphozyten und durch eine häufige Zytopenie der Roten und der Thrombozyten aus. Die Diagnose wird durch die typischen Haarzellen im Blutausstrich, ferner durch den Nachweis der tartratresistenten Isoenzyms 5 der sauren Phosphatase (TRSP) und die Histologie von Milz und Knochenmark erhärtet (Lit. s. von HEYDEN, H.W.: Dtsch. med. Wschr. 104 [1979] 467–472).

Therapie:

Diese Fälle sprechen schlecht auf die Chemotherapie an. Die **Splenektomie** ergibt hier die besten Resultate, und die Patienten, deren Thrombozyten und Granulozyten jetzt ansteigen, können später besser mit den üblichen Mitteln (Prednison, Leukeran usw.) behandelt werden.

Aleukämische lymphatische Leukosen und maligne chronische Retikulosen des Knochenmarks (= „Pseudoaplastische Anämie")

Diese Untergruppe der malignen Hämoblastosen stellt differentialdiagnostisch und therapeutisch schwierige Probleme. Die Erkrankung wird häufig mit einer *aplastischen Anämie* oder *Osteomyelofibrose* verwechselt. *Es handelt sich um Fälle, bei denen die Wucherung der neoplastischen Zellen vorwiegend auf das Knochenmark selbst und evtl. die Milz beschränkt bleibt* und die Lymphknoten makroskopisch gewöhnlich nicht beteiligt sind. Die wuchernden, maligne entarteten Zellen entsprechen in der Mehrzahl der Fälle dem *retikulären, seltener dem lymphatischen Typus* und lassen sich bei der Sternalpunktion nur sehr schwer aus dem kompakten Mark gewinnen, so daß bei der gewöhnlichen Technik meistens nur Blut aspiriert wird und die Fälle dann oft als aplastische Anämien verkannt werden.

Die *Hauptsymptome* sind kurz die folgenden: Die Erkrankung beginnt schleichend mit auffälliger Müdigkeit und einer *therapieresistenten Anämie*, die einen normalen oder leicht *erhöhten Färbeindex* aufweist. Relativ frühzeitig kombiniert sich die Anämie mit einer *Leukopenie*, zu der sich gewöhnlich erst in den späteren Stadien eine *Thrombozytopenie* hinzugesellt. In der Mehrzahl der Fälle kommt es im Verlauf der Erkrankung auch zu den Zeichen einer *Dysproteinämie* (erhöhte SR, evtl. Hyperproteinämie und u. U. Vermehrung einer pathologischen Globulinfraktion). Ein weiteres charakteristisches Symptom sind *häufige Fieberschübe*, die u. U. rhythmisch alle

Chron. Retikulose des KM

2–3 Wochen auftreten (s. Abb. 22), und eine spezielle Anfälligkeit für Viren- und Kokkeninfekte. Meistens läßt sich die Diagnose durch die von uns erwähnte, speziell modifizierte Form der Sternalpunktion (Nadelbiopsie mit nur sehr kurzer Aspiration in die Nadel, nicht in die Spritze!) stellen (siehe: Moeschlin, S.: Schweiz. med. Wschr. 89 [1959] 762). Wenn nötig KM's-Biopsie.

Therapie:

Wie bei allen *Hämoblastosen* ist auch hier keine Dauerheilung möglich, aber durch ein sehr vorsichtiges gezieltes Vorgehen läßt sich bei der Mehrzahl der Patienten eine *partielle Remission erzielen*. Die niedrigen *Leukozytenwerte schrecken oft den Arzt zu Unrecht von einem aktiven Vorgehen mit Zytostatika ab*. So kann man z. B. durch eine sich sehr vorsichtig vorwärts tastende Behandlung mit kleinsten *Chlorambucil*-Dosen hier erstaunliche Remissionen erzielen (s. Abb. 11 u. 12). Die normale Granulozyto-

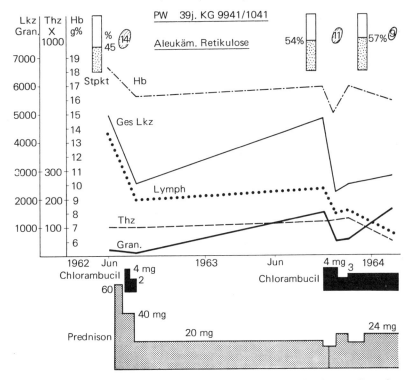

Abb. 11. *Aleukämische maligne Retikulose* (Pseudoaplastische Anämie) mit schwerer Granulozytopenie (P. W., 39jähr. Mann, KG 9941/1041): Entdeckung der Krankheit im Mai 1962. Auswärtige *Chlorambucil*- und *Prednison-Behandlung*. Mußte wegen beginnender Agranulozytose abgesetzt werden. Erhielt dann nur noch täglich 20 mg *Prednison*, wobei sich der Zustand nicht besserte. 1963 Wiederaufnahme einer vorsichtigen *Chlorambucil*-Behandlung, die nun zu einem deutlichen Abfall der lymphoiden Zellen im Mark und einem Anstieg der Granulozyten führte. Die Erkrankung dauert nun schon 19 Jahre (1981!), Patient nimmt dauernd tägl. weiter 4 mg *Triamcinolon* plus 2 mg *Chlorambucil*. Die Infiltration des Knochenmarks hält sich so um rund 50%, die peripheren Granulozyten um 1000–1500. Versuche, die Medikamente abzusetzen, lösten jedesmal Rezidive aus.

Chron. Retikulosen des KM

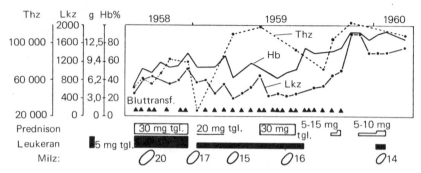

Abb. 12. *Maligne Retikulose* (F.E., 48jähr. Mann, Baumeister, KG 90238/58): Seit Frühjahr 1958 schwere Leukopenie (zwischen 500 und 800 Leukozyten). Temperaturschübe, Vergrößerung der Milz auf 20 cm. Sternalmarknadelbiopsie ergibt retikuläres Mark, gleiche Zellen in der Milz. Auf kombinierte *Chlorambucil-Prednison-Therapie* sehr schöne Remission. Damit 2 Jahre arbeitsfähig. Braucht keine Transfusionen mehr. Milz auf 14 cm zurückgegangen. Exitus an Herzinfarkt 1961, bei noch guter Remission der Hämoblastose.

poese vermag ja nur dann wieder einzuspringen, wenn durch eine weitgehende Vernichtung der gewöhnlich empfindlicheren Tumorzellen im Knochenmark genügend Platz geschaffen wird. Zum Teil spielt dabei wahrscheinlich auch die Rückbildung der durch die wuchernden Zellen pathologisch vergrößerten Milz eine Rolle. Wie die bei solchen Fällen evtl. erhöhten Retikulozytenwerte zeigen, kommt es dadurch häufig zu einer vermehrten Zellzerstörung (Hypersequestration) im Sinne einer „Hypersplenie". Im Prinzip gliedert sich die Behandlung in eine spezifische und symptomatische:

Spezifische Therapie:

1. Kortikosteroidstöße: 10 mg Prednison/kg (oder $^1/_5$ der Dosis als Dexamethason) tägl. 8–10 Tage, dann ED von $^1/_2$–$^1/_3$ mg/kg tägl. Anschließend kann diese mit einer kleinen **Leukeran**®-Dosis von 2–3 mg tägl. kombiniert werden.
2. *Vorsichtige Zytostatikaanwendung für die weniger leukopenischen Fälle* (Leukozyten 2000–3000) (unterschwellige *Chlorambucil*-Dosen). **Leukeran**® anfänglich 3 mg, d.h. abwechslungsweise je 2 mg und 4 mg tägl., unter vorsichtiger Überwachung der Gesamtgranulozytenzahl im Blut, kombiniert mit 40–60 mg *Prednison*, nach 3–4 Wochen 30–40 mg tägl. Auf diese Weise kann, wie im folgenden Fall (Abb. 12), oft noch nach Monaten eine deutliche Besserung und ein Ansteigen der Thrombozyten-, Granulozyten- und auch der Hb-Werte beobachtet werden.

Symptomatische Therapie:

1. *Substitutionstherapie* (Transfusionen, evtl. silikonisierte): Hb-Werte um 8–10 g% halten.
2. *Abschirmung gegen Superinfekte*: Bei Abfallen der Granulozyten unter 500: 2 × 1 Tabl. **Stabicillin forte**® zu 1 Mio E (**Pluscillin**® [Bayropharm]). Bei Werten unter 300 tägl. 6–10 Mio. E *Penicillin* i.m. plus 2 g **Keflex**® (**Ceporexin**®). Bei Superinfekten müssen evtl. auch *Tetracyclinpräparate* oder *Gentamycin* verabreicht werden, doch

ist hier vor allem bei der gleichzeitigen Verabreichung von *Kortikosteroiden* Vorsicht am Platz, da dadurch die Superinfektion mit Pilzen (Soor) sehr begünstigt wird.

Leukämien und Schwangerschaft

Zytostatika und *Cortisonpräparate* sollten wenn möglich nicht in den ersten 3 Monaten angewandt werden, da sie zu schweren teratogenen Schädigungen und häufig auch zum Absterben der Frucht führen. Leider ist gerade deshalb das *Methotrexat* und *Aminopterin* in den USA zu einem der häufigsten im Schwarzhandel vertriebenen Abortivum geworden. Wenn man bedenkt, daß dabei auch schwere Dauerstörungen der Gonaden mit bleibenden Mutationen für spätere Schwangerschaften entstehen können, so ist dies sehr bedauerlich. Bei *chronischen Leukosen* wird man also symptomatisch behandeln und zuwarten, bis das Kind geboren ist, oder nur vom 4. Monat an und dann unterschwellig behandeln. Bei *akuten Leukosen* wird man wenn möglich symptomatisch bis zum 4. Monat Transfusionen und evtl. Plättcheninfusionen verabreichen. Doch wird dies in den seltensten Fällen möglich sein, und man muß vor allem danach trachten, das mütterliche Leben zu erhalten und wird dabei ein Absterben der Frucht in Kauf nehmen müssen. Möglicherweise könnte es dabei, wenn das Kind lebensfähig bleibt, zu einer dauernden Aplasie der Gonaden des Kindes kommen, wie dies BOLLAG in sehr schönen Versuchen mit *Busulfan* an Ratten gezeigt hat.

Polycythaemia vera

Die *primäre* oder *genuine Polycythaemia vera* (bei der es sich um eine irreversible Wucherung des ganzen myeloischen Systems handelt) muß von den übrigen sekundären *Polyglobulien* streng abgegrenzt werden. Typisch für die *Polycythaemia vera* sind neben der Polyglobulie die Leukozytose, Thrombozytose und im Mark die Vermehrung der Vorstufen aller drei Zellsysteme. Charakteristisch ist ferner eine echte Zunahme des Blutvolumens, die bei den sekundären Formen fehlt. Häufig findet man eine Milzvergrößerung und fast regelmäßig eine erhöhte Leukozytenphosphatase.

Nicht so selten ist die *Polyglobulie* (Polyzythämie) auch ein initiales Zeichen einer beginnenden *chronischen myeloischen Leukämie*, einer *Osteomyelofibrose* oder *Thrombozytenleukämie*.

Bei den *sekundären Polyglobulien* muß man die *pulmonal* und *kardial* bedingten Formen mit kompensatorischer Vermehrung der Erythrozyten bei *verminderter arterieller Sauerstoffsättigung* von den übrigen sekundären Formen mit normaler O_2-Sättigung streng unterscheiden. Darunter fallen die *Polyglobulie* („Polyzythämie") bei *Nierentumoren* (DAMON: 31 Fälle), vor allem Hypernephromen, ferner seltener bei Leber-, Uterus-, Kleinhirn- und Hypophysentumoren und bei *Hydronephrosen*. Hier fehlen alle übrigen oben erwähnten Symptome der Polycythaemia vera, und die arterielle O_2-Sättigung ist normal. Das gleiche trifft für die seltenere sekundäre *Stress-Polyglobulie* und *Polyglobulie bei ausgeprägter Obesitas* zu („Pickwick-Syndrom"). Seltener ist eine Polyglobulie bei Hepatomen.

Bei jedem Polyzythämiepatienten muß ein Pyelogramm und eine zystoskopische Untersuchung durchgeführt werden, da die Polyglobulie eventuell durch die operative Behandlung der Nierenaffektion geheilt werden kann. Es ist dies ein interessanter Hinweis darauf, daß die Niere eine wichtige Rolle bei der Ausscheidung oder Produktion eines erythropoetisch aktiven Faktors spielt (Erythropoetin).

Therapie:

Die genuine Form stellt eine chronische Hämoblastose dar, bei der vor allem das erythropoetische System wuchert, aber häufig auch das leukozytäre und thrombopoetische System mitbeteiligt sind. Relativ oft geht die Erkrankung, wenn die Patienten dies noch erleben, und das ist heute unter der modernen Therapie mehr als früher der Fall, in den Spätstadien in eine myeloische Leukämie über. Bei der Behandlung richtet man sich nach den Hämatokritwerten und der Höhe der Thrombozyten.

1. *Bei jungen Patienten unter 40 Jahren, mit einem Hämatokrit unter 60% und fehlender Thrombozytose, genügt die Aderlaßbehandlung*, d.h. ein alle 3–4 Wochen durchgeführter Aderlaß von 500 ml.

    Ältere Patienten und Fälle mit einem hohen Hämatokrit und vor allem mit der gefährlichen Thrombozytose (Gefahr arterieller Thrombosen!) *sollten mit ^{32}P plus Aderlässen behandelt werden*. Die besten Resultate ergibt sicher die Behandlung mit ^{32}P (radioaktiver Phosphor), wobei man sich nach unseren Erfahrungen am besten an die von LAWRENCE ursprünglich für die erste Injektion gegebene Dosierung von 1 mCi pro 10 kg Körpergewicht hält, also z.B. 7 mCi für einen 70 kg schweren Patienten. Der intravenös gespritzte Phosphor setzt sich dabei elektiv in den stark wuchernden Erythroblasten fest, so daß andere Körperzellen nur sehr wenig geschädigt werden.

    Man kann diese elektive Haftung noch dadurch verstärken, daß man bei dem betreffenden Patienten 24 und 48 Stunden vor der ^{32}P-Injektion einen größeren Aderlaß von 500 ml durchgeführt und so den Bedarf an Phosphor in den jungen Erythroblasten noch erhöht. Zur Erleichterung des sonst oft schwierigen Aderlasses spritzt man 10 Min. vorher 10000 E *Heparin* i.v.

    Gebrauchte Instrumente und Urin sind wegen ihrer Radioaktivität für 14 Tage zu isolieren, dann ist diese praktisch erloschen. Durch die intrazelluläre kurzdauernde Bestrahlung im Knochenmark bildet sich das hypertrophische Mark in den nächsten 3–4 Monaten allmählich zurück, und die subjektiven und objektiven Krankheitserscheinungen bessern sich wesentlich. Bei hohen Thrombozytenwerten *Kombination mit Antikoagulantien!*

    Ist nach einem halben Jahr die Remission noch ungenügend, so kann die Injektion je nach dem früheren Effekt mit einer eventuell gleichen oder kleineren Dosis wiederholt werden. Gewöhnlich hält die Wirkung 1–1½ Jahre an, dann muß die Injektion eventuell erneuert werden. Die orale *^{32}P-Verabreichung* ist nicht so zuverlässig.

2. *Busulfan*: Man hat versucht, die Patienten mit **Myleran**® zu behandeln. Von 18 Patienten, die mit Initialdosen von 2–10 mg täglich und Erhaltungsdosen von 8 mg täglich bis zu nur 2 mg pro Woche variierten, zeigten 11 Patienten einen sehr guten, 7 Patienten einen unvollständigen Effekt. Aus den bisherigen Arbeiten scheint sich ein Versuch mit **Myleran**® bei Patienten, die schon häufig ^{32}P erhalten haben, oder bei Kranken, die sich gegen die Anwendung radioaktiver Mittel sträuben, zu rechtfertigen. *Als Initialdosis sollte man mit 5 mg* **Myleran**® *beginnen und dann nach 2–3 Monaten je nach dem Ansprechen die Dosis erhöhen oder senken*. Eine genaue wö-

chentliche Überwachung des Blutbildes ist anfänglich wichtig, um allzu schwere Leuko- und Thrombozytopenien zu vermeiden.

Interessant ist eine Studie von SILVERSTEIN, M. N. (Internat. Kongr. Hämatol. 1980 Montreal) an 453 Patienten, wobei 144 Fälle nur mit Venesectio behandelt wurden, 141 Venesectio plus Leukeran, und 136 Patienten Venesectio plus ^{32}P. In der *Leukeran-Gruppe* kam es später zum Auftreten von *10% akuten Leukämien*, gegenüber nur *3,8% in der* ^{32}*P-Gruppe* und *nur 1% in der Venesectio-Gruppe!* Die letztere zeigte dagegen häufigere Thrombosen. Deshalb *bei erhöhter Thrombozytenzahl: Venesectio* $+^{32}P! -$

3. *Pyrimethamin*, **Daraprim**® [Wellcome], **Malocid**® [Special]: Ein schwacher Folsäureantagonist (Malariamittel) wirkt ebenfalls gut (Kleinfelder, H. und H. Bracherz: Ärztl. Wschr. 14 [1959] 16–20). Anfangsdosis: 2 Tabl. à 25 mg = 50 mg tägl. für 4–8 Wochen (Leukozyten- und Thrombozytenkontrolle!), dann weiter 25 mg tgl. und evtl. nur noch 2–3 × wöchentlich. Bei Leukopenie oder Thrombozytopenie Pause.

Thrombozythämie genuine (hämorrhagische): Kann ohne Steigerung der Leukozyten und Erythrozyten auftreten als Zeichen einer *„Megakariozyten-Leukämie"*. Die Thrombozyten können über 1 Million ansteigen. Das Sternalmark zeigt eine massive Vermehrung der Megakariozyten. Zu Beginn kann es zu *Thrombosen* (*Milz- und Gehirn-Infarkte*), später zum Auftreten einer paradoxen *hämorrhagischen Diathese* kommen. Die Erkrankung kann final in eine Polycythaemia vera oder Osteomyelofibrose oder akute Leukämie übergehen. **Therapie:** Wie oben mit ^{32}*P*- und evtl. *Busulfan*. Die Thrombozyten sollen nicht über 400000 ansteigen! Prophylaktisch empfiehlt sich in allen Fällen mit erhöhter Plättchenaggregation (Thromboseneigung) bis zum Erreichen niederer Thrombozytenwerte tgl. *0,5 g Acetylsalizylsäure* zu verabreichen, nicht aber bei der selteneren Form mit hämorrhagischer Diathese.

Akute bis subakute Leukosen

Jede akute Leukose gehört heute in die Hände eines onkologisch ausgebildeten Hämatologen. In der Zwischenphase, *d.h. nach Erreichen einer Remission, kehrt der Patient zur Überwachung zum Hausarzt zurück. Die Reinduktionskuren erfolgen wieder beim Spezialisten.* Es ist psychologisch sehr wesentlich, daß der Patient beim Erreichen einer Remission möglichst *frühzeitig* nach Hause entlassen wird.

Für die Tumornatur sprechen unter anderem die pathologisch veränderten Chromosomen und das evtl. Vorkommen eines Plus-Chromosoms. Die Fortschritte der letzten Jahre sind recht beachtlich, indem in gewissen Fällen eine mehr oder weniger lang dauernde Remission, die in vereinzelten Fällen sogar über Jahre dauert, erzielt werden kann. *Bei 3 bis 5 jährigen Kindern erreicht man mit einer konsequenten 2 bis 3 jährigen Behandlung bei der ALL bisher (1981) in 50% eine 10 jährige Vollremission! – Unter den Erwachsenen, bei denen diese ALL seltener vorkommt in 50%, aber nur für 1 Jahr, selten mehr*, und *Dauerheilungen sind hier heute noch sehr selten. – Die promyelozytären oder myelozytären Formen*, die beim Erwachsenen häufiger sind, sowie die spärlichen *monozytären Formen* zeigen aber ein weniger gutes Ansprechen auf die heute zur Verfügung stehenden Mittel, in 50% $^1/_2$ bis 1jährige Remissionen.

Schrittmacher für *akute Leukosen* sind vielleicht neben kanzerogenen Substanzen auch das *Chloramphenicol* (zahlreiche Mitteilungen, z.B. H.J.Cohen und A.Ta-Fu: Arch.

Akute Leukosen

int. Med. 132 [1973] 440–443) ferner alle *Senfgasderivate* (Endoxan®, Leukeran® usw.), die man also nur unter strenger Indikation anwenden sollte, und für die *chronischen Formen* das Benzol und die Röntgenstrahlen.

Kombinationsbehandlung:

Man ist heute namentlich auf Grund großer Vergleichsstatistiken mehrheitlich **dazu übergegangen, alle Fälle von Anfang an kombiniert zu behandeln.** Damit wird auch die Frage, ob die Behandlung mit *Cortison* allein die akuten myeloischen Formen eventuell verschlimmern kann, hinfällig, da dies bei der Kombinationsbehandlung sicher nicht der Fall ist und bei dieser Behandlung gesamthaft eindeutig häufigere und raschere Remissionen (siehe auch unsere Resultate, Abb. 13) auftreten als bei der Behandlung mit einem Mittel allein. Man gewinnt mit dieser Kombinationsbehandlung ferner kostbare Zeit, indem man zu Beginn nie sicher weiß, auf welches zytostatische Mittel der einzelne Fall ansprechen wird und man bei der erfolglosen Behandlung mit einem Mittel allein eventuell mit dem Wechseln des Präparates nachher zu spät kommt. Ferner *verzögert man dadurch die Entwicklung einer Resistenz* und erreicht eindeutig einen *additiven Effekt* der einzelnen Mittel.

Welche Patienten soll man behandeln?: Prinzipiell alle Fälle, für die das Leben noch lebenswert ist. D. h. also auch *ältere Patienten*, sofern sie geistig noch gut erhalten sind! Unsere älteste AML-Patientin war 86jährig und hatte eine volle Jahres-Remission. Bei

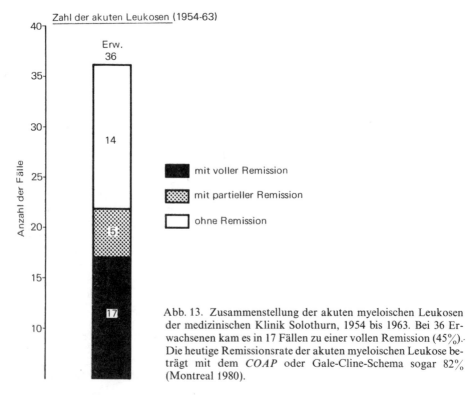

Abb. 13. Zusammenstellung der akuten myeloischen Leukosen der medizinischen Klinik Solothurn, 1954 bis 1963. Bei 36 Erwachsenen kam es in 17 Fällen zu einer vollen Remission (45%). Die heutige Remissionsrate der akuten myeloischen Leukose beträgt mit dem *COAP* oder Gale-Cline-Schema sogar 82% (Montreal 1980).

Patienten über 60 Jahren muß man die Zytostatika-Dosis auf $^1/_2$ der Norm reduzieren, da die Regeneration stark verzögert ist. Dagegen verzichten wir z. B. auf die Behandlung einer ALL bei Mongolismus.

Behandlungsprinzipien: *Konsequente Kombinationsbehandlung* (s. o.)
Sorgfältige Schutztherapie (Bekämpfung der Blutungs- und Infektionsgefahr) s. u. Es ist sehr wesentlich, daß man alles tut, um den Patienten über die sehr gefährlichen ersten 3–4 Wochen hinüber zu bringen. Die Latenzzeit bis zum Ansprechen auf die Behandlung beträgt in der Regel 2–4 Wochen.

Genügend hohe Dosierung und Behandlung auch der leukopenischen Fälle: Es gelingt vielfach nur, eine Remission zu erzielen, wenn man die wuchernden neoplastischen Zellen, d. h. die Blasten, durch extreme Senkung der Leukozytenwerte auf 600 und 800 zur Regression bringt und dadurch der normalen Zellreihe die Möglichkeit zur erneuten Besiedlung des Markraumes gibt. *Man darf in solchen Fällen nicht zu vorsichtig sein. Es ist oft durch eine etwas heroisch anmutende Therapie viel eher etwas zu erreichen als durch eine sich allzu zaghaft vortastende unterschwellige Behandlung.* Dies ist vor allem heute, wo wir über sehr wirksame Mittel zur Bekämpfung der Blutungsneigung und der Superinfektion verfügen, auch viel eher möglich geworden. *Vorsichtshalber reduziert man in solchen Fällen die Dosis der Zytostatika auf die Hälfte der normalen Dosis.*

Periodisch durchgeführte Reinduktionsstöße, s. u.

Aktive Immunotherapie: Ausgehend von der Überlegung, daß der Körper auch über eine normale aktive Abwehr gegen Tumorzellen verfügt, hat man versucht, durch BCG-Impfungen, ferner durch bestrahlte allogene Leukämiezellen (MATHE) diese zu verstärken. Bis jetzt liegen, im Gegensatz zu den Ergebnissen beim *Melanom* (s. dort), keine gesicherten positiven Resultate vor, (Montreal 1980).

Reinduktionstherapie:

Gerade die guten Erfolge bei der *akuten lymphatischen Leukämie*, bei der man heute evtl. jahrelange Remissionen zu erzielen vermag, hat gezeigt, daß diese Maßnahme sehr wesentlich für den Erfolg ist. Das *Prinzip der Reinduktion* beruht darauf, daß man bei einem Patienten nach dem Erreichen der Remission eine in regelmäßigen Intervallen (wobei die Intervalldauer allmählich gesteigert wird) mit einer je nach dem Fall gewählten *Kombination von Zytostatika* eine *Reinduktion* durchführt. *Mit diesen dazwischengeschalteten massiven Therapiestößen soll erreicht werden, daß die irgendwo im Körper noch schlummernden Leukämie-Tumorzellen weitgehend zerstört werden.* Je nach Verträglichkeit und Erfolg wechselt man auch hier nach einiger Zeit für die Reinduktionsstöße die Zytostatika-Kombination.

Alle Zytostatika wirken nur auf die zur Teilung schreitenden oder sich in Teilung befindlichen Zellen! Die in Ruhe befindlichen Tumorzellen werden nicht betroffen. Gerade deshalb ist die Reinduktionstherapie so wichtig.

Übersicht über die heutigen bewährten Zytostatika bei akuten Leukosen

Kortikosteroide:

Vor allem für die *akuten lymphoiden* und *retikulären* Leukosen („Leukoblasten") und in Kombination mit andern Zytostatika auch für andere Leukosen.

Dosierung: Initialdosis (2)–3 mg/kg,

Antimetaboliten:

1. *6-Merkaptopurin* (**Purinethol**®): (Purin- Antagonist) vor allem bei *akuten myeloischen* und *monozytoiden Leukosen* und in Kombination mit *Kortikosteroiden* für akute und lymphoide und retikuläre Leukosen.

    Dosierung: 150–200 mg tägl. p.o. je nach den Leukozyten, bei Abfall auf 2000 weiter ED von 25–50 mg tägl. Die Leukozyten sollten auf tiefen Werten von 1000 bis 2000 gehalten werden. *Bei Kindern:* 3 mg/kg tägl. je nach den Leukozyten. Bei Abfall der Leukozyten auf 2000 ED von $^1/_2$–1 mg/kg.

2. *Amethopterin* (**Methotrexat**®): (Folinsäure-Antagonist) als Ersatz für *6-Merkaptopurin* bei Auftreten einer Chemoresistenz. Das Präparat soll bei Leukosen immer parenteral (i.v. oder i.m.) verabreicht werden. Die i.m. Injektion kann von den Patienten evtl. selbst durchgeführt werden. *Wesentlich für den Erfolg ist die wöchentliche zweimalige Injektion zufolge seiner kurzen Wirkungsdauer.*
    Dosierung: Zu Beginn beim Erwachsenen 20–40 mg pro Woche verteilt auf 2 Dosen à 10–20 mg, z. B. Dienstag und Freitag. Der Erfolg ist oft verblüffend und zeigt sich klinisch vor allem im Ansteigen der Thrombozyten. Nach 2–4 Wochen, d. h. nach Erreichen der Remission, genügen als ED oft 10 mg wöchentlich. Bei Kindern $^1/_2$–$^1/_3$ der Dosis. *Die parenterale Methotrexat-Therapie ist ein großer Fortschritt in der Therapie der akuten myeloischen Form.*

3. *Cytosin-Arabinosid:* **Alexan**® [H. Mack] (in der Schweiz Opopharma, Zürich), **Cytarabin**® = **Ara-C**. Amp. à 40 mg, **Cytosar**® [Upjohn] Amp. à 50 und 100 mg. Ein *Pyrimidin-Antagonist*, der bei akuten myeloblastären Leukosen (vorwiegend myelosupressive Wirkung) sehr gut wirkt, doch auch bei akuten lymphoblastären Formen zur Reinduktion sehr geeignet ist. Verabreichung streng i.v.

    Dosierung: 40 mg/m² i.v. alle 8 Std. während 4 Tagen pro Woche. Zur *Reinduktions-Therapie* genügen 1,5 mg/kg zweimal tägl. während 5 Tagen.

4. *L-Asparaginase,* **Crasnitin**® [Bayer, Leverkusen] Amp. à 2000 u. 10000 E zur Verabreichung in i.v. Tropfinfusion, ist ein großer Fortschritt für die Behandlung der akuten lymphoblastären Leukosen. Aber auch hier immer in Kombination mit anderen Mitteln (vor allem Vincristin u. Prednison). Es greift in den Lymphozyten das *L-Asparagin* an. Die normalen Zellen und evtl. gegen L-Asparagin-resistente Tumorzellen können L-Asparagin selbst synthetisieren. Die Zellen von Asparaginase-empfindlichen Tumoren haben aber diese Fähigkeit verloren und müssen das für ihren Zellstoffwechsel nötige L-Asparagin aus extrazellulärer Quelle beziehen (Fehlen der Asparaginsynthetase!). Durch die Zufuhr der *L-Asparaginase* entsteht somit ein L-Asparagin-Mangelsyndrom im extrazellulären Raum und in gewissen Organen wie Leber, Nieren etc. Dadurch gehen die auf die Zufuhr dieses Aufbaustoffes empfindlichen Zellen der akuten lymphatischen Leukose zugrunde.

Als empfindlich haben sich ungefähr 66% der Fälle erwiesen, während es bei akuten myeloischen Formen keine deutliche Wirkung zeigt.

Dosierung: 200 E/kg/Tag während *4 Wochen* tägl. i.v. in einer Kurzinfusion 20-30 Min. in physiol. NaCl-Lösung. Bei Erwachsenen genügen gewöhnlich 10000 E/Tag. Bei Rückfällen bis zu 1000 E/kg/Tag (Bernard).

Kontraindikation: Schwangerschaft!

Nebenwirkungen: Evtl. Erbrechen, regelmäßig kommt es zum *Abfall des Fibrinogens* und des *Gesamteiweisses*. Auch die Transaminasen und die alkalische Phosphatase können ansteigen. Auch L^+-Asparaginase bewirkt eine starke *Immunosupression*.

Intrakutaner Vortest mit 50 E **Crasnitin**® (= 0,25 ml phys. NaCl mit 50 E) an der Volarseite des Unterarmes, Hautstellen während 3 Std. beobachten. Bei starker Reaktion (Rötung, Quaddelbildung) soll keine Crasnitin-Therapie durchgeführt werden! *Crasnitin*® kann zu einer Sensibilisierung führen. Diese Gefahr erhöht sich vor allem bei einer Unterbrechung der Therapie! Also Behandlung kontinuierlich, *d.h. auch am Sa/So weiterführen!* Bei Schüttelfrost oder Auftreten von anaphylaktischen Erscheinungen (10.–12. Tag) vorsichtig versuchen, die Kur mit Kombination von Antihistaminika fortzusetzen. *Wird die Kur ein zweites Mal durchgeführt*, so muß zuerst wieder ein Hauttest vorgenommen werden. Dann beginnt man langsam ansteigend mit 10 E/kg und steigert allmählich innerhalb 5 Tagen wieder auf die volle Dosis. Im allgemeinen wird die Behandlung mit den heute vorliegenden hochgereinigten Präparaten sehr gut ertragen.

Kontrollen: Neben den Leukozytenwerten (das **Crasnitin**® beeinflußt die normalen Granulozyten u. Thrombozyten nicht!) müssen die Fibrinogenwerte und die Leberparameter überwacht werden. Solange keine Blutungen bestehen, darf das Fibrinogen ruhig auf 0 abfallen. Auch die Leberveränderungen bilden sich nach Absetzen der Therapie wieder zurück.

Thioguanin, *Lanvis*® (Wellcome): Ein *Guanin-Antagonist*, bei AML. Tagesdosis 2 bis 2,5 mg/kg. Tbl. à 0,04.

Spindelgifte: Vincristinsulfat (**Oncovin**®, **Vincristin**®) siehe S. 732. Ein sehr wirksames Mittel.

DNS-Inhibitoren:

Daunomycin, Rubidomycin, Daunorubicin, **Cerubidine**® (Specia), **Daunoblastin**® (Farmitalia), **Ondena**® (Bayer), im Zytostatika-Kapitel S. 734, hat sich als weiteres Präparat bei der Entwicklung einer Chemoresistenz gegen die bereits erwähnten Mittel bei den *akuten Leukosen* bewährt. Man achte auf die starken toxischen Nebenwirkungen, *Myokardschaden*, Tachykardien, EKG-Veränderungen!

Dosierung: Für die Initialtherapie wegen seiner Toxizität weniger geeignet: 0,8–1 mg/kg tägl. i.v. für 3–(8) Tage, dann Pause. Für die Reinduktion nicht über 0,8 mg/kg als einmalige wöchentliche Dosis i.v. oder als 3 Stöße hintereinander alle Monate (s. Schema). Totaldosis in 3–6 Monaten darf 150 mg nicht überschreiten.

Adriamycin, Doxorubicin, **Adriblastin**® (Farmitalia): Ein *zytotoxisches* „Antibiotikum" der Anthrazyklinreihe (aus Streptom. peucetius var. caesius), das eng mit dem Daunorubicin verwandt ist, wurde erstmals 1969 von BONADONNA, G. u. Mitarb. (Brit. med. J. 1969/III, 503–506) in die Therapie eingeführt. Es scheint bei gewissen akuten Leukämien (vor allem den *lymphatischen*) und Lymphoblastomen einen günstigen Effekt zu haben, ferner beim malignen Haemangiom.

Nebenwirkungen: Diese sind eine dreiwöchige KM's-Depression, gastroenterale Störung und die gleiche Toxizität für das Myokard wie beim Daunorubicin. Die Alopecie kann man auch hier durch den Stauungsschlauch vermeiden (s. bei Vincristin).

Dosierung: 0,3–0,5 mg/kg Adriamycin 1× wöchentlich i.v. (Lit. s. STACHER, A. u. Mitarb.: Mediz. Klinik 67 (1972) 1018–1023).

Akute myeloische Leukosen (AML) (häufig Peroxydase-positiv vom 1-2-3 Typ)

Sie treten vor allem bei Erwachsenen auf. Ihre Prognose ist auch heute noch deutlich schlechter als diejenige der akuten lymphatischen Form, die vor allem bei Kindern und Jugendlichen, seltener auch bei Erwachsenen auftreten. Seit Einführung der *Kombinationsbehandlung* ist aber auch bei der AML die Überlebensrate viel besser geworden. Während früher die meisten Kliniken nur eine Remissionsrate von 25% erreichten, gelang es uns durch die Kombinationstherapie bei Erwachsenen 1963 eine Remissionsrate von 45% zu erreichen (s. Abb. 13). FREIREICH u. Mitarb. kamen 1971 schon auf 71%. In den letzten Jahren wurden speziell in den USA und England sehr verschiedene Kombinationsschemen ausprobiert. Aufgrund der heute vorliegenden Ergebnisse ergibt die besten Resultate das Freireich'sche Schema, wobei diese Kur in der 3., 5., 7. Woche bis zur vollen Remission wiederholt wird. Dosis und Dauer der Stöße werden je nach Verträglichkeit angepaßt!

COAP-Schema:

Cyclophosphamid (**Endoxan®**): 40 mg/m² i.v. 4 Tage/Wo., alle 8 Std. (Kopfhaut abschnüren)

    zweite Wo.: Pause

Vincristin (**Oncovin®, Vincristin®**): 2 mg/Wo. i.v. Kopfhaut abschnüren 20–30 Min. s. S. 57!

Ara-C: (= Cytosin-Arabinosid = **Alexan®**): 100 mg/m²/Tag i.v. 3–4 Tage/Wo., verteilt auf 2 Tages-Dosen, d.h. alle 12 Stunden

    zweite Wo.: Pause

Prednison: 200 mg/Tag p.o. bis zur kompletten Remission, dann ausschleichen

(Freireich, E.J. u. Mitarb.: Current Concepts of Management of Lymphoma and Leukemia, Vol. 36, 119, Springer, Berlin 1971).

Sofern die Verhältnisse es gestatten, wird die COAP-Kur nach Ablauf von zwei Wochen wiederholt, dann weiter je nach Blutbild und Myelogramm bis zur Vollremission. Kommt es nach 3 Kuren nicht zur Remission, so geht man auf das folgende Schema über:

GALE, R.P. u. CLINE, M.J.: Lancet 1977, 8010, 497 erreichten mit dem folgenden Schema bei 22 Patienten in 82% der Fälle eine Remission. Weitere Abwandlungen haben keine Verbesserung ergeben (Montreal 1980).

Akute myeloische Leukose

Gale-Cline Schema für AML:

ARA-C (100 mg/m²) tgl. als Infusion während 7 Tagen
Thioguanine (200 mg/m²) oral tgl. während 7 Tagen
DNR (Daunorubidomycin) 60 mg/m² tgl. i.v. während 3 Tagen.

Schwere leukopenische und thrombopenische Fälle sind trotzdem zu behandeln, denn die Zytopenie ist hier durch die Veränderung der normalen Zellen im KM durch die Tumorzellen bedingt und auch während der Therapie in der Regel weniger auf die Wirkung der Zytostatika zurückzuführen. *Doch reduziert man bei bedrohlichen Werten die Zytostatika auf die Hälfte der gewöhnlichen Dosis.* Evtl. kürzt man die Endoxan- und Ara-C-Verabreichung bei der ersten Phase auf 2 Tage. –

Wichtige Kontrollen: Tägliche Leukozyten- und Thrombozytenzählung, 3mal pro Woche die Retikulozyten. Eine beginnende Remission ist nicht vor 14 Tagen zu erwarten, manchmal erst nach 3–4 Wochen. *Sie äußert sich zuerst* in einem *Ansteigen der Thrombozyten* und *erst nachher der Retikulozyten* und schließlich der Granulozyten. Außerdem sollte anfänglich alle 14 Tage das KM kontrolliert werden, später alle 2, dann alle 3 Monate. Für die *Behandlung evtl. Komplikationen s. S. 46.*

Reinduktionsbehandlung: Man wiederholt alle Monate, während der Dauer eines Jahres, die obige Kombinations-Stoßtherapie.

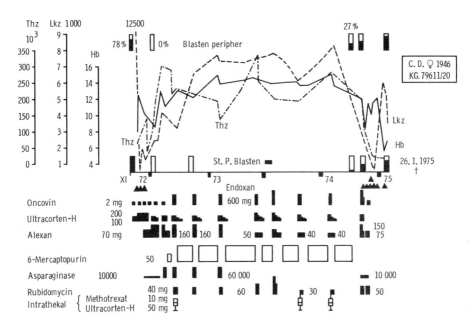

Abb. 14. **Akute myeloische Leukämie** (C.D. 29jähr. ♀), bei der es nach der ersten intensiven Induktionskur zu einer völligen Remission kam, und die durch acht weitere Reinduktionsphasen über zwei Jahre anhielt. Dann kam es zum therapieresistenten Rezidiv. In den Anfangsstadien waren die Blasten sehr lymphoblastenähnlich, so daß zusätzlich Asparaginase verabreicht wurde. Beim Rezidiv waren es sichere myeloische Blasten.

Akute lymphatische Leukose

Ein evtl. Rezidiv wird wieder wie die akute Form, kombiniert mit allen Mitteln, so lange behandelt, bis eine Remission auftritt. Hierbei kann dann bei *Resistenz-Entwicklung* an Stelle des **Vincristins**® und des **Ara-C: Methotrexat**®, sowie evtl. *Daunorubicin* oder *Adriamycin* eingeschaltet werden.

Bei der AML spricht das *2. Rezidiv* gewöhnlich schlechter auf die Behandlung an, als der 1. Schub. Das *3. Rezidiv* ist im allgemeinen chemoresistent.

Terminale Myeloblastenschübe der *chronisch-myeloischen Leukämie*, der *Osteomyelofibrosklerose*, und der *Polyzythämie* reagieren im allgemeinen viel schlechter auf die Behandlung als die genuine AML. Gelegentlich sahen wir einen Erfolg mit 6-Merkaptopurin (**Purinethol**®). Heute gibt man zusätzlich **Litalir**®, je 15 mg/kg.

Promyelozyten-Leukämie: Hier kann es durch Zerfallsprodukte der Promyelozyten zu einer *Verbrauchskoagulopathie* und zu einem völligen *Verschwinden des Fibrinogens* kommen. (Keine Fibrinolyse!).

Therapie: [dieser Verbrauchskoagulopathie]

Heparin-Dauerinfusion 0,5 mg/kg, evtl. um je 0,1 mg/kg erhöhen bis *Gerinnungszeit* 12–16 Minuten erreicht. Nötigenfalls über längere Zeit weiterführen, bis die zytostatische Wirkung der übrigen Therapie einsetzt. (R. HARVEY u. Mitarb.: Blood 40 (1972) 709–718).

Akute lymphatische Leukose, ALL

Die ALL zeigt heute die höchste und am längsten anhaltende Remissionsrate aller akuten Formen. Dies gilt sowohl für die viel häufiger (1–18 Jahre 90%) betroffenen Kinder als für die seltener befallenen Erwachsenen (20%). Die Fortschritte bei der ALL zeigen mit aller Deutlichkeit, wie wichtig die *Initial-Kombinationsbehandlung* und die anschließende *Reinduktionsbehandlung* ist. Gelingt es doch heute, 92% der Fälle in diese *Initial-Remission* zu bringen und was noch wesentlicher ist, die mittlere Remissionsdauer hält 15 Monate an, wobei heute schon nach 10 Jahren noch 50% der Fälle überleben (Kinder), (Montreal 1980).

Nach Y. SIMONE (Montreal 1980) entsprechen *bei Kindern* unter 200 Fällen: 126 (= 63%) dem unklassierbaren „*common type*", die eine gute Prognose haben; 33 (16,5%) entfallen auf den „*T-Typ*", welche einen ungünstigeren Verlauf zeigen; weitere 13 (6,5%) Patienten entsprechen dem „*B-Typ*", die einen analogen Verlauf wie die „*Non Hodgkin Lymphome*" zeigten. 28 Patienten ließen sich nicht sicher klassieren.

Zur Zeit wird aufgrund der bisher vorliegenden Mitteilungen verschiedener Autoren und persönlicher Mitteilungen von befreundeten Forschern folgendes Schema als wahrscheinlich bestes und gleichzeitig am wenigsten toxisches empfohlen:

VAP-Schema für Initialbehandlung

Vincristin (**Oncovin**®): 2 mg/m² i.v. [Kopfhaut abschnüren!, Technik s. S. 57 und Abb. 21]. Am 1. Tag der Woche zu verabreichen, dann alle 8 Tage.

Akute lymphatische Leukose

Asparaginase (**Crasnitin**®): 10000 E tägl. für Erwachsene i.v. (Kinder 200 E/kg) [Vorsichtsmaßnahmen s. S. 41].

Prednison: 60 mg/m²/Tg. (beim Erw. = 200 mg tägl.) bis zur kompletten Remission.

Für schwere Fälle empfiehlt sich für die Initialbehandlung nach Bernard (1981) folgende *Vierer-Kombination* **VERP**-Schema (normalerweise in 10-tägigen Intervallen):

Vincristin (**Oncovin**): 2 mg/m² am 1. Tag

Endoxan: 270 mg/m² am 1.Tag (bei schwersten Fällen evtl. 400 mg/m²)

Daunorubicine: 30 mg/m² am 1., 2., 3. Tag

Prednison: 60 mg/m² tägl. bis zur kompletten Remission

Sieben Tage nach dem letzten Daunorubicine wird eine *Sternalpunktion* durchgeführt. Ergibt sie noch ca. 80% Blasten, so erhöht man die Dosen aller Medikamente um $^1/_3$! Bei 50% Blasten wiederholt man die gleiche Kur. Zweite Kur also ab 10. Tag. Bei leerem Mark abwarten und nach 3–4 Tagen Sternalpunktion wiederholen. Bei *Erreichen der kompletten Remission* immer eine *zusätzliche Konsolidationskur durchführen*. Dann als weitere Sicherheitsbehandlung am 7. Tage der letzten VERP-Kur mit *Asparaginase,* 1000 E!/kg i.v. für 10 Tage Dauer beginnen. *Fibrinogen- und Transaminasen-Kontrolle* am 5.Tage. Sofern Fibrinogen unter 1 g, abbrechen.

Diese Behandlung wird während 4 Wochen durchgeführt. Gewöhnlich beginnen nach 2 Wochen die Thrombozyten zu steigen. Nach 4 Wochen sollte das KM schon eine weitgehende Umstellung zeigen, sonst wird die Behandlung bis zum Auftreten der Remission weitergeführt.

Reinduktions-Therapie: diese ist sehr wichtig. Voraussetzung sind über 1000 Polynukleäre und über 100000 Plättchen! Nach den großen Erfahrungen der Bernard-Schule (1981) in Paris sollte man heute in den ersten 6 Monaten monatlich, dann im 9., 12. Monat und im 2. Jahr alle 3 Monate und im 3. Jahr alle 4 Monate eine Kur durchführen. Abwechslungsweise verwendet man dabei:

a) **Für die 2., 4. und 6. Reinduktion** (Bernard):

Endoxan	400 mg/m² ($\pm^1/_3$ der Dosis) am 1.Tag
Daunorubidomycin	20 mg/m² ($\pm^1/_3$ der Dosis) am 1. und 2.Tag
Prednison	100 mg/m² während 8 Tagen, dann jeden 2.Tag 50% weniger

b) **Für die 1., 3., 5., 9., 12. Reinduktion und dann alle 4 Monate** (Bernard):

Endoxan	400 mg/m² ($\pm^1/_3$) am 1.Tag
Vincristin	2 mg/m² ($\pm^1/_3$) am 1.Tag
Prednison	100 mg/m² ($\pm^1/_3$) 1.–8.Tag, dann alle 2 Tage 50% reduzieren

Sofern das *Vincristin* nicht toleriert wird (zu starke neurotoxische Wirkung, was aber bei der Verwendung von 2 mg im allgemeinen nicht der Fall ist) geht man auf *Ara-C* (Cytosin-Arabinosid = **Cytarabin**®) über, d.h. während 3 Tagen i.v. und wiederholt die Behandlung in den gleichen Intervallen wie oben. An dessen Stelle kann auch *Daunomycin* verwendet werden, in einer Dosis von 30 mg/m² i.v. pro Einzelinjektion (höhere Dosen sind zu toxisch), am 1., 2. und 3. Tag. **Adriamycin**® eignet sich ebenfalls als Kombinationsmittel für die resistenten oder rezidivierenden Formen der ALL, Dosierung siehe *Zytostatika-Kapitel.*

Akute lymphatische Leukose

Die ideale Dauer- u. Reinduktions-Therapie ist sicher noch nicht gefunden. *Man soll aber die Patienten auch nicht überbehandeln*, wie dies in gewissen Kliniken geschieht und wobei die Patienten evtl. an der allzu intensiven Behandlung unter dem Bilde einer *KM's Aplasie* zugrunde gehen. Man darf die menschlich-psychologische Seite nicht vernachlässigen und so ist der goldene Mittelweg, den wir aufgrund der bisher vorliegenden Ergebnisse und eigener Erfahrungen zu zeichnen versuchten, vorzuziehen. Abb. 15 zeigt einen nach diesem VAP-Schema behandelten Fall eines 30jährigen Mannes der 16 Monate am Leben erhalten werden konnte, trotz einer sehr malignen Form (perineurale Infiltrate schon zu Anfang). Er war 14 Monate voll arbeitsfähig.

Therapieschema für Rückfälle der ALL (nach BERNARD, J., Paris 1981, persönliche Mitteilung)

L-Asparaginase	1000 E/kg	1., 2., 3., 4., 5. Tag, 6. u. 7. Tag Pause
Endoxan	600 mg/m^2	8. Tag
Rubidomycin	20 mg/m^2	8., 9., 10. Tag
Ara-C	100 mg/m^2	8., 9., 10., 11., 12. Tag
Prednison	3 mg/kg	bis zur kompl. Remission, dann jeden Tag um 50% reduzieren

Reinduktions-Schema nach dem Rückfall (BERNARD)

Endoxan	400/mg/m^2	1. Tag
Rubidomycin	10 mg/m^2	1., 2., 3. Tag
Ara-C	30 mg/m^2	1., 2., 3., 4., 5. Tag
Asparaginase	1000 E/kg	1., 2., 3., 4., 5. Tag
Prednison	3 mg/kg	1.–5. Tag dann jeden Tag 50% reduzieren bis 0.

Je nach Verhalten der Lkz. und Thr. und der vorhergehenden Empfindlichkeit reduziert man von Fall zu Fall die Dauer der Stöße, z. B. nur 2 Tage Rubidomycin und nur 3 Tage Ara-C.

Dauer der Behandlung: Die Erhaltungs- u. Reinduktions-Behandlung wird, wenn der Patient überlebt, bis zum vollendeten 5. Jahr nach Beginn der Therapie fortgeführt. Dann darf damit gerechnet werden, daß der Patient wirklich geheilt ist. Wir wissen aber heute, daß das Herpes-Virus u. vielleicht auch das Epstein-Barr- u. Burkitt- und vielleicht noch andere Viren sehr wahrscheinlich für die Entstehung der akuten Leukosen verantwortlich sind. Diese Viren können wir aber mit den bisher bekannten Mitteln nicht zerstören und so ist leider damit zu rechnen (MOESCHLIN), daß auch ein Teil der sogenannten „Dauer-Heilungen" nach vielen Jahren noch an einem neuen Rezidiv zugrunde gehen können. Siehe den in Abb. 16 dargestellten Fall, der 13$^1/_2$ Jahre nach der ersten Erkrankung und nach 12 Jahren Symptomfreiheit! an einem tödlichen Rezidiv erkrankte!

Komplikationen

Prophylaxe der Meningosis leucaemica:

Bei 50% aller akuten lymphoblastären Leukosen (ALL) kommt es bei fehlender Prophylaxe zum Auftreten einer Meningosis. Diese beruht darauf, daß die zytostatischen Mittel nur schlecht in den Liquor hinein diffundieren und sich hier einzelne überlebende Zellen ansiedeln können, wobei es zu tumorförmigen Infiltraten, vor allem an der Gehirnbasis kommt.

Akute lymphatische Leukose

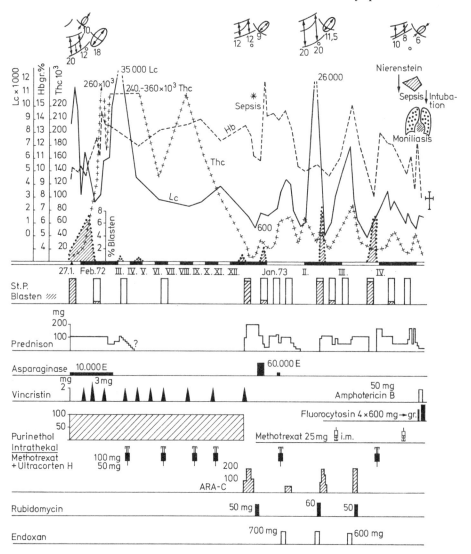

Abb. 15. *Akute ALL von insgesamt 16 Monaten Dauer* bei 30jähr. Mann. Die Kurve zeigt, was man heute bei dieser Form auch bei Erwachsenen erreichen kann. Der Patient war 14 Monate voll arbeitsfähig. Im Spital war er nur in der ersten Phase und während des schweren Rezidivs im Dezember 1972. In der Anfangsphase völlige Remission mit dem *VAP-Schema*. Dann Dauertherapie mit *Purinethol* und Reinduktionsstößen von *Vincristin*. Zur Prophylaxe intrathekal *Methotrexat* plus *Ultracorten*, wodurch eine Meningosis vermieden werden konnte. Im Rezidiv, das nach 9–10 Monaten auftrat, mußte leider die *Asparaginase* wegen Überempfindlichkeit abgestellt werden. Im übrigen Therapie nach Schema von Bernard, siehe S. 45. Die Dosis muß aber von Fall zu Fall wie hier genau abgestimmt werden. Wahrscheinlich hätte der Patient noch längere Zeit überlebt, wenn nicht ein eingeklemmter Harnsäurestein zur Urosepsis mit konsekutivem schwerem Soor und anschließender *Lungen-Moniliasis*, bei sich in Remission befindlichem Knochenmark, geführt hätte.

Akute lymphatische Leukose

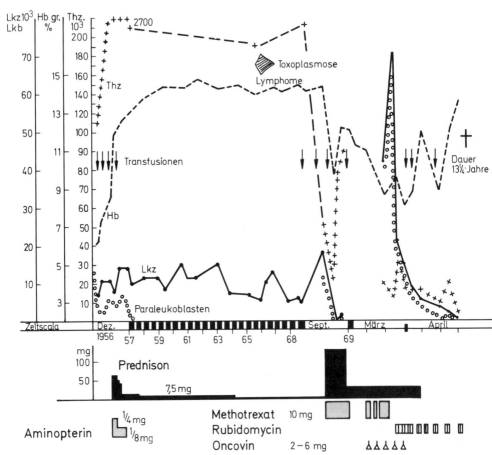

Abb. 16. *Akute schwere Leukoblastenleukämie (zwölfjährige, volle Remission)* (Schm. B., 15jähr.,♂, KG 80800/56): Beginn November 1956. Typisches Bild eines vollständig infiltrierten Markes mit 70% kleinen undifferenzierten Leukoblasten im peripheren Blut. Leukozyten 7600, Hb 36% (5,6 g%), Thrombozytopenie von anfänglich 30000. Nach zweimonatiger auswärtiger *Kortison*behandlung (auf Kurve nicht aufgeführt) keine Besserung. Kombinationstherapie von Prednison mit *Aminopterin* (2 Monate) und dann weiter Dauertherapie tägl. 7,5 mg *Prednison* (= $^1/_3$ mg/kg). Blut- und Sternalmarksbefund o. B. Von 1965 an keine Therapie mehr. *August 1968*, **12 Jahre nach Beginn**, *schweres Rezidiv*, d.h. Blastenschub bis 59%. Erneutes Ansprechen auf Methotrexat plus Prednison. Dann 3. Rezidiv im März 1969, das nicht mehr zu beherrschen ist, Exitus 13$^1/_2$ Jahre nach den ersten Spt. und nach 12jähr. Voll-Remission. Der Fall zeigt, *daß wir es in solchen Fällen mit einem wieder Virulentwerden des Leukämie-Virus zu tun haben und nicht mit einem zellulärbedingten Überleben der Leukämie-Zellen.*

Alle ALL-Fälle sind daher unbedingt prophylaktisch zu behandeln! Bei der AML ist die Meningosis lc. viel seltener, hier hat die Prophylaxe keinen Sinn, man behandelt erst wenn die Meningosis auftritt.

1. LP: Nach Erreichen der Vollremission mit Auszählen der Zellzahl u. i.t. Injektion von **Methotrexat**® (6,25 mg/m²) plus **Ultracorten-H**® (*Prednisolon*) 25 mg beim Kind

Akute lymphatische Leukose

und 50 mg beim Erw. Es ist genau darauf zu achten, daß man, um Kopfschmerzen zu vermeiden, genau die gleichen Mengen (Liquor) abläßt, wie man injiziert. Dann **2 Stunden auf den Bauch lagern**, um Nachfließen von Liquor zu verhindern!

LP-Wiederholung: Nach 1 Woche; ferner nach 1, 2, 6 (immer vom Tage der 1. Punktion an gerechnet!), 9 und 12 Monaten. Im 2. Jahre alle 2–3 Monate. Da das MT aus dem Liquor ins Blut hinausdiffundiert (aber nicht umgekehrt!), muß eine evtl. gleichzeitige Reinduktionskur in bezug auf die Dosierung etwas tiefer angesetzt oder kürzer dosiert werden (additive Wirkung!). Selbst haben wir seit dieser Prophylaxe mit Methotrexat und Cortison auch ohne Bestrahlung keine Meningosis mehr erlebt! Wallace, H.J. (New York) verzichtet ebenfalls auf die Bestrahlung.

Für die **Behandlung** der **manifesten Meningosis leucaemica** s. S. 51.

Symptomatische Therapie

1. *Bekämpfung der Superinfekte*: Wichtig ist in allen Fällen die *Antibiotika-Abschirmung* gegen Infekte: Am einfachsten verwendet man solange als möglich orales *Penicillin* in der täglichen Dosis von 500000–1000000 E **(Stabicillin®, Pluscillin®)**. Damit können die früher fast regelmäßig aufgetretenen schweren Superinfekte in Mund und Rachen verhindert werden. Treten trotzdem Infektionen auf, so geht man auf Injektionen über. Hierbei, und vor allem wenn die absolute Granulozytenzahl unter 500 abfällt, gibt man relativ hohe Dosen von 3–6 Mio. und kombiniert sie mit *Cephalosporin* (**Keflex®**, Lilly), **Duracef®**, Ciba) 2 × 1 g tgl. Bei septischen Schüben verwendet man, da es sich häufig um Pseudomonas, Klebsiella, Escherichia und Proteus handelt (selten um Staphylokokken), eine Kombination von *Gentamycin* 140 mg/m²/Tag plus *Cephalotin* 4 g/m²/Tag und *Methicillin* 8 g/m²/Tag. Diese hohen Dosen und sofortiger Beginn sind unbedingt nötig (Gentamicin nur in den Schlauch einspritzen, nicht mit den andern Pp. mischen!). Lit. siehe: Clinics in Haematology *1*, No 1 (1972) 157; Saunders, London 1972.

2. *Bekämpfung der Blutungsgefahr*: Die Blutungen entstehen vor allem durch schwere Thrombozytopenien, seltener durch leukämische Infiltrate oder Fibrinogenmangel. Oft genügen Plastik-*Transfusionen*, die lebensrettend wirken können und uns bei täglicher Verabreichung helfen, den Patienten über die gefährliche thrombopenische initiale Phase zu bringen, bis die verabreichten Chemotherapeutika die Blastendurchwucherung im Mark wieder zurückdrängen und die Thrombozytopoese wieder einzuspringen vermag. Für sehr bedrohliche Fälle greift man zu den *Thrombozytenkonzentraten*, die frisch von mehreren Spendern zubereitet werden und genau auf die Blutgruppe des Empfängers abgestimmt sein müssen. Hierfür muß man aber ca. 3–4 Tage rechnen, so daß in der Zwischenzeit die Plastikbeutel-Transfusionen (nicht älter als 1–3 Stunden!) weitergegeben werden.Siehe auch 14.

   ε-*Aminokapronsäure*: Diese wurde anfänglich nur für die Behandlung fibrinolytischer Zustände empfohlen, sie hat sich aber auch bei thrombozytopenischen Blutungen bewährt. Dosierung s. Seite 19.

3. *Bekämpfung der Anämie*: Gehäufte Transfusionen, d. h. alle 2–3 Tage, sind in allen schweren Fällen zu empfehlen, bei gleichzeitiger Thrombozytopenie in *silikonisierter Form*, wie oben besprochen. Spender auf Australia-Antigen prüfen!

4. *Bekämpfung einer eventuellen Soor-Infektion*: Diese Komplikation tritt vor allem auf, wenn höhere Dosen von *Kortikosteroiden* verwendet werden und fast regelmäßig, wenn man zu den *Tetracyclinen* greifen muß. Die prophylaktischen Maßnahmen sind allgemein bekannt. Antimykotisch kann man das *Nystatin* versuchen, lokal Boraxglycerin. Günstig wirkt auch **Fluorocytosin**® [Roche], 1%ig. Aerosol, lokal mehrmals tägl. Selten kommt es zu anderen Pilzinfektionen und sogar zum Auftreten von dadurch bedingten kavernösen Einschmelzungen der Lunge. Hier greift man sofort zum *Amphotericin B*, siehe Pilzkapitel S. 620 und stellt das Cortison ab (Moniliasis).

5. *Schwere Aplasie des Knochenmarks:* Solche sind selbst bei vorsichtiger Dosierung nicht selten. Es scheint heute durch die **Lithium-Therapie** möglich, die Stammzellen anregen zu können und so die Dauer dieser gefährlichen aplastischen Phase abkürzen zu können (Barret, A.J. u. Mitarb.: Lancet 1977/I, 202 u. Charpon, D. u. Mitarb.: Lancet 1977/I, 1307).

Lithium-Dosierung: Initialdosis 1 g (z.B. 4 Tbl. **Theralite**®)/Tag, Serumspiegel alle 2 Tage bestimmen, soll 0,6–0,8 mval/l erreichen. *Dauer:* Bis zur Normalisierung der Granulozyten.

Nebenwirkungen: Evtl. Nausea, *Zittern* der Extremitäten, dann Dosis reduzieren. Sehr selten ein *Diabetes insipidus*, dann Li absetzen!

6. *Interstitielle Pneumonie:* Durch die Immunosupression kommt es bei einigen ALL zur Entwicklung einer *interstitiellen Pneumonie*. Sind sie, wie dies häufig der Fall ist, durch *Pneumozytis* hervorgerufen, so sprechen sie evtl. auf **Bactrim**® an (1 Tbl./10 kg/Tag). Die prophylaktische Verabreichung scheint sich für leukopenische Patienten auch zu bewähren (Gurwith, M.J. u. Mitarb.: Amer. J. Med. 66 [1979] 248–256).

Cave Folinsäure, Leberpräparate und Vitamin B_{12}: Alle diese für die DNA-Synthese so wichtigen Stoffe, welche wir ja durch die Antagonisten zu hemmen versuchen, sind streng verboten. Ja, es kann dadurch sogar zur Auslösung eines neuen Schubes kommen!

7. *Prophylaxe von Harnsäuresteinen*: Durch den therapiebedingten großen Zellzerfall kann es zu einem Harnsäureanstieg im Blut mit Gefahr der Harnsäuresteinbildung in den abführenden Harnwegen kommen. Zur Prophylaxe gibt man das mit der Harnsäurebildung durch Hemmung der Xanthinoxydase interferierende *Allopurinol* (**Zyloric**®, [Wellcome]) schon 3 Tage vor Beginn der Behandlung in einer Dosierung von 3 × 100 bis 3 × 200 mg/d. Kinder 8 mg/kg/d. Fortführung der Behandlung während der Dauer der zu erwartenden Hyperurikaemie. In besondern Fällen zusätzlich Alkalinisierung des Urins zur Verbesserung der Harnsäurelöslichkeit mit **Uralyt**®-U [Madaus]. Dosierung gemäß Harn-pH, im Mittel 10 g/d.

Leukämische Hodentumoren

Diese nach Monaten und evtl. Jahren trotz der Behandlung bei ca. 14% der männlichen Patienten auftretende Spätkomplikation der ALL kann in der Remission durch eine *Testes-Punktion* frühzeitig erkannt werden (Kay, Chester Beaty Inst. UKD 1980). Das Mittel der Wahl bleibt im Gegensatz zur Meningosis die *Bestrahlung mit mindestens 3400 R*. Kleinere Dosen sind nach Erfahrung dieser Autoren un-

Akute lymphatische Leukose

genügend. Leider tritt diese Komplikation in der Regel bilateral auf. Anschließend eine intensive *Chemotherapie*.

Meningosis leucaemica

Die typischen Zeichen sind: Stauungspapillen mit eventuell temporaler Gesichtsfeldeinschränkung, ferner ein erhöhter Liquordruck mit positiven Eiweißreaktionen, erhöhten Zellzahlen mit Leukoblasten im gefärbten Liquor-Sedimentausstrich!, erniedrigtem Liquorzucker, so daß häufig als *Fehldiagnose* an eine beginnende „Meningitis-Tbc." gedacht wird. Im folgenden Falle (Abb. 17) waren sowohl das Blutbild als auch das Sternalmark unter der ED mit *Aminopterin* völlig normalisiert.

Wichtig ist in allen solchen Verdachtsfällen eine Liquorpunktion mit Anfertigung eines gefärbten Sedimentausstriches.

Therapie:

Bei sicheren Fällen unbedingt Einlegen eines *Ommaya-Reservoirs* (Plastik-Beutelchen in Bohrloch des Schädels, eingenäht unter laterale Kopfhaut, mit radioopakem Katheter bis in Vorderhorn des Ventrikels auf der nichtdominanten Seite des Gehrins). So kann der subkutan liegende Beutel beliebig ohne Beschwerden für den Patienten punktiert werden (zit. nach SPIERS, A. S. D., siehe Clinics in Hematology 1, No. 1, S. 151 (1972). Beginn mit **Methotrexat**® 0,2–0,3 mg/kg i.l., d. h. 6,25 mg/m² plus **Ultracorten-H**® (*Prednisolon*) 50 mg (beim Kind 25 mg) alle 2 Tage bis zum Verschwinden

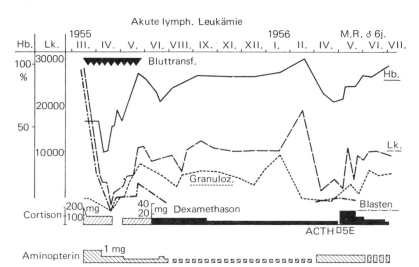

Abb. 17. *Akute lymphatische Leukämie und „Meningosis leucaemica"* (M. R., 6jähr. Knabe, KG 77864): Im März 1955 Entdeckung der Krankheit. Unter *Cortison* und *Aminopterin* völlige Remission, weitere Dauertherapie mit einer ED. Im Frühjahr 1956 bei normalem Blutbild Auftreten von Hirndrucksymptomen, Stauungspapillen, Nahtdehiszenz und epileptiformen Krämpfen. Verdacht auf Hypophysentumor, deshalb im Juli 1956 Einweisung in die Neurochirurgische Klinik Zürich. Ventrikeldrainage ohne großen Effekt. Im September 1956 Exitus an Atemlähmung.

Akute lymphatische Leukose

der Blasten im Liquor und der meningealen Symptome, dann *weiter für 2 Wochen 1 mal/Woche und dann monatlich eine Injektion.*

Heute zeigt es sich, daß *man immer mehr zu dieser Methotrexat-Therapie zurückkehrt und die Röntgenbestrahlung von Gehirn und Rückenmark zu vermeiden versucht (Montreal 1980). Es kommt durch die Röntgenbestrahlung im Gehirn nach Jahren zu sehr gravierenden Spätschäden,* während die Schäden durch Zytostatika im ZNS vernachlässigt werden können. PAVLOVSKY (Buenos Aires) gibt bei Kindern bis zum 1. Jahr 8 mg und 10 mg bei bis zu 2jährigen, beim Erwachsenen 12 mg/m^2 und pro Dosis (s. auch oben). Die **Röntgenbestrahlung** des **ZNS** (Gehirn und Rückenmark) *sollte heute nur noch für die „High risk" Patienten reserviert bleiben, also für die Patienten, die abnorm hohe Blastenzahlen im Blut aufweisen.*

Statt *Methotrexat* kann auch *Cytosin-Arabinosid* intrathekal verabreicht werden. *Dosierung*: 100 mg/m^2 tägl. i.v. während 5 Tagen, Wiederholung nach 14 Tagen und dann monatlich.

Knochenmarkstransfusionen nach vorheriger Röntgen-Totalbestrahlung und Zytostatika-Infusion: Diese heroische Behandlung (s. B. SPECK) befindet sich noch im klinischen Versuchsstadium. Sie vermag vielleicht für die Spätrezidive etwas Positives zu leisten, für die initialen Fälle erscheint sie mir zufolge der hohen Mortalität aber noch zu riskant. Leider tritt auch bei denjenigen Empfängern, bei denen das Spendermark angeht, später in einigen Fällen trotzdem ein Leukämierezidiv auf, *wobei jetzt die einer*

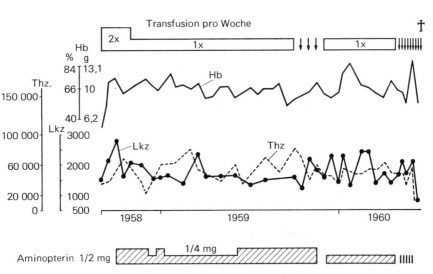

Abb. 18. *Akute Erythroblastose* (Ae. H., 30jähr. Mann, KG 97706/60): Einweisung in desolatem Zustand mit schwerer hämorrhagischer Diathese und einem Hb von 37%, Leukozyten 1500, Sternalmark 90% Paraerythroblasten. Vorsichtige *Aminopterintherapie*, $^1/_2$ mg tägl., führt zu einer Remission von 1 Jahr und 10 Monaten (arbeitsfähig). Thrombozyten steigen langsam auf maximal 65000. Als die Dosis auf $^1/_4$ mg reduziert wird, kommt es wieder zu einer deutlichen Verschlechterung mit Abfall der Thrombozyten (April 1959). Auf Erhöhung der Dosis steigen die Thrombozyten auf Werte um 60000. Parallel damit gehen die Paraerythroblasten im Mark zurück. Nach 22 Monaten Entwicklung einer völligen Chemoresistenz, Exitus.

anderen Leukozyten-Gruppe angehörenden Spenderzellen vom „Virus" befallen werden und leukämisch entarten (s. z. B. den Fall von Fialkow, P.J. u. Mitarb.: Lancet 1971/I, 251). Es liegt hier eine Analogie zu den Spätrezidiven bei „geheilten" akuten Leukosen vor, siehe Abb. 16, Rezidiv nach 12 Jahren! Die nächsten Jahre werden vielleicht bessere Resultate bringen. – Mehr Aussichten auf Erfolg hat wahrscheinlich die sog. **„Auto-Knochenmarks-Transfusion"**, wobei *nach Erreichen einer Vollremission das eigene jetzt „geheilte" Knochenmark entnommen und für einen evtl. späteren Schub tiefgefroren aufbewahrt wird.* So kann man die „Host-zu-Host"-Immun-Reaktion vermeiden. Auch hier ist aber ein Rezidiv aufgrund evtl. noch vereinzelt vorhandener Leukämiezellen oder des „auslösenden Virus" nicht sicher auszuschließen.

Monozyten-Leukämien (Blasten meist Esterase-positiv)

Gleiche Therapie wie für die akute myeloische Leukose, s. S. 42. Die Prognose ist im allgemeinen weniger gut als bei den übrigen Formen.

Akute Erythroblastose

Diese der Leukämien analoge Erkrankung des erythropoetischen Systems ist sehr selten. In dem folgenden in Abb. 21 dargestellten Fall gelang es uns, die Wucherung der „Paraerythroblasten" im Knochenmark durch kleine Dosen *Aminopterin* deutlich einzudämmen und den Patienten 22 Monate lang arbeitsfähig zu erhalten. Beim Klinikeintritt bestand ein sehr ernstes Krankheitsbild mit schwerster Thrombozypenie, Leukopenie und Anämie mit einer fast vollständigen Verdrängung des Marks durch Paraerythroblasten. Wurde das *Aminopterin* weggelassen, so kam es jedes Mal zu einer deutlichen Verschlechterung. *Die Dosis muß aber so klein gewählt werden, daß vor allem die pathologische Erythropoese, die Leuko- und Thrombopoese dagegen nur wenig gehemmt werden.* Die Erythrozyten müssen alle 2 Wochen durch Transfusionen ersetzt werden.

Lymphogranuloma Hodgkin

Unter den *malignen Lymphomen* (ML) nimmt das Lymphogranuloma Hodgkin eine Sonderstellung ein. Es befällt vor allem jüngere Menschen im besten Lebensalter und **kann heute bei rechtzeitiger Erkennung** (Stad. I u. II) **und intensiver konsequenter Behandlung in 65–70% der Fälle dauernd geheilt werden!**

Diese maligne Hämoblastose hat in den letzten beiden Jahrzehnten sehr stark zugenommen: in der Schweiz etwa um das Doppelte, in einzelnen anderen Ländern, wie z. B. in den USA und England, sogar um das Drei- und Vierfache.

Pathogenese: Bei allen malignen Lymphomen (ML) handelt es sich um maligne Tumoren. Die Virusnatur dieser Neoplasien des lymphatischen Systems ist bisher nur für den *Burkitt-Tumor* gesichert, bei dem es wahrscheinlich unter der Lähmung des Immunsystems infolge der *Malaria tropica* in Zentralafrika oder seltener durch andere Faktoren in unseren Breiten zu einem sehr malignen Lymphosarkom (LS) durch das EBV-Virus kommt (Recent results cancer research 39 [1972] 225–226). Epidemiologische Studien 1971 in Albany (New York) [Lancet 1971, I, 1209] und 1977 in Boston (New Engl. J. Med. 296 [1977], 248) haben beim LH eindrücklich gezeigt,

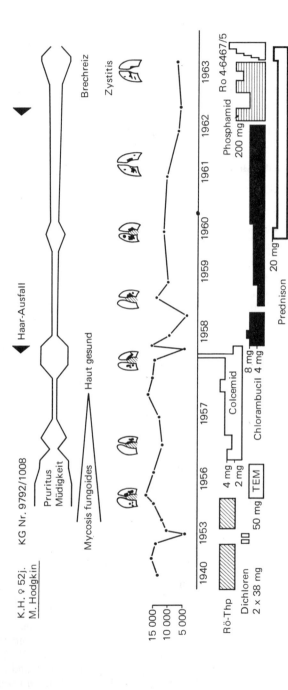

Abb. 19. K. H., weibl., geb. 1908 (KG 9792/1008). Beginn Oktober 1940. Bis 1955 sehr schlechter Zustand mit Anämie, Lungeninfiltraten, Mycosis fungoides und schwerstem Pruritus. 1956 wiederholt Röntgentherapie. Hingegen spektakuläre Remission auf **Demecolcin-(Colcemid®)**-Dauertherapie (4 mg/die). Auf TEM keine wesentliche Besserung. Nach 1 3/4 Jahren allmählich Resistenzentwicklung, so daß auf zu hohe Dosen gegangen werden mußte. Umstellung auf *Chlorambucil* (**Leukeran®**), 4–6 mg/die. Wiederum volle Remission über 3 Jahre. Wegen erneuter Resistenzentwicklung und Zunahme der Lungenherde Umstellung auf *Phosphamid* (**Endoxan®**), 150 mg/die. Seit Oktober 1963 erneute Fieberschübe, sehr schlechter AZ, Erbrechen und hartnäckige Zystitis. Klinische Umstellung auf das Zytostatikum **Natulan®** in steigender Dosis bis 300 mg/die, dann Erhaltungsdosis von 50 mg. Hierauf erneute Besserung. Exitus November 1963. **Totale Überlebenszeit 23 Jahre!**

daß das längere Zusammenleben (5–10 Jahre) in den gleichen Schulklassen, im gleichen Internat oder in einer gemeinsamen Gruppe mit einem LH-Patienten die Inzidenz von weiteren HL-Erkrankungen um das *3 bis 9 fache erhöht*, wobei die Inkubation 3–5 Jahre betragen dürfte. Alle Versuche, das Virus nachzuweisen, haben bisher fehlgeschlagen, was auch für die übrigen ML zutrifft. Die Ähnlichkeit der experimentellen, durch sichere Viren hervorgerufene ALL und LS bei Mäusen und Ratten sprechen aber auch hier für eine virale Genese.

Diagnostik: Die bioptische Sicherung der Diagnose eines HL ist in jedem Verdachtsfalle von außerordentlicher Bedeutung. Dort, wo wir *vergrößerte Lymphdrüsen* vor uns haben, ist dies relativ einfach. Lassen Sie sich vom Chirurgen immer auch Abklatschpräparate der frisch herausgenommenen Lymphdrüse anfertigen. Oft ist die Diagnosestellung in den Frühstadien aus den Tupfpräparaten einfacher und sicherer als aus den histologischen Präparaten, aus denen der Pathologe evtl. nur eine retikuläre Reaktion diagnostiziert.

Die großen vereinzelten Hodgkin-Zellen kommen in den Ausstrichen besser zur Darstellung als in den geschrumpften fixierten Präparaten des Pathologen. Schwierig kann die Diagnosestellung bei Patienten mit der abdominalen Form des LH werden. Hier kann die *Punktion einer vergrößerten Milz* (MOESCHLIN, S.: Die Milzpunktion. Schwabe, Basel 1947, S. 124) oder die gezielte Biopsie aus einer abdominalen Lymphdrüse bei der **Laparaskopie** oder *Laparotomie* die Diagnose sichern. Mehrere mediastinale Fälle konnten wir dank der **Mediastinoskopie** bioptisch sichern. In all diesen Fällen ist der Nachweis der eigentlichen Tumorzellen, d.h. der großen Sternberg-Hodgkin-Zellen von ausschlaggebender Bedeutung. Durch den Nachweis der Mitosen solcher Hodgkin-Zellen konnten wir szt. auch die Tumornatur dieser Zellen weiter sichern (MOESCHLIN, S. u.a.: Schweiz. med. Wschr. 80 [1950] 1102).

Weitere diagnostische Untersuchungen sind vor allem für die Stadieneinteilung von Bedeutung, nämlich das *Thoraxbild*, das *Lymphogramm* und evtl. ein *Leberszintigramm*. Dies gilt vor allem für die fortgeschrittenen Fälle. Bei Stadien II u. mediastinalem Befall immer plus *Laparaskopie*. Das Sternalpunktat hat nach unserer Erfahrung keinerlei diagnostische Bedeutung. Die Hodgkin-Zellen metastasieren erst sehr spät ins Knochenmark, meist erst im Stadium IV. Das Blutbild, die *Blutsenkung*, das *Serumeisen* und -*kupfer* sind vor allem für die **Beurteilung der Aktivität** des Prozesses und des weiteren Verlaufs und der therapeutischen Behandlung von Bedeutung, nicht aber für die Diagnostik.

Stadieneinteilung

I Eine Lkt.-Gruppe befallen (über oder unter *Zwf.*)

II Zwei Lkt.-Gruppen befallen (über oder unter *Zwf*), (= e Seite)

III = zeitig Lkt. über und unter Zwf.

IV Befall von außerlymphat. Organen (Lg., Le., Kno.)

(Einteilung in Lyz-arme, -reiche; nodale, sklerosierende usw. unsicher aber von prognostischer Bedeutung).

I A = ohne allgem. Spt.

I B = mit allgem. Spt. Tp, Gew ↘, BSR ↗ Ser. Fe ↘ Cu ↗.

Hodgkin

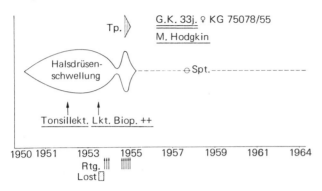

Abb. 20. G. K., weibl., geb. 1930 (KG 75078/55). 1950 erstmals Drüsenschwellungen am Hals, diese werden zuerst als entzündlich angesehen. Tonsillektomie Januar 1952. Kein Rückgang der Drüsenschwellung. August 1953: Drüsenbiopsie ergibt M. Hodgkin. Anschließende Behandlung mit Senfgas und Röntgenbestrahlung von Ende 1953 bis anfangs 1954. Erneute Bestrahlungsserie August bis Dezember 1954. Seither völlig symptomfrei und in sehr gutem AZ (1981).

Prognose

Stadien I und II heute 65–70% Heilung! (Int. Kongr. Hämat. Montreal 1980).

Stadien III evtl. jahrelange Remissionen, selten Heilung.

Stadien IV nur partieller Erfolg.

Therapie

Im wesentlichen soll bei den Stadien I, II zuerst eine **gezielte Hochvolt-Röntgenbestrahlung** und **anschließende Chemotherapie** von (6)–8 Monaten Dauer durchgeführt werden. Nur bei sehr großen Tumormassen (z. B. bei II mit großem Mediastinaltumor oder einer großen Milz oder retroperitonealen großen Lymphdrüsenpaketen) empfiehlt es sich, zuerst 1–2 COPP-Stöße durchzuführen, und dann erst anschließend die jetzt auf kleinere Felder durchführbare gezielte Röntgentherapie durchzuführen. Wesentlich ist auch bei I und II analog dem Mamma-Ca. die prophylaktische Bestrahlung der nächsten Lymphdrüsenstationen.

Also z. B. bei supraklavikulären Lymphdrüsen die Bestrahlung der Gegenseite, ferner des Mediastinums und der Axilla. Im allgemeinen benötigt die Durchführung der Bestrahlung dieser verschiedenen Felder in fraktionierten Dosen ca. 2–3 Monate. Dann muß man gewöhnlich eine Pause von einem weiteren Monat einschalten, um dem Patienten und seinem Knochenmark Zeit zur Erholung zu geben. Dann beginnt man mit den COPP-Kuren unter genauer Kontrolle der Leukozyten. Im allgemeinen muß die Dosis der Zytostatika mit fortschreitender Zahl der Stöße reduziert werden. Dies gilt vor allem für das **Oncovin**® (Vincristin) das von Fall zu Fall um 30–50% vermindert wird (Polyneuritis).

Die COPP-Kur hat sich aus der von DE VITA (7) erstmals entwickelten MOPP-Kur entwickelt. Das sehr toxische und nach der Verabreichung zu schwerer Übelkeit und Erbrechen führende *Mustard-Präparat*, (ferner die evtl. gefährliche paravenöse, akzidentelle Verabreichung, die zu schweren Nekrosen führen kann) hat man durch das

Cytoxan (Endoxan®) ersetzt, das nach den Langzeiterfahrungen in Schweden und Deutschland die gleichen Langzeiterfolge ergibt wie das Mustard.

COPP-Kuren: (Abgeänderte De-Vita-Schema: Proc. Amer. Soc. Clin. Oncology 17 [1976], 269)

= er-Effekt wie MOPP aber besser ertragen:

C = Cytoxan = **Endoxan**® 600 mg/m² i.v., Tag 1 + 8

O = *Vincristin* = **Oncovin**® 1,4 mg/m², i.v. Tag 1 + 8

P = Procarbazin 100 mg/m² p.o. tgl. Tag 1–14

 = **Natulan**®, kaps. à 50 mg

P = Prednison 40 mg/m² p.o. tgl. Tag 1–14

Therapiezyklus: 14 Tg. Th., 14 Tg. Pause

Total 6–8 Kuren: Dann Überwachung.

Bei BSR-Anstieg plus Serumeisenabfall + Serumkupferanstieg oder auftreten von neuen Herden Rekapitulation von Rtg. u. COPP.

Bei IV: COPP oder AOPP u. evtl. nur lokal Rtg.

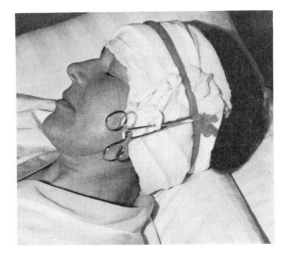

Abb. 21. **Abbinden der Kopfhaut** zur Verhütung des Haarausfalles bei i.v. Zytostatika-Stoß-Therapie (z. B. bei *Vincristin*) für 20–30 Min. Der Gummischlauch muß durch eine Gaze-Kompresse gepolstert werden (Näheres siehe Text)

Die Tumorzellen und auch diejenigen des Hodgkin werden bekanntlich nur in der Teilungsphase geschädigt, deshalb erscheint es uns bei allfällig auftretenden Leukopenien besser, die verabreichte Zytostatika-Dosis zu reduzieren, als die Intervalle zu verlängern. – Man verwendet dann z. B. nach einer 3wöchigen Pause nur die Hälfte der vorher verabfolgten Dosis. Siehe das folgende Schema, wie es von DEVITA vorgeschlagen wurde:

Hodgkin

Technik

Selbst führen wir diese Kuren ambulant im Ambulatorium der Klinik durch und hängen dabei immer eine *einlitrige NaCl-Infusion* an. Diese wird mit einer Flügelnadel an die Vene angeschlossen, und ein Zwischenstück aus Gummi erlaubt die verschiedenen Zytostatika intravenös zu verabreichen und jeweils nachher immer durchzuspülen, sodaß Thrombosen vermieden werden. Dies erlaubt, die intravenöse Gabe genau zu kontrollieren, wobei bei allfälliger extravosaler Lage der Nadel sofort die Injektion zu unterbrechen ist. Das Prednison wird dabei in die Flasche selbst injiziert, und die Flüssigkeitsmenge wird dann relativ rasch innerhalb einer Stunde infundiert. Wichtig ist es, den Patienten während dieser Zeit zum *häufigen Wasserlösen* anzuhalten, damit das in der Blase wieder ausgeschiedene Zytostatikum (z. B. Endoxan) nicht zu Zystitiden führt!

Abbinden der Kopfhaut (Moeschlin), ist sehr wesentlich um eine *Alopezie* zu verhindern. Diese wird durch Umlegen eines etwas gepolsterten z.B. ein gewöhnliches Operationstuch mit einem Gummischlauch und einer -Klemme während 30 Min. fest abgebunden, s. Abb. 21. So wird die Kopfhaut praktisch nicht durchblutet und die für die Alopezie gefährlichen Zytostatika, wie Endoxan (Vincristin) usw., Adrioblastin kommen nur in sehr geringer Konzentration mit den Haarbälgen in Berührung, so daß ein Haarausfall weitgehend fehlt. Es ist auch von sehr wesentlichem psychologischem Wert, vor allem bei Frauen. Es ist sehr schade, daß diese sehr einfache Maßnahme von sehr vielen onkologischen Stationen nicht verwendet wird. Wir haben sie vor zehn Jahren erstmals beschrieben.

DeVita gab ursprünglich nur zur 1. und 4. Kur *Prednison* dazu. Nach unseren Erfahrungen und denjenigen von Ziegler, J. L. (Lancet 1972/II, 679) ist es für den therapeutischen Effekt und vor allem in bezug auf die Toleranz des Knochenmarks besser, *jeden Stoß mit Prednison zu kombinieren!* –

Tabelle 1   *Schema der Dosierung in Korrelation zu den Lkz.-Werten*

Lkz.-Werte:	Dosis:
4000	100% aller Mittel
3000–3900	100% Vincristin
	25% Endoxan u.
	25% Procarbazin
2000–2900	100% Vincristin
	25% Endoxan
	25% Procarbazin
1000–1900	50% Vincristin u.
	25% Endoxan u. Procarbazin
0–990	0 Mittel

Therapiekomplikationen

– *Haarausfall* kann man weitgehend verhüten (Kopfhaut $^1/_2$ h abbinden)
– *Agranulozytose*: Vermeiden durch Dosisanpassung

- *Sepsis*: Gramnegativ. oder Staphylo. bedingt durch Immunosupression u. evtl. Splenektomie
- *Therapie*: Gammaglobuline + gezielte Antibiotika, evtl. plus Lkz.-Konzentrate
- *Azoospermie*: Regelm. Folge, evtl. dauernd! Evtl. *Sperma tiefgefrieren* vor Therapie u. in Spermabank einlagern
- *Leukämien*: 3–4% der Überlebenden.

Interessant ist, daß nach den heute vorliegenden zahlreichen Untersuchungen (siehe die Publikation im Kongreßband des Internationalen Kongresses für Hämatologie, Montreal 1980) eine *Durchführung von Reinduktionskuren*, nach *Abschluß der kombinierten Rtg.- und COPP-Behandlung mit (6)–8 Kuren, keinen Sinn hat*. Wesentlich bleibt die periodische Kontrolle des Patienten, anfänglich monatlich, dann in größeren Intervallen *durch den Hausarzt* sowie die konsiliarische Kontrolle durch den *Hämatologen*, vielleicht alle $^1/_2$ Jahre. *Kommt es zu einem Rezidiv*, so wird die ganze kombinierte Behandlung wieder eingesetzt, als ob es sich um eine Neuerkrankung handeln würde!

Stadium IV: Hier vor allem Chemotherapie, *bei evtl. Resistenz*: Austausch des Endoxans mit *Adriamycin* und *Bleomycin* z.B. nach dem folgenden Schema (DOLD, U.: Dtsch. Med. Wschr. 103 [1978] 235–238).

Schema für resistente Fälle: DBVD

Doxorubicin (**Adriablastin**®) 25 mg/m² i.v.
Bleomycin 10 mg/m² i.v.   am 1. u. 15. Tag
Vinblastin (VELBE®) 6 mg/m² i.v.

Zusätzlich tgl. 1.–15. Tag: **Dacarbacin** (DTIC) 150 mg i.v. Pause 16.–28. Tag, dann weiter alle 4 Wo. = er Zyklus, total 6 mal!

Cisplatinum, **Platinol**® (s. S. 732) scheint sich bei Resistenz ebenfalls zu bewähren.

Röntgen hier nur gezielt (z.B. RM-Kompression, befallene Wirbel, schmerzhafte Kompression von Plexus usw.) einsetzen. Die Dauerprognose ist hier schlecht.

Frage der Milzexstirpation: Induziert von Glatstein (1969) hat in den letzten Jahren die *Früh-Exstirpation der Milz* immer mehr Anhänger gewonnen. Zusammen mit H. Begemann (Med. Klin. 70 [1975] 591–598) möchten wir hier *ausdrücklich davor warnen*! Obschon der Hodgkin ein maligner Tumor ist, spielen bei den natürlichen Abwehrvorgängen (wir sehen ja einen typischen schubweisen Verlauf mit Verschwinden von befallenen Lymphdrüsen, Vernarbung etc.) die immunologischen Abwehrvorgänge durch die B- und T-Lymphozyten eine große Rolle. Durch die Splenektomie werden aber diese natürlichen Abwehrvorgänge schwer geschmälert. Das Argument, daß ohne Splenektomie zahlreiche Stadien III übersehen werden, trifft sicher zu, aber dagegen kann man einwenden, daß die Milzherde sehr gut auf COPP reagieren und daß alle Fälle mit Milz- oder Lebervergrößerung als Stadien III zu behandeln sind. Sicher kann man hier verschiedener Ansicht sein. – Alle bisher vorliegenden Statistiken haben noch keine besseren Langzeiterfolge durch die Früh-Splenektomie erbracht. –

Röntgenbestrahlung: In allen Fällen ist dort, wo sich eine Bestrahlung durchführen läßt, evtl. auch als Tiefenbestrahlung mit dem Betatron, eine solche vor der MOPP-Kur durchzuführen. Die Kombination beider Methoden ergibt die besten Resultate.

Lymphosarkom

In vielen Fällen der Stadien III u. IV sind aber die Patienten schon „*ausbestrahlt*", d. h. es lassen sich auf das betroffene Gebiet keine weiteren Dosen mehr applizieren. Man achte auch darauf, daß das *blutbildende Gewebe möglichst wenig bestrahlt wird* (*Rippen, Wirbel, Becken*), da sonst die Zytostatika-Therapie durch die resultierende Dauer-Leukopenie erschwert oder sogar unmöglich wird. Auch hier gilt es also vor allem bei fortgeschrittenen Fällen, wie bei den Leukosen, den *goldenen Mittelweg zu beschreiten. Man darf nicht überbehandeln und den Patienten in einen so schlechten physischen und psychischen Zustand versetzen, daß er nichts mehr vom Leben hat!* – Hier wird leider gerade von seiten der Röntgenologen oft überbehandelt. *Diese Patienten gehören in die Hände eines hämatologisch und onkologisch geschulten Internisten*, der den Patienten in jeder Hinsicht betreut und der eng mit dem Radiologen zusammenarbeitet.

Die Hodgkin-Patienten brauchen vor allem auch eine psychische Betreuung und Führung, die leider in den großen und überlasteten Röntgeninstituten oft zu kurz kommt.

Vorgehen bei terminalen leukopenischen Fällen:

Kortikosteroidstoßtherapie von 8–10 Tagen: *Prednison* 10 mg/kg oder besser *Dexamethason*, 2 mg/kg, dann erneut mit einer ED eines ungefährlichen Zytostatikums (4 mg *Chlorambucil*, 50 mg *Phosphamid* oder **Velbe**® [Dosg. s. oben]) weiterfahren, plus tägl. 30–40 mg Prednison.

Symptomatische Therapie

Neben den schon erwähnten *Kortikosteroiden* sind es in den terminalen, anämischen Fällen vor allem *Bluttransfusionen* und bei Hypoproteinämien auch *Plasmainfusionen*, die das Allgemeinbefinden zu heben vermögen. *Cave Folinsäure, Vitamin B_{12} oder Leberextrakte!*, die das Wachstum aller dieser Hämoblastosen im Sinne spezifischer Wuchsstoffe zu intensivieren vermögen.

Gegen die oft hohe Temperatur gebe man – sofern sich eine mittlere *Kortikosteroiddosis* als ungenügend erweist – am besten Phenylbutazon als Supp. oder Dragées, und wenn dies ungenügend ist, das stärker wirkende **Novalgin**® oder **Irgapyrin**®. Dadurch kann man den Patienten subjektiv oft auffallend helfen.

Frühdiagnose durch den prakt. Arzt bildet einen der Hauptpfeiler für die mögliche Heilung dieser früher auf lange Sicht hoffnungslosen Erkrankung.

Lymphosarkom

Diese Erkrankungen verlaufen meistens maligner als der Morbus Hodgkin, doch gibt es auch langsam progrediente Fälle, die sich über Jahre hinausziehen können. Nicht so selten sind auch hier evtl. *periodische Fieberschübe*, wodurch das Krankheitsbild, vor allem bei der *malignen Retikulose*, evtl. jahrelang verkannt werden kann, wie in dem in Abb. 22 wiedergegebenen Falle. Das echte Lymphosarkom verläuft dagegen recht bösartig und dauert nur in Ausnahmefällen über 1–3 Jahre. Die Diagnose des Lymphosarkoms sollte immer auch zytologisch gestellt werden, da sich histologisch die chronische lymphatische Leukose und das Lymphosarkom oft nicht unterscheiden lassen.

Lymphosarkom

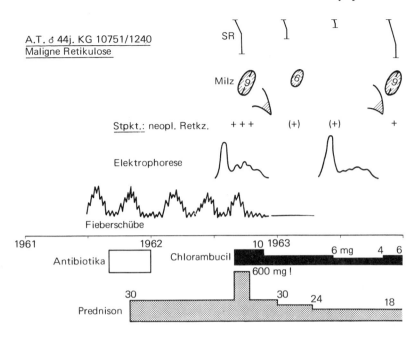

Abb. 22. *Maligne Retikulose*: Seit 1961 bei einem Internisten periodisch aufgetretene, hochfebrile Schübe von 2–4 Tagen Dauer und sehr stark erhöhter BSR von 70/80 mm. Das unklare Krankheitsbild bereitete zahlreichen Klinikern diagnostische Schwierigkeiten und konnte erst durch den Nachweis der typischen Zellen einer malignen Retikulose im Sternalpunktat endgültig erkannt werden. Auf Prednison allein keine Besserung. Auf Kombinationsbehandlung mit Chlorambucil (**Leukeran**®) schlagartige Besserung und sait über 7 Jahren unter einer ED von 6 mg voll arbeitsfähig. Beim Versuch, das Mittel wegzulassen, prompte erneute Fieberschübe mit Pleuraschmerzen und Milzschwellung. 1968, d.h. 7 Jahre nach Beginn der Erkrankung rasche Verschlimmerung, schwerer Blastenschub mit völliger Resistenz, Exitus.

Ein bei der Erkrankung 7jähr. *Knabe* mit *akutem abdominalem, histologisch gesichertem Lymphosarkom,* das unter dem Bilde eines akuten Ileus begann, befindet sich heute seit 23 Jahren in einer völligen Remission, wobei die Behandlung seit Sept. 63 abgesetzt werden konnte.

Therapie:

1. *Frühfälle: Röntgenbestrahlung,* sofern möglich.

2. *Generalisierte Fälle:* Gleiche Therapie wie beim Morbus Hodgkin (s. dort), d.h. *intermittierende COPP-Kuren* welche heute die besten Resultate ergeben.

3. *Terminales Stadium*: Evtl. Versuch mit der *Kortikosteroidstoßtherapie* ferner *Vinblastinsulfat* (**Velbe**®), **Natulan**® oder **Endoxan**® (siehe Hodgkin-Kapitel).

Bei malignen Retikulosen ist es besser, eine zytostatische *Dauerbehandlung* durchzuführen, und man muß dabei in Kauf nehmen, daß die Leukozyten ständig erniedrigt bleiben, z.B. 800–1000, während die vorher niedrigen Thrombozyten meistens eher ansteigen. *Niedrige Leukozytenwerte sollten auch hier wie bei der aleukämischen lymphatischen Leukämie nicht vor der Leukerantherapie abschrecken*, aber die Dosis ist dann sehr vorsichtig mit 3–4 mg tägl. zu wählen. Hätte man z. B. im Falle der Abb. 13 davon abgesehen, so wäre der Patient wahrscheinlich schon im ersten Jahre der Erkrankung erlegen (Granulozyten damals 300–500!). Siehe auch die Abb. 22 (Dauer 7 Jahre).

Das **Burkitt-Lymphom** kommt, wenngleich selten, auch in unseren Breiten vor; es hat eine sehr schlechte Prognose.

Lymphoblastoma folliculare (Brill-Symmers)

Eine seltenere Erkrankung des lymphatischen Systems im Sinne einer Hämoblastose der Keimzentrenzellen. Die Erkrankung geht klinisch mit generalisierten, weichen Lymphknotenschwellungen, sehr oft auch mit einer starken Vergrößerung der Milz einher. Der Verlauf ist ausgesprochen chronisch, doch kann diese relativ benigne Erkrankung akut in ein Lymphosarkom übergehen. *Überlebenszeit*: 7–15 Jahre.

Therapie:

Primärherd und evtl. Sekundärherde immer zuerst (Hochvolt-Thp.) bestrahlen. Bei Reaktivierung gleiche Therapie wie beim *Lymphosarkom* oder *Hodgkin*. Die disseminierten Spätstadien reagieren oft sehr gut auf eine dauernde Chemotherapie mit z. B. 30 mg *Chlorambucil* **Leukeran**® jeden Samstag Abend, plus alle 2 Tage 25 mg *Prednison*, je nach Verhalten der Lymphdrüsen, der BSR und der Toleranz der Leukozyten.

Makroglobulinämie Waldenström

1. *Zytostatische Therapie*: Die Krankheit verläuft ausgesprochen chronisch über viele Jahre, und die therapeutischen Erfolge sind deshalb schwierig zu beurteilen. Einen günstigen Effekt sahen wir vor allem bei Fällen mit gleichzeitiger Milz- und Lymphknotenbeteiligung.

   Chlorambucil (**Leukeran**® [Wellcome]): Wir haben dieses Präparat seit 1954 bei allen progredienten Fällen angewandt; der Erfolg war in ca. 50% sehr gut. Unsere Resultate sind von verschiedenen Autoren bestätigt worden.

   Dosierung: je nach den Leukozyten. Beginn mit 5–7,5 mg tägl. (Tabl. à 5 mg). Vorsicht bei Leukopenie. ED je nach Fall 2,5–5 mg tägl.

   Ein typisches Beispiel für den sehr guten Erfolg, den man mit **Leukeran**® erzielen kann, ist der folgende Fall (s. Abb. 23) einer schweren Makroglobulinämie Waldenström, den wir anderweitig ausführlich publizierten (Med. Klinik 50 [1964], 401).

   Melphalan (**Alkeran**®) (siehe Zytostatika-Kap. S. 727):
   Dosierung: siehe Myelom. Ergibt nach unseren Erfahrungen keine so guten Resultate.

2. *Bluttransfusionen* sind oft im Spätstadium wichtig zur Bekämpfung der Anämie und auch zur Besserung des schweren Koagulationsdefektes.

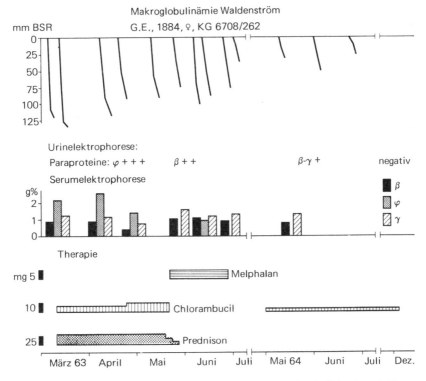

Abb. 23. *Makroglobulinaemia Waldenström mit miliaren Lungenherden.* (79jähr. Frau.) Unter der Behandlung mit *Chlorambucil* (**Leukeran**®) kommt es zum Verschwinden der Paraproteine und zur Normalisierung der BSR und der Elektrophorese. Bei einem Versuch mit *Melphalan* stieg die Senkung erneut an und die Betaglobuline nahmen wieder zu, weshalb *Chlorambucil* weitergegeben wurde. Die miliaren lymphoiden Lungeninfiltrate (Probeexzision) bildeten sich weitgehend zurück. Gewichtszunahme von 12,3 kg, Normalisierung des Knochenmarks, so daß seit Dezember 1964 das *Chlorambucil* vorübergehend unterbrochen wurde. Exitus 1967. (Einzelheiten s. SCHMID, J. R. u. S. MOESCHLIN: Med. Klinik 50 [1964], 401).

3. *Bei schweren Blutungen*: Die Patienten können aus kleinsten Rißwunden verbluten. *Cave Zahnextraktionen!* Bei Blutungen Tamponade mit Kompressionsverband und Auflegen von mit Thrombin getränkten Tampons.
4. Bei sehr schwerer *Dysproteinämie*: **Plasmaphorese**.

„Angioimmunoblastische Lymphadenopathie" oder „Lymphogranulomatosis X"

Dieses Krankheitsbild, das sich aufgrund seiner pathologisch anatomischen und klinischen Charakteristika deutlich von den übrigen lymphatischen Erkrankungen als spezielle Entität heraushebt, ist erstmals 1954 von uns abgegrenzt und beschrieben worden (s. FORSTER, G., S. MOESCHLIN: Extramedulläres leukämisches Plasmazytom

Angioimmunoblastische Lymphadenopathie

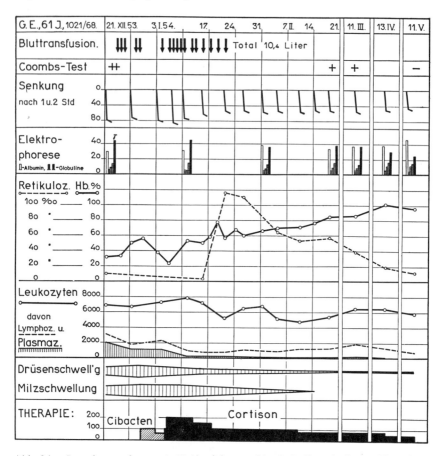

Abb. 24. *Lymphogranulomatosis X* (**Angioimmunoblastische Lymphadenopathie,** *plasmazelluläre Form) mit typischer Coombs positiver haemolytischer Anaemie* (61 j. Frau). Dies ist der erste von uns beschriebene, **heute historische Fall.** Die Patientin zeigte alle typischen Befunde, nämlich generalisierte Lymphknotenschwellungen, Hiluslymphome, Milz- und Lebervergrößerung und 30% atypische Plasmazellen bei 6700 Lkz sowie massenhaft junge Plasmazellen im Lymphknotenpunktat, bei hoher SR (87/90), Serumeiweißerhöhung (8,4%) und einer Gammaglobulinvermehrung von 43,5%. Völlige Remission auf *Kortikosteroidtherapie.* Siehe Moeschlin, S. u. G. Forster: Schweiz. med. Wschr. 84 (1954), 1106.

mit Dysproteinämie und erworbener haemolytischer Anaemie. Schweiz. med. Wschr. 84 [1954[1106. Es dauerte bis 1971, ehe andere Mitteilungen folgten. *Lennert* hat sich sehr um die histologische Abklärung dieses malignen „*Prae-Lymphoms*" bemüht: a) *Völlige Zerstörung der Lymphknoten-Architektur,* b) *Fehlen aktiver Keimzentren* (!), c) *Vermehrung epitheloider Venolen.* Man muß sie von einer eigentlichen „**Hyperimmunreaktion**" mit noch erhaltenen Keimzentren unterscheiden, die aber in einem Teil der Fälle ebenfalls in eine Lymphogranulomatoxis X übergehen kann. Die Ätiologie ist noch unklar. Siehe den in Abb. 24 dargestellten ersten beobachtenden Fall.

Klinik: Die Erkrankung befällt *vorwiegend ältere Patienten* zwischen 50–70 Jahren, selten auch jüngere Individuen. Die Erkrankung beginnt gewöhnlich *mit hohem Fieber, ausgedehnten auch hilären (s. unseren Fall) Lymphdrüsenschwellungen evtl. kombiniert mit einer Hepato-Splenomegalie.* Im Blutbild kommt es zur Ausschwemmung von *Plasmazellen des lymphatischen Typs* oder von sog. *Immunoblasten (B-Zellen), seltener von T-Zellen,* die z.T. vielleicht als *I-Supressor-Zellen* aufzufassen sind. Typisch für einen Großteil der Fälle sind *Coombs-positive hämolytische Anämien,* die oft einen aplastischen Verlauf nehmen. Serologisch besteht eine **ausgeprägte Dysproteinämie**, mit Vermehrung der Gamma-Fraktion mit meistens **stark erhöhter BSR**.

Verlauf: Dieser ist in der Mehrzahl der Fälle letal, wobei die völlig darniederliegende Immunabwehr in einem großen Teil der Fälle die Ursache für eine tödliche Sepsis bildet. Übergänge der Erkrankung zum malignen Lymphoblastom und zum Lymphogranulom Hodgkin sowie das Auftreten von Karzinomen in anderen Organen in ca. 11% der Fälle hängen wohl mit dem T-Zell Defekt zusammen (weitere Details s.: *H. Knecht, K. Lennert:* Schweiz. med. Wschr. 111 [1981] 1108–1121; ferner Y. Kapancy, J.J. Widman (Editorial) =e No., [1981[1106–1107 und H. Knecht, K. Lennert =e No.: [1981] 1122–1130).

Prognose: Bis jetzt (August 1981) sind über 100 Fälle beschrieben worden, selbst haben wir in Zürich noch 4 Fälle und in Solothurn weitere 3 Fälle beobachten können und für 1–2 Jahre erfolgreich mit Prednison behandelt. Heilungen haben wir selbst keine beobachtet. Es sind aber solche beschrieben (s. Lennert).

Therapie: Wie dies in Abb. 24 anhand des von uns erstmals beobachteten, – heute historischen Falles – dargestellt ist, bleibt immer noch die Kortikoidtherapie das Mittel der Wahl:

1. *Prednison* anfänglich 3 mg/kg bringt in den meisten Fällen einen eklatanten Erfolg. Nach Erreichen der Vollremission geht man auf eine Dauer-Erhaltungs-Dosis von $\frac{1}{2}$ mg/kg tgl., besser 1 mg/kg alle 2 Tage über.

2. *Zytostatika:* Viele Autoren empfehlen die Prednisontherapie analog wie bei der ALL mit Zytostatika zu kombinieren. Die Erfolge sind aber sowohl bei der Kombinationstherapie als bei der Mono-Cortison-Therapie kaum deutlich verschieden (s. obige Arbeit von Knecht u. Lennert, S. 1124, Abb. 2). *So empfehlen wir, mit der Monotherapie von Prednison* zu beginnen und erst beim *Rezidiv,* das gewöhnlich schlecht auf Kortikosteroide anspricht, die Kur dann kombiniert durchzuführen.

3. *Bei ausgeprägter Anämie:* Zusätzliche Transfusionen mit plasmafreien Erythrozyten-Konserven.

Myelom

Indikation zur Behandlung: Wenn die Diagnose eines Myeloms gesichert ist, muß man vorerst entscheiden, ob der Patient überhaupt eine Therapie benötigt. Viele Fälle verlaufen jahrelang sehr gutartig und bedürfen keiner Behandlung. *Absolute Indikation zur Behandlung sind starke Knochenschmerzen, Gewichtsverlust, eine auffallende Verschlechterung des Allgemeinbefindens und zunehmende Anämie.*

Myelom

Prognose:

Von den behandelten Fällen haben die *IgG-Myelome* die bessere Prognose (durchschnittlich 37 Monate), die IgA-Typen dagegen nur 15 Monate (Videbaeck u. Mitarb.: Scand. J. Haemat. 10 [1973] 282–290). Prognostisch ist auch der Harnstoff wesentlich: Urea 30–40 mg% 33 Monate, 40–80 mg% → 20 Monate, über 80 mg% nur 2 Monate Überlebenszeit (Brit. Med. Research Council: Brit. med. J. 1971/I, 640).

Durchführung der Behandlung:

Lokalbehandlung:

In seltenen Fällen beginnt die Erkrankung lokal, am häufigsten in einem Wirbel, und führt evtl. zu Spontanfraktur oder Kompressionserscheinungen. Solche Fälle weisen häufig noch keine Dissemination auf. Hier ist die *Röntgenbestrahlung* (4000 bis 6000 r) indiziert. Danach können häufig mehrjährige Remissionen beobachtet werden. Der in Abb. 25 dargestellte Fall wies nach der Bestrahlung eine 10-jährige Remission auf (4000 r), dann kam es zur Dissemination, er starb 1971 nach total 21 Jahren.

Allgemeine Therapie:

Gute Resultate ergibt heute die *Kombinationstherapie* von: *Melphalan + Prednison + Testosteron* (R. L. Engle u. Mitarb.: Amer. J. Med. 54 [1973] 589–599), d. h. Ansprechen von 77% der Fälle. Man beginnt mit der *Zweierkombination* und greift nur zum Testosteron, sofern der Patient nicht genügend anspricht oder dann, wenn er dagegen resistent wird. Weitere Möglichkeit bei Resistenz **VCAP**, S. 69.

a) *Melphalan* (**Alkeran**® [Wellcome]): Versuch einer Dauertherapie über 3–4 Monate. Bringt diese eine deutliche Besserung, so wird sie als Dauerbehandlung weitergeführt.

Dosierung: Tägl. 5 mg p.o. Die Dosis wird so lange weiter verabreicht, als dies auf Grund der Leukozyten und Thrombozyten möglich ist (gewöhnlich 3 bis 4 Wochen). Alsdann geht man nach einer eventuell eingeschalteten Latenzzeit auf eine ED von 2,5–5 mg alle 3 Tage als Dauertherapie über. Wie bei andern Hämoblastosen ist es, wenn einmal die nötige Dosis ermittelt worden ist, *besser und wirksamer, wöchentlich*, z. B. Samstag Abend die Gesamtdosis auf einmal zu verabreichen; also z. B. 30–10 mg *Melphalan* (**Alkeran**®) statt in einer kleinen Dosis tgl. Die Leukozyten sollten nicht unter 2000 abfallen, dann Pause und Dosis Reduktion, aber nicht über 3000 ansteigen, sonst ist die gewählte Dosis zu wenig wirksam. Die Thrombozyten dürfen ruhig auf 40 000 abfallen.

Die **Paraproteine** sollten nach 3–4 Monaten mindestens um 50% abfallen! Ist dies nicht zu erreichen, Wechsel der Therapie.

Ein typisches Beispiel für einen sehr guten Erfolg bei einem Gamma$_{IA}$-Myelom ist in Abb. 25 (Fall S. M.) wiedergegeben. Über die *Sarkolysin*-Behandlung wurde erstmals von russischen Autoren berichtet, dann von VIDEBAEK. Bei *Resistenz* kann man **Endoxan**® (Dosierung s. dort) versuchen, das evtl. noch weiter wirksam ist.

b) **Prednison:** Um eine evtl. gefährliche Osteoporose nach Möglichkeit zu vermeiden, gibt man das Kortikoid in Intervallen. Man beginnt mit 1,2 mg/kg/Tag für 2 Wochen, hierauf 3. und 4. Woche 0,8 mg/kg/Tag; 5. und 6. Woche wieder 0,4 mg/kg/Tag; 7. und 8. Woche 0,2 mg/kg/Tag, dann Pause für einen Monat und so intermittierend dauernd

Myelom

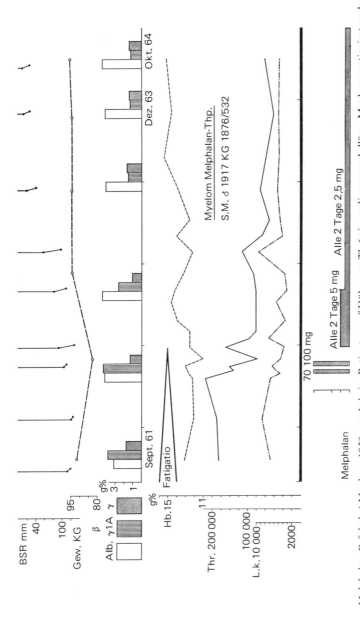

Abb. 25. *Melphalan-Erfolg bei Myelom*: 1950 wurde beim Patienten auf Höhe von Th 6 ein malignes medulläres Myelom exstirpiert und anschließend röntgenbestrahlt. Weitere Herde in beiden Hüftbeinschaufeln und im rechten oberen Schambeinast wurden ebenfalls bestrahlt. Damalige Elektrophorese und BSR normal. Dann 10 Jahre beschwerdefrei. 1961 erneut Müdigkeit und starke Rückenschmerzen. Objektiv: hohe BSR und pathologischer betaständiger M-Gradient in der Serumelektrophorese. Immunoelektrophorese: gamma-$_{1A}$-Globulin-Paraproteinämie. Sternalpunktion keine Myelomzellen. Osteolytische Herde röntgenologisch unverändert. Auf *Melphalantherapie* (siehe Kurve): Verschwinden der subjektiven Beschwerden, Rückgang der BSR von 124/128 mm auf 13/27 mm, Gewichtsanstieg von 82 auf 94 kg! Ansteigen des Hb. von 12,6 auf 14,6 g% ohne Transfusionen, *weitgehende Normalisierung der Serumelektrophorese* bei weniger ausgeprägter gamma-$_{1A}$-Globulin-Paraproteinämie in der Immunoelektrophorese. Patient nahm seit 10 Jahren weiterhin alle 3 Tage eine ED von 2,5 mg *Melphalan* und war dabei voll arbeitsfähig und beschwerdefrei. Er starb 1971 d. h. 21 Jahre nach Feststellung des Myeloms. Zwei Jahre später erkrankte auch der Bruder an einem Myelom, dieser starb 1980.

Plasmozytom

weiter. Bei Adipösen oder bei Cushing Übergang auf *Triamcinolon*, $1/3$ der obigen Dosis, **Delphicort**®, **Kenacort**®, **Ledercort**® oder **Celestone**®, **Celestan**®, $1/10$ der Prednison-Dosis.

c) **Testosteron**: Sofern mit der obigen Kombination kein Erfolg, dann zusätzlich 600 mg eines *Perandren*-Derivates (z. B. **Triolandren**®) 1 × wöchentlich *i.m.* (= rund 10 mg/kg/*Woche*) als zusätzliche Therapie.

Daß auch **Östrogene** in hohen Dosen eine deutlich zytostatische Wirkung entfalten, geht eindrücklich aus Abb. 26 hervor, siehe den Rückgang der BSR unter Eticyclin und die Besserung der Rückenschmerzen. *Dies ist für schwer leukopenische Fälle evtl. noch von Bedeutung.* Heute haben wir aber für die übrigen Patienten wirksamere Mittel.

Spät- und Resistene Fälle:

Die obige *Melphalan-Therapie erzielt im Durchschnitt eine Überlebenszeit von 25 Monaten* (in Wirklichkeit ist sie wesentlich länger, da die Krankheit oft erst nach mehreren Jahren entdeckt wird, s.o.) und führt dann zur Resistenzentwicklung; dann geht man auf die folgende Therapie über:

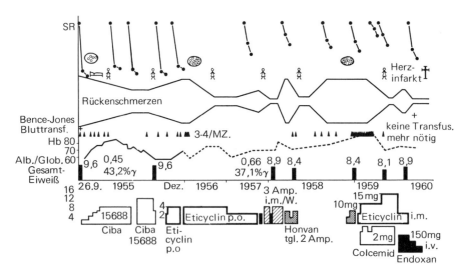

Abb. 26. *Myelom* (56jähr. Frau, KG 77652/56) (starke familiäre Belastung, ein Bruder starb an Leukämie, ein anderer an Hypernephrom): Knochenschmerzen seit einem Jahr. Bei der Spitaleinweisung schweres Krankheitsbild, bettlägrig, kann sich kaum im Bett herumdrehen. Anfänglich leichte Besserung auf ein Zytostatikum, dann wieder Verschlimmerung. Seither *Eticylintherapie*. Subjektiv sehr gute Remission für $3^{1}/_{2}$ Jahre. Konnte Haushalt und leichte Gartenarbeit wieder besorgen. Deutlicher Rückgang der BSR. Bei oraler Therapie zuweilen Verschlimmerung sowie leichte Nausea, deshalb 3mal wöchentlich 1 Ampulle zu 5 mg. Brauchte nur noch alle 3–4 Wochen eine Transfusion, vorher wöchentlich. Knochenarrosionen und Sternalpunktat nicht beeinflußt, Gewichtszunahme 4 kg. Nach $3^{1}/_{2}$ Jahren allmähliche Resistenz, aber leichte Besserung unter *Colcemidzugabe* und später auf *Honvan*. Exitus nach $4^{1}/_{2}$ Jahren.

VCAP-Schema:

Vincristin (Oncovin) ⎫ die Stöße werden alle 3 Monate verabreicht.
Cytoxan (Endoxan) ⎪ Bei der Infusion unbedingt Abbinden der Kopfhaut,
Adriamycin ⎬ siehe Abb. 21, um eine Alopezie nach Möglichkeit
Prednison ⎭ zu vermeiden.

Durchschnittliche Überlebenszeit mit VCAP: 32 Monate. (S. SALMON, Univ. of Arizona, 1980). Durch zusätzliche Verabreichung des *Immunomodulators* **Levamisol**® parallel zum VCAP stieg die Überlebenszeit um weitere 6 Monate, d. h. auf 38 Monate. (South Western Oncology Group, Univ. of Texas 1980). (Vorsicht! Levamisol ruft evtl. *allergische Agranulozytosen* hervor!)

Röntgentherapie: Bleibt für Zusammenbruch eines oder mehrerer Wirbel, Spontanfrakturen (z. B. Humerus) durch lokalisierten Myelom-Knoten reserviert (4500 rd).

Stützkorsett aus Plastik: Bringt vielen Patienten eine sehr große Erleichterung. Wird nur tagsüber getragen. Ein bekannter Schweizer *Konsul* konnte so noch 2 Jahre um die ganze Welt fliegen. Ein befreundeter Tierarzt verrichtete damit (zusätzlich zur Chemotherapie) trotz schwersten *Wirbelveränderungen* seinen schweren Beruf in Feld und Stall.

Plasmaphorese: Bleibt für unbeeinflußbare Fälle mit hohen Paraproteinen und davon drohenden Komplikationen reserviert.

Interferron: Ist sehr teuer und befindet sich noch im Versuchsstadium (Internat. Congr. of Hematology Montreal 1980). H. MELLSTEDT u.a. (Lancet 1979/I, 245). Radiumhemmet Stockholm sahen 2 Voll- und 2 Teilremissionen bei vier Fällen.

Die häufige terminale tödliche Nephrose kann durch die Behandlung nicht verhindert werden. *Es sei hier noch speziell darauf aufmerksam gemacht,* **daß man bei Myelompatienten die i.v. Pyelographie auf keinen Fall durchführen darf,** da im Anschluß daran, trotz vorher noch genügender Nierenfunktion, *tödliche Nephrosen* auftreten können (drei eigene Beobachtungen). *Also Vorsicht bei unabgeklärter hoher BSR!*

Gamma Heavy Chain Disease und **Idiopathische Kälteagglutininkrankheit:** Beide Krankheiten gleiche Behandlung wie beim Myelom (s. R. M. Lyons u. Mitarb.: Blood 46 [1975] 1–9).

Aplastische Anämie

Die aplastischen Anämien können durch verschiedene Ursachen ausgelöst werden:

Chemisch-toxisch: *Benzol,* Nitrobenzol, Phenylbutazon, *Chloramphenicol,* Gold, Hydantoin, Arsenpräparate, *Ampicillin* und zahlreiche andere Stoffe (z. B. Chlorpromazin u. Hexachlorhexan). Weitere Stoffe siehe Moeschlin, S.: „Klinik u. Therapie der Vergiftungen", 6. Aufl. Thieme, Stuttgart, 1980, S. 612.

Zytostatika.

Strahlenschädigungen: Röntgen und radioaktive Substanzen (Leuchtziffer-Arbeiter usw.).

Aplastische Anämie

Sensibilisierung: Bildung von Autoantikörpern analog den erworbenen hämolytischen Anämien, Thrombozytopenien, Immunozytopenien und Immunoagranulozytosen.

Unbekannte Ursachen: 44%

Thymom: Obschon diese Fälle selten sind, so sollte doch immer danach gesucht werden (Röntgenbild), da die Anämie nach operativer Entfernung des Tumors ausheilt.

Symptomatische Therapie:

1. *Bluttransfusionen*, die neben dem Ersatz von Erythrozyten und bei Plastikbeutel-Transfusionen auch der Plättchen noch das KM anregende Substanzen vermitteln. Wenn die Transfusionen über 3–4 Jahre in Intervallen von 2–3 Wochen durchgeführt werden müssen, so kommt es zur Entwicklung einer sekundären Hämochromatose. Diese kann heute durch die Behandlung mit *Desferrioxamin-B* (**Desferal**®, [Ciba-Geigy]) vermieden werden. Mit der Behandlung sollte begonnen werden, sobald die durch die Transfusion zugeführte Eisenmenge 30 g überschreitet. Dosierung siehe *Hämochromatose* (S. 11 u. 544).

2. *Aufbaustoffe*: *Vitamin-B-Komplex-Therapie*, z.B. als **Becozym**® [Roche], tägl. 2 Ampullen i.m. oder i.v. (in Dtschl. **BVK**® [Roche], **Polybion**® [Merck]). Auch Folsäure 20–25 mg tägl., z.B. **Folvite**® [Lederle], (in Dtschl. **Cytofol**® [Lappe] **Folsan**® [Kali-Chemie]). Vitamin B_{12} tägl. 100 γ i.m. Diese Mittel können nichts schaden, sind aber bei den aplastischen Anämien von sehr zweifelhaftem Wert.

Kausale Therapie:

3. *Weglassen aller evtl. in Frage kommenden Noxen!*

4. *Kortikosteroidtherapie* bringt nur bei der immunologischen Form, aber hier eine spektakuläre Besserung. *Dosierung*: 1 mg/kg und nach Eintreten der Remission Rückgang auf die ED von tägl. 20–30 mg. Manchmal kann das Mittel dann langsam ausgeschlichen werden. In einzelnen Fällen bedarf es aber einer Dauertherapie.

5. *Testosterontherapie*: Ausgehend von der Beobachtung eines deutlichen Anstieges der Erythrozyten und Retikulozyten bei mit *Testosteronpräparaten* behandelten Mammakarzinosen verwendet man heute allgemein diese relativ harmlose Therapie auch bei aplastischen Anämien und Ostemyelofibrosen. Von 66 Androgen-behandelten aplastischen Anämien betrug die Überlebenszeit 26 Monate, von 46 symptomatisch behandelten aplastischen Anämien ohne Androgen-Therapie dagegen nur 13 Monate [Perugini, S. und Mitarb.: Schweiz. med. Wschr.: 100, (1970, 1982 bis 1984]. Einen besonders guten Erfolg sahen wir mit *Oxymetholon* **Adroyd**®(Parke-Davis), **Plenastril**® (Protochemie), Dosierung etc. und andere Präparate siehe Osteomyelosklerose. Selten kann es dadurch bei jahrelanger Anwendung zur Entwicklung eines *Leberzellkarzinoms* kommen (L.F. Johnson u. Mitarb.: Lancet 1972/II, 1273).

6. *Knochenmarktransfusionen*: Heute (1981) sind die Erfolge auch bei den ursächlich noch ungeklärten Formen sehr eindrücklich. Der Patient muß hierfür in spezielle Zentren, die sich auf die KM-Transplantation spezialisiert haben, transferiert werden (in der Schweiz: Prof. B. Speck, Med. Univ. Klinik, Basel, in Deutschland: Prof. H.Th. Brüster, Institut für Transf. Med. Düsseldorf u.a. Zentren; in USA Seattle- und Pittsburg-Gruppe). Die Seattle-Gruppe erreichte bis jetzt **70% Überlebende nach 7–44 Mon.** Sie verabreichen (neben der Röntgen- und Zytostatika-

verabreichung) dem Patienten, *während 5 Tagen tgl. die buffy coat des betreffenden Spenders*, um ihm so mehr Stammzellen zuzuführen. Erst *im Anschluß an diese Vorphase wird die Knochenmarksinfusion durchgeführt* (Internat. Kongr. Hematology, Montreal 1980). Die früher gefürchtete G. v. H.-Reaktion (Immun-Reaktion des transfundierten Knochenmarks gegen die Zellen des Empfängers) kann heute durch Auswahl der Spender, Nachbehandlung mit Lymphozyten-Antiserum, Antimetaboliten und Cortison, weitgehend beherrscht werden.

7. *Splenektomie:* Als Ultima ratio, bringt gelegentlich einen überraschenden Erfolg (S. Moeschlin: Schweiz. med. Wschr. 105 [1975], 1289–1298), Ausfall der Sequestration. Siehe Abb. 27.

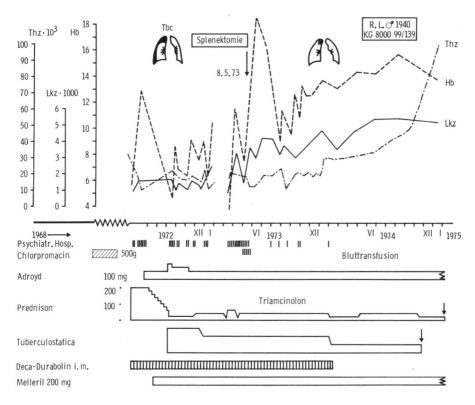

Abb. 27. (R. L., 35j., Ingenieur): **Schwere aplastische Anämie** durch total ca. 500 g *Chlorpromazin* bei einem Morbus Bleuler. Die Behandlung mit *Cortison* und *männlichem Hormon* zeigte gar keine Beeinflussung. Als Folge der darniederliegenden Abwehr kam es zum Aufflackern einer *Tuberkulose* mit schwerer Aussaat, die chemotherapeutisch geheilt werden konnte. Als sich das Blutbild und das Knochenmark nach zwei Jahren nicht besserten, wurde zur *Splenektomie* geschritten, die rasch zu einer Besserung der Leukozyten und des Hämoglobins führte. Die Thrombozyten erholten sich erst allmählich. Seit Januar 1974 brauchte er keine Bluttransfusionen mehr voll arbeitsfähig. Kontrolle 1981: Normales Blutbild. Als Ingenieur voll arbeitsfähig. Schizophrenie mit Melleril® gut eingestellt.

8. *Endoxan:* Immunologisch bedingte Fälle können paradoxerweise auf Zytostatika günstig reagieren. Doch einschleichende vorsichtige Dosierung, z.B. Beginn mit 25 mg tägl. und evtl. auf 50 mg steigern, kombiniert mit Prednison und bei genauer Kontrolle der Leukozyten und Thrombozyten. Ein Teil dieser Fälle sind vielleicht auch durch eine *maligne Retikulose* bedingte *„Pseudoaplastische Anämien"*, s. S. 33.

Osteomyelosklerose – Myelofibrose

Dieses interessante Krankheitsbild ist differentialdiagnostisch schwierig von der genuinen myeloischen Leukämie abzugrenzen. Wir verfügen über mehrere Fälle, die im Laufe der Jahre in eine typische chronische oder akute Leukämie übergingen. Wir neigen daher heute eher dazu, auch diese Erkrankung als eine mit den Leukämien, d.h. den neoplastischen Erkrankungen, identische Gruppe aufzufassen, wobei die Entdifferenzierung hier wahrscheinlich bis zur Retikulumzelle hinunterreicht, so daß neben den myeloischen Zellen auch pathologische Fibrozyten und Osteozyten im Sinne der Myelosklerose auftreten können. Die Erkrankung verläuft aber ausgesprochen schleichender als die chronische myeloische Leukämie und kann sich über 15–20 Jahre erstrecken. Im Gegensatz zur chronischen myeloischen Leukämie sind die alkalischen Phosphatasewerte der Leukozyten hier in der Regel deutlich erhöht, selten normal. Das Milzpunktat ergibt eine noch unvollständige Durchsetzung der Milz mit myeloischen Zellen und die *Knochenmarksbiopsie* zeigt eine beginnde Myelofibrose, die u.U. mit einer Osteomyelosklerose kombiniert sein kann. Alle diese klinischen Kriterien sind aber nicht immer stichhaltig. So sahen wir sichere Fälle mit einer niedrigen Phosphatase. Knochenmarkszintigraphie erlaubt, das Stadium zu erkennen. Bei ausgesprochener Osteosklerose denke man auch immer an die Möglichkeit einer *Fluorvergiftung!*

Therapie:

1. *Splenektomie:* In Frühfällen oder bei Hypersequestration evtl. indiziert. Bei Spätfällen sicher kontraindiziert, da hier die Blutbildung oft zu einem großen Teil noch speziell auf die Milz beschränkt ist und die Splenektomie durch eine schwere Granulozytopenie zum Tode führen kann (3 auswärtige eigene Beobachtungen).

2. *Testosteron:* Diese Behandlung wird von zahlreichen Autoren empfohlen. Selbst sahen wir keine eindeutigen Erfolge. Dosierung: 6 mg *Testosteron*/kg pro Woche i.m. (Pp. z.B. **Perandren**®). Noch stärker wirkt *Oxymetholon,* **Anadrol**® [Synthex Lab.], Palo Alto USA, oder **Adroyd**® [Parke-Davis], **Plenastril**® (Protochemie) in Dosierung von 2 mg/kg/d; Wirkungseintritt nach 5–6 Monaten; leider noch etwas teuer. Bei Absetzen des Präparates voll reversible Nebenwirkungen: Virilisierung, Gewichtszunahme, Ödeme, Hepatotoxizität. (Siehe H. Berner und J. Öhme: Mschr. Kinderheilk. 120, 405–409, 1972.)

3. *Bluttransfusionen:* Nur wenn wirklich nötig. Es genügt, wenn das Hb um 60–65% (9,4–10,0 g%) gehalten wird, da sonst als Folge der gehäuften Transfusionen sich eine frühzeitige Hämochromatose entwickeln kann.

4. *Zytostatika*: Sollten nicht kontinuierlich angewendet werden. Steigen aber die unreifen Zellen im Blut stark an, so kann ganz vorsichtig mit kleinen *Busulfan*- (**Myleran**®-) Dosen versucht werden, 2–4 mg tägl. für 3–4 Wochen, dann 2 mg 2–3mal wöchentlich. Wir sahen in mehreren Fällen eine vorübergehende deutliche Besserung. Genaue Thrombozytenkontrolle!
5. *Prednison*: 20–30 mg täglich, v. a. für die Spätfälle günstig.
6. *Thrombozytopenien mit Blutungen*: Treten in der terminalen Phase häufig auf. Versuch mit silikonisierten Transfusionen und kleinen Prednisondosen (20–30 mg tägl.).

Mononucleosis-Syndrom (T-Lyz.)

Verläuft im allgemeinen gutartig. Meistens durch ein Virus (EB, Zytomegalie), Toxoplasmose bedingt, seltener Ausdruck einer Autoimmunisierung durch bestimmte Medikamente wie *Phenobarbital* (3 eigene Fälle), PAS (2 Beobachtungen sowie GAULHOFER, 1952, und LICHTENSTEIN, 1953), *Penicillin*. Die Angina Plaut-Vincent stellt eine Superinfektion auf den entzündeten geschwollenen Tonsillen dar und tritt nur in einem Teil der Fälle auf. Nur in sehr seltenen Fällen kommt es zu einem schweren letalen Verlauf. Man achte immer auf die Leber und bestimme die Transaminasen. Sind sie deutlich erhöht und die Leber vergrößert, so ist auch ohne Bilirubinerhöhung besser eine Leberschondiät zu verabreichen.

Therapie:
1. *Bettruhe*: Im fieberhaften Stadium und bis zur evtl. Abheilung der Leberkomplikation.
2. *Antibiotikaabschirmung*: Nur beim Hinzutreten einer Tonsillitis. Dann am besten Breitspektren, da Anaerobier, z. B. *Ampicillin* 1 g tägl. bis zur völligen Entfieberung und Sanierung des Lokalbefundes.
3. *Bei sehr schwer verlaufenden Fällen*: Rekonvaleszentenserum 100–150 ml i.v. oder als Plasma von einem Patienten, der die Krankheit kürzlich überstanden hat. Nur in seltenen Fällen wird sich Rekonvaleszentenblut für eine Bluttransfusion finden. Hierdurch sahen wir bei 6 sehr schweren Fällen eine prompte Besserung. Zusätzlich ist in solchen bedrohlichen Fällen immer eine Abschirmung (siehe oben) durchzuführen und eine kleine *Prednisondosis* von 20–30 mg tägl. zu verabreichen.
4. *Bei Leberbeteiligung*: Kleine *Prednisondosen* von 20 mg tägl. p.o. plus Leberschondiät.
5. *Gefahr der Milzruptur*: Im Falle einer Ruptur sofortige *Operation*! Besonders gefährdet sind Patienten mit vorbestehenden Milzschmerzen, was eine Überdehnung der Kapsel anzeigt. Diese Gefahr tritt vor allem in der 3. Woche der Erkrankung auf. Patienten mit Mononucleosis infectiosa sollten deshalb mindestens 3 Wochen in der Rekonvaleszenz *keinen Sport treiben*, keinen Laufschritt unternehmen, da die noch lange Zeit vergrößerte Milz bei dieser Erkrankung leicht zerreißen kann. (Zahlreiche in der Lit. mitgeteilte Todesfälle.)
6. *Weitere Komplikationen*: Thrombozytopenische Purpura, erworbene hämolytische Anämie (hier *Kortikosteroidtherapie*, siehe unter diesen spez. Kapiteln).

7. *Chronisch rezidivierende Mononucleosis*: In ganz seltenen Fällen kann sich das Krankheitsbild über mehrere Jahre (1 eigener Fall mit $3^1/_2$ Jahren, weitere Fälle siehe Isaacs), hinausziehen, indem alle 2–3 Monate wieder Fieberschübe mit evtl. Milz- und leichten Drüsenschwellungen und gleichzeitig wieder typische Drüsenfieberzellen im Blut auftreten. In solchen Fällen könnte eine langdauernde *Prednisonbehandlung* versucht werden. Evtl. handelt es sich um eine *Toxoplasmose*, s. dort.

Lymphocytosis infectiosa

Eine wahrscheinlich durch eine Virusinfektion ausgelöste Erkrankung des lymphatischen Systems, die vorwiegend bei Kindern, seltener bei Erwachsenen auftritt. Neben einem eventuell starken Hustenreiz und leichten Temperaturen ist die Vermehrung von kleinzelligen Lymphozyten ohne Zunahme der jungen und basophilen Formen charakteristisch, wobei ausnahmsweise sogar Werte von 100000 Leukozyten auftreten können. Analoge Bilder können durch *Antiepileptika* ausgelöst werden.

Die Erkrankung heilt immer spontan aus, und die Kenntnis derselben ist hauptsächlich bei der differentialdiagnostischen Abgrenzung gegenüber der chronisch lymphatischen Leukämie wichtig.

Splenektomie-Indikationen

Es wird hier nur eine kurze Übersicht der wichtigsten Indikationen aufgeführt. Für Einzelheiten verweisen wir auf die einzelnen Abschnitte und auf die spezielle Literatur.

Vorsicht bei Kleinkindern (1–3jährig), da es hier in den ersten drei Jahren nach der Splenektomie zu einer erhöhten Infektanfälligkeit kommen kann.

Absolute:

1. *Ausgesprochene Hypersplenien mit Zytopenie* (hier kann die Bestimmung der Erythrozyten-Überlebenszeit mit ^{51}Cr sehr wertvoll sein) = *Hypersequestration*.

2. *Milz-Venen-Thrombose*.

3. *Isolierte Milz-Tuberkulose* (sehr selten).

4. *Chirurgische Indikationen* (Milz-Aneurysma, Milzruptur).

Relative:

1. *Anaemia haemolytica cong. famil.*

2. *Thrombocytopenia essentialis Werlhof.*

3. *Speicher-Krankheiten* (M. Gaucher).

4. *Anaemia haemolytica* bei homozygoter Thalassämie.
5. Anaemia haemolytica bei *Drepanozytose*.
6. Anaemia haemolytica bei *Marchiafava*.
7. Anaemia haemolytica *acquisita* (Hämolysine).
8. *Osteomyelosklerose* (nur in Frühfällen mit guter Markfunktion, in Spätfällen mit atrophischem Mark kontraindiziert, siehe Spezialkapitel).
9. *Anaemia aplastica* beim Versagen aller anderen Maßnahmen (Abnahme der Sequestration!).
10. *Morbus Hodgkin* (s. dort) für Spätfälle bei großer Milz mit Panzytopenie.

Störungen des Elektrolyt- und Wasserhaushaltes*

Richtlinien der Infusionstherapie:

Ohne eingehende Kenntnis der Anamnese, des klinischen Bildes und wichtiger Laborbefunde ist keine sichere Diagnose und folgerichtige Therapie möglich. Da die Störungen meist komplexer Natur sind, lassen sie sich nicht nach einem einfachen Schema behandeln.

Der Organismus ist bestrebt, die Körperflüssigkeit in ihrer Zusammensetzung und Ausdehnung auf die Flüssigkeitsräume, sowie in bezug auf die Bilanz zwischen Zufuhr und Ausscheidung konstant zu halten. *Gesetz der Homöostase.*

Die häufigste Indikation für eine Infusionstherapie besteht bei Patienten, deren orale Nahrungsaufnahme gestört ist. Demzufolge steht die Basismedikation von Wasser und Elektrolyten im Vordergrund. Sie entsteht durch die physiologischen renalen und extrarenalen Verluste. Davon zu unterscheiden ist die angepaßte Substitutionstherapie bei aufgetretenen Verlusten.

Normaler Basisbedarf (TRUNIGER):

	Wasser	Natrium	Chlorid	Kalium	(mval)
Urin	1500 ml	50–80	90–120	40	
okkulte Verluste	1000 ml	–	90–120	–	
Total/24 Std.	2500 ml	50–80	–	40 mval	

Der Substitutionsbedarf errechnet sich aus der Analyse der zusätzlichen Verluste, z.B. Fieber erfordert pro Grad Temperaturerhöhung zusätzlich 500 ml Wasser; Verluste gastrointestinaler Sekrete, Ileus usw. erfordern eine Substitution, welche den Verlust in seiner chemischen Zusammensetzung exakt berücksichtigt. Dies erfordert entsprechende Zusätze zur Basistherapie.

* Meinem Mitarbeiter Dr. von WESTPHALEN, Oberarzt, danke ich herzlich für die Ausarbeitung dieses Kapitels.

Spezielle Formen

Störungen des Wasser- und Natriumbestandes

Diese beiden Größen sind innerhalb des extrazellulären Flüssigkeitsraumes über eine funktionierende Osmoregulation miteinander verbunden. Eine Verminderung des ECV führt zu einer entsprechenden Abnahme des intravaskulären Volumens und damit zu einer *vermehrten Reninausschüttung. Hierzu resultiert eine erhöhte Angiotensin- und Aldosteronaktivität.* Diese führt zu einer *vermehrten Natriumrückresorption* in den Nierentubuli. Die hierdurch gesteigerte Osmolarität des ECV bewirkt eine Adiuretinausschüttung mit der Folge einer vermehrten Wasserrückresorption in der Niere, welche so lange wirkt, bis sich die Serumosmolarität wiederum normalisiert hat.

Das Natrium ist nahezu ausschließlich auf den extrazellulären Raum beschränkt und ist das wichtigste Kation. *Bei intakter Osmoregulation bedeutet daher eine Störung des Natriumbestandes immer eine Veränderung des ECV.*

Natriumverluste

Diese Störung entsteht bei gastrointestinalen Verlusten wie Erbrechen, Diarrhöe, Darmfisteln, Magendrainage. Renal kommt es zu einem Natriumverlust bei der „salt-losing nephropathy", ferner in der diuretischen Phase der akuten Tubulonekrose, sowie durch Diuretika. Generell tritt sie bei Verbrennungen und Höhlenergüssen und Ileus auf. (Siehe Truniger, B.: Wasser- u. Elektrolythaushalt, 3. Aufl. Thieme, Stuttgart, 1971, 1–188).

Pathogonese: Der Organismus beantwortet diese Verluste primär mit einer isotonischen Kontraktion des ECV. Sekundär kommt es zu einer Aufgabe der Osmoregulation und einer vermehrten ADH-Aktivität mit Retention von freiem Wasser.

Diagnose: Verminderter ZVD, schlechte zentrale Venenfüllung, verminderte Urinvolumina, erhöhter Hk, erhöhte Plasmaproteine, erhöhter Serumharnstoff, anfangs normales Serumnatrium, danach erhöht. Im klinischen Bild: Müdigkeit, Durst, verminderter Hautturgor, weiche Bulbi, Schwäche, Apathie.

Therapie:

Volumenersatz mit Natriumsalzen in Form isotoner Lösungen. Die erforderliche Menge richtet sich nach ZVD, klinischen Zeichen und Körpergewicht.

Natriumüberschuß

Kommt kaum bei intakter Niere und normalen Kreislaufverhältnissen vor. Dagegen bei Störungen dieser Organe, wie Unmöglichkeit der adäquaten Ausscheidung oder Retention.

Diagnose: Gewichtszunahme, Großkreislaufödeme, feuchte Lungenbasen, erhöhter ZVD.

Therapie:

Natriumrestriktion, Saluretika, Aldosteron-Hemmer (Aldactone-A®).

Wassermangel

Bedingt durch eine ungenügende Wasserzufuhr oder durch einen gesteigerten Wasserverlust. Dieser führt zu einem Anstieg des Serumnatriums und der Osmolarität, zu einer Wasserverschiebung aus dem intrazellulären in den extrazellulären Raum. Da $^2/_3$ des Gesamtwassers sich intrazellulär befindet, ist die Verschiebung in diesen Raum für den Organismus viel dramatischer. Dieser „Zelldurst" löst die folgenden klinischen Symptome aus:

Diagnose: Trockene Haut, Schleimhäute und Zunge, geringe hochgestellte Urinportionen, erhöhtes Serumnatrium, erhöhte Serumosmolarität, Hb und Gesamteiweiß ebenfalls erhöht. Hk nicht zu verwerten, da das Zellwasser ebenfalls vermindert ist.

Therapie:

Das Gesamtwasserdefizit läßt sich aus folgender Formel berechnen:

$$\frac{\text{Na-Ist} - 142}{142} \times 0{,}2 \times \text{Körpergew.-Soll (vor der Erkrankung)}$$

Hieraus ergibt sich das extrazelluläre Defizit. Multiplikation mit 3 zur Berechnung des Gesamtwasserdefizits. (Steinbruck, G. u. Mitarb.: Internist 10 [1969], 184).

Im allgemeinen genügt die Zufuhr von 3–4 l freiem Wasser als Glukose 5% z. B., kein sofortiger Ersatz, sondern innerhalb 48 Std.

Wasserüberschuß

Wird ausgelöst durch ein Mißverhältnis zwischen Zufuhr und Elimination des Wassers. Meistens handelt es sich um eine verminderte renale Ausscheidung durch eine Nierenfunktionsstörung oder eine inadäquate ADH-Stimulation, z. B. akutes Nierenversagen bei Anurie, chronische Niereninsuffizienz oder eine pathologische ADH-Aktivität, wie bei Leberinsuffizienz, schwerer Herzinsuffizienz, bei Bronchuskarzinom, organischen Hirnschädigungen.

Diagnose: Feuchtigkeit der Haut, Schwäche, zerebrale Krämpfe, Gewichtszunahme, Hirnödem, verminderte Serumosmolarität, erniedrigtes Serumnatrium.

Therapie:

Bei unkomplizierten Fällen strikter Wasserentzug, bei schweren Zuständen Testinfusion mit 300 ml 3%iger NaCl-Lösung zur rascheren Normalisierung der Serumosmolarität. Falls kein Erfolg, Peritoneal- oder Hämodialyse.

Kombinierte Störungen

Die bislang beschriebenen Störungen können auch kombiniert auftreten. Je nach Verhalten des ECV und der Serumosmolarität spricht man dann von *normo-, hyper-, hypotoner Dehydratation* und einer *normo-, hyper-, hypotonen Hyperhydratation*. Die Behandlung dieser komplexeren Störungen richtet sich nach den bisher beschriebenen Richtlinien, basierend auf den klinischen und laborchemischen Parametern.

Elektrolythaushalt

Hypotone Dehydratation: Diese findet sich bei gesteigerten renalen und extrarenalen Verlusten an Natrium durch chronischen Diuretikagebrauch, Laxantienabusus, Durchfallserkrankungen und bei NNR-Insuffizienz.

Hypertone Dehydratation: Trifft man bei mangelhafter Wasserzufuhr bei Schwerkranken, gesteigertem Wasserverlust bei Fieber, Tracheotomie, Sondenernährung, Coma diabeticum, acidoticum u. hyperosmolare (siehe dort). Laborwerte zeigen Hyperosmolarität, Hypernatriämie, zentraler Venendruck unter 2 cm H_2O, flache Jugularvenen in Flachlage, orthostatische oder primäre Hypotonie. **Therapie:** *Brunnenwasser p.o. oder 5%ige Glukose i.v.* bis zur Normalisierung vom Serum-Na.

Hypotone Hyperhydratation: Findet sich bei schwerer Herzinsuffizienz, Leberzirrhose, nach zu hohen Zuckergaben, ferner bei Flüssigkeitsverlusten, die ausschließlich mit Zuckerlösungen substituiert wurden oder bei zuviel Flüssigkeitszufuhr. Es besteht Überhydrierung und Hyponatriämie. Gleiche Therapie wie bei normotoner Hyperhydration.

Hypertone Hyperhydratation: Diese ist meist iatrogen bedingt durch übermäßige Kochsalzzufuhr, Ersatz von Magensekretverlusten mit NaCl, zu starke Korrektur einer Azidose mit Bikarbonat-Na. **Therapie:** NaCl-Restriktion plus *Lasix®*.

Normotone Hyperhydratation: Man begegnet ihr bei überhöhter Zufuhr von isotonischen Lösungen; auch die Ödeme der Herzinsuffizienz gehören hierher. Zentraler Venendruck über 12 cm, Ödeme, gestaute große Leber, gefüllte Jugularvenen, Lungenstauung. **Therapie:** Diuretika (*Lasix®*) plus Flüssigkeitseinschränkung.

Kaliumstörungen

Kalium findet sich überwiegend im intrazellulären Raum. Das extrazelluläre Kalium stellt nur etwa 2% des Gesamtkaliumbestandes dar. So sind Analysen des extrazellulären Bestandes nur bedingt auf den intrazellulären übertragbar. Immer auch EKG beiziehen.

Hypokaliämie

Ursachen: Extrarenale Verluste bei Erbrechen, Diarrhöe, Sprue, Kolitis, Laxantienabusus, Leberzirrhosen, Leberfunktionsstörungen bei Vergiftungen (Amanita, Phosphor), Langzeitbehandlung mit Cortison-Derivaten. Renale Verluste bedingt durch: Saluretika, tubuläre Nierenschädigung, Polyurie nach Nierenversagen. Mangeldiät.

B_{12}-*Stoß* bei der *Perniziosa* (3. Tag). Besonders gefährlich ist die Hypokaliämie beim Diabetes-Koma, wenn Insulin+Glukose+Natriumbikarbonat ohne Kalium verabreicht wird!

Klinische Symptome: Allgemeine Apathie, Muskelschwäche, Ameisenlaufen in den Extremitäten, Ileus, Atemstörungen, Digitalisüberempfindlichkeit.

Labor: Kalium erniedrigt. Bei einem Serum-Kalium von 3 mval/l beträgt das Defizit des Gesamtkaliums 100–200 mval, bei einem von 2–3 mval/l 200–400 mval.

EKG: Abgeflachte und negative T-Wellen, U-Wellen (TU-Verschmelzungswelle), Überleitungsstörungen, Extrasystolien.

Therapie:

Kaliumsubstitution mit l-molarer Kaliumlösung, welche sich streng nach der Nierenfunktion richten muß. Substitution als Zusatz zur Basislösung sollte 40 mval/l nicht übersteigen*. Häufig kommt es zu Venenschmerzen. Korrektur des chronischen Kaliummangels mit KCl-Tabl. oder Kaliumbikarbonat-Tbl.

Schwere Hypokaliämie: Hier können nach Clementsen, H. J.: Lancet 1962/II, 175 bis 375 mval innert $5^1/_2$ Stunden gegeben werden. Als Trägersubstanz 5%ige Glukose mit 40 E Alt-Insulin/Liter. Genaueste Überwachung des Patienten erforderlich (EKG-monitoring!). Kalium nie schnell i.v. injizieren! Gefahr des *Kammerflimmerns*!

Hyperkaliämie

Entsteht vor allem bei Nierenversagen oder bei Kaliumvergiftungen.

Klinik: Im Vordergrund stehen kardiale Symptome wie Bradykardie und Arrhythmien, selten Paresen der Extremitätenmuskulatur, Parästhesien (Zunge, Lippen, Zehen).

EKG: Zeltförmige Zuspitzung der T-Welle, AV-Blockierungen, ventrikuläre Tachykardien, Kammerflimmern.

Die QRS-Verbreiterung ist ein unbedingtes Alarmzeichen und bedeutet unmittelbare Lebensgefahr! Kalium meist über 7,5 mral/l.

Therapie:

1. *Kationenaustauscher*, z. B. **Resonium-A**® [Winthrop] per os als Tagesdosis 3×15 g durch Magensonde oder rektal).

2. *500 ml 20%ige Glukose* mit *40 E Alt-Insulin* und Injektion von 20% *Kalziumglukonat* (Vorsicht bei digitalisierten Patienten). (Steinbrück, G. u. Mitarb.: Internist 10 [1969] 184–189).

3. *Provokation von Durchfällen* mit *Sorbitlösung*. 40 ml 70% *Sorbitol* alle 2 Stunden oral oder durch Magensonde geben, bis Durchfälle auftreten, so lange wiederholen bis 1 Liter flüssiger Stuhl pro Tag ausgeschieden wird.

4. *Bei allen Fällen mit einem Kalium über 7 mval Indikation zur Dialyse gegeben. Alle Patienten, bei denen es sich um eine reversible Störung handeln könnte*, sollten in *eine Klinik zur Hämo- oder Peritonealdialyse* eingewiesen werden.

5. Bei **nichtdigitalisierten** Patienten darf man eine *5–10%ige Kalziumglukonatlösung* langsam i.v. (20 ml) spritzen (unter EKG-Kontrolle!), was besonders bei Nierenfällen günstig ist (gleichzeitige Hypokalzämie).

---

* (Ausnahmen bei schweren Hypokaliämien s. u.)

Säure-Basen-Haushalt

Es entstehen als Komplikation von diversen Grundleiden:

Metabolische Azidose

Grundsätzlich liegt ein Überangebot von Protonen vor. Ursache hierfür:

Verlust von körpereigenen Basen, z.B. Darmatonien, Erbrechen.

Überschwemmung des Organismus mit sauren Substanzen, z.B. Schock (Milchsäureazidose).

Unvermögen der Niere, H^+ – Ionen auszuscheiden.

Zu einer pH-Erniedrigung kommt es dann, wenn die intra- und extrazellulären Pufferkapazitäten erschöpft sind. Durch Hyperventilation versucht der Körper der Azidose entgegenzuwirken.

Klinik: Kußmaul-Atmung, sonst sind die Symptome spärlich.

Labor: pH unter 7,36, Standardbikarbonat vermindert, BE weniger – 3, häufig Hyperkaliämie durch Verteilungsstörung zwischen intra- und extrazellulärem Raum (Überschuß an H^+-Ionen führt zu einer Verschiebung von K^+ vom intrazellulären in den extrazellulären Raum).

Therapie:

Sie richtet sich nach den Laborwerten und zwar nach dem BE, Formel: ml molares 8,4%iges Natriumbikarbonat = negativer Basenüberschuß × 0,3 × kg Körpergewicht.

Bei nicht lebensbedrohlichen Zuständen gibt man $^2/_3$ der errechneten Bikarbonatlösungsmenge in 500 ml 5%iger Glukose.

Bei bedrohlichen Zuständen: Sofort *100 ml 8,4%iges Natriumbikarbonat*. In beiden Fällen häufige Kontrollen des Säure-Basen-Haushaltes zur Kontrolle der Therapie.

Bei gleichzeitigem Kaliummangel (z.B. renal tubuläre Nephrose): Hier besser eine Kalium-Natrium-Zitrat-Lösung, z.B. als **Uralyt-U®** (11 mVal Na und Ka, 27 mVal Zitrat pro dosi).

Dosierung: 4–5mal 2,5 g/Tag n.d.E.

Bei Kalziummangel plus Hyperkaliämie (chron. Niereninsuffizienz): **Acetolyt®** (pro dosi 8 mVal Na, 17 mVal Ca, 29 mVal Zitrat), täglich 2–3mal 2 Meßlöffel à 2,5 g in H_2O aufgelöst, bei Besserung der Azidose noch 3mal 1 Meßlöffel/Tag.

Gabe von Trispuffer: Stellt eine weitere Behandlungsmöglichkeit dar. Dieser ist unbedingt der Vorzug zu geben, wenn Krankheitsbilder vorliegen, die eine *Hypernatriämie* aufweisen, wie z.B. *Herzinsuffizienz, Lungenödem*, so daß weitere Natriumgaben kontraindiziert sind. (Lawin, P.: Dtsch. med. Wschr. 93 [1968] 1664).

Formel: Bedarf an 0,3 molarem Trispuffer in ml = Basendefizit × kg Körpergewicht.

N.B.: Diese Infusionstherapie kann zu Atemdepression und Atemstillständen führen. Möglichkeit der Intubation und Beatmung muß gegeben sein.

Säure-Basen-Haushalt

Respiratorische Azidose

Ausdruck einer alveolären Hypoventilation mit Anstieg des CO_2, z.B. Cor pulmonale chronicum, Lungenemphysem usw.

Therapie:

1. *Leichtere Fälle*: Atemgymnastische Behandlung, Beatmungsinhalation im Sinne einer assistierten intermittierenden Beatmung.

2. *Schwere Fälle mit Anstieg des Kohlensäuredruckes über 70 mmHg*: Hier *Tracheotomie* zur Verbesserung der alveolären Ventilation durch Totraumverkleinerung. *Daptazol* und *Micoren* siehe Lungenkapitel S. 252.

Laktat-Azidose

Bei Schock, kardialer Dekompensation (Herzstillstand), medikamentös durch *Biguanide*, Pankreatitis, gramnegative Sepsis u.a.

Diagnose: Hohes Serumlaktat und -pyrovat, *pH*. Beim Coma diabeticum bei niedrigem pH Fehlen einer Ketose!

Therapie:

a) *Natriumbikarbonat-Infusionen* 200–400 mVal, Patienten sind auffallend resistent! pH-Kontrolle!

b) Für schwere Fälle *Peritoneal-Dialyse* (oder Hämo-).

Metabolische Alkalose

Nach ihrer Entstehung unterscheidet man:

Verlustalkalose durch Defizit an sauren Valenzen, z.B. Erbrechen bei Pylorusstenose.

Zufuhralkalose durch Überangebot alkal. Substanzen, Alkalizufuhr, Leberkoma.

Verminderte Bikarbonatausscheidung: z.B. Pankreatitis, forcierte Diuretikazufuhr.

Klinik: Durch den Verlust von H-Ionen oder starke Basenzufuhr kommt es beim Überspielen der Kompensationsmechanismen (Lunge und Niere) zu einer *Erhöhung des pH über 7,45, Anstieg der Alkali-Reserve*, immer *Hypokäliämie* und *Hypochlorämie*. Bei der Pankreatitis zusätzlich zur Hypokalzämie.

Therapie:

Substitution der verlorengegangenen H-Ionen und Salze. Als molares Kaliumchlorid 7,45%iges oder molares L-Lysinhydrochlorid 17,33%iges. Formel für die Dosierung der Elektrolytkonzentrate:

ml molares R-Cl = 0,2 × kg Körpergewicht × (Sollwert mval/l – Istwert mval) × 2
Verlaufskontrolle anhand der Laborwerte: pH, Standarbikarbonat und Serumionogramm.

N.B.: Niemals eine Alkalose mit HCl behandeln. Eine Ausnahme bilden schwerste Störungen, hier ist ein Versuch mit $^1/_{10}$–$^1/_5$ n HCl 100 ml in 900 ml NaCl erlaubt. Bei leichten Fällen genügt physiologische NaCl-Lösung.

Hyperkalzämie

Respiratorische Alkalose

Entsteht durch alveoläre Hyperventilation.

Klinik: Häufig im Rahmen einer sog. *Hyperventilationstetanie*, aber auch im *Frühstadium einer gramnegativen Sepsis* mit begleitendem septischem Schock.

Therapie:
Sedierende Maßnahmen *Diazepam*, d.h. **Valium®** 10 mg i.m. Bei septischem Schock siehe *Gramnegative Sepsis* (S. 173 u. 652).

Hyperkalzämie

Tritt vor allem bei *Hyperparathyreoidismus*, bei der *Calcamin- und Vitamin-D-Überdosierung*, seltener bei *Morbus Boeck, Karzinosen* und der *Hyperthyreose* auf. Als Komplikation tritt häufig eine hämorrhagische Pankreatitis auf.

Therapie:
1. *Steigerung der Ca-Ausscheidung:*

    a) *Furosemid* (**Lasix®**) 100 mg alle 2–4 Std. für den ersten Tag, zusammen mit 30 mval K/l, da Kaliumverlust.

    b) *Flüssigkeit 3–(8) l/24 Std.:* Physiol. NaCl + Glukose a.a. Die Diurese sollte auf 3–5 l ansteigen. (Zentralen Venendruck überwachen!) Sofern kein Erbrechen, viel trinken lassen.

2. *Prednison:* $1^1/_2$ mg/kg tägl. i.v. und langsam reduzieren, sobald Ca sich normalisiert.

3. *Kalziumarme Kost:* Keine Milchprodukte!

4. Infusion anorganischer Phosphatpuffer: 0,1molare Lösung (0,081 mol Na_2HPO + + 0,019 mol KH_2PO_4 = pH 7,4), $^1/_2$ Liter Infusion und $^1/_2$ Liter physiol. Glukose a.a. über 8 bis 12 Stunden. In leichteren Fällen per os als Na_2HPO_4 oder K_2HPO_4-Salz.

    Wirkung: Senkt den Ca-Spiegel wahrscheinlich durch vermehrte Einlagerungen in den Knochen. Wirkungseintritt nach beendigter Infusion, Wirkungsmaximum nach 1–5 Tagen. Keine Hyperphosphatämie, d.h. 50 Millimol Phosphat (und nicht 100 Millimol, wie ursprünglich von den Autoren empfohlen!), da sonst evtl. Hypokalzämien mit Kollaps auftreten können. Serumkalzium fortlaufend überwachen, wesentlich ist eine langsame Senkung. Cave bei Niereninsuffizienz mit Hyperphosphatämie.

5. **Mithramycin**: Wenn unter 1–4 keine wesentliche Besserung eintritt, dann ist *dieses Zytostatikum das Mittel der Wahl* (H.J. SENN, P. PEYER: Dtsch. med. Wschr. 103 [1978] 101–105). *Dosis:* Einmaliger Stoß von 20–25 µg/kg i.v. genügt für die meisten Fälle, um die hyperkalzämische Phase für 7–10 Tage oft noch länger zu beheben. Abfall setzt am 2. Tag ein.

    Nebenwirkungen: Hepatotoxisch, Transaminasen steigen am 3. Tag auf das 5 bis 6fache und normalisieren sich dann bis zum 5. Tage wieder. Also Vorsicht bei vorbestehender Leberschädigung.

6. *Peritonealdialyse* für verzweifelte Fälle und bei Oligurie evtl. lebensrettend.

Hyperelektrolytämie

Hyperelektrolytämie als Komplikation einer eiweißreichen Sondenernährung:
Es ist wichtig zu wissen, daß diese evtl. gefährliche Komplikation (ca. 50% Letalität) bei einer übermäßigen Eiweißzufuhr bei der Sondenernährung auftreten kann. Man gebe deshalb beim „Eiweiß-Drip" nie mehr als 1 g/kg und Tag.

Herz

Herzinsuffizienz

Die Behandlung der Herzinsuffizienz variiert von Fall zu Fall und muß sehr individuell je nach der vorliegenden Genese derselben und nach der Dringlichkeit des betreffenden Falles gehandhabt werden. Deshalb ist es auch schwierig, allgemeingültige Leitsätze zu geben.

Bevor man mit der Behandlung beginnt, soll man sich zuerst vor allem darüber klar sein, ob es sich um eine

1. *exzitomotorische Insuffizienz* oder um eine
2. *hämodynamische Insuffizienz* handelt.

Exzitomotorische Insuffizienz:

Hier kommt es bei einem an und für sich meistens noch recht gut erhaltenen Myokard mit noch guter Überleitung bei meistens supraventrikulären, sehr frequenten Impulsen (*Vorhofflimmern, -flattern*, evtl. *Sinustachykardie*) zu einer viel zu raschen Kammerkontraktion. Die hierdurch bedingte ungenügende Kammerfüllung, die sich oft durch eine ausgesprochene Unregelmäßigkeit der Herzkontraktion noch verschlechtert, führt zu einer allmählichen Überbeanspruchung und Erschöpfung des Myokards. Hier handelt es sich also häufig um eine für den Herzmuskel recht gefährliche Situation, die in der Regel ein rasches und energisches Eingreifen durch vagotrope und die Überleitungszeit möglichst verlängernde Herzglykoside (z. B. **Digilanid**®, *Azetyldigitoxin*, **Acylanid**®) oder durch Beta-Blocker und Analoge (*Verapamil*, **Isoptin**®, **Inderal**®, **Dociton**®, *Propranolol*), verlangt. Nähere Einzelheiten über das Vorgehen in solchen Fällen folgen.

Gelegentlich entwickeln sich solche *exzitomotorische Insuffizienzen* auch durch das Auftreten gehäufter und evtl. *polytoper Kammerextrasystolen*. In solchen Fällen müssen in allererster Linie die Kammerextrasystolen z. B. durch die Verabreichung von *Procainamid* (**Pronestyl**® [Squibb], **Novocamid**® [Hoechst]), ferner durch Lidocain (**Xylocain**®) oder auch durch *Chinidin* zum Verschwinden gebracht werden. Für Einzelheiten hierüber verweisen wir auf das Kapitel der Arrhythmien.

Hämodynamische Insuffizienz:

Zum Beispiel bei dekompensierten Vitien oder bei einer Myodegeneratio et insufficientia cordis. Diese hämodynamische Insuffizienz läßt sich bekanntlich noch unterteilen in die

a) *Linksinsuffizienz*: Bei einem vorwiegenden Versagen der linken Herzkammer, z. B.

Herzinsuffizienz

Hypertonieherz, Aorteninsuffizienz usw. Die Hauptsymptome sind hier im wesentlichen: *Arbeitsdyspnoe, Ruhedyspnoe,* Orthopnoe und u. U. Cheyne-Stokessche Atmung, *Stauungsbronchitis, Lungenödem.*

b) *Rechtsinsuffizienz*: Sie ist selten in reiner Form ausgeprägt, sondern *kombiniert sich häufig mit einer Linksinsuffizienz. Schwellung der Halsvenen* in halbsitzender Lage, *Leberstauung,* evtl. *Ödeme der unteren Extremitäten,* evtl. *Aszites* und Pleuraerguß.

Beim therapeutischen Angehen dieser beiden hämodynamischen Formen der Herzinsuffizienz sind die Hauptziele:

Schonung der Herzbeanspruchung;

Verbesserung der Herzkontraktion;

Erzielung einer besseren Diurese;

Vasodilatation zur Entlastung der Herzkontraktion (Herabsetzung des pulmonalen Drucks)

Langsames Herztraining.

Mit Ausnahme des akuten Lungenödems ist ein mehr schrittweises Vorgehen zu empfehlen, und die Herzglykoside können, im Gegensatz zur bedrohlichen exzitomotorischen Insuffizienz, allmählich und protrahiert verabreicht werden. Durch ein solches schrittweises Vorgehen kann man den Effekt der einzelnen Anordnungen und therapeutischen Mittel, die von Fall zu Fall individuell sehr stark variieren, weit besser beurteilen. So zeigen viele dieser Patienten schon eine deutliche Besserung, wenn man ihnen in der ersten Phase nur Bettruhe und Einschränkung der Flüssigkeit verordnet. Dadurch schafft man oft auch eine bessere Ausgangslage für die Wirkung der Herzglykoside in der zweiten Phase. In einer dritten Phase beginnt man mit der Verabreichung von *Diuretika*. Auch hier gibt es natürlich Ausnahmen, deren Dringlichkeit ein rasches und energisches Eingreifen erfordern. *Für die Mehrzahl der nichtdringlichen Fälle empfiehlt sich aber das stufenweise Vorgehen.* In der vierten Phase versucht man durch ein ganz allmähliches Training (es darf dabei keine Atemnot auftreten!), die Herzkraft wieder langsam bis zur evtl. Fähigkeit der Arbeitsaufnahme zu steigern. (S. auch Abb. 28).

Schonung:

In leichteren Fällen Reduktion oder Aussetzen der Arbeit. Bei ausgeprägten Insuffizienzerscheinungen *Bettruhe*: In schweren Fällen immer für 8–12 Tage, wobei man, sobald die Kreislaufverhältnisse dies erlauben, zur „erleichterten Bettruhe", d. h. Aufstehen zu den Mahlzeiten und zur Toilette, übergeht. Dies ist besonders bei älteren Patienten wichtig, um Komplikationen von seiten der Gefäße (Thromboembolien) und der Lungen vorzubeugen.

Schwer dyspnoische Patienten mit kombinierter Rechts- und Linksinsuffizienz fühlen sich oft anfänglich in einer halbsitzenden Stellung besser (Lehnstuhl). Hier muß man auch mit der Hochlagerung der unteren Extremitäten und der Hochstellung des Bettfußendes vorsichtig sein, da dadurch u. U. ein Lungenödem begünstigt werden kann.

Flüssigkeitseinschränkung:

Wir sind gerade heute, im Zeitalter der *Saliuretika*, grundsätzlich gegen die „freie

Wasserzufuhr" zusammen mit strenger Na-Einschränkung, wie sie z. B. von *verschiedenen Autoren* empfohlen wird. In schweren Fällen reduzieren wir sie auf 800–900 ml, in der Regel auf 1000–1200 ml. Im Sommer kann man ruhig 300 ml höher gehen.

Verminderung der Na-Aufnahme oder Erhöhung der Na-Ausscheidung:

Dieses Moment ist therapeutisch sehr wichtig, um die H_2O-Retention im Plasma und Gewebe herabzusetzen. Früher galt es als Regel, beim Vorliegen von kardialen Ödemen eine „salzfreie" Kost zu verordnen.

Schrittweises Vorgehen bei schwerer Herzinsuffizienz mit Anasarka:

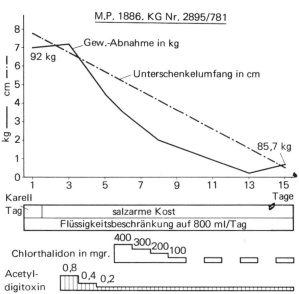

Abb. 28. *Schwere dekompensierte Hypertonie mit Anasarka* (76jähr. Frau): Bettruhe und 2 Karell-Tage erzeugen trotz Einschränkung der Flüssigkeitsaufnahme auf 800 ml keine Diurese. Auf rasche *Volldigitalisierung* deutliches Einsetzen der Ausscheidung (Gewichtsabfall), die dann durch zusätzliche Verabreichung eines *Saluretikums* (*Chlorthalidon*) weiter verstärkt wird.

Heute ist die *streng* salzarme Diät seit Einführung der verschiedenen *Saliuretikapräparate* nicht mehr nötig, zur großen Erleichterung der Patienten. Der Appetit ist oft so viel besser, und bei dekompensierten Hypertonien erzielt man außerdem zusätzlich eine Blutdrucksenkung. Bei der Verabreichung der *Saliuretika* ist eine streng salzarme Kost, wegen der Gefahr der u. U. ausgelösten vermehrten K-Ausscheidung mit konsekutiver Hypokaliämie, sogar gefährlich. Näheres siehe Ödem- und Hypertoniekapitel, S. 102 u. 196.

Wir verordnen daher heute für die Mehrzahl der Herzpatienten mit Ausnahme der ersten 3–4 Tage eine normale Kost und geben dann, wenn nötig, in den mittleren bis leichteren Fällen bei ungenügender Diurese nach einigen Tagen Bettruhe und Digitalisierung zusätzlich ein *Chlorothiazidderivat*, siehe Ödemkapitel, S. 102. Selbstverständlich ist jedes Übermaß von NaCl zu meiden.

Cave zu viel Kohlehydrate!: Bei einem Überangebot an KH kommt es zu einer deutlichen Na-Retention. Also gemischte Diät.

Herzinsuffizienz

Sauerstoffverabreichung

(Sauerstoffbrille mit Befeuchtungsaggregat): Diese bleibt für die schweren Fälle reserviert, dort leistet sie vor allem bei ausgesprochener Linksinsuffizienz, hochgradiger Zyanose und schwerem Myokardinfarkt sehr Gutes. Cave ein O_2-Überangebot, vor allem beim sehr *O_2-empfindlichen Säugling* (hier besser O_2-Zelt!), ferner beim *Lungenasthma und -emphysem* (siehe bei Emphysem, S. 252). da hier durch Störung der Atemregulation u. U. Koma und Exitus eintreten können. O_2-Gabe immer intermittierend und nicht über 4 Liter/Min.

Herzglykoside

(nähere Besprechung siehe Spez.-Kap., S. 90): In schweren, dringlichen Fällen beginnt man sofort mit ihrer Verabreichung, in leichteren Fällen ist es besser, 2–3 Tage die unter 1–3 aufgeführten Maßnahmen anzuwenden. Tritt unter der Glykosidwirkung bei ausgesprochenen Ödemen keine deutliche Diurese auf, so kombiniert man sie vom 3.–4. Tage noch mit Diuretika. Siehe Abb. 28.

Diuretika und Aldosteron-Hemmer

(nähere Besprechung siehe Spez.-Kap. S. 104 u. 109).

Sedativa:

Eine sedative Behandlung ist bei den meisten Herzpatienten sehr erwünscht. Besteht eine starke Atemnot, „Asthma cardiale", so verabreicht man am besten *Dihydromorphinonum hydrochloricum* (**Dilaudid**® [Knoll]) 1–2 mg, kombiniert mit $^1/_2$ mg *Atropinum sulfuricum* s.c., oder als Suppositorien. In leichteren Fällen genügen auch 20–30 Tropfen einer 1%igen *Morphin-* oder einer 2%igen *Codein*-Lösung.

Kontraindikationen: Beim Vorliegen eines Cor pulmonale (z.B. Emphysemherz, Pulmonalsklerose usw.) oder einer zerebralen Störung mit evtl. Cheyne-Stokesscher Atmung sind die Morphiumderivate sowie die synthetischen Morphiumersatzpräparate, wie *Pethidinum-hydrochloricum* **Dolantin**® [Hoechst] usw., wegen der Gefahr einer Atemlähmung strikte kontraindiziert (siehe auch Emphysemkapitel). Einen durch solche Präparate evtl. ausgelösten Cheyne-Stokes bekämpft man am besten mit der sofortigen Injektion von *Amiphenazol* = **Daptazole**®, **Daptazile**®, z.B. 15–40 mg i.m. Vorsicht ist auch bei älteren Herzpatienten am Platz. Hier kann man eine ungefährliche Beruhigung durch *Phenobarbital* (**Luminaletten**® [Bayer]), 3–4 × 0,015 g, oder durch *Chlordiazepoxyd* (**Librium**® oder **Valium**® [Roche], **Rilax**® [Hanover], usw.) 3 × 5–10 mg p.o. tägl., erreichen.

Schlafmittel sind in den meisten Fällen nicht nötig, das ungefährliche dem Diazepam nahestehende **Mogadon**® [Roche] ist erlaubt.

Diät:

Bezüglich Natrium siehe oben, im übrigen eine eiweißreiche, vitaminreiche Kost unter Vermeidung meteoristisch wirkender Substanzen (Vorsicht mit Bohnen, Erbsen, Kohl, Zwiebelgemüsen, Spargeln, roten Rüben, Gurken, Fenchel usw.).

Regelmäßige Darmentleerung

(Näheres siehe Obstipation, S. 322): Wichtig wegen des Meteorismus und Zwerchfellhochstandes. Bei Meteorismus z. B. **Luizym**® [Luitpold-W] 3 × 2 Tabl. oder **Lactéol**® [Lab. Boucard, Paris] 3 × 2 Dragées, evtl. kombiniert mit Kohle.

Bekämpfung einer Hypertonie:

Sehr oft liegt anfänglich eine sogenannte „*geköpfte Hypertonie*" vor, d. h. die vorbestehende Blutdruckerhöhung ist wegen der auftretenden Herzinsuffizienz verschwunden. Seltener sind *Initialhypertonien*, vor allem bei schweren Anoxämien. Man wartet also zuerst immer etwas ab. Stellt sich aber eine vorbestehende Hypertonie wieder ein oder bleibt eine anfängliche Hypertonie auch nach Besserung der Stauungslage weiter deutlich ausgeprägt, so ist eine Blutdrucksenkung zur Entlastung der Herzarbeit unbedingt erwünscht.

Bei *schweren Dekompensationen* von Hypertonikern ist eine *frühzeitige Senkung des Blutdruckes* anzustreben. Bei einer vorliegenden Koronarinsuffizienz oder anderen arteriosklerotischen Durchblutungsstörungen darf der Druck nur vorsichtig gesenkt werden. Für die Notfälle **Nepresol**®, $1/8$–$1/4$ Amp. i.v. und periodisch wiederholen. Gleichzeitig orale Verabreichung beginnen. Näheres siehe hierüber im Hypertoniekapitel.

Abmagerung:

Bei allen Herzpatienten muß eine Normalisierung des Körpergewichtes angestrebt werden, um dadurch sowohl die Herzarbeit wie die Arbeitsfähigkeit des Patienten zu verbessern.

Reduktion des Grundumsatzes:

In sehr schweren Fällen, bei denen trotz aller obigen Maßnahmen eine dauernde Insuffizienz bestehen bleibt, kann u. U. noch durch Reduktion des Grundumsatzes und die dadurch erreichte Verminderung der Herzarbeit eine weitere Verbesserung erzielt werden, wobei zwei Wege zur Verfügung stehen:

a) *Thiouracilpräparate*: Siehe bei Hyperthyreose.

b) *unblutige Strumektomie*: Durch Behandlung mit *Radiojod* und nachheriger Verabreichung von *Levothyroxin*, **Eltroxin**® in Dtschl. **Euthyrox**® [Merck], in kleinen Dosen (1–2–3 × 0,05 mg) zur Erhaltung der gerade noch lebensnotwendigen Schilddrüsenfunktion. In zahlreichen Fällen, bei denen man durch die übliche Herztherapie mit Glykosiden nicht zum Ziele kommt, handelt es sich um primäre *Hyperthyreosen*, und dann ist immer eine Untersuchung des Plasmajods, T_4-Tests, T_3-Tests und des Jod-Tracers durchzuführen.

Bekämpfung eines Vitamin-B_1-Mangels:

Dieser ist ursächlich bei uns eigentlich nur beim Äthylikerherz von Bedeutung, und dort empfiehlt sich eine hochdosierte parenterale Verabreichung (tägl. 100–200 mg i.m.). Leichte B_1-Defizite treten durch Resorptionsstörungen bei chronischen Herzinsuffizienzen doch recht häufig auf, so daß es sich bei chronischen dekompensierten Fällen empfiehlt, anfänglich Vitamin B_1 i.m. oder i.v. zu verabreichen, z. B. tägl. 25 mg.

Herzglykoside

Punktion von Stauungsergüssen:

Bei größeren Ergüssen in Pleura und im Abdomen (siehe auch bei Leberzirrhose), die unter der übrigen Therapie nicht zurückgehen, kann die Entlastung mit einer Punktion durch Senkung des intrapleuralen Druckes und dadurch auch des zentralen Venendruckes sowie durch Verbesserung der Zwerchfellatmung und der Reservekapazität und damit der Sauerstoffsättigung des Blutes sehr günstig wirken. Beim Pleuraerguß sollten hierbei, um die Gefahr eines Lungenödems durch die plötzliche Dekompression der Lungenkapillaren zu vermeiden, pro Punktion nie mehr als 600 ml entnommen werden. Beim Aszites können mehrere Liter abgelassen werden. Doch ist auch hier, wenn immer möglich, besser eine Entlastung durch die Diurese anzustreben, da bei der Aszitespunktion immer größere Mengen Eiweiß entfernt werden und in vielen Fällen nicht selten noch eine Hypoproteinämie mit im Spiele ist.

Herzglykoside

Bevor man Herzglykoside anwendet, muß man sich vor Augen halten, daß sie vor allem am insuffizienten Herzmuskel und ferner bei gewissen Störungen der Reizbildung wirksam sind (positiv inotrope Wirkung).

Für den Praktiker kann man für die Auswahl der Glykoside gewisse *Leitsätze* aufstellen, die aber keine feste Gültigkeit haben und die individuell variiert werden müssen, um so mehr, als oft auch die verschiedenen Insuffizienzformen sich kombinieren.

Leitsätze für die Auswahl der herzwirksamen Glykoside

Tachykarde Insuffizienz: z. B. exzitomotorische Insuffizienz wie tachykardes Vorhofflimmern. Ferner tachykarde dekompensierte Herzvitien. Hier im allgemeinen besser ausgesprochen bradykard wirkende Digitalispräparate wie *Digitoxin* oder *Azetyldigitoxin* sowie **Digilanid**® [Sandoz] und nicht *Lanatosid C* (**Cedilanid**®) oder *Strophanthin*.

Handelt es sich dabei um *Notfallsituationen*, bedingt durch tachykardes Vorhofflimmern (drohendes Lungenödem), so verwende man i.v. das *Lanatosid C* (**Cedilanid**®), da sofortige Wirkung, und nicht ein *Digitoxinpräparat*, das durch seine Bindung an die Albuminfraktion des Plasmas erst nach Stunden voll wirksam wird. Eilt es nicht, so greift man vorteilhaft zum *Gesamt-Lanatosidpp.* (**Digilanid**®) mit der größeren therapeutischen Breite; Wirkung innert ca. 20 Minuten.

Bradykarde Herzinsuffizienz: Hier in der Regel *Lanatosid C* = **Cedilanid**®, evtl. **Talusin**®.

Bei vorwiegender Linksinsuffizienz: z.B. Aorteninsuffizienz, dekompensierte Mitralinsuffizienz, dekompensierte Hypertonie usw., hat im allgemeinen **Cedilanid**® die bessere Wirkung, vor allem bei schweren Fällen. Einen guten Effekt zeigen in solchen Fällen auch die *Digitoxinpräparate* (z. B. **Acylanid**® [Sandoz], **Lanicor**® [Boehringer]).

Akutes Lungenödem durch hämodynamische Linksinsuffizienz: Hier ist wegen seiner sofortigen Wirkung das *Strophanthin* (z. B. als **Strophosid®, Kombetin®**) den übrigen Herzglykosiden vorzuziehen. Eine gute Wirkung zeigt auch **Cedilanid®**. (Kombination mit **Lasix®** und *Nitriten*, s. dort).

Bei vorwiegender Rechtsinsuffizienz: (z. B. dekompensierter Mitralstenose, dekompensiertem Emphysemherz usw.): Bei diesen Fällen sind die langhaftenden *Digitalisglykoside* wie *Azetyldigitoxin, Digoxin* oder **Digilanid®** vorzuziehen.

Bei Wechsel von Digitalis auf Strophanthinpräparate: Wenn möglich 2 × 24 Std. warten oder, wenn dies wegen bedrohlichen Zuständen nicht möglich ist, dann nur 1 Tag. Im Notfalle vorsichtig am 1. Tag zuerst nur $^1/_{16}$–$^1/_8$ mg i.v. spritzen, am 2. Tag 1–2 × $^1/_8$ mg usw. Die vom früheren Glykosid noch an den Herzmuskel gebundene Menge addiert sich mit der „Sofortwirkung" des *Strophanthins*; deshalb muß auf alle Fälle eine sehr niedrige Anfangsdosis gewählt werden, um eine Überdosierung (u. U. Kammerflimmern) zu vermeiden. Umgekehrt muß bei Wechsel von *Strophanthin* auf *Digitalis* die Anfangsdosis des neuen Präparates eher erhöht werden, um die Gefahr einer Dekompensation zu verhüten. Das *Strophantin* wird heute zu Unrecht von der jüngeren Generation zu wenig verwendet. Es hat noch immer für spezielle Indikationen große Vorteile.

Vorsichtsmaßnahmen

Cave die gleichzeitige Kalziumverabreichung bei der Strophanthintherapie, da sonst evtl. Herztodesfälle auftreten können! Hat der Patient kurz vorher Kalzium i.v. erhalten, dann Vorsicht, erste Dosis nicht über $^1/_8$ mg (z. B. bei Asthma-Patienten).

Cave Kombination mit Rauwolfiapräparaten: Diese (**Reserpin®, Serpasil®, Gilurytmal®** usw.) erhöhen die Toxizität der *Digitalispräparate* und auch der *Strophanthusglykoside* und führen zu gehäuftem Auftreten von Arrhythmien.

Vorsicht bei Niereninsuffizienz: Durch die verzögerte Ausscheidung muß hier die Dosis reduziert werden, um eine Digitalis-Intoxikation zu verhüten. Untersuchungen mit tritiummarkiertem Digoxin zeigten, *daß bei einem Harnstoff von über 50 mg% die Dosis auf $^1/_2$ und bei Werten über 100 mg% auf $^1/_3$ reduziert werden muß (Gefahr des Kammerflimmerns)*. Vorsicht bei *Peritonealdialyse*, wo durch den vermehrten Kalium-Verlust bei geringerer Digitalis-Ausscheidung auch eine erhöhte Empfindlichkeit besteht. **Talusin®** wird durch die Galle ausgeschieden (90%)! In all diesen Fällen **Bestimmung des Digitalisspiegels** im Blut.

Spezielle Vorsicht und Gefahr bei Hypokaliämie: Die Erkenntnisse auf dem Gebiet der Hypokaliämie der letzten Jahre haben gezeigt, daß der Herzmuskel beim Absinken des Kaliumspiegels für Digitaliskörper in gesteigertem Maße empfindlich wird. Hierbei handelt es sich vor allem um eine zelluläre Hypokaliämie, für die die Blutwerte nicht immer maßgebend sind. *In solchen Fällen können schon therapeutische Dosen eine toxische Wirkung entfalten.* Besondere Vorsicht ist deshalb in der Verabreichung der Herzglykoside bei allen u. U. mit einer Hypokaliämie einhergehenden Erkrankungen am Platz, z.B. bei schweren Durchfällen, nach Anwendung von *Saluretika*, z.B. Überdosierung von *Chlorothiazidpräparaten*, bei hohen ACTH- oder *Kortikosteroiddosen*, nach der Anwendung der künstlichen Niere, der Peritoneal- oder Darmdialyse, im Diabeteskoma, bei schweren Leberstörungen usw. **Kontroll-EKG**, in dem die **zelluläre Hyokaliämie** früher zu erkennen ist als im Blut. Umgekehrt kann die Toxität der Digitaliskörper bei Vergiftungen durch eine zusätzliche therapeutische Verabreichung von Kalium herabgesetzt werden.

Gefahr bei Hyperkaliämie: Hier besteht v. a. Gefahr eines durch Digitalis ausgelösten Kammerflimmerns!

Beim Auftreten von Digitalis-Intoxikationserscheinungen s. S. 94.

Frage der langsamen oder raschen Sättigung, der individuellen Dosierung, der Verabreichungsart und Beurteilung des therapeutischen Effektes

Langsame Sättigung: Handelt es sich nicht um dringliche Fälle und liegt evtl. eine bradykarde Herzinsuffizienz vor, so empfehlen wir mit ROTHLIN, SUTER u. a. im allgemeinen die Durchführung einer langsamen Sättigung im Verlauf von mehreren Tagen durch Verabreichung von mittleren Einzeldosen. Anschließend an diese Sättigungsphase wird nach erreichter Kompensation mit der individuell zu ermittelnden minimalen Erhaltungsdosis weitergefahren. Eine zu rasche Sättigung kann z. B. bei der Mitralstenose gefährlich sein, da durch eine allzu rasche Steigerung der Kontraktion der rechten Kammer und Ansteigen des Gefäßdruckes in der Lunge ein Lungenödem ausgelöst werden kann.

Rasche Sättigung: Diese Methode, die vor allem in den USA routinemäßig angewandt wird, ist nur dann zu empfehlen, wenn wirklich eine bedrohliche Dekompensation vorliegt, oder wenn eine schwere *exzitomotorische Insuffizienz*, z. B. paroxysmale Tachykardie bei Vorhofflimmern oder ein Flimmern mit ausgesprochenem Pulsdefizit, besteht. Hier kommt man mit der langsamen Digitalisierung zur Erhaltung der Herzkraft u. U. zu spät und gewinnt durch die rasche Sättigung kostbare Zeit. Doch darf dies auch hier keinesfalls durch eine einzige Injektion erzielt werden, da die Sättigungsdosis individuell sehr verschieden ist.

Individuelle Dosierung: Diese ist außerordentlich wichtig, da die Grenze zwischen der vollwirksamen therapeutischen Dosis und der bereits toxisch wirkenden Menge von Patient zu Patient sehr starken Schwankungen unterworfen ist. Hierbei muß man sich viel mehr auf die klinische Beurteilung des erzielten Effektes stützen als auf die bei den verschiedenen Präparaten angegebenen Mittelwerte. Durch Kombination der Herzglykoside mit den übrigen therapeutischen Maßnahmen (vor allem den *Diuretika*) vermag man heute auch bei schlechter Verträglichkeit die individuelle Dosis auf eine gut tolerierte Erhaltungsdosis einzustellen.

Verabreichungsart: Mit Ausnahme der *Strophanthuspräparate*, die *nur parenteral* verabreicht werden sollten, können die *übrigen Herzglykoside* sowohl *parenteral* wie *oral* oder *rektal* gegeben werden. Bei schwerer Stauung ist die orale Behandlung wegen der durch die Stauungsgastritis und Leberschwellung sehr unsicheren Resorption besser zu vermeiden. Dann ist die parenterale oder rektale Verabreichung vorzuziehen. Vor allem das *Lanatosid C* (**Cedilanid**®) wird bei Stauungserscheinungen schlecht resorbiert, besser noch das *Azetyldigitoxin* oder *Digitoxin*. Bei mittleren und leichteren Fällen kann ohne weiteres auf die orale Behandlung umgestellt werden. Über die *enterale Resorption* gibt die folgende Tabelle (nach SCHWIEGK) Auskunft:

Tabelle 2 **Enterale Resorption der Glykoside**

Digitoxin	80–100%	*Digilanid*®	50–60%
β-Methyldigoxin	90%	(Mischung von Lanatosid A, B, C)	
Azetyldigitoxin		*Lanatosid C*	40%
und *Gitalin*	70–80%	*Scillaglykoside* (Proscillarin 35%)	10–20%
Digoxin	60–70%	*Strophanthin*	1–3%

Notfallinjektionen: In Notfällen versucht man zuerst die *intravenöse* oder, wenn diese wegen Kollaps der Venen nicht geht, die *intraarterielle* oder in der Praxis besser die *intraglossale Injektion* des Glykosids, welche für diese Fälle sehr zu empfehlen ist, da die Wirkung schon 45–90 Sek. nach der Injektion eintritt (z. B. **Strophosid**®, **Kombetin**®). Sie ist auch geeignet für: *Analgetika*, *Antidota*, *Corticosteroide* und z. B. für *Procainamid*, **Pronestyl**® [Squibb] (in Dtschl. **Novocamid**® [Hoechst]) bei Kammerflimmern und ventrikulären Tachykardien. Diese Technik ist heute allgemein noch viel zu wenig bekannt. Sie leistet vor allem draußen in der Praxis bei Notfällen und bei der Truppe (Gebirgsdienst, mehrere eigene Fälle) Hervorragendes.

Technik: Zunge herausziehen, Präparat durch feine Nadel, bei schräg gegen den Zungengrund gerichtetem Einstich von 1–2 cm Tiefe, injizieren.

Behandlungsdauer und Erhaltungsdosis: Schwere Fälle benötigen in Form einer Erhaltungsdosis (= ED) eine dauernde Digitalisierung! Diese ED muß von Fall zu Fall individuell ermittelt werden und soll nur die einmal erreichte Wirkung erhalten. Eine volle Sättigung ist dabei oft gar nicht nötig. Mindestens ebenso wichtig wie die ED ist bei solchen Patienten die Verminderung der Arbeitsbelastung des Herzens. In leichteren Fällen kann die Glykosidbehandlung für kürzere Perioden unterbrochen werden, doch ist im allgemeinen nach unseren Erfahrungen auch hier eine kontinuierlich verabreichte kleine ED besser als die intermittierende Behandlung. In der Regel dekompensiert ein einmal insuffizient gewesenes Herz später wieder, es sei denn, daß die hierfür verantwortliche Ursache anderweitig behoben werden konnte (z. B. Hypertonietherapie, Kommissurotomie bei Mitralstenosen, Strumektomie bei Basedow usw.).

Beurteilung der therapeutischen Wirksamkeit: Maßgebend hierfür sind die subjektive Besserung des Patienten und das objektive Verhalten von Puls, Atmung, Diurese, Körpergewicht, Blutdruck sowie das Verschwinden der Zyanose und der Stauungserscheinungen und der röntgenologische Rückgang der Herzgröße. Sehr wichtig ist bei den tachykarden Fällen das Verschwinden des Pulsdefizites!

Kontrolle des Blutspiegels: Beim Normalen nicht nötig, aber bei *Digitalisüberempfindlichkeit*, ferner bei *Niereninsuffizienz* und bei gleichzeitiger *Epilepsie* durch den hier erhöhten Bedarf infolge des rascheren Abbaus (Antiepileptikawirkung auf Lebermitochondrien) wertvoll. Wichtig auch bei allen *tachykard bleibenden Fällen* (Vorhofflimmern) und *gehäuften ventrikulären ES*. Ferner bei fehlender Kompensation.

Refraktäres Verhalten: Ein solches findet sich vor allem bei schweren, durch Stoffwechselstörungen bedingten Herzschädigungen *(Basedow, Urämie, schwere Infekte wie Diphtherie usw.)*, ferner terminal bei dekompensierten Vitien (vor allem bei *Aortenvitien!*) und bei völlig erschöpftem Myokard (*Cor pulmonale* usw.), typisch auch bei *Pericarditis adhaesiva!, Friedel-Pick und Leber-Zirrhose, ausgedehntem Infarkt* und *Myokarditis!*

Nebenerscheinungen und Vergiftungserscheinungen durch Herzglykoside

Nebenerscheinungen: Alle Herzglykoside können zu individuell sehr unterschiedlich ausgeprägten Nebenerscheinungen in Form von *Anorexie, Salivation, Nausea* und auch *Erbrechen* führen. Manchmal treten auch Magenbrennen und saures Aufstoßen hinzu. Vor allem sind einzelne vagotonische Frauen äußerst empfindlich, und bei solchen Patienten können diese Erscheinungen schon durch relativ kleine Dosen lange vor dem Erreichen der Sättigungsgrenze ausgelöst werden. In diesen Fällen versucht man mit Vorteil die Präparate rektal oder evtl. i.v. zu verabreichen, da sie so besser toleriert werden. Dämpfend auf die Nebenerscheinungen wirkt auch die gleichzeitige Verabreichung von etwas *Chlorpromazin* (**Largactil**®, **Megaphen**®) $1-2-3 \times 25$ mg tägl. oder bei Brechreiz besser das *Perphenazin* (**Trilafon**®, **Decentan**®) 5 mg sowie kleine Dosen *Atropin. sulfur.* $2-4 \times {}^1/_4$ mg oder **Bellafolin**® 3×10 Tropfen tägl. p.o.

Vergiftungserscheinungen: Man denke bei toxischen Erscheinungen durch relativ kleine Dosen auch immer an das mögliche Vorliegen einer *Hypokaliämie*! Bei *Nierenschädigung* Dosis reduzieren auf $^1/_2$ bis $^1/_3$ und evtl. besser auf **Talusin**® umstellen, das zu 90% durch die Galle ausgeschieden wird. Anzeichen einer drohenden Überdosis oder einer beginnenden Intoxikation sind vor allem die folgenden Symptome: (Blutspiegelkontrolle):

Symptome:
Ausgesprochene Bradykardie (unter 60).
Bigeminie.
Im EKG evtl. verlängerte Überleitungszeit und das Auftreten vorher nicht vorhandener Kammerextrasystolen; besonders gefährlich ist das Auftreten polytoper Kammerextrasystolen.

Evtl. plus die oben erwähnten Nebenerscheinungen (die an und für sich noch keine Intoxikationserscheinungen darstellen).

Psychische Erregung, u.U. bis zum Auftreten von Wahnideen (relativ selten).

Vor allem beim Auftreten von Kammerextrasystolen oder einer Bigeminie, die vor Einleitung der Glykosidtherapie nicht vorhanden waren, ist große Vorsicht am Platz, das Medikament sollte dann besser sofort abgesetzt werden (Näheres über die Vergiftungserscheinungen siehe MOESCHLIN: Klinik und Therapie der Vergiftungen, 6. Aufl. Thieme, Stuttgart 1980, S. 500.

Herzglykoside

Therapeutische Maßnahmen *bei Zeichen einer manifesten Digitalisintoxikation:*

1. *Sofortiges Absetzen* des Glykosids und Blutentnahme zur *Bestimmung des* **Digitalis-** sowie des *Kalium-* und *Kalzium*-Serum-**Spiegels**.

2. *Atropinum sulfuricum*: In schweren Fällen 2–3 × 0,5 mg, um den Vaguseffekt zu blockieren.

3. Bei Aufregungszuständen *Sedativa: Phenobarbital* 0,1–0,2 g, *Chlorpromazin* (**Largactil®, Megaphen®**) 25 mg 3–4 × tägl.

4. *Kaliumchlorid*: 3–7 g = 80–100 mval p.o. tägl. z.B. als **Kaliglutol®** [Streuli], **Kalinor®** [Nordmark], Drag., oder *Kaliumzitrat*: **Kalium-Effervetten®** [Lab. Hausmann] (*Kalinor-Acid-Brausetabl.* [Nordmark]), Tabl. zu 1,6 g *Kaliumzitrat*, um die Toxizität der Digitalisglykoside auf den Herzmuskel herabzusetzen. In Notfällen als Tropfinfusion i.v. aber sehr vorsichtig, evtl. 3 g = 40 mval innerhalb 4–8 Std.

5. *Bekämpfung der Extrasystolie und der Gefahr des Kammerflimmerns*: **Lidocain®** 40 mg langsam i.v., anschließend Tropfinfusion i.v. mit 20–50 μg/kg/min. (= 4 mg/min. bei 70 kg). Also z.B. 0,4%ige Lösung, die in 1 ml, dann 4 mg (= 31 Trpf.) enthält.

6. **Bei schweren akuten Vergiftungen** (Suizidversuch, akzidentelle Verg. Kinder): Sofortiger Beginn mit **Hämoperfusion** (z.B. **Haemocol®**) bei fortlaufender Blutspiegelkontrolle (s. Verg.-Buch S. 500).

7. *Na₂-Versenat-Infusion*: Nur für die schwersten akzidentellen oder suizidalen Vergiftungen, um den Kalziumspiegel möglichst herabzusetzen und dadurch die Toxizität der Digitalis-Glykoside zu reduzieren (*Na₂-Versenat* 3 g/400 ml Infusion innerhalb 30 Minuten i.v.). (Edetat Lsg. von Laborat. Hausmann, St. Gallen.)

8. *Beta-Blocker*: Vermögen ebenfalls die ektopischen atrialen oder ventrikulären Extrasystolen und Arrhythmien aufzuheben. Vorsicht bei Herzdekompensation zufolge ihrer negativ inotropen Wirkung! Dort sind die *Kalziumblocker* Verapamil-Inderal® vorzuziehen. Unter den Beta-Blockern haben wahrscheinlich das *Propranolol*, **Inderal®**, **Dociton®**, (2–3 × 40 mg tgl.) und das *Pindolol* **Visken®** die geringste negativ inotrope Wirkung auf den Herzmuskel (s. auch Kap. Koronarinsuffizienz). In Notfällen sehr langsam i.v. unter Monitorkontrolle (1–2–(5) mg. Bei gleichzeitigem *Asthma bronchiale streng kontraindiziert*!

Bei vielen dieser Patienten stößt jeder Versuch, die *Digitalistherapie* wieder aufzunehmen, auf Schwierigkeiten, weil sich sofort wieder eine Bigeminie oder Kammerextrasystolie einstellt. *In solchen Fällen*: kombinierte Behandlung mit einem Herzglykosid plus einer kleinen Dosis *Procainamid* (**Pronestyl®** [Squibb]), in Dtschl. **Novocamid®** [Hoechst]) 0,5 g 1–2 × tägl. p.o. oder *Chinidin*, 0,4–0,6 g tägl., oder *Diphenyl-Hydantoin* (z.B. **Antisacer simplex®** 3–4 × 0,1 g tägl. p.o.) plus erneute vorsichtige Gabe von *Digitalis* (andere Pp. **Phenhydan®, Zentrophil®**).

9. *Bei Auftreten eines Gallavardin* (d.h. sich mehrfach aneinanderreihender ventrikulärer Extrasystolen): Sofort *Procainamid* (**Pronestyl®** [Squibb], **Novocamid®** [Hoechst]) i.m. 1,0 g (nur in lebensbedrohlichen Zuständen langsam i.v., da zu gefährlich!). Bei Nichtverschwinden Wiederholung bis zu einer Gesamtdosis von total 1,5–2,0 g i.m., dann weiter für die nächsten Tage ED 0,5–1,0–1,5 g p.o. In resistenten Fällen *Xylocain*, siehe Seite 119. ·

Herzglykoside

Kurze Charakteristik der wichtigsten Herzglykoside*

Digitalisglykoside: *Lanatoside. Digitoxin* (Dig. purpurea): Es sind zahlreiche Pp. im Handel: **Digimerck®, Digitaline Nativelle®, Digitoxin Sandoz®, Digilong®, Lanatoxin®**. Sehr bewährt hat sich das *azetylierte Digitoxin* (Dig. lanata), *Azetyldigitoxin* = **Acylanid®** [Sandoz], 1 Tabl. zu 0,2 mg, 1 Suppositorium = 0,5 mg (leider keine Ampullen). In Deutschland **Novodigal®, Gladixol®, Dioxanin®, Lanadigin®, Sandolanid®**.

Tabelle 3   *Kardinalwirkungen der Herzglykoside*

	Bindung	Haft-fähigkeit	Wirkungs-dauer	Tägl. Wirkungs-abnahme	Herz-kraft erhöht	Fre-quenz gesenkt	Überl. ver- langsamt	Herab-setzung der Myo-karderreg-barkeit
Digitoxin	langsam	+ + + +	14 Tg.	7%	+ +	+ + +	+ +	+ +
Azetyl-Digitoxin	langsam	+ + + +	14 Tg.	20%	+ +	+ + +	+ +	+ +
Digilanid®	rasch	+ + +	10 Tg.	15%	+ +	+ +	+ +	+ +
Digoxin	mittel	+ +	6–8 Tg.	15%	+ +	+ +	+	+
β-methyl-Digoxin (Lanitop®)	rasch	+ +	5–6 Tg.	20%	+ +	+ +	+	+
Lanatosid C	rasch	+ +	5 Tg.	25%	+ +	+	+	+
Scillapp.	mittel	+	3–4 Tg.	30%	+	(+)	(+)	(+)
K-Strophanthosid	sofort	–	36–48 h	40%	+ + +	(+)	(+)	(+)
Talusin®	sofort	–	36–48 h	35%	+ +	(+)	(+)	(+)

Bei der *Durchführung der langsameren Sättigung* ist die tägliche Wirkungsabnahme (s. vorausgehende Übersichtstabelle) unbedingt zu berücksichtigen! *Die Gesamtsättigungsdosis entspricht dabei der für die rasche Sättigung angegebenen Menge, plus derjenigen der täglichen Wirkungsabnahme* (s. o).

Das **Acylanid®** besitzt eine größere therapeutische Breite, ist besser verträglich als das eigentliche *Digitoxin* und wird oral gut resorbiert. Die Hauptwirkung geht aus der obigen Tabelle hervor. *Wie alle Digitoxinpräparate wird es sehr stark an die Albuminfraktion des Blutes gebunden, und die Wirkung tritt deshalb verzögert nach mehreren Stunden ein.* Dagegen zeigt es eine sehr gute Haftfähigkeit, siehe oben. Ausgesprochen ist seine bradykarde Wirkung, und deshalb ist es für die Dauertherapie der *exzitomotorischen* Fälle das Mittel der Wahl geworden. Bei i.v. Medikation Digilanid, s. u.

Herzglykoside

Dosierung	oral	rektal
a) *Rasche Sättigung*	1,6–2,0 mg = 8–10 Tbl.	–
b) *Langsame Sättigung* (innerh. von 3–4 Tagen)	0,6–1,0 mg = 3–5 Tabl.	1,0–1,5 mg = 2–3 Suppositorien
c) *Erhaltungsdosis* (*pro die*)	0,1–0,3 mg = $^1/_2$–$1^1/_2$ Tabl. (in schweren Fällen evtl. bis 0,4 mg tägl.)	0,25–0,5 mg = $^1/_2$–1 Suppositorium

Gesamt-Lanatoside: **Digilanid**® [Sandoz]: Es enthält drei Lanatoside A, B, C aus Digitalis lanata. 1 Ampulle zu 2 ml = 0,4 mg (0,2 mg pro ml), Lösung 1 ml = 0,5 mg = = 30 Tropfen, Dragées zu 0,25 mg, Suppositorien zu 0,5 mg.

Dosierung	intravenös	oral	rektal
a) *Rasche Sättigung* (innerh. 24 Std.)	= 1,6–2,0 mg = 8–10 ml	1,6–2,0 mg = 6–8 Dragées = 90–120 Tropfen	–
b) *Langsame Sättigung* (3–5 Tg.)	0,6–0,8 mg = 3–4 ml	3–4 Dragées 30–60 Tropfen	0,5–1,5 mg = 1–3 Suppositorien
c) *Erhaltungsdosis*	0,2–0,4 mg = 1–2 ml	0,25–0,5 mg = 1–2 Dragées = 15–30 Tropfen	0,25–0,5 mg = $^1/_2$–1 Suppositorium

Das **Digilanid**® zeigt eine wesentlich *schnellere therapeutische Wirkung* als das *Digitoxin*, durch die fehlende Bindung an die Eiweißfraktion *wirkt es, i.v. gegeben, sehr rasch* und bedeutend schneller als das *Digitoxin*, es ist daher namentlich in der Praxis *für Notfälle mit schwerer bedrohlicher exzitomotorischer* Insuffizienz (z. B. paroxysmales Vorhofflimmern) das Mittel der Wahl. Man spritzt dann nach einer Initialdosis von 4 ml i.v. in Abständen von 15–30 Min. wiederholt 2 ml bis zum Eintreten der genügenden Wirkung. Die ED schwankt von Patient zu Patient bedeutend stärker als beim *Azetyldigitoxin*. Man geht deshalb vorteilhaft bei allen denjenigen Fällen, die eine relativ hohe ED benötigen, z. B. bei Vorhofflattern und paroxysmalem Vorhofflimmern auf das *Azetyldigitoxin* oder ein anderes *Digitoxin* – oder *Digoxin*präparat über. Bei allen Fällen, die eine sehr rasch einsetzende Wirkung verlangen, kann i.v. auch das *Lanatosid-C*, **Cedilanid**® verwendet werden, s. u.

Digoxin: Das Aglukon des *Lanatosid-C* **Digoxin-Sandoz**®, **Lanicor**® [Boehringer], **Lanoxin**® [Wellcome] usw. Es wird oral, vor allem auch bei Stauungszuständen, konstanter resorbiert als das *Lanatosid-C*, zeigt aber wie dieses nur eine mittlere Wirkungsdauer von 6–8 Tagen. Es eignet sich also vor allem für die Dauertherapie leichterer und mittlerer Fälle und für Patienten, die *Digitoxin* allzu rasch kumulieren. Für alle Fälle, die aber eine relativ hohe ED benötigen oder bei denen vor allem die Senkung der Frequenz oder Verlangsamung der UZ angestrebt wird (tachykardes Vorhofflimmern und -flattern), sind *Digitoxin-* oder *Gesamtlanatosidpp.* vorzuziehen. Amp. à

Herzglykoside

0,5 mg [Sandoz] und à 0,25 mg [Boehringer], Tabl. à 0,25 mg, Supp. à 0,5 mg. Rasche Sättigung: 1,0–(1,5) mg i.v. im Verlaufe von 24 Std. Langsame Sättigung: Erster Tag 0,5–0,75 mg, dann tägl. 0,2–0,5 mg. Die Nebenwirkungen sind nach unseren Erfahrungen nicht geringer als bei *Azetyldigitoxin*.

Lanitop® [Boehringer Mannheim], *Medigoxin*, *β-Methyl-Digoxin*, zeichnet sich durch eine Resorption von nahezu 100%, eine Abklingquote von 22% und einen Wirkungseintritt p.o. nach 5–20 Min. und i.v. nach 1–4 Min. aus. Hinsichtlich Wirkungseintritt gleicht es somit dem *Strophanthin* und eignet sich daher für die i.v. kardiale Notfalltherapie. Auch nach p.o. Gabe ist es das am schnellsten wirksame Glykosid. Durch die nahezu vollständige Resorption und die günstige Abklingquote ist es leicht steuerbar.

Dosierung: Als Sättigungsdosis 2 × 2 Tabl. à 0,1 mg oder 2 × 15 Tropfen (15 Tropfen = 0,2 mg) oder 2 × 1 Amp. à 0,2 mg tägl. über 3–5 Tage. Als Erhaltungsdosis 2–3 × 1 Tabl. oder 2–3 × 7 Tropfen tägl. Für die rasche i.v. Sättigung gleiche Dosis wie beim *Lanatosid C*, s.u.

Lanatosid C = **Cedilanid**® [Sandoz]: Das isolierte *Lanatosid C* ist eines der ursprünglichen Glykoside der Digitalis lanata. 1 Suppositorium = 1 mg, 1 Ampulle = 2 ml = 0,4 mg. (Weitere Pp. **Celadigal**®, **Ceto sanol**®).

Dosierung intravenös

a) Rasche Sättigung   1,5–2,0 mg = 7,5–10,0 ml
b) Langsame Sättigung 0,5–0,8 mg = 2,5– 4,0 ml
c) Erhaltungsdosis   0,2–0,4 mg = 1,0– 2,0 ml

Das *Lanatosid C* zeichnet sich durch seine große Verträglichkeit aus, wird aber bei Stauungsgastritis sehr schlecht resorbiert. **Oral sollte deshalb Lanatosid C nicht mehr verabreicht werden, sondern durch das viel besser resorbierte Digitoxin oder Digoxin (s.o.) ersetzt werden!** – Es besteht die Gefahr, daß bei anfänglich noch guter Resorption, später bei einer Verschlechterung der Herzkraft die Aufnahme sehr stark zurückgeht und sich nun in diesem circulus vitiosus die Herzkraft rasch weiter verschlechtert! Parenteral verabreicht besitzt es eine ausgesprochene große therapeutische Breite, die Steigerung der Kontraktilität und die diuretische Wirkung erfolgen schon bei Dosen, die die Reizleitung wenig beeinflussen. Die kumulierende Wirkung ist relativ gering.

Das *Lanatosid C* steht in seiner Wirkung dem *Strophanthin* näher und eignet sich deshalb vor allem für Fälle, bei denen man einen raschen Effekt, geringe bradykarde und wenig kumulierende Wirkung erzielen will. Daher eignet es sich *nicht* zur Dauerbehandlung der exzitomotorischen Insuffizienzen! Die benötigte ED zeigt große individuelle Schwankungen, d.h. sie schwankt i.v. zwischen 0,2–0,4 mg tägl.

Scillapräparate: Glykosidgemische aus der Meerzwiebel (Bulbus „scillae maritimae") wirken deutlich schwächer als die Digitalispräparate und kumulieren nur wenig und haben eine gute diuretische Wirkung.

Proscillaridin A: **Talusin**® [Knoll] Dragées à 0,25 mg und 0,5 mg. *Dosierung: Rasche Sättigung:* 3 × tägl. 0,5 mg p.o. *Langsame Sättigung:* Tägl. 4 × 0,25 mg während 4 Tagen und dann als ED 3 × 0,25 mg weiter. Meistens brauchen die Patienten 3 × 0,5 mg als ED. Wird zu 90%

Herzglykoside

durch Galle (nicht Niere) ausgeschieden, Vorteil bei Niereninsuffizienz. (Weitere Pp. **Alvonal**®, **Caradrin**®, **Encordin**®).

Die inotrope Wirkung des **Talusins**® entspricht ungefähr derjenigen des Digoxins, im Gegensatz zu diesem hat es aber praktisch keinen negativen chronotropen Effekt, d. h. es wirkt nicht frequenzsenkend und *eignet sich nicht zur Behandlung von tachykarden Herzinsuffizienzen*. Es hat auch eine sehr geringe Haftfestigkeit. Seine Wirkung gleicht also vielmehr derjenigen der Strophanthus-Pp. Die Verträglichkeit entspricht ungefähr dem Digoxin. Ein Nachteil für die Patienten bildet die dreimal täglich nötige Einnahme, ein Vorteil aber, daß evtl. Überdosierungserscheinungen sehr rasch, d. h. innerhalb 24 Std., abklingen.

Strophanthinpräparate: Strophosid® [Sandoz], das genuine kristallisierte *k-Strophanthosid*, oder *Strophanthinum-k* = **Kombetin**® [Boehringer] aus der Strophanthus Kombé. Packungen mit Ampullen zu 1 ml zu $^1/_4$ mg und zu $^1/_8$ mg.

Es hat den Vorteil der sehr exakten Dosierbarkeit. Im Gegensatz zu den *Digitalisglykosiden* zeigen die *Strophanthinpräparate* eine ausgesprochene rasche Wirkung, die schon während der i.v. Injektion einsetzt, und die Kontraktion des Herzmuskels wird sehr stark gesteigert. Dagegen ist der bradykarde Effekt nur wenig ausgesprochen, und auch die Haftfähigkeit dauert praktisch nur 24 bis 48 Std.!

Indikationen: Strophantinpräparate sind also überall dort indiziert, wo man eine rasche und sehr energische Wirkung („Peitschenschlag"!) erzielen will (*Lungenödem, Operationszwischenfälle*), ferner wirkt es sehr gut bei *linkshypertrophischen Herzen* (Hypertonie, Mitralinsuffizienz, Aortenvitien) und auch bei der Myodegeneratio cordis. Sichergestellt ist auch seine im Vergleich zum *Digitoxin* deutlich stärkere Wirkung, wovon wir uns in mehrfachen Fällen immer wieder überzeugen konnten.

Dosierung: Die Dosierung ist früher sicher viel zu hoch gewählt worden. Das ausgezeichnete Mittel ist deshalb vor allem in den USA und in Skandinavien zu Unrecht in Mißkredit geraten. – Wir spritzen prinzipiell nie mehr als $^1/_8$–$^1/_4$ mg pro dosi und haben damit keine Zwischenfälle mehr gesehen. Sind einmal höhere Dosen nötig, wie bei sehr großen Herzen, rezidivierendem Lungenödem, so kann man ruhig $2-3 \times {}^1/_8$ mg bis $2 \times {}^1/_4$ mg spritzen. Höher soll man aber auf keinen Fall gehen. In 90% der Fälle kommt man mit tägl. $^1/_8$ mg aus. Die *therapeutische Breite* ist bei den Strophanthinpräparaten außerordentlich schmal, und deshalb ist jede Menge, die man über die benötigte therapeutische Dosis hinaus verabreicht, ungünstig oder sogar gefährlich. Am besten werden die *Strophanthinpräparate* immer in Form einer Mischspritze gegeben, z.B. *Aminophyllin* (**Euphyllin**®) 0,24 g oder besser verträglich *Diprophyllin* (**Neophyllin**®) 0,30 g, **Labo-Phyllin**® (ein neutral reagierendes Präparat) [Labocentro AG, Zürich], zusammen mit $^1/_8$ mg **Strophosid**® oder **Kombetin**® und 10 ml 20%iger Glukose oder Lävulose. *Kinder:* 0,003 mg/kg **Strophosid**® oder **Kombetin**® pro inject.

Langsame Injektion, unter Kontrolle der Uhr, mindestens 3–4 Min. lang injizieren! Die i.m. Applikation ist schmerzhaft und kann nur zusammen mit *Procain*, 3–4 ml einer 4%igen Lösung, angewendet werden. In solchen Fällen nimmt man besser **Myokombin**® [Boehringer] (Ampullen mit 0,5 mg *Strophanthin* und 0,070 g *Procain*). Da nicht alles resorbiert wird, muß hier die Dosis doppelt so hoch als bei der i.v. Verabreichung angesetzt werden.

Oral sollten Strophanthinpräparate überhaupt nicht verwendet werden, da sie nur sehr unvollkommen (1–3%) und vor allem sehr unterschiedlich resorbiert werden. *Rektal*

Herzvitien

erfolgt in den verwendeten therapeutischen Dosen praktisch keine Resorption. Man stellt in solchen Fällen besser auf ein anderes Digitalisglykosid um.

Ouabaine, **Arnaud**® [Nativelle]: Identisch mit *g-Strophanthin*, enthält den reinen, kristallisierten unveränderlichen Hauptwirkstoff aus „Strophanthus gratus". Ampullen zu 1 ml zu 0,25 mg. In Dtschl. **Purostrophan**® [Kali-Chemie].

Dosierung: i.v. als Mischspritze $1/4$ mg pro Injektion. Wird manchmal etwas besser vertragen.

Weitere herzwirksame Glykoside: Es liegen noch eine große Zahl weiterer Glykoside aus anderen Pflanzen (Adonis, Oleander, Convallaria usw.) vor, die eine deutliche Wirkung entfalten. Sie sind aber den oben angeführten Stoffen nicht überlegen und zeigten uns bei der klinischen Anwendung keine Vorteile. *Speziell für die Herztherapie gilt der Satz, daß man sich besser an einige wenige Präparate hält, deren Wirkung man dann auch sicher zu beurteilen vermag.*

Spezielle Formen der Herzinsuffizienz

Mitralinsuffizienz: In Notfällen oder bei schweren Dekompensationen ohne gleichzeitige exzitomotorische Insuffizienz am besten **Strophosid**® oder **Kombetin**® $2 \times 1/8$ mg tägl. Wenn rasche Wirkung nicht so nötig, *Azetyldigitoxin* (**Acylanid**®). Wenn eine ausgeprägte Tachykardie und evtl. ein Pulsdefizit vorhanden sind, dann unbedingt i.v. Sättigungstherapie mit **Digilanid**® oder *Azetyldigitoxin*, für die Erhaltungstherapie ist in diesen Fällen später *Azetyldigitoxin* vorzuziehen.

Mitralstenose: Hier ist in den meisten Fällen ein stark bradykard wirkendes Mittel wie *Azetyldigitoxin* oder **Digilanid**® vorzuziehen. Wichtig ist eine relativ hohe ED, um Anfälle von tachykardem Flimmern zu vermeiden. Die Kammerfrequenz sollte bei Flimmern nicht über 80–90 liegen, und ein Pulsdefizit darf nicht mehr vorhanden sein. *Liegt kein tachykardes Flimmern vor, so sei man mit einer raschen Digitalisierung vorsichtig (Gefahr der Überlastung des Lungenkreislaufs und Provokation eines Lungenödems).* Bei Lungenödem hier lieber ein *Morphiumpräparat*. Bei Embolien *Antikoagulantien*, siehe S. 226 u. 228.

Aorteninsuffizienz und **-stenose:** Am besten wirken bei deutlichen Dekompensationserscheinungen die *Strophanthuspräparate*, nach wiedererreichter Kompensation für die Erhaltungstherapie *Lanatosid C* (**Cedilanid**®) oder, wenn nicht eine allzu starke Bradykardie auftritt, auch das *Azetyldigitoxin* (**Acylanid**®). Ausgesprochene Bradykardien sollten vermieden werden, da sonst ein wesentlicher Teil des Blutes während der Diastole aus der Aorta in die Kammer zurückströmt (Aorteninsuffizienz). Man kann versuchen, die Bradykardie durch die gleichzeitige Verabreichung von Atropin, z.B. tägl. $3-4 \times 1/4$ mg *Atropinum sulfuricum* p.o., zu bekämpfen.

Cor Pulmonale *(Pulmonale Hypertonie):* entwickelt sich aufgrund eines erhöhten Gefäßwiderstandes im kleinen Kreislauf und führt zu einer ausgeprägten Rechtshypertrophie. Die häufigsten Ursachen sind Emphysem, Asthma bronchiale, Pulmonalstenosen, wiederholte Mikroembolien, Pneumokoniosen und die durch das früher verwendete **Menocil**® (Amphetaminderivat) ausgelöste Form, die sich auch experimentell hervorrufen läßt. (O. Bass und H. P. Gurtner, Schweiz. Kongress, Kardiologie, Davos, 28.6.1973, [Kard. Abtlg., Bern]).

Neben der Behandlung des Lungenleidens stehen für die Therapie nur zwei Mittel zur Verfügung:

a) Herzglykoside: Hier scheint das Digitoxin z. B. *Azetyldigitoxin* oder *Digoxin* nach unseren Erfahrungen im allgemeinen besser zu wirken als die Strophantinderivate.

b) Euphyllin-Präparate: Als einzige Mittel, die den pulmonalen Druck herabsetzen können, haben sich bisher aufgrund experimenteller Untersuchungen die Theophyllinderivate erwiesen. (M. Pantzer, Berner Höhenklinik Heiligenschwendi, Schweiz. Kongr. Kardiologie, Davos 1973, 28.6.) *Dosierung:* **Euphyllin**® 0,24–0,36 evtl. 0,48 g i.v. Der Pulmonaldruck sank bei den schweren Fällen nach 0,48 g um 11,2 mm Hg und nach 0,24 g um 8,8 mm Hg.

c) Diuretika: Am besten Kombination der Saluretika (**Lasix**®) mit **Aldactone-A**® um eine Hypokaliaemie zu vermeiden, siehe unten.

d) Antikoagulation: Vor allem für die durch rezidivierende Embolien bedingten Formen (Adipositas).

e) Aderlaß: Bei sekundärer Polyglobulie evtl. Aderlässe (Hämatokrit soll nicht über 50 betragen).

Myodegeneratioherz: Gute Wirkung von *Strophanthinpräparaten, Digitoxinpräparaten* und *Lanatosid C* (**Cedilanid**®). Bei schweren Äthylikerherzen mit evtl. gleichzeitigem Vitamin-B_1-Mangel ergibt manchmal die zusätzliche Verabreichung von 3–4 × 20 mg i.v. *Aneurin* (z. B. **Benerva**®), während 2–4 Wochen, einen günstigen Effekt.

Dekompensiertes Hypertonieherz: Hier sind in akuten Fällen *Strophanthinpräparate* oder *Digitoxinpräparate (Azetyldigitoxin)* vorzuziehen. Gleichzeitige Behandlung des evtl. wieder ansteigenden Blutdruckes siehe Hypertoniebehandlung. Dies ist sehr wesentlich, damit das Herz nicht durch den ansteigenden Blutdruck erneut überlastet wird!

Operative Behandlung bestimmter Vitien:

Diese hat in den letzten Jahren große Fortschritte zu verzeichnen, und es sei hier nur kursorisch auf die wichtigsten Indikationen hingewiesen. Alle diese Fälle sollten zur genauesten Abklärung auf eine hierfür spezialisierte Herzstation überwiesen werden, die eng mit einem Herzchirurgen zusammenarbeitet.

Unbedingte Indikationen beim Kind und Jugendlichen:

Pulmonalstenose (alle Fälle, bei denen das Druckgefälle zwischen rechtem Ventrikel und A. pulmonalis 600 mm Wasser übersteigt!).

Mitralstenose

Aortenstenose (Besserung in 80%), *Aorteninsuffizienz*

Ductus Botalli

Isthmusstenose (alle Fälle, bei denen der Druckunterschied zwischen A. brachialis dextra und A. femoralis 40–30 mm Hg übersteigt!)

Ödeme

Tetralogie von Fallot
Vorhofseptumdefekt (häufigstes kongenitales Vitium) (wenn Links-rechts-Shunt größer als 40%)
Ventrikelseptumdefekt (nur die ausgesprochenen Fälle)

Indikationen beim Erwachsenen:
Mitralstenose. Alle Fälle ohne ausgesprochene Kombination mit einer Mitralinsuffizienz. Kontraindikationen sind auch schwere Dekompensationen und zu hohes Alter des Patienten. Hier muß von Fall zu Fall individuell entschieden werden.
Mitralinsuffizienz
Aortenstenose, Aorteninsuffizienz.
Septumdefekte: Je nach den klin. Symptomen.
Trikuspidalisinsuffizienz, Aortenisthmusstenose.

Therapie der Ödeme

Beim Vorliegen von Ödemen ist vorerst stets zu entscheiden, ob es sich um *kardiale*, *renale* oder durch *Hypoproteinämie* bedingte Ödeme handelt. Man beachte auch, daß ein *Myxödem* „kardiale" Ödeme vortäuschen kann. Auch *Rückflußstauungen* (z. B. bds. Varicosis, Cava-inf.-Thrombose usw.) können kardiale Ödeme vortäuschen.

Behandlung der kardialen Ödeme

1. *Prophylaxe:* Einschränkung der Flüssigkeitsaufnahme, 800–1500 ml tägl.
2. *Vordigitalisierung:* Sollte wenn möglich immer durchgeführt werden, die Diuretika sprechen dann viel besser an, zudem wird dadurch auch das Herz geschont.
3. *Diuretika:* Bei den *schweren Fällen* beginnt man gleichzeitig mit der raschen Digitalisierung mit der Verabreichung der Diuretika. Bei den *leichteren Fällen* wartet man zuerst den Effekt der Digitalisierung auf die Diurese ab und gibt dann, wenn nötig, Diuretika dazu.

   a) *Schwere und mittlere Fälle:* Das Mittel der Wahl ist hier *Furosemid*, **Lasix**®, 1–2 Tabl. à 40 mg p.o. oder 1–2 Amp. i.v. Bei refraktärem Verhalten liegt meistens ein gleichzeitiger Nierenschaden vor, dann kann man **Lasix Spezial**® (à 250 mg Amp.) i.v. versuchen. Kalium überwachen. *In Praxis mit Aldactone (s.u.) kombinieren, „Kaliumpumpe"!*

   b) *Leichte Fälle:* Hier greift man zu einem der leichteren Saluretika, z. B. *Hydrochlorothiazid*, **Esidrex**® (Dtschld. **Esidrix**®) oder *Cyclopenthiazid* (**Navidrex**®) oder einem der zahlreichen anderen Abkömmlinge und kombiniert auch hier mit einem Aldosteronhemmer, z. B. **Aldactone**® 2–3 Tabl. à 0,025 oder dem *Metyrapon*, **Metopiron**® [Ciba] 2 × 1 Kps. à 250 mg tgl. Neben der Potenzierung verhindert man damit die gefährliche Hypokaliämie. Natürlich muß die Digitalis-ED weitergegeben werden. Weitere *Thiazidpp.* **Esmarin®**, **Drenusil®**.

4. *Spezielle Insuffizienzformen*: Dort, wo mehr mechanische Momente für die Ödeme verantwortlich sind, wie bei der *Pericarditis adhaesiva*, dem *Friedel-Pick-Syndrom*, der *Leberzirrhose*, und ferner bei *Zuständen mit relativer Glykosidresistenz* des Myokards, dem *Cor pulmonale* und bei den *hochgradigen Mitralstenosen* und -insuffizienzen (s. Abb. 29) tritt die Diuretikawirkung gegenüber dem Digitalis ganz in den Vordergrund.

5. *Kontinuierliche Anwendung bei nicht manifest ödematösen Patienten*: Hier hat sich die kontinuierliche Anwendung bei Patienten, die sich an der Grenze der Dekompensation befinden, zusätzlich zur Herzglykosidtherapie sehr bewährt, um *dadurch eine NaCl-Normalkost zu ermöglichen und durch die vermehrte Na-Ausscheidung das Plasmavolumen und damit auch die zirkulierende Blutmenge herabzusetzen.* Hand in Hand geht damit auch eine *Herabsetzung eines u.U. erhöhten Blutdrucks*. Prophylaktisch muß aber hier von Zeit zu Zeit das *Serumkalium kontrolliert* werden. Wesentlich ist dabei die *Kombination* mit **Aldactone®** oder **Metopiron®** (s. o.).

Kontraindikationen: Saluretika sind bei *Diabetes mellitus* mit Vorsicht zu gebrauchen (**Blutzuckeranstieg**). Vermeiden sollte man sie auch bei Anlage zu **Lipoidstörungen**, da sie den *Cholesterin-* und *Triglyzeridspiegel* erhöhen! Vorsicht ferner bei *Gichtpatienten* da **Harnsäureanstieg**. Kontrolle dieser Werte, und falls sie deutlich ansteigen, Umstellung auf andere Derivate: Aldactone-A, Diamox, Ethakrinsäure, Xanthinpräparate.

Thromboseprophylaxe: Die Thrombosegefahr ist bei einer starken Diuretikatherapie sehr erhöht (besonders bei Bettruhe!), also zusätzliche **Antikoagulation** über die gefährliche Zeit!

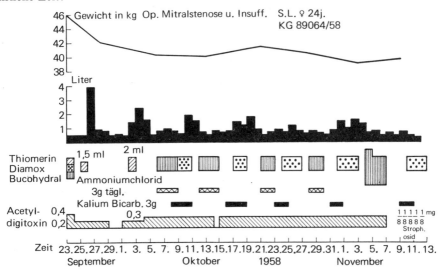

Abb. 29. *Op. Mitralstenose und Insuffizienz* (24jähr. Frau, KG 89064/58): Die Darstellung veranschaulicht die Kombinationsbehandlung einer schweren Herzinsuffizienz (kombiniertes Mitralvitium nach Kommissurotomie) mit **Acylanid®** i.v. und *Diuretika*. Heute würde man hier das *Furosemid* vorziehen.

Diuretika

Übersicht über den Wirkungsmechanismus der uns heute zur Verfügung stehenden verschiedenen Diuretikagruppen

Prinzipiell haben wir heute die sechs folgenden Möglichkeiten, um eine diuretische Wirkung auszulösen:

1. *Steigerung der Nierendurchblutung und des Glomerulusfiltrates:* Xanthinderivate *(Theophyllin* usw.) Sie werden heute weniger wegen ihrer diuretischen als zufolge ihrer die Koronardurchblutung steigernden Wirkung verabreicht.
2. *Spezifische Hemmung der Karboanhydrase:* Durch den *Sulfonamidabkömmling Azetazolamid* (**Diamox**®). Hat heute keine Bedeutung mehr, da *Saluretika* viel wirksamer.
3. *Spezifische Hemmung der tubulären Na-Rückresorption und z.T. der Cl-Rückresorption.*

a) *Saluretika:*

α) *Sulfonamid-, d.h. Chlorothiazidderivate* und die analog wirkenden

β) *Benzophenonsäurederivate* = Chlorthalidon (**Hygroton**®).

γ) *Furosemid* (**Lasix**®).

δ) *Ethacrynsäure* (**Edecrin**® in Dtschl. **Hydromedin**®).

b) *Organische Hg-Diuretika:* Die Na-Diurese wird hier von der Cl-Diurese oft übertroffen (haben heute nur noch historisches Interesse).

4. *Hemmung des Aldosteroneffektes:*

   a) Durch spezifische Aldosteronantagonisten *(Spironolactonderivate),* z. B. **Aldactone**®, **Metopiron**®.

   b) Durch unspezif. Aldosteronhemmer, z. B. *Triamteren* **Dyrenium**® (**Iatropur**®).

5. *Kationenaustauscher:* Diese auf der Basis von Kunstharzen hergestellten Präparate, die einen vermehrten Na-Verlust durch den Darm hervorrufen, sind heute wegen ihrer hohen nötigen Tagesdosis und ihrer Gefahren (Ileus) durch die modernen *Chlorothiazidderivate* völlig verdrängt worden und sollten nicht mehr verwendet werden.
6. *Osmotische Diuretika,* z. B. Harnstoff, Mannitol, Sorbitol, Glyzerol.

Besprechung der einzelnen Diuretikagruppen

Xanthinderivate

Ihre diuretische Wirkung tritt heute, da man über viel wirksamere Mittel verfügt, stark in den Hintergrund, sie werden aber auch jetzt noch zufolge ihrer koronarerweiternden Eigenschaft weiter verwendet und bei Herzpatienten mit den Herzglykosiden kombiniert verabreicht.

Theophyllinpräparate: Oral werden die Präparate schlecht resorbiert, gute Wirkung i.v., i.m. sowie rektal. Unter den zahlreichen übrigen, im Handel befindlichen Präpa-

Diuretika

raten seien hier nur erwähnt: **Neophyllin®**, **Purophyllin®**, **Labophyllin®** (in Dtschl. **Euphyllin®**) usw.

Dosierung: i.v.: 1 Ampulle je nach Präparat zu 0,24–0,30 g 1–2× tägl.
i.m.: je nach Präparat 1 Ampulle 1–3× tägl.
rektal: Suppositorien zu 0,5–0,3 g (bei 0,5 g oft Reizerscheinungen) 1–2× tägl. 1 Suppositorium.

Nebenwirkungen: Vor allem wenn i.v. gegeben, adrenalinähnliche Wirkung, Tachykardie, Tachypnoe, häufig auch Übelkeit, u. U. Erbrechen, seltener Durchfall oder Erytheme. Deshalb unbedingt *langsam injizieren*! Kontrolle mit Uhr, 3–5 Min. **Gefährlich bei Kleinkindern**!

Spezifische Karboanhydrasehemmer

Azetazolamid, **Diamox®** [Lederle], ist heute durch wirksamere Pp. obsolet geworden.

Metozazon, **Zaroxolyn®** („Sandoz"): Ebenfalls ein SA-Abkömmling, der die Wirkung des *Furosemids*, **Lasix®** außerordentlich verstärkt, siehe dort.

Spezifische Hemmung der tubulären Na- und zum Teil der Cl-Rückresorption

Saluretika: *Sulfonamidabkömmlinge*

Die Saluretika haben heute eine sehr große praktische Bedeutung erlangt und stellen einen der größten therapeutischen Fortschritte der letzten Jahre in der Behandlung der Herzkrankheiten dar. Ihr großer Vorteil liegt unter anderem darin, daß sie oral verabreicht werden können (siehe auch Hypertoniekapitel).

Chlorothiazidderivate: *Hydrochlorothiazid* (**Esidrex®** [Ciba-Geigy], in Dtschld. **Esidrix®**), **Esidrex-K®** (plus Kalium), *Benzthiazid* (**Fovane®** und **Diurese®**) und das *Cyclopenthiazid* (**Navidrex®** [Ciba-Geigy]), **Ehydrid novum®** [Ferring], **Dichlotride®** [MSD], **Drenusil®**, **Esmarin®** usw.), **Clopamid®** (Sandoz) und Komb. pp., die gleichzeitig ein Produkt enthalten, das K retiniert, z. B. **Moduretic®** (MSD) und das mit Spironolacton kombinierte **Lasilactone®** (Hoechst).

Benzophenonsäurederivate: *Chlorthalidon* (= **Hygroton®** [Ciba-Geigy]). Vorsicht starker Kaliumverlust, muß mit Kalium (**K-Hygroton®**) plus **Aldactone®** kombiniert werden.

Furosemid = **Lasix®** [Hoechst]: 4-Chlor-N-(2-furylmethyl)-5-sulfamoyl-anthranilsäure. *Heute das stärkste und wichtigste Mittel dieser Gruppe.*

Wirkungsmechanismus: Auf diesen kann hier nicht näher eingegangen werden, im wesentlichen kommt es zu einer Hemmung der tubulären Rückresorption des Natriums und mehr oder weniger auch des Kaliums. Gegenüber dem *Azetazolamid* haben sie den großen Vorteil, daß sie sowohl bei azidotischer als auch bei alkalotischer Stoffwechsellage voll wirksam sind.

Nebenwirkungen: Einzelne Patienten leiden auch ohne Hypokaliämie schon bei kleinen Dosen (1 Tabl.) an Übelkeit. Als am besten verträglich erwies sich uns bis jetzt das *Cyclopenthiazid* (**Navidrex®**), ferner das stärker wirkende *Furosemid* (**Lasix®**).

Im Vordergrund steht aber die mögliche Gefahr einer *Hypokaliämie*! Diese droht vor

Diuretika

allem bei Einschränkung der normalen NaCl-Zufuhr sowie bei kontinuierlicher Verabreichung von zu hohen Dosen, weil bei Fehlen von genügend Natrium vermehrt Kalium ausgeschieden wird (Abb. 30). Ferner bei allen zu einer Hypokaliämie prädisponierten Erkrankungen: Erbrechen, Durchfälle, parenterale Ernährung, Leberzirrhose, Steroidbehandlung. Eine weitere, aber *oft erwünschte Nebenwirkung ist die Blutdrucksenkung* durch die vermehrte Natriumausscheidung. So empfiehlt es sich, bei der Anwendung dieser Mittel in allen Fällen den Blutdruck von Zeit zu Zeit zu kontrollieren. (Näheres hierüber siehe im Hypertoniekapitel, S. 189).

Vorsicht bei Gichtpatienten (Provokation eines Anfalles), *Zirrhosen* (Ammoniakanstieg) und *schwer hypotonen Patienten*. Bei schweren Ödemen durch eine *Niereninsuffizienz* darf ein Versuch mit 2–4 Amp. i.v. *Furosemid* (**Lasix**®) versucht werden. Hier die neuen *hochdosierten* Amp. à 250 mg! Vorsicht bei *Diabetikern* und älteren Leuten (diabetogener Effekt), *Kontrolle des Blutzuckers, Kontrolle der Lipoide* (Cholesterin- und Triglyzeriderhöhung!) und evtl. Wechsel auf andere Diuretika (s. o.).

Vorsicht bei Thromboseneigung: Jede starke Entwässerung erhöht die Gefahr einer Thrombose und evtl. Lungenembolie! Bei starker Diurese-Provokation (*Furosemid*, **Lasix**®) und u. a. bei schon vorausgegangenen Thrombose-Episoden (Mitralstenose, pulmonaler Hochdruck etc.) *muß immer die Frage der eventuellen gleichzeitigen und manchmal dauernden Antikoagulation genau überprüft werden! Bei Bettruhe obligat.*

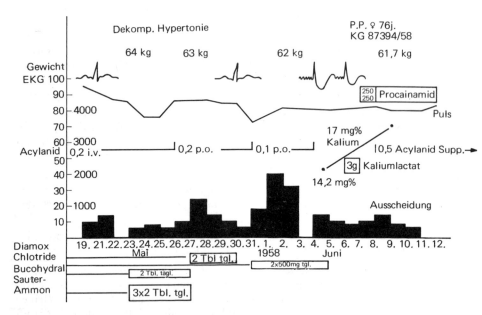

Abb. 30. *Typische Hypokaliämie* durch *Saluretika* (hier *Chlorothiazid*) bei der Behandlung einer schweren dekompensierten Hypertonie-Herzpatientin mit ausgesprochenen Ödemen. Die durch das **Chlotride**® ausgelöste Kaliurese, welche durch genügend NaCl und eine Kal.-zulage hätte vermieden werden können, führt zum Auftreten einer typischen Hypokaliämie und zur Digitalisüberempfindlichkeit. (Arrhythmie und Extrasystolie bei schweren Hypokaliämiezeichen des EKG). Durch entsprechende Kaliumzufuhr und *Procainamid* wiederum vollkommene Normalisierung. Entlassung aus der Spitalbehandlung in gut kompensiertem Zustand.

Diuretika

Prophylaktische Maßnahmen:

Bei längerer Anwendung immer mit Aldosteronhemmern kombinieren, um die Hypokaliämie zu verhindern!
Kein kompletter oder strenger NaCl-Entzug, um dem Kaliumverlust vorzubeugen. Dazu prophylaktisch dreimal tägl. 1 Glas *Orangen- oder Tomaten-Saft.* Wenn nur wenig Flüssigkeit gestattet, dann getrocknete Früchte (Aprikosen).

Bei dauernd hohen Dosen in Fällen von schwerer Insuffizienz *Frage der Dauer-Antikoagulation genau überprüfen* (s. o.).

Periodische Kontrollen des Kaliumspiegels: Besonders empfindlich sind Frauen! Evtl. dauernde Substitution mit Kaliumdragées, 1–2(3) g tägl. Sehr gut verträglich z. B. **Kaliglutol**® [Streuli] Uznach (Schweiz) oder **Kalinor**® [Nordmark] Drag. und zahlreiche andere Präparate. Sehr *wesentlich beim Auftreten von Kammerextrasystolen,* s. Abb. 30. Heute kann man diese Komplikation durch die Kombination mit *Aldosteronhemmern* vermeiden.

Besprechung der einzelnen Diuretika

Chlorothiazid-Derivate: Hydrochlorothiazid = **Esidrex**®, in Dtschl. **Esidrix**® [Ciba-Geigy], **Ehydrid novum**® [Ferring], **Dichlotride**® [MSD], usw.

Stoßtherapie: 100 mg tägl. an zwei aufeinanderfolgenden Tagen. *Dauertherapie:* tägl. 25–37¹/₂ mg. Bei höheren Dosen (Hypertonie evtl. bis 60 bis 75 mg tägl.) kombiniert mit 2–3 Tbl. **Aldactone**®.

Cyclopenthiazid (**Navidrex**® [Ciba-Geigy]): Dieses Derivat, das sich auch vom *Hydrochlorothiazid* ableitet, aber noch einen zusätzlichen 5er Ring enthält, zeichnet sich durch eine sehr gute Verträglichkeit bei niedriger Dosierung aus und macht es daher zu einem der idealen *Saluretika* für die Dauertherapie bei chronischen Herzsuffizienzen und Hypertonien. Tabl. zu 0,5 mg.

Stoßtherapie: 0,5–2 mg an 2 sich folgenden Tagen. *Dauertherapie:* 0,25 bis 0,75 mg tägl., bei Hypertonien unter entsprechenden Vorsichtsmaßnahmen in Bezug auf den Kaliumspiegel u. U. bis 0,5–1,0 mg tägl.

Für die zahlreichen übrigen Präparate verweisen wir auf die entsprechenden Firmenprospekte.

Furosemid = **Lasix**® [Hoechst]: 4-Chlor-N-(2-furylmethyl)-5-sulfamoyl-anthranilsäure. Tabl. à 40 mg, Amp. à 20 mg. Eine hochaktive, chemisch von den *Thiaziden* differente Substanz, die sich aus den Sulfonamiden ableitet und auch durch Hemmung der Rückresorption wirkt. Klinisch sahen wir damit in Übereinstimmung mit anderen Autoren sehr schöne Erfolge auch noch bei auf andere Mittel resistenten Fällen, siehe auch Abb. 31. Es ist wohl gegenwärtig das stärkste und beste Saluretikum und wird von den Patienten sehr gut vertragen. Für *Spezialfälle* **Lasix Spezial**® Amp. à 250 mg und neuerdings auch Tbl. à 500 mg. Besonders wichtig ist hier *bei Dauertherapie die Kombination mit Spironolactonen, um der Hypokaliämie vorzubeugen.*

Forcierte Diurese bei Vergiftungen und Anurien, siehe im Nierenkapitel (S. 380).

Dosierung:

Schwere Fälle: 1 × tägl. 2–3 Tabl. à 40 mg während 2–3 Tagen mit zusätzlicher Kalium-

Diuretika

prophylaxe und evtl. Wiederholung. Oder i.v. 1–2 Amp. à 20 mg i.v. Wenn erfolglos, Versuch mit **Lasix Spezial**®-Amp. à 250 mg i.v. 500–1500 mg.

Leichte Fälle: 1 Tabl. à 40 mg jeden 2. Tag, mittelschwere Fälle jeden 2. Tag 2 Tabl.

Portale Stauung mit evtl. gestörter Resorption: i.v. 1–2 × 20 mg tägl. zur Einleitung der Behandlung. Bei **Niereninsuffizienz** evtl. **Lasix Spezial**®-Infusionen von 500 bis 1500 bis 3000 mg, siehe Nierenkapitel.

Ethacrynsäure (**Edecrin**®, in Dtschl. **Hydromedin**®, [Merck Sharp & Dohme]): Ebenfalls ein kräftiges Diuretikum. Wirkt wahrscheinlich durch Hemmung des Na-Transportes in der Henleschen Schleife. *Dosierung*: Tabl. à 50 mg 1–3 Tabl. tägl. n.d.E. Hat auch bei *nephrotischen Ödemen* eine gute Wirkung. *Vorsicht bei Leberkranken* (Zirrhosen)!, bei denen es zu einer *metabolischen Alkalose* und zu einem Anstieg des Ammoniaks (*Enzephalopathie*) kommen kann. Bei verzögerter Ausscheidung zeigt sich häufig eine *reversible Schwerhörigkeit*.

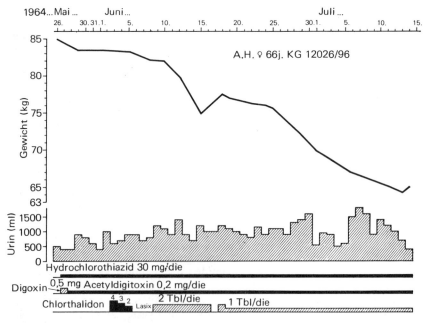

Abb. 31. *Globale schwere Herzinsuffizienz mit Anasarka.* A. H. (KG Nr. 12026/96, 66jähr. Frau). Diabetes, Hypertonie. – Unter konsequenter Digitalisierung mit *Azetyldigitoxin* und *Hypotensiva* (**Adelphan-Esidrex**® 3× 1 Tabl./die) Ausschwemmung von 2 kg in einer Woche. **Hygroton**®-Stoß von 4/3/2 Tabl. während 3 aufeinanderfolgenden Tagen wirkungslos. Am 15. Hospitalisationstag Beginn mit **Lasix**® 2 Tabl./die, später 1 Tabl./die. Darauf massive Ausschwemmung von 7 kg innerhalb der folgenden Woche, anschließend in 4 Wochen weitere 10 kg, total also 19 kg! Periphere Ödeme, Pleuraerguß, Aszites gänzlich verschwunden. Keine Elektrolytstörung.

Beeinflussung des Aldosterons

Aldosteron-Antagonisten = *Spironolacton*, **Aldactone**® [Searle], [Boehringer] hemmt kompetitiv am distalen Tubulus die Wirkung des Aldosterons. Die Wirkung tritt daher verzögert ein (Maximum nach 5–6 Tagen). Durch die *zusätzliche Verabreichung eines Saluretikums* (Hemmung der Na-Rückresorption im proximalen Tubulusanteil!) wird die Na-Diurese noch weiter verstärkt (s. Abb. 32).

Diese Präparate haben nur eine begrenzte Indikation, d.h. besonders für alle Fälle mit starker Natriumretention durch *Aldosteronüberproduktion* und durch *Adiuretinproduktion* (Hypophysenhinterlappen) noch zusätzlich bedingte H_2O-Retention. Es kommt durch ihre Einwirkung zu einer vermehrten NaCl- und H_2O-Ausscheidung und im Gegensatz zu den *Thiazidderivaten* zu einer *Hyperkaliämie*.

Nebenwirkungen: Bei Männern kommt es bei längerer Anwendung häufig zu einer schmerzhaften Vergrößerung der Mammae. Muß das Präparat weitergegeben werden, so läßt man eine **Inaktivierungsbestrahlung** der Brustdrüsen durchführen (analog der Östrogenbehandlung des Prostata-Ca., s. dort). Bei Urtikaria und Exanthemen genügt oft der Wechsel von Aldactone auf das Metopiron.

Klinische Indikationen:

1. Als *Zusatztherapie zur Saluretikabehandlung* um Kalium „zurückzupumpen" und der für Herzpatienten gefährlichen Hypokaliämie entgegenzuwirken. *Dosierung*: 2–3 × 1 Tabl. à 25 mg tägl. In dringlichen Fällen i.v. **Aldactone**® pro inject. [Boehringer], oder **Soldactone**® [Searle], Amp. à 200 mg, übliche Dosierung 2–3 Amp./Tag. Günstig für die Praxis sind *Kombinations-Pp.*, z.B. **Lasilactone**® Kaps. mit 50 bzw. 100 mg Spironolacton und 20 mg Furosemid) oder **Osyrol**® (Hoechst) Kaps. mit 50–100 Lasix und 20–100 mg Spironolacton initial 2–4 × 1 Kaps. tgl. dann tgl. 1–2 Kaps. oder in Ampullen **Osyrol**®-**Lasix**® pro injectione mit 20 mg Lasix und 100 mg Soldactone 2–3 Fläschchen/Tag i.v. So vermeidet man sicher die Hypokaliämie.

   Furosemid plus Metazolon (**Zaroxolyn**® (Sandoz): Erweist sich bei gegen die obige Kombination resistenten Fällen noch als wirksam (FURRER, J., SIEGENTHALER, W.: Schweiz. med. Wschr. 110 [1980] 1825–1829). Beginn mit 2,5 mg *Metolazon* plus z.B. 40–(200) mg Furosemid, **Lasix**®. Dieses Saluretikum aus der Sulfonamidreihe verstärkt die diuretische Wirkung des Lasix, und der Patient sollte dabei genau überwacht werden.

2. *Bei Herzpatienten mit gleichzeitiger leichter Hypertonie* oder *zur Verstärkung einer anderen antihypertensiven Therapie. Dosierung*: 2–3 Tabl. tägl.

3. *Bei serösen Ergüssen (Aszites bei Leberzirrhose)*: (s. Abb. 32). Wirkt hier vor allem in Kombination mit **Lasix**® (20–100 mg tägl.) ausgezeichnet, sofern das Ammoniak nicht erhöht ist. *Dosierung*: 3 × 2 Tabl. **Aldactone**® à 25 mg/Tag. Hier besser **Aldactone**® oder **Soldactone**® pro inject. i.v. Amp. à 200 mg.

4. *Nephrosen*: Gleiche Dosierung wie bei Aszites.

5. *Lungenödem*: Zusammen mit **Lasix**®.

Metyrapon = **Metopiron**® [Ciba-Geigy] wirkt durch Hemmung der 11β-Hydroxylierung, wodurch die Biosynthese des *Hydrocortisons* und *Aldosterons* auf biochemisch unvollendeten und

Diuretika

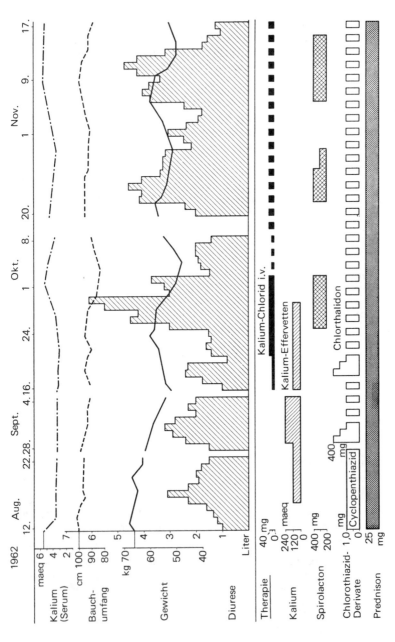

Abb. 32. *Aldacton*-Erfolg bei dekompensierter aethylischer Leberzirrhose mit Aszites (32jähr. Mann, KG 3440/899/62): Schwerer Aethyliker mit frühzeitiger Zirrhose und sehr therapieresistentem Aszites. Auf *Saluretika* nur unvollkommene Ausschwemmung und Auftreten einer sehr ausgeprägten Hypokaliämie trotz massiver Kaliumzufuhr. Auf *Spironolacton, Aldactone* = **Aldactone**® sehr ausgiebige Diurese mit maximalen Tagesspitzen von 5–6 Litern, wobei die Kaliumzufuhr reduziert werden konnte und keine schwere Hypokaliämie mehr auftrat. Wesentlich ist in allen diesen Fällen die Kombination mit einem *Saluretikum*.

unwirksamen Vorstufen stehen bleibt. Durch den Ausfall des *Cortisols* wird aber die *ACTH*-Produktion der Hypophyse angeregt und damit auch die Produktion von *Cortexon* (*Desoxycorticosteron*) und *Cortexolon* (beide stark mineralokortikoid).

Man muß also immer zusätzlich ein *Corticosteroid* verabreichen, wenn man **Metopiron**® klinisch als *Aldosteronhemmer* bei mit Hyperaldosteronismus einhergehenden Ödemen einsetzt. Eine weitere Verstärkung der Wirkung erhält man auch hier durch die Kombination mit *Saluretika* (Hemmung der Na-Rückresorption, s. o.).

Dosierung: pro die **Metopiron** 1,5 g tägl., immer in Kombination mit einem *Corticosteroid*, z. B. 3–4 mg *Dexamethason* (= **Millicorten**®, **Deronil**® usw.) oder *Prednison* 20 mg tägl. p.o. und einem *Saluretikum* am besten *Furosemid* (**Lasix**®) 1–2 Tabl. tägl. p.o., siehe Abb. 32, oder **Edecrin**® (Dtschl. **Hydromedin**®).

Triamteren, **Dyrenium**® [Smith, K. & F.] oder **Jatropur**® wirken ähnlich wie die Spironolactone, ohne Aldosteronantagonisten zu sein. Die Wirkung wird durch Aldactone verstärkt. Auch hier kombinieren mit Saluretikum! z. B. **Diuricomplex**® [Ibsa] 1–(3) Tbl. p.d.

Therapierefraktäre kardiale Ödeme

Man muß sich in solchen Fällen immer fragen, ob die Diagnose (z. B. Hypoproteinämie, Myxödem, Nephrose, Amyloidniere usw.) oder die eingesetzten therapeutischen Mittel nicht richtig waren. Zuerst muß eine ungenügende Digitalisierung ausgeschlossen werden. Dann das Vorliegen einer *Pericarditis adhaesiva*, ferner eine *Pulmonalsklerose* und *terminale Stadien* von dekompensierten Herzvitien (Aorteninsuffizienz!); ferner ein *Myxödem*. Dann versucht man aber ruhig einmal extrem hohe Dosen z. B. **Aldactone**® 6 Tabl. à 25 mg tägl. und vom 3.–4. Tage an tägl. 250 mg **Lasix**® (Spezial-Amp. s.o.) *intravenös*. Oft kommt es dann doch noch zu einer Diurese. Evtl. Kombination mit *Metazolon* **Zaroxolyn**® s. S. 109.

Bei schwerer therapieresistenter Herzinsuffizienz und eher sehr niedrigen Kammerfrequenzen kann evtl. durch den Einbau eines *künstlichen Schrittmachers* noch ein Erfolg erzielt werden. Beratung mit dem Spezialisten.

Rhythmusstörungen

Zur sicheren Beurteilung sollte immer ein EKG angefertigt werden. Zur raschen Diagnosestellung am Krankenbett eignen sich hierfür in der Praxis die Direktschreiber sehr gut.

Supraventrikuläre Störungen

Sinusrhythmus

Respiratorische Arrhythmie: Bedeutungslos. Beruhigung des Patienten.

Sinustachykardie: Allmähliche Frequenzzunahme bis zu 140–160 Schlägen pro Minute. Meistens reaktiv als Folge von Fieber, Hyperthyreose, O_2-Mangel, evtl. Myokarditis, Perikarditis, muß immer ursächlich genau abgeklärt werden.

Therapie: je nach Grundleiden plus Sedation.

Rhythmusstörungen

Sinusbradykardie: Manchmal als Zeichen einer ausgeprägten Vagotonie, prämenstruell oder bei Gravidität, oft verbunden mit gleichzeitiger Hypotonie. Hier wirkt sich die Kombination kleiner Dosen von *Belladonnapräparaten*, z. B. **Bellafolin**® (Vagushemmung) 3 × 10 Tropfen und eines sympathikotonen Analeptikums, z. B. **Micoren**® [Ciba-Geigy] (ein Kombinationspräparat), 3–4 × 1 Perle tägl. p.o. günstig aus. Evtl. kleine Dosen von *Ephedrinum hydrochloricum* (**Ephetonin**® usw.) 4–6 × tägl. 0,025 g (= ½ Tabl.). **Effortil Depot Perlongetten**®, Kps. à 0,025, 2–3–(4) tgl.

Bradykardie mit arterieller Hypotension: Frequenz meist unter 50. (Sinusbradykardie oder Knotenrhythmus). Untere Extremitäten hochlagern, *Atropin* ½ mg i.v., Wiederholung nach ½ Stunde i.v. Wenn erfolglos dann *Aludrin*® i.v. 0,5 mg/Min., maximal 10 mg/Min. Bei *Resistenz* evtl. *Schrittmacher* einpflanzen.

Paroxysmale supraventrikuläre Tachykardie

Plötzlicher Umschlag aus dem Normalrhythmus in eine regelmäßige Tachykardie von 140–180 Schlägen pro Minute. Ursache sehr unterschiedlich, vegetativ oder innersekretorisch (Basedow), evtl. toxisch oder infektiös bedingt. Häufig beim WPW-Syndrom!

Therapie im Anfall:

1. *Maßnahmen des Patienten*, (*im Sinne einer Vagusreizung*) wie:

   Valsalva-Preßversuch: im Sitzen (Anhalten des Atems und Pressen bei geschlossener Nasen- und Mundöffnung, hilft in vielen Fällen).

   Plötzliches Bücken.

   Karotisdruck: in der Gegend des Sinus caroticus, einseitig oder evtl. vorsichtig beidseitig.

   Starke Reizung des Rachens (Brechreiz): durch Einführen des Fingers.

   Trinken von Eiswasser (sehr rasch).

   Bulbusdruck auf beide Augäpfel (Vorsicht!).

2. *Ärztliche Maßnahmen*:

   Beruhigung: suggestives Zureden mit gleichzeitigem Karotisdruck, u.U. Druck auf beide Augen. Wenn erfolglos, dann:

3. *Medikamentös*:

   a) **Digilanid**®: 0,8 mg = 4 ml i.v. Gewöhnlich nach 10–20 Min. Umschlag in normalen Rhythmus, sonst nochmals 0,8 mg i.v.

   b) **β-Rezeptoren-Hemmer und Analoge**

Siehe auch die weiteren Ausführungen Seite 132 im Kapitel über die *Angina pectoris*. Das ungefährlichste Präparat bei dieser Rhythmusstörung ist das *Verapamil*, **Isoptin**® [Knoll]. Dosis: 1 Amp. à 5 mg **langsam** (1 mg pro Minute) i.v. Am besten und sichersten unter dauernder EKG- und Blutdruck-Kontrolle. Der bradykardisierende Effekt stellt sich meist innerhalb 3–5 Min. ein. Falls die erste Dosis keinen Erfolg gebracht hat, kann man die Injektion nach 10 Min. wiederholen bis zu einer Totaldosis von maximal 15 mg.

Propranolol ist der am besten untersuchte β-Rezeptoren-Hemmer. Der Einsatz dieses Pharmakons ist meist erfolgreich. Mit einer Dosis von 3–10 mg **Inderal**® [ICI], **Dociton**® [ICI] i.v. (langsam 1 ml pro Minute!) läßt sich eine Blockade der sympathischen Rezeptoren am Herzen erreichen. In leichteren Fällen p.o. 3–4mal tägl. 20–40 mg. Die gesteigerte Aktivität des sympathiko-adrenalen Systems ist in einem großen Teil der Fälle von supraventrikulärer Tachykardie für die Entgleisung verantwortlich.

Falls die Tachykardie durch Digitalis provoziert ist und keine aktive Vorhofheterotopie mit einer Blockierung vorliegt, leistet *Propranolol* ausgezeichnete Dienste, 3–4mal 20–40 mg p.o.

Alprenolol **Gubernal**® und *Oxprenolol* **Trasicor**®, sowie *Pindolol* **Visken**® sind in ihrer Wirkung bei dieser Rhythmusstörung gleichwertig.

Practolol (= **Eraldin**® [ICI], in Deutschland **Dalzic**® [ICI]) sollte heute **wegen evtl. toxischer Nebenerscheinungen nicht mehr verwendet werden.** Es wurde in den meisten Staaten zurückgezogen. – *I.v.* darf es bei Extrasystolie über ein paar Tage gegeben werden, da evtl. einzig wirksames Mittel (s. S. 119).

Wichtig ist bei all diesen Präparaten, daß sie eine unterschiedliche negativ-inotrope Wirkung aufweisen, so daß dadurch **eine Herzinsuffizienz ausgelöst werden kann,** die eventuell durch die bestehende Tachykardie noch verstärkt zum Ausdruck kommt. **Deshalb soll bei Verdacht auf Herzinsuffizienz der Patient zuerst digitalisiert werden.** Als ultima ratio ist bei hochgradig refraktären Fällen die *Kardioversion* durchzuführen.

Therapie im Intervall:

Bei gehäuften Anfällen Intervallbehandlung.

Schwache Digitalisierung: am besten z.B. je 3 Tage pro Woche (z.B. Mo., Di., Mi.) je 1 Tabl. *Azetyldigitoxin* (**Acylanid**®) 0,2 mg oder alle Tage $^1/_2$ Tabl. = 0,1 mg.

β-Blocker: (s.o.) oder **Isoptin**® [Knoll] 3× tägl. 1–2 Dragée à 40 mg p.o., welches sympathikolytisch und antifibrillatorisch wirkt. **Isoptin retard**® à 120 mg, Dosis je 1 Tbl. morgens und abends.

Einzelne Fälle sind sehr resistent. Dann versucht man noch:

Prajmalium-Bitartrat, **Neo-Gilorytmal**® tgl. 3×20 mg (kontraindiziert bei Leberschaden, Diabetes) und zuletzt noch das *Amiodaron*, **Cordarone**® [Labaz]. 1. Woche 3× tgl. 1 Tbl. à 0,2, 2. u. 3. Woche tgl. 1 Tbl., 4. Woche Pause, dann wieder 3 Wochen tgl. 1 Tbl. u. jede 4. Woche Pause. Da 1 Tbl. den 1000fachen Tagesbedarf an Jod enthält, kann es bei Disponierten in 1% zu einer Hyperthyreose selten auch zu Hypothyreose führen, (Überwachung!). Harmlos sind Photosensibilität und Einlagerungen des Medikaments in die Kornea. Es ist **in resistenten Fällen heute das wirksamste Antiarrhythmikum** der paroxysmalen supraventrikulären Tachykardie und auch des paroxysmalen Vorhofflimmerns und -flatterns, *eignet sich aber nicht zur Konversion.*

Sedativa: Phenobarbital, d.h. 2–3× 1 **Luminalette**® tägl. zu 0,015 g; oder **Tranxilium**® (DCI) 2–3× tgl. 1 Kaps. à 5 mg, ein sehr mildes und wenig einschläferndes Anxiolytikum.

Tabelle 4   *Übersicht der bei tachykarden Rhythmusstörungen anwendbaren Medikamente* (modifiziert nach F. BENDER)

Sinusknoten	Betarezeptoren-Blocker (β-B), Sedativa
Vorhof	Digitalis, Chinidin, Diphenylhydantoin, β-B, Verapamil, Amiodarone
AV-Knoten	Digitalis, Verapamil, Amiodarone
Ventrikel	Procainamid, Ajmalin-Bitartrat, Verapamil, Diphenylhydantoin, β-B

Vorhofflimmern und -flattern

Es ergeben sich hier zwei Möglichkeiten, entweder die Beseitigung des Flimmerns oder Flatterns oder dann die teilweise Blockierung der Überleitung, wodurch die Kammerfrequenz auf eine physiologische Frequenz herabgedrückt wird. *Bei schon lange bestehendem Flimmern oder Flattern ist die Umstellung zum Sinusrhythmus meist nicht mehr zu erreichen.* Bei einer ungefähr normalen Ventrikelfrequenz von 70–90 und fehlendem Pulsdefizit ist das Flattern oder Flimmern relativ harmlos. Gefährlich wird es erst bei dem typischen Bild der schweren *exzitomotorischen Insuffizienz* bei noch relativ guter Überleitungsfähigkeit des Myokards und dem Auftreten einer sehr raschen Ventrikelfrequenz von 120–160 vor allem dann, wenn sich ein *Pulsdefizit* ausbildet, das auf eine schlechte Ventrikelfüllung hinweist.

Therapie:

Antikoagulation: Vor allem bei großen und insuffizienten Herzen sehr wesentlich, um **arteriellen Embolien** vorzubeugen, die besonders beim Umschlag in den Sinusrhythmus auftreten (Kontraktion der Vorhöfe!).

Rasche Volldigitalisierung führt in der Mehrzahl der Fälle zum Ziel. Wie wir im Kapitel über die Herzglykoside ausführten (s. auch dort), verwendet man:

a) *Bei Notfallsituationen* das sich sehr rasch an den Herzmuskel bindende **Cedilanid**®, d. h. in der Regel 1,2–1,5 bis max. 2 mg total, wobei man sofort mit i.v. 2 ml = 0,4 mg beginnt und jede $^1/_2$ Stunde erneut 0,4 mg gibt, bis die Pulsfrequenz abgefallen und vor allem das Pulsdefizit verschwunden ist. Dann fährt man wegen der längeren Haftfähigkeit besser mit einer Erhaltungsdosis eines *Digitoxinpräparates*, z. B. **Acylanid**®, weiter, z. B. anfänglich 0,3 mg, dann später 0,2 mg tägl.

b) *Bei nicht dringlichen Situationen* beginnt man mit **Digilanid**® oder einem anderen *Lanatosid-Mischpp.* und gibt als erste Dosis i.v. 0,4 mg und dann alle 4–6 Std. weiter 0,4–0,2 mg bis total 1,2–1,8–2,0 mg und fährt mit einer tägl. ED weiter, die von Fall zu Fall schwankt (0,2 bis u. U. 0,4 mg). *Dieses Pp. hat die größte therapeutische Breite!* und ist deshalb am ungefährlichsten.

β-Blocker: Sollten in diesen Fällen in Anbetracht der evtl. Zwischenfälle (Blutdruckabfall) und der Gefahr bei vorgeschädigtem Myokard (Herabsetzung der Kontraktilität) nur in streng ausgewählten Fällen in der Klinik und nicht in der Praxis angewendet werden. Die Kombination von **Isoptin**® und *Chinidin* hat eine *stark additive Wirkung* und empfiehlt sich für resistente nicht herzinsuffiziente Fälle. Günstig wirken β-Blocker v. a. auch bei *hyperthyreotisch* bedingtem Vorhofflimmern. Kontraindiziert sind sie beim AV-Block 1. und 2. Grades!, (negativ bathmotrop und dromotrop!). Cave bei gleichzeitigen asthmoiden Zuständen.

Dosierung: **Isoptin**® [Knoll] 5 mg langsam 1 mg pro 1. Min. i.v., dann 2 Min. Pause und langsam weiter 1 mg/Min. bis 10 mg total (nicht über 15–25 mg). Evtl. orale ED von 3 × 1 Dragée à 40 mg tägl. und Kombination mit Digitalis u. evtl. mit Chinidin. **Isoptin**® allein führt gewöhnlich zu Frequenzsenkung ohne Sinusrhythmus.

Amiodarone, Cordarone® (Labaz), wurde oben bei der paroxysmalen Tachykardie (s. S. 113) besprochen. Bei den *anfallsweise auftretenden Formen ein sehr gutes Mittel*, doch auf Nebenwirkungen achten und niedrig dosieren, d.h. wie oben 1. Woche tgl. 3 × 1 Tbl. à 0,2; 2. u. 3. Wo. tgl. 1 Tbl., 4. Wo. Pause u. dann wieder 3 Wochen tgl. 1 Tbl., 4 Wochen Pause usw.

Chinidintherapie: Die Chinidintherapie ist beim Vorhofflimmern und -flattern nicht ganz ungefährlich, weil es hier noch häufiger als beim Digitalis zu einem Umschlag in den Sinusrhythmus kommen kann. Dadurch kann es bei schon längere Zeit vorbestehendem Flimmern oder Flattern zum Abreißen von evtl. Vorhofthromben und zu Embolien kommen. Wir ziehen daher in der Regel die Digitalisierung vor. Dazu kommt ferner der Umstand, daß Chinidinpräparate bei einem vorgeschädigten Myokard nicht ganz harmlos sind. Bei erst seit kürzerer Zeit bestehendem Flimmern oder Flattern kann man jedoch (s. Abb. 33) einen Versuch mit Chinidinpräparaten (Testdosis von 0,2 g, dann nach 2 Std. beginnen) durchführen:

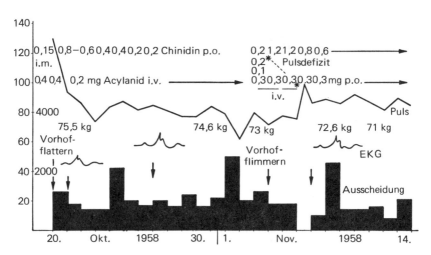

Abb. 33. *Vorhofflattern und -flimmern, Myodegeneratio und Schenkelblock* (72jähr. Frau, KG 89462/58): Ein tachykardes Vorhofflattern mit 2:1 Überleitung schlägt innerhalb 24 Std. auf 0,8 mg **Acylanid**® i.v. und 0,15 g *Chinidin* i.m. und 0,8 g *Chinidin* per os in einen Sinusrhythmus um. 14 Tage später stellt sich nach vermehrter körperlicher Belastung unter 0,2 mg **Acylanid**® i.v. ein Vorhofflimmern mit Pulsdefizit ein. Nach vorübergehender Erhöhung der Azetyldigitoxindosis auf 0,6 mg, verbunden mit der Chinidintherapie, verschwindet das Flimmern nach 3 Tagen.

Chinidin-*Präparate mit Depoteffekt*: z. B. **Kinidin-Duriles**® [Astra Schweden]; in Deutschland **Chinidin-Duriles**® [Astra] Tabl. à 0,25 g Chinidinbisulfat. Oft Magenbeschwerden.

Dosierung: a) *Bei ES*: 2–5 Tabl. zweimal tägl. (morgens und abends). b) *Bei Vorhofflimmern*: 1.–3. Tag 3× tägl. 1,0 g (Intervall je 6 Std.), 4.–5. Tag 3× tägl. 1,5 g; ab 6. Tag 3× tägl. 2,0 g. Es werden hier viel höhere Dosen ertragen und der Blutspiegel bleibt relativ konstant. c) Bei *paroxysmalem Vorhofflattern und paroxysmaler supraventrikulärer Tachykardie*: 2× tägl. 2–5 Tabl. zur Anfallsprophylaxe. Mit *Ulkusprophylaxe* kombinieren (z. B. **Alucol-Gel**® oder **Aludrox**®) da gehäufte Ulzera. –

Wichtig ist es, daß gleichzeitig die Digitalisverabreichung weitergeführt wird! Erfolg: Nach HOLZMANN in ca. 70% der Fälle.

Chinidinsulfat 0,4 g alle 2 Std. bis total 1,6–2,0 g und Übergang auf eine Erhaltungsdosis von 0,4 g alle 6–8 Std. Intravenös sollten Chinidinpräparate lediglich in Ausnahmefällen verabreicht werden. Die intramuskuläre *Chinidintherapie* wird von der französischen Schule relativ viel gebraucht. Man kann bei digitalisresistenten Fällen einen Versuch mit *Dihydrochinidinum hydrochloricum* (**Hydroquinidine**® [Houdé]), Ampullen zu 2 ml = 0,3 g durchführen.

Dosierung: 1 Ampulle i.m. und evtl. Wiederholung nach 4–6 Std. Totale Dosis nicht über 1,2 g in 24 Std., dann mit einer oralen Erhaltungsdosis weiterfahren. Wenn nötig (frühere Embolien, langes Flimmern) plus Antikoagulantien-Thp. In hartnäckigen Fällen evtl. als i.v. Tropfinfusion 1,2–2 g/24 Std.

Gleichstrom-Elektro-Konversion: Ist vor allem für Frühfälle im Alter von 30–50 Jahren zu empfehlen, wenn die Digitalisierung plus Chinidin nicht zum Wiederauftreten eines Sinusrhythmus führen. Der Patient muß in allen Fällen vorher digitalisiert und unter Chinidin stehen. *Vor Elektrokonversion 48 Std. Digitalispause!* Dauererfolge bei jüngeren Patienten ca. 50–60%. Bei älteren Patienten sind die Dauererfolge schlechter und hier genügt es, die Frequenz durch Dauerdigitalisierung auf das nötige Maß zu senken. Nach der Elektrokonversion ist die *Weiterführung der Langzeit-Chinidinbehandlung sehr wesentlich*, da es sonst viel häufiger zu Rezidiven kommt (**Chinidin-Duriles**® tägl. 2–3× 0,5 g). Die *Stabilisierung* nach der Elektrokonversion kann auch durch Procainamid, **Pronestyl**®, **Novocamid**® tgl. 3–4× 1 Tbl. à 250 mg erfolgen, oder praktischer mit dem **Procainamid-(Duriles**®**)** à 500 mg 2× 1. Das wirksamste Mittel ist heute das *Amiodarone*, **Cordarone**®, das oben besprochen wurde, s. S. 113. Die Durchführung der Elektrokonversion sollte immer einem spezialisierten Team überlassen werden.

Durchführung: 50–400 W/Sek., 45 Min. vorher Prämedikation mit 0,5 mg *Atropin* und 1 mg/kg *Pethidinum hydrochlor.* i.m. Dann O_2-Atmung mit Maske (z. B. Venturi) für 3 Min. Dann *Diazepam* (**Valium**®) à 5 mg pro Dosis i.v., total 10–30 mg, d.h. bis Patient so sediert ist, daß er auf Fragen nicht mehr antwortet. Nach Durchführung der Konversion O_2-Beatmung 3–4 Min., bis Patient wieder ruhig atmet.

Indikationen: Sind nach GURTNER a) jüngere Patienten und solche mittleren Alters, b) ferner Hyperthyreosen und Mitralstenosen, wenn trotz Behandlung des Grundleidens das Vorhofflimmern weiter bestehen bleibt, c) Patienten, bei denen die Kammerfrequenz trotz Digitalisierung nicht gesenkt werden kann, d) bei Vorhofflimmern

Rhythmusstörungen

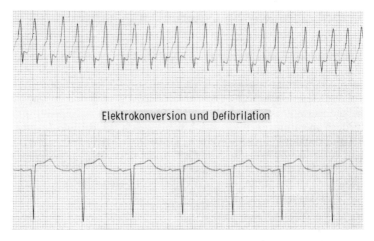

Abb. 34. St. M. ♂ 67j. *Paroxysmale supraventrikuläre Tachykardie mit funktionellem Schenkelblock*. Frequenz 235/Min. Kardiogener Schock. Im Gegensatz zu früheren Episoden auf Karotissinusdruck resistent. *Elektrische Kardioversion mit 25 Ws erzeugte Kammerflimmern*, das mit *200 Ws defibrilliert* wurde. Rhythmusstabilisierung anschließend mit **Procainamid**.

mit peripheren arteriellen Embolien (hier muß vor- und nachher eine Antikoagulation durchgeführt werden), e) Herzinfarkt (digitalisrefraktäre Fälle).

Kontraindikationen: a) Ältere Patienten. b) Chinidinunverträglichkeit. c) Totaler Herzblock. d) Vorhofflimmern mit langsamer Kammerfrequenz. e) Fehlen der 48 Std.-Digitalis-Pause (s. o.), sonst Gefahr der AV-Blockierung und evtl. totaler Block nach Umschlag.

Supraventrikuläre Extrasystolen

Können vom Sinusknoten oder von irgendeinem Teil des Vorhofes und auch vom Tawaraknoten ausgehen. Vereinzelte Schläge sind meistens bedeutungslos, erfordern aber eine genaue Herzabklärung mit EKG und Belastungsversuch.

Therapie:

Digitalisierung mit kleinen Dosen *Digitoxin*, z. B. *Azetyldigitoxin*, **Acylanid**® 3 Tage pro Woche je 1 Tabl. zu 0,2 mg (z. B. Mo., Di., Mi.) oder tägl. 20 Tropfen **Digilanid**®.

β-Blocker oder **Isoptin**® s. S. 113.

Chinidin sehr oft ebenfalls von guter Wirkung, **Chinidin-Duriles**® 2–3 × 500 mg tägl.

Sedativa: Wirken v. a. bei nervösen und Streß-Patienten günstig. Zuerst Versuch mit **Bellergal**® 3 × 1 tgl., um den Vagustonus zu senken. Wenn zu wenig wirksam, Versuch mit **Tranxillium**®, 2–3 × 1 Kps. à 5 mg.

Ventrikuläre Rhythmusstörungen

Ventrikuläre Extrasystolen bei nichtdigitalisierten Patienten

Bei vielen vegetativ stigmatisierten Menschen treten sie häufig bei Übermüdung, bei vollem Magen, Hiatushernie, Cholelithiasis, Gravidität, Liegen auf der linken Körperseite sowie nach Nikotin- oder Koffeingenuß auf. Sie sind oft bedeutungslos, erfordern aber immer eine genaue Abklärung, da sie das erste Zeichen einer beginnenden Myokardschädigung sein können. Unbedingt behandelt werden müssen Salven von Extrasystolen sowie in oder vor die T-Welle fallende Extrasystolen (s. bei Herzinfarkt), da sie die Vorläufer eines Kammerflimmerns oder -flatterns sein können (hier *Lidocain*, siehe S. 119). Bei Fällen mit bedrohlichen Zwischenfällen (Synkopen, Kollaps) lohnt sich hier das teure *Langzeit-EKG*.

Therapie

Sanierung aller möglichen Fokalherde: Chronische Tonsillitis, Granulome, Sinusitiden, Prostatitis usw. bei Verdacht auf Myokarditis.

Digitalisierung: Wenn die Extrasystolen sich stark häufen oder vom Patienten als unangenehm empfunden werden, und nur dann, wenn sie nicht während einer Digitalisierung aufgetreten sind. *Digitoxinpräparate*, z. B. **Acylanid**®, 3 Tage pro Woche (z. B. Mo., Di., Mi) je 0,2 mg p.o.

Diphenylhydantoin: Dieses bei der Epilepsie gebrauchte Mittel hat auch einen sehr guten depressorischen Effekt bei ventrikulären ES, und seine günstige Wirkung ist in der Praxis heute noch viel zu wenig bekannt. Klinisch konnten wir die guten Erfahrungen anderer Autoren voll bestätigen.

Präparate: **Antisacer**® *simplex* [Wander], Tabl. à 100 mg.

Dosierung: Tägl. 3–(4) × 1 Tabl. als Dauertherapie. Weitere Präparate: **Zentropil**® [Nordmark]. *Nebenwirkungen*: Tremor, evtl. leichte Gereiztheit, Schläfrigkeit.

Chinidin: Wenn Digitalisierung allein nicht genügend, 0,3 g 6-stündlich.

Procainamid: **Pronestyl**® [Squibb], **Novocamid**® [Hoechst], **Procamide**® [Simes], sofern die beiden anderen Mittel nicht helfen. Kapseln (Tabl.) zu 250 mg **Procainamid (Duriles**®**)** à 500 mg.

Nötige Dosis: Gewöhnlich 0,5–0,75 g tägl., in schweren Fällen vorübergehend bis 1,5–2 g p.o., bei Resistenz evtl. i.v. als Dauertropfinfusion 2–(3) g/24 Std.!

Polytope ventrikuläre Extrasystolen oder in die T-Welle fallende Extrasystolen, sowie in Salven auftretende Extrasystolen und paroxysmale Kammertachykardien

Die obigen Formen der Extrasystolie sind *immer Warnungszeichen für das Vorliegen einer eventuell lebensbedrohlichen Situation!* Ursächlich können sie medikamentös durch *Digitalispp., Chinidin, Adrenalin-Pp.*, prolongierte Anwendung von *Salidiuretika*

(Hypokaliämien), *Narkosen* und durch Erkrankungen des Myokards (Herzinfarkt, Myokarditis) ausgelöst werden.

Cave Digitalispräparate. Die Extrasystolen sind hier das Zeichen einer Übererregbarkeit des Myokards, wobei diese Glykoside zur Auslösung eines unter Umständen tödlichen Kammerflimmerns oder Kammerflatterns führen können.

Lidocain: Vor allem für die lebensgefährlichen rezidivierenden Anfälle von Kammerflimmern oder die beim Herzinfarkt auftretenden Formen, heute *das beste Mittel*.

Dosierung: **Xylocain**® = *Lidocain hchl.* in 2%iger Lösung, 100–(150) mg = 5 ml intravenös, evtl. Wiederholung von 50 mg nach 15 Minuten. Oder als *Tropfinfusion*: 20 bis 50 gamma/kg/Min. (= 4 mg/Min. bei einem 70 kg schweren Patienten). Man nimmt also z.B. eine Lösung, die pro 1 ml = (30 Tropfen) 4 mg enthält, d.h. also eine 0,4%-ige Lösung und stellt je nach Ansprechen pro Min. auf 10–30 Tropfen ein.

Wenn Lidocain 5 mg/Min. als Tropfinfusion ohne Erfolg, dann *Procainamid* (s.u.) 100 mg i.v. alle 2 Minuten als Bolus bis zum Verschwinden der Extrasystolen, aber maximal 1,0 g. Wenn dann Erfolg: Procainamidinfusion 3 g/24 Std.

Procainamid (**Pronestyl**®, **Novocamid**®): Man beginne vorsichtig mit 0,5–0,75 g und steigert bis auf wirksame Menge. Meistens genügen 0,5–1,0 g, selten sind 1,5–2,0 g nötig. Bei Überdosierung besteht Gefahr für das Auftreten eines Schenkel- oder AV-Blocks. In Notfällen kann 1 g i.m. oder intraglossal injiziert werden (intravenös nur vorsichtig! bei Kammerflattern und *fortlaufende intermittierende Verabreichung*, d.h. 100 mg i.v. alle 5 Minuten bis zum Verschwinden der ES. Im allgemeinen *benötigen schwere Fälle eine Totaldosis von bis zu 1 g* oder etwas weniger. Dann fährt man mit einer ED p.o. oder wenn nötig i.v. fort (bei Kammerflimmern!). Bei hartnäckigen Fällen empfiehlt sich am besten die weitere Tropfinfusion mit 2 g Procainamid in 500 ml phys. Glukose, 6–12 Tropfen pro Min. i.v.

Practolol (**Eraldin**®, **Dalzic**®): Wenn Mißerfolg mit *Lidocain* und *Procainamid*, dann als letzter Versuch mit 20 mg **Eraldin**® i.v. als Bolus. Wenn Erfolg, dann Tropfinfusion von 1000 mg i.v./24 Std. Doch keine Dauertherapie! s. S. 113! –

Atropin sulfur.: Sofern Extrasystolen unter *Lidocain, Procainamid* oder *Practolol* sich steigern dann: 1 mg *Atropin* i.v.

Diazepam = **Valium**®: Oft gute Wirkung, vor allem parenteral 10–20 mg u. Wiederholung. Besonders für auf die anderen Pp. resistente Fälle und 1–2–3 stdl. Wiederholung.

Kammerflimmern: s. S. 152

Auftreten ventrikulärer Extrasystolen (evtl. Bigeminie) unter oder nach Herzglykosiden

Treten unter der Behandlung erstmals ventrikuläre Extrasystolen auf oder häufen sich vorher schon bestehende Extrasystolen, so sollten die Glykoside, wegen der möglichen Gefahr eines Kammerflatterns oder -flimmerns, immer sofort für 3–4 Tage sistiert werden.

Rhythmusstörungen

Tabelle 5 *Übersicht der wichtigsten Antiarrhythmika (AAR) (modifiziert nach F. Bender)*

Name	Präparat	Dosierung i.v.	Dosierung p.o.	Indikationen	Nebenwirkungen
Digitalis	s. i. Text	s. i. Text	–	i.v. bei tachykard. Vorhofflimmern i.v. bei tachykard. Vorhofflattern paroxysmaler supraventrikulärer Tachykardie	s. i. Text
Chinidin	Duriles	–	4 × 500	Vorhof (u. nach Elektrokonversion) 3–4 Monate	Magen-D., ZS
Procainamid	Novocamid Pronestyl		100–1000	Ventr. ES, Kammerflimmern	Blp. ↘ Haut (LE)
Diphenylhydantoin	Antisacer simplex Phenhydan Zentropil	125 u. evtl. Wdh.	3 × 125	(Vorhof) Ventrikel, v. a. Digitalis abhängige ES	Blp.↘, Zittern, Gingivitis
Lidocain	Xylocain	100 dann Infusion	–	Ventrik. ES, Kammerflimmern	Blp.↘, ZS Verwirrtheit
Ajmalin-Bitartrat	Neo-Silurytmal	10	3 × 20–40	Kammer-ES u. K-Tachykardie	QRS; i.v. Blp. ↘
Verapamil	Isoptin	5–10 (1 mg/Min.)	3 × 80–160	Supraventrik. Tachykardien Supraventrik. u. ventrik. ES	i.v. Blp. ↘, P. ↘
Amiodarone	Cordarone	–	1. Woche 3 × 0,2 tgl. 2. Wo. u. weiter 1 Tbl. tägl. s. Text 3 × 40(–80)	Paroxysmale Tachykardien Prophylaxe von Vorhofflimmern u. -flattern	Jodismus! 2% Hyperthyreose Reversible Cornea-Einlag.
β-Blocker: – Propranolol	Inderal-Dociton	1–2		Supraventrik. Tachykardien	negat. inotrop, Broncho-Spasmen am wenigsten Nebenwirkungen
– Pindolol	Visken	0,2–0,5			
Sedativa	Valium Tranxillium		3 × 5–10 3 × 5–10	Nervöse ES Potenzierung des übrigen AAR	

Maßnahmen:

Absetzen der Glykoside.
Procainamid: **Pronestyl**®, **Novocamid**® 0,5–1,5 g p.o. tägl.
Nach 3 Tagen vorsichtiger Wiederbeginn mit *Strophanthus-* oder *Digitalispräparaten* unter *Fortführung des Pronestylschutzes* (meistens genügen 0,75 g tägl.). Plasmaspiegelkontrolle.

Chinidin: Anstelle von *Procainamid* kann auch dieses Mittel versucht werden, 0,4–0,6 g tägl., doch ist das **Pronestyl**® meistens vorzuziehen, es kommen jedoch Fälle von *Procainamidunverträglichkeit* vor.

Diphenylhydantoin: In ca. 60% der Fälle wirksam, Dosierung s.o. In schweren Fällen 250 mg (*langsam!*) i.v.

Überleitungsstörungen inkl. Herzblock

Verkürzte Überleitung

Wolff-Parkinson-White-(WPW)-Syndrom: Eine harmlose angeborene Anomalie (PQ 0,1 sec oder darunter), bei der es aber zu häufigen, schwer zu beeinflussenden Tachykardien kommen kann. Paradoxerweise wirken *Belladonnapp.* manchmal günstig. Sehr gut auch die β-Blocker, z. B. *Pindolol* (**Visken**®) 0,4 mg i.v. oder Ca-Blocker *Verapamil* (**Isoptin**®) 10 mg langsam i.v. (1 ml/Min.).

AV-Block 1. und 2. Grades

Ist immer ein Hinweis für eine entzündliche, toxische oder durch schlechte Blutversorgung bedingte Myokardschädigung. Klinisch sieht man eine verlängerte UZ am häufigsten bei rheumatischen Myokarditiden oder bei Überdigitalisierung.

Therapie:

Körperliche und psychische Schonung.
Absetzen der Digitaliskörper. Bei Sinusbradykardie (P <60) $^{1}/_{4}$–$^{1}/_{2}$ mg *Atropin* i.v.
Sympathikotone Mittel: Die Behandlung mit den oral verabreichbaren *Adrenalin-Derivaten* (vor allem **Alupent**®, s. u.) gibt heute die besten Erfolge. *Dosierung*: 1–3–(5) × 1 Tabl. **Alupent**® à 10 mg tägl. Hierdurch kann häufig wieder eine normale Überleitung erzielt werden. Weitere Präparate: **Saventrine**® [Pharmax], siehe bei *Adams-Stokes*, unten.

Bei Herzinsuffizienz: Hier sind ausnahmsweise kleine Dosen *Lanatosid C* = **Cedilanid**®, z.B. tägl. 30–50 Tropfen p.o. oder *Strophanthin* i.v. $^{1}/_{8}$ mg tägl. erlaubt, da durch die verbesserte Herzaktion und damit evtl. intensivere Koronardurchblutung auch eine Besserung der UZ erfolgt. Diese selbst wird ja durch Strophanthin und Lanatosid C nur wenig beeinflußt. Die gleiche Wirkung hat **Talusin**®, s. dort. Evtl. *Pacemaker* einbauen.

AV-Block

Adams-Stokessche Anfälle und intermittierender AV-Block

Elektrokardiographisch kann man eine Form mit Aussetzen der Sinusknotentätigkeit (totaler Herzstillstand) oder totalem atrioventrikulärem Block (isol. Kammerstillstand), ferner eine „Reizungsform", bei der die Kammerfunktion infolge Kammerflattern oder Kammerflimmern ausfällt, unterscheiden. Die verschiedenen Formen können sich untereinander kombinieren. Die dabei evtl. *auftretenden Adams-Stokes-Anfälle sind immer lebensgefährlich!* Wird die AV-Leitung unterbrochen und springt der Ventrikel nicht sofort autonom mit einem sekundären Zentrum ein, so kommt es durch die zentrale Anoxämie zu Bewußtlosigkeit und Krämpfen. In schweren Fällen können dauernde Gehirnschädigungen zurückbleiben, und bei längerer Asystolie kann u. U. Exitus eintreten.

Prognose: Diese hat sich seit der Einführung des *Isopropylnoradrenalins*, sowie der Möglichkeit des operativen *Pacemaker-Einbaus* wesentlich verbessert.

Therapie:

Orciprenalin **Alupent**® [Boehringer]: Tabl. à 10 mg; Amp. 1 ml à 0,5 mg für i.m. und i.v. Injektion, sowie für Dauertropfinfusion. Wird oral 50× stärker resorbiert als **Aleudrin**® (in Dtschl. **Aludrin**® (s. Abb. 35) und hat eine wesentlich längere Wirkungsdauer. Bewirkt weniger Extrasystolen.

Dosierung: 3–5 × 10 mg p.o. In Einzelfällen evtl. bis 20 Tabl. tägl. *Nebenwirkungen* sind evtl. Unruhe, Zittern, Schweiße, Herzklopfen. *Bei gehäuften Adams-Stokes-Anfällen* empfielt es sich, die Behandlung mit einer i.v. Dauertropfinfusion zu beginnen, wobei man die Dosis nach der bestehenden Herzfrequenz richtet. Je nach Fall 0,003 mg/ Min. oder weniger. So gewinnt man evtl. noch kostbare Zeit, bis der Pacemaker bereitgestellt ist. Viel protrahierter als *Alupent* wirkt durch seine langsame Resorption das *Isoproterenol-Pp*. **Saventrine**® [Pharmax], Tabl. à 30 mg, Dosg. 3 × 1–(2) Tabl. tägl., **Proternol**® ([Key], Agpharm Luzern). Wiederholen sich die Anfälle trotz einer sehr intensiven Behandlung oder kommt es zum Auftreten von multiplen Extrasystolen, so muß operativ in einer Spezialklinik ein *Transistoren-Pacemaker* (künstlicher Schrittmacher) eingebaut werden. Das gleiche gilt für alle Fälle, in denen es trotz einer Dauertherapie nicht gelingt, die Frequenz über 30–36 zu steigern. *Alle diese Patienten gehören auf eine Intensiv-Station!* Doch ist es sehr wichtig, daß der *Hausarzt schon zuhause sofort mit der* **Alupent**®-*Therapie beginnt*. Sonst besteht die Gefahr, daß der Patient zuhause oder auf dem Transport stirbt. –

Bei Herzstillstand im Adams-Stokes (siehe auch Kapitel „Herzstillstand", S. 149):

a) *Sofortige Herzmassage* (s. S. 150) *und künstliche Beatmung.*

b) **Alupent**® [Boehringer]: Gleichzeitig gebe man sofort 1 Ampulle zu 0,5 mg i.v., intraglossal oder im Notfall intrakardial zusammen mit 0,2 g *Koffein*!

c) Sofort *Oesophagusschrittmachersonde* (evtl. ext. Schrittmacher), um die ventrikulären Kontraktionen wieder in Gang zu bringen. Führt dies zu einem positiven Resultat, so muß nachher unbedingt mit **Alupent**® (s.o.) weitergefahren werden. Cave die Anwendung von *Chinidin*, *Procainamid* oder *Kaliumsalzen*, die beim Stillstand durch einen gesicherten Herzblock völlig kontraindiziert sind. Kommt es zum Auftreten von polytopen Extrasystolen, so sind diese besser durch eine Reduktion des verabreichten Sympathtotonikums oder durch β-Blocker (*Practolol*) zu bekämpfen.

Bei sich rasch wiederholenden und durch **Alupent**® *p.o. nicht beeinflußbaren Anfällen:*

a) Oesophagus-Pacemaker „on Demand" bis zum Einlegen einer provisorischen endovenösen Schrittmacher-Elektrode, oder transthorakaler Schrittmacher.

b) *Natriumlaktat* (molare Lösung = 11,2%ig) 100–200 ml plus 0,5–1,0 mg *Isoprenalin*, **Aludrin**® [Boehringer] = **Isuprel**® [Winthrop] oder *Orciprenalin* = **Alupent**® [Boehringer] langsam als i.v. Tropfinfusion, 5–30 Tropfen/Min.

c) *Atropin. sulfur.*: $4 \times {}^1/_4$ mg tägl. zur *Vagusdämpfung*.

d) Definitiver **Einbau eines künstlichen Schrittmachers**: In allen Fällen, bei denen sich die Störung als irreversibel erweist, sollte ein definitiver Pacemaker implantiert werden.

Kortikosteroidtherapie: Bringt in einigen Fällen schon innerhalb 24 Std. ein Verschwinden der Anfälle und der Blockierung. Selbst verfügen wir über einige Beobachtungen. Man beginnt, um Zwischenfälle zu verhüten, gleichzeitig mit **Alupent**® (s.o.) und *Prednison* kombiniert, d.h. anfänglich 60 mg Prednison. Dann baut man

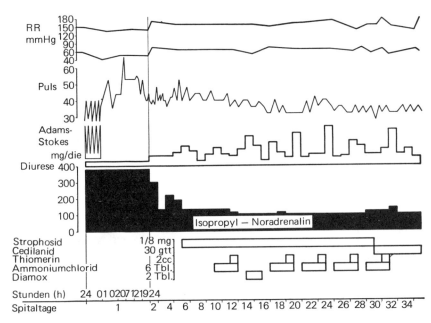

Abb. 35. *Herzpatient mit schweren Adams-Stokes-Anfällen* (B. K., 69jähr., Mann, KG 88299/58): Auf die sofortige Behandlung mit *Isoprenalin* (Tabl. zu 20 mg) verschwinden die lebensgefährlichen Adams-Stokes-Anfälle vollständig. Die hohe Dosis von 380 mg in den ersten 24 Std. kann später auf eine Tagesdosis von 100–140 mg reduziert werden. Die Herzdekompensation wird hierauf vorsichtig mit **Strophosid**® allmählich behoben und durch die erst am 12. Tage der Behandlung begonnene Diuretikamedikation wirksam unterstützt. Entlassung in arbeitsfähigem Zustand nach 5 Wochen.

AV-Block

bei Anfallsfreiheit beide Präparate allmählich ab, wobei oft die alleinige ED von 30 mg *Prednison* genügt (s. Abb. 36).

Fälle mit kardialer Insuffizienz: Hier darf ohne weiteres ein die Überleitung wenig beeinflussendes Glykosid wie *Strophanthin* oder *Lanatosid C*, **Cedilanid**®, verabreicht werden. Manchmal verschwinden dann infolge der besseren Durchblutung auch die Anfälle.

AV-Block 3. Grades: Totaler Herzblock

Herzblock nach *Procainamid* oder *Überdigitalisierung* ist selten und verschwindet auf Reduktion oder Unterbrechung der Medikation.

Versuch mit **Alupent**®, um den Block zu beheben; dies gelingt aber nur in leichteren und noch nicht lange bestehenden Fällen. Tritt dabei aber wiederum ein intermittierender Block auf, der auch durch hohe Dosierung nicht mehr behoben werden kann, so unterbricht man besser die Medikation und baut operativ einen elektrischen Schrittmacher ein.

Dosierung: 4–12 × 1 Tabl. **Alupent**® zu 10 mg p.o.

Steigerung der Ventrikelfrequenz durch kleine Orciprenalindosen: Ist der Block nicht mehr reversibel, so gibt man dauernd weiter 4–6 × 1 Tabl. **Alupent**® zu 10 mg peroral, um durch die sympathikotone Wirkung die Pulsfrequenz etwas zu erhöhen, dann evtl. operativer Einbau eines elektrischen *Schrittmachers „on demande"*.

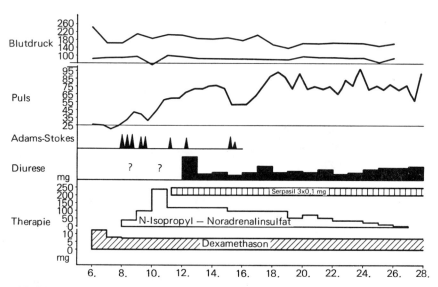

Abb. 36. *Corticosteroiderfolg bei schweren Adams-Stokes-Anfällen* (72jähr. Mann, KG 97991/60): Häufige Anfälle seit mehreren Monaten, zeitweise 3 bis 4 pro Tag. Kombinationstherapie mit *Cortisonpräparaten* (= *Dexamethason*) und *Isopropylnoradrenalinsulfat* (**Aleudrin**®); völliges Sistieren der Symptome nach 10 Tagen. Normale Überleitung im EKG. Nach einem halben Jahr konnte jede Therapie abgesetzt werden.

Operativer Einbau eines Transistoren-Pacemakers: Ist bei allen Fällen indiziert, die geistig und körperlich noch gut erhalten sind.

Bei Dekompensationserscheinungen: Lanatosid C **Cedilanid®**, in Notfällen **Strophosid®** oder **Kombetin®**.

Totaler Links- oder Rechtsschenkelblock

Geht im allgemeinen auf eine Unterbrechung des Schenkels durch einen myokarditischen oder gefäßbedingten Herd zurück und ist meistens irreversibel. Benötigt in der Regel keine Behandlung. Bei Herzinsuffizienzzeichen können ohne weiteres Digitaliskörper gegeben werden. **Memento: Besondere Maßnahmen** bei Auftreten von:

– **totalem Rechtsschenkelblock und linkem hinterem Hemiblock** (schon bei noch normaler AV-Überleitung)
– **totalem Rechtsschenkelblock und linkem vorderem Hemiblock** (sofern AV-Block 1. Grades).

Sofortiges prophylaktisches Einlegen einer Schrittmacherelektrode! (i.v.)

Karotissinus-Syndrom

Beruht meistens auf arteriosklerotischen Veränderungen des Karotissinus mit abnorm gesteigerter Empfindlichkeit und anfallförmigem Auftreten von reflektorischem Herzstillstand bzw. ausgesprochener Bradykardie.

Therapie:

Sympathikustonus steigern: Durch das *Adrenalinderivat* **Alupent®**. Beginn mit tägl. 3–6 × 1 Tabl. zu 10 mg peroral, später durch langsamen Abbau ED von tägl. 1–4 × $1/_2$–1 Tabl. Oder das **Saventrin®** [Pharmax], ein Isoprenalin mit protrahierter Wirkung, 3–4 × 1 Tabl. à 30 mg tägl.

Vagustonus herabsetzen: Durch *Atropin sulfur.* tägl. 3–4 × 0,25 mg oder **Bellafolin®** [Sandoz] 3 × 10–15 Tropfen. Sehr oft genügt die **Alupent®**-Medikation für sich allein.

Kammerflimmern und -flattern

Siehe Kapitel „*Plötzlicher Herzstillstand*", S. 152.

Arrhythmien bei Schrittmacher-Patienten

Bei der enorm angewachsenen Zahl von Herz-Patienten mit einem „pace maker", meistens vom Typus „on demande", wird auch der praktische Arzt immer häufiger mit solchen Patienten konfrontiert. Der Hauptanteil dieser Patienten betrifft Herzkranke mit *totalem AV-Block* und früheren Adams-Stokes-Anfällen, ferner Patienten mit *tachykarden Arrhythmien* (besonders bei der Kombination von wechselndem zu raschem und zu langsamem Herzschlag „Sick sinus syndrom").

Treten bei diesen Patienten Störungen des Pace makers, wie Arrhythmien, Tachykardien oder Bradykardien auf, so sind sie sofort einem speziellen Schrittmacher-Kontroll-Team, die es heute an allen größeren Kliniken gibt, zu überweisen!

Rhythmusstörungen

Merkblatt für Patienten mit permanentem Pacemaker[1])

Ihr Herzschrittmacher besteht aus einem Impulsgenerator und einer Elektrode. Der Impulsgenerator ist eine Batterie, die elektrische Impulse an das Herz abgibt, so daß in Zukunft keine Rhythmusstörungen, insbesondere kein zu langsamer Herzschlag (Puls) mehr auftreten sollten. Die Batterie Ihres Herzschrittmachers befindet sich bei Ihnen *unter der Haut, unterhalb des rechten Schlüsselbeins*. Die Elektrode ist ein mit Kunststoff isolierter Draht, der die elektrischen Impulse der Batterie an das Herz weiterleitet, so daß durch jeden Impuls ein Herzschlag ausgelöst wird. Die Elektrode führt von der Batterie über eine Vene des Brustkorbes in das Herz, wo die nicht isolierte Spitze im Herzmuskel verankert ist.

Ihr Schrittmacher hat eine von der Herstellerfirma garantierte Lebensdauer von *10* Jahren. Dann erschöpft sich die Batterie langsam und muß ausgetauscht werden, was einen kleinen chirurgischen Eingriff ohne Narkose erfordert.

Störungen der Schrittmacherfunktion sind sehr selten, sie lassen sich aber bei so komplizierten Geräten nie ganz vermeiden. Um diese Störungen früh zu erfassen und beheben zu können, sind 3 Arten von Kontrollen notwendig: Selbstkontrollen, Kontrollen durch Ihren Hausarzt, Kontrollen ambulant in unserem Spital.

Selbstkontrollen: Sie sollten sich selber *jeden Morgen* (am besten vor dem Aufstehen) vom einwandfreien Funktionieren Ihres Schrittmachers überzeugen, indem Sie sich, wie Sie die Schwestern und Ihr Assistenzarzt instruiert haben, den Puls messen. Zählen Sie bitte Ihre Pulszahl während genau 1 vollen Minute (Uhr mit Sekundenzeiger verwenden) und schreiben Sie diese Zahl in einen Kalender, den Sie zu allen Kontrollen beim Hausarzt und bei uns mitnehmen wollen. Solange die Pulszahl pro Minute über *40* beträgt, dürfen Sie annehmen, daß Ihr Schrittmacher einwandfrei funktioniert. Sollte der Puls unter *40* betragen und sich dies in einer sofort wiederholten Messung bestätigen, oder sollten Sie Atembeschwerden, Schwindelgefühl, Anschwellen der Unterschenkel oder Knöchel, Brustschmerzen oder gegenüber früher auffallend schnellen oder unregelmäßigen Pulsschlag bemerken, müssen Sie sich unverzüglich mit Ihrem Hausarzt in Verbindung setzen, bei dessen Abwesenheit mit dem Notfallarzt. Sind Hausarzt oder Notfallarzt nicht erreichbar, bitten wir Sie um sofortige Verbindungsaufnahme mit dem Tagesarzt unserer Klinik (die Adresse und die Telefonnummer finden Sie in Ihrem Ausweis für Träger von Herzschrittmachern).

Kontrollen beim Hausarzt: Neben den sehr wichtigen täglichen Selbstkontrollen ist eine ca. $^1/_4$ jährliche ausführliche Kontrolle mit EKG bei Ihrem Hausarzt notwendig. Er wird mit Ihnen nach der ersten Kontrolle, die etwa 2–4 Wochen nach Spitalentlassung stattfinden soll, die weiteren Kontrollen vereinbaren.

Kontrollen in der Klinik: Sie werden zu ausführlichen ambulanten Kontrollen die etwa 1 Stunde dauern, wie folgt schriftlich eingeladen: 3 Monate nach Entlassung, 1 Jahr nach Entlassung und dann alle 2 Jahre. Mit Ihrem Schrittmacher können Sie ein normales Leben führen, also auch reisen (auch mit Flugzeug), autofahren, baden, duschen und Sport treiben, Fernseher, Rasierapparat und andere elektrische Geräte bedienen.

Folgende Vorsichtsmaßnahmen sind jedoch zu beachten: Halten Sie sich nicht in unmittelbarer Nähe (Sicherheitsabstand 50 cm) von laufenden Motoren von Autos,

---

[1]) Prof. BÜRGI danken wir für die Erlaubnis, dieses Merkblatt der Medizinischen Klinik des Bürgerspitals Solothurn hier abzudrucken.

Motorbooten, Rasenmähern und ähnlichen Maschinen auf. **Halten Sie sich von Lichtbogenschweißgeräten fern und meiden Sie die unmittelbare Nähe von Mikrowellenherden.** Halten Sie sich nicht im unmittelbaren Bereich von Sendeanlagen für Radio, Fernsehen oder Radar auf. **Elektrische Geräte, wie Mixer, Bohrmaschinen, Rasierapparat, sollten Sie nie näher als 15 cm an den Impulsgenerator Ihres Schrittmachers halten.** Ihr Schrittmacher ist zwar gegen die Beeinträchtigung durch Einflüsse obgenannter technischer Einrichtungen geschützt, es besteht aber die Möglichkeit, daß diese, vor allem wenn sie defekt sind, den Schrittmacher vorübergehend nicht optimal arbeiten lassen. Schwindel, langsamer oder außergewöhnlich unregelmäßiger Pulsschlag und andere Symptome könnten die Folge sein. Das Metallgehäuse des Impulsgenerators Ihres Schrittmachers wird von Metalldetektoren, wie sie z. B. für Kontrollen auf Flughäfen verwendet werden, erfaßt; weisen Sie sich in solchen Fällen mit Ihrem Ausweis für Träger von Herzschrittmachern aus. Weisen Sie sich auch als Schrittmacherträger aus, wenn Sie aus irgendeinem Grunde ambulant oder im Spital ärztlich behandelt werden.

Koronarsklerose und -arteriitis, Stenokardie

Die Zunahme der Erkrankungen der Koronargefäße und Hand in Hand damit auch der Herzinfarkte in den letzten beiden Jahrzehnten mahnt zum Aufsehen, und es soll hier nur ganz kurz auf die hauptsächlichsten Ursachen dieses Anstieges hingewiesen werden, um daraus die wichtigsten prophylaktischen Maßnahmen abzuleiten.

Die Hauptursachen sind nach Ansicht zahlreicher Autoren und nach meinen eigenen Erfahrungen an einem großen Patientengut die folgenden:

Psychische Veranlagung: *„Aktivisten"*, d. h. Leute, die sich nie richtig Ruhe gönnen, bei denen auch in Momenten der möglichen Ausspannung immer etwas geschehen muß. Dieser Typus vermag oft auch nicht seinen Mitarbeitern genügend Verantwortung abzutreten. Meistens handelt es sich gleichzeitig um eher übersensible Typen, die affektive Belastungen zu schwer nehmen (Verantwortung im Geschäft, Schwierigkeiten in der Familie usw.) und die häufig auch an Schlaflosigkeit leiden oder sich zu wenig Schlaf gönnen.

Neben der körperlichen Bewegung (s. u.) ist bei diesen Patienten und ganz allgemein als Prophylaxe für alle beruflich stark angespannten Menschen die *Pflege einiger Hobbys*, welche die nötige Entspannung und ein inneres Glücksgefühl bringen, eine der besten Gegenmaßnahmen.

Übergewicht und evtl. gleichzeitig zu fettreiche Nahrung: Hier haben die letzten Jahre gezeigt, daß eine *strenge Einhaltung des Sollgewichtes und eine fettarme Diät* prophylaktisch sehr wesentlich sind. Besonders gefährlich werden diese Faktoren bei den konstitutionellen *Hypercholesterinämien* und *Hyperlipämien*. Siehe auch S. Heyden: Gesunde Kost – gesundes Herz, 2. Aufl. (Thieme, Stuttgart 1975).

Ungenügende körperliche Bewegung: In unserem heutigen motorisierten Zeitalter eine sehr wesentliche Mitursache. Leute, die regelmäßig und ohne Übertraining (und ohne starkes Rauchen) Sport treiben, erkranken nur sehr selten an Angina pectoris. Die *eindrücklichste Feststellung der letzten Jahre* ist aber, daß wenn diese körperlich trai-

Koronarinsuffizienz

nierten Leute trotzdem einmal einen Herzinfarkt erleiden ($1^1/_2$mal seltener als die übrigen!), sie die *3mal größere Chance haben, diesen Infarkt zu überleben* als die körperlich Untätigen! – So muß man als Arzt und Erzieher immer wieder *mit allem Nachdruck darauf hinweisen, wie wichtig das tägliche körperliche Training, insbesondere im heutigen übermotorisierten Zeitalter, ist!* Für ältere Leute (über 60 J.) ist das tägliche Gehen von 1–2 Std. evtl. mit leichter Steigung eine der besten prophylaktischen Maßnahmen. Oft rate ich deshalb auch zum Kaufe eines Hundes. – Eine ausgezeichnete Betätigung und Entspannung bildet die Gartenarbeit.

Bei „jungen Leuten", d. h. 20–60jährige, ist das *tägliche regelmäßige Turnen* die beste Prophylaxe. Mir selbst und meinen Patienten hat sich hierfür das ausgezeichnet durchdachte *Turnprogramm der „Canadian Air Force"* am besten bewährt: „*Fit, elastisch und gesund*" (Hoffmann & Campe, Hamburg 1966). Es kann bei einmal erreichtem Trainingszustand täglich in 11–13 Minuten durchgeführt werden, und darf, sofern das Belastungs-EKG normal bleibt, auch noch nach Erreichen der Altersgrenze von 60 Jahren weitergeführt werden. Daneben sollte natürlich nach Möglichkeit auch ein anderer regelmäßiger Sport (Tennis, Reiten, Schwimmen, Skilaufen, Waldlauf etc.) betrieben werden. Ausgezeichnet für ältere Leute mit noch gutem Arbeits-EKG ist im Winter der Langlauf, im Sommer das Golfspiel, das Schwimmen und der Vita-Parcours.

Nikotinabusus: Ein wesentlicher Faktor. Doch ist er in vielen Fällen wohl in direktem Zusammenhang mit der psychischen Veranlagung des Patienten. **Raucher erkranken dreimal häufiger an Herzinfarkt als Nichtraucher.** Relativ harmlos ist die Pfeife.

Hypertonie, essentielle: Diese Patienten sind besonders gefährdet. Hier vermögen eine frühzeitige Behandlung mit den heutigen ausgezeichneten hypotensiven und sedativen Mitteln, sowie das Einhalten der prophylaktischen Maßnahmen eventuelle spätere Komplikationen von seiten des Herzens zu verhüten.

Der bekannte Schweizer Dichter und Humorist Fridolin Tschudi hat die Gestalt des „Manager-Typs" und des Herzinfarktkandidaten in treffenden Versen festgehalten, die wir hier mit Erlaubnis des inzwischen leider selbst an einem Infarkt verstorbenen Autors mit bestem Dank zur „Beherzigung" abdrucken:

Mr. Manager

Zirka fünfzig Jahre alt.
Einstmals sportliche Gestalt.
Heute Embonpoint bis Bauch.
Ständig in Zigarrenrauch.
Rast von Kon- zu Konferenz.
Resultat: Mercedes-Benz!
Gibt sich jugendlich und aus.
Börse, Grillroom, Schauspielhaus.
Villa außerhalb der Stadt.
Ferienchalet in Zermatt.
Selten dort. Beherrscht den Markt.
Resultat: ein Herzinfarkt!

Tüchtig, laut und jovial.
Gut verzinstes Kapital.
Oft im Ausland. Fliegt dann meist.
Freundin, welche Sonja heißt.
Eheleben unter Null.
Resultat: not wonderful!
Abgang in die Ewigkeit.
Imposantes Grabgeleit.
Witwe weint, ja eben, weil –
Nachruf im lokalen Teil.
Einer weniger am Stamm.
Resultat: mein Stenogramm!

Fridolin Tschudi (*Weltwoche 1955*)

Therapie der Angina pectoris im Intervall

Selten treten anginöse Schmerzen auch als Ausdruck des O_2-Mangels bei Herzvitien, Tachykardien und Kollapszuständen auf. Dort ist die Verbesserung der koronaren Durchblutung und O_2-Zufuhr die wichtigste Maßnahme.

Der Anfall bei der *Koronarsklerose* wird häufig durch ein emotionelles Moment, manchmal aber auch durch körperliche Belastung oder durch Einnahme einer größeren Mahlzeit ausgelöst. Hat der Patient diesen Mechanismus einmal begriffen, so wird er durch ein adäquates Verhalten selbst in der Lage sein, das Auftreten der Anfälle weitgehend zu verhindern.

Von den im vorausgegangenen Abschnitt erwähnten Punkten, sowie aufgrund klinischer Erfahrungen leiten sich die folgenden prophylaktischen und therapeutischen Maßnahmen ab:

Psychische Hygiene: Arbeitsquantum und Verantwortung reduzieren! Evtl. Samstag/Sonntag völlige Arbeitsruhe! Werktagsarbeit nicht abbrechen, aber auf ein vernünftiges Maß reduzieren. Regelmäßige *Nachtruhe* von 8 Std. Mittag-Siesta von $1/2-3/4$ Std. Täglich regelmäßige *körperliche Bewegung*. Ferien von total mindestens 6 Wochen pro Jahr; wenn schon Anzeichen von Stenokardie aufgetreten sind, am besten auf 2–3 × pro Jahr verteilt. Vermeidung und u. U. *Sanierung unnötiger psychischer Spannungsfaktoren* (Ehe, Beruf, Vorgesetzte).

Wenn nötig, *leichte Sedativa*: Phenobarbital, **Luminaletten**®, 2–3 × 0,015 g tägl. p.o. **Priscophen**® [Ciba-Geigy] (*Phenobarbital* 20 mg, *Tolazolin* 2,5 mg, *Trasentin* 10 mg). *Chlordiazepoxd* (**Librium**® [Roche], **Rilax**® [Hanover], usw.) 3 × tägl. 5 bis 10 mg p.o. *Diazepam* (**Valium**® [Roche]) 3–4 × tägl. 5 mg, abends 10 mg, *Oxazepam* (**Seresta**® [Wyeth]), **Adumbran**® [K. Thomae] 3 × $1/2-1$ Tabl. à 15 mg tägl., **Tranxilium**® [Mack] 3 × 1 Tabl. 5 mg.

Diese sedativen Mittel bringen in Initialfällen mit noch rein nervöser Stenokardie, bei denen EKG- und auch organische Gefäßveränderungen völlig fehlen können, oft ein restloses Verschwinden der Beschwerden.

Abmagerungsdiät: Reduktion des Körpergewichtes auf Sollgewicht oder darunter. Bringt oft eine auffallende Besserung und ist auch prophylaktisch für den weiteren Verlauf sehr wesentlich. Wichtig sind auch kleinere häufigere Mahlzeiten, da Überlastungen des Magens oft Anfälle auslösen können. Evtl. **Teronac**® [Wander].

Fettarme und cholesterinarme Kost mit viel freien Fettsäuren s. S. 180. Zahlreiche Studien der letzten Jahre zeigten, wie wichtig diese Maßnahme bezüglich Prognose ist, u. a. MORRISON, der bei **100 sicheren Koronarsklerosen** 50 mit niederer Fettdiät (25 g tägl.) und 50 mit Normalkost behandelte; **nach 12 Jahren lebten noch 19 der mit Diät behandelten Patienten, während in der Kontrollgruppe alle gestorben waren!** Neue Studien ergeben ein hochsignifikant geringeres Infarktrisiko bei *Langzeittherapie mit* **Antihyperlipidämie-Pp.** (siehe Näheres im Lipoid-Kap. S. 182), wie *Bezafibrat*, **Cedur**® (Boehringer Mh.) *Clofibrat* (DCI), **Regelan**® (ICI (dieses kam Szt. völlig zu Unrecht auf die Abschußliste), **Liapten**® (Merck) ein Kombpp. u. viele andere.

Genügend körperliche Bewegung: Diese ist sehr wichtig und immer in dem Maße gestattet, als keine Schmerzen dadurch ausgelöst werden. In leichteren Fällen sind leichte Sportarten (Golf, lange Spaziergänge) und bei vor allem durch psychische Anspan-

Koronarinsuffizienz

nung ausgelösten Angina-pectoris-Anfällen auch mäßiges Skifahren, Reiten usw. gestattet.

Bekämpfung der Hypertonie: Siehe Hypertoniekapitel, S. 189. Der Blutdruck darf dabei vor allem bei einem niedrigen diastolischen Druck (Zeichen der Gefäßsklerose) nicht zu tief gesenkt werden, da sonst infolge Durchblutungsstörungen sogar Infarkte auftreten können. Es genügt in solchen Fällen z. B. eine Senkung des systolischen Druckes von 200 auf 160 mm.

Rauchverbot: Hier muß bei schon deutlichen klinischen Symptomen ein striktes Verbot eingehalten werden. Das plötzliche Absetzen ist im allgemeinen besser als das langsame Ausschleichen. Wenn man dem Patienten die drohende Lebensgefahr genügend eindrücklich schildert, so kann man fast in allen Fällen zum Ziel gelangen. Oft erfolgt dann ein unerwünschter Gewichtsanstieg, der entsprechend bekämpft werden muß.

Vermeidung von plötzlichen Koronarüberlastungen: Wenn möglich allen schweren *psychischen Belastungen* (z. B. Begräbnissen, Streitigkeiten usw.) aus dem Wege gehen, die einen schweren Anfall von Angina pectoris mit u. U. tödlichem Ausgang auslösen können. Alle *plötzlichen schweren körperlichen Belastungen* sind zu vermeiden, kein Rennen auf einen zur Abfahrt bereitstehenden Zug oder Bus (zwei meiner Patienten kamen so ums Leben), keine größeren sportlichen Parforceleistungen mehr, langsames Treppensteigen usw. Aber auch *plötzliche Kälteeinwirkungen* können einen schweren und evtl. tödlichen Spasmus auslösen, also keine kalten Duschen oder gar Wechselduschen bei manifesten Fällen! Laue und warme Duschen aber gestattet. Sorgfältiges Annetzen beim Baden, dann können die Patienten bei warmer Temperatur ohne weiteres etwas baden und vorsichtig schwimmen. *Vorsicht mit der Sauna.*

Koronarüberlastungen können auch durch Anfälle von *paroxysmaler Tachykardie* ausgelöst werden und sind in solchen Fällen durch die im betreffenden Spezialabschnitt besprochenen Mittel zu behandeln.

Koronarographie, transbrachiale: Bei den *jungen Leuten* unbedingt durchzuführen. Bei *lokalisierter* und auf ein Gefäß beschränkter Stenose evtl. *operative Behandlung.*

Operative Behandlung: Die besten Resultate scheint gegenwärtig das Einsetzen eines *aorto-koronaren Venenbypasses* zu ergeben. So ergaben video-densimetrische Untersuchungen [M. Steiger und Mitarbeiter, (Med. Klinik und Röntg. Instit., Zürich) Jahresverslg. Schweiz. Ges. Kardiologie, Davos, 1973, 28. 6.] eine deutliche Zunahme der Durchblutung im Bypassabschnitt. Ein dem Unterschenkel entnommenes Venenstück wird distal von der Verengerung mit der Koronararterie anastomosiert und proximal in die Aorta ascendens eingepflanzt. Bei guter Selektion Mortalität unter 2%. Besserung in ca. 70% der Fälle, *vorausgesetzt, daß keine größere Beeinträchtigung der linken Kammerwand vorliegt* und eine vor allem *proximale, lokalisierte Stenose* mit guten peripheren Ästen vorliegt. Der Erfolg ist dann oft verblüffend! Multiple, mehrere Äste betreffende Verschlüsse stellen bei guter Peripherie keine Kontraindikation dar. Wahrscheinlich wird auch die **intraarterielle Stenosesprengung** durch eine intraarteriell eingeführte Dilatatorsonde (Gruppe von W. Siegenthaler, Zürich) in Zukunft bei isolierter proximaler Lage der Stenose immer mehr Anwendung finden.

Kontraindikationen: Status nach mehreren Infarkten, deutliche Linksinsuffizienz. Diffuse Koronarsklerose, schwere Schädigung der linken Kammer mit ausgedehnter Akinesie. Vorliegen einer Leberzirrhose, Zerebralsklerose, Nephrosklerose.

Gegen die Anfälle wirkende Mittel:

a) *Nitrite und Nitroglyzerin*

b) *β-Blocker: Propranolol* (**Inderal**®, **Dociton**®) sowie ein Derivat des *Isopropylpropranolols*, *Oxprenolol* (**Trasicor**®), oder das analog wirkende *Verapamil* (**Isoptin**®).

Zuerst ermittelt man die nötige Tagesdosis, dann geht man auf die Retard-Tbl. über, z.B. **Slow-Trasicor**®, Drag. à 160 mg, 24 Std. Wirkung; **Isoptin retard**® à 120 mg 12 Std. Wirkung, daher 2× 1 Drag. tgl. usw.

Praktisches Vorgehen bei der Auswahl der Mittel: In der Regel versucht man zuerst mit Nitritpräparaten auszukommen. Genügen diese nicht, so versucht man einen der *β-Blocker*, wobei sich im Doppelblind-Versuch keine Unterschiede zwischen **Isoptin**® (tägl. 3× 40 mg) oder **Inderal**® zeigte (B. Livesley u. Mitarb.: Brit. med. J. [1973] I, 375–378). Bei Resistenz ergibt evtl. die *Kombination von Beta-Blockern mit Nitriten* eine bessere Wirkung. (L. Kappenberg u. Mitarb.: Med. Klinik Luzern, Jahresversammlung Schweiz. Ges. Kardiologie, Davos, 1973, 28.6.).

Perhexilin, **Pexid**® [DCI] ebenfalls ein Kalziumantagonist zur Langzeitprophylaxe der Angina pectoris, tgl. 2× 0,1 (Vorsicht bei Leberschäden und Diabetes) s. u.

Besprechung der einzelnen „antianginösen" Mittel

Nitrite: Sie *senken den Pulmonalarteriendruck* signifikant und vermindern den linksventrikulären Füllungsdruck, besonders ausgesprochen bei gleichzeitiger Linksinsuffizienz. Daneben wirken sie gefäßerweiternd auf die kleinen Arteriolen. Das Herzminutenvolumen nimmt eher zu (Bussmann, W.D. u. Mitarb.: Dtsch. med. Wschr. 100 [1975] 749–755). Im Gegensatz zu den *Beta-Blockern* haben sie *keine negativ inotrope Wirkung* auf den Herzmuskel. Sie sollten immer als erstes Mittel versucht werden. Wirkung potenziert sich mit β-Blockern, s.u. *Nitroglyzerin* eignet sich besser für den akuten Anfall, siehe dort.

Nebenwirkungen: Einige der Patienten klagen unter der Nitrittherapie über das Auftreten von Kopfschmerzen. Meistens erfolgt aber eine allmähliche Gewöhnung, oder dann können durch Umstellung auf ein anderes Präparat die Beschwerden verschwinden. **Cave ihre Anwendung bei Glaukompatienten**, *da hier ein akuter Glaukomanfall provoziert werden kann.*

Präparate: Unter den zahlreichen im Handel befindlichen Präparaten sind vor allem die *Erythrol-Tetranitrat* enthaltenden Drogen, d. h. schwerlösliche Präparate mit verzögerter Wirkung, vorzuziehen. Im weiteren bewährt hat sich nach unseren Erfahrungen *Mannitolum hexanitricum = Nitromannit*: z.B. **Moloid**® [Südmedica], sehr gut als Kombinationspräparat **Nitrangin**® [Schweizerhall] zu 0,02 g mit *Phenobarbital* 0,01 g. *Dosierung*: 2–3, u. U. 4× 1 Tabl. tägl. Bei Unverträglichkeit von *Phenobarbital* kann es auch ohne dieses verschrieben werden. *Isosorbid-dinitrat*: Ist heute der am häufigsten verwendete Abkömmling in zahlreichen Präparaten v.a. in der Retard-Form, um einen konstanten Blutspiegel zu erreichen, z.B.: **Isoket-Retard**® Tbl. à 0,02–0,04 (Pharma Schweiz), **Isomack-Retard**® [Mack] Tbl. à 0,02, forte à 0,04; **Sorbidilat**® [Globopharm] Kps. à 0,005 für den Anfall, und **-retard**® Kps. à 20 mg u. 40 mg zur Tagesprophylaxe.

Nitroglycerin-Salbe: Eine alte Behandlungsmethode feiert heute wieder ihre Aufer-

Koronarinsuffizienz

stehung und wird von zahlreichen Patienten gegenüber der oralen Therapie bevorzugt (2%ige Nitroglycerin-Salbe). *Die Wirkung dauert länger an,* und *der Effekt tritt sehr rasch auf,* fast ebenso rasch wie sublingual. Dabei kann die Salbe (Salbenstrang von 1,25–5 cm Länge) sowohl im Gebiet der Arme, Waden, Oberschenkel, Brust oder Bauch eingerieben werden. Anwendung 3–4 × tgl. und nötige Salbenmenge langsam von 1,25 cm = 7,5 mg Nitroglyzerin an erhöhen. 10 cm pro Anwendung nicht überschreiten! Pp.: **Nitro-Mack-Salbe**, Tuben à 50 mg. Ein weiterer Vorteil der Salbenanwendung ist das **Fehlen von Kopfschmerzen**, treten diese trotzdem auf, so weist dies auf eine zu hohe Einzeldosis hin.

Andere Präparate:

Beta-Rezeptoren-Blocker oder ähnlich wirkende Präparate:

Der sympathische Tonus wird postganglionär durch α- und β-Rezeptoren vermittelt. Die Erregung wird nervös oder humoral (*Adrenalin* oder *Noradrenalin*) übermittelt. Erregung der α-Rezeptoren bewirkt Vasokonstriktion, die der β-Rezeptoren ist je nach dem Organ unterschiedlich. Stimulation der *β-Rezeptoren am Herzen* bewirkt: eine *Steigerung der Frequenz,* der *Herzleistung* und der *Leitungsgeschwindigkeit.* Am *Gefäßsystem* kommt es zur *Vasodilatation,* an den *Bronchien* zu einer *Erschlaffung der Muskulatur.*

Die *β-Rezeptoren-Blocker,* oder besser gesagt -Hemmer, sind Pharmaka, welche *spezifisch die β-Rezeptoren der sympathisch innervierten Organe kompetitiv hemmen.* Neben dieser Wirkung haben einige dieser Substanzen selbst eine schwache „*intrinsic-activity*", d.h. sie erregen mäßig die β-Rezeptoren. Als unspezifische Wirkung zeigen sie eine *chinidinähnliche Wirkung* auf die Zellmembran, sowie eine *Kalziumantagonistische Wirkung.*

Indikationen: Behandlung der *Koronarinsuffizienz, Stenokardien, hyperkinetisches Herzsyndrom, idiopathische subvalvuläre hypertrophische Aortenstenose, thyreotoxische Krise, Herzrhythmusstörungen.*

Nebenwirkungen: Auftreten einer Herzinsuffizienz, deswegen immer gleichzeitig digitalisieren, falls eine latente Herzinsuffizienz vorliegt. AV-Überleitungsstörungen, Asthmaanfälle!! *Blutdruckabfall, Bradykardie,* Potenz-Störungen.

Kontraindikationen ergeben sich hieraus: *Latentes Asthma bronchiale, Lungenemphysem,* ausgeprägte *Bradykardie, manifeste Herzinsuffizienz, AV-Block 1. Grades* (sehr vorsichtig), *2. und 3. Grades, streng kontraindiziert! Hypotonie,* Status nach *mehreren Infarkten* mit großem Herzen, Herz-Aneurysma, insulinbehandelter Diabetes mellitus.

Präparate: Propranolol (**Inderal**®) ICI [Geistlich], **Dociton**® [Rhein-Pharmakal]; *Oxprenolol* (**Trasicor**®) [Ciba-Geigy]; *Pindolol* (**Visken**®) [Sandoz]. Analog wirkt (Qβ-Bl.) *Verapamil* (**Isoptin**® [Knoll]), wirkt als „*Kalziumantagonist*", indem es den Einstrom von Ca^{++} an der Zellmembran spezifisch hemmt. Siehe auch *Perhexilin,* **Pexid**®, S. 134.

Dosierung: Immer einschleichend beginnen, z.B. *Propranolol* 40 mg 1 × 1 Tabl., *Pindolol* 5 mg 1–2 × 1 Tabl., *Oxprenolol* 1 Tabl. à 20 mg, dann 2–3 × 1 Tabl. Austesten der erforderlichen Gesamtdosis, die den gewünschten Therapieeffekt bringt. *Verapamil* 2–3 × 1 Tabl. à 40 mg, bei Hypertonien Tabl. à 80 mg. **Isoptin retard**® à 120 mg, tägl. 2 × 1 Tabl.

Für Notfälle stehen diese Präparate als Injektionen zur Verfügung. Dabei aber unbedingt fortlaufende EKG-Überwachung am Monitor und Kontrolle des Blutdrucks.

Tabelle 6 *Dosierungsschema der Kalzium und β-Blocker in mg:*

		i.v.	p.o.
Kalziumblocker			
Verapamil	**Isoptin**®	1–5	3 × 40–(60–80)
	Isoptin retard®		2 × 120
Fendilin	**Sensit**®		3 × 50
Perhexilin	**Pexid**®		2 × 200
Nifedipin	**Adalat**®		3 × 20
β-Blocker			
Propranolol	**Dociton**®, **Inderal**®	1–2	3 × 40
Oxprenolol	**Trasicor**®	2–3	3 × 20–(40)
Alprenolol	**Aptin**®, **Cubernal**®	2–5	3 × 50–(100)
Pindolol	**Visken**®	0,2–0,5	3 × 5–(10)

β-Blocker und *Nitrate* dürfen miteinander kombiniert werden, da sie sich gegenseitig ergänzen und evtl. potenzieren.

Prophylaktische Antikoagulantienbehandlung: Sie bleibt für die schweren Fälle mit drohendem Infarktereignis und für gewisse Fälle mit schon durchgemachtem Infarkt reserviert, kann aber hier das Auftreten von Neuinfarkten und von Embolien verhindern und damit auch die Mortalität um etwa 30% senken. Näheres siehe Herzinfarktkapitel. Der Erfolg ist aber umstritten.

Therapie im Anfall

a) *Leichte Anfälle:*
1. *Sofortige Ruhe oder Stillstehen beim Gehen.*
2. *Nitroglyzerin:* 1%ige Lösung, sofort 3–5 Tropfen auf die Zunge bringen und nicht schlucken. Dies ist für den akuten Anfall immer noch das Mittel der Wahl und absolut harmlos. Es schadet dem Patienten viel mehr, wenn er es im Anfall nicht gebraucht, was man den Patienten immer wieder einprägen muß! Sehr praktisch sind Gelatin-**Nitroglyzerin**®-Kapseln [Wander] oder **Nitrolingual**®-Kaps. [Pohl-Boskamp] zu 0,8 mg. Gewöhnlich genügen 0,8 mg, manchmal benötigt der Patient aber auch 2 × 0,8 mg. Im Anfall 1 Kapsel, bei schweren Anfällen u. U. 2 Kapseln zerbeißen und unter der Zunge behalten.

Eine gute Wirkung zeigt auch *Amylnitrit*! 2–4 Tropfen, am besten als Brechampullen, die im Taschentuch zerdrückt und eingeatmet werden, z. B. als *Amylnitrit*-Brechampullen [Dr. Thilo], Mainz, Dtschl. Doch haben die Patienten bei häufigem Gebrauch oft einen Widerwillen gegen den süßlichen Geruch dieses Mittels. Weitere Präparate: **Nitrangin Express**® [Schweizerhall.] Tabl. mit *Nitromannit* 0,01 g und *Nitroglyzerin* 0,5 mg. Im Anfall 1–2 Tabl. zerkauen (über Nebenwirkungen der *Nitrite* s. o.). Dtsch. Präparat: **Moloid**® [Südmedica].

b) *Schwere Anfälle:* Wenn das *Nitroglyzerin* hier wirkungslos ist, so versucht man:

Herzinfarkt

3. *Verapamil* (**Isoptin**®) [Knoll]-Injektion: Beim Versagen des Nitroglyzerins oder Mo-Pp. langsam i.v. 1 Amp. à 5 mg. Zuerst innerhalb 1 Min. 1 mg, dann 2 Min. Pause und, falls keine Wirkung, erneut 1 mg usw. bis zur Maximaldosis von 5 mg! Hat oft eine ausgezeichnete Wirkung. Dabei sollten aber EKG und Blut-p überwacht werden. Draußen in der Praxis ist im allgemeinen den obengenannten Mitteln der Vorzug zu geben.

4. *β-Blocker*: Auf Grund ihrer negativen inotropen Wirkung erst dann verwenden, wenn 1–3 ohne genügende Wirkung. *Propanolol*, **Inderal**® 40–80 mg oral oder analoge Präparate **Verapamil**® etc. s.o. wirken evtl. auf die obigen Mittel unterstützend am besten zusammen mit Nitrit. Intravenös nur sehr vorsichtig, s.o. unter β-Blocker.

5. **Pexid**® [DCI, Merrell] *Perhexilin* für auf die obigen Mittel resistente Fälle: Gehört auch zu den Kalzium-Antagonisten. Pro Tbl. enthält es 100 mg Perhexilinmaleat. Es zeigt eine gute Wirkung zur Prophylaxe der Angina pectoris, nicht aber zur Unterbrechung des Anfalls. Daneben wirkt es hemmend auf ventrikuläre ES. *Kontraindikationen*: Leberaffektionen, Diabetes, frische Infarkte, Gravidität, Niereninsuffizienz. *Nebenwirkungen*: Eventuell Schwindel, Benommenheit, Gangstörungen, Kontrolle der Transaminasen. *Dosierung*: 2× tgl. 1 Tbl. à 100 mg.

Adalat®, *Nifedipin*: Unter den Ca-Antagonisten der am stärksten antianginös wirkende. Sehr gute Wirkung bei der „*Prinzmetal-Angina*" tgl. 2× 1 Kps. à 20 mg. Wirkt auch nur prophylaktisch.

6. *Morphinderivate und Morphium*: *Dihydromorphin* = **Dilaudid**® zeigt eine gute Wirkung und ist in besonders schweren Fällen angezeigt, 2 mg s.c. In ganz schweren Fällen (Status anginosus) kann auch 1 mg langsam i.v. verdünnt mit 10 ml physiol. NaCl verabreicht werden. Recht gut wirken auch die *Morphinersatzpräparate* wie *Pethidin* usw. sowie andere *Morphiumderivate*, wie das am Herzen nicht negativ inotrop wirkende **Fortalgesic**® (*Pentazocin*), in Dtschl. **Fortral**®: Dosis 30 mg i.m., s.c. oder langsam i.v. Die schmerzlindernde Wirkung ist aber weniger ausgeprägt. Mo.-Derivate hier immer mit $^1/_4$ mg Atropin kombinieren.

Langdauernde anginöse Anfälle zusammen mit einer ungenügenden Wirkung des Nitroglyzerins sind immer sehr verdächtig auf einen akuten Herzinfarkt! Kontrolle von EKG und Serumfermenten!

Herzinfarkt

Jeder Angina-pectoris-Anfall, der länger dauert, d.h. über 20–30 Min. oder sogar Stunden, ist auf einen Herzinfarkt verdächtig (EKG und Fermente: CPK, GOT, GPT und später LDH und HBDH kontrollieren) und sollte im Zweifelsfalle bis zur Sicherstellung der Diagnose entsprechend behandelt werden. (Um das Fermentbild nicht zu stören, *keine i.m. Injektionen oder nur mit sehr feinen Nadeln und dann langsam injizieren!!* Dadurch gehen praktisch keine Muskelzellen zugrunde interfibrilläre Ausbreitung der Flüssigkeit). Nicht so selten verspürt der Patient gar keine Schmerzen, und es kommt nur zu einem plötzlichen schweren Kollaps. *Ein Herzinfarkt sollte heute in der Ära der Dauerüberwachung und vor allem auch in Anbetracht der evtl. späteren*

Herzinfarkt

Komplikationen von seiten des Reizleitungssystems (Kammerextrasystolen, Vorhofflattern usw.) immer in einer **Intensivstation** *(Monitor) behandelt werden!*
Eine schlechtere Prognose hat der Vorderwandinfarkt. Der größte Fortschritt der letzten Jahre ist die Erkenntnis, daß eine der Haupttodesursachen beim Herzinfarkt das Auftreten eines Kammerflimmerns darstellt. Ca. 15% aller Infarktpatienten sterben sofort oder ganz kurz nach Auftreten des Koronarverschlusses, diese Patienten wird man auch in Zukunft nicht retten können. Die totale Mortalität erreichte aber auch in klinischen Verhältnissen vor der Einführung der Überwachungsapparate 32–40%! Dabei starben die meisten dieser zusätzlichen 17–25% innerhalb der ersten 4–5 Tage. Seit *Einführung der Monitoren und der sogenannten Intensivpflegestationen konnte die totale Mortalität in den meisten Einheiten, sofern die Ärzte die sich nicht im Schock befindlichen Patienten sofort einweisen, auf 17–24%, d. h. also gegenüber früher fast um die Hälfte gesenkt werden!* Siehe die Publikation meiner Mitarb.: N. Zwicky, H. Hafner, M. Fey: Resultate der Herzinfarktbehandlung vor und nach Einführung der Intensivstation in einem Regionalspital (Praxis 61, Nr. 21, 706–709 [1972]).

Der praktische Arzt und auch der Internist sollten daher heute jeden Herzinfarktpatienten sofort in eine Klinik einweisen, die über eine solche Überwachungs- und Intensivpflegestation verfügt. Es ist ein Fehler, solche Patienten zu Hause behandeln zu wollen, da man nie voraussagen kann, welcher Herzinfarkt für ein Kammerflimmern disponiert ist. Dasselbe kann sich sowohl bei leichten als schweren Fällen einstellen! Das Auftreten ventrikulärer Extrasystolen, ist in dieser Hinsicht ein Alarmzeichen und verlangt ein sofortiges Eingreifen der hierfür bereitstehenden Equipe.

Kardiomobil: d. h. ambulante Sanitätswagen mit *Monitoren* und *Defibrillierungs-Ausrüstung* und einem *Spezial-Team* konnten nach den bisherigen Zürcher Erfahrungen die Mortalität nur um 2% herabsetzen. (Steinbrunn, W. u. Mitarb.). Der große finanzielle Aufwand scheint sich bis jetzt nicht zu lohnen.

Maßnahmen in der Praxis

Den Patienten sofort niederlegen.
Bei starken Schmerzen: *Dihydromorphinon hydrochloric.* **Dilaudid**® [Knoll] sofort 2 mg plus ¼ mg *Atropin. sulfur.* s. c., evtl. auch i. m. (langsam mit einer feinen „Tuberkulin"-Nadel, dann steigt die CPK nicht an!). Läßt der Schmerz nicht nach, so kann man auch langsam vorsichtig 1 mg *Dilaudid*® i. v. verabreichen.

Kleider sofort ausziehen, da in der Klinik infolge des späteren evtl. schweren Kollapses nicht mehr möglich, mit warmen Decken zudecken und sofortiger Transport in das Spital.

Prophylaktisch Lidocain: Draußen in allen Fällen (auch ohne Extrasystolen) **Xylocain**® 200 mg, wenn möglich i. v. sonst intramuskulär, d. h. 4 ml einer 5%igen Lösung i. m. (feine Nadel s. o.!). Nach englischen Arbeiten vermeidet man dadurch weitgehend die Früh- und Transport-Todesfälle an Kammerflimmern. Selbst sahen wir deutlich weniger Arrhythmien bei den so vorbehandelten Patienten.

Atropin bei bradykarden Rhythmusstörungen: Sinus-, AV-Block II. und III. Grades immer sofort *Atropin sulfur.* 0,5–1 mg i. v., nach ½–1 h evtl. wiederholen.

Herzinfarkt

Bei schwerem Kollaps: Kein Transport, solange die Schocktherapie nicht eingeleitet und die Haemodynamik nicht gebessert ist. Maßnahmen s. unten (kardiogener Schock).

Sauerstoffzufuhr im Krankenwagen. *Solche O_2-Aggregate sollten heute in keinem modernen Krankenwagen fehlen!*, sie können auch in vielen anderen Situationen während des Transportes lebensrettend wirken.

Klinische Behandlung

Schmerzbekämpfung: Der Patient soll keine Schmerzen haben, man darf und muß hier in schweren Fällen mit den *Morphiaten* keineswegs zu sparsam sein. Beim Wiederauftreten der Schmerzen ist die Injektion zu wiederholen.

Dihydromorphinon hydrochloricum **Dilaudid**® [Knoll]: Im akuten Anfall 2 mg (= 1 Ampulle) zusammen mit $^1/_4$ mg *Atropin. sulfur.* i.m., später genügt oft 1 mg (= $^1/_2$ Ampulle s.c.). In sehr schweren Fällen kann man auch 1 mg *Dilaudid*® ($^1/_2$ Ampulle) verdünnt mit Traubenzucker langsam i.v. verabreichen. Bei *Unverträglichkeit von Morphiaten* gibt man *Pethidinum hydrochlor.* = z. B. **Dolantin**® [Hoechst], $^1/_2$–1 Ampulle, d. h. 50–100 mg s.c. oder i.v. **Fortalgesic**® (*Pentazocin*) [Winthrop], Basel (in Dtschl. **Fortral**®), Amp. u. Stech-Amp. Dosis 30 mg i.m., s.c. oder langsam i.v. bewirkt *im Gegensatz zum Morphium keinen Blutdruckabfall*, es zeigt keine negativ-inotrope Herzwirkung. Deshalb vorzuziehen, doch *wirkt es oft nicht genügend analgetisch* und dann kann man immer noch **Dilaudid**® nachspritzen.

Kardiogener Schock:

Die Hauptursachen des kardiogenen Schocks sind: akuter Myokardinfarkt, Rhythmusstörungen, myogene Herzinsuffizienzen und das akute cor pulmonale. Im Vordergrund dieser Schockform steht die *Verminderung des Schlagvolumens mit Reduktion des Herzzeitvolumens, dadurch Abfall des arteriellen Blutdrucks*. Dieser kann durch Erhöhung des Sympathikustonus auch unterbleiben und es resultiert nur ein erhöhter peripherer Widerstand. Nachfolgend kommt es zu einer Vasokonstriktion mit Umverteilung des Blutvolumens, Acidose, Gewebshypoxie mit arterieller Hypoxämie. Die Häufigkeit des kardiogenen Schocks wird mit ca. 30% angegeben. Die Letalität liegt um 80%. Klinische Symptome: der *arterielle Blutdruck fällt systolisch gering ab*, die *Amplitude engt sich ein* (Ausdruck des erhöhten peripheren Widerstandes), die *Pulsfrequenz steigt* an. Die Treffsicherheit dieser Trias wird von D. Haan und V. Dörner: Med. Welt 29/30 (1971), 1192 mit 94% aller Frühstadien eines kardiogenen Schocks angegeben. Der ZVD verhält sich unterschiedlich. Häufig ist er initial noch normal, steigt jedoch bei konsekutiver Rechtsinsuffizienz an. Andererseits kann er schon von Anfang an wegen des Myocardversagens hoch sein. Eine empfindliche Probe stellt das Verhalten des ZVD auf geringe Flüssigkeitszufuhr dar.

Patienten, die sich im *schweren* Schock befinden, sollen nicht transportiert werden, solange sich der Schock nicht gebessert hat.

Die wichtigsten Schritte sind draußen und auch in der Klinik die Maßnahmen a–d.

a) *Schmerzbekämpfung* (s. o.) und Einlegen einer *Kunststoff-Verweilkanüle*.

b) *Sauerstoff* (s. u.) (zu Hause evtl. mit der in jedes Arztauto gehörenden O_2-Flasche). Anlegen einer Dauerblutdruck-Manschette. Bessert sich der Zustand nicht, und sinkt der Blutdruck unter 80, dann

c) *Natriumbikarbonat*: Bis zum Eintreffen des Astrup mindestens 100 mval i.v.

d) **Cedilanid**® i.v. sofort 0,4 mg, dann verteilt auf 12 Std. evtl. volle Digitalisierung.

Vorsicht bei kleinem linkem Ventrikel, da sich dann die Situation evtl. durch Ansteigen des O_2-Verbrauchs verschlechtert. *Bei großem linkem Ventrikel aber indiziert* und Myokard-O_2-Verbrauch herabsetzend. *Im Zweifelsfalle Digitalisierung* (Bleifeld, W.: Dtsch. med. Wschr. 100 [1975] 1345–1349).

e) Hilft das Glykosid nicht, kommen *Sympathikomimetika* zum Einsatz. Vorsicht bei deren Anwendung, da evtl. Begünstigung eines Kammerflimmerns! Beim kardiogenen Schock sind α-adrenergische Vasopressoren wie *Adrenalin, Noradrenalin, Ephedrin, Norfenedrin, Metaraminol* usw. meist kontraindiziert, da durch die arterielle Widerstandserhöhung die Druckarbeit der Herzens noch zunimmt. In der Praxis darf **Akrinor**® (Treupha) = Norephedrinaethyltheophyllin 0,1 + Noradrenalinaethyltheophyllin 0,005/ml, $^1/_2$–1 Amp. = 1–2 ml i.v. oder i.m. verabreicht werden, das keine Zunahme des peripheren Widerstandes bewirkt. In der Klinik unter Monitorüberwachung Versuch mit β-adrenergischen Stoffen (*Isoprenalin* s. u.), die die Widerstandsgefäße erweitern, pos. inotrop wirken und den venösen Schenkel tonisieren. Die Zunahme des HMV überwiegt dabei gegenüber der Vasodilatation, wodurch der Blutdruck ansteigt. Klinisch richtet man sich nach dem *Zentralvenendruck* (Cava-Katheter), der eine wesentliche Überwachungsgröße bei Infarktpatienten ist.

f) *Zentraler Venendruck* tief (unter 10 cm H_2O): *Volumenzufuhr*: **Rheomacrodex**®-Infusion (10%ig in 5% Glukose), 500 ml innerhalb 2–4 Std. Täglich 1000 bis 1500 ml.

g) *Zentraler Venendruck hoch* (über 15 cm H_2O):

Versuch mit β-Rezeptoren-Stimulation. **Dopamin**® (siehe S. 142) heute vielleicht das beste Mittel. Bei gleichzeitiger Hypotonie ist *Dobutamin*, **Dobutrex**® evtl. überlegen 500–1500 µg/Min., s. S. 142. *Isoprenalin* **Isuprel**® (**Aludrin**®) 2,4 mg in 500 Glukose 5%. Zu Beginn 10–20 Tropfen pro Min., nachher je nach Blutdruck und Puls dosieren. Blutdruck soll nicht über 100 und Puls nicht über 100–120 ansteigen (Gefahr von ES und Kammerflimmern). Dazu **Lasix**®, **Cedilanid**® (s. o.) und evtl. *Natrium-Prussid* (s. u.).

Fortlaufende Messung des Pulmonalarteriendruckes: Sollte in solchen Fällen auf der IS immer durchgeführt werden. Der beste Füllungsdruck liegt bei 15 mm Hg. Erhöht ist er bei 20 mm Hg. Er darf nicht unter 12 mm Hg abfallen.

Nitroprussid-Natrium: **Nipride**® [Roche] Ampullen à 50 mg + 2 ml 5% Glukose oder **Nipruss**® [Schwarz] Trocken-Amp. à 50 mg in 10 ml 5% Glukoselösung, davon 3 ml in 500 ml 5%ige Glukose geben. Siehe auch Hypertonie-Kap. S. 209.

Als *Tropfinfusion 5% Glukoselösung* verabreichen. Heute das wirksamste Mittel! Schneller Wirkungseintritt, optimale Steuerbarkeit. Beginn mit 15 Gamma/Min. (= µg/Min.) als Infusion. Also z. B. 15 mg d. h. 3 ml auf 500 5%ige Glukose, 1 ml = 30 Gamma Wirksubstanz, 1 Trpf. = 1,5 Gamma; 10 Trpf./Min. = 15 Gamma/Min. Die weitere Dosierung richtet man nach dem Abfall des arteriellen und des enddiastolischen Pulmonalarteriendruckes. Eine Senkung des arteriellen Druckes von 100 auf 80 mm Hg bewirkt eine Steigerung des Herzindex um ca. 18%! Der koronare Perfusionsdruck darf aber auf keinen Fall unter 70–80 mm absinken! – Also genaue Überwachung. *Nebenwirkungen*: Nausea, retrosternal-Schmerz, Herzklopfen bei zu hohen Dosen. *Kollaps*, Delirien und evtl. Krämpfe.

Herzinfarkt

Blockade der Alpha-Rezeptoren führt zu *Vasodilatation*, die Druckarbeit des Herzens nimmt ab: *Phentolamin*, **Regitin**® muß deshalb immer mit einer Volumen-Substitution entsprechend dem ZVD kombiniert werden. Dosierung: 20 Amp. **Regitin**® à 10 mg in 500 ml Infusions-Lösung. Tropfenzahl (01)–5–(50)/Min. = 5–20 mg **Regitin**®/Min. Dauer der Infusion über 2–4 Std. (U. Allemann: Der kardiogene Schock nach Myokardinfarkt. Schweiz. med. Wschr. 28 [1972], 994).

Bekämpfung einer evtl. Herzarrhythmie (s. unten).

Evtl. Korrektur der metabolischen Azidose (s. S. 153).

Sauerstoffbehandlung: In schweren Fällen anfänglich (O_2-Brille) dauernd, später intermittierend, meistens kann sie nach 2–3 Tagen weggelassen werden. Sie ist vor allem bei denjenigen Patienten wichtig, die eine deutliche Lippenzyanose aufweisen. Hier führt die durch die darnieder liegende Herzkraft ungenügende Sauerstoffsättigung des Blutes im Sinne eines Circulus vitiosus zu einer weiteren Verschlechterung der Myokardleistung. *Kontrolle der Blutgase.*

Behandlung der Rhythmusstörungen: Provozierende Momente sind Angst, Schmerz, dann Hypotonie, Hypokaliämie und Bradykardie. Extrasystolen treten bei rund 80% der Infarktpatienten auf. Sie sind immer ein *Warnzeichen für das Auftreten eines evtl. Kammerflimmerns*. Besonders gefährlich sind ES, die in die T-Welle des vorangehenden Normalschlages oder davor fallen (R auf T-Phänomen). Immer dauernde Monitor-Überwachung in den ersten 4 Tagen in einer Intensivpflegestation.

Prophylaxe: Am besten ist die prophylaktische Verabreichung von **Xylocain**® (*Lidocain*) in allen Fällen (auch ohne ES), d. h. 2 mg/Min. über 48 Std. (PITT, A. u. Mitarb.: Lancet 1971/I, 612). Arrhythmien waren in der Kontrollgruppe 3 × häufiger! Draußen in der Praxis sofort 200 mg = 4 ml 5%iges *Lidocain* i.v. oder mit einer feinen Nadel langsam i.m. (um keine Muskelzellen zu zerstören, Fermente!). Wesentlich sind ferner die täglichen beruhigenden Aussprachen mit dem *Arzt* und die evtl. Sedation mit **Valium**® oder **Librium**®. *Korrektur einer evtl. Hypokaliämie oder Hypertonie.*

Ventrikuläre Extrasystolen: Treten sie vor dem Ende der T-Welle oder gehäuft auf und handelt es sich sogar um polytope ES, so gibt man *Lidocain* i.v. 150 mg, **Xylocain**® 2%. Bei positivem Effekt geht man auf die Infusion über, 1–4 mg/Min. oder weniger. Hat die i.v. Injektion von *Lidocain* keinen Erfolg, so fährt man mit *Procainamid* (**Pronestyl**®, **Novocamid**®) i.v. alle 2–3 Min. 50 mg (1 ml *Pronestyl*® = 100 mg) weiter, bis die Arrhythmie verschwindet, dann oral weiter tägl. 1–2 g (selten 3 g).

Diazepam, **Valium**® [Roche] hat ebenfalls einen günstigen und potenzierenden Effekt, 3–4 × 20 mg tägl. p.o. (siehe auch *Diphenylhydantoin* im Kapitel Ventrikuläre Rhythmusstörungen).

Ventrikuläre Tachykardien und Kammerflattern: Die Haupttodesursache in den ersten 24–36 Std. tritt bei ca. 30% aller Infarktpatienten auf und kann heute in vielen Fällen durch die Dauerüberwachung (Monitoren) und sofortiges Eingreifen erfolgreich bekämpft werden. Sofortiges Eingreifen mit **Xylocain**® (*Lidocain*) 150 mg i.v. und nachher weiter wie oben geschildert. Bildet sich der Anfall auf 150–200 mg nicht zurück, dann muß die *elektrische Kardioversion* vorgenommen werden.

Kammerflimmern: Hier ist das Mittel der Wahl die Defibrillation, siehe Kapitel Herzstillstand, S. 152.

Herzinfarkt

Bei tachykardem Vorhofflimmern: Digitalisierung, s. dort. Wenn erfolglos, elektrische Kardioversion versuchen. Bei *Vorhofflattern*, das über eine Stunde dauert und auf Digitalis nicht anspricht, Versuch mit **Isoptin**® s. S. 112 oder *Amiodarone*, **Cordarone**®, S. 113.

Bekämpfung einer Bradykardie: Sehr wesentlich für Prophylaxe des Kammerflimmerns! **Atropinum sulfuricum 0,3–0,5 mg** langsam i. v. (3 bis 4 Min.). *0,3–(0,) mg sollten initial für die i.v. Injektion nicht überschritten werden, da höhere Dosen evtl. eine Tachykardie und damit die Gefahr eines Kammerflimmerns auslösen können* (D. JULIAN, Edinburgh)! Der Effekt hält gewöhnlich 2–3 Std. an, dann evtl. Wiederholung. Wenn erfolglos, geht man auf die **Alupent**®**-Infusion** über, siehe Kapitel *Kardiogener Schock*, S. 142.

Isoprenalin beim AV-Block 2. Grades das Mittel der Wahl, doch vorsichtige Dosierung, da es ES auslösen kann: *Isoprenalinium hydrochloricum* **Isuprel**® [Winthrop] (in Dtschl. **Aludrin**® [Boehringer] 2,4 mg in 500 ml Dextrose und Tropfenzahl so einstellen, daß sich die Herzfrequenz um 60 hält. Beim totalen *AV-Block*: transvenösen Pacemaker einsetzen. Cortison kann immer versucht werden, z. B. 100 mg **Ultravorten-H** i.v. und hilft oft verblüffend.

Störungen der AV-Überleitung: I. Grades hier abwarten. Bei AV-Block II. Grades prophylaktisch die *Schrittmachersonde einführen*, um im Notfalle sofort eingreifen zu können, ebenso beim AV-Block III. Grades, beim bifaszikulären Block und bei wechselndem Schenkelblockbild. *Medikamentös*: Zuerst ein Versuch mit **Atropin**, wenn wirkungslos dann:

Antikoagulantien: Heute eine sehr wichtige Maßnahme, da damit die Mortalität, durch Vermeidung von Embolien, ganz bedeutend herabgesetzt werden kann, übereinstimmend um ca. 30% und mehr. *Kontraindikationen* siehe S. 219.

Dicumarolpräparate: Dosierung siehe Thrombosekapitel, S. 222. Beginn am 1. oder 2. Krankheitstag nach vorheriger Prothrombinkontrolle. Der therapeutische Prothrombinspiegel sollte zwischen 15–25% gehalten werden.

Low-Heparin-Therapie: Kann die Dicumarolpräparate bei evtl. schwieriger Einstellung oder Überempfindlichkeit ersetzen s. S. 226 Thrombose-Kapitel. Ein zu Hause verkannter Vorderwandinfarkt, der zu einer *Gehirnembolie* führte, ist in Abb. 37 dargestellt.

Fibrinolyse: Nicht ungefährlich und sehr teuer, kann höchstens die Durchblutung der Infarktrandgebiete verbessern. Generell noch nicht zu empfehlen. Auch große Doppelstudien zeigten keinen einheitlichen Erfolg.

Dauertherapie mit Antikoagulantien: Diese von verschiedenen Autoren empfohlene Dauerbehandlung hat bei fachgemäßer Kontrolle und disziplinierten Patienten *nur dann einen Sinn, wenn jüngere Patienten (unter 55 Jahren) schon einen schweren Infarkt durchgemacht haben oder auch nach einem Infarkt noch an anginösen Anfällen leiden, sowie bei Patienten mit ständigen schweren Anfällen, die einen evtl. drohenden Infarkt anzeigen, und bei Infarktpatienten mit Hypercholesterinämie*. Eine 1–2malige wöchentliche Kontrolle des *Quick* ist aber in solchen Fällen nicht zu umgehen. Die *Dauerresultate* bei den übrigen Fällen sind nicht besser als bei den unbehandelten Kontrollen. Wesentlich scheinen *die ersten 2 Monate nach dem Infarkt zu sein. Bei älteren Patienten* (über 55 J.) und *bei Diabetikern fand man bis jetzt keine Verlängerung der Lebensdauer*.

J. R. A. MITCHELL (Lancet 1981/I, 257–262) lehnt in seiner kritischen Studie den Wert

Herzinfarkt

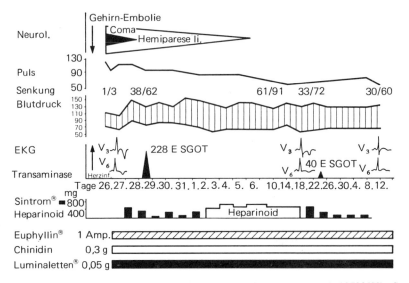

Abb. 37. *Herzinfarkt mit Gehirnembolie* (J.E., 72jähr. Mann, KG 88722/58): Stumme Voranamnese und plötzliche Gehirnembolie, im EKG typischer Vorderwandinfarkt. Deutlich erhöhte Transaminase (SGOT), initiale Hypotonie. Unter der mit *Dicumarol* (**Sintrom**®) abwechselnd mit *Heparinoid* geführten Antikoagulantientherapie bildet sich das Coma apoplecticum und die linksseitige Hemiparese zurück. Die infarktbedingte Tachykardie und Hypotonie korrigieren sich in den ersten Tagen ohne spezielle therapeutische Maßnahmen.

der Antikoagulation beim HJ völlig ab. Selbst sind wir der Ansicht, daß diese Therapie bei bettlägrigen Patienten und für die ersten 2 Monate doch wesentlich ist.

Sedativa: Neben den in den ersten Tagen nicht zu umgehenden *Morphiaten* ist es wichtig, den Patienten möglichst zu beruhigen und für genügend Schlaf zu sorgen.

Tagsüber: Diazepam, **Valium**® [Roche] 3× 5–(10) mg tägl. das auch gegen allfällige ES günstig wirkt.

Nachts: Valium® 10–20 mg, bei ungenügender Wirkung plus *Phenobarbital*, **Luminal**® [Bayer], [Merck] 0,1–0,2 g. Man beachte, daß *Phenobarbital* die Wirkung der Cumarol-Derivate abschwächt (Ansteigen des Quick!).

Diät: Salzarme Diät, um die Flüssigkeitsretention zu vermeiden. In den ersten Tagen nur flüssige Kost. Allmähliche Steigerung auf eine fettarme und je nach Körpergewicht auch kalorienarme Kost, um möglichst eine *Abmagerung* zu erzielen! *Cholesteriarme Kost* siehe unter Arteriosklerose, S. 179.

Evtl. vorbestehende Hypertonie: Stellt sich im Verlauf der Behandlung allmählich wieder eine vorbestehende Hypertonie ein, so muß eine vorsichtige antihypertensive Behandlung eingeleitet werden (siehe Hypertonie, S. 189). Bei ausgeprägteren Formen der Hypertonie am besten einen *Betablocker*, z.B. *Atenolol*, **Tenormin**® [ICI] $1/2$ Tbl. pro Tag, die gleichzeitig prophylaktisch auf evtl. ES wirkt und wenig Nebenwirkungen zeigt. In leichteren Fällen ein *Kalzium-Antagonist*, **Isoptin**® zusammen mit **Aldactone-A**® (tgl. 3–(3)× 1 Tbl.). Der Blutdruck darf wegen der Gefahr der schlech-

Herzinfarkt

teren Koronardurchblutung bei Koronarsklerose auf keinen Fall allzu stark gesenkt werden.

Frage der Herzglykoside: Nach unserer Auffassung sind in der Regel bei akuten Herzinfarkten Herzglykoside kontraindiziert, da sie die Gefahr des Kammerflimmerns erhöhen. Eine Ausnahme bilden der kardiogene Schock (s. oben) und eine *zunehmende Lungenstauung* sowie *Vorhofflimmern, -flattern*. (Rechtsinsuffizienzen sind eher selten.) Man gibt in Notfällen $^1/_{16}$ mg *Strophanthin* und wenn dies nicht genügt, $^1/_8$ mg 1–2 × tägl., oder *Cedilanid* mit 20%iger Glukose langsam i.v. In solchen dekompensierten Fällen kann es evtl. lebensrettend wirken: Eine in der 3. und 4. Woche einsetzende Dekompensation läßt sich im allgemeinen durch orale Verabreichung von kleinen Dosen *Cyclopenthiazid* plus *Digitalispräparate*, wie zum Beispiel *Lanatosid-C* (= **Cedilanid**® [Sandoz]), aber auch mit *Azetyldigitoxin* (**Acylanid**® [Sandoz]) in vorsichtiger Dosierung bekämpfen. Treten bei diesen vitalen Indikationen trotz niedriger Dosen Kammerextrasystolen auf, so gebe man zusätzlich kleine Dosen *Procainamid* (**Pronestyl**® [Squibb], in Dtschl. **Novocamid**® [Hoechst]) 0,5–1,5 g tägl. p.o.

Kortikosteroidtherapie: Hat keinen Sinn und erhöht evtl. die Gefahr einer Herzruptur und Thrombose.

Mechanische Kreislaufunterstützung: Unter den verschiedenen Methoden hat sich bis jetzt einzig die *intraaortale Ballonpulsation* bewährt: Aufblasen eines im thorakalen Abschnitt der Aorta liegenden Ballons während der Diastole und Dekompression in der Systole. Diese Methode kann in schweren Fällen von kardiogenem Schock die Prognose wesentlich verbessern, erfordert aber ein aufwendiges Team.

Wichtigste Infusionslösungen zur Behandlung der Arrhythmien und des kardiogenen Schocks (IPS)

Berechnungsgrundlage: 20 Tropfen = 1 ml

1. **Xylocain-Tropf**
   - 150 ml *Xylocain*® 2% (**Lidocain**) entsprechend 3 g Wirksubstanz, zufügen zu Flaschen mit 350 ml Glukose 5%.

   1 ml dieser Lösung enthält 6 mg Wirksubstanz.
   1 Trpf./Min. = 3 ml/Std. = 18 mg Wirksubstanz/Std.
   6 Trpf./Min. = 18 ml/Std. = 108 mg Wirksubstanz/Std.

   Mit 7 Trpf./Min. reicht diese Infusion 24 Stunden.
   Richtdosis: 2 mg/Min. = 7 Trpf./Min., wenn nötig 3 mg = 10 Trpf./Min.

2. **Procainamid-Tropf**
   - 3 Ampullen à 10 ml zu 1 g Wirksubstanz *Procainamid* (**Pronestyl**®, **Novocamid**®) entsprechend 3 g Wirksubstanz, zufügen zu 350 ml Glukose 5%.

   Tropfen- und Mengenangaben wie beim Xylo-Tropf.
   Richtdosis: 15–20 mg/Min. = 50 Trpf.–70 Trpf./Min. und nach Sistieren der Extrasystole reduzieren.

Herzinfarkt

3. **Alupent®-Tropf**

- 10 Ampullen à 0,5 mg *Orciprenalin* (**Alupent®**) entsprechend 5 mg Wirksubstanz, zufügen zu 500 ml Glukose 5%.

Diese Mengenangabe gilt für die Indikation *„kardiogener" Schock*; je nach Situation (z. B. extreme Bradykardie, Asystolie), *wo höhere Dosen notwendig sind, primär doppelte Anzahl Ampullen einfüllen lassen.* Cave bei Tachykardie über 120! und ES.
1 ml dieser Lösung enthält 0,01 mg = 10 Gamma-Wirksubstanz.
1 Trpf./Min. = 0,0005 mg/Min. = $\frac{1}{2}$ Gamma/Min. = 0,03 mg/Std. = 30 Gamma/Std.
2 Trpf./Min. = 1 Gamma/Min. = 0,06 mg/Std. = 60 Gamma/Std. usw.

4. **Arterenol®-Tropf**

- 5 Amp. à 1 mg *Noradrenalin* (**Arterenol®**) entsprechend 5 mg Wirksubstanz, zufügen zu 500 ml Glukose 5%.

1 ml dieser Lösung enthält 0,01 mg Wirksubstanz.
1 Trpf./Min. = 0,0005 mg/Min. = $\frac{1}{2}$ Gamma/Min. = 0,03 mg/Std. usw., wie bei Alupent®-Tropf.

Richtdosis: 1–10 Gamma/Min. = 2 Trpf.–20 Trpf./Min.

5. **Dopamin®-Tropf** [Simes], Vertrieb in der Schweiz durch [Siphar] und [Hausmann].

Indikationen: Schock, septisch, traumatisch, kardiogen, congestiv heart failure.
Voraussetzung: adäquates Blutvolumen, d.h. ZVD 10–15 cm H_2O oder PCV 14–18 mm Hg

Verwendung: als Tropfinfusion in Lösungen, die nicht alkalisch sind.

Dosierung: Individuell, meist 1–10 µg/kg/Min. Wenn RR kein Problem, Dosierung nach Urinfluß, min. 40 ml/Std. Urin. Bei Hypotonie meist höhere Dosen notwendig, 20–50 µg/kg/Min. Zum Beispiel Verordnung für **„Infusomat"**: 250 ml Glukose 5% + 150 mg *Dopamin* = 3 Amp. à 10 ml, 28 ml/Std. = 15 mg Dopamin/Std. oder doppelte Konzentration:
220 ml Glukose 5% + 300 mg Dopamin = 6 Amp. à 10 ml, 28 ml/Std. = 30 mg Dopamin/Std.

Nebenwirkungen:
= Ventrikuläre Arrhythmien – Dopamin reduzieren
= Hypotension bei niedriger Dosierung – Dopamindosis erhöhen, wenn nicht erfolgreich, Kombination mit Isupreltropf oder *Dobutamin*tropf.
(Literatur über Dopamin: L. I. Goldberg: New Engl. J. Med. [1974] 707–709; R. Schröder: Dopamin. Schattauer, Stuttgart 1975).

6. *Dobutamin*, **Dobutrex®** [Lilly]-Tropf: Stimuliert ebenfalls die B_1-Rezeptoren und wirkt positiv inotrop auf das Herz ohne den peripheren Widerstand und die Herzfrequenz wesentlich zu beeinflussen. Ist vor allem dann indiziert, wenn gleichzeitig eine mäßige Hypotonie vorliegt.

Tropfinfusion: 1 Amp. **Dobutamin®** à 250 mg auf 250 ml 5%ige Glukose. *Dosierung*: Davon 10–25 Tropf./Min. = 500–1500 µg/Min. verabreichen. Kann auch vorsichtig mit Dopamin kombiniert werden. Dobutamin soll aber, da es den linksventrikulären Druck senkt besser nicht mit Nitritpp. kombiniert werden.

7. **Glukagon-Tropf**
   - 2 Amp. zu 10 mg in 10 ml *Glukagon,* zufügen zu 80 ml NaCl 0,9%. (Fläschchen mit 100 ml NaCl 0,9% ab Dezember 1974 in der Apotheke erhältlich).

   1 ml dieser Lösung enthält 0,2 mg Glukagon.
   1 Trpf./Min. = 0,01 mg/Min. = 0,6 mg Wirksubstanz/Std.
   10 Trpf./Min. = 6 mg/Std.
   20 Trpf./Min. = 12 mg/Std.
   Richtdosen: 8–25 Trpf./Min. = 5–16 mg/Std.

8. **Regitin-Tropf**
   - 20 Amp. zu 1 ml mit 10 mg *Phentolamin* (**Regitin**®) entsprechend 200 mg Wirksubstanz, zufügen zu 500 ml Glukose 5%.

   1 ml dieser Lösung enthält 0,4 mg Wirksubstanz
   1 Trpf./Min. = 0,02 mg = 20 Gamma/Min. usw.
   Richtdosis: (0,1)–0,5–1 mg/Min.; dies entspricht (5)–25–50 Trpf./Min.

9. **Rheomacrodex**® 10%ige Lösung und **Natriumbikarbonat**-Lösung.

10. **Nitroprussid-Natrium-Tropf** nach der auf Seite 137 beschriebenen Technik.
    Nipride® [Roche], **Nipruss**® [Schwarz] Amp. à 50 mg. Man löst 50 mg in 10 ml 5% Glukose, nimmt davon 3 ml = 15 mg und gibt diese in eine Tropfflasche von 500 ml 5% Glukose.
    1 ml dieser Lösung = 30 Gamma Wirksubstanz.
    1 Trpf. = 1,5 Gamma/Min.
    Dosierung: Mit 15 Gamma/Min. beginnen und wenn nötig langsam steigern. Heute das beste Mittel (s. oben).

Bettruhe und Frühmobilisation

Neuere kontrollierte Studien zeigen, daß Patienten mit unkompliziertem Herzinfarkt auch schon nach 3 Tagen mobilisiert und nach 3 Wochen entlassen werden können. Hierbei kommt neben dem physischen auch dem psychologischen edukativen Effekt auf den Patienten eine bedeutende Rolle zu.

Eine noch weitergehende Differenzierung der Mobilisierungsfristen nimmt das Basler Kardiologie-Zentrum vor. Wir danken Herrn Prof. Schweizer, Basel, für die Überlassung seiner „Richtlinien für die Rehabilitation von Patienten mit akuter coronarer Herzkrankheit", die auch wir seit 1973 erfolgreich verwenden. Darin wird in Abhängigkeit vom Schweregrad des koronaren Ereignisses eine Mobilisation in 6 Stufen vorgeschlagen, mit je nach Infarktausdehnung unterschiedlicher Verweildauer auf der einzelnen Stufe (vgl. Abb. 38). Diese Stufen sind genau definiert nach Körperlage und auszuführenden Übungen (Atem- und Entspannungsübungen, Stoffwechselgymnastik, dynamische Übungen, Gehen, Treppensteigen, Ergometrie) und werden unter klinischer Kontrolle nach einem verbindlichen Kontrollblatt durchgeführt (vgl. Abb. 39).

Das schemagemäße Fortschreiten von einer Mobilisationsstufe zur nächsten hängt ab von diesem Kontrollergebnis. Auch ein eigenes Gymnastikprogramm wurde aus-

Herzinfarkt

gearbeitet (vgl. Abb. 40). Vor Spitalaustritt genaue Instruktion mit schriftlicher Anleitung für das tägliche Leben (Ruhezeit, Essen, körperliche Aktivitäten, Rauchen, Geschlechtsleben, Autofahren, klinische Rezidivanzeichen), sowie für ein angemessenes Körpertraining (tägliche Spaziergänge und Gymnastikübungen). 7 Wochen nach Spitalentlassung Bestimmung der PWC; Festlegung der Arbeitsaufnahme anhand dieser Untersuchungsergebnisse.

Kontraindikationen: Patienten, die im Schock eingewiesen wurden, ferner solche mit Herzinsuffizienz, Kollapsneigung, Hypotonie, Arrhythmien, persistierenden anginösen Anfällen, Temperaturerhöhung über 39 Grad. In all diesen Fällen Bettruhe von 3–4 Wochen.

Selbständiges Aufsitzen im Bett ist am Anfang streng zu verbieten, nachher sukzessive zu erlauben. Besuche möglichst einschränken, keine Telefone in den ersten zwei Wochen. Alle Geschäftsprobleme abstellen!

Man sorge durch milde Laxativa, evtl. durch Einläufe, für *mühelosen Stuhlgang*; jedes Pressen ist zu vermeiden.

Das Verlassen des Bettes für den „Nachtstuhl" ist u. U. erlaubt, die Defäkation im Bett ist oft anstrengender als auf dem Stuhl, doch muß der Patient vom Personal hinausgehoben werden.

Koronarwirksame Mittel: *Nitritpräparate*: z. B. das oben erwähnte **Nitrangin**® [Schweizerhall] oder **Moloid**® [Südmedica] 3–4 × 1 Tabl. tägl. zu 0,02 *Nitromannit* mit 0,01 g *Phenobarbital,* oder andere Pp. mit analoger Zusammensetzung. **Isoket**® **retard** [Schwarz Pharma] und das für die Anfälle sofort wirkende **Isoket**® à 2,5 mg Tabl.

Kardiologische Abteilung
Bürgerspital Basel, 1973 [1)]

Rehabilitation
(Phase I)

RICHTLINIEN FÜR DIE REHABILITATION VON PATIENTEN MIT AKUTER CORONARER HERZKRANKHEIT

	Akute coronare Herzkrankheit ohne sicheren Infarkt	Infarkt ohne behandlungsbedürftige Komplikationen	Infarkt ohne schwere Komplikationen	Infarkt, nach behobener schwerer Herzinsuffizienz u./o. schweren Rhythmusstörungen u./o. kardiog. Schock
Stufe 1	1. Tag	1. Tag	1. Tag	1. Tag
Stufe 2	-	4. Tag	4. Tag	4.-5. Tag
Stufe 3	3. Tag	6. Tag	8. Tag	8. Tag
Stufe 4	9. Tag	10. Tag	12. Tag	21. Tag
Stufe 5	9. Tag	14. Tag	17. Tag	28. Tag
Stufe 6	12. Tag	17. Tag	21. Tag	32. Tag

Kontraindikationen ab Stufe 3:
- anhaltender Schock
- anhaltende schwere Herzinsuffizienz
- anhaltende schwere Rhythmusstörungen (rezidiv. supraventrikuläre oder ventrikuläre Tachykardie, AV-Block höheren Grades)
- ischaemische Ruheschmerzen
- Temperatur über 39°C

1) Mit herzlichem Dank an Prof. Schweizer

Abb. 38.

Wiederaufnahme und Reduktion der Arbeit: Arbeitsaufnahme erst 2–3 Monate nach dem Infarktereignis und anfänglich nur zu 50% für 1–2–3 Monate je nach Schwere des Falles. *Dauernde Reduktion des Arbeitspensums und der Verantwortung ist für jeden Infarktpatienten oberstes Gebot, um Rückfälle zu vermeiden.* Wichtig sind auch jährliche *längere 2–3malige Ferien* und unbedingte Ruhe an Samstag/Sonntag. Frühe und mindestens 8 Std. dauernde Bettruhe. Genügende, aber vernünftig dosierte körperliche Bewegung. Verboten sind kalte Duschen und kalte Bäder, da sie einen Koronarkrampf provozieren können. Absolutes Rauchverbot! Reduktion auf Sollgewicht. Siehe im übrigen oben, Therapie der Koronarsklerose.

Konkretes Vorgehen: Die Ärzte der Intensivstation wählen vor dem Übertritt des Patienten auf die Abteilung die den morphologischen und funktionellen Gegebenheiten des Falles entsprechende Rubrik. Nun gibt es Fälle, die in keine der vier Rubriken (von Abb. 38) recht passen, z. B. beim Vorliegen wesentlich erschwerender, infarktfremder, anderer Grundleiden, oder bei starker Herzdekompensation oder erheblichen Rhythmusstörungen ohne Infarkt, und so fort. In solchen Situationen kann zusätzlich noch die Verweildauer pro Stufe individuell festgelegt werden, in Abweichung von der Zeitfolge des Schemas (vgl. Abb. 39 oben). Das Physiotherapie-Kontrollblatt (Abb. 39) ist Übungsvorschrift und Rapportblatt zugleich. Kontraindikation beachten!

Am besten entläßt man den Patienten aus dem Spital in ein hierfür spezialisiertes *Rehabilitationszentrum*. Ist das nicht möglich, so führt der Patient die Rehabilitation zuhause durch.

Rehabilitations-Merkblatt für Herzinfarktpatienten nach Spitalentlassung (in Anlehnung an die Empfehlungen der Basler Klinik mit kleinen Änderungen)

Diese Empfehlungen sind allgemeine Richtlinien. Es ist Sache Ihres Arztes, diese zu bestätigen, oder, wenn nötig, einzelne Punkte zu ändern.

1. Allgemeines

Sie haben sich jetzt von Ihrer Krankheit soweit erholt, daß Sie nicht mehr an das Bett gebunden sind. Sie dürfen also ruhig so lange „auf sein" wie vor der Krankheit.

Wenn vom Arzt nicht anders empfohlen, essen Sie wieder wie vor der Krankheit, vermeiden jedoch üppige Mahlzeiten. Sind Sie übergewichtig, so essen Sie von allem einfach weniger und kontrollieren den Erfolg Ihrer Bemühungen durch eine wöchentliche Messung des Körpergewichts. Übrigens: nach dem Essen soll man ruhen und nicht 1000 Schritte tun. Gegen den Genuß von Tee und Kaffee und gegen ein Glas Wein ist nichts einzuwenden. Hochkonzentrierte alkoholische Getränke sollten Sie jedoch vermeiden. Auf das Zigarettenrauchen müssen Sie endgültig verzichten.

Steigern Sie täglich Ihre körperliche Leistungsfähigkeit, doch bleiben Sie im Rahmen des angegebenen Trainingsprogramms. Sie dürfen damit rechnen, nach zwei Monaten alle gewohnten Aktivitäten wieder ausführen zu können. Ausgenommen bleiben jedoch, und dies vorläufig für ein Jahr, der Mannschafts- und Wettkampfsport sowie Hochgebirgstouren. Ferien in den Bergen sind jedoch erlaubt (bis 1600).

Der Hausarzt wird Ihnen sagen, wann Sie wieder Auto fahren dürfen. In der Regel kann dies zwei Wochen nach Spitalentlassung erlaubt werden. Benützen Sie dann das Automobil, damit Sie außerhalb der Stadt, im Grünen, angenehmer spazieren können. Vermeiden Sie, wenn immer möglich, das Automobil für den Weg zur Arbeit. Vermeiden Sie auch stundenlanges Chauffieren sowie die Autobahn.

Herzinfarkt

Kardiologische Abteilung
Bürgerspital Basel, 1973

Rehabilitation
(Phase I)

Name:
Geburtsdatum: Eintrittsdatum:

PHYSIOTHERAPIE - KONTROLLE

	Stufen	1	2	3	4	5	6									
	Vorschlag Tage															
	Verzögerung um ... Tage															
	effektive Krankentage															
	totale Übungszeit	4'-8'	6'-12'	10'-15'	15'-25'	20'-40'										
	Zeit ausserhalb Bett	−	−	$2 \times 15' - 2 \times 1^h$	$2 \times 2^h - 2 \times 3^h$	2×4^h										
Übungsprogramm	Körperlage	liegend	sitzend	sitzend (im Lehnstuhl)	stehend	stehend										
	Atem-/Entspann.-Üb.	+	+	+	+	+										
	Stoffwechsel-Gymn.	+	+	+	+	+										
	dynamische Übungen			+	+	+										
	Gehen						+									
	Treppensteigen															
	Ergometrie															
Komplikationen während Übungen	abnorm. Pulsanstieg abfall															
	unregelm. Puls															
	Hypotonie															
	Dyspnoe															
	ischaem. Schmerz															
	subj. Intoleranz															
	andere med. Kompl.															
	Puls vor Übung															
	Puls nach Übung															

Abb. 39. Infarktmobilisation nach dem Basler Kardiologiezentrum. Die Mobilisierungsfristen bzw. die Verweildauer können auf den verschiedenen Stufen je nach Schweregrad und Verlauf variiert werden.

Herzinfarkt

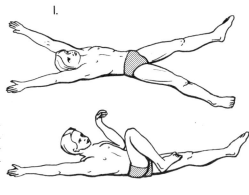

Abb. 40.

Übung I:
Rückenlage:
1. Arme und Beine strecken und spreizen.
2. Im Wechsel linker (rechter) Ellbogen und rechtes (linkes) Knie diagonal gegeneinander ziehen und Kopf abheben – wieder zurück in die Streckung.

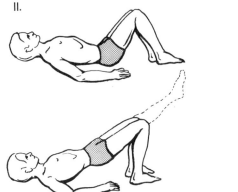

Übung II:
Rückenlage:
1. Beide Beine angestellt, die Arme liegen flach neben dem Körper.
2. Gesäß hochheben und abwechslungsweise linkes/rechtes Bein in die Luft strecken und wieder absetzen.

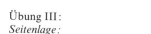

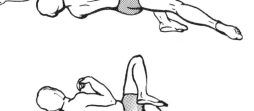

Übung III:
Seitenlage:
1. Linkes Bein angewinkelt, linker Arm nach vorne gestreckt. Rechter Arm über den Kopf und rechtes Bein nach hinten unten strecken.
2. Gegeneinander ziehen und wieder strecken.
3. Das Gleiche in rechter Seitenlage.

Was Ihr sexuelles Leben betrifft, sind keine Einschränkungen nötig, was dabei die körperliche Anstrengung betrifft, überlassen Sie diese teilweise Ihrem Partner.

Sollten Sie bei einer Anstrengung einen Schmerz in der Brust verspüren, der nach Ende der Betätigung schnell verschwindet, dann meiden Sie ähnliche Anstrengungen und berichten Ihrem Arzt bei der nächsten Konsultation von diesem Schmerz.

Herzinfarkt

Sollte je ein Brustschmerz länger als 15 Minuten anhalten, rufen Sie unverzüglich Ihren Hausarzt an. Ist Ihr Hausarzt oder sein Stellvertreter nicht erreichbar, so melden Sie sich telefonisch beim medizinischen Notfallarzt des Spitals. Je früher in derartigen Fällen die notwendigen Maßnahmen getroffen werden können, desto besser.

2. **Training** (nach Spitalentlassung)

1. Woche: Führen Sie täglich diejenigen Gymnastikübungen aus, die Ihnen im Spital gezeigt worden sind und die Sie auf der mitgegebenen Anleitung aufgezeichnet finden. Spazieren Sie dazu täglich mindestens $2 \times 1/4$ Stunde. Auch Treppensteigen ist Ihnen wieder erlaubt. Vermeiden Sie bei diesem Training jedoch Anstrengungen, die Sie schwerer empfinden als die Belastung beim Radfahren vor der Spitalentlassung.

2. Woche: Halten Sie sich wieder an das Programm der 1. Woche, dehnen Sie aber Ihre Spaziergänge auf $2 \times 1/2$ Stunde aus.

3. Woche: Neben dem bekannten Programm können Sie nun 2×1 Stunde spazieren, wobei Sie jeweils nach einer Anlaufphase das Tempo steigern sollten.

Ende 3. Woche: Zu diesem Zeitpunkt werden Sie in der Regel nochmals ins Spital gebeten, damit Ihre körperliche Leistungsfähigkeit überprüft werden kann. Hier wird auch Ihre Trainingspulsfrequenz bestimmt (derjenige Puls, den Sie beim Training erreichen sollen). Auf Grund dieses Testes kann Ihr Hausarzt den Zeitpunkt Ihrer Arbeitsaufnahme festlegen.

4.–9. Woche: Machen Sie täglich die bekannten Gymnastikübungen.

Falls Sie wieder arbeiten, reduzieren Sie Ihre Spaziergänge auf 1 Stunde täglich. Beenden Sie die Arbeit um 17 Uhr, also evtl. vorzeitig, und spazieren Sie dann nach getaner Arbeit und vor dem Nachtessen. Steigern Sie dabei das Tempo, bis Sie die für Sie bestimmte Trainingspulsfrequenz erreichen.

Sollten Sie die Arbeit auf Weisung des Arztes noch nicht aufgenommen haben, nützen Sie die Zeit, um täglich $2-4 \times 1$ Stunde zu spazieren.

Ende 6. Woche wird Ihre Leistungsfähigkeit nochmals am Fahrradergometer geprüft.

3. **Arbeitsaufnahme**

Der Zeitpunkt der Arbeitsaufnahme wird in der Regel am Ende der 4. Woche auf Grund des Leistungstests von Ihrem Hausarzt festgelegt. Im Prinzip gilt:

– bei vorwiegend sitzender Tätigkeit: ab 6. Woche 50%,
– bei körperlich stark belastender Tätigkeit: je nach Ergebnis des Leistungstests und nicht vor 8. Woche, 50%. Dabei besser vormittags arbeiten, nachmittags Ruhe und Training.
– 100% erst nach weiteren 1–2 Monaten, je nach Befund.

4. **Operationsfähigkeit**

Patienten mit durchgemachtem Herzinfarkt **sollten nach dem Infarkt mindestens 6 Monate warten**, bis sie sich einer nicht vital nötigen Operation unterziehen. Der sonst bei verfrühter Operation in ca. 30–50% auftretende *postoperative Infarkt* verläuft in rund 55–88% letal! – (E. A. Moffitt, Halifax/Canada 1980: 7. Int. Kongr. Anästh.).

Plötzlicher Herzstillstand (Kreislaufstillstand)

Asystolie, Kammerflimmern, totaler AV-Block, extreme Tachy- oder Bradykardie und Kontraktionsschwäche des Myokards bei erhaltener Reizleitung („weak action") können zu plötzlichem Ausfall der Pumpfunktion des Herzens führen. Im allgemeinen ist *Asystolie die häufigste Ursache* des plötzlich eintretenden Kreislaufstillstandes. Bei Myokardinfarkt, nach Narkosezwischenfällen, Elektrounfällen und Anoxie scheint jedoch das *Kammerflimmern* ebenso häufig wie die Asystolie vorzukommen.

Diagnose: Fehlen des Karotispulses und der Herztöne (auch bei Blutdruck unter 50 verschwindend), Bewußtlosigkeit (nach 5–15 Sekunden eintretend), blaß zyanotische Hautfarbe (todesähnliches Aussehen), evtl. weite Pupillen und Atemstillstand (nach ca. einer Minute eintretend). Wenn vorhanden *Visikard* benützen!

Die großen Fortschritte in der Behandlung des akuten Kreislaufstillstandes durch Herzmassage, Elektrotherapie, Azidosebehandlung und medikamentöse Therapie ergeben heute in Spitalverhältnissen in 15% der Fälle einen dauernden Erfolg. *Besonders Kammerflimmern ist der Behandlung zugänglich, während plötzlicher Kreislaufstillstand bei Lungenembolien, kardiogenem Schock mit Lungenödem und „weak action" seltener auf die Therapie ansprechen.*

Kardio-respiratorische Wiederbelebung

Die kardio-respiratorische Wiederbelebung hat den Zweck, vorerst durch Herzmassage und künstliche Beatmung zu erreichen, daß das Gehirn innerhalb weniger als 3 Minuten wieder mit sauerstoffreichem Blut versorgt wird und anschließend spontane Herzaktion und Atmung wieder herbeizuführen. Im Prinzip richtet es sich nach dem bekannten **„ABCD"** der **Reanimation**: *A (Atemwege), B (Beatmung), C (Zirkulation) und D (Drogen, d.h. Medikamente).*

Indikation:

In jedem Fall von plötzlichem Kreislaufstillstand, in dem das Myokard noch in der Lage wäre, nach Behebung dieser Komplikation weiter zu arbeiten. Keine Herzmassage bei terminaler Herzdekompensation und schweren chronischen terminalen Erkrankungen.
Wichtig: Auch bei Kammerflimmern massieren, da Elektroschock und Medikamente nur bei genügend arterialisiertem Blut wirksam sind.

Sie hat nur einen Sinn, wenn sie innerhalb von 3–5 Minuten nach Eintritt des Herzstillstandes einsetzt, da der Abbruch der Sauerstoffzufuhr zum Gehirn bereits nach 3 Minuten zu irreversiblen Schäden und Dezerebration führt. Sind bereits 5 Minuten oder mehr seit Einsetzen des Herzstillstandes verflossen, soll keine Herzmassage mehr durchgeführt werden.

Ausnahmen für eine Massage auch nach 3–4 Minuten: *Schwere Unterkühlung, Lawinenunfälle, Ertrinkungsunfälle.* So ist mir ein Fall von Kollege NEUHAUS in Berlin bekannt, wo ein Kind 2 Std. unter dem Eis lag und trotz einer 0-Linie im EEG rehabilitiert werden konnte! In Zweifelsfällen soll deshalb mit den Wiederbelebungsmaßnahmen begonnen werden. Lichtstarre, weite Pupillen sowie eine 0-Linie im EEG bedeuten keine Kontraindikation, da sie kein verläßliches Zeichen für den irreversiblen Hirnschaden sind. Das gilt auch für *Schlafmittelvergiftungen*.

Kreislaufstillstand

Herzmassage und künstliche Beatmung

Sofortmaßnahmen:

- *Zeitpunkt* des Eintritts des Kreislaufstillstandes festhalten.
- Patient in Rückenlage auf *harte Unterlage* bringen (Fußboden, evtl. Brett unter Patient [nicht unter Matratze!] Untere Extremitäten hochlagern [Stuhl], untere Bettstütze etc.).

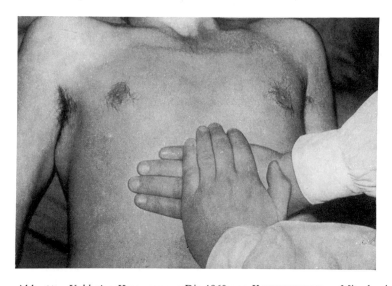

Abb. 41. *Unblutige Herzmassage*: Die 1960 von KOUWENHOVEN u. Mitarb. eingeführte neue Methode hat sich uns sehr bewährt. Diese sofort anwendbare einfache Technik sollte heute jedem Arzt bekannt sein und auch beim Pflegepersonal und den Sanitätsmannschaften instruiert werden. Die Aufnahme zeigt die richtige Position der Hände des Massierenden. Näheres siehe Text.

- Rasches *Freilegen* der *Atemwege* durch dorsale Hyperextension des Kopfes (diese Kopfhaltung muß während der ganzen Reanimationsdauer beibehalten werden). Unterkiefer nach oben und vorn drücken. Zuvor Blick in die Mundhöhle (evtl. rasches Ausräumen oder Absaugen von Fremdkörpern [Prothesen, Mageninhalt]).

- 3–5 Atemstöße mit Mund-zu-Nase-Beatmung. Wenn vorhanden, Beutel oder Maske mit Sauerstoff anschließen. Dann Karotispuls fühlen, wenn kein Puls, sofort Handkantenschläge präkordial und wenn erfolglos, sofort:

- *Externe Herzmassage*: (Wenn Apparat vorhanden, s. u., dann bis aufgesetzt!) Druck mit übereinandergelegten Handwurzeln, gestreckten Armen, vertikal (Schultern direkt über Sternum) auf distale Hälfte des Sternums (s. Abb. 41). Xyphoid und Rippen nicht berühren. Druck sehr kräftig (bei Erwachsenen 40–60 kg) jedoch nicht brutal, regelmäßig. Das Sternum soll sich um 4–5 cm senken. Völlige Entlastung des Sternums nach jeder Kompression.

Massage mit dem nackten aufgesetzten Fuß: Bei *Ermüdung des Masseurs* kann dieser sich seitlich neben den Patienten stellen und mit dem Handbreit über dem

Kreislaufstillstand

Processus xiphoideus quer auf dem Brustbein aufgesetzten nackten Fuß mit der Massage fortfahren. Dabei muß aber eine zweite Person die Beatmung übernehmen.
- *Frequenz*: optimal 60–70 Stöße pro Minute (erlaubt gute diastolische Füllung und verhindert rasches Ermüden). Nie mehr als 5 Sekunden aussetzen für andere therapeutische Maßnahmen. Die suffiziente Herzmassage muß palpablen Karotispuls und Blutdruckwerte zwischen 70–100 mm Hg bewirken.

Bei Kindern:
Kompression nur mit einer Hand, über Sternummitte (Säuglinge: nur mit Zeigefinger- und Mittelfingerspitze, 2. Hand evtl. als Unterlage auf den Rücken legen). Frequenz: Bei Kleinkindern und Säuglingen 100 Stöße pro Minute.

- *Kontrollen*:
Pupillen: wenn während der Herzmassage die Reaktion auf Licht zurückkehrt, ist dies ein Zeichen adäquater Wiederbelebung. Mydriase ohne Lichtreaktion bedeutet Gefahr. Periodische Kontrolle des Karotis- oder Femoralispulses. Evtl. *Visikard*.

Komplikationen müssen in Kauf genommen werden: Rippenfrakturen häufig, Sternumfrakturen vor allem bei alten Leuten, Leber und Milzverletzungen (besonders bei Druck auf Xyphoid). Herzrupturen, Hämoperikard, vor allem bei Herzinfarktpatienten (wahrscheinlich häufiger bei antikoagulierten Patienten), Lungenblutungen.

- *Künstliche Beatmung*:
In jedem Fall gleichzeitig mit Herzmassage durchzuführen. Nach Freilegung der Atemwege (siehe oben) Mund-zu-Nase-Beatmung unter Sichtkontrolle der Thoraxexkursion. Während Exspiration Mund des Patienten öffnen. Die Mund-zu-Nase-Beatmung ist der Mund-zu-Mund-Beatmung wahrscheinlich vorzuziehen, da geringerer Druck im Rachen, geringere Aufblähung des Magens und dadurch wahrscheinlich weniger Regurgitation von Mageninhalt. (Physiologischer Weg, geringere Kontaminationsgefahr bei Intoxikationen).

Venöser Zugang sobald als möglich durch Drittperson, am besten ZVK.

a) *Herzmassage und Beatmung durch eine Person:*

10 Herzpressionen, dann 3mal Insufflieren (Herzmassage nie mehr als 5 Sekunden aussetzen).

b) *Durch 2 Personen:*

Nach jeder 4. Herzkompression 1mal Insufflieren, wobei während der Inspiration des Patienten keine Herzkompression erfolgen sollte.

- wenn *Ambumaske* mit *Rubenbeutel* vorhanden, die Atmung damit weiterführen.
- *Intubation* und Beatmung mit reinem *Sauerstoff* möglichst frühzeitig.

c) *ZVD-Katheter* einführen und Natriumbikarbonat 8,4%, 100–200 mval, je nach Latenz, rasch einströmen lassen.

Herzmassage durch Spezialapparate:

Vor allem für Intensivstationen und Krankenhäuser ein großer Fortschritt.
Bewährt hat sich v.a. der **Sirepuls 02** (Siemens) – ein automatisch arbeitendes Gerät für *gleichzeitig externe Herzmassage* und *künstliche Beatmung*. Sehr handlich

und überall einsatzfähig. Erlaubt auch bei knappstem Personalbestand und auf dem Transport eine optimale kardiopulmonale Wiederbelebung. Betrieb erfolgt ohne elektrische Stromquelle mit Sauerstoff aus Bombe oder zentraler Sauerstoffversorgung. Seither sahen wir praktisch auch keine Frakturen mehr!

Wiederherstellung der spontanen Herztätigkeit und Atmung

Sobald mit Herzmassage und künstlicher Beatmung die Sauerstoffversorgung des Organismus wieder in Gang gebracht ist, müssen so rasch wie möglich Maßnahmen ergriffen werden, um die spontane Herz- und Lungen-Funktion wieder herbeizuführen.

Sobald als möglich EKG oder, sofern möglich, *Visikard* anschließen, um die Ursache des Herzstillstandes nachzuweisen (Asystolie, Kammerflimmern, ventrikuläre Tachykardie oder Bradykardie, „weak action"). Eine Ableitung genügt! Kurz Massage unterbrechen, da sonst Störungen.

Wenn die *Ursache des Kreislaufstillstandes unbekannt ist, so darf man annehmen, daß in 90% ein Kammerflimmern vorliegt*; man soll dann auf keinen Fall kostbare Zeit verlieren, sondern sofort die *Defibrillation* durchzuführen.

a) *Maßnahmen bei Kreislaufstillstand durch Kammerflimmern:*

Sobald die Diagnose Kammerflimmern feststeht, so früh wie möglich extern defibrillieren. Idealfall sofort nach Beginn des Herzstillstandes. Dann Korrektur der Azidose und Lidocain-Tropfinfusion 2–5 mg/Min/24 Std. anschließen.

– Externe Defibrillation mit (200)–400 Wattsekunden nach i.v. Sedation mit 10–30 mg **Valium**® (*Diazepam*) (kein Kontakt mit Drittpersonen!, kein Kontakt mit EKG-Apparat, die Herzkammern sollen im Stromfluß der beiden Elektrodenscheiben liegen, Elektrodenpaste. Wenn kein Erfolg, in einminütigen Abständen wiederholen nach medikamentöser Gabe von:

Lidocain 100 mg (5 ml 2%iges **Xylocain**®) intrakardial im 4. oder 5. Interkostalraum direkt parasternal links mit 8 cm langer dünner Nadel oder i.v., wenn Infusion angelegt, oder

Procainamid **Pronestyl**®[Squibb], in Dtschl. **Novocamid**® [Hoechst] bis 200 mg intrakardial oder i.v., evtl. bis 500 mg.

Wenn *Kardioversion erfolglos* oder Effekt nur von *kurzer Dauer,* dann Versuch mit Beta-Blocker (z.B. *Oxoprenolol* (**Trasicor**®)) 3 mg i.v., dann erneute Kardioversion mit 400 Watt/Sek. Wenn erfolgreich, Lidocain-Tropf für 24 Std. 2–5 mg/Min.

Wenn Kardioversion weiter erfolglos: Reichlich reiner *Sauerstoff* bei Fortsetzung der Reanimationsmaßnahmen plus 1–5 mg **Alupent** i.v. plus 30–60 ml *Natriumbikarbonat* 8,4% und 1–2 Min. nachher *erneute Defibrillation* (400 Wsec).

– Ein langsames Kammerflimmern, welches auf elektrische Defibrillation zuerst nicht anspricht, kann durch **Alupent**® (*Orciprenalin*) 1–5 mg verdünnt in 10 ml physiol. NaCl intrakardial oder i.v. in rasches Kammerflimmern übergeführt werden, welches auf elektrische Defibrillation leichter anspricht.

Bei Kreislaufstillstand durch *Kammertachykardie* ist das Vorgehen identisch, nur muß hier der elektrische Defibrillationsschock auf die Zacke des QRS-Komplexes

Kreislaufstillstand

im EKG fixiert werden, um ein durch den therapeutischen Stromstoß, der in die vulnerable Phase der Kammer fällt, provoziertes Kammerflimmern zu verhüten. **Alupent**® ist hier nicht indiziert!

– *Wenn diese Maßnahmen in Spitalverhältnissen nicht zum Ziel führen*, wenn die Herzmassage keinen palpablen Puls und keinen meßbaren Blutdruckwert ergibt, die Pupillen auf Licht nicht reagieren und die Defibrillation ineffektiv bleibt, dann: *transthorakaler oder transvenöser Schrittmacher* plus Maßnahmen unter b):

b) *Maßnahmen bei Kreislaufstillstand durch Asystolie, „weak action", extreme Bradykardie:*

– Künstliche Beatmung, Handkantenschlag auf Herzgegend, dann externe Herzmassage.

– **Alupent**® (*Orciprenalin*) [Amp. à 0,5 mg]: 1–5 mg *intrakardial* links parasternal oder substernal oder i.v., z. B. durch Cava-Katheter (nicht i.m. aber evtl. intraglossal). Verdünnung erfolgt rascher durch Aspiration von 10 ml Blut in die schon mit dem Medikament beschickte Spritze! $CaCl_2$ = 5–10 ml 10%ig intrakardial, sofern im EKG Herzerregungen zu erkennen sind, aber bei der Herzmassage kein Puls getastet werden kann.

– anschließend Infusion mit 5 mg **Alupent**®-Tropf in 500 ml 5%iger Glukose (10 Tropfen/Min.), um eine suffiziente Frequenz aufrechtzuerhalten. Strenge Kontrolle der Herzfrequenz. Bei zu großer Tropfenzahl Gefahr des Kammerflimmerns. *Ist eine Infusion nicht möglich, so können sowohl das* **Alupent**® *als das* $CaCl_2$ *alle 8–15 Min. injiziert werden.*

– Wenn kein Erfolg, Applikation einer Ösophagus-Pacemakersonde (75–100 m Amp. 45–100 Volt) und dann, sofern möglich, eine innere *Pacemaker-Elektrode* von einer peripheren Vene (z. B. Vena cubitalis), die auf die Dauer bessere Resultate ergibt.

Behandlung der metabolischen Azidose

Bei jedem Herzstillstand, der nicht sofort behoben werden kann, bildet sich innerhalb weniger Minuten eine schwere metabolische Azidose, siehe Seite 75. Da auch eine optimale äußere Herzmassage kaum je 50% der normalen Herzleistung erbringt und AV-Shunts in der Lunge zu starker venöser Beimengung führen, schreiten die metabolischen Störungen auch unter optimaler kardiorespiratorischer Wiederbelebung fort.

Da Azidose und Hyperkaliämie die Defibrillation erschweren, evtl. verhindern, oder zu gehäuften Rückfällen führen, müssen möglichst früh rasch und energisch die metabolischen Störungen intravenös behandelt werden.

– so rasch wie möglich nach Herzstillstand Venenpunktion, besser Subklaviakatheter und sofort 1 Amp. Natriumbikarbonat 8,4%ig à 50 ml (= 50 mval) injizieren. Dann Tropfinfusion mit 2,74%iger (= 2× plasmolare) Lösung, diese Konzentration bekämpft auch die Hämokonzentration.

Erwachsene: **200 ml (67 mval) innerhalb 10 Minuten, total 500 ml (166 mval) während der ersten 30 Minuten.** Wenn Infusion zu langsam tropfend, durch 8,4%iges Natriumbikarbonat ersetzen (hier 1 ml = 1 mval). Nach erfolgreicher Wiederbe-

Kreislaufstillstand

lebung 500 ml 2,74%iges Natriumbikarbonat pro die, während der nächsten 3 Tage als Faustregel. Minimal 50–100 mval Natriumbikarbonat bei jedem Herzstillstand, der mehr als 30 Sekunden gedauert hat.

– *bei Hyperkaliämie*: Kalziumglukonat 10%, 10 ml i.v. (oder Kalziumchlorid 10 ml 10%), kontraindiziert bei Digitalisintoxikation und Hypokaliämie (s. a. S. 78).

Richtlinien für die kardiorespiratorische Wiederbelebung außerhalb des Spitals:
– Diagnose, genaue Zeit festhalten.
– Rückenlage, harte Unterlage.
– Beginn mit künstlicher Beatmung (Mund-zu-Nase, Mund-zu-Mund-Beatmung oder Ambumaske mit Rubenbeutel) 3 Atemstöße, dann Beginn mit externer Herzmassage.

Visikard (sofern vorhanden) sofort aufsetzen.

– Wenn die Ursache des Kreislaufstillstandes mit EKG nicht festgestellt werden kann: **Aleudrin**® (**Aludrin**®) 0,2 bis 0,4 mg in 10 ml phys. NaCl intrakardial, direkt parasternal 4. oder 5. ICR mit 8 cm langer dünner Nadel. (Da Asystolie häufiger ist als Kammerflimmern und da *Isoprenalin* auch bei Kammerflimmern weniger gefährlich ist als Adrenalin). Vor Injektion Blut aspirieren. Wenn nicht vorhanden: **Alupent**® [Ingelheim] 0,25–0,5 mg oder *Adrenalin* 0,5–2 ml einer 1:10 verdünnten einpromilligen Lösung.

– Wenn mit externer Herzmassage ein befriedigender Kreislauf in Gang gebracht werden kann, Hospitalisation mit ununterbrochener Weiterführung von Herzmassage und künstlicher Beatmung.

Wann kann die äußere Herzmassage abgebrochen werden?

Tiefe Bewußtlosigkeit, Absenz von Spontanatmung, fixierte dilatierte Pupillen während 15–30 Minuten weisen auf *zerebralen Tod* hin. Eine Ausnahme bilden Patienten mit Unterkühlungen (s. o.) und Patienten mit schweren Vergiftungen (Barbiturate), die sich trotz 0-Linie im EEG noch erholen können. *Kardialer Tod*: Wenn keine elektrokardiographischen Zeichen von Aktivität nach einer Stunde kontinueller Wiederbelebung. Bei Kindern länger. Beenden muß man die Reanimation auch bei starker *QRS-Verbreiterung* oder *fehlendem Ansprechen des Pacers* trotz einwandfreier Elektrodenlage.

Die Dauer kann nicht festgelegt werden. Bei zunehmender Dilatation des Herzens, maximaler Mydriase, fehlender Spontanatmung und Fehlen der Herzaktion unter Wiederbelebungsmaßnahmen (im EKG) kann im allgemeinen nach 40–60 Minuten abgebrochen werden. Wenn die Herzaktion nicht innerhalb von 15 Minuten eintritt, ist eine Erholung unwahrscheinlich. Nach 10 Minuten nehmen die Chancen einer Restitution stark ab, doch auch hier gibt es Ausnahmen. *Alle Ärzte, ferner das medizinische Hilfspersonal, das Militär, die Polizei, die Sportlehrer und Badewärter sollten über die Herzmassage und Mund-Beatmung unterrichtet und trainiert werden, wobei jährliche Repetitionskurse wesentlich sind.*

Nachbehandlung

- Konstante Überwachung.
- Assistierte Beatmung.
- Volumenersatz und evtl. Alkaliersatz.
- Kontinuierliche Elektrolyt-Kontrollen sowie p.H, evtl. Astrup
- Hämatokrit und Gesamteiweiß.
- Kontrolle der Diurese.
- Bei persistierender Bewußtlosigkeit evtl. Hypothermie.
- Ursache des Herzstillstandes abklären.
- Kontroll-Thoraxbild: Rippenfrakturen; Pneu, Hämatothorax, Hämoperikard, Sternumfrakturen?

Abschirmung bei Auftreten von Fieber.

Indikationen zur Pacemaker-Implantation

1. *AV-Block 2. oder 3.Grades* mit ausgesprochener *Bradykardie* (s.S. 122) oder *Adams-Stokes-Anfällen.*
2. *Rezidivierende Tachyarrhythmien* und therapieresistente *ausgesprochene Extrasystolien.*
3. Vorübergehend, d.h. *temporär z.B. nach Herzinfarkten* bis zur Regularisierung und Erholung der Leitung und Verschwinden der Rhythmusstörungen. Ferner vor *Operationen*, die zu Herzkomplikationen führen könnten.
4. *Prophylaktisch z.B.* beim *multifaszikulären Block*

Lungenödem

Es bestehen drei Möglichkeiten der Pathogenese:

Versagen des linken Ventrikels bei erhaltener Herzkraft des rechten Ventrikels, z.B. Mitralinsuffizienz, Aortenvitien, dekompensierte Hypertonie usw. Hier kommt es zu einem sehr hohen Lungenkapillardruck (32–54 mm Hg). [Messung des Pulmonalarteriendruckes mit Einschwemmkatheter nach Swan-Ganz, evtl. auf IPS wertvoll.]

Zentralbedingte Lungenödeme bei Apoplexie, Hirntumoren, Enzephalitis usw. *Cave Mo-Pp.!*

Toxisch oder entzündlich bedingte Lungenödeme, z.B. durch chemische Schädigungen (Chlor-, Nitrosegas-, Phosgen- usw. Vergiftungen) oder durch eine schwere entzündliche Schädigung der Lungenalveolen und -kapillaren, wie z.B. bei schweren Virusinfekten der Lungen (akute Grippe).

Versagen des linken Ventrikels (Asthma cardiale, Lungenödem)

Cave blutdrucksteigernde oder den Blutzufluß zum rechten Herzen fördernde Mittel wie *Ephedrin, Adrenalin,* **Cardiazol**®, **Coramin**® usw., die direkt ein Lungenödem verstärken können. Wichtig ist *absolute Ruhe.*

Lungenödem

1. *Hochlagern des Oberkörpers*: Halbsitzende Stellung, Tieflagern der Beine; oder Herabhängen der Unterschenkel in sitzender Stellung plus:
2. *Heißes Fußbad* kann zusammen mit 1 und 3 in leichten Fällen zuhause schon genügen, um ein initiales Lungenödem zu unterbrechen.
3. *Preßdruckatmung*: Wirkt durch Erhöhung des Intrathorakaldruckes dem Ödem entgegen; z. B. Ausatmen mit zusammengepreßten Lippen durch ein Zigarettenmundstück oder gegen den Widerstand eines Spirometers.
4. **Sauerstoffzufuhr:** Sehr wichtig, z. B. mit der O_2-Brille oder irgendeinem der gebräuchlichen Systeme. In der Praxis eignen sich hierfür die kleinen O_2-Bomben, die man leicht im Auto mitführen kann, ausgezeichnet. Hier darf bis zu 80% O_2 gegeben werden, nicht mehr als 6 Liter pro Minute (O_2 durch 96%igen Alkohol leiten! um Schaumbildung zu bekämpfen). Dabei aber Absaugen der Ödemflüssigkeit nicht vergessen. Sofern keine Besserung *Überdruckbeatmung*, evtl. + Intubation.

   Kombination von O_2 mit Helium (1:4) ist bei der Kombination eines Lungenödems mit *Bronchialasthma* indiziert, da das Helium den Atemwiderstand stark erniedrigt und ungiftig ist.
5. **Nitroglyzerin**: Setzt den hier stark erhöhten Pulmonaldruck innerhalb 3–5 Min. herab. *Dosierung*: 1–5× im Abstand von 5–10 Min. 1 Kps. (0,8–1,6 mg = 1–2 Kps.) zerbeißen und sublingual belassen. Blutdruck fortlaufend kontrollieren, darf nicht unter 100 mm abfallen. Hat im Gegensatz zum *Lasix* eine Sofortwirkung und genügt oft für die leichteren Fälle. *Pulmonaldruck* auf der IS durch Einschwemmkatheter überwachen.
6. *Furosemid* (**Lasix**®) 3 Amp. à 20 mg i.v. In schweren Fällen **Lasix**®-Spezial 200 mg i.v. Wenn nicht vorhanden Glukoselösung 40%, 60 ml i.v.
7. *Unblutiger Aderlaß* kann evtl. ebenfalls eine deutliche Besserung bringen. Man erzeugt durch Anlegen der Manschetten von 2 Blutdruckapparaten an beiden Oberarmen, möglichst proximal, und durch entsprechende Druckregulierung eine venöse Stase, doch keine völlige Ischämie, und bewirkt dadurch die Entziehung einer größeren Blutmenge aus dem Kreislauf. Die Wirkung kann durch Anlegen von Manschetten an den unteren Extremitäten noch verstärkt werden. Es werden auf diese Weise ca. 600–700 ml Blut dem zentralen Kreislauf entzogen.
   Seit der **Einführung des Lasix**® ist der **blutige Aderlaß unnötig geworden**.
8. *Sedation:* **Dilaudid**® 0,5 mg oder Mo. 5 mg i.v.; aber cave: Hemmung des Atemzentrums. (Kontraindiziert bei alten Leuten, bei Lungen-Globalinsuffizienz und anderen Hypoxien sowie im terminalen Stadium des Lungenödems und bei zentralbedingten Lungenödemen!) Wirkt wahrscheinlich durch Senkung des pulmonalen Druckes und genügt z. B. bei Mitralstenosen häufig als einzige Maßnahme.
9. *Absaugen des Sekretes* endotracheal. Evtl. *Überwachung* mit ZVD-Katheter und Monitor-EKG. Auf jeden Fall i.v. Zugang schaffen.
10. *Herzglykosid*: Wenn die obigen Anordnungen nicht schon eine deutliche Besserung brachten, injiziert man $1/8$ mg **Strophosid**® oder **Kombetin**® i.v. Ist der Patient schon digitalisiert, so ist die Injektion von 2–4 ml (= 0,4–0,8 mg) **Cedilanid**® vorzuziehen. Erweist sich die injizierte Dosis als ungenügend, so kann die Injektion nach 15–30 Min. evtl. wiederholt werden.

Vorsicht bei Mitralstenosen! Hier kann das Herzglykosid direkt ein Lungenödem verschlimmern, da es durch die intensive Wirkung auf die hier kräftigere rechte Kammer evtl. zu einer akuten Steigerung des pulmonalen Druckes führt!

Bei paroxysmalen Frequenzsteigerungen ist eine rasche Volldigitalisierung mit **Digilanid**® oder **Cedilanid**® evtl. die *Kardioversion* am besten (siehe bei exzitomotorischer Insuffizienz, S. 85). *Kammerextrasystolien in Salven* und *polytope* siehe S. 138.

11. *Bekämpfung eventueller Bronchialspasmen*: Gelegentlich kombiniert sich ein Asthma cardiale und Lungenödem mit einer asthmoiden Komponente. In solchen Fällen Versuch mit *Theophyllinpräparaten*, 0,25–0,5 g langsam i.v.

12. *Evtl. Blutdrucksenkung bei Hypertonien* durch Injektion von *Dihydralazin* (**Nepresol**® [Ciba-Geigy], 6,25–12,5 mg), wenn nötig wiederholen, langsam i.v. doch nur bei stark erhöhtem Druck. Die gleiche Wirkung hat eine halbe Ampulle **Catapresan**® [Boehringer] langsam i.v. Näheres siehe Hypertoniekapitel, S. 213, 214.

13. *Abschirmung mit Penicillin*: Im Anschluß an das Lungenödem empfiehlt es sich, prophylaktisch ein Breitspektrumspenicillin zu verabreichen, da gerade bei chronischer Lungenstauung im Anschluß an das akute Ereignis evtl. Bronchopneumonien auftreten.

14. *Herabsetzung der Schaumbildung*: Sehr günstig wirken Aerosol-Inhalationen mit **Alevaire**® [Winthrop], **Tacholiquin**® [Benend]. Alkohollösungen (30–40%) haben wahrscheinlich einen weniger guten Effekt und wirken mehr durch zentrale Dämpfung.

15. *Azidosekorrektur*, falls nötig.

16. *Intensiv-Überwachung*: Für mindestens 24 Std. auch nach Besserung.

Versagen alle diese Maßnahmen, d.h., fällt der arterielle O_2-Partialdruck unter 60 mm Hg bei Ansteigen des CO_2-Partialdruckes über 50 mmg Hg, dann **Intubation und mechanische Beatmung.**

Zentralbedingte Lungenödeme (bei Apoplexie, Hirntumoren usw.)

Therapie

1. Siehe die oben unter 1–7 erwähnten Maßnahmen. Häufiges Absaugen der Ödemflüssigkeit.

2. *Theophyllinpräparate*: 10 ml i.v. (0,25–0,3 g) wirken hier evtl. günstig durch Verbesserung der Gehirndurchblutung (Spasmus).

3. **Hypophysin**® [Hoechst] oder **Pituitrin**® [P.D.] 3–4 IE langsam i.v.

4. *Ca-Glukonat* 20%, 20 ml langsam i.v., hat hier u. U. eine günstige Wirkung.

5. *Cortisonpräparate*: Eine hohe Dosis vermag vielleicht vor allem durch die Bekämpfung des evtl. auslösenden Gehirnödems günstig zu wirken, s. u. beim toxischen Lungenödem. Am besten *Dexamethason*, 100 mg i.v.

Perikarditis

6. *Streng kontraindiziert sind hier alle Morphiumpräparate* wegen der Gefahr einer Lähmung des Atemzentrums (Cheyne-Stokessche Atmung). *Diazepam* (**Valium**®) vorsichtig dosiert 5–10 mg i.v. zur Sedierung erlaubt.

Toxisches Lungenödem

Prophylaxe des Lungenödems

1. *Kortikosteroidinjektion*: Sofortige Injektion von 250–300 mg *Prednisolonsuccinat* oder *-phthalat* (**Meticortelon solubile**®, **Solu-Dacortin**®, in Dtschl. **Solu-Decortin**®, **Ultracorten**®**-H**) kann nach eigenen experimentellen Erfahrungen das Auftreten eines chemischen Lungenödems verhindern und stellt eine der besten heute bekannten Maßnahmen dar. Am 2. Tag gebe man noch 50–75 mg und baue dann langsam ab.
2. *Absolute Ruhe*, auch bei scheinbar leichteren Vergiftungen. Völliges Verbot von Weiterarbeiten, Gehen, Radfahren usw., da dadurch ein evtl. später auftretendes Lungenödem viel schwerer wird.
3. *Wärme*, aber keine Flüssigkeitszufuhr!
4. *Prophylaktische Injektionen von Ca-Glukonat* 20 ml einer 20%igen Lösung langsam i.v., in schweren Fällen alle 1–2 Std. zu wiederholen.
5. *Abschirmung gegen Superinfekte*: Breitspektrum-Penicilline.

Stadium des Lungenödems

1. Gleiche Maßnahmen wie oben unter 1–8 und unter 13–14.
2. O_2-Zufuhr so dosieren, daß nach Möglichkeit die Zyanose des Patienten verschwindet.
3. *Häufiges Absaugen der Ödemflüssigkeit.*
4. *„Fluid lung"*: Bei nephrogenem Ursprung, Verbrennungen etc. *Peritoneal-* und *Hämodialyse* mit hyperosmolarer Lösung.

Cor pulmonale (siehe S. 259).

Rheumatische Perikarditis, Endokarditis, Myokarditis

Diese Erkrankungen können sich einzeln oder kombiniert im Verlaufe einer *akuten Polyarthritis rheumatica* entwickeln. Jede akute Polyarthritis muß deshalb immer genau auf das evtl. Auftreten solcher Komplikationen untersucht werden (EKG, Herzauskultation, Röntgenkontrolle). Ein plötzlicher Anstieg der Pulsfrequenz ist immer ein verdächtiges Zeichen.

Therapie

Kortikosteroide: Auch in den Verdachtsfällen.

Dosierung: Für nähere Einzelheiten siehe Cortisonkapitel, S. 562, „Schema der dringlichen Indikationen". Als Präparate verwendet man heute am besten *Prednison*, *Prednisolon* oder *Dexamethason* ($^1/_5$ der *Prednisondosis*).

Initial nicht dringliche Fälle: orale Verabreichung

Beginn mit 60 mg p.o. bis zum Verschwinden der klinischen Symptome, dann allmählich Abbau bis zu einer Erhaltungsdosis von 25 mg, langsames Ausschleichen zwischen der 4. und 6. Woche. Auf keinen Fall völliges Absetzen der Behandlung vor der 6. Woche, damit nicht u. U. resistente Rezidive auftreten können. Nach Absetzen der *Kortikosteroide* weiter *Salizyltherapie* während 3–4 Wochen (siehe Polyarthritis rheumatica, S. 450).

Dringliche Fälle: initiale Injektionstherapie

Initial parenterale Verabreichung, z.B. bei schwerer Myokarditis und bei Perikarditis exsudativa: Parenteral am 1., 2., 3. Tag je 3 mg/kg *Prednison* i.v., verteilt auf 2 Injektionen innerhalb 24 Std. Dann Übergang auf Erhaltungsdosis wie oben. An Stelle des *Prednisolonsuccinats* kann auch mit Vorteil *Dexamethason* i.v. verabreicht werden (z.B. **Decadron**® [MSD] oder **Oradexon**® [Organon], *Fortecortin* [Merck] 50–100 mg i.v. Im Übrigen wie oben). Siehe auch Abb. 42.

Eine Punktion des rheumatischen Perikardergusses bei Herztamponade ist heute bei der *Kortikosteroidtherapie* fast nie mehr nötig, da der Erguß meistens schon innerhalb 24 Std. verschwindet und sich die bedrohliche Herztamponade rasch bessert.

Die entzündlichen Veränderungen des Perikards und des Endokards bilden sich nur allmählich zurück und hinterlassen evtl. Dauerschädigungen. Eine Perikardverklebung ist, wie die Nachkontrolle unserer frühbehandelten Fälle ergibt, nicht mehr aufgetreten, dagegen ist sie bei spätbehandelten Fällen noch anzutreffen. Die *Steroidbehandlung* ist auch aus diesem Grunde heute für alle Fälle von rheumatischen Herzkomplikationen *die Therapie der Wahl*.

Nicht rheumatische Pericarditis exsudativa

Es gibt akute Formen, die spontan abheilen, sog. „*idiopathische Formen*". Häufig handelt es sich um eine tuberkulöse Perikarditis oder eine durch andere Erreger (Viren, Kokken usw.) verursachte Form. Dabei kann es sich um eine *metastatische Form* bei Pyämie handeln oder um eine *Begleitperikarditis* bei Pneumonie, Pleuraempyem usw., seltener um *Transsudate* bei allgemeinem Hydrops, oder *Urämien*. In solchen Fällen kann evtl. bei immer rezidivierenden Ergüssen die Einführung eines perkutan eingeführten, weitlumigen *Verweil-Kunststoffkatheters* nach der „*Seldinger Technik*" erwogen werden (H. U. Funk u. Mitarb., Schweiz. med. Wschr. 103 [1973], 1341–1346.

Therapie

1. *Strenge Bettruhe* bis zum Abklingen aller Erscheinungen.

2. *Probepunktion* bei jedem größeren Erguß ohne Begleitpolyarthritis zur Abklärung der Ätiologie, um eine kausale Behandlung zu ermöglichen (Anlegen von Kulturen, Untersuchungen ob Transsudat oder Exsudat usw.).

Perikarditis

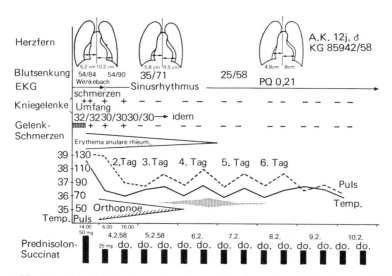

Abb. 42. *Polyarthritis rheumatica, Pancarditis rheumatica.* 7 Wochen vor Spitaleintritt grippaler Infekt. Bei Klinikeinweisung Vollbild einer Polyarthritis rheumatica inkl. rheumatischer Pankarditis. Auf *Prednisolonsuccinat* i.v. innerhalb 12 Std. afebril, Verschwinden der Wenckebachschen Periodik im EKG, Verschwinden beidseitiger Kniegelenkschwellungen. Nach 48 Std. keine Gelenkschmerzen mehr, nach 72 Std. Verschwinden der Orthopnoe, nach 96 Std. kein Perikarderguß mehr nachweisbar. Vom 3.–5. Tag nach Therapiebeginn ist ein perikarditisches Reibegeräusch zu hören. 2 Monate nach Eintritt Entlassung: subjektiv vollkommen beschwerdefrei, objektiv Zeichen von fixierten Mitralklappenveränderungen. Auch später keine Zeichen von Syncretio pericardii.

3. *Entlastungspunktion* bei Herztamponade (Anschwellen der Halsvenen, Pulsus paradoxus, Blutdruckabfall usw.). Evtl. als vitale Indikation Ablassen von 300–700 ml Flüssigkeit und Einblasen von 100–200 ml Luft, um den friktionsbedingten Schmerzen entgegenzuwirken und zur besseren Röntgendarstellung. In einem sehr bedrohlichen Falle mußten wir total 1,2 Liter abpunktieren.

4. *Spülungen mit Antibiotika*: Bei begründetem Verdacht oder bakteriologisch sicherer Perikardinfektion Spülung mit *Penicillinlösung* (physiol. NaCl 500 ml, 10 Mio. E Penicillin, pro Spülung 150–300 ml). Sobald eine infektiöse purulente Form gesichert ist, Überweisung an Chirurgen zu operativer Perikaderöffnung und intensiver, gezielter Antibiotikabehandlung, lokal und allgemein.

5. *Schmerzbekämpfung*: Hier sind bei starken Schmerzen *Morphiumpräparate* nicht zu umgehen (**Dilaudid**® [Knoll] 1–2 mg s.c.) oder die *Morphiumersatzmittel* wie *Pethidin*, z. B. **Dolantin**® [Hoechst], oder *Cetobemidon* = **Cliradon**® [Ciba-Geigy] usw. In leichteren Fällen oder dazwischen kann auch ein Versuch mit *Novaminsulfon* (**Novalgin**® [Hoechst]) i.v. gemacht werden.

6. *Vorsicht mit Herzglykosiden*, da Gefahr des Kammerflimmerns durch die bei solchen Perikarditiden fast regelmäßig vorliegende Schalenmyokarditis.

Pericarditis sicca

Kann das erste Zeichen einer beginnenden exsudativen Perikarditis, häufig auch das Zeichen einer Perikarditis-Tbc. oder einer Pericarditis rheumatica oder uraemica sein; selten eines Herzinfarktes (3., 4. Tag).

Behandlung: Je nach Ursache.

Syncretio pericardii (Pericarditis constrictiva)

Die Verklebung der Perikardblätter ist meistens die Folge einer früheren rheumatischen oder tuberkulösen Perikarditis. Es kommt neben der Verklebung u. U. allmählich zur Ausbildung von Kalkschalen, d. h. zu einem *Panzerherz* mit entsprechend schwerer Einflußstauung. Die Entwicklung dieser schweren Spätkomplikationen kann heute bei der rheumatischen Form durch die *Kortikosteroidtherapie* meistens vermieden werden (s. o.).

Therapie

Möglichst frühzeitige operative *Perikardektomie*. Ein Venendruck von über 150 mm Wasser, der durch die Therapie mit *Diuretika* und *Glykosiden* nicht zu senken ist, stellt nach SCHÖLMERICH eine absolute Indikation zu operativem Vorgehen dar. Nach der Operation Digitalisierung, um der Dilatation des atrophischen Myokards vorzubeugen. Wenn ein operativer Eingriff unmöglich ist, symptomatische Behandlung mit *Diuretika* (siehe Ödemkapitel, S.102) und kleinen Dosen von *Herzglykosiden*.

Endocarditis septica (Sepsis lenta)

Die akuten septischen Formen sind selten, kommen aber bei Staphylo-, Strepto-, u. U. Gonokokken und anderen Erregern vor. Heute ist jeder 6. Fall ein *Herzklappen-Operierter!* (NAGER, Luzern). Die Erkrankung kann ohne jedes Fieber (aber hohe Blutsenkung und Anämie) verlaufen.

Die Behandlung ist die gleiche wie bei der Sepsis lenta. Die Heilung der Sepsis lenta kann heute in durchschnittlich 90% der Fälle erreicht werden. Bei Frühfällen ist die Heilquote nahezu 100%, bei Spätfällen ist die Prognose schlechter.

Die Frühbehandlung ist auch wichtig, um spätere Defektheilungen (ausgedehnte Klappenfehler, Myokard- und renale Schädigungen) zu vermeiden. Eine ernste Prognose zeigen noch immer die *Enterokokkenfälle*. Hier muß sehr energisch behandelt werden, auch sind Rezidive häufig, zu einer Dauerheilung kommt es wahrscheinlich nur in ca. 50%. Eine Sepsis lenta entwickelt sich nur dann, wenn die Klappen durch eine *frühere Endokarditis* (meistens rheumatica) oder eine *Herzklappen-Operation* geschädigt worden sind und sich Bakterien hier festsetzen können.

Transitorische Bakteriämien auch mit anhämolytischen Streptokokken sind gar nicht so selten, z.B. nach Zahnextraktionen (s. Abb. 43), Tonsillektomien usw., wie wir durch Blutkulturen wiederholt feststellen konnten. Der Körper vermag aber normalerweise solche Invasionen abzuwehren. In diesem Zusammenhang ist es auch von be-

Endokarditis

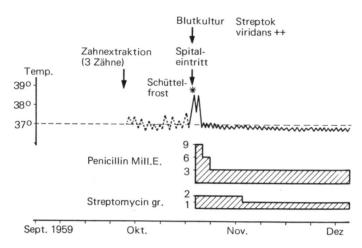

Abb. 43. *Sepsis lenta* (B. L., 58jähr. Mann, KG 94657/59): 1958 erstmals ein systolisches Geräusch auf dem Herzen festgestellt. Sept. 1959 *Extraktion mehrerer Zähne und Zahnstummeln mit Granulomen. Keine Abschirmung*! Nachträglich Auftreten von Fieber, Temperatur bis 39°, Puls 110, später auch Schüttelfröste. Spitaleintritt nach 2 Wochen, typische Sepsis lenta, Streptococcus viridans bei vorbestehender Mitralinsuffizienz. Komplikationslose Abheilung unter der typischen Kombinationstherapie mit *Penicillin* und *Streptomycin*.

sonderem Interesse, *daß in der Literatur kein einziger Fall von Sepsis lenta mit Streptococcus viridans bei völlig zahnlosen Patienten bekannt ist*, dies gilt aber für die anderen Erreger nicht. *Daraus ergibt sich die wichtige Schlußfolgerung der prophylaktischen und therapeutischen Sanierung des Gebisses bei sämtlichen Patienten mit einer alten oder floriden Endokarditis.*

Diagnostisch ist in allen Verdachtsfällen das Anlegen von Blutkulturen äußerst wichtig! Direkte Kulturen am Krankenbett ergeben viel häufiger positive Resultate als eingesandte Blutproben. Drei bis vier Kulturen vor Beginn plus *Antibiogramm*!

Streptococcus viridans *oder andere, anhämolytische Streptokokken*: Wichtig ist es, mit einer hohen Dosis *Penicillin* und immer kombiniert mit *Streptomycin* zu beginnen, da durch zu kleine Dosen eine Penicillinresistenz auftreten kann.

Normale Standardbehandlung: Beginn mit 10 Mio. kristallinem *Penicillin G* plus 2 g **Steptothenat®** durch Tropfinfusion i.v. pro die, wobei die Infusion nachts entfernt werden darf. So kann man z. B. tagsüber 8 Millionen E kristallines *Penicillin* plus 1 g **Streptothenat®** i.v. und nachts ein *Procainpenicillin* von 2 Millionen E plus 1 g **Streptothenat®** i.m. verabreichen. Sofern Patient innerhalb ein paar Tagen entfiebert, beläßt man diese Dosierung während 14 Tagen weiter und reduziert dann auf 3 Millionen E *Penicillin* plus 1 g **Streptothenat®** tägl. für die 3. und 4. Woche. In der *5. Woche keine Therapie*, dann am Schluß derselben Anlegen von Blutkulturen zur Kontrolle. Auch wenn nun keine Keime mehr gewachsen sind, so erfolgt jetzt auf jeden Fall die „2. Naht", um evtl. noch in den Klappen vorhandene Erreger, die sich in der Zwischenzeit vielleicht wieder entwickeln konnten, zu vernichten. 6. Woche: „2. Naht" mit erneut tägl. 3 Millionen E *Penicillin* plus 1 g **Streptothenat®** und dann Abschluß der Behandlung. Bei

Endokarditis

Erreger	Heilungs-prognose	Verwendete Antibiotika
1. *Streptokokken-Endokarditis:* ca. 70% aller Fälle (Streptococcus viridans oder andere anhämolytische Streptokokken)	90% und mehr	*Penicillin* und *Streptothenat*® (bei Penicillinallergie *Cephalotin* oder *Vancomycin* s. u.)
2. *Enterokokken Streptococcus faecalis*	50%	*Ampicillin* 4 g plus **Streptothenat**® 1–2 g plus *Probenecid* 2 g täglich. Bei Resistenz oder Allergie *Vancomycin* 7,5 mg/kg oder *Gentamicin* 1–1,5 mg/kg.
3. *Staphylokokken* (heute 33%) (bei Penicillin-G-empfindlichen Staphylokokken wie 1)	50%	Heute die *halbsynthetischen Penicilline,* z. B. *Methicillin* (**Celbenin**®, **Cinopenil**® etc., s. Penicillin-Kapitel), alle 4 Std. 2 g i. m. Bei Penicillinüberempfindlichkeit evtl. Wechsel auf andere spezifische Antibiotika, s. Staphylokokkenmeningitis, S. 640. Zum Beispiel *Cephalosporin*-Pp. (**Keflin**® etc.) 12 g tägl. oder *Vancomycin* 7,5 mg/kg.
4. *Andere Erreger:* hämolytische Streptokokken, Pneumokokken, Gonokokken, Meningokokken und gramnegative Erreger (selten)		Je nach Resistenzprüfung

Penicillin-Überempfindlichkeit *Erythromycin* tägl. 4 g, oder *Cephalotin*-Pp. (z. B. **Keflin**® oder ein analoges Präparat 12 g tägl., oder *Vancomycin,* **Vancocin**® [Lilly] 7,5 mg/kg.

Seit der Einführung dieses von uns angewandten Therapieschemas haben wir kein einziges Rezidiv mehr erlebt und nur in zwei vorbehandelten Fällen eine *Penicillinresistenz* gefunden, so daß die Dosis erhöht werden mußte.

Behandlung der resistenten Fälle: Zeigt die obige Standardbehandlung innerhalb 4 Tagen kein deutliches Ansprechen, so erhöht man sofort die *Penicillindosis* auf 15 Millionen pro die, und wenn auch diese sich als unwirksam erweist, auf evtl. 50 Millionen. Ein solches Vorgehen war in einem unserer anbehandelten Fälle nötig, bei dem sogar noch mit 15 Millionen E *Penicillin* tägl. positive Kulturen angingen (s. Abb. 44).

Gebißsanierung: Nach Abklingen der EL sind unter *Penicillinabschirmung* sämtliche toten Zähne zu extrahieren, bei schlechtem Gebiß besser Totalausräumung, um Granulome und spätere Streuungen zu vermeiden.

Enterokokken-Lenta: Hier müssen von Anfang an sehr hohe Dosen verabreicht wer-

Endokarditis

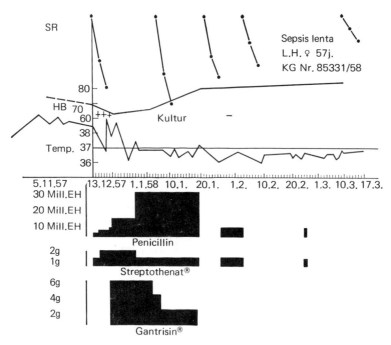

Abb. 44. *Sepsis lenta* (L. H., 57jähr. Frau, KG 85331/58): Erfolgreiche Behandlung einer Sepsis lenta (Erreger: Streptococcus viridans), die zu Hause verkannt worden war und bei der durch zu kleine Dosen *Penicillin* sich eine Resistenz entwickelt hatte. Es kommt innerhalb der ersten Wochen zu keinem Fieberabfall, und die Kulturen bleiben positiv, so daß die *Penicillindosis* sukzessive auf 12 Millionen E *Penicillin* tägl. erhöht werden muß. Später wird sogar eine Therapie mit 30 Millionen E *Penicillin* notwendig, damit die Temperaturen verschwinden. Gleichzeitige Applikation von *Streptomycin* und **Gantrisin**®. Nach einwöchiger Therapiepause wird ein zweiter Antibiotikastoß verabreicht und gleichzeitig die noch restierenden wenigen, z. T. granulomatösen Zähne extrahiert. Seither geheilt.

den, da eine sehr rasche Resistenzentwicklung mit schlechter Prognose vorliegt: *Ampicillin* (**Penbritin**®, **Amblosin**®, **Binotal**® etc.) 4 g plus 2 g *Streptomycin* (**Streptothenat**®) in Tropfinfusion plus *Probenecid* 2 g tägl. p.o. Bei Resistenz (Siegenthaler) evtl. Kombination mit *Gentamicin* (**Garamycin**® **Refobacin**®) 80 mg i.m. oder i.v. (1,0–1,5 mg/kg) 8stdl. *Vancomycin*, **Vancocin**® [Lilly] 0,5 g i.v. 6stdl. (7,5 mg/kg). *Dauer der Behandlung* hier auf jeden Fall 6 Wochen!

Langsames Ausschleichen, da Rezidive recht häufig sind. Eine Dauerheilung ist bis jetzt nur in ca. 50% der Fälle möglich.

Staphylokokken: Hier sind oft die Aortenklappen befallen und es muß rasch energisch gehandelt werden. Man gibt eines der spezifisch wirkenden *halbsynthetischen Penicilline*, z. B. *Methicillin* (**Celbenin**®, in Dtschl. **Cinopenil**®) 2 g alle 4 Std., später alle 6 Std. i.m. Je nach Antibiogramm kombiniert man mit *Cephalosporin* oder *Oxacillin, Flucloxacillin* 2 g i.v. 4stdl. für 4–6 Wochen oder andern Antibiotika, siehe Staphylokokken-Meningitis, S. 640. Bei Resistenz *Vancomycin* (**Vancocin**®) 0,5 g i.v. 6stdl. (7,5 mg/kg/Tag.).

Andere Erreger: Je nach Ausfall der Resistenzprüfung durch Zweier- oder Dreierkombination der entsprechenden Antibiotika. *Bei unbekannten wie bei Enterokokken.*

„Endocarditis lenta" *mit negativen Blutkulturen:* Bei nicht vorbehandelten Fällen und wiederholt negativen Blutkulturen liegt entweder eine *Endokarditis rheumatica* oder dann ein *Lupus erythematodes* vor, deshalb hier den LE-Zell-Test, die *antinukleären* Antikörper und den *Antiglobulin-Konsumptions-Test* nicht vergessen! Bei Herzoperierten evtl. eine Anärobier- oder Pilz-Endokarditis.

Klappenperforation: Bei verspätet behandelten Fällen, vor allem bei Befall der Aortenklappen, einer gelegentlich auftretenden Komplikation, die sofortiges Eingreifen des *Herzchirurgen* erfordert. Die Prognose ist dann gar nicht so schlecht.

Lupus erythematodes disseminatus

Gehört in die Gruppe der sogenannten Kollagen- und sehr wahrscheinlich auch der Autoimmunerkrankungen. Die eigentliche Ursache ist heute noch unbekannt, dürfte aber ähnlich wie bei der Polyarthritis rheumatica und der Nephritis in einem Teil der Fälle auf einer initialen Sensibilisierung durch Streptokokken beruhen. So sind uns zwei Fälle bekannt, in denen ein LE nach wiederholten Injektionen von Streptokokkentoxin ausgelöst wurde. Neuerdings erwägt man auch die Möglichkeit der *Entwicklung eines körperfremden Lymphozyten-Klons*, der die Autoantikörper produziert.

Haupterscheinung: Endokarditis Libman-Sacks, Myokarditis, Polyarthritis, Nephritis, Leukopenie, evtl. essentielle Thrombozytopenie, Lungenherde usw. *Diagnostisch* sind LE-Zellennachweis, Antiglobulin-Konsumptionstest und Anti-DNS sehr wichtig.

Sharp-Syndrom: („mixed connective tissue disease") Diese Unterform des LE ist durch die geringere Aggressivität und den *günstigeren Verlauf* charakterisiert. Die nukleären AK zeichnen sich hier durch eine *„gesprenkelte Immunofluoreszenz"*, ferner durch AK gegen *ribonuklease-empfindliche Kernantigene* aus.

Prophylaxe: *Cave Ultraviolettbestrahlungen* (intensive Sonne, Flash-Lampen bei Farbenphotos!), die *vielleicht Rezidive auslösen können.*

Therapie

Kortikosteroidtherapie: Nach Sicherstellung der Diagnose sofortiger Beginn z.B. mit *Prednison* oder *Prednisolon*. Initialdosis: 2 mg/kg tägl. (bei Resistenzentwicklung 3 mg/kg. Nach Abfall der Temperatur und Rückgang der SR langsamer Abbau auf eine ED von nicht unter 35 mg. Nun beginnt man gleichzeitig mit den *Antimetaboliten*.

Antimetaboliten plus Kortikosteroide *und evtl. langsames völliges Ausschleichen der Kortikosteroide*: Wichtig ist die Frühbehandlung und die dauernde Kontrolle und Überwachung von Herz und Nieren und im Hinblick auf die Antimetaboliten der Leukozyten- und Thrombozytenwerte. Die Resultate sind aber sehr ermutigend, so haben wir eine Patientin, die nun schon seit 17 Jahren dauernd *Azathioprin* (**Imurel**®, **Imurek**® [Wellcome]) einnimmt und trotz vorher schwerer Myokarditis, Arthritis, Nephritis und Hauterscheinungen voll arbeitsfähig ist (Abb. 46). Bei einer weiteren Patientin konnte jede Therapie nach 14 Jahren abgestellt werden und 1 Jahr später,

Lupus erythematodes

1981, war sie symptomfrei. *Einzelne Fälle können also heute unter der immunosupressiven Therapie nach ca. 15 Jahren ganz ausheilen.*

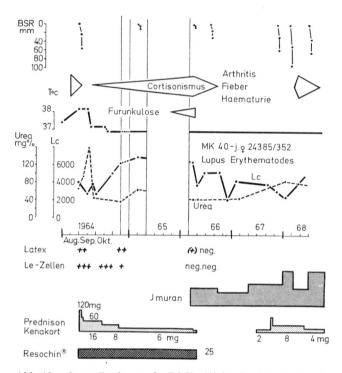

Abb. 45. *Lupus Erythematodes* (M. K., 40jähr. Frau) Patientin mit dem Vollbild eines LE (Polyarthritis, Nephritis mit Harnstoff- und Blutdrucksteigerung sowie Hauterscheinungen) spricht auf eine Cortison- und Resochin-Therapie recht gut an, entwickelt aber dann ein schweres Cushingoid und wird deshalb auf *Azathioprin* umgestellt. Sehr gutes Ansprechen, doch mußte die Dosis des Imurans zufolge einer stärkeren Leukopenie vorübergehend reduziert werden. Dabei kam es wieder zu einem leichten Rezidiv mit Gelenkschwellungen und Ansteigen der Senkung. Die Patientin ist jetzt mit 4 mg Triamcinolon plus 75 mg Imurel gut eingestellt. (Dauer 17 Jahre).

Die Wirkung beruht auf einer *Immundepression*, d. h. die AK-Bildung wird durch den zytostatischen Effekt auf das lymphoretikuläre Gewebe abgebremst. Die Nebengefahren sind dadurch evtl. *Resistenzlosigkeit bei Virusinfektionen* (z. B. Grippe, dann Abschirmung sehr wichtig!) und selteneren anderen Superinfektionen (Pilze etc.). Die *Leukozyten* sollten nicht unter 1500 abfallen. Eine Depression der Leukozyten auf nur 2000 erweist sich nach unseren Erfahrungen gelegentlich als ungenügend. Die *Thrombozyten* dürfen bei normalen Gerinnungsverhältnissen ruhig auf 30000 abfallen. Näheres siehe im IST-Kapitel, S. 737.

Wird der Prozeß durch die eben noch tolerierte Dosis nicht genügend abgebremst, so kombiniert man mit der noch nötigen Dosis Kortikosteroide. Das gleiche gilt bei allzu starkem Abfall der Leukozyten und Thrombozyten.

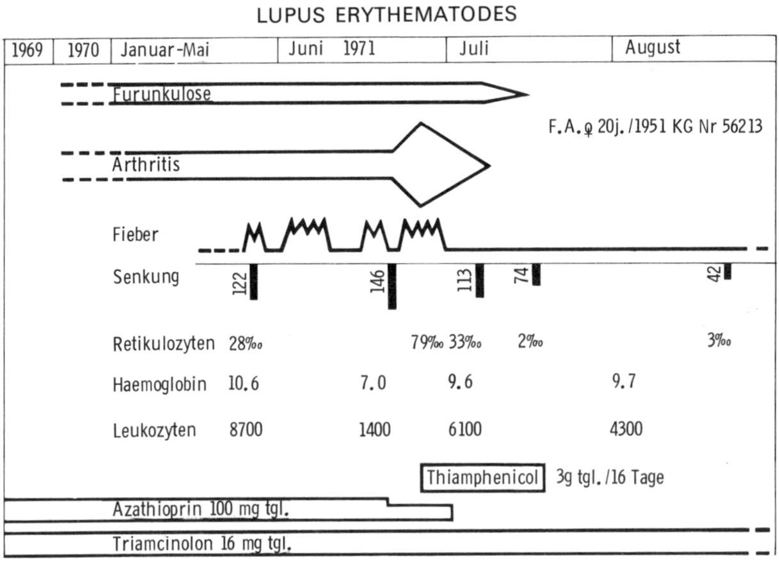

Lupus erythematodes

LUPUS ERYTHEMATODES

1969	1970	Januar-Mai	Juni 1971	Juli	August

Furunkulose

F.A. ♀ 20j. /1951 KG Nr 56213

Arthritis

Fieber

Senkung   122   146   113   74   42

Retikulozyten 28‰   79‰ 33‰   2‰   3‰

Haemoglobin   10.6   7.0   9.6   9.7

Leukozyten   8700   1400   6100   4300

Thiamphenicol 3g tgl. /16 Tage

Azathioprin 100 mg tgl.

Triamcinolon 16 mg tgl.

Abb. 46. *Lupus erythematodes* (21jähr. Lehrerin, KG: 56213/632/71): Beginn des Leidens 1966. Sprach zuerst auf Cortison gut an und wurde dann allmählich resistent. 1969 ging man auf Azathioprin (**Imurel**®) über. Unter dieser Behandlung immer voll arbeitsfähig bis zum Mai 1971, als eine völlige Resistenz gegen dieses Mittel auftrat und die Patientin wieder mit starkem Ansteigen des antinukleären Faktors,+++LE-Phänomen, hoher BSR und Auftreten von schwerer Polyarthritis der größeren Gelenke und Fieber erkrankte. Auf eine einmalige Behandlung mit 16 g Thioamphenicol (**Urfamycin**®) innert 14 Tagen rascher Rückgang aller Symptome u. völlige Remission während 1 Jahr, so daß kleine Cortison-Dosen wieder genügten. *Das Thiamphenicol hemmt die Antikörperbildung durch Blockierung der Messenger-RNA an den Ribosomen.* (Vier weitere LE-Fälle sprechen ebenfalls auf Thioamphenicol an). Es eignet sich nur für die Stoß-Therapie, nicht für die Dauertherapie.

Bei Unverträglichkeit der Antimetaboliten versucht man die früher verwendeten Chlorochinderivate und Salicyl kombiniert mit Kortikosteroiden, wie folgt:

Chlorochindiphosphat (*Chloroquin*): **Resochin**® [Bayer], Tabl. zu 0,25 g, ursprünglich nur als Antimalariamittel entwickelt. Beginn mit einer Initialdosis am 1. Tag von 1 Tabl., dann, wenn vertragen, 3× 1 Tabl. tägl. und wenn eine positive Wirkung eintritt, die *Kortikosteroide* langsam nach 3–4 Wochen allmählich abbauen und wenn es geht allmählich ganz ausschleichen. Der Effekt tritt frühestens nach 10–14 Tagen, oft aber erst nach mehreren Monaten ein. ED nach Eintreten der Wirkung: 1–2 Tabl. tägl. *Nebenerscheinungen*: siehe Rheumakapitel, (S. 457).

Bei Unverträglichkeit *Hydroxychlorochinsulfat* (**Plaquenil**® [Winthrop], in Dtschl. **Quensyl**® Tabl. zu 200 mg). Ist deutlich weniger toxisch als *Chlorochindiphosphat*, aber auch weniger wirksam. Es kann bis zu tägl. max. 2 g dosiert werden, ED 2–3 Tabl. tägl.

Salizylpräparate: Als alleiniges Mittel unwirksam, erlaubt es aber als zusätzliches Präparat die ED der *Kortikosteroide* und der *Chlorochinpräparate* herabzusetzen.

Myokarditis

Nach Ansprechen auf diese beiden Mittel *Versuch mit* zusätzlich 3–4 g *Salizyl* tägl. (z. B. **Alcacyl**® [Wander], eine Ca-Salizylsäure.

Thiamphenicol (Urfamycin®, **Urfamicina**®, [Inpharzam]): Im Gegensatz zum Chloramphenicol ungefährlich und mit deutlicher immunosuppressorischer Wirkung (s. IST-Kap.), ergab uns in Resistenzfällen einen verblüffenden Effekt. *Dosierung*: 3 g tägl. oral während 16 Tagen, dann Pause und evtl. spätere Wiederholung. Zusätzlich dauernd eine kleine Cortisondosis. Siehe Abb. 46, S. 167. Bei vorbestehendem Nierenschaden Vorsicht, da dann der Blutspiegel zu hoch wird und Zytopenien auftreten können. Näheres s. S. 590.

Myokarditis

Eine Myokarditis kann durch verschiedene Ursachen zustande kommen. Man kann eine *toxische* (z. B. Diphtherie, Typhus usw.), eine *metastatische* (z. B. Sepsis, Angina, zahlreiche Virusaffektionen) und die häufige *rheumatische Form* bei Polyarthritis rheumatica, die sich oft mit einer Endokarditis oder Perikarditis kombiniert und auch die durch eine Kollagenkrankheit (L. E., Periarteriitis nodosa usw.) bedingten Formen, unterscheiden. Heute auch nicht selten im Orient erworben (z. B. *Nepal-Myokarditis*).

Die rheumatischen Affektionen gehen von Jahr zu Jahr zurück und andererseits verbessern sich unsere diagnostischen Methoden, um viele Infekte zu erkennen. So sind heute die durch ein Virus (Coxsackie, Mononukleosis, Toxoplasmosis, „Mycoplasma" u. a.) ausgelösten Myokarditiden in der Klinik und Praxis häufiger als die rheumatischen. Prinzipiell kann jedes Virus eine Myokarditis auslösen. *Dieselben dauern oft auffallend lange* (evtl. viele Monate) und *rezidivieren häufig* nach dem Ausschleichen der Cortisontherapie. Zuerst müssen alle anderen Möglichkeiten (rheumatisch, Diphtherie; Herdinfekte wie Sinusitis, Wurzelgranulom, Prostatitis etc. und vor allem ein Lupus erythematodes) ausgeschlossen werden.

Klinisch sind vor allem polytope Extrasystolen, ungeklärte Tachykardien und auch das Bestehen von subjektiven Herzbeschwerden verdächtig. Es sollte in allen diesen Fällen vorsichtshalber eine EKG-Kontrolle (wenn es der Zustand des Patienten erlaubt mit Arbeitsversuch) durchgeführt werden. Wichtig sind vor allem die Brustwandableitungen.

Therapie

Strenge Bettruhe in sämtlichen Fällen für 2–3 Wochen, dann allmähliche Mobilisation.

Kausale Therapie:

a) *Cortison-Therapie*: Beginn mit 3 mg Prednison/kg für 1 Woche, dann weiter 40–60 mg tägl. Ganz allmähliche Reduktion in der 4. oder 6. Woche unter ständiger Kontrolle von SR, EKG und Lokalbefund. Bei Rezidiven empfiehlt sich nach unseren Erfahrungen eine mehrmonatige Behandlung und ganz allmählicher Abbau. In solchen Fällen Übergang auf *Triamcinolon* ($^1/_3$ der Prednisondosis) wie **Delphicort**® **Kenacort**®, **Ledercort**® oder *Betamethason* ($^1/_{10}$ der Prednisondosis) wie **Celestone**® [Schering USA], **Celestan**® [Byk-Essex].

Bei Verdacht auf evtl. ursächliche Herdinfekte zusätzliche Antibiotikatherapie (Breitspektrum-Antibiotika).

Bei Diphtherie zusätzliche Serumtherapie, siehe Spezialkapitel.

b) *Metastatische Form*: Antibiotische Therapie gegen die Grundkrankheit plus evtl. *Kortikosteroide* wie oben.

c) *Rheumatische Form: Kortikosteroidtherapie* wie bei Perikarditis und Pankarditis rheumatica (s. S. 158).

d) *Sanierung evtl. Herdinfekte*: Bei allen Fällen aber erst nach Abklingen der akuten Erscheinungen und **immer unter Penicillinabschirmung**. Tonsillen, Granulome, Sinus, Prostata, Adnexe u. a.

Bekämpfung von Extrasystolen und evtl. Vorhofs- oder Kammertachykardien: Bei Vorhof-ES kleine Dosen *Digitalis*, z. B. **Digilanid**® [Sandoz] 2× 15 Tropfen tägl., oder *Chinidin* 3–4× 0,1 g tägl., bei Kammerextrasystolen ebenfalls *Chinidin* oder *Procainamid*, **Pronestyl**® [Squibb], in Dtschl. **Novocamid**® [Hoechst] 0,25 bis 0,5 g tägl. Bei bedrohlichen Tachykardien evtl. höhere Dosierung, siehe Kapitel Extrasystolien, S. 118.

Kalziumblocker: **Isoptin**® wirken oft sehr günstig auf die ES. *β-Blocker* nur wenn nötig und Vorsicht: z. B. **Visken**® hat eine geringe negativ inotrope Wirkung.

Bekämpfung eines Kollapses: Siehe Spezialkapitel. Aber cave *Adrenalin, Noradrenalin* oder *Metaraminol*, wenn hierfür nicht eine vitale Indikation besteht, da sie bei Myokarditis möglicherweise ein Kammerflimmern auslösen können!

Sedativa: Wirken immer günstig. Zu empfehlen sind vor allem *Chlordiazepoxyd* (**Librium**® [Roche], **Rilax**® [Hanover]) 3× tägl. 5–10 mg p.o.; *Phenobarbital* (**Luminaletten**® [Bayer], [Merck]) 3–4× 0,015 g tägl. Dagegen haben die *Chlorpromazinpräparate* (**Largactil**® [Specia], **Megaphen**® [Bayer]) eher eine tachykardieverstärkende Wirkung und sind deshalb kontraindiziert. In schweren Fällen evtl. *Morphiumpräparate* oder *-derivate*.

Leichte Diät: Keine blähenden Speisen. Verbot von Alkohol, Nikotin sowie von Koffein.

Verhaltungsmaßregeln für später: Nach Abheilung des akuten Schubes strenge Maßregeln in bezug auf Sport, Arbeit usw. Günstig sind Badekuren in Nauheim, Ragaz usw. mit ansteigenden *Kohlensäurebädern* und allmählich gesteigerter *Bewegungstherapie. Verbot von Sonnenbädern*! So sahen wir in zwei Fällen durch ein Erythema solare (Strandbad) ein schweres Rezidiv! Nach längerer Bettruhe und Schonung beginnt man nach Abklingen der frischen EKG-Veränderungen systematisch mit einem langsam aufgebauten Arbeitstraining. Nach Rückbildung des EKG-Befundes zeigen selbst anfänglich schwere Fälle eine gute Dauerprognose und können sich evtl. später sogar wieder mit Maß sportlich betätigen. Wichtig ist ein dauerndes striktes Nikotinverbot!

Herzneurose

Man sollte mit dieser Diagnosestellung sehr vorsichtig sein und vorher jede Möglichkeit einer organischen Ursache durch genaueste Herzuntersuchung (Arbeits-EKG, Orthodiagramm, Herzfunktionsprüfung) sicher ausschließen können. Man denke

Herzneurose

auch immer an die folgenden Möglichkeiten: Hyperthyreose, Hiatushernie, Magen-Darmleiden, Gallen-Pankreas-Affektionen.

Typisch für die Herzneurose ist im allgemeinen, daß die Beschwerden in der Ruhe stärker in Erscheinung treten als bei der die Eigenbeobachtung ablenkenden körperlichen Belastung. Charakteristisch ist in der Regel auch das Gebaren des Patienten, indem ein organisch Herzkranker seine Symptome eher zurückhaltend und objektiv schildert, während der Neurotiker seine Beschwerden dramatisiert.

Nicht selten ist es der Arzt selbst, der beim neurotisch veranlagten und überängstlichen Patienten durch eine unvorsichtige Äußerung eine Herzneurose auslöst. Man sei deshalb in seinen Äußerungen, gerade über dieses Organ, sehr vorsichtig und vermeide, wenn möglich, von einem „Herzfehler" oder von „Herzgeräuschen" zu sprechen.

Therapie

Psychotherapie: Man versucht, dem Patienten wieder Vertrauen in die Leistungsfähigkeit seines Herzens zu vermitteln. Wesentlich ist es, ihm gegenüber zu betonen, daß der Herzmuskel gesund sei und daß es sich nur um eine Übererregbarkeit und Überbeanspruchung der „Herznerven" handle. Allmählich versucht man, durch Steigerung der Spaziergänge und schließlich durch Bäder und langsam gesteigerte körperliche Arbeit und sportliche Betätigung (Rudern, Schwimmen) dem Patienten wieder Zuversicht in bezug auf seine Herzkraft zu geben.

Sedativa: Evtl. leichte Schlafmittel, z. B. **Sanalepsi Russi**®, **Belladenal retard** [Sandoz] morgens und abends je 1 Tabl. Sehr günstig wirkt auch **Priscophen**® [Ciba-Geigy] 3× 1 Tabl. tägl., *Calciumbromidinjektionen* (**Calcibronat**® [Sandoz]) alle 2–3 Tage 10 ml 10% i.v. Bei ängstlichen Patienten ist ferner ein leichtes Neuroplegikum angebracht, wie *Chlordiazepoxyd* = **Librium**® [Roche] (3× tägl. 5 mg) oder *Clorazepat*, **Tranxillium**® (Clin. Comar Byla) 3× 5 mg in Kps. (sehr wenig einschläfernd), in schweren Fällen *Bromazepam*, **Lexotanil**® [Roche] 1–2–3× 3 mg tgl.

Traubenzuckerinjektionen: 20 ml 20%ige Lösung i.v., evtl. zusammen mit **Calcibronat**® (als suggestives Mittel).

Bekämpfung des Meteorismus: Blähungen des Kolons können akute, aber auch falsche Koronarschmerzen bewirken. Sie können durch geeignete Kost, ferner durch Kohlepräparate, z. B. *Carbomedic*. 3× 1 Tabl. tägl., evtl. auch durch **Pankrotanon**® [Hausmann], **Pankreon comp.**® [Kalichemie] 3× 2 Tabl. tägl., sowie durch Vermeiden von blähenden Speisen (verboten: Hülsenfrüchte, Zwiebelgemüse, rote Rüben, Kohlgemüse usw.) günstig beeinflußt werden.

Bekämpfung evtl. hormonaler Störungen, z. B. im Klimakterium **Femandren**® [Ciba] 1 Linguette tägl. Man schließe auch immer eine evtl. *Hyperthyreose* aus. Grundumsatzkontrolle und T_3, T_4! – Bestimmung.

Bäderbehandlung, z. B. Kohlensäurebäder.

Kontraindiziert sind auf jeden Fall *Digitalispräparate*, weil der Patient sonst u. U. davon überzeugt wird, daß er tatsächlich an einer schweren Erkrankung des Herzens leide.

Gefäße

Schock und Kollaps

Die beiden Zustände sind heute als synonyme Begriffe aufzufassen. Schock wird definiert als unzureichende Perfusion der terminalen Strombahn mit nachfolgender Hypoxydose und Azidose.

Auslösende Schockursachen:
Schwere Verletzungen,
Blutverluste,
Operationen,
Herzinfarkt,
schwere allergische Reaktionen,
Verbrennungen,
Quetschungen,
Lungenembolien,
Ileus,
lang dauernde Anoxämien,
starke Abkühlungen usw,
Intoxikationen (Schlafmittel, CO, Amanita, korrosive Gifte, neurogene Gifte usw.)
Abstinenzerscheinungen bei Suchtpatienten Heroin, Amphetamin)
Schwere akute Infekte (gramnegative Sepsis! Di., Ty., Meningokokken usw.)
Peritonitis,
Pankreatitis, akute,

Schock bei unbekannten Ursachen (unklarer Schock): Man denke immer an die folgenden Möglichkeiten:

1. *unbekannte Blutungsquelle*, z.B. Ulcus duodeni, Ösophagusvarizen, extrauterine Gravidität usw.

2. „stiller" *Herzinfarkt*,

3. *akute Pankreatitis*,

4. *gramnegative Sepsis*! (siehe Spezialkapitel)

5. *neurogener Schock* (siehe unten).

Durchzuführende Untersuchungen: fortlaufende Temperatur-, Puls-, Respirations- und Blutdruckkontrolle und Urinkontrolle. Wichtig sind *Hämatokrit*, Hämoglobin, Na, K und Alkalireservebestimmung oder Astrup, sowie eine EKG-Kontrolle und falls möglich Bestimmung der Sauerstoffsättigung. Messung des Zentralvenendruckes. Tp.

Schock

Die Bestimmung des *Hämatokritwertes* und des *Gesamteiweißes* ist vor allem für die differentialdiagnostisch wichtige Unterscheidung zwischen einem durch Blutverlust oder Plasmaverlust bedingten *hypovolämischen Schock*, einem Schock durch *Vasomotorenkollaps* oder einem *kardialen Kollaps* von erster Dringlichkeit. Hiervon hängt die Indikation oder Kontraindikation zur Flüssigkeitszufuhr weitgehend ab.

Schockformen

a) *Hypovolämischer Schock durch Blutung*

b) *Hypovolämischer Schock durch Plasma-Verlust*

c) *Septisch-toxischer Schock (Endotoxinschock)*

d) *Kardiogener Schock*

e) *Orthostatischer Kollaps*

f) *Anaphylaktischer Schock*

g) *Neurogener Schock* (z. B. Medikamente [Tranquillizer], Spinalanästhesie, Läsionen oder Hypoxämie des ZN)

Therapie

Die verschiedenen Schockformen zeigen zum Teil untereinander fließende Übergänge. Deshalb richtet sich die Therapie nach dem Vorherrschen der Hauptmerkmale (siehe durchzuführende Untersuchungen). Die zu treffenden Maßnahmen sind jeweils dem vorherrschenden Bilde gemäß zu modifizieren oder zu kombinieren (siehe kardiogener Schock).

a) Hypovolämischer Schock durch größeren Blutverlust

Sofortige Einführung einer Infusionsnadel, evtl. Venenfreilegung, wenn anders nicht mehr möglich; am besten zentralvenöser Polyäthylen-Katheter (s. u.). Hier fallen die Hämatokrit- und Gesamteiweißwerte deutlich ab! *Auffüllen* des *Gefäßsystems* durch Blut- oder, wenn nicht bereit, Plasmazufuhr, im Notfalle Plasmaexpander (s. u.).

Bestimmung des zentralen Venendrucks: Einlegen eines Jugularis-, Subklavia- oder Basilica-Katheter, Katheterspitze herznah: Cava sup. (Der 0-Punkt soll bei flacher Rückenlage ca. auf $^3/_5$ Höhe des Abstandes zwischen der Unterlage und dem Sternum eingezeichnet werden.) Der zentrale Venendruck beträgt normal 5–10 cm Wasser. In allen Fällen, in denen er deutlich erniedrigt ist, kann und muß Flüssigkeit infundiert werden, bis er sich wieder normalisiert. Bei erhöhtem zentralem Venendruck ist die Flüssigkeitszufuhr streng kontraindiziert.

Bluttransfusion von 300–400 ml i.v., in schweren Fällen bei größerem Blutverlust evtl. bis zu 1500—2000 ml. Pro 3 Flaschen Citratblut (ca. 1500 ml) 1 Ampulle Ca 10% i.v.

Bei größeren Blutersatzmengen ist ein Zitratzusatz besser zu vermeiden, da durch die Kalziumfällung sonst u. U. die Ansprechbarkeit auf vasokonstriktorische Mittel verloren geht. Hier bewähren sich zusätzlich Plasma oder silikonisierte Blutkonserven.

Plasma (2 Teile Trockenplasma gelöst in nur 1 Teil Wasser) oder **PPL**, oder frische Plasmakonserven. Ist kein Blut oder Plasma zur Hand, so gibt man im Notfall sofort **Dextran®**, **Macrodex®** (Pharmacia), max. 1,5 l/24 h; auch **Physiogel** [SRK].

Dextran 70 hat eine Halbwertzeit von 24 h, **Dextran 40** (höherer initialer Volumeneffekt!) nur ca. 3 Std. Bei Dextran 40 muß wegen der hyperonkotischen Wirkung die gleiche Menge Elektrolytlösung substituiert werden. **Dextrane dürfen bei Gerinnungsstörungen und Antikoagulations-Therapie nicht verwendet werden, da sie die Blutgerinnung zusätzlich hemmen!**

Autotransfusion: Bei sterilen Blutungen in Körperhöhlen (Pleura, Peritoneum) kann evtl. abpunktiertes und gefiltertes Blut sofort wieder reinfundiert werden.

Einbinden der Extremitäten: Festes Umwickeln mit *elastischen Binden*, von peripher nach zentral fortschreitend, vermag bei schweren Schockzuständen vor der Durchführung der Tropfinfusion evtl. lebensrettend zu wirken. Es werden dem zentralen Kreislauf so ca. 600–700 ml Blut zugeführt. Hierdurch konnten wir in 3 Fällen bei schwersten plötzlichen Blutungen die Patienten aus einem fast tödlichen Schock, bis zum Eintreffen der Blutkonserve, und in einem anderen Falle während eines schwierigen Transportes im Militärdienst, retten.

Sofern kein Blut verabreicht wird, ist darauf zu achten, daß der **Hämatokrit nicht unter 30%** und das **Hämoglobin nicht unter 10 g** sinkt (Anoxämie!), sonst muß Blut verabreicht werden.

Kortisonpp. sind hier kontraindiziert!

b) Hypovolämischer Schock durch schweren Plasmaverlust

Diese bei *Vergiftungen* und *Verbrennungen* so häufige Form ist dadurch gekennzeichnet, daß der *Hämatokrit ansteigt und gleichzeitig das Gesamteiweiß im Blut abfällt!* Er spricht auf die alleinige Zufuhr von Pressorsubstanzen wie *Noradrenalin* usw. nicht an, sondern es muß hier gleichzeitig unbedingt **Plasma zugeführt werden!** Dosis wie oben. Bei ausgedehnten Verbrennungen in sehr hohen Dosen, um den enormen Plasmaverlust zu decken. Kontrolle des zentralen Venendrucks. *Plasmaexpander* genügen anfänglich.

Kortisonpp.: Hier sehr wesentlich (Herabsetzung der Toxinwirkung, Bekämpfung des Stress-Addisonismus!), Dosierung s. S. 174.

c) Endotoxinschock unter Berücksichtigung der Verbrauchskoagulopathie

Diese Schockform tritt als *Folge einer akuten bakteriellen Infektion* auf, wie *Waterhouse-Fridrichsen-Syndrom*, Infektionen mit *gramnegativer Sepsis* wie E. Coli, Pseudomonas, Proteus, Salmonellen, aber auch bei *grampositiven Erregern* wie Staphylokokken, Pneumokokken usw. In der Geburtshilfe beim *septischen Abort, vorzeitiger Placentalösung, Fruchtwasserembolie* usw. Der Ablauf des Schocks kann perakut oder auch protrahiert sein. Der Schock ist eines der Momente der **generalisierten intravasalen Gerinnung**, dazu kommt die *hämorrhagische Diathese* und als Folge dieser beiden entwickelt sich eine *Organschädigung*.

Die ersten Zeichen des Schocks sind meistens: eine nicht zu erklärende *Tachykardie, blasse zyanotische Schleimhäute*, manchmal Schüttelfrost, kann aber auch fehlen. Der Blutdruck kann initial noch normal sein, dann Einengung der Blutdruckamplitude, Tachypnoe, Unruhe, Bradykardie. Die Gerinnungsstörung ist gekennzeichnet durch eine Verbrauchskoagulopathie, d. h. einen Abfall der Thrombozyten, einen Verbrauch

Schock

der Gerinnungsfaktoren II, V, VIII. Das Ausmaß der hämorrhagischen Diathese hängt ab von der Intaktheit des Gefäßsystems, der Intensität der sekundären Fibrinolyse, und der Schwere der Verbrauchsvorgänge. Die Hauptstörungen spielen sich in der Mikrozirkulation ab und hier kommt es zu einer Gewebshypoxie, Azidose, Sludgebildungen, Mikrothromben mit Beeinträchtigung der nutritiven Gewebeperfusion. Da sich in den verschiedensten Organen Fibrinthromben ausbilden, ist es verständlich, daß es in etlichen Organen zu Nekrosen und Infarkten kommt. *Schockniere* infolge Nierenrindennekrosen mit sekundärer Anurie, *Schocklunge* mit Ausbildung eines cor pulmonale, *Nebennierenapoplexie* usw. Gelingt es nun der körpereigenen Fibrinolyse, welche reaktiv einsetzt oder einer adäquaten Therapie die Fibrinthromben wieder aufzulösen, so sind die Chancen zum Überleben günstig.

Labor: Es ist zu unterscheiden zwischen einer Verbrauchskoagulopathie mit sekundärer Lyse, welche aber auch überschießend sein kann und zwischen einer primär hyperfibrinolytischen Blutung. Teste: Thrombelastogramm, Thrombozytenzahl (diese ist bei der letzteren normal), Quick, Fibrinogen, Fibrinogenspaltprodukte, evtl. Einzelfaktorenbestimmung s. o., anorganisches Phosphat (dieses ist bei der gramnegativen Sepsis häufig erniedrigt!).

Therapie:

1. **Heparin**-*Dauertropfinfusion* unbedingt sofort mit 10000–20000 E/die. Hierdurch kommt es nicht zu einer Verlängerung der Gerinnungszeit, die Thrombinzeit braucht also nicht kontrolliert zu werden, der Verbrauch und die Hyperkoagulation lassen sich unterbrechen. *Gegen die evtl. überschießende Fibrinolyse*: **Trasylol**® [Bayer], 1 Mio KIE initial, danach Dauerinfusion mit 1–3 Mio KIE/die.

2. **Antibiotika:** (Unbedingt Blutkulturen unter entsprechenden Kautelen). Hochdosiert, die ein entsprechendes Wirkungsspektrum auf die zu erwartenden Keime haben. Zum Beispiel **Garamycin**® (**Refobacin**®) 240 mg/die.

3. **Cortisonpräparate** hochdosiert, am besten als *Hydrocortison* (**Solucortef**®, **Hydrocortison**® [Hoechst]) 500–2000 mg pro die. Näheres siehe Kapitel Gram-negative Sepsis, Seite 652.

4. **Volumensubstitution:** *unter Kontrolle des ZVD*, mit Plasmaexpandern wie **Macrodex**® falls ZVD tief.

5. **Azidosebekämpfung:** Nachkorrektur des Volumendefizits; *bei pH unter 7,2 und Basendefizit über 5* durch Natriumbikarbonat-Infusion (s. metabolische Azidose S. 80 u. 153).

6. **Beta-Rezeptorenstimulation:** Sofern sich die *Schocksituation* trotz dieser Maßnahmen *verschlechtert oder nicht bessert*, wegen der evtl. bestehenden *Vasokonstriktion* **Alupent**®-Infusion 5–10 Amp. 0,5 mg auf 500 ml Glukose 5%. Tropfenzahl entsprechend der Herzfrequenz, welche nicht über 120/Min. ansteigen soll. *Cave: Extrasystolie*. Oder je nach Fall **Dopamin** s. S. 142.

7. **Faktoren-Substitution:** Entsprechend der eingetroffenen Laborresultate, Substitution der Gerinnungsfaktoren mit entsprechenden Faktorenkonzentraten, näheres siehe Fibrinolyse (S. 226) unter Heparinschutz. *Cave: Blutkonserven ohne Heparinschutz!* Dadurch unterhält man die Verbrauchskoagulopathie.

8. *Sauerstoffzufuhr* 4 Lit./Min.

Prognose: Das Krankheitsbild hängt ab, in wie weit es gelingt, den aufgezeigten Zirkel frühzeitig und zielgerecht zu durchbrechen. An Hand des Anstiegs der Thrombozyten, der Einzelfaktoren läßt sich der Therapieeffekt kontrollieren. Es ist noch nicht entschieden, ob eine Stimulation der körpereigenen Lyse mit Streptokinase im Stadium des dekompensierten Schocks einen wesentlichen Fortschritt bringt. Zufolge der evtl. Blutungsgefahr möchten wir davor warnen.

Frage der Vasomotorenstimulation

Bei allen Schockformen liegt im fortgeschrittenen Stadium eine maximale Vasokonstriktion vor. Diese wird durch die bestehende Gewebsazidose weiter unterhalten. Deswegen wirken diese Mittel nur nach Besserung oder medikamentösem Ausgleich der Azidose. Man achte streng darauf, daß die alleinige Blutdruckmessung kein verläßlicher Parameter für die bestehende Schocksituation, sondern daß nur die wiederholte Überprüfung sämtlicher Größen ein verläßliches Kriterium darstellt.

A. Die Vasokonstriktion bei Schock-Hypotonie fördernden Mittel (**bei warmer Peripherie** *und nur bei vorher korrigiertem ZVD!*)

a) *Leichtere Fälle:* Metaraminol = **Aramine**® [Merck-Sharp] (1 Amp. à 1 ml 1%ig = 10 mg, und Stechampullen à 10 ml). Kann i.m. und s.c. (10 mg) und in kleinerer Dosis: 2 mg–(5) mg auch i.v. und i.a. gegeben werden. Hat sich gerade für Fälle draußen **in der Praxis** sehr gut bewährt.

b) *Schwere Fälle:* Hier *Orciprenalin* **Alupent**® (β-Stimulator) und **Dopamin**® siehe Herz-Schock-Kap.

Levarterenol: Noradrenalin = **Arterenol**® [Hoechst], **Novadral**® [Diwag], **Akrinor**® usw. ist dem *Adrenalin* deutlich überlegen, da es nur langsam abgebaut wird und so stärker wirkt. **Depot-Novadral**®, Amp. à 1 ml (10 mg) zur i.m. Injektion.

Dosierung: Am besten als Tropfinfusion, in leichten Fällen 5–10 mg/250 ml, in isotonischer Lävulose- oder physiol. Glukose- oder NaCl-Lösung. In schweren Fällen 20 mg, in extremen Fällen sogar bis 40 mg/250 ml. Es darf nicht zuviel Flüssigkeit zugeführt werden, und die Konzentration sollte so eingestellt werden, daß die Tropfenzahl nicht über 30–50 Tropfen/Min. beträgt. Dieser Lösung dürfen ohne weiteres *Antibiotika, Corticosteroide, Vitamine* und *Herzglykoside* beigefügt werden.

Die Infusion muß absolut sicher i.v. erfolgen, sonst kommt es zu schweren ischämisch bedingten Nekrosen! Sofortige Infiltration der ischämischen Stellen mit **Regitin**® 5–10 mg plus 300 E *Hyaluronidase* in 5–10 ml physiol. NaCl, wodurch der Spasmus der Gefäße evtl. überwunden wird. Bei sehr unruhigen Patienten setzt man das **Regitin**® direkt der Infusionslösung bei, da dadurch der blutdrucksteigernde Effekt nicht beeinflußt wird.

Jede Behandlung mit Vasopressoren kann nur schrittweise, d.h. ganz langsam wieder abgebaut werden.

Regelmäßige Blutdruckkontrolle: Die Manschette bleibt am anderen Arm liegen, und der Druck wird anfänglich alle 3 Min., später alle 10–15 Min. gemessen und notiert. Bei vorher normotonen Patienten ist der systolische Druck auf rund 100 zu halten, bei früher hypertonen Patienten um 120. Man vermeide auf jeden Fall eine Über-

Schock

stimulation; der Druck sollte aber auch auf keinen Fall unter 70 abfallen, da sonst die Nierendurchblutung sistiert und eine Schockniere (tubuläre Schädigung) mit all ihren Folgeerscheinungen auftritt. Bei eintretender Besserung darf die Infusion nur ganz allmählich abgebaut werden.

B) Beeinflussung durch beta-Rezeptoren-Stimulation
(bei kalter Peripherie *und vorher korrigiertem ZVD*)

Im Schock besteht terminal häufig eine Vasokonstriktion. Gelingt es nicht, mit den aufgeführten Maßnahmen die Hypotonie zu verbessern, so ist es möglich, doch noch mit einer *Vasodilatation* zum Erfolg zu kommen. Durch die Gabe von *Orciprenalin* **Alupent**®, wird der periphere Widerstand gesenkt, die venösen Pools werden entleert, das Myokard wird stimuliert und zwar läßt sich das Herzzeitvolumen um 25–35% anheben. Hierbei muß allerdings der ZVD regelmäßig kontrolliert und bei einem evtl. einsetzenden stärkeren Abfall durch *Plasma-* oder **Makrodex**®-Zufuhr entsprechend bekämpft werden. Monitor-Überwachung auf ES! Bei Tachykardien über 120 sind diese beta-Rezeptor-Stimulatoren kontraindiziert.
Dosierung: **Alupent**®: 5–10 mg, d. h. 10 Amp à 0,5 mg in 500 ml Infusionslösung. Tropfenzahl individuell je nach Fall 15–30 Tropfen = 7–15 γ/ml pro Min.

Allgemeine Maßnahmen beim Schock

Bekämpfung des sekundären Addisonismus: **Hydrocortison**® [Hoechst], **Solucortef**® [Upjohn], bei schweren Fällen in die Infusionslösung 500–2000 mg, in leichten Fällen 200 bis 300 mg; um eine rasche Wirkung zu erzielen, gibt man davon die Hälfte sofort direkt i.v. Verwendbar ist auch *Prednisolonsuccinat* (**Solu-Dacortin**®, in Dtschl. **Solu-Decortin**®) oder *-phthalat* (**Ultracorten-H**®) total 75–maximal 400 mg, die rasch wirksam sind, nicht aber *Prednisolonacetat*, das nur allmählich innerhalb 24–48 Std. zur vollen Wirkung kommt. Näheres siehe Cortisonkapitel. *Beim kardiogenen und hypovolämischen Schock nicht indiziert!*

Richtige Lagerung: In der Regel flach mit Tieflagerung des Kopfes zur Verbesserung der Hirndurchblutung. Bei bewußtlosen Patienten die bekannte Seitenlage, um mögliche Aspirationen zu verhindern. *Kontrolle der Luftwege:* Evtl. Absaugen, Intubation.

Sauerstoff: Ist in kleinen Mengen bei fast allen Schockzuständen indiziert, mit O_2-Brille oder durch Nasenkatheter. Nicht Überdosieren, 4 Liter/Min. genügen meistens.

Schmerzbekämpfung: Bei starken Schmerzen, z.B. Verbrennungen, Vergiftungen, Unfällen usw. sehr wesentlich, da sonst der Schock verstärkt wird, z.B. mit *Pethidinum hydrochloricum* (**Dolantin**®) usw.).

Flüssigkeitszufuhr: Hat sich streng nach dem ZVD zu richten. Je nach Verhalten der Erythrozyten oder besser der Hämatokritwerte sowie je nach dem Ausmaß evtl. vorausgegangener Blutverluste, 2–3 Liter in 24 Std. Von Vorteil ist es, eine 5%ige Glukose mit einer physiologischen NaCl-Lösung aa zu kombinieren. Bei Nachlassen des Schocks sollten wegen der Gefahr des Lungenödems nicht über 2 Liter in 24 Std. intravenös verabreicht werden, aber subkutan kann dazu noch 1 Liter zusätzlich infundiert werden, wenn die Diurese gut ist. Sobald der zentrale Venendruck normal ist, 500 ml **Macrodex**® zur Prophylaxe der Schockniere.

Schock

Cave zu große Flüssigkeitsmengen beim kardiogenen Schock (Lungenödem, ZVD-Kontrolle!).

Bekämpfung eines evtl. Lungenödems: Siehe Kapitel Herz, S. 155.

Kontrolle der Elektrolyte: Na, K und den Astrup bestimmen und evtl. Behandlung einer Azidose mit *Natriumbikarbonat-Lösung 8,4%*. Wichtig vor allem bei gleichzeitigem Bestehen von Verbrennung, Vergiftung, schweren Infekten usw.

Bekämpfung der metabolischen Azidose: s. S. 153. Indikation pH tiefer als 7,20, Basendefizit >5. Dabei *Überwachung des Kaliums*!

Bekämpfung der Hypo- und Hyperthermie: Eine Hyperthermie ist meistens ein prognostisch schlechtes Zeichen und weist im allgemeinen auf eine schwere zentrale Schädigung hin. Die Behandlung ist nur selten erfolgreich. Näheres siehe im folgenden Abschnitt: *Hibernation*.

Apnoe: Wenn im Verlauf des Schocks die Atmung immer schlechter wird (vor allem bei Vergiftungen!), so versucht man zuerst eine Anregung durch Injektion von *Prethcamid* **Micoren**® [Ciba-Geigy], 1 Ampulle = 1,5 ml langsam i.v. Führt auch diese Maßnahme nicht zum Ziel, kann man noch das *Amiphenazol* **Daptazole**® [Nicholas] in der Dosis von 25 mg versuchen. Hilft auch dieses Mittel nicht, so geht man besser auf die künstliche Beatmung über.

Blasenkatheterismus: Bei bewußtlosen Patienten zwei- bis dreimaliger Katheterismus unter sterilen Kautelen innerhalb der ersten 24 Std. Dauert die Bewußtlosigkeit länger, so empfiehlt sich das Einlegen eines Dauerkatheters. **Bactrim**®-Abschirmung.

Kontrolle der Diurese: Urinmenge $^1/_2$- bis 1-stdl. messen. Werte von unter 25 ml/Std. sind kritisch und weisen auf eine evtl. *Schockniere* oder andere Nierenschädigung hin.

Bei Schockniere: Siehe Nierenkapitel, S. 363 u. **Lasix**®, S. 108.

Herzglykoside: Bei normalem Sinusrhythmus ist $^1/_8$ mg **Strophosid**® sicher nicht schädlich und kann einer beginnenden Herzdekompensation entgegenwirken; evtl. nach 12 Std. zu wiederholen. Oder **Cedilanid**® 0,2–0,4 mg.

Cave Dekubitus: Ein solcher tritt bei schweren Schockwirkungen sehr rasch auf. Man achte auf eine entsprechende Lagerung: Schaumgummimatratze, Luftringe, Fersenringe usw.

Rückgang der Schocksymptome äußert sich vor allem durch:

Bessere Durchblutung,
warme, trockene Haut,
Ansteigen des Blutdrucks,
sistierendes Durstgefühl, genügende Urinausscheidung, mehr als 40 ml/Std.
Rückgang der Pulsbeschleunigung.

d) **Kardiogener Schock**
Siehe Herzkapitel, S. 141.

e) **Orthostatischer Kollaps**
Ein Frühsymptom des *Addison*. Kommt aber auch bei Vagotonikern vor (s. Hypotoniekapitel), ferner bei *Hypokaliämien* und bei der Behandlung mit *Antihypertensiva*.

Hibernation

f) **Anaphylaktischer Schock** siehe S. 176; Alupent plus Cortisonpp u. allgemeine Maßnahmen.

g) **Neurogener Schock**
(durch Medikamente, z.B. Chlorpromazin oder Läsionen des ZNS). Bei Vergiftungen evtl. Magenspülung, forcierte osmotische Diurese (s. Nieren-Kapitel), Volumenzufuhr, Sicherstellung der Atmung, evtl. künstliche Beatmung, **Alupent**® (s.o.), evtl. Peritonealdialyse. Wesentlich ist hier **PPL** oder **Dextran 70** s. S. 172, sowie die Bekämpfung der *Azidose*.

h) **Lungen-Schock**
  siehe S. 244.

Hibernation

Indikationen
Schwere Hyperthermien mit Auftreten einer zentralen Regulationsstörung (Enzephalitis, Poliomyelitis, CO- und Schlafmittelvergiftung, Hirntumor usw.), ferner bei ausgesprochenen Krampfzuständen (Tetanus, Metaldehydvergiftung) durch die auftretende Wärmestauung; dann auch bei Hitzschlag durch die exzessive Temperatursteigerung, wenn bei Temperaturen von über 42° irreversible Hirnschädigungen auftreten; ferner schwerste Schock- und Kollapszustände. Bei diesen Fällen ist eine Hibernation indiziert.

Sie sollte immer in Zusammenarbeit mit dem Narkosearzt, der allein über die nötige Erfahrung verfügt, durchgeführt und überwacht werden.

Durchführung

Physikalische Maßnahmen
Entfernen aller wärmestauenden Bettstücke. Der Patient wird nur mit einem einfachen Leinentuch bedeckt.

In leichteren Fällen genügen *kalte Wickel*, um die unteren Extremitäten geschlagen und alle 5 Min. erneuert.

In schwereren Fällen *Eisgummibeutel*, paarweise links und rechts in die Leisten, Achselhöhlen und Ellbeugen aufgelegt, um die hier oberflächlich verlaufenden Arterien und Venen zu kühlen.

Die Unterkühlung soll bis auf 30°C und evtl. noch darunter erfolgen. Hierbei werden die gesamten Verbrennungsvorgänge im Organismus herabgesetzt und der Energie- und Sauerstoffverbrauch erheblich vermindert.

Schockbehandlung. Ausgleich des Mißverhältnisses zwischen dem zu großen Gefäßvolumen und dem relativ verminderten Gefäßinhalt durch *Blut-* und *Plasmaersatz* sowie durch peripher angreifende Vasokonstriktoren (wenn nötig *Noradrenalin, Angiotensin*), Näheres siehe vorhergehendes Kapitel **Schock**.

Technische Maßnahmen
Freihaltung der Atemwege durch Intubation (Tracheotomie) und genügende Sauerstoffzufuhr, häufiges Absaugen, um die tiefer gelegenen Atemwege freizuhalten.

Wenn nötig evtl. Beatmung mit dem Hand- oder Bird-Beatmungsapparat.

Anlegen einer zuverlässigen *Tropfinfusion* durch Venenfreilegung, Venenkatheter oder besser *zentralen Venenkatheter* zur Überwachung des zentralen Venendrucks.

Blasen-Katheter.

Rektalthermometer.

Pharm. Hibernation (Modifikation nach LABORIT). Damit bezweckt man, die Regulationsstörung durch peripherganglionär wirkende Medikamente zu blockieren, die vorwiegend am vegetativen System angreifen.

Am gebräuchlichsten ist heute der folgende „Cocktail":

1 Ampulle *Promethazin* (**Atosil®**, **Phenergan®**) = 2 ml = 50 mg

2 Ampullen *Chlorpromazin* (**Largactil®**, **Megaphen®**) = 4 ml = 100 mg (oder *Haloperidol* (**Haldol®**) = 1 ml = 5 mg)

$1/2$ Ampulle *Pethidinum hydrochloricum* (**Dolantin®**) = 1 ml = 50 mg

In gewissen Fällen verwendet man an Stelle von Chlorpromazin das *Reserpin* (z. B. **Serpasil®**), das nicht zu Tachykardien führt, die beim Chlorpromazin recht häufig sind. Bei sehr unruhigen Patienten ist aber evtl. *Chlorpromazin* vorzuziehen. Bei Krämpfen kein Chlorpromazin, sondern *Haloperidol* (**Haldol®**) 5 mg.

1 Ampulle *Promethazin* (**Atosil®**, **Phenergan®**) = 2 ml = 50 mg

1 Ampulle *Reserpin* (**Serpasil®**) = 1 ml = 1 mg

$1/2$ Ampulle *Pethidinum hydrochloricum* (**Dolantin®**) = 1 ml = 50 mg.

Dieser Cocktail muß sehr individuell dosiert werden, je nach Verhalten von Temperatur, Atmung und Puls. Die meisten Fälle benötigen ca. alle 2–5 Std. 1 ml dieser Mischung i.v. in den Tropfer der Tropfinfusion. Zur Abschirmung gegen hypostatische Pneumonie tägl. 3 Mio. E *Penicillin* und 1 g *Streptomycin* i.m.

Prognose. Die Prognose dieser Fälle ist immer sehr ernst und die Mortalität sehr hoch.

Arteriosklerose, Hyperlipämien

Für das Zustandekommen der Arteriosklerose sind neben noch unbekannten Faktoren vor allem eine hereditäre Veranlagung (hier spielt wahrscheinlich das Fehlen eines bestimmten Clearing-Faktors für die Lipoide im Blut eine Rolle) und dann auch wesentlich die Ernährungsweise maßgebend. Besonders gefährdet sind Hypothyreosen und Diabetiker sowie Hypertoniker, wenn sie nicht oder ungenügend behandelt werden. Klinisch unterscheidet man mehr aus praktischen Gründen:

a) eine vorwiegend *zentrale Form* mit hauptsächlichem Befallensein der Gehirn- und Koronargefäße,

b) und eine vorwiegend *periphere Form* mit eventuellen Durchblutungsstörungen der Extremitäten.

Hyperlipämien

Prophylaxe

Man unterscheidet heute klinisch aufgrund der Cholesterin-, Triglyzerid (TG) und Lipoproteinelektrophoresewerte (LPE) nach Fredrickson *5 Typen der Hyperlipämie*. Dies sollte vor Therapiebeginn immer abgeklärt werden, wobei für die Praxis die Bestimmung des Cholesterins und der Triglyzeride genügen. Sind die Triglyzeride erhöht, dann muß auch die LPE durchgeführt werden. Näheres siehe Hyperlipämie-Typen S. 181 ff.

Prophylaktisch ist nach den Untersuchungen der letzten Jahre folgendes zu beachten:

Möglichste Vermeidung einer Überernährung. Vorsicht mit Nikotin.

Fettarme und kohlehydratarme Diät, genügend ungesättigte Fettsäuren.

Genügend körperliche Bewegung.

Behandlung einer allfälligen Hypothyreose oder eines Diabetes mellitus.

Evtl. zusätzliche Verabreichung von Clofibrat (**Regelan**®), *oder analogen Pp.*

Normalisierung des Blutdrucks in allen Frühfällen (Vorsicht bei Spätfällen!) mit Antihypertensiva.

Allgemeine Grundsätze

Einschränkung der Totalkalorienzahl je nach Körpergewicht und Statur. Unbedingte Reduktion des Übergewichtes auf das Sollgewicht, besser noch darunter, heute = 10% weniger als die Größe über 100 cm. *Beispiel*: Größe 175 cm Gewicht 85 kg. *Idealgewicht*: = 75 kg minus 7,5 (= 10%) = 67,5 kg. Übergewicht also 17,5 kg! –

Diät bei Hyperlipämien (polyensäurereiche PS-Kost)

Grunddiät für alle Hyperlipämie-Typen, primär oder sekundär.

Prinzip: Diät mit definierten Nährstoffrelationen, cholesterinarm, Fettgehalt modifiziert: Verhältnis mehrfach ungesättigter Fettsäuren zu gesättigten Fettsäuren = 1,5, eiweißreich, Kohlenhydrate wie bei Diabetes berechnet.

Zusammensetzung: 40–43% KH
　　　　　　　　　37–40% Fett, vorwiegend ungesättigt
　　　　　　　　　20% Eiweiß

1500 bis 2100 Kal. bei niedrigerer Kalorienzahl Überwiegen der Polyensäuren nicht mehr gewährleistet, wenn die Diät ansprechend sein soll.

Streng zu meiden: Tierische Fette und *Milchfett* (Butter, Sahne, Vollmilch, Yoghurt, fettes Fleisch, fette Wurstsorten, Aufschnitt).

Zucker, Süßigkeiten, Kuchen, Limonaden, cholesterinreiche Nahrungsmittel (Eier und Innereien).

Beispiel 1800 Kal.　　= 100%
　　　　　90 g Eiweiß　= 20%
　　　　　185 g KH　　 = 42%
　　　　　70 g Gesamtfett = 38%

Frühstück: 100 g Brot (= ca. 2 Brötchen)
　　　　　　20 g Pflanzenfettmargarine, Magerquark oder fettarmer Käse, Kaffee oder Tee (ohne Milch und Zucker).

Mittagessen: Fleisch- oder Fischgericht, Gemüse (ohne Mehl) oder Salat, 150 g Kartoffeln oder 40 g Nudeln, 15 g Öl zum Kochen.

Zwischenmahlzeit: 200 g Obst (Kompott).

Abendessen: 100 g Brot, kalter Braten, fettarmer Käse, Magerquark oder Geflügel, Gemüse oder Salat, 10 g Öl oder Mayonnaise (80%).

Polyensäurereiche Öle: Sojaöl, Sonnenblumenöl, Maisöl.

Differenzierung und Behandlung der Hyperlipämie-Formen I–V

Lipidstatus: zur genauen Diagnostik notwendig: Triglyzeride, Cholesterin, Lipoproteinelektrophorese (= LPE).

Unbedingt *Nüchternserum* ohne Zusätze einschicken!

Für die erste Abklärung und für Kontrollen genügen die *Triglyzerid-* und *Cholesterinbestimmung*. Bestimmt man entweder *nur* das Cholesterin oder die Triglyzeride, entgehen einem etwa 75% der Hypertriglyzeridämien bzw. Hypercholesterinämien. *Sind die Triglyzeride hoch*, so muß noch eine *Lipoproteinelektrophorese* durchgeführt werden (Serum ohne Zusätze und nicht älter als 4 Tage!).

Nach *Herzinfarkt, akuten Erkrankungen* und allen *operativen Eingriffen* 3–5 Wochen warten, da Lipide sonst fälschlicherweise erniedrigt oder erhöht!

Hat ein Patient eine primäre Hyperlipämie, Familienuntersuchung veranlassen.

Primär kann eine Hyperlipämie erst dann genannt werden, wenn alle Ursachen von sekundären Hyperlipämien ausgeschlossen sind, dazu gehören vor allem:

diabetische Ketoazidose,
chron. Nierenleiden, besonders nephrotisches Syndrom,
Pankreatitis,
Leberkrankheiten,
Alkoholismus,
Hypothyreose,
Schwangerschaft, *Ovulationshemmer*!
Steroidtherapie.

Häufigkeit der einzelnen Hyperlipämietypen. Diese ist heute noch nicht sicher bekannt, man vermutet:

Typ I: sehr selten
Typ II: *ca. 7–10%*
Typ III: ca. 1–3%
Typ IV: ca. *40–60%* (oft Vorläufer eines Diabetes mellitus)
Typ V: ca. 3–5%

Hyperlipämie-Typen nach FREDRICKSON:

Typ I = *Hyperchylomikronämie: Defekt*: Mangel an Triglyzeridlipase, sehr selten!, autosomal rezessiv vererbt, bis jetzt nur bei Kindern und Jugendlichen beobachtet. Milchiges Serum, eruptive *Xanthome*, *Hepatosplenomegalie*, heftige *Oberbauchschmerzen*.

Hyperlipämien

Therapie: fettarme Kost.

Typ II = *familiäre Hypercholesterinämie: Defekt:* nicht genau bekannt, wahrscheinlich mangelhafter Abbau der Beta-LP. Vererbung autosomal dominant mit variabler Erscheinung, homozygoter Typ II selten. Schon bei Kindern feststellbar, evtl. durch Bestimmung des Cholesteringehaltes (Beta-LP-Fraktion), auch bei Kindern schon Sehnen- und tuberöse Xanthome und Herzinfarkte! Immer die ganze Familie untersuchen! Klares Serum! *Hohes Risiko für Herzinfarkt.* Glukosetoleranz meist normal.

Therapie:

Cholesterinarme Kost, reich an ungesättigten Fettsäuren, Cholestyramin **Cuemid**®, (in Dtschld. nur das **Quantalan**®), **Questran**® 16 g tägl., am besten. Evtl. *Nikotinsäurepräparate, d-Thyroxin, Clofibrat* (**Regelan**®), *Neomycin.* **Liapten**® [Merck].

Kombinationspp. (Nikotinsäure + ½ Clofibrat) sind wegen der Leberempfindlichkeit vorzuziehen, z.B. **Negalip**® (Geistlich) 3 × 1 Drag. Oder das auch gut verträgliche Monopp. *Bezafibrat,* **Cedur**® [Boehrg. Mh.], Drag. à 200 mg. Beginn mit 1 Drag. nach d.E. und allmählich steigernd auf 3 × 1, bei Abfall der Lipoidfraktion evtl. weiter 2 × 1.

Probucol, **Lursell**® [Dow Chem.]: Eine Substanz mit wenig Nebenwirkungen (leichte gastrointestinale Beschwerden, eventuell anfänglich Schwindel) und gutem Effekt.

Dosierung: 2 × 2 Tbl. à 250 mg tgl., morgens und abends mit den Mahlzeiten einnehmen.

Spätfolgen der Lipid senkenden Mittel: Die angeblich erhöhte Mortalität ist bisher (1981) keineswegs bewiesen. Der therapeutische Effekt im Sinne einer Hemmung des Fortschreitens einer Arteriosklerose scheint mir aber mehrfach erwiesen, die einzig sichere Komplikation einer jahrelangen Therapie mit diesen Stoffen ist ein *gehäuftes Auftreten von Gallensteinen,* die Zunahme von *Neoplasien* ist noch nicht bewiesen.

Typ III = *Broad Beta Disease* (Floating beta-LP). Breite Bande im Beta-Präbeta-Bereich, die nach UZ in den Präbeta-Bereich wandert, obwohl die Dichte den Beta-LP entspricht. *Defekt* nicht bekannt. Vorkommen relativ selten. TG und Cholesterin erhöht, meist zwischen 300 und 500 mg% beide, Serum klar bis trüb. Xanthome jeder Art. *Starke Arterioskleroseneigung. Häufige Kombination mit Diabetes!*

Therapie: KH-arme und cholesterinarme Kost, kalorienarm! *Clofibrat* (**Regelan**®) 1,5–2 g tägl. evtl. **Liapten**® [Merck] 3 × 1 Kaps. tägl. n.d.E., **Negalip**® oder **Cedur**®.

Typ IV = *endogene Hypertriglyzeridämie* (evtl. KH-induzierte): *Defekt:* nicht bekannt; vermehrte Synthese? verzögerter Abbau? abnormales LP? **Sehr häufig!**

Serum klar bis milchig, TG zwischen 200–15000, Cholesterin normal oder „begleitend" erhöht. LPE: *Präbeta-LP-Vermehrung* mit und ohne Trailing. Gelegentlich eruptive Xanthome, Lipaemia retinalis, Hepatosplenomegalie. *Hohe Arterioskleroseneigung.* Sehr **häufige Kombination mit Diabetes** (40–70%) und Hyperurikämie, sowie Adipositas. *Sekundär* bei entgleistem Diabetes, chron. Nierenleiden, Pankreatitis, Alkoholismus, Ovulationshemmer.

Therapie:

KH-arme und kalorienarme Kost! reich an ungesättigten Fettsäuren. *Clofibrat* (**Re-**

gelan®) 1,5–2 g tägl., evtl. *Nikotinsäurepräparate, Phenformin* (**Silubin®**) als Antidiabetikum und Appetitzügler. **Cedur®**, **Negalip®** s.o. *Komb.pp.* **Liapten®**, 3 × 1 Kaps. tägl. n. d. E.

Typ V = *gemischt endogene-exogene Hypertriglyzeridämie* meist KH- aber auch fett- und alkoholinduziert. Defekt? Evtl. Kombination von Typ I und IV? Relativ selten, meist sekundär. Serum milchig, Chylomikronen auch nach längerem Fasten vermehrt. Xanthome, Hepatosplenomegalie, *abdominelle Koliken* (DD: Pankreatitis). Mäßige Arterioskleroseneigung, *häufige Kombination mit Diabetes* und Adipositas. *Sekundär* bei entgleistem Diabetes, Alkoholabusus, Pankreatitis, Hypothyreose, nephrot. Syndrom.

Therapie:

Nikotinsäurepräparate, *Clofibrat* (**Regelan®**), Diät KH- und fettarm!, eiweißreich.

Mischtyp II + IV: *Beta-Präbeta-Typ = mixed hyperlipemia.* Wahrscheinlich Mischung des jeweils heterozygoten Typs II und IV (Familienuntersuchungen von LOEPER u. Mitarb., Presse med. 1971). Beta- und Präbeta-LP vermehrt, unterscheidet sich aber vom Typ III in der LPE. Ebenso häufige Arteriosklerosegefährdung wie bei Typ II und IV, Kombination mit Diabetes zu 30–50%. *Sekundär* bei Leberkrankheiten, entgleistem Diabetes.

Therapie: = e wie bei IV.

Behandlung der Begleitsymptome

Behandlung der Hypertonie, siehe Hypertoniekapitel, S. 189. Zu beachten ist, daß bei schon ausgesprochener Arteriosklerose und relativ niedrigen diastolischen Werten der systolische Druck keineswegs auf normale Werte zu senken ist. Im allgemeinen genügt es, bei nicht erhöhten diastolischen Werten den systolischen Druck nicht über 160 ansteigen zu lassen. Durch eine allzu starke Senkung des systolischen Blutdrucks kann es u. U. zu Durchblutungsstörungen kommen: Herz (anginöse Anfälle, Infarkt), Niere (Ansteigen des Harnstoffs), Gehirn (Enzephalomalazie).

Sedativa: Gegen die oft starken zentralen Erregungszustände *Chlorpromazin* (**Largactil®**, **Megaphen®**), *Dosierung:* tägl. 1–2–3 × 1 Tabl. zu 25 mg oder *Promazin*, **Prazine®** [Wyeth], **Protactyl®** [Wyeth], Dragées zu 25 mg oder 50 mg. Kleine Dosen *Phenobarbital*, z.B. als **Luminaletten®** zu 0,015 g, 2–3 tägl. Günstig ist auch eine Kombination von Brom und Jod, z.B. als:

Rp. Kal. jodati
    Kal. bromati   aa   0,3
    Aquae font.   300,0
S. 3 × tägl. 1 Teelöffel.

Bei sehr unruhigen Patienten empfiehlt sich die folgende stark sedative Kombination:

Rp. Chlorali hydrati   5,0
    Kal. jodat. et bromat. aa 0,1
    Mucilag. gummi arab.   30,0
    Sirup. cort. aurantii   300,0
S. 3 × tägl. 1 Eßlöffel.

Hyperlipämien

oder **Megaphen**® oder **Prazine**®, **Protactyl**® i.m., 1 Ampulle zu 50 mg, evtl. sogar 100 mg. Sehr gut wirkt auch *Levopromazin*, **Nozinan**® Tabl. à 25 mg, *Dosierung*: 25–50–(100) mg langsam steigend. (In Dtschl. **Neurocil**® [Bayer].)

Zentralgefäßerweiternde Mittel: Eine deutliche Wirkung zeigt vor allem die Nikotinsäure: *Acidum nicotinicum*, z. B. **Niconacid**® [Wander], Tabl. zu 50 mg, *Dosierung*: 3 × 1 Tabl. nach dem Essen. Löst oft vorübergehende Rötung des Kopfes aus. Gut verträglich und deutlich gefäßerweiternd wirkt auch die oben erwähnte, weniger Nebenwirkungen zeigende *Nicofuranose* **Vasperdil**® [Tripharma], Dragées zu 250 mg. Dosis 1–2 g tägl.; oder **Ronicol**® retard [Roche], 2 × tägl. morgens und abends 1–2 Dragées. Auch **Vasoverin**® [Banyu], *Pyridinolcarbamat*, 3 × 250–500 mg tägl.

Euphyllinpräparate, als tägliche 2–3malige Injektion, 0,5 g (z. B. **Perphyllon**®, **Labophyllin**®, **Aminophyllin**® [Promonta]).

Die anderen gefäßerweiternden Mittel wirken mehr peripher, siehe unten. Koronarerweiternde Mittel siehe bei Angina pectoris.

Centrophenoxin **Lucidril**® [Ritter]: Aus pflanzl. Wuchsstoffen (*Dimethylaminoäthylester der p-Chlorphenoxyessigsäure*), Tabl. 0,1 u. 0,25 g, Amp. zur i.v. und i.m. Injektion à 250 mg. *Dosierung*: anfänglich i.v. tägl. 2–4 × 1 Amp. à 250 mg, dann nach Auftreten einer Besserung weiter oral tägl. 3–6 Tabl. à 100 mg als ED. Obschon wir dem Präparat anfänglich sehr skeptisch gegenüberstanden, sind wir heute von *seiner zentralen Wirkung bei arteriosklerotischer Demenz beeindruckt*. In Dtschl. **Helfergin**® [Promonta]. Es verbessert die Sauerstoffausnützung in der Ganglienzelle.

Höhenkur und Klimawechsel: Wirken oft günstig, vor allem durch die Ruhe und Schonung des Patienten.

Bekämpfung der häufigen Obstipation (siehe S. 323).

Arteriosklerotisch bedingte **depressive Schübe**: Häufig leiden Arteriosklerotiker unter depressiven Schüben, oder sie verfallen in eine gewisse Interesselosigkeit, manchmal sogar geradezu in einen deutlichen Stupor. Hier kann man oft die psychische Komponente durch die modernen Anregungsmittel sehr günstig beeinflussen, doch muß man sich immer vorsichtig zu der in jedem Fall individuell zu wählenden günstigen Dosis emportasten. Sehr bewährt hat sich uns das *Imipramin* **Tofranil**® [Ciba-Geigy].

Dosierung: 10 mg (Dragées zu 10 mg und 25 mg) morgens, 10 mg mittags und ggf. eine 3. Dosis um 16 Uhr, aber nicht später. Als Nebenerscheinung kommt es zu leichter Trockenheit des Mundes, evtl. zu leichter Tachykardie, Schwindel, Schwitzen und u. U. zu feinschlägigem Tremor, Obstipation. Man beginnt vorsichtig einschleichend mit 1 Drag. und steigert langsam bis auf 3 Drag. tägl., selten bei schweren Depressionen evtl. auch bis auf 2–3 × 2 Tabl. Weitere *Thymoleptika* mit analoger Wirkung sind *Opipramol*, **Insidon**® [Ciba-Geigy]; *Amitryptilin*, **Laroxyl**® [Roche]; *Nortryptilin*, **Aventyl**® [Lilly], in Dtschl. **Acetexa**®, ferner *Dibenzepin* **Noveril**® [Wander] langsam steigend von 2 × 1 bis 4 × 1 (evtl. bis 3 × 2) Dragées tägl. zu 80 mg. **Ludiomil**® [Ciba].

Arteriosklerotisch bedingter **Schwindel**: Hängt oft mit einer Durchblutungsstörung des Innenohrs zusammen (immer genaue Abklärung!). Bei der arteriosklerotischen Form wirkt das *Betahistin*, **Betaserc**® [Philips-Duphar, Amsterdam] nach meinen Erfahrungen in zahlreichen Fällen. Dosierung: 3 × 1 Tbl. à 0,008 tgl. dann evtl. reduzieren. Versuchen kann man auch das *Bencyclan*, **Fludilat**® [Thiemann] 3 × 1 oder das **Cephalobol forte**® 3 × 1 tgl.

Periphere Zirkulationsstörungen

Gefäßerweiternde Mittel:

Akute Verschlüsse: Eupaverinumhydrochlor. **Eupaverin**® [Merck] Amp. à 0,03 mg i.a., i.v., i.m. 1–2stündlich 0,06 mg! *Antikoagulantien-Therapie* siehe S. 202, vor allem sofortige *Embolektomie* oder *Fibrinolyse!*

Intraarterielle Verabreichung: Hat oft einen guten Effekt (wichtig die kontinuierliche Verabreichung über 1–2 Std. durch einstellbare Pumpe, z.B. = **Perpex**®, [H.J. Guldener, Zürich]). *Dosierung:* **Atriphos**® [Biochimica Zürich] 4 Amp. à 10 mg, eine Adenosintriphosphorsäure, kombiniert mit 2 Amp. **Ronicol**® à 100 mg [Roche] (und einem *Antibiotikum* bei Gangrän! z.B. *Ampicillin* = **Penbritin**®, **Amblosin**® etc.) in 250 ml Glukose 5% – bei Diabetes NaCl phys.

Chronische Fälle: **Complamin**® [Wülfing]: Eine Kombination von Nikotinsäure und eines Theophyllinpräparates. Tabl. à 150 mg, Amp. à 300 mg. *Dosierung:* 3 × tägl. 1–2 Tabl., parenteral 2–4 Amp. pro Tag. Ebenfalls von guter Wirkung.

Physikalische Therapie: Die *aktive Übungstherapie* ist hier sehr wesentlich. Gehübungen, Fußrollen, Gehen auf den Fußspitzen, Wippen etc. Übungen langsam täglich steigern bis zum Auftreten des Schmerzes, alle 2–3 Std. einschalten. *Nachts:* Tieflagerung des Beines, Kopfende erhöhen ca. 30 cm.

Kombination mit Blutstrommassage: „Vasotron"- oder „Syncardon"-Apparat, bis 2 Sitzungen tägl. von 20–30 Min., bewirken durch die deutliche Erhöhung der Pulswelle, vor allem in den Kollateralen, nach unseren Erfahrungen eine wesentliche Verbesserung der Zirkulation, wodurch oft die Amputation vermieden werden kann. *Ist außerhalb der Schweiz viel zu wenig bekannt!*

Bei beginnender Gangrän: Trockenhalten, desinfizierender Puder (**Vioform**®, **Bacitracin**®) Abschirmung durch *Antibiotika*, z.B. langdauernde *Depotpenicillinpräparate* (s. unter *Penicillin*): z.B. **Tardocillin**® [Leo], [Bayer], 1,2 Mio. alle 14 Tage i.m. oder *Penicillin-Tabl.* p.o. (z.B. **Stabicillin**® forte [Vifor], **Pluscillin**® [Bayropharm]), 2 × 1 Tabl. zu 500000 E in Kombination mit **Streptothenat**® i.m., 1 g tägl., oder *Sulfonamide* (z.B. **Orisul**® [Ciba-Geigy] zu 0,5 g oder **Dosulfin**® [Ciba-Geigy] zu 0,75 g) 1–2 Tabl. tägl. Bei schweren Infekten das Breitspektrumpenicillin *Ampicillin*, **Amblosin**®, **Binotal**®, **Penbritin**® 4 × 1 Tabl. à 500 mg tägl., oder **Keflex**®, **Ceporexin**®, Kaps. à 500 mg, 2–4 g tägl.

Operative Gefäßkorrektur oder Sympathektomie: In allen Fällen *Arteriographie* zur genaueren Abklärung der Gefäßverhältnisse, dann je nach dem Befund operative Endarterektomie oder „By-pass" durch erfahrenen Gefäßchirurgen. Eventuell *Sympathektomie*, sofern der Allgemeinzustand einen solchen Eingriff überhaupt erlaubt. Hier hat die Gefäßchirurgie erstaunliche Fortschritte gemacht.

Gegen die Schmerzen: Möglichst ohne Morphiumpräparate auskommen. Günstig wirkt **Baralgin**® i.v., 2–3 × tägl. 1 Ampulle zu 5 ml (ein *Novaminsulfon* 2,5 g plus ein Spasmolytikum), ferner **Treupel**®-**Tabl.** und evtl. *Procaininjektionen* intraarteriell in die betreffende Extremitäten-Arterie, langsam 20 ml zu $1/2\%$, ergibt oft eine deutliche Besserung, die u.U. mehrere Stunden anhält. Nachts ist *Tieflagerung der Beine* sehr wesentlich!

Endangiitis obliterans

Amputation: Siehe folgendes Kapitel, Morbus Buerger.

Dauer-Antikoagulation: Muß von Fall zu Fall entschieden werden, evtl. von sehr gutem Effekt.

Aneurysmen

Luische Aneurysmen sind heute selten, dagegen nehmen die arteriosklerotischen *Aneurysmen der Bauchaorta* sehr zu. Es sollte immer eine Aortographie durchgeführt und ein Gefäßchirurg zugezogen werden.

Aneurysma dissecans: kann, sofern das erste Schockstadium überwunden wird, ebenfalls evtl. erfolgreich innerhalb der ersten 48 Stunden operiert werden.

Gehirn-Aneurysmen siehe Kapitel Nervensystem, S.404.

Morbus Buerger (Endangiitis, Thrombangiitis obliterans)

Nach neuen Untersuchungen (s. A. BOLLINGER u. a.: Schweiz. med. Wschr. 109 [1979] 537–543) gehört die Erkrankung zu den *Autoimmunerkrankungen*: Erhöhung v. C 4, Anti-Elastin-Körper in 50% ++, Immunkomplex + in $1/4$ der Fälle. Deshalb die gute Wirkung von Salizylaten und Kortisonpräparaten. Einige Fälle sind wohl auch arteriosklerotisch bedingt, vor allem diejenigen bei starken Rauchern! *Nikotin wirkt stark verschlimmernd*! Am häufigsten beginnt die Erkrankung mit Symptomen von seiten der unteren Extremitäten (intermittierendes Hinken, in Verdachtsfällen immer Arteriographie!), gelegentlich aber auch mit einem *Herzinfarkt* oder *apoplektischen Insult*.

Der M. Buerger befällt vor allem junge Männer zwischen 25 und 40 Jahren. Bei Fällen über 50 Jahre handelt es sich meistens nicht um einen M. Buerger, sondern um eine Arteriosklerose.

Therapie: Auf Grund der neuen Auffassung über die Autoimmungenese haben sich vor allem bewährt:

1. **Aspirin**®, **Colfarit**®, Azetylo-salizylicum 3 g tgl. über längere Zeit.

2. *Prednison*: Bei schweren Schüben tgl. 30 mg, bringt oft eine erstaunliche Besserung.

3. *Azathioprin*, **Immurel**®: Als *Dauertherapie* 2–3 × 1 Tbl. à 50 mg tgl. unter periodischer Leukozytenkontrolle kann versucht werden und soll Erfolge gebracht haben. Empfehlen kann man ferner vor allem für die Patienten mit Erkrankung der *unteren Extremitäten*:

Blutstrommassage (*Synkardiale Massage*) *frühzeitig durch* „**Synkardon**"- *oder* „**Vasotron**"-*Apparat*: Anfänglich die ersten 2–3 Wochen tägl., später nach Eintreten einer Besserung alle 2–3 Tage. Bis zum Beginn eines eindeutigen Effektes braucht es meistens 24–50 und mehr Sitzungen. Nach unseren Erfahrungen und zahlreichen anderen Autoren sind durch diese Massagen gute Erfolge zu erzielen. Und diese Behandlung ist auch gegen die oft fast unerträglichen Schmerzen das beste Mittel! Sie sollte aber immer mit den übrigen Maßnahmen, vor allem den gefäßerweiternden Mitteln, kombiniert werden. Leider ist diese ausgezeichnete Methode im Ausland, namentlich in den angelsächsischen Ländern, noch viel zu wenig bekannt.

Unbedingt völlige **Nikotinabstinenz!** Bei weiterem Rauchen ist sicher mit einer raschen Verschlimmerung zu rechnen!

Sanierung von eventuellen Herdinfekten (Sinus, Zähne, Tonsillen, Prostata usw.).

Operativ:

a) *Endarteriektomie oder Bypass.* Alle Fälle müssen arteriographiert werden! Je nach den Veränderungen operative Korrektur oder:

b) *Gangliosympathektomie:* Vorerst *Procaininfiltration* der entsprechenden Ganglien. Die Sympathektomie ist nach unseren Erfahrungen nur dann indiziert, wenn eine kunstgerecht durchgeführte Anästhesie für einige Stunden eine deutliche Verbesserung der Zirkulation (Messung mit speziellen Hautthermometern!) ergibt. Am besten wird sie in diesen Fällen immer beidseitig durchgeführt, da später meistens auch die andere Seite erkrankt, evtl. in 2 Sitzungen.

Gefäßweiternde Mittel: Diese vermögen die obigen Maßnahmen zu unterstützen, siehe Seite 185.

Schmerzmittel: Siehe S. 185.

Antikoagulantien: Über ihren Wert beim M. Buerger sind die Meinungen noch geteilt. Unserer Auffassung nach sollten sie aber doch systematisch angewandt werden. Technik siehe Kapitel Thrombose, S. 217.

Amputation: Man versuche so lange als möglich eine beginnende Gangrän konservativ zu behandeln (Trockenhaltung, desinfizierende Puder, *Abschirmung mit Penicillin*, tägl. 3 Mio. E plus *Sulfonamid*). Zur genaueren Abklärung der Gefäßverhältnisse muß immer eine *Arteriographie* durchgeführt werden. Eine Amputation sollte erst nach längerer konservativer Vorbehandlung mit all den erwähnten Mitteln und vor allem *einer längeren Anwendung der synkardialen Massage* vorgenommen werden. Man ist immer wieder erstaunt, wieviel mit der konservativen Behandlung zu retten ist. Wenn aber schon eine Amputation vorgenommen werden muß, dann sollte man diese immer relativ hoch vornehmen, um eine gute Heilung des Stumpfes und einen guten Ansatz für die Prothese zu ermöglichen.

Morbus Raynaud

Eine in ihren Ursachen noch unklare, mit starker Vasokonstriktion der peripheren Gefäße einhergehende Krankheit, die wahrscheinlich durch eine Erkrankung des *Sympathikus* ausgelöst wird. Oft ist sie ein Frühsymptom einer beginnenden Sklerodermie.

Sedativa: Günstig z. B. *Chlorpromazin*, 3–4 × 25 mg tägl.

Hydergin®: Eines der wenigen wirksamen Mittel für die leichteren und mittleren Fälle. *Dosierung:* Allmählich von 3 × 10 bis auf 3 × 25–30, evtl. 4 × 30 Trpf. tgl. Dazu bei kaltem Wetter gefütterte weite Handschuhe.

Verbot von Nikotin!

Sympathikusblockade *mit Procain* (Ganglion stellatum) bringt manchmal nicht nur temporäre Besserung.

Hypotonie

Chirurgische Behandlung, d. h. regionale *Sympathektomie.* Ist die wirksamste Behandlung und in allen schweren Fällen, die auf die symptomatische Behandlung nicht ansprechen, indiziert, besonders bei drohender Gangrän.

Bei gleichzeitiger Sklerodermie Kortikosteroid- oder evtl. Antimetabolittherapie, siehe Lupus erythematodes.

Hypotonie

Eine sehr verbreitete Anomalie gewisser Vagotoniker, die sich vor allem in Müdigkeit (Morgen!), Leistungsunfähigkeit, Neigung zu psychischer Labilität und evtl. Depressionen äußert. Differentialdiagnostisch müssen Erkrankungen von seiten des Stoffwechsels oder des Kreislaufs ausgeschlossen werden können.

Therapie

Psychotherapie, Bekämpfung der emotionellen Seite.

Genügende und regelmäßige körperliche Bewegung (Sport, Gartenarbeit).

Gegen die Vagotonie: Dihydroergotamin = **Dihydergot**® [Sandoz] 2promillige Lösung, Dosierung 3 × 15 Tropfen tägl., bringt manchmal eine deutliche Besserung. Oder **Dihydergot retard**® 2–3 × 2,5 mg per os.

Günstig wirkt evtl. auch **Bellafolin**® [Sandoz] 3 × 10–15 Tropfen tägl.

Etilefrin, **Effortil**® [Boehringer, Ingelh.] 3 × tgl. 1 Tbl. à 5 mg. Eine stärker protahierte Wirkung zeigen **Effortil Depot Perlongetten**® Kps. à 25 mg, 1 Kps. am Morgen und wenn nötig mittags.

Bei Schwächeanfällen: Vor allem am Nachmittag und bei Föhn usw. auftretend; hier hat sich uns das *Prethcamid* = **Micoren**® [Ciba-Geigy] (Perlen zu 0,025 g), *Dosierung:* 2–3–6 Perlen tägl. je nach Bedarf, bewährt. Günstig bei Kollapsneigung und Schwächeanfällen wirken auch *Nicaethamid-Glukose-Tabl.,* **Gly-Coramin**®.

Percorten®**-Linguetten:** Obschon in solchen Fällen keine Störung der Nebennierentätigkeit vorliegt, wirken doch gerade bei Frauen prämenstruell oder bei Hypotonien während der Schwangerschaft kleine orale Dosen evtl. günstig. Dosierung: tägl. 1–2 × 1 Linguette zu 5 mg.

Die Behandlung der Hypertonie

P. Cottier

Einleitung

Die Behandlung der arteriellen Hypertonie hat im Verlaufe der letzten dreißig Jahre erhebliche Fortschritte gemacht. Zahlreiche Medikamente – in Ein- oder Mehrzahl verabreicht – erlauben es heute, den Blutdruck wirkungsvoll zu senken, im Idealfall zu normalisieren. Wirkungen und Nebenwirkungen sind jedoch genau zu kennen, um eine optimal wirkende Therapie mit einem Minimum an Nebenwirkungen über Jahre durchführen zu können. Abgesehen von wenigen Ausnahmen und von erfolgreich chirurgisch behandelten Fällen mit sekundärer Hypertonie (z. B. **Phäochromozytom, Conn-Syndrom, renovaskuläre Hypertonie** etc.) hat ja die antihypertensive Therapie in der Regel lebenslänglich zu erfolgen. Wenn wir bedenken, daß ca. *16 bis 20% der gesamten Bevölkerung an Hochdruck verschiedenen Schweregrades leiden*, wird die Bedeutung dieser Behandlung klar. Wenn der Wert der antihypertensiven Behandlung bei maligner und schwerer Hypertonie mit und ohne Komplikationen nie in Frage gestellt wurde, mehrten sich in den letzten Jahren die Stimmen, welche die Indikation einer antihypertensiven Therapie bei leichter Hypertonie (diastolischer Blutdruck 95–104 mm Hg) bezweifeln wollten, dies um so mehr, als die antihypertensive Therapie die Häufigkeit des Myokardinfarktes bei Hypertonie nicht herabzusetzen vermochte. Dabei wurde nicht bedacht, daß die Behandlungszeit in solchen Fällen sehr viel kürzer ist als die Genesezeit der Koronarsklerose, das heißt eine Verhütung der Koronarsklerose durch die Therapie schon aus zeitlichen Gründen nicht möglich ist. Zudem leuchtet ein, daß eine brüske Blutdrucksenkung im Falle einer stenosierenden Koronarsklerose durch einen kritischen Abfall des koronaren Blutstromes einen Myokardinfarkt auslösen kann.

Neuere Untersuchungen zeigen, daß auch eine leichte Hypertonie einer konsequenten Behandlung bedarf, da bereits eine leichte **Blutdruckerhöhung (diastolischer Blutdruck von 95–104 mm Hg) einen erheblichen atherogenetischen Risikofaktor darstellt.**

Gründe für eine antihypertensive Therapie

Spontanheilungen sind eine Seltenheit. Eine Normalisierung des Blutdruckes konnte in Einzelfällen nach Ausfall des zentralen (apoplektischer Insult) oder peripheren (periphere Polyneuropathie) Sympathikus beobachtet werden oder nach dem Auftreten einer Nebenniereninsuffizienz.

Nach plötzlichem Absetzen der antihypertensiven Therapie kommt es in der Regel zu einem *raschen Wiederanstieg* des *Blutdruckes ("rebound"),* der, wie im Falle des *Clonidins, gefährlich werden kann!*

Hypertonie

Zahlreich sind die klinischen, epidemiologischen und tierexperimentellen Studien, die zeigen, daß die bei arterieller Hypertonie in Mitleidenschaft gezogenen Erfolgsorgane (*„target organs"*) *durch eine wirkungsvolle antihypertensive Behandlung geschont werden.* Durch eine effektvolle Therapie werden die akute und *chronische hypertensive Enzephalopathie, Apoplexie (Enzephalorrhagie* und *Enzephalomalazie), Herzinsuffizienz und die Arteriolosklerose der Nieren (Nephrosklerose)* vermieden oder in ihrer Entwicklung wesentlich hintangehalten.

Die Häufigkeit der akzelerierten, sogenannten malignen Hypertonie mit meist deletärem Verlauf konnte dank einer erfolgreichen antihypertensiven Therapie auf eindrückliche Weise gesenkt werden. **Daß wir Kliniker heute kaum mehr Fälle von Urämie wegen maligner Nephrosklerose (Arteriolonekrose) zu Gesicht bekommen, kann als großer Erfolg der Hypertonietherapie angesehen werden.**

Die klinische Erfahrung und experimentelle Untersuchungen haben gezeigt, daß der *Hochdruck sich selbst perpetuiert,* indem es zufolge Strukturveränderungen in den Widerstandsgefäßen (Arteriolen) zu einer Abnahme der arteriolären „compliance" und damit zu einer Erhöhung des peripheren Gefäßwiderstandes kommt. Eine antihypertensive Therapie verhindert die Selbstperpetuierung des Hochdrucks bestmöglich.

Die durch Züchtung hypertensiv gewordenen Ratten („spontaneously hypertensive rats": SHR) können durch eine antihypertensive Behandlung vor den Komplikationen, wie Apoplexie (Hirnblutung), Herzvergrößerung und Arteriolosklerose der Nieren, geschützt werden.

Bezüglich Morbidität sind sowohl der systolische als auch der diastolische Blutdruck von Bedeutung, sofern es sich nicht nur um eine systolische Hypertonie bei Arteriosklerose der großen Gefäße handelt.

Die Bedeutung der Blutdruckhöhe als eines die Arterio- und Arteriolosklerose fördernden Faktors erhellt aus drei klinisch-pathologischen Beispielen:

Im Falle der Koarktation der Aorta findet sich proximal der Stenose eine stärkere Arteriosklerose als im distalen Gefäßabschnitt.

Die Arterien und Arteriolen einer Niere, welche distal einer pressorisch wirksamen Nierenarterienstenose, demnach in einem Stromgebiet mit herabgesetztem Perfusionsdruck liegen, zeigen eine weniger ausgeprägte Arterio- und Arteriolosklerose als die Gefäße der Gegenniere, welche unter einem erhöhten Perfusionsdruck steht.

Bekannt ist die Pulmonalstenose, welche gradmäßig mit der Höhe des pulmonalen Arteriendruckes korreliert.

Ziele der blutdrucksenkenden Therapie

Erstes Ziel jeder antihypertensiven Therapie ist die bestmögliche Senkung des arteriellen Blutdruckes, wenn möglich auf Werte $\leq 160/95$ mm Hg.

Dieses Ziel soll mit einem Minimum an Nebenwirkungen erreicht werden. Durch **Kombination mehrerer Antihypertensiva können die Nebenwirkungen der einzelnen Medikamente gemindert werden.** Wichtig ist zudem die Kenntnis von Interaktionen der Antihypertensiva mit anderen Medikamenten.

Die *Therapietreue des Patienten* wird gefördert durch ein vertrauensvolles Arzt-Patienten-Verhältnis, eine angemessene Information über die Bedeutung der langfristigen Therapie und die zu gewärtigenden Nebenwirkungen.

Indikationen der antihypertensiven Therapie

Dringende Indikationen

- **Hypertensive Krise**
- **Maligne (akzelerierte) Hypertonie**
  - **Bei deutlicher Beteiligung der Endorgane**
  - **Herz:** – **linksventrikuläre Überlastung**
    - *Vergrößerung des linken Ventrikels*
    - *Herzinsuffizienz*
- **Aortenaneurysma, Aneurysma der Hirnarterien**
- **zerebrovaskuläre Erkrankungen** (Enzephalorrhagie, akute und chronische hypertensive Enzephalopathie)
- **Fundus hypertonicus II, III, IV** nach Keith Wagener
- **eingeschränkte Nierenfunktion** (Nephrosklerose oder andere renale Parenchymerkrankungen).

Notwendige Behandlung

- *Etablierter Hochdruck* $\geq 165/100$ mm Hg
- Etablierter Hochdruck von $\geq 165/95$ mm Hg bei einem oder mehreren der folgenden *Risikofaktoren*:
  - *familiäre Belastung*
  - *Diabetes mellitus*
  - *Hyperlipidämie*
  - *Nikotinabusus*
  - *nicht durch Diät beeinflußbares Übergewicht* von mehr als $+20\%$.

Fakultative Behandlung

- *labile Hypertonie*
- *leichte Hypertonie* (diastolischer Blutdruck von 90–104 mm Hg) ohne Risikofaktoren
  Hypertonie mit einer Begleiterkrankung, die eine schlechtere Prognose aufweist als das Hochdruckleiden.

Die gewählte Gruppierung der Indikationsstufen ist zum Teil arbiträr und darf nur „cum grano salis" verstanden werden. **Es gilt nach wie vor die wichtige Regel, im Einzelfall eine angemessene Therapie in Würdigung aller Umstände festzulegen.**

Bedeutung der Diagnostik für eine angemessene Therapie

Bevor die medikamentöse Behandlung eines Hypertoniepatienten begonnen wird, ist folgendes abzuklären:

Mitarbeit des Patienten

Handelt es sich um eine **labile oder etablierte** (fixierte) **Hypertonie**?

Welches ist der **Schweregrad** des Hochdruckleidens? Dabei genügt es nicht, nur die Blutdruckhöhe für die Beurteilung heranzuziehen. Der Schweregrad der Organbeteiligung (ZNS, Fundus, Herz und Nieren) ist mit zu berücksichtigen.

Ist eine sog. **sekundäre Hypertonie**, wie **Aortenisthmusstenose, Phäochromozytom, Conn-Syndrom, Reninom** und **renovaskuläre Hypertonie** u.a.m., ausgeschlossen? Zahlreiche sekundäre Hypertonieformen sind chirurgisch heilbar. Aus diesem Grunde ist die metikulöse Abklärung einer mittelschweren bis schweren Hypertonie je nach Alter notwendig. *Bei Patienten unter 55 Jahren ist in der Regel ein größerer diagnostischer Aufwand nötig als bei älteren Individuen.* Das intravenöse Urogramm mit Früh- und Spätbildern gehört u.a. zur Abklärung eines operablen Patienten mit etablierter Hypertonie mittelschweren bis schweren Grades.

Welche *zusätzlichen Risikofaktoren* liegen vor?

– *familiäre Belastung*
– *Übergewicht*
– *Nikotinabusus*
– *Hyperlipidämie*
– *Diabetes mellitus*
– *orale Kontrazeptiva*.

Verhalten des Liegend- und Stehendblutdrucks (Cave orthostatischer Kollaps unter Therapie)?

Liegt eine *Begleiterkrankung* vor, die eine schlechtere Prognose als das Hochdruckleiden hat?

Medikamentenunverträglichkeiten (z.B. Sulfonamide, so daß Thiaziddiuretika nicht in Frage kommen)?

Gruppierungen der Hypertoniepatienten

Auch für therapeutische Zwecke ist es angezeigt, die Hochdruckpatienten entsprechend der Blutdruckhöhe und der Organbeteiligung in Gruppen aufzugliedern:

	Blutdruck mm Hg	*Organbeteiligung*
Labile Hypertonie	~ < 160/100	–
Leichte Hypertonie	160–180/90–104	–
Mittelschwere Hypertonie	≧180/105–115	– oder (+)
Schwere Hypertonie	> 200/ ≧120	+
Maligne Hypertonie	> 200/ ≧120	+ Fundus hypertonicus IV/KW

Mitarbeit („Compliance") des Patienten

Da die antihypertensive Behandlung langfristig, meist lebenslänglich zu erfolgen hat, ist ein *tragfähiges Patient-Arzt-Verhältnis*, das auf einem gegenseitigen Vertrauen basiert, von größter Bedeutung. Der Patient ist über die Bedeutung und Tragweite der diagnostischen und therapeutischen Maßnahmen eingehend und *wiederholt zu infor-*

mieren. Nur so wird die notwendige Motivation und Ausdauer für eine langdauernde Behandlung gefördert. Dabei sind die zu gewärtigenden Nebenwirkungen sachlich zu erwähnen. *Ein verständiger Patient wird begreifen, daß er im Sinne einer Nutzen-Kosten-Rechnung die etwaigen Nebenwirkungen einer medikamentösen Therapie in Kauf nehmen muß*, wenn er den Nutzen einer kardiovaskulären, zerebralen und renalen Protektion dank der konsequenten medikamentösen antihypertensiven Therapie erlangen kann. Bei guter Information und nach erstem Erfolgserleben ist die „compliance" des Hypertoniepatienten in der Regel eine gute und dauerhafte.

Grundsätze der Therapie

Das Hochdruckleiden ist diagnostisch gründlich abzuklären. Der Ausschluß einer sekundären Hypertonieform ist dringend zu fordern.

Unter **ambulanten Bedingungen sind mindestens drei Sprechstundenwerte des Blutdruckes an verschiedenen Tagen zu messen, bevor eine antihypertensive Therapie begonnen wird**; es sei denn, eine dringende Indikation zwinge zur sofortigen Behandlung.

Auch während der Vorbehandlungsperiode sind der **Liegend- und Stehendblutdruck** zu messen, um einen orthostatischen Blutdruckabfall vor und während der Behandlung zu erfassen. Ein starkes Ansteigen des Stehendblutdruckes vor Therapie ist in der Regel Ausdruck eines gesteigerten Sympathikotonus bzw. eines gesteigerten Sympathikursreflexes.

Der Arzt muß die möglichen Nebenwirkungen der Antihypertensiva kennen. Er soll den Patienten in offener Art und Weise über die *zu erwartenden Nebenwirkungen* **informieren**, ohne diese unnötig zu dramatisieren. Bei hypochondrisch-ängstlichen Patienten wird der Arzt die Nebenwirkungen in angemessener Zurückhaltung schildern.

Der Patient muß eingehend für eine **langfristige medikamentöse Therapie motiviert** werden. Die Gefahren eines anfänglich häufig asymptomatisch verlaufenden Hochdruckleidens sind deutlich zu erwähnen und bei Bedarf zu wiederholen.

Die Patienten müssen in **angemessenen Zeitabständen in die Sprechstunde kommen** („recall system"). Die Zeitintervalle können dabei – je nach Situation – stark variieren. Bei gut eingestellter antihypertensiver Behandlung genügen Konsultationen alle sechs bis acht Wochen. Bei Neueinstellung der Therapie sind häufigere Besuche notwendig.

Heimmessungen sind besonders bei Patienten mit schwerer Hypertonie zu empfehlen. Die Feineinstellung des Blutdrucks das „Alltags" gelingt durch das Erfassen der Heimwerte besser. Die Medikamentendosierung richtet sich aber nur nach zuverlässigen Heimwerten. Immer wieder beobachten wir Patienten, bei welchen der *Blutdruck in der Sprechstunde (durch den Arzt gemessen) wesentlich höher gefunden wird als zu Hause.*

Gewisse Medikamente (z. B. Clonidin) dürfen wegen eines kritischen Blutdruckanstieges („rebound effect") oder eines gefahrvollen Entzugsyndromes nicht plötzlich abgesetzt werden.

Bei *leichter Hypertonie* kann **ein Antihypertensivum** genügen, um den Blutdruck wirkungsvoll zu senken. Bei *mittelschwerer und schwerer Hypertonie* werden in der Regel mehrere Medikamente mit Vorteil **kombiniert**. Dadurch können die Dosen der ein-

Diät

zelnen Medikamente bei additivem Effekt auf den Blutdruck kleiner gewählt werden; dadurch werden deren Nebenwirkungen herabgesetzt. Bei Kombination von Antihypertensiva sind Medikamente mit unterschiedlichem Angriffsort anzuwenden.

Ein *Wechsel der antihypertensiven Therapie drängt sich in der Regel erst bei Wirkungslosigkeit oder Nebenwirkungen auf.*

Beim Wechsel von einem Antihypertensivum zu einem andern sollte die *Dosierung des abzulösenden Medikamentes ausschleichend und für das neue aufbauend erfolgen.*

Die allgemeinen Grundsätze der Lebensweise und Diät gelten für alle Schweregrade der Hypertonie. Sie werden unten besprochen.

Abgesehen von den Diuretika und des Captoprils führen die *meisten Antihypertensiva wegen der Abnahme des renalen Perfusionsdruckes* – also auf hämodynamischem Wege – *zu einer* **Natrium- und Wasserretention**, die sich in meist flüchtigen Ödemen äußern und durch **Diuretikagabe** behoben werden kann.

Lebensweise und Diät des Hochdruckpatienten

Für alle Schweregrade von Hypertonie gilt es, die Lebensweise der Patienten zu verbessern, wenn nötig zu ändern. Bei *Übergewichtigen ist als erste Maßnahme das Körpergewicht* mit Hilfe einer *kalorienarmen Diät* ($\leq$ 1000 Kalorien täglich) *zu senken*. Eine ähnliche, dafür anhaltende Magerkur ist günstiger als eine kurzfristige und abrupte, die bald wieder zur Wiederauffütterung führt. Die Wirkung der Körpergewichtsabnahme auf den Blutdruck ist allerdings bescheiden und schwankt individuell verschieden stark. Von größter Bedeutung ist die *Einschränkung der NaCl-Zufuhr, vor allem dann, wenn keine Diuretika verabreicht werden.* Anzustreben ist eine tägliche NaCl-Zufuhr von 3–5 g. Strengere Restriktionen von NaCl werden in der Regel nicht eingehalten und sind deswegen für die meisten Patienten nicht praktikabel (z.B. Kempnersche Reisdiät). *Sobald Diuretika mit verabreicht werden, kann die NaCl-Zufuhr gelockert werden* (zwischen 5–10 g täglich). Abgesehen von schwersten Hypertonien ist körperliches Training nicht zu verbieten. Körperübungen mit isotoner Muskelkontraktion (z.B. *Waldlauf oder Skilanglauf*) sind zweckmäßiger als isometrische Muskelbetätigung (Gewichte heben, Liegestütz etc.). Die isometrische Muskelkontraktion steigert nämlich den Blutdruck in erheblichem Maße. Wanderungen sind sehr vorteilhaft. Das *Saunabad darf für leichte und mittelschwere Hypertoniker ohne weiteres empfohlen werden*, wobei das Bad in sehr *kaltem Wasser* wegen des kritischen Blutdruckanstieges *vermieden oder eingeschränkt werden sollte*.

Jede Form von psychischer, intellektueller und körperlicher Überforderung ist nach Kräften zu vermeiden. Eine psychologische oder gar psychiatrische Therapie kann sich in gewissen Fällen bewähren. Leichte Drucksenkungen lassen sich bisweilen bei labiler, leichter oder sogar mittelschwerer Hypertonie beobachten. Im Falle von etablierter, d.h. fixierter Hypertonie schweren Grades bleiben psychotherapeutisch bedingte Blutdrucksenkungen in der Regel aus. Dies will nicht besagen, daß der Hochdruckpatient nicht auch psychotherapeutisch angegangen werden soll. Eine solche Behandlung kann wesentlich dazu beitragen, eine *Konfliktsituation* besser zu lösen, die Krankheitseinsicht zu fördern, die Einstellung zur krankhaften Störung und notwendigen Behandlung positiver zu gestalten und schließlich die Lebensweise, die in den meisten Fällen gestört ist, zu ändern.

Zur Messung des Blutdrucks

Zweckmäßig ist die Messung des arteriellen Blutdrucks mit der Manschettenmethode und einem Quecksilbermanometer (z.B. Erkameter). Die im Handel erhältlichen halbautomatischen Druckmeßgeräte für Patienten bieten keinen wesentlichen Vorteil gegenüber den herkömmlichen Meßgeräten. Die mit der Manschettenmethode gemessenen Blutdruckwerte sind unter anderem auch eine Funktion des Oberarmumfanges. Bei einem Umfang von mehr als 31 cm werden in der Regel zufolge Kompression einer größeren Weichteilmasse fälschlicherweise zu hohe Druckwerte gemessen (Tab. 7).

Tabelle 7 *Korrekturen des auskultatorisch ermittelten arteriellen Blutdrucks in Abhängigkeit des Oberarmumfangs*

Systolischer Blutdruck		*Diastolischer Blutdruck*	
Armumfang cm	Korrektur des RR mm Hg	Armumfang cm	Korrektur des RR mm Hg
15–18	+15	15–20	± 0
19–22	+10	21–26	− 5
23–26	+ 5	27–31	−10
27–30	± 0	32–37	−15
31–34	− 5	38–43	−20
35–38	−10	44–47	−25
39–41	−15		
42–45	−20		
46–49	−25		

(Nach RAGAN u. BORDLEY 1941 aus BOCK, K.D.: Hochdruck, Ein Leitfaden für die Praxis. Thieme, Stuttgart 1969)

Messung des Blutdrucks: Der pneumatische Druck in der Manschette wird rasch angehoben bis auf 250 mm Hg oder mehr. Ablassen der Luft, so daß die Quecksilbersäule pro Sekunde um ca. 5 mm Hg abfällt. Der systolische Blutdruck wird *abgelesen, wenn die Korotkoff-Töne bei jedem Pulsschlag deutlich hörbar werden.* Man achte auf auskultatorische Lücken, d.h. ein Aussetzen der Töne zwischen dem systolischen und diastolischen Druck. Der diastolische Druck wird genauer abgelesen, wenn die Korotkoff-Töne leiser werden („muffling"). **Für praktische Zwecke – dies ist besonders wichtig für die Instruktion des Krankenpflegepersonals – wird der diastolische Druck beim Verschwinden der Korotkoff-Töne abgelesen.** Der Blutdruck sollte besonders bei der ersten Untersuchung an *beiden Armen gemessen* werden. Bei Seitendifferenzen wird der höhere Druckwert als Bezugsgröße gewählt. Wenn immer möglich, sollten der *Liegend- und Stehendblutdruck* gemessen werden. Ein orthostatischer Abfall oder Anstieg des Blutdrucks wird nur auf diese Weise deutlich. Die Messung im Sitzen stellt eine Kompromißlösung dar; sie ist aus praktischen Gründen beliebt. Gewisse Autoren empfehlen die sofortige Messung des Blutdrucks nach Betreten des Sprechzimmers, was dem aktuellen Blutdruck entspricht. Andere lassen den Patienten zehn Minuten im Liegen ruhen, um so eine Art von basalem Blutdruckwert zu erhalten. Bei stark ausgeprägter neurogener Komponente der Hypertonie lassen sich erhebliche Unterschiede zwischen diesen beiden Druckgrößen nachweisen. Das gleiche kann sich einstellen beim Vergleich des von der Krankenpflegerin und vom unterschiedlich hypertensogen

Antihypertensiva

wirkenden Arzt gemessenen Blutdrucks. Wichtig für die Beurteilung des Blutdruckverlaufes ist, daß immer die gleiche Methode angewandt wird und die gleiche Person den Blutdruck mißt. *Heimmessungen des Blutdrucks durch den Patienten oder einen Angehörigen* sind bei schweren Hypertonien, vor allem bei Gabe eines Antihypertensivums, das den Stehendblutdruck stärker beeinflußt als den Liegenddruck (z. B. Guanethidin) zu empfehlen. Damit gelingt die Feineinstellung des Blutdruckes besser, und es können morgendliche Kollapszustände vermieden werden. Die **Meßkompetenz des Patienten oder der Angehörigen muß jedoch sorgfältig und wiederholt kontrolliert werden.**

Systematik der gebräuchlichen Antihypertensiva

Die heute gebräuchlichen Antihypertensiva gehören den folgenden pharmakologischen Wirkgruppen an:

Diuretika und Sulfonamidderivate mit fehlender oder geringfügiger diuretischer Wirkung

Sympathikolytika

Vasodilatatoren

Renin-Angiotensin-Antagonisten.

Bei leichter und mittelschwerer Hypertonie kann die Anwendung eines Medikamentes dieser vier Gruppen genügen, um den Blutdruck wirkungsvoll zu senken. Meistens werden zwei, drei oder gar vier Medikamente der vier verschiedenen Gruppen kombiniert. Damit wird ein additiver Blutdruckeffekt erzielt, und Nebenwirkungen können dank der Dosisreduktion der in der Kombinationsbehandlung enthaltenen Medikamente niedriger gehalten werden.

Diuretika

Die Diuretika stellen heute noch die Basisantihypertensiva dar. Es stehen *kaliumverlierende und kaliumsparende (Spironolakton, Triamteren, Amilorid)* zur Verfügung. Ihre Wirkung auf den Blutdruck ist noch nicht restlos geklärt. In der frühen Therapiephase wirken die Diuretika wegen der Verminderung des extrazellulären Flüssigkeitsvolumens und der zirkulierenden Blutmenge (Blutvolumen) bei gleichbleibendem oder nur leicht erhöhtem peripherem Gefäßwiderstand blutdrucksenkend. In einer späteren Therapiephase nähern sich diese Parameter der Norm, und der periphere Gefäßwiderstand scheint zu sinken. Es wird neben andern Hypothesen vermutet, daß die in den Arteriolen gelegenen Rezeptoren u. U. wegen einer veränderten Elektrolytverteilung in geringerem Maße auf endogene Pressoren (Katecholamine, Angiotensin II) ansprechen und damit der Gefäßwiderstand abnehme. In letzter Zeit wurde gezeigt, *daß gewisse Lipide unter langfristiger Diuretikamedikation im Blutplasma an Konzentration zunehmen. Es handelt sich um die „low density" Lipoproteine, welche die Atherosklerose begünstigen.* Die „high density" Lipoproteine, welche der Atherosklerose entgegenwirken, würden im Blut abnehmen. Dies wäre bezüglich Atherogenese eine ungünstige Nebenwirkung. Folgende Tatsachen sprechen jedoch für ein Beibehalten der Diuretika als Basisantihypertensiva:

Antihypertensiva

- *Auch bei langfristiger Applikation von Diuretika konnten keine eindeutigen Fälle von akzelerierter Atherosklerose beobachtet werden.*
- *Der blutdrucksenkende Effekt der Diuretika fällt bilanzmäßig mehr ins Gewicht als der fragliche atherogenetische Nebeneffekt.*
- *Gewisse Betablocker bewirken eine zwar leichte Lipidolyse. Durch Kombination von Betablockern und Diuretika könnten ihre Wirkungen auf den Lipidstoffwechsel unter Umständen aufgehoben werden.* Diätetische Maßnahmen werden den Effekt auf die Lipide zudem dämpfen.

Als Antihypertensiva gebräuchliche Diuretika

A. Kaliumverlierende Diuretika

- Hydrochlorothiazid – **Esidrex**® 1–3 × 25 mg/d
- Chlortalidon – **Hygroton**® 1 × 50–100 mg/2. d
- Furosemid – **Lasix**® p.o. 2 × 40–80 mg/d
  1 × 125–500 mg/d
  i.v. 1–2 × 20–40 mg/d
- Metolazon – **Zaroxolyn**® p.o. 1 × 2,5–5,0 mg/d
- Tienilsäure – **Diflurex**® p.o. 1 × 250 mg/d

Hydrochlorothiazid ist ein relativ schwaches Thiaziddiuretikum und wirkt nur kurzfristig. Es kommt bei älteren Patienten in Frage, wenn ein nur leichtgradiger diuretischer Effekt erwünscht ist. *Chlortalidon* hat eine 24 bis 36 Stunden andauernde, aber allmählichere Wirkung. Es genügt eine Applikation jeden zweiten Tag. Wegen der protrahierten Wirkung und der *Gefahr der Hypokaliämie* sollte die Dosis besonders bei älteren Patienten nicht zu hoch gewählt werden. Die Thiaziddiuretika sind kaum mehr wirksam, wenn das Glomerulusfiltrat einen Wert von 30 ml/Min. unterschritten hat (Serumkreatinin > 2,0 mg%). *Furosemid* zeichnet sich durch seine große Wirksamkeit, therapeutische Breite und intravenöse Applikationsmöglichkeit aus. Es ist auch bei eingeschränkter Nierenfunktion wirksam (Abb. 47). Bei Kombination mit einem Thiaziddiuretikum zeigt sich ein additiver Effekt. Das neuere *Metolazon* soll auch bei eingeschränkter Nierenfunktion wirksam sein. Die *Tienilsäure* (Acidum tienilicum) senkt durch Steigerung der renalen Harnsäureausscheidung den Harnsäurespiegel im Serum.

Hämodynamik (gilt für A und B): Abnahme des extrazellulären Flüssigkeitsvolumens und Blutvolumens zu Beginn der Therapie. Im Verlaufe der Behandlung Abnahme des peripheren Gefäßwiderstandes, der zu Beginn der Behandlung erhöht ist. Die Herzfrequenz bleibt unverändert. Das Herzminutenvolumen (HMV) nimmt anfänglich etwas ab, um später wiederum die Ausgangswerte zu erreichen. Bei längerer Behandlung nimmt der periphere Gefäßwiderstand ab. Hohe Dosen von Spironolacton haben zusätzlich eine positiv inotrope Wirkung auf das Herz. *Nebenwirkungen* sind die **Hypokaliämie** bzw. Hypokalie. Dies ist von Bedeutung bei gleichzeitiger Digitalistherapie (*Zunahme der Digitalistoxizität*). Mit Ausnahme der Tienilsäure führen die Diuretika zu einer **Hyperurikämie**, die auch asymptomatisch bleiben kann. Eine Hyperurikämie von *mehr als 9 mg% oder eine manifeste Gicht sollten mit Allopurinol oder mit einem Urikosurikum behandelt werden*. Unter Thiaziddiuretika kann sich ein **Diabetes mellitus** vorzeitig manifestieren. Bisweilen kommt es nur zu einer flüchtigen **Hyperglykämie**. *Thiaziddiuretika interferieren mit Lithiumsalzen*, indem sie die *Lithiumkonzentration im Serum in einen toxischen Bereich ansteigen lassen*. Erwähnt wurde

Diuretika

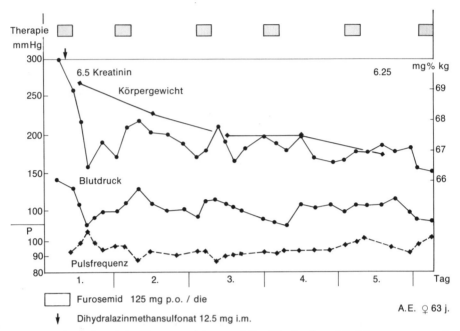

Abb. 47. Serumkreatinin, Körpergewicht, arterieller Blutdruck und Pulsfrequenz unter täglicher oraler Gabe von 125 mg Furosemid (**Lasix**®) und einmaliger i.m. Injektion von Dihydralazinmethansulfonat (**Nepresol**®) 12,5 mg bei einer 63jährigen Patientin mit schwerster arterieller Hypertonie und chronischer bakterieller interstitieller Nephritis, Urolithiasis und Azotämie. Die diuretische Behandlung mit Furosemid war ausreichend, um den bedrohlich erhöhten Blutdruck wirkungsvoll zu senken.

die *Zunahme* von „**low density**"-Lipoproteinen bei gleichzeitiger Abnahme der „high density"-Lipoproteine. Bei jungen Hypertonikern mit langfristiger antihypertensiver Therapie ist diese potentielle atherogene Nebenwirkung zu berücksichtigen. Weitere *unspezifische Nebenwirkungen sind*: Muskelkrämpfe, Adynamie, Orthostase (besonders bei arteriosklerotischen Patienten), Magen-Darm-Beschwerden, *Mundtrockenheit*, erschwerte Expektoration (Eindickung des Bronchialsekrets), photosensible Exantheme und gelegentlich aplastische Anämien.

Wichtig: Bei längerdauernder diuretischer Behandlung von Hypertonikern ohne Niereninsuffizienz empfiehlt sich eine Kaliumsubstitution oder die Kombination eines kaliuretischen und kaliumretinierenden Diuretikums.

Kontraindikationen sind: *Sulfonamidallergie* und eine unter diuretische Therapie zu beobachtende Entgleisung eines *Diabetes mellitus*, ferner als relative Kontraindikation *Asthma bronchiale* und *Emphysembronchitis* schweren Grades mit zähem Bronchialsekret.

B. Kaliumsparende Diuretika

– *Spironolacton* – **Aldactone**® 2 × 25–100* mg/d
  * ausreichend für Hypertoniebehandlung

Diuretika

- *Triamteren*   – **Dyrenium**®   2 × 50 mg/d
- *Amilorid*   – **Moduretic**®   1–2 × 1–2 Tbl./d
  (enthält Hydrochlorothiazid 50 mg und Amilorid HCl 5 mg).

Indikationen: Spironolacton kommt in Frage für die überbrückende Behandlung eines *Conn-Syndroms* bis zur Operation des Adenoms oder als Dauertherapie bei nicht operablem Conn-Syndrom. *Meistens werden für die Langzeittherapie* bei Hypertonie *ein kaliumverlierendes und ein kaliumsparendes Diuretikum kombiniert* (z. B. **Aldozone**®, **Dyrenium comp.**® und **Moduretic**®). Vorsicht ist geboten bei Niereninsuffizienz. **Bei eingeschränktem Glomerulusfiltrat führen diese Diuretika sehr schnell zu einer Hyperkaliämie.** Spironolacton fördert die Entwicklung einer **Gynäkomastie**, besonders dann, wenn gleichzeitig über lange Zeit Digitalis verabreicht werden muß.

Antihypertensive Sulfonamidderivate mit fehlender oder geringer diuretischer Wirkung.

In diese Gruppe gehören das *Diazoxid* und das *Indapamid*.

Indikation: *Diazoxid* kommt nur in Frage für die **Behandlung einer pressorischen Krise.** Es wird mit *Furosemid* kombiniert.

- *Dosierung:* Diazoxid, **Hyperstat**® 2–4 × 50–300 mg in weniger als 30 Sek. i.v. + *Furosemid*, **Lasix**® 1–2 × 20 mg i.v.

Hämodynamik und Urinausscheidung: Herzfrequenz und HMV nehmen zu. Die Nierendurchblutung wird gesteigert. Die Gehirndurchblutung bleibt unverändert, der periphere Gefäßwiderstand sinkt, und die Reninsekretion nimmt zu. Es kommt zu einer deutlichen Antidiurese. Deswegen wird Diazoxid mit Furosemid kombiniert.

Vorsicht bei:
- Herzinsuffizienz
- Angina pectoris
- Hyponatriämie
- Hyperglykämie
- Wehenschwäche!

Nebenwirkungen:

- *orthostatische Hypotonie* bei starker Diurese *(Furosemid)*
- *starke Schmerzen bei extravasaler Injektion*
- *Steigerung des Cumarineffektes* auf die Blutgerinnung
- Exanthem, gastrointestinale Beschwerden
- hämatologische Komplikationen nur bei oraler Applikation
- *Ödeme*
- *Abfall des Diphenylhydantoinspiegels.*

Kontraindikationen:

- **Diabetes mellitus** (Ketoazidose und hyperosmolares Koma)
- gleichzeitige **Steroidtherapie**
- Phäochromozytom
- AV-Fistel, Isthmusstenose
- Sulfonamidallergie.
- *Indapamid* – **Fludex**®

Sympatholytika

Dosis: 1 × 2,5 mg/d (Halbwertszeit: 18 Stunden).

Indikation: Ergänzung zur Behandlung mit Betablockern, nicht wirksam bei Grenzwerthypertonie.

Pharmakologie: Die Herzfrequenz bleibt unverändert oder nimmt leicht zu. Das HMV nimmt zu. Der periphere Gefäßwiderstand sinkt. Die vaskuläre Reaktivität gegenüber Angiotensin II und Nor-Adrenalin nimmt ab (Hypothese). Hemmt Ca-influx in die Muskelfasern der Arteriolen. Hohe Dosen fördern die Diurese.

Nebenwirkungen: Asthenie, Cephalaea, *gastrointestinale Beschwerden*, Orthostase, Muskelkrämpfe, Hitzewallungen, Insomnie, Hypokaliämie.

Die ersten Erfahrungen mit diesem neuen antihypertensiven Medikament sind ermutigend.

Sympathikolytika

Sympathische Ganglien:

– *Ganglienblocker* (obsolet)

Kardialer Sympathikus:

– *Betablocker, Alphablocker*

Die Sympathikolytika greifen auf verschiedenen Stufen des Sympathikus an:

Zentraler Sympathikus:

– *Reserpin*
– *α-Methyldopa*
– *Clonidin*
– *Guanfacin*

Endfasern des Sympathikus (Synapsen):

– *Reserpin*
– *α-Methyldopa*
– *Guanethidin*
– *Guanfacin*
– *Clonidin?*
– *Betablocker und Alphablocker*.

Die antihypertensive Wirkung der Sympathikolytika ist unter anderem auch stark abhängig vom Grundtonus des sympathischen Nervensystems. So ist bekannt, daß vergleichbare Dosen Guanethidin den Liegend- und Stehendblutdruck während der Hospitalisation (Ruhigstellung) stärker senken als unter ambulanten Bedingungen mit Verstärkung der adrenergen Impulse.

Reserpin – **Serpasil**®

Dosis: p.o. 2 × 0,1 mg/d
       i.m. 1 mg pro dosi
       Gefahr des Kollapses bei intravenöser Applikation.

Sympatholytika

Indikation:
- ältere Patienten (Cave Depression und Morbus Parkinson) Abb. 48.
- wenn eine zusätzliche Sedierung erwünscht ist,
- **pressorische Krisen** (i.m.),
- **Hypertonie bei Eklampsie.**

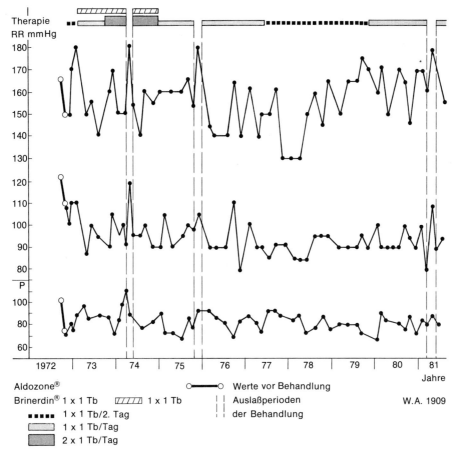

Abb. 48. Systolischer und diastolischer arterieller Blutdruck, Pulsfrequenz pro Minute bei einer zu Beginn der Therapie 63jährigen Patientin mit einer mittelschweren essentiellen Hypertonie. Die Behandlung erfolgte mit **Brinerdin**® (Dihydroergocristin 0,5 mg, Clopamid 5 mg und Reserpin 0,1 mg) 1 × 1 Tablette jeden 2. Tag bis 2 × 1 Tablette täglich und **Aldozone**® (Spironolacton 25 mg und Thiabutazid 2,5 mg) 1 Tablette täglich. Bei dieser älteren Patientin konnte der diastolische Blutdruck deutlicher als der systolische gesenkt werden. Von Interesse ist der jeweilige Anstieg des systolischen und diastolischen Blutdrucks im Verlaufe der drei Auslaßperioden der Medikation. Der Blutdruckverlauf zeigt im weitern, daß es auch nach Jahren der Therapie nicht zu einer Wirkungseinbuße des Kombinationspräparates gekommen ist.

Sympatholytika

Hämodynamik:

- Herzfrequenz sinkt
- HMV bleibt unverändert
- peripherer Gefäßwiderstand nimmt ab.

Pharmakologie: Depletion von Nor-Adrenalin in zentralen und peripheren adrenergen Nervenendigungen.

Nebenwirkungen: Lethargie, *Depression*, Parkinsonismus, *verstopfte Nase*, Bradykardie, Durchfälle, *Appetitsteigerung (Cave bei Adipösen)*, Hyperazidität, Ödeme.

Kontraindikationen: **Depression** (Suizidgefahr!), Psychose, Parkinsonismus, chronische Sinusitis, Ulcus ventriculi und duodeni.

α-Methyldopa, **Aldomet**®

Dosis: 3 × 250–500 mg/d

Pharmakologie und Hämodynamik:

- *Bildung von α-Methyl-Nor-Adrenalin* = schwacher Neurotransmitter
- zusätzliche Sympathikolyse durch Aktivierung eines postsynaptischen alpha-adrenergen Rezeptors in der Medulla oblongata
- Herzfrequenz bleibt gleich
- HMV bleibt gleich
- peripherer Gefäßwiderstand sinkt
- Reninsekretion nimmt ab.

Indikation: Mittelschwere und schwere Hypertonie (auch bei Niereninsuffizienz).

Nebenwirkungen: Müdigkeit, *Somnolenz (Cave beim Autofahren)*, *Depression*, Mundtrockenheit, verstopfte Nase, *Impotenz*, „drug induced" Hepatopathie, unklares Fieber, positiver Coombs-Test (tritt im ersten Behandlungsjahr auf, später nicht mehr), selten hämolytische Anämie, retroperitoneale Fibrose, gelegentlich Ödem.

Kontraindikationen: Hepatopathie, (positiver Coombs-Test, hämolytische Anämie, nur bei deutlicher Anämie) schwere Depression.

Interaktion: Zentrale antagonistische Wirkung von trizyklischen Aminen (z.B. Imipramin).

Clonidin – **Catapresan**®

Dosis: 2–3 × 0,075 mg – 0,3 mg

Indikation: Mittelschwere und schwere Hypertonie.

Hämodynamik:

- Herzfrequenz sinkt
- HMV fällt ab
- peripherer Gefäßwiderstand sinkt wenig.

Pharmakologie:
- Sympathikolyse durch Aktivierung eines postsynaptischen Alpha-Rezeptors in der Medulla oblongata
- Reninsekretion sinkt.

Interaktionen:
- zentrale antagonistische Wirkung von trizyklischen Aminen
- *Clonidinwirkung wird durch Prazosin herabgesetzt*, weshalb *keine Kombination mit Prazosin*, **Minipreß®**.

Nebenwirkungen: *Mundtrockenheit* (begünstigt Polydipsie bei Langzeithämodialysanten), Parotisschmerz, Müdigkeit, Somnolenz, *Impotenz*, Obstipation, *pressorische Krisen und Psychosyndrom nach plötzlichem Absetzen des Medikamentes* („withdrawal syndrome"), Ödeme.

Cave: Kein plötzliches Absetzen des Medikamentes (Absetzphänomen).

Guanfacin – **Estulic®** ist ein neues Präparat. Die Erfahrungen sind kurzfristig.

Dosis: Startdosis 1 mg/d
Mittlere Erhaltungsdosis: 2 mg/d in einer Gabe,Dosis kann um 1 mg/Woche erhöht werden
Maximale Dosis 6 mg/d

    Kombination: – Diuretika
                   – Betablocker – Methyldopa
                   – Vasodilatatoren
    Absetzen: Ausschleichend.

Indikation: Mittelschwere bis schwere Hypertonie.

Pharmakologie: Stimuliert die zentralen Alpha-Adrenorezeptoren. Der periphere Sympathikotonus sinkt wegen der Verminderung der Nor-Adrenalinfreisetzung.

Nebenwirkungen: Bradykardie, AV-Block, Angina pectoris bei koronarer Herzkrankheit, Mundtrockenheit, *Sedation bei zu rascher Dosissteigerung*, neurovegetative Störungen (Inappetenz, Nausea, Obstipation, Impotenz).

Interaktionen: Sympathikomimetika vermindern die antihypertensive Wirkung von Guanfacin. *Cave Bradykardie bei Kombination mit Betablockern.* Guanfacin verstärkt den sedativen Effekt der antipsychotischen Medikamente.

Beta- und Alpha-Rezeptorenblocker

Wegen der geringfügigen Nebenwirkungen erfreuen sich die Betablocker (BB) bei jüngeren Patienten und solchen mittleren Alters großer Beliebtheit. Die Betablocker wirken stärker bei jüngeren Patienten und solchen mit gesteigerter Plasma-Renin-Aktivität und sind weniger wirksam bei älteren Personen und solchen mit erniedrigter Plasma-Renin-Aktivität. Die antihypertensiven Eigenschaften der Betablocker sind nicht an ihre Kardioselektivität gebunden. Im *Labetalol* steht ein Beta- und Alphablocker zur Verfügung. Die folgenden Beta- und Alphablocker haben sich als Antihypertensiva bewährt:

Betablocker

			Kardio-selektivität	ISA	Hydrophil H / Lipophil L
– Propranolol	– Inderal®	p.o. 3 × 40–320 mg/d (maximal 2000 mg/d) i.v. 3 mg langsam	–		L
– Atenolol	– Tenormin®	p.o. 1–2 × 100–200 mg/d	+		H
– Metoprolol	– Lopresor®	p.o. 1–2 × 100–150 mg/d	+		L
– Oxprenolol	– Trasicor®	p.o. 3 × 40–80 mg/d	–	+	L
	– Slow Trasicor®	p.o. 1 × 160–320 mg/d			
– Timolol	– Blocadren®	p.o. 2 × 10–30 mg/d	–		L
	– Temserin®	p.o. 3 × 5–15 mg/d			
Pindolol	– Visken®	2–3 × 5–20 mg/d (Tb zu 10 mg)	–	+	(L)
	– Viskenretard®	Tb zu 20 mg			
– Labetalol (Alpha- und Betablocker)	– Trandate®	3 × 100 bis 4 × 200 mg/d (maximal 2400 mg/d)			

Pharmakologie

1. *Pharmakokinetik*
   – Geringere Schwankungen der maximalen Blutspiegel hydrophiler, nicht metabolisierter Betablocker (z. B. *Atenolol*) im Gegensatz zu den lipophilen Substanzen (z. B. *Propranolol* und *Metoprolol*), die in der Leber abgebaut werden.
   – Lipophile Betablocker passieren die Blut-Hirnschranke in sehr viel stärkerem Maße als die hydrophilen. Aus diesem Grunde weisen die lipophilen BB mehr zentralnervöse Wirkungen auf.
   – Bei älteren Patienten erreichen die lipophilen BB wegen Abnahme der Leberfunktion höhere Blutspiegel.

2. *Pharmakodynamik*
   – Kardioselektive BB sind angezeigt bei Patienten mit reversibler Bronchialobstruktion. Die bronchodilatierende Wirkung von β-2-Stimulatoren wie *Isoprenalin* bleibt erhalten.
   – Der periphere Gefäßwiderstand nimmt unter kardioselektiven BB weniger zu (weniger kalte Extremitäten).
   – Geringerer diastolischer Blutdruckanstieg unter Streß bei kardioselektiver Betablockade.

3. *Metabolische Wirkungen*
   – Bei Diabetikern mit Tendenz zu Hypoglykämie können kardioselektive BB die hypoglykämische Phase verkürzen.
   – Günstige Wirkung gewisser BB (z. B. *Oxprenolol* und *Pindolol*) auf den Lipoidstoffwechsel (? antiatherogene Wirkung).

4. *Hämodynamik*
   – Bradykardie
   – HMV sinkt
   – peripherer Gefäßwiderstand nimmt in der Regel zu (Ausnahmen: *Labetalol* und Kardioselektive BB, welche peripheren Gefäßwiderstand leicht senken.)
   – Reninsekretion stark gehemmt.

Betablocker

Die Betablocker stellen die klassischen Reninsuppressoren dar.

Nebenwirkungen: Bronchospasmus, Bradykardie, Herzinsuffizienz, Adynamie, Muskelschwäche, Muskelkrämpfe, *Morbus Raynaud* (v. a. kalte Füße), Insomnie (wenn keine Abenddosis verabreicht wird), Anxiolyse (Oxprenolol), Depression, selten Halluzinationen. Betablocker mit „intrinsic sympathomimetic activity" (ISA): Schwitzen, Herzklopfen („pounding heart"), Tremor, heißer Kopf, Hypoglykämie, Gastrointestinalbeschwerden, Alopezie, Leuko-Thrombopenie. Hypoglykämie bei Effort und insulinbehandeltem Diabetes.

Indikationen:

- leichte bis schwere Hypertonien
- auch bei Niereninsuffizienz
- Hypertonien mit aktiviertem Renin-Angiotensin-Aldosteron-System (z. B. inoperable renovaskuläre Hypertonie)
- bei Männern, da keine Potenzstörung (oder nur gering).
- Hypertonie während Gravidität (z. B. *Pindolol*).

Kontraindikationen:

- **Asthma bronchiale** und schwere **asthmoide Emphysembronchitis,**
- **Herzinsuffizienz** (nach Digitalisierung erlaubt)
- *AV-Block*
- *Bradykardie* (< 55 Schläge/Min.)
- labiler Diabetes mellitus
- *Morbus Raynaud* und andere arterielle Hypozirkulationszustände.

Cave: „Rebound" des Blutdruckes nach abruptem Absetzen (Ausnahme: Kardioselektive BB)
- *Gefahr des plötzlichen Absetzens bei schwerer koronarer Herzkrankheit und Angina pectoris*
- *keine Kombnation mit Verapamil,* **Isoptin**® (Kollaps, Bradykardie).

Labetalol – **Trandate**®

Labetalol ist *ein Alpha- und Beta-Rezeptorenblocker.*

Übliche Dosis: p.o. 2 × 200–600 mg/d
 i.v. 0,75–2,0 mg/kg/KG
 50 mg als Startdosis (= $^1/_2$ Amp. zu 100 mg).

Indikationen:

- *mittelschwere und schwere Hypertonie,* auch bei Niereninsuffizienz,
- pressorische Krisen,
- Phäochromozytom (besonders nicht operables, malignes Phäochromozytom mit Metastasen),
- Eklampsie,
- Hypertonie bei oraler Kontrazeption (Abb. 49),
- Entzugshypertonie nach Absetzen des Clonidins.

Beta Blocker

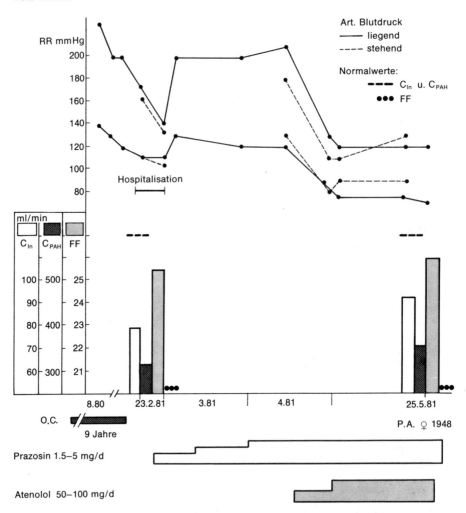

Abb. 49. Liegend- und Stehendblutdruck, Clearances von Inulin und PAH, sowie filtrierter Plasmaanteil (FF) bei einer 33jährigen Patientin mit schwerster Hypertonie, welche nach 9jähriger oraler Kontrazeption (OC) mit Neogynon 21® (D-Norgestrel 0,25 mg, Ethinylestradiol 0,05 mg) festgestellt worden ist. Die Inulinclearance als Maß des Glomerulusfiltrats war auf 65% der Norm erniedrigt, und die PAH-Clearance als Maß des renalen Plasmastromes betrug nur mehr 45% der Norm. Die während der kurzen Hospitalisation begonnene Therapie mit Prazosin (**Minipreß**®) führte nur zu einer flüchtigen Blutdrucksenkung. Der Blutdruck erreichte unter ambulanten Bedingungen trotz Auslassen des oralen Kontrazeptivums und Gabe von Prazosin in steigender Dosierung angenähert die Vorwerte. Eine signifikante Senkung des Blutdrucks konnte schließlich durch die Addition eines Betablockers Atenolol (**Tenormin**®) 50 bis 100 mg täglich erreicht werden. Die drei Monate nach der ersten Clearanceuntersuchung ausgeführte Kontrolle ergab einen Anstieg des Glomerulusfiltrates (C-Inulin) um +18% und des renalen Plasmastromes (C_{PAH}) um +15%. Es ist zu hoffen, daß damit der arteriolär spastische oder bereits sklerotische Prozeß in den Nieren aufgehalten werden konnte und eine Remission der Nierenhämodynamik und des Glomerulusfiltrates sich einstellen wird.

Beta Blocker

Pharmakologie und Hämodynamik:
- Halbwertszeit ca. 4 Stunden, nach 2 Stunden maximale Blutdrucksenkung erreicht,
- Herzfrequenz unverändert, nach i.v. Gabe Abnahme der Herzfrequenz, ebenso nach körperlichem Effort,
- HMV unverändert oder abnehmend,
- peripherer Gefäßwiderstand abnehmend, stärker nach Effort,
- Hämatokrit leicht fallend,
- Glomerulusfiltrat und C_{PAH} leicht fallend,
- Plasma-Renin-Aktivität fallend,
- Elimination: 60% mit Urin, 40% mit Galle.

Nebenwirkungen: Adynamie, Malaise, Depression, Schwindel, Träume, orthostatische Hypotonie, Cephalaea, Jucken der behaarten Kopfhaut („*Champagne in the skull*"), gastrointestinale Symptome, Angina pectoris kann zunehmen, *Libidoabnahme*, Harnretention, Anstieg des Nüchternblutzuckers. Glukosetoleranz unverändert, Insulinaktivität unverändert, warme Hände und Füße! Bei i.v. Applikation Wärmegefühl. Weniger Schwitzen als unter Betablockern allein.

Kontraindikationen: Vorläufig die gleichen wie für die Betablocker.

Ganglienblocker sind heute obsolet.

Guanethidin – **Ismelin**®

Dosis: 3 × 5–50 mg/d.

Indikationen: Schwere Hypertonie.

Hämodynamik und Pharmakologie:

- Abnahme der Nor-Adrenalin-Freisetzung an den peripheren Nervenendigungen (Synapsen)
- Herzfrequenz sinkt
- HMV nimmt ab, später auf Vorwerte ansteigend
- peripherer Gefäßwiderstand sinkt im Verlaufe der Behandlung
- renaler Plasmastrom sinkt
- Glomerulusfiltrat nimmt initial stärker ab als der renale Plasmastrom.

Nebenwirkungen: Orthostatische Hypotonie bis Synkope, „Hypotonie d'effort", Bradykardie, verstopfte Nase, Adynamie, Durchfälle (nicht unter Bethanidin), retrograde Ejakulation und *Impotenz*, Ödeme.

Interaktion: Antagonistische Wirkung von trizyklischen Aminen, Chlorpromazin, Amphetamin und Ephedrin.

Kontraindikationen: Phäochromozytom (pressorische Krise durch initiale Freisetzung der Katecholamine), Bradykardie, orthostatischer Kollaps, Durchfall.

Vasodilatatoren

Dihydralazin – **Nepresol®**

Dosis: p.o. 3 × 12,5–100 mg
 i.m. 25 mg/dosi
 i.v. 12,5–25 mg (langsam i.v.).

Indikation: Hypertonie bei *Niereninsuffizienz*, pressorische Krise, in Kombination mit Betablockern.

Pharmakologie und Hämodynamik:
- direkte arterioläre Vasodilatation
- Herzfrequenz ansteigend
- HMV ansteigend
- renaler Blutstrom ansteigend in erster Therapiephase
- peripherer Gefäßwiderstand sinkt
- Plasmareninaktivität zunehmend (wie bei allen Vasodilatatoren).

Nebenwirkungen: Tachykardie, *Flush, Cephalaea*, Angina pectoris, *verstopfte Nase*, Gastrointestinalbeschwerden, Myalgie, *Lupus-erythematodes-Syndrom* (Anti-DNA negativ) bei Dosen höher als 300 mg/d, Fieber, Hepatopathie, Exanthem, Psychose, Knochenmarksdepression, Ödem.

Kontraindikationen: Angina pectoris (ausgenommen mit Betablockern), Herzinsuffizienz, *Myokardinfarkt* (akuter).

Prazosin – **Minipreß®**

Dosis: Startdosis   1 × 0,5 mg/d (bei höheren Dosen Gefahr des orthostatischen Kollapses)
 in der Folge 2 × 0,5 mg/d
  3 × 5,0 mg/d
  4 × 5,0 mg/d

Indikation: Mittelschwere und schwere Hypertonie.

Pharmakologie und Hämodynamik:
- direkte Wirkung an arteriolären und venösen Gefäßen (Anstieg der cAMP in der Gefäßmuskulatur) und postsynaptische Alpha-Rezeptorblockade
- myokardiales Ansprechen auf adrenerge Stimuli (Alpha-Rezeptoren) herabgesetzt
- Herzfrequenz unverändert
- HMV unverändert
- peripherer Gefäßwiderstand herabgesetzt
- renaler Blutstrom unverändert.

Nebenwirkungen: Orthostatischer Schwindel, Kollaps bei einer Startdosis $\geq 1{,}0$ mg, Herzklopfen, Cephalaea, Somnolenz, Schwindel, Nausea, Ödem.

Kontraindikationen: Orthostatischer Druckabfall.

Cave: **Keine gleichzeitige Gabe von Clonidin (Catapresan®)!**

Minoxidil – **Loniten®**   **Larovasin®**
Dosis: 2 × 20–20 mg/d   2–3 × 5–50 mg/d

Vasodilatatoren

Indikation:
- schwere Hypertonie und Niereninsuffizienz
- Kombination mit Betablockern
- therapierefraktäre Fälle

Pharmakologie und Hämodynamik:
- Wirkungseintritt nach 2 Stunden
- maximale Wirkung nach 12 Stunden
- Herzfrequenz ansteigend
- HMV ansteigend
- renaler Blutstrom gleichbleibend oder ansteigend
- Glomerulusfiltrat ansteigend bei normaler und subnormaler Nierenfunktion
- (fraglicher Vas-efferens-Spasmus) beim **Larovasin**®
- Plasma-Renin-Aktivität zunehmend
- kein orthostatischer Blutdruckabfall.

Nebenwirkungen: Tachykardie, Angina pectoris, Cephalaea, Konjunktivitis, reversible *Hypertrichose bei 40–60% der behandelten Frauen* (nach ca. 6–8 Wochen Therapie), Dilatatio cordis?, Perikarderguß, EKG-Veränderungen beim Hund, Ödeme (auch im Gesicht).

Kontraindikationen: Angina pectoris, Herzinsuffizienz, Hypertrichose.

Verapamil – **Isoptin**®

Der *Calcium-Antagonist* Verapamil ist nicht nur das Antiarrhythmikum der Wahl bei supraventrikulären Tachykardien und Tachyarrhythmien (siehe dort), sondern auch ein wirksames Antihypertensivum.

Dosis: p.o. 3 × 80 mg/d
i.v. 5 mg/dosi.

Indikation:
- pressorische Krisen mit supraventrikulärer Tachykardie bzw. Tachyarrhythmie
- etablierte leichte und mittelschwere Hypertonie mit supraventrikulärer Tachykardie.

Hämodynamik:
- Herzfrequenz sinkt
- HMV sinkt
- Blutdruck fällt flüchtig ab.

Nebenwirkungen:
- Kollaps; Antidot: Plasmaexpander (Physiogel® oder Humanalbumin)
- AV-Überleitungsstörungen.

Kontraindikationen: **AV-Block. Keine Kombination mit β-Blockern,** s. o.

Nitroprussid-Na – **Nipride**® (siehe auch **Herz-Kap.** S. 137)

Dosis: i.v. 3 γ/kg/Min.   Bereich: 0,5–10 γ/kg/Min.
z.B. KG 70 kg: 0,35 ml/Min. oder 5 gtt/Min. (max. 80 gtt/Min.).
(Lösung: 50 mg Nitroprussid-Na in 500 ml 5% Glucose).

Renin-Antagonisten

Indikationen:
- **pressorische Krise**
- maligne, therapierefraktäre Hypertonie
- hypertensive Enzephalopathie (akute).

Pharmakologie und Hämodynamik:
- arterieller Blutdruck fällt
- venöser Blutdruck fällt
- Herzfrequenz unverändert oder ansteigend
- HMV fällt ab
- peripherer Gefäßwiderstand fällt
- Koronardurchfluß nimmt zu
- myokardiale Sauerstoffkonsumption fällt
- Plasmareninaktivität nimmt zu.

Nebenwirkungen: Hypotonie, Schock, Schwitzen, Cephalaea, Unruhe, verstopfte Nase, Muskelzuckungen, Herzklopfen, Schwindel, Angina pectoris, Somnolenz. (**Thiocyanat-Intoxikation**: Hypothyreose, Psychose. **Cyanid-Intoxikation**: Nausea, Erbrechen, Singultus, Abdominalkrämpfe.)

Kontraindikationen: AV-Shunt oder AV-Fistel, Isthmusstenose, zerebrale Minderdurchblutung, Hepatopathie schweren Grades, schwere Niereninsuffizienz (Thiocyanat-Anreicherung).

Cave:
- **Lösung vor Licht schützen (Flaschen und Schläuche in Silberpapier einwickeln**; die regelrechte Farbe der Lösung ist bräunlich)
- Lösung sofort verwenden
- Dosisreduktion bei älteren Patienten.

Interaktionen:
- *Kombination mit Halothan und Enfluran potenziert Hypotension*
- *Kombination mit Clonidin und Methyldopa führt zu Kollaps.*

Renin- und Angiotensin-Antagonisten

In den letzten Jahren wurden Substanzen entwickelt, welche durch Einwirken in das Renin-Angiotensin- und Kinin-System blutdrucksenkend wirken. In *Abb. 50* sind die beiden Systeme dargestellt, ebenso die Angriffsorte der heute bekannten Substanzen, wobei **SQ 20'881** nicht aufgeführt wurde, da die klinischen Versuche dieser Substanz sich noch im experimentellen Stadium befinden. **Saralasin** wirkt antagonistisch am Angriffsort des Angiotensin II. Seine praktische Verwendung ist beschränkt, da es nur bei intravenöser Gabe wirksam ist. **Captopril** hemmt das „converting enzyme", das die Umwandlung von Angiotensin I in Angiotensin II enzymatisch induziert. Damit wird weniger oder kein Angiotensin II gebildet, das die Gefäßmuskulatur der Arteriolen zur Kontraktion bringt und auf diese Weise den peripheren Gefäßwiderstand anhebt.

Es ist möglich, jedoch nicht erwiesen, daß Captopril auch die Kininase II blockiert, welche die Umwandlung von vasodilatatorisch wirksamen Kininen in inaktive Kininabbauprodukte (Peptide) zu besorgen hat. Captopril würde, sofern diese Hypothese zutrifft, nicht nur durch eine Blockade der Angiotensin-II-Bildung blutdrucksenkend wirken, sondern auch durch eine

Abb. 50. Schematische Darstellung des Angiotensin-Kinin-Systems und des Angriffsortes des Captoprils und Saralasins

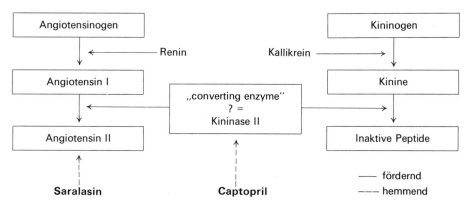

Akkumulation vasodilatatorisch wirksamer Kinine. Der zweite Wirkungsweg über die Kinine könnte die blutdrucksenkende Wirkung von Captopril in Fällen von essentieller Hypertonie ohne Aktivierung des Renin-Angiotensin-Systems erklären. Captopril fördert die Reninsekretion, da der Feedback durch das Angiotensin II wegfällt. Die Aldosteronsekretion sinkt, da ein wesentlicher Stimulator des Aldosterons, nämlich das Angiotensin II, nicht mehr gebildet wird. Unter Captopril kommt es aus diesem Grunde zu einer geringeren Wasser- und Natriumchloridretention. Ungünstige Interaktionen zwischen Captopril und anderen Antihypertensiva sind bis heute noch nicht bekannt. Eine Tachyphylaxie konnte nach mehrmonatiger Therapie nicht beobachtet werden. Die Betablocker sind ausgeprägte Reninsuppressoren. Sie wurden unter Ziffer 11.2 behandelt.

Captopril = SQ 14'225 **Lopirin**®
Tabletten zu 25 und 50 mg.

Dosis: – Erwachsene: p.o. 3 × 12,5–150 mg 1 Stunde vor dem Essen
– Kinder: Startdosis: 0,25 mg/kg/d
Erhaltedosis: 1–2 mg/kg/d
– Pressorische Krise (Erwachsene): 50–100 mg p.o. nüchtern
– Anpassung der Dosis an Nierenfunktion!

Indikation:

– mittelschwere und schwere Hypertonie
– pressorische Krise.
– Herzinsuffizienz

Pharmakologie und Hämodynamik:

– verminderte Bildung von Angiotensin II durch Hemmung des „converting enzyme"
– eventuell gesteigerte Akkumulation von Bradykinin zufolge Hemmung der Kininase II (?) (Hyperbradykininismus)
– Reninsekretion nimmt zu
– Aldosteronsekretion fällt wegen fehlender Stimulation durch Angiotensin II und wirkt der durch Blutdrucksenkung bedingten *renalen* H_2O- und NaCl-Retention entgegen
– Blutdruck fällt
– Herzfrequenz steigt

Kombinationsbehandlung

- HMV steigt fraglich
- peripherer Gefäßwiderstand fällt.

Nebenwirkungen: Tachykardie, orthostatische Hypotonie, Flush, Dysgeusie (Geschmacksstörung) 6%, Exantheme 14,7%, Malaise 10%, Cephalaea 7,5%, Proteinurie 1,2%, reversibel, selten nephrotisches Syndrom (histologisch: Veränderungen wie bei epimembranöser Glomerulonephritis).

Kombinationsbehandlung (Stufenbehandlung)

In Tab. 8 ist ein Therapieschema möglicher Kombinationen für die verschiedenen Schweregrade von Hypertonie dargestellt, wobei die Reihenfolge der Wahl zum Teil empirisch und nicht immer basierend auf einem pharmakologischen Rationale gewählt worden ist, (s. S. 213).

Die Behandlung besonderer Hypertonieformen

Labile und leichte Hypertonie

Eine labile Hypertonie mit diastolischen Blutdruckwerten < 95 mm Hg ist nicht medikamentös zu behandeln. Es genügen psychohygienische und diätetische Maßnahmen sowie eine Kontrolle des Blutdruckes in größeren Zeitabständen. Eine *leichte Hypertonie mit diastolischen Werten von 95–104 mm Hg ist nach neueren Erfahrungen medikamentös zu behandeln, wobei vielfach* ein *Medikament, wie z. B. Betablocker, genügt.* Eine leichte Hypertonie ist besonders bei Risikofaktoren (familiäre Belastung, Übergewicht, Diabetes mellitus, Nikotinabusus, Östrogenbehandlung) mit Antihypertensiva anzugehen.

Hypertonie bei älteren Patienten

Bei älteren Patienten mit ausgeprägter generalisierter Arteriosklerose hat die antihypertensive Behandlung mit Vorsicht zu erfolgen. Wegen der Rigidität des arteriellen Gefäßsystems kann es unter antihypertensiver Therapie sehr bald zu einem kritischen Druckabfall, ja Kollaps kommen. Eine diuretische Behandlung mit Chlortalidon allein kann sich dergestalt auswirken. *Bei Patienten mit stenosierender Arteriosklerose der Hirngefäße oder der Koronararterien hat die Konzeption des „Erfordernishochdruckes" eine bedingte Gültigkeit. Bei Unterschreiten eines kritischen Perfusionsdruckes im Rahmen einer antihypertensiven Therapie kann es zu einer zerebralen oder myokardialen Minderdurchblutung kommen.* Eine aggressive antihypertensive Therapie ist aus diesem Grunde bei älteren Leuten nicht mehr angezeigt. Die Betablocker wirken bei älteren Patienten in geringerem Maße als bei jüngeren. Dies ist jedoch eine statistische Beobachtung, die im Einzelfall nicht ohne weiteres zutrifft. Bei älteren Patienten ist auch in vermehrtem Maße mit einem orthostatischen Druckabfall zu rechnen, da der zentrale Sympathikus wegen Enzephalomalazie z. B. und der periphere Sympathikus wegen peripherer vegetativer Neuropathie gestört sein können. Die Messung des Stehendblutdruckes vor und unter Therapie ist bei älteren Patienten deshalb ein Erfordernis. Eine plötzliche Akzeleration des Blutdruckes bei älteren Patienten läßt an eine renovaskuläre Genese, z. B. bei Aneurysma dissecans der Aorta abdominalis denken. Der sog. **Stauungshochdruck als Folge einer schweren Herzinsuffizienz läßt sich bei älteren Patienten oft mit einem Diuretikum allein beheben.** Dabei hat die diuretische Therapie sorgfältig zu erfolgen.

Wahl Tabelle 8 *Therapieschema der verschiedenen Hypertonieschweregrade*

	Labile Hypertonie	Leichte Hypertonie	Mittelschwere Hypertonie	Schwere Hypertonie
	Psychohygienische Maßnahmen		→	
1.	Sedativa (Barbiturate, Meprobamat)	Betablocker (+ Diuretikum)	Beta- + Alphablocker + Vasodil. + Diuretikum	(hohe Dosen) Beta- + Alphablocker + Vasodil. + Diuretikum
2.	Betablocker	Reserpin Dihydralazin (Nepresol®) Diuretikum	Methyldopa (Aldomet®) Diuretikum	Clonidin (Catapresan®) Diuretikum
3.	Ergotaminalkaloide	Diuretikum (+ Betablocker)	Ergotaminalkaloide + Reserpin + Diuretikum Guanfacin (Estulic®) + Diuretikum	Guanethidin (Ismelin®) oder Guanoxan (Envacar®) od. Debrisoquin (Declinax®) oder Bethanidin (Esbatal®) + Diuretikum
4.		Ergotaminalkaloide + Reserpin + Diuretikum	Clonidin (Catapresan®) + Diuretikum	Mecamylamin (Mevasin®) + Diuretikum
5.		Guanfacin (Estulic®) + Diuretikum	Indapamid (Natrilix®, Fludex®) + Betablocker	Minoxidil (Loniten®, Larovasin®) + Diuretikum
				R-A Antagonisten, Dialyse
			Vasodilatatoren: Dihydralazin (Nepresol®) Prazosin (Minipreß®)	*Vasodilatatoren:* Prazosin (Minipreß®) Minoxidil (Loniten®, Larovasin®) Dihydralazin (Nepresol®)
		Clonidin (Catapresan®) + Prazosin (Minipreß®), nicht kombinieren		

Pressorische Krisen

Pressorische Krisen können mit folgenden Medikamenten angegeben werden:
- *Phentolamin* – **Regitin®**   5 mg/dosi i.v. evtl. wiederholt
- *Labetalol* – **Trandate®**   50–100 mg i.v.
- *Dihydralazin* – **Nepresol®**   25–50 mg i.m.
                                    25 mg i.v.

Spezielle Hypertonien

– Clonidin	– **Catapresan**®	75–150 Gamma i.m., nicht i.v. wegen initialer pressorischer Krise
– Captopril	– **Lopirin**®	25–50 mg per os
– Diazoxid	– **Hyperstat**®	50–300 mg/dosi i.v. (in weniger als 30 Sek.)

(Vorsicht: Wehenschwäche bei Eklampsie).
(In weniger als 30 Sek. zusätzlich Furosemid!)

– Furosemid	– **Lasix**®	20–40 mg i.v./dosi
– Nitroprussid-Na	– **Nipride**®	0,5–10 Gamma/kg/Min. als i.v. Infusion, nicht länger als 3–4 Tage wegen Thiozyanatintoxikation (s. S. 209)
– Trimetaphancamphersulfonat	– **Arfonad**®	0,1–0,2 mg/kg KG als Infusion: initial 3–4 mg/Min.

Hypertonie bei Schwangerschaft

Wichtig ist die Verordnung der Bettruhe. Die tägliche Kochsalzzufuhr soll unter 2–3 g liegen. Diuretika wurden bisher von den Gynäkologen und Geburtshelfern mit Vorsicht verordnet, da sie die von ihnen gefürchtete Plasma-Renin-Aktivität zufolge des renalen NaCl-Verlustes stimulieren. Betablocker könnten diesen Mechanismus hemmen. Erfahrungen mit Captopril bei Schwangerschaftshypertonie liegen noch nicht vor. Dieses Medikament könnte eine interessante Alternative darstellen. Die bei **Schwangerschaftshypertonie empfohlenen Medikamente sind:** *Reserpin, Dihydralazin Betablocker (Pindolol), α-Methyldopa und Clonidin.* Es ist fraglich, wie gut die Nebenwirkungen von Clonidin auf den Fetus untersucht worden sind. In Kenntnis des neuerdings bekanntgewordenen Profiles von Nebenwirkungen des *Clonidins (Rebound-Phänomen* mit kritischem Blutdruckanstieg nach sofortigem Absetzen des Medikamentes) ist meines Erachtens die *Indikation dieses Antihypertensivums bei Schwangeren mit Vorsicht zu stellen.* Eine zu brüske Blutdrucksenkung ist wegen der Gefahr einer Minderdurchblutung der Plazenta und des Fetus zu vermeiden. Bei unbeeinflußbarem, rasch ansteigendem Blutdruck muß die Schwangerschaft im Interesse der Mutter und des Kindes baldmöglichst beendet werden.

Renale und sekundäre Hypertonieformen

Sofern die Operabilität gegeben ist, sind viele dieser Hypertonieformen chirurgisch zu beheben: Isthmusstenose, renovaskuläre Hypertonie, Phäochromozytom, Conn-Syndrom, einseitige Schrumpfniere, Page-Niere (perirenales Hämatom mit Concretio der Niere), evtl. Stopflow mit Hypertonie, Reninom, Morbus Cushing etc. Hypertonien bei endokrinen Störungen können meistens durch eine adäquate Therapie behoben werden (Hyperthyreose mit systolischem Hochdruck, Myxödem mit Tendenz zu diastolischem Hochdruck). Bei fehlender Operabilität wird eine medikamentöse Therapie notwendig. Immer dann, *wenn das Renin-Angiotensin-Aldosteron-System aktiviert ist, kommen Betablocker, Captopril und Spironolakton* (unter den Diuretika) *in erster Wahl in Frage.* Auch andere Antihypertensiva sind einzusetzen, wenn die erstgenannten ihre Wirkung versagen.

Hypertoniebehandlung bei Niereninsuffizienz

Die meisten Antihypertensiva können auch bei Niereninsuffizienz verabreicht werden. Eine Dosisanpassung ist meistens nicht notwendig. Von den Diuretika ist nur das *Furosemid* bei einem Glomerulusfiltrat kleiner als 30 ml/Min. noch wirksam. Es hat keinen Sinn, bei Niereninsuffizienten Thiaziddiuretika zu verabreichen. Die bei Niereninsuffizienz und Hypertonie entscheidenden pathogenetischen Faktoren sind unter anderen das Flüssigkeitsvolumen des extrazellulären Raumes und die Aktivität der Pressoren (Angiotensin II, Katecholamine). Das extrazelluläre Flüssigkeitsvolumen kann mit Furosemid oder Ultrafiltration (Hämodialyse) korrigiert werden. Den Reninantagonisten stellen die Betablocker dar. Die Bildung von Angiotensin II kann durch Captopril gehemmt werden. Die Erfahrungen mit Captopril bei Niereninsuffizienz sind noch unvollständig. Vor allem ist noch wenig über das Verhalten der Nebenwirkungen bei Niereninsuffizienz bekannt. Unter den *Vasodilatatoren haben sich Dihydralazin und neuerdings das Minoxidil*, (Loniten®, Larovasin®) *bewährt*. Da die Vasodilatatoren die Reninsekretion stimulieren, werden mit Vorteil Betablocker addiert. Dieselben wirken zudem der urämischen Hyperzirkulation (Tachykardie zufolge Anämie) entgegen. Die optimale Dosierung der Antihypertensiva bei Hämodialyse ist wenig erforscht. Sie erfolgt meistens empirisch. Die Behandlung der Hypertonie bei Nierentransplantierten ist keiner besonderen Regel unterworfen. Die Erfahrungen mit Captopril sind noch zuwenig ausgedehnt, um dessen breite Anwendung bei Nierentransplantierten zu empfehlen.

Verzeichnis der zitierten Antihypertensiva mit Angabe der chemischen Kurzbezeichnung und der Markennamen in der Bundesrepublik Deutschland und in der Schweiz

(Unter Mitarbeit von Dr. pharm. G. BICHSEL)

(Bezüglich Dosierung siehe Text)

1. Diuretika	chem. Kurzbezeichnung	*Markennamen*	
		Bundesrepublik	Schweiz
Kaliumverlierende	Hydrochlorothiazid	Di-Chlotride®	
		Diu 25®	
		Esidrex®	Esidrex®
	Chlortalidon	Hygroton®	Hygroton®
	Furosemid	Lasix®	Lasix®
		Fusid®	
	Metolazon	Metenix®	Zaroxolyn®
	Tienilsäure	Selacryn®	Diflurex®
Kaliumsparende	Spironolacton	Aldactone®	Aldactone®
		Osyrol®	Osiren®
	Triamteren	Jatropur®	Dyrenium®
	Amilorid	Arumil®	Moduretic®
Sulfonamidderivate mit geringer oder schlechter diuretischer Wirkung	Indapamid	Natrilix®	Fludex®
	Diazoxid	Hypertonalum®	
		Proglicum®	Hyperstat®

Hypertonie

2. Sympathikolytika	Reserpin	Serpasil® Sedaraupin®	Serpasil®
	α-Methyldopa	Presinol® Aldometil® Sembrina®	Aldomet®
	Clonidin	Catapresan®	Catapresan® (Isoglaucon® Augentropfen)
	Guanfacin	Estulic®	Estulic®
	Guanethidin	Ismelin®	Ismelin®
	Guanoxan	Envacar® Guanutil® (DDR)	Envacar®
	Debrisoquin	nicht im Handel	Declinax®
	Bethanidin	Esbatal®	Esbatal®
Betablocker	Propranolol	Dociton®	Inderal®
und Alphablocker	Atenolol	Tenormin®	Tenormin®
	Metoprolol	Lopresor® Beloc®	Lopresor®
	Oxprenolol	Trasicor®	Trasicor®
	„Slow release" Form	Slow Trasicor®	Slow Trasicor®
	Timolol	Temserin®	Blocadren® (Timoptic®, Augentropfen)
	Labetalol (α- und β-Blocker)	Trandate®	Trandate®
3. Vasodilatatoren Tb.:	Dihydralazinsulfat	Nepresol®	Nepresol®
Amp.:	Dihydralazin-methansulfonat	Nepresol®	Nepresol®
	Prazosin	Minipreß®	Minipreß®
	Minoxidil	noch nicht im Handel	Loniten® Larovisan®
	Verapamil	Isoptin®	Isoptin®
	Nitroprussid-Na	Nipride® Nipruß®	Nipride®
4. Renin-Angiotensin-Antagonisten	Captopril	noch nicht im Handel	Lopirin®

Schlußbemerkungen

Eine verwirrend große Zahl von antihypertensiven Medikamenten steht heute dem Arzt für die Behandlung der arteriellen Hypertonie zur Verfügung. Gründliche Kenntnisse über Grundsätze der Hochdruckbehandlung, Wirkungen und Nebenwirkungen der Medikamente sind notwendig, um dem Hochdruckkranken eine möglichst individuell angepaßte Behandlung anbieten zu können. **Ein Optimum an erwünschter Wirkung auf den Blutdruck und ein Minimum an oft nicht zu vermeidenden Nebenwirkungen sind das Ziel der Behandlung.** Eine kluge und einläßliche Information über das Hochdruckleiden, dessen Gefahren und die großen Möglichkeiten der Behandlung sind die Voraussetzung dafür, daß sich der Hochdruckkranke für eine meist lebenslängliche, das heißt andauernde Therapie motivieren läßt.

Thrombose und Thrombophlebitis

Klinisch können die beiden Begriffe nicht streng getrennt werden.

Allgemeine Thromboseprophylaxe

Kranke mit Varizen: häufiger aufstehen lassen und hierbei die Beine einbinden.

Operierte und Unfallverletzte: Hochlagern der Beine. Möglichst früh mobilisieren, Bewegungstherapie, tägliche Massage der Beine, zusätzlich wird an unserem Spital nach sorgfältigster Blutstillung bei der Operation in den meisten Fällen *am 1.–3. Tage mit der Dicumarolprophylaxe begonnen.*

Internmedizinisch sind vor allem gefährdet: Ältere Leute, hochfebrile Erkrankungen mit hoher Senkungsreaktion, Pneumonien, Pleuritis exsudativa, Patienten mit varikösem Symptomenkomplex, Neoplasien, Herzinfarktpatienten (s. dort), Patienten mit *Kortikosteroidbehandlung* und Patienten mit starker Diurese unter Hg-Präparaten und *Saluretika*. Ferner Hungerkur-(Adipositas) und Diskus-Patienten (Streckung).

Wochenbett: Turnen, Einbinden der Beine. Bei früheren Thrombosen oder Embolien zusätzlich *Dicumarolpräparate* ab 3. Tag.

Diagnose: Im Zweifelsfalle evtl. ^{125}J-Fibrinogen-Test, Phlebographie.

Dauer-Thromboseprophylaxe mit Antikoagulantien

Als *Hauptindikationen* haben sich bis heute vor allem die folgenden Erkrankungen herauskristallisiert:

Status nach Herzinfarkt für die ersten 3 Monate
Zerebrale Arteriosklerose mit intermittierenden ischämischen Syndromen
Morbus Bürger
Arterielle Verschlußkrankheiten (Stadium II nach Fontaine)
Rezidivierende Phlebothrombosen
Status nach Lungenembolie (für längere Zeit)
Thrombophlebitis migrans
Thrombose der Vena hepatica
Thrombose der Augenzentralvene
Mitralvitien mit Vorhofflimmern
Status nach Gefäßoperationen
Status nach künstlichem Herzklappenersatz
Null-Diät bei Adipositas
Streckbehandlung von Diskus-Patienten
Verschluß eines Scribner Shunts
Priapismus (für mehrere Wochen)

Therapie bei bereits manifester Venenthrombose

Hier ist zu unterscheiden zwischen einer *oberflächlichen Thrombophlebitis* und der *tiefen Phlebothrombose*

Antikoagulation

Therapie der oberflächlichen Thrombophlebitis:

Entzündliche Phlebitis: Hier Druckverband mit **Hirudoid**®-Salbe oder Phenylbutazon-Heparin-Salbe (z. B. **Hepabuzon**®, [Spirig] Olten; (in Dtschl. Phenylbutazonsalbe = **Butazolidin**®**-Salbe**) für 2× 24 Std. und anschließend 24 Std. Wickel mit *essigsaurer Tonerde* und **Ichthyol**®-Verband für 1–2× 24 Std. Sehr günstig wirkt in diesen Fällen evtl. auch ein Versuch mit Phenylbutazon (1. Amp. **Butazolidin**® i.m. 1. und 2. Tag, aber nicht länger wegen der Gefahr der Magen-Darm-Blutung), doch dann nicht mit Antikoagulantien kombinieren. Bei lokalisierter entzündlicher Phlebitis kann man den Patienten evtl. mit einem Druckverband herumgehen lassen.

Therapie der tiefen Phlebothrombose

Notfallmäßig ist unbedingt eine Venographie angezeigt. Im Vorgehen ist dann zu entscheiden zwischen einer chirurgischen Intervention mit Thrombektomie und einer fibrinolytischen Therapie, falls das Ereignis nicht länger als 3–6 Tage zurückliegt. Dosierung siehe S. 226.

Bei älteren Fällen kommt eine Therapie mit indirekten Antikoagulantien in Frage. Absolute *Bettruhe*, wenn möglich keine Transporte.

Hochlagerung der erkrankten Extremitäten.

Antikoagulantientherapie: s. unten.

Aufstehen lassen: Erst nach 10 Tagen Antikoagulantientherapie mit eingebundenen Beinen und vorsichtiger, langsamer Steigerung. In schweren Fällen, oder wenn Embolien aufgetreten sind, ist die Bettruhe auf 3 Wochen auszudehnen.

Fälle mit Lungenembolie: Hier sofort mit *Heparin* in hohen Dosen beginnen und nach 3 Tagen mit dem *Dicumarolpräparat* einschleichen und dann vom 4. oder 5. Tag an das *Heparinpräparat* absetzen.

Operative Frühbehandlung der tiefen Iliaca- und Cava-Thrombose:

Ausgehend von der Überlegung, daß bei diesen Fällen bei konservativer Therapie fast immer eine schwere Rückflußstauung mit allen ihren unangenehmen Folgen (chron. Beinödeme, Ulzera) zurückbleibt, sind Kollege Senn in Bern und andere Autoren schon seit mehreren Jahren bei diesen Fällen zur *Frühoperation* übergegangen.

Vorgehen: Sofortige *Venographie* dann, falls sich die Diagnose bestätigt, *Frühoperation*, wobei unter *Abklemmen der Cava* (Kompression von außen) die ganzen Thromben aus einem *Längsschnitt des Femoralis* unter Einführen eines Spezialkatheters herausgeholt werden. Die Resultate sind verblüffend! Die Emboliegefahr ist minimal und der Dauererfolg funktionell ausgezeichnet.

Auch nach 1–2 Wochen (in einem unserer Fälle sogar 3 Wochen) ergeben sich noch gute Resultate.

Heutige Möglichkeiten der Antikoagulantienbehandlung

1. *Cumarin-Derivate*
2. *Heparin* (i.v.)
3. *Low-Heparin* (s.c.)

4. *Streptokinase* (Fibrinolyse)
5. *Thrombozyten-Aggregationshemmer.*

Dauer der Behandlung: Richtet sich ganz nach der Indikation. Bei **Mitralstenose** mit arteriellen Embolien dauernd oder bis zur operativen Sanierung. Bei **Becken-** oder tiefen **Beinvenen-Thrombosen** mit Abflußstauung auf alle Fälle 1 Jahr lang. Bei **Gefäß- und Herzklappenplastiken** dauernd.

Herzinfarkt: Hier nicht über 3 Monate (Ausnahmen s. Herzkapitel).

Behandlung mit indirekten Antikoagulantien (Dicumarole)

Sie hemmen die Synthese der Faktoren des Prothrombinkomplexes in der Leberzelle. Sie sind durch die Gabe von Vitamin K, welches die gleiche Beziehung zum Enzym hat, neutralisierbar. Sie zeigen keine Sofortwirkung, sondern nach 1–3 Tagen kommt es je nach Präparat zu einer Senkung der Faktoren II, V, VII und X. Im Plasma werden sie an Albumin gebunden und diffundieren durch die Placenta. Sie zeigen keine Wirkung auf die Entstehung eines Plättchenthrombus. Die individuelle Abbaurate liegt zwischen 15–50%.

Absolute Indikation:

Hier gilt die prophylaktische Anwendung der indirekten Antikoagulatien um Venenthrombosen und konsekutive Lungenembolien zu vermeiden bei intrathorakalen und abdominellen Operationen (nur wenn völlige Blutungsstillung möglich war, also z.B. nicht bei Dekortikationen); operierte Patienten mit variköser Symptomenkomplex; gynäkologische, urologische und neuro-chirurgische Operationen. Wochenbettpatientinnen mit früheren Thrombosen. Herzinfarkte. Hungerkuren bei Adipositas, Streckbehandlungen bei Diskopathien.

Absolute Kontraindikationen:

1. Patient mit floridem Ulkus oder Verdacht auf Ulkus. Im Notfall, z.B. bei Lungenembolie, Versuch mit Heparin, dessen Wirkung dann sofort mit Protaminsulfat i.v. unterbrochen werden kann.
2. Colitis-ulcerosa-Fälle
3. Patienten mit schwerem Leberschaden (Zirrhose, Hepatitis), Oesophagusvarizen.
4. Frischoperierte: Hier vorsichtiger Beginn erst am 1.–3. Tag nach der Operation, so daß der Prothrombinspiegel erst am 4.–5. Tag nach der Operation richtig abfällt, um Nachblutungen zu vermeiden. Bei Operationen am Zentralnervensystem soll man bis zum 14. Tag nach der Operation warten.
5. Alle Fälle mit einer hämorrhagischen Diathese, Thrombopathien und Thrombozytopenien.
6. Maligne Hypertonie
7. Frühere Gehirnblutungen oder schwere Zerebralsklerose mit enzephalomalazischen Insulten.
8. Gravidität (Gefahr der Placentarlösung mit Abort). Kein Cumarin, „low-Heparin" gestattet.

Antikoagulation

9. Aktive Tuberkulose.
10. Alkoholiker.

Relative Kontraindikationen:

1. Benigne Hypertonie, die sich auf Antihypertensiva gut einstellen läßt.
2. Alter über 70 Jahren.
3. schwerer Diabetes mellitus
4. Mangelnde Intelligenz und Kooperation
5. Allgemeine schwere Arteriosklerose
6. Laktation: Bei stillenden Müttern muß der Muttermilch 1 Trpf. Konaktion beigesetzt werden.
7. Osteoporose (nur für Heparin!)

Vorsichtsmaßnahmen:

Alle unter einer ambulanten Antikoagulantientherapie stehenden Patienten sollten eine spezielle *Warnkarte* mit dem Hinweis, daß sie unter AK-Th. stehen, bei sich tragen. Diese muß auch das verwendete Präparat, Blutgruppe und Name, Adresse und Telefonnummer des behandelnden Arztes enthalten. Solche Karten können gratis von der Firma Ciba-Geigy bezogen werden. Eine solche Warnkarte kann z.B. bei schweren Unfällen lebensrettend sein (Blutungsbekämpfung).

1. *Verbot von i.m. Injektionen*, da sonst evtl. Gefahr für das Auftreten größerer Hämatome besteht (also z.B. dann p.o. Penicillin oder ein Breitspektrumantibiotikum p.o. oder ein langandauerndes Penicillindepotpräparat vor Beginn der Antikoagulantientherapie). Streng subkutane Injektionen (nicht tief einstechen!) mit feinen Nadeln sind gestattet.

2. *Vorsicht auch bei leichten Leberschäden* (Hepatitis, Leberzirrhose): Hier kann oft schon durch eine kleine Dosis ein starker Abfall des Prothrombinspiegels eintreten.

3. *Bei schweren Hypertonien:* Hier ist, wenn möglich, zuerst der Blutdruck mit Antihypertensiva zu senken, um evtl. Gehirn- oder Retinablutungen zu vermeiden (z.B. mit Dihydralazin $12\,{}^1/_2 - 25$ mg i.m., siehe Kapitel Hypertonie).

4. *Vorsicht bei schwerer Zystitis:* Hier kann es u.U. zu Blasenblutungen kommen (z.B. Prostatiker, Descensus uteri usw.).

5. *Eine Steigerung der Antikoagulantien-Toleranz* bei Kombinationen mit folgenden Medikamenten: Barbiturate, Thiouracile, Oestrogene, Kortikosteroide, Diuretika, Laxantien, Hydantoin, Tranquillizer. Die ersten Beobachtungen über den hemmenden Einfluß der Barbiturate auf die Cumarin-Wirkung gehen auf Reverchon (Presse méd. 69 [1961] 1570) zurück; zahlreiche Autoren und auch wir selbst konnten bestätigen, daß beim Weglassen (z.B. *Phenobarbital* bei Herzinfarkt-Patienten) der vorher gut eingestellte *Prothrombinspiegel plötzlich abfiel!* Barbiturate *sind also bei solchen Patienten langsam auszuschleichen;* Die Wirkung beruht analog dem *Hydantoin* auf der *Stimulation der Leberzell-Mitochondrien* (rascherer Abbau).

6. *Eine Verringerung der Toleranz* durch folgende Medikamente: Salicylate, Salicyla-

mide, Phenylbutazon, Pyrazolone, Phenothiazine, D-Thyroxin. Vorsicht bei *Clofibrat* (**Regelan**®), Cumarolderivat hier anfänglich auf $^1/_2$ Dosis reduzieren.

7. *Verbot von Spinat und Mangold:* So kann eine einzige Spinatmahlzeit durch ihren hohen Gehalt an Vit. K. einen stärkeren Anstieg des gut eingestellten Prothrombinspiegels auslösen, wie wir dies häufig festellen konnten (kontrollierte Studie).

Komplikationen: Als einzige Komplikation ist bei einem allzu starken Abfall des Prothrombinspiegels durch die *Dicumarolpräparate* oder bei einer allzu starken Verlängerung der Gerinnungszeit durch das *Heparin* mit evtl. Blutungen zu rechnen. Solche sind in der Regel erst bei einem Prothrombinspiegel von unter 10% zu erwarten. Eine erhöhte Gefahr besteht bei *Lebergeschädigten*, bei *Hypertonikern* sowie bei *Thrombozytopenien* in den oben erwähnten Spezialfällen.

Maßnahmen bei Blutungen:

1. *Sofortiges Absetzen des Dicumarolpräparates oder des Heparins!*
2. *Sofortige i.v. Injektion von* **Konakion**® [Roche] (Wasseremulsion von Vitamin K_1), 1 Ampulle zu 1 ml = 10 mg Vitamin K_1, bei stark erniedrigtem Prothrombin sogar 2–3 Ampullen. Die Patienten, die unter einer Dauer-Antikoagulantientherapie stehen (Herzinfarktpatienten u.a.), sollten die **Konakion**®**-Kaudragées** à 10 mg zu Hause und auf Reisen bei sich haben und im Falle einer Blutung sofort ein Dragée einnehmen.
3. *Evtl. Bluttransfusionen:* 300–400 ml, am besten als Frischblut-(Plastikbeutel) Transfusionen, um dem Empfänger einen hohen Gehalt an aktiven Gerinnungsfaktoren zuzuführen. Dieser liegt bei Frischblut um 80–90%. Fernerhin, um dem Empfänger die wichtigen Blutplättchen, die etwa 48 Std. lebensfähig bleiben, zuzuführen. In den gewöhnlichen Blutkonserven werden die Thrombozyten rasch zerstört (Siehe Kap. Thrombozytopenien). Doch ist in Notfällen die sofort vorhandene Konserve vorzuziehen, da die „Plastik"-Konserve ja immer frisch hergestellt werden muß.
4. *Bei Heparin-Präparaten:* Sofortige langsame i.v. Injektion von *5 ml einer 1%igen Protaminsulfatlösung*, wodurch die Blutung momentan zum Stillstand kommt! Gegebenenfalls in Abständen von 15 Min. zu wiederholen. Bei *Depot-Heparin-Pp.* anschließend an die i.v. Injektion des Protamins gebe man i.m. 1 Amp. 5%iges *Protaminsulfat*, nach 3 Std. zu wiederholen. So wird auch das allmählich aus dem Depot freiwerdende *Heparin* neutralisiert. Präparate: **Protamin**®, [Roche] 1% und 5%ig, Amp. à 5 ml; **Protamin**® [Vitrum].

Cumarinpräparate

Es sind sehr zahlreiche Derivate im Handel. Man hält sich am besten immer an das gleiche Präparat, das man kennt. Persönlich bevorzugen wir ein *Dicumarolderivat mit mittlerer Wirkungsdauer*, damit die Patienten einerseits leicht eingestellt werden können und andererseits im Falle einer Blutung die Prothrombinzeit möglichst rasch wieder normalisiert werden kann. Bei allzu lang wirkenden Präparaten ist u.U. die erneute Normalisierung der Prothrombinzeit mühsamer, was beim Auftreten von schweren Blutungen oder bei plötzlichen Operationsindikationen unangenehm sein kann.

Antikoagulation

Acenocumarol, **Sintrom**® [Ciba-Geigy] (siehe Normalfall Abb. 51):

Dieses Präparat nimmt in seiner klinischen und pharmakologischen Wirkung eine Mittelstellung zwischen den lang- und kurzwirkenden Cumarinpräparaten ein. Es erfüllt damit die Forderungen, welche man heute an ein ideales Antikoagulans stellen muß, in einem sehr weitgehenden Maße, nämlich:

Hohe Aktivität bei kleinster Dosierung.
Rascher Wirkungseintritt.
Leicht steuerbare Dosierung und Applikation.
Fehlen von Nebenerscheinungen und toxischen Symptomen in den therapeutisch angewandten Dosen.

Relativ baldiger, aber nicht allzu rascher Wiederanstieg des Prothrombinspiegels innerhalb 2–3 Tagen nach dem Absetzen des Mittels, der durch *Vitamin* K_1 = **Konakion**® [Roche], 1 Ampulle zu 1 ml = 10 mg i.v., noch weiter beschleunigt werden kann.

Kontrolle der Wirkung: Es fallen alle in der Leber gebildeten Faktoren, d.h. Prothrombin (II), Faktor VII, IX und X ab. Am raschesten fällt Faktor VII ab, der aber bedeutungslos ist. Da die Quick-Methode vor allem den Faktor VII erfaßt, ist es wesentlich, wenn man sich auf die einfache Quick-Bestimmung verlassen will, eine für Faktor VII unempfindliche Thrombokinase, z.B. **Thrombokinase Ciba-Geigy**® zu verwenden, wobei die wichtigeren und langsamer abfallenden Faktoren IX und X erfaßt werden. Optimale Einstellung bei 20–25%.

Dosierung: *Spalttabletten* zu 4 mg, die sich leicht auch in Viertel brechen lassen. Das Präparat kann in einer einmaligen Dosis tägl. verabreicht werden. Die Verteilung der Dosen auf verschiedene Tageszeiten hat sich als unnötig erwiesen.

Initialdosis: Als geeignete Anfangsdosis verabreicht man bei normalem Prothrombinausgangswert 16–24 mg (d.h. 4–6 Tabl.), wobei der Spiegel innerhalb 24 Std. (seltener erst in 48 Std.) in einen Bereich zwischen 40 und 30% abfällt. Am zweiten

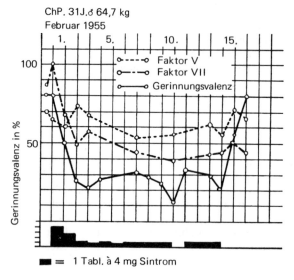

Abb. 51.
Gesunder Kontrollfall: Benötigt eine etwas größere Initialdosis **Sintrom**® (16 mg + 12 mg) und dann eine Erhaltungsdosis von 3–4 mg tägl. Dieser Fall zeigt, wie der Faktor VII deutlich abfällt, während der Faktor V nur wenig beeinflußt wird. Typisch ist auch der relativ rasche Wiederanstieg des Prothrombinspiegels von 20 auf 55% in den ersten 24 Std. nach Absetzen des Mittels und auf 80% nach 48 Std., was sich vor allem beim Auftreten irgendwelcher chirurgischer Komplikationen günstig auswirkt.

Antikoagulation

Tag genügen je nach dem erreichten Prothrombinwert 8–12 mg (d.h. 2–3 Tabl.), um den Spiegel nun auf den definitiven therapeutischen Bereich von 15–25% der Quickbestimmung zu senken.

In dringenden Fällen (Lungenembolie) kann man die ersten 3 Tage mit *Heparin* überbrücken und am 3. Tage mit **Sintrom**® beginnen, um eine sofortige maximale gerinnungshemmende Wirkung zu erzielen, das *Heparin* dann am 4. Tage absetzen und mit **Sintrom**® allein weiterfahren. Eine gleichzeitige Kombination hat sich uns als zu gefährlich erwiesen, da die Blutgerinnungswerte dann nicht mehr genau kontrolliert werden können.

Erhaltungsdosis: Sobald der Prothrombinspiegel auf den therapeutisch optimalen Wert von 20–30% gesenkt worden ist, auch wenn dies evtl. schon innerhalb der ersten 24 Std. erfolgt, fährt man mit einer niedrigen Erhaltungsdosis fort. Diese schwankte in unseren Fällen je nach der Empfindlichkeit der Patienten zwischen 2–3 mg (d.h. $^1/_2$–$^3/_4$ Tabl.), in Ausnahmefällen betrug sie aber auch nur 1 mg ($^1/_4$ Tabl.) oder maximal 4–8 mg (1–2 Tabl.) tägl. Ist der erste Abfall sehr rasch eingetreten, oder war schon vor Beginn der Behandlung ein erniedrigter Prothrombinwert vorhanden, z.B. Leberstauung durch einen Herzinfarkt (s. Abb. 52) oder infolge einer Lungenembolie, so muß man vorsichtig sein und eine kleinere Erhaltungsdosis wählen. Diese beträgt dann evtl. nur 1 mg ($^1/_4$ Tabl.) *In zahlreichen Fällen empfiehlt sich auch eine alternierende Dosierung, z.B. abwechselnd je $^1/_2$ oder $^3/_4$ Tabl. tägl. oder z.B. $^1/_4$, $^1/_4$, $^1/_2$, $^1/_4$, $^1/_4$, $^1/_2$, usw., um einen möglichst konstanten Prothrombinspiegel im Blut zu erzielen.* Mit der klinischen Besserung des Krankheitsbildes und Rückbildung der Leberstauung (verbesserter Leberfunktion) beobachtet man während der Behandlung (z.B. bei Herz-

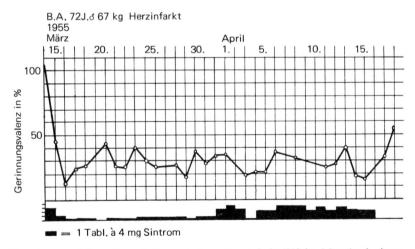

Abb. 52. *Thrombose- und Embolieprophylaxe bei einem Herzinfarkt* (72jähr. Mann) mit einem Dicumarolderivat (**Sintrom**®, [Ciba-Geigy]): Die Kurve zeigt deutlich das typische Verhalten bei einer schweren Kreislaufdekompensation mit allmählicher Erholung. Anfänglich, solange noch eine schwere Leberstauung vorliegt, braucht der Patient sehr kleine Dosen, mit zunehmendem Rückgang der Leberstauung muß aber die Dosis als Zeichen der verbesserten Leberfunktion allmählich erhöht werden. Nach Absetzen des Mittels steigt der Prothrombinspiegel innerhalb 72 Std. von 16% auf 55%.

Antikoagulation

infarkten, s. Abb. 52) häufig einen allmählichen Mehrbedarf an *Acenocumarol* zur Erzielung eines gleichbleibenden prothrombinsenkenden Effektes.

Fällt der Prothrombinspiegel einmal unerwartet etwas tiefer ab, z. B. auf 10%, so genügt es, einfach einen Tag lang die Zufuhr des Medikaments zu unterbrechen, um einen Wiederanstieg in den therapeutischen Bereich zu erzielen. **Konakion**® *sollte in solchen Fällen nur dann verabreicht werden, wenn wirklich Gefahr droht, da nach der Vitamin-K_1-Gabe der Prothrombinspiegel oft trotz der erneuten Cumarinzufuhr mehrere Tage hoch bleibt.*

Turnus der Prothrombinbestimmungen: In der **ersten Woche der Behandlung muß der Quicktest unbedingt täglich kontrolliert werden**, um größere Schwankungen oder einen allzu tiefen Abfall zu verhüten. Ist der Patient aber einmal gut eingestellt, so kann die Bestimmung auf alle 3–4 Tage herabgesetzt werden (s. Abb. 53) und später auf wöchentliche bis zweiwöchentliche Kontrollen. In der Praxis empfiehlt es sich, die Blutentnahme auf den Abend einzurichten, um das Blut (1 ml 0,1% Oxalat und 9 ml Blut, oder vermischt mit 3,8%igem Natriumzitrat im Verhältnis 1:5 oder 1:10; je nach Methode) dann mit der Nachtpost einem hierfür eingerichteten Laboratorium zuzustellen, welches den Prothrombinwert am Vormittag telephonisch übermitteln kann. Bei interkurrenten Infekten müssen die Kontrollen evtl. häufiger angesetzt werden. Normale Mensesblutungen bilden keine Kontraindikation, dagegen muß z. B. beim Vorliegen eines Myoms die Antikoagulantienbehandlung zeitweise reduziert oder unterbrochen werden, wenn allzu starke Metrorrhagien auftreten.

Absetzen der Dicumarolpp.: Alle diese Präparate müssen ganz allmählich ausgeschlichen werden (*ca. 8 Tage!*), da sonst plötzliche Anstiege der Gerinnungsfaktoren auf übernormale Werte **(„rebound effect") zum Auftreten von frischen Thrombosen führen können.**

Nebenerscheinungen: Übelkeit, Erbrechen, Diarrhoe, diffuse Alopezie sind sehr selten. Eine weitere Komplikation ist die **Cumarin-Nekrose**. Sie tritt in 0,07–1⁰/₀₀ meistens im Anfang der Behandlung auf. Die Aetiologie ist noch nicht geklärt. Wir beobach-

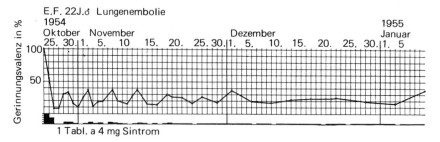

Abb. 53. *Traumatische Lungenembolie* bei Femurfraktur (22jähr. Mann): Nach 24 Std. fällt der Quick trotz 20 mg **Sintrom**® nur auf 50%, weitere 12 mg drücken den Spiegel dann etwas zu tief auf 8% herunter, weshalb eine zweitägige Pause eingeschaltet wird. Während mehr als 2 Monaten kann dann der Spiegel mit durchschnittlich 2 mg ($^1/_2$ Tabl.) pro Tag im gewünschten therapeutischen Bereich (20–30%) gehalten werden, wobei nur noch alle 4 Tage Kontrollen durchgeführt wurden. Es hätte hier bei der guten Einstellung auch eine wöchentliche einmalige Kontrolle genügt. Unter dieser Behandlung trat keine Embolie mehr in Erscheinung.

teten dies unter einigen tausend Fällen 3mal (siehe Jost, P.: Schweiz. med. Wschr. 99 [1969] 1069). Präparat wechseln, aber Antikoagulation weiterführen. Beinhochlagerung.

Andere Präparate: Für die weiteren, sehr zahlreichen im Handel befindlichen Präparate sei auf die Prospekte der betreffenden Firmen verwiesen: **Marcoumar**® (in Dtschl.

Marcumar®) [Roche], ein besonders langwirkendes Derivat; ebenso **Indalitan**® [Ciba-Geigy]; **Tromexan**® [Ciba-Geigy], ein allzu rasch abklingendes Präparat.

Behandlung mit direkten Antikoagulantien (Heparin)

Heparin ist ein Mucopoly-saccharid-polyschwefelsäureester, der aus Glucosamin und Glucuronsäure aufgebaut ist. Die Wirkung des Heparins ist an einen im Plasma vorkommenden Co-Faktor, dem Antithrombin III, gebunden. Es wirkt als Antithrombin und als Antithrombokinase. Das Antithrombin III wird durch Heparin aktiviert und hat eine hohe Affinität zum Faktor X, dessen Inhibitor es darstellt. Durch Heparinkonzentrationen, die keine Antithrombinwirkung hervorrufen, ist es möglich, einen im Überschuß vorliegenden Faktor X, wie dies bei der Hyperkoagulolabilität der Fall ist, zu neutralisieren.

Indikationen: Vor allem bei *akuter Lungenembolie, arteriellen Thrombosen* und wenn eine möglichst rasche Wirkung erzielt werden soll als Einleitung einer späteren *Dicumarolbehandlung*. Beim Herzinfarkt ziehen wir im allgemeinen die etwas langsamer wirkenden Dicumarolpräparate vor, da die Koronarthrombose selbst ja nicht mehr rückgängig gemacht werden kann und bei evtl. Intimarissen, die häufig als Ursache in Frage kommen, Mediablutungen auftreten können.

Für alle Operationsfälle hat sich die Heparinbehandlung in der höheren Dosierung, welche eine Verlängerung der Gerinnungszeiten ausmacht, nicht bewährt. *Hier sind die Dicumarolpräparate vorzuziehen*, da sie besser überwacht und dosiert werden können oder man geht auf „low-dose-Heparin" über, s.u. Eine Ausnahme bilden Gefäßoperationen.

Heparin: Ampullen zu 5 ml (1 ml = 5000 IE = 50 mg), z.B. **Liquemin**® [Roche], **Heparin-Vitrum**®, **Heparin-Novo**®, **Heparin-Leo**® usw.

Dosierung: *Prophylaxe*: Mindestens 250–300 mg = 5–6 ml pro die, d.h. 3× tägl. je 100 mg (2 ml i.v.), = 3× 10000 IE.

Stoßtherapie (Lungenembolie, arterielle Thrombosen):

Tägl. 3–4× 10000 E. = 3–4× 3 ml oder Dauertropfinfusion mit 20–40000 E. Heparin in 1 l physiolog. NaCl- oder Glukoselösung, wobei die Thrombinzeit auf das zwei- bis dreifache der Norm verlängert werden sollte. Nach 3–4 Tagen kann auf die einfacheren und billigeren *Dicumarolpräparate* übergegangen werden.

Neutralisierbarkeit der Heparinwirkung: Durch *Protaminsulfat* kann die *Heparinwirkung* nötigenfalls bei Blutungen, Operationsindikationen *sofort*, d.h. schon innerhalb Minuten, und hierin liegt ein gewisser Vorteil der *Heparintherapie*, neutralisiert werden.

Dosierung: *Protaminsulfat* 1 ml 5%ig i.m. und 5 ml 1%ig i.v..

Nebenwirkungen: Die *Heparinbehandlung* muß sehr sorgfältig überwacht werden, da

Fibrinolyse

hier die *Blutungsgefahr* viel größer ist als bei *Dicumarol.* Bei langdauernden Behandlungen von 2–3 Wochen und mehr haben wir, wie dies auch bei anderen Antikoagulantien beobachtet wurde, in seltenen Fällen *Haarausfall* bis zur eventuell vollständigen vorübergehenden Alopezie gesehen. Die Haare wachsen aber nach 2–3 Monaten immer wieder nach. Bei einer kurzdauernden Anwendung ist diese Komplikation nicht zu befürchten. Selten kommt es zu einer allergischen Reaktion.

Subkutane „Low-dose-Heparin" + Behandlung

In den letzten Jahren sind etliche Studien über die Wirkung kleiner Heparinmengen, welche subcutan verabreicht werden, erschienen. Bei frühzeitiger Anwendung läßt sich eine evtl. sich ausbildende Hyperkoagulolabilität und damit das Auftreten von Beinvenenthrombosen vermeiden. Wichtig ist, daß die Applikation vor der Operation beginnt. Bis zur Mobilisation kann man je nach Schwere des Falles das Präparat weitergeben. Die Frequenz tiefer Beinvenenthrombosen ist durch die Heparingabe insgesamt auf ein Viertel reduziert worden. Die Therapie erfordert keine spezielle Überwachung, kein Blutungsrisiko.

Dosierung: Zwei Stunden vor dem Eingriff *5000 IE Heparin s.c.* (z.B. **Liquemin subcutan**® [Roche] Amp. à 0,25 ml oder noch besser Fertigspritze à 0,25 ml; oder 0,2 ml Fertigspritze **Calciparin**®, oder **Heparin Inject**® [Immuno]. Dann weiter *8 Std. nach Operationsende 5000 IE* und dann alle 8 Std. für eine Woche, oder bis zur Vollmobilisierung.

Verabreichung: Subkutan in Fettgewebe der Bauchhaut mit feiner Nadel. Laborkontrollen unnötig.

Kontraindikationen: Hämorrhagische Diathese, Gehirnblutung, Ulcus ventriculi.

Selbst können wir diese Methode auf Grund von mehreren hundert Fällen vor allem für *ältere Patienten,* für *schlecht eingestellte Hypertoniker,* für *Frischoperierte,* für *Frakturen, Diabetiker* usw. empfehlen.

Thrombolytische Therapie, Fibrinolyse

Streptase® [Behringwerke] Packg. mit 100 000, 250 000 und 750 000 E. (Wirkt auch im Thrombus selbst.)

Indikationen: Akute arterielle Gefäßverschlüsse, akute Phlebothrombosen des Beckens und der Extremitäten, Lungenembolien. Für den Herzinfarkt nach unserer persönlichen Auffassung kontraindiziert.

Kontraindikationen: sind die gleichen wie für die üblichen Antikoagulantien.

Behandlungsschema: 250 000 E. als initiale Kurzinfusion (siehe unten).

Stündlich 100 000 E. (z.B. 750 000 E. in 500 ml Laevulose 5% in 7–8 Std. ca. 16 Trpf./Min.

Dauer der Behandlung: Im allgemeinen 24–72 Std. Bei Venenthrombosen 4–6 Tage.

Kontrollphlebographie: Nach 3 Tagen, dieses Resultat entscheidet dann darüber, ob die teure Therapie weitergeführt werden soll.

Im Prinzip soll die Initialdosis innerhalb 30 Min. verdünnt in 50 ml NaCl 0,9% zusammen mit 40 mg Prednisolon (Abschirmung gegen evtl. anaphyl. Reaktionen) in *Tropfinfusion* verabreicht werden. Die Erhaltungsdosis beträgt gewöhnlich $^2/_3$ der

Initialdosis. Zur Kontrolle bestimmt man die Thrombinzeit, die den 3–4fachen Wert erreichen soll und die gewöhnlich nach 3–4 Std. erreicht ist. Bestimmung eine Std. vor und 4 Std. nach Beginn der Infusion, dann 6–8stündlich. Die Dauer der Behandlung soll im allgemeinen 3–(6) Tage nicht überschreiten. Nach Absetzen der Streptokinase fährt man mit *Heparin* weiter um eine Rethrombosierung zu verhüten: 7500 IE *Heparin* innerhalb 12 Std. als Dauertropf, dann 10000 IE/12 Std. Man richtet sich in der Dosierung nach der *Plasmathrombinzeit* (muß das 2–3fache der Norm betragen!), dann Überlappung mit *Cumarinpp.* z. B. **Sintrom**® oder **Marcumar**®.

Antidot bei Blutungen (durch eine allzu intensive Streptokinase-Therapie): *Epsilonaminokapronsäure* (s. Seite 19), ferner **Trasylol**®, sofort 100000 KIE langsam i.v., anschließend 200000–300000 KIE per infusionem während 3–4 Std., wenn nötig erneut 100000 KIE. *Cave bei Nierenblutung!* (Ureteren-Verschluß durch Koagula.)

Bei Patienten mit vorausgegangener Angina, Patienten mit einem Rheumatismusverus und bei Patienten, die schon einmal lysiert wurden, ist die **initiale Dosis anhand des Streptokinase-Resistenz-Tests zu ermitteln.** Dies ist generell ansonsten nicht erforderlich.

Durch die **Behandlung wird der Patient gegen Streptokinase immunisiert!** Eine Wiederholung innert den ersten 6 Monaten bedarf daher ausreichender *Prophylaxe eines anaphylaktischen Schocks!*

Thrombozytenaggregationshemmer

Die *Acetylsalizylsäure* bewirkt eine *Hemmung der sekundären Thrombozytenaggregation*. Maximaler Effekt schon bei tgl. 3 × 0,5. Positive Erfahrungen liegen vor: Prophylaxe postoperativer Thrombosen, zerebro-vaskuläre Insuffizienzen. Weitere Aggregationshemmer:

Dosierung: **Colfarit**® [Bayer] 3 × 1 Kaps. (= 1,5 g) tägl. *Dextran* (1 Lit./24^h); *Dipyridamol* (**Persantin**® [Thomae]) 400 mg/24^h. *Diese Präparate kommen überall dort in Frage, wo eine richtige Antikoagulation nicht möglich ist*, z. B. bei *Apoplexien*, ferner bei *Herzklappen-Operierten, Shunt-Operierten* (thrombosieren weniger). Beim *Herzinfarkt* liegen bis jetzt (1981) nach unserer Ansicht keine genügenden, kritischen Studien vor, die den Einsatz dieses Mittels auf breiter Basis rechtfertigen. Dies gilt vor allem für das *Sulfinpyrazon*, **Anturan**®, das in einer Tagesdosis von 4 × 0,2 empfohlen wird.

Thrombophlebitis migrans

Man vergesse hier nie, daß eine Thrombophlebitis migrans oft das Begleitsyndrom eines Karzinoms ist. Im übrigen gleiche Therapie.

Phlegmasia caerulea dolens

Eine akute, vor allem bei Karzinom-Patienten an den untern Extremitäten auftretende Thrombose aller Venen, die im Gegensatz zur arteriellen Thrombose mit tiefblauer Verfärbung, starken Ödemen und deutlichem Hervortreten der subkutanen Venen einhergeht. Eventuell pulsieren die Arterien noch, vielfach bestehen aber auch Spasmen derselben. Eine Gefahr bildet hier vor allem der schwere *hypovolämische Schock* und die eventuell einsetzende *Gangrän*.

Lungenembolie

Therapie

Hochlagerung.

Vorsicht mit Antikoagulantien, vor allem im Anfangsstadium, da es hier durch den sehr starken Venendruck zu ausgedehnten Blutungen in das Gewebe kommen kann, welche die Gefahr der Gangrän erhöhen. Evtl. *Thrombolytika.*

Eventuell operative Ausräumung, speziell wenn ein zusätzlicher Arterienspasmus besteht, da dieser (z. B. in der Arteria femoralis) nach Freipräparieren der Vena femoralis und Entfernung des Thrombus verschwindet.

Cave Spasmolytika!, da diese den Blutandrang noch erhöhen.

Eventuelle Bekämpfung des hypovolämischen Schocks (s. Schock-Kapitel).

Lungenembolie

Diagnose: Akute Form äußert sich durch plötzliche schwerste Dyspnoe, Zyanose, Tachykardie, Schwellung der Halsvenen, Todesangst. Auskultatorisch gespaltener 2er Pulmonalton (2. Teil akzent.!), im EKG hohe P-Welle, rechts-Überlastung mit negativem T in V_1-V_4, evtl. S-T-Senkung, hohe LDH.

Therapie:

Die operative Embolektomie mit kardiopulmonalem Bypass bringt leider nur selten einen Erfolg, d. h. nur wenn sie sofort unter klinischen Verhältnissen durchgeführt werden kann.

1. In leichten Fällen *sofort Heparin,* in *schweren* Fällen *Streptokinase-Therapie.* Sofort ohne Kontrolle 250000 IE i.v. Sofern sich der Patient in der nächsten $1/2$ Std. erholt, Therapie weiterführen.
2. Bei Atemnot O_2-*Therapie,* 10 Lit./Min.
3. Schmerzbekämpfung **Dolantin**® 50–100 mg i.m. Vorsicht mit Morphiaten!
4. In schwersten Fällen sofort **Eupaverin forte**® [Merck] (Amp. à 0,15 g in 5 ml) langsam i.v., d. h. während 5 Min., injizieren. Vielleicht ist heute das **Nitroglyzerin** (Herabsetzung des pulmonalen Drucks) überlegen (s. Herzkapitel).
5. Bei Temperatursteigerung *Abschirmung mit Antibiotika,* da oft das Zeichen einer beginnenden Infarktpneumonie. *Penicillin* als **Pluscillin**® [Bayropharm], **Stabicillin forte**® [Vifor], 3 × 1 Tabl. zu 1 Mio. E (keine Injektionen wegen Antikoagulantientherapie!). Wenn unwirksam, Übergang auf Breitspektren: z. B. *Tetracylinderivate,* **Achromycin**® 4 × 250 mg p.o. oder **Penbritin**® (in Dtschl. **Amblosin**®, **Binotal**®) 4 × 500 mg p.o.
6. Gegen den starken Hustenreiz *Codein, 2%ige Lösung,* 3–4 × 20 Tropfen tägl., oder **Dicodid**® oder **Acedicon**®, 3–4 × 1 Tabl. tägl.
7. Bei *Schock* (s.dort) wirkt bei der Lungenembolie das *Isoprenalin* (**Aleudrin**®, **Aludrin**®, **Alupent**®) günstig.

Arterielle Verschlußkrankheit

Arterielle Thrombosen und Embolien

Meistens handelt es sich bei der arteriellen Thrombose um ein vorgeschädigtes Gefäß: Arteriosklerose, M. Bürger oder um eine arterielle Embolie bei Vorhofflimmern oder -flattern, seltener bei Mitralvitien oder Infarkten und bei Traumen (elektr. Unfall). Es sollte immer ein Chirurg konsultiert werden.

In *Frühfällen* u. U. **chirurgischen Eingriff**, bei Embolien als Regel (in den ersten 8 bis evtl. 48 Std.) die Embolektomie.

Sofortige **Streptokinasetherapie** vermag u. U. eine Auflösung des Thrombus herbeizuführen. **Streptase**® [Behring]. Nähere Technik siehe S. 226. Soll nur in der Klinik unter strenger Überwachung durchgeführt werden. Vorher keine i.m.-Injektionen!

Antikoagulantien: Liegt das Ereignis schon länger als 48 Std. zurück, dann Antikoagulantientherapie. Später zusätzliche Gefäßmassage mit *Synkardon* oder *Vasotron*

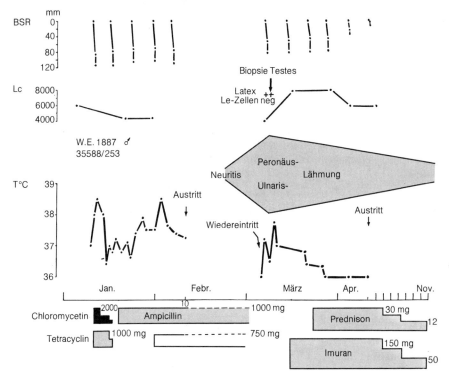

Abb. 54. *Periarteriitis nodosa* (W. E., 81jähr. Mann). Sehr gutes Ansprechen auf eine Azathioprin-Behandlung. Die Diagnose konnte durch die Hodenbiopsie gesichert werden, welche die typischen Nekrosen der Gefäße mit Zerstörung der Elastica interna zeigte. Die schwere Ulnarislähmung rechts und die Peronaeuslähmung bildeten sich weitgehend zurück. Der Patient nahm weiterhin täglich 50 mg **Imurel**® plus 4 mg Triamcinolon. Jeder Versuch, die Therapie auszuschleichen, führte zum Rezidiv. Der Patient starb 8 Jahre später an einem Infarkt. Bis zu seinem 86. Altersjahr arbeitete er noch als Advokat weiter. –

Varizen

sehr wesentlich (s. Kapitel periph. Zirkulationsstörungen), um die Kollateralen zu erweitern.

Schock-Bekämpfung sofern vorhanden (siehe dort.)

Schmerzmittel: Dolantin® 50–100 mg langsam i.v., bei ungenügender Wirkung *lytischer Cocktail* (siehe im Kapitel Pharm. Hibernation, S.178).

Cave Hochlagerung! Verstärkt die Schmerzen durch schlechtere arterielle Durchblutung, also *Extremität tief lagern! Keine Verabreichung von gefäßerweiternden Mitteln!* („Steal effect"), da die tiefe Durchblutung abnimmt. *Keine Wärme!*

Periarteriitis nodosa

Eine allergische Erkrankung, die in gewissen Fällen auf eine Sensibilisierung gegen *Sulfonamide*, in einem unserer Fälle auf **Rastinon®**, ferner auf *Penicillin* und andere Medikamente, aber auch eventuell auf bakterielle Toxine usw. zurückzuführen ist. Die Erkrankung beginnt oft unter dem *Bilde einer Polyneuritis mit hoher BSR.*

Diagnose durch Nachweis der antinukleären Faktoren, Hodenbiopsie, bei Frauen Wadenbiopsie.

Behandlung

Sofortiges Absetzen eventueller auslösender medikamentöser Allergene!

Kortikosteroide: In den Frühfällen eine intensive *Prednison-* (125 mg tägl.) oder *Dexamethason-Therapie* (24–30 mg tägl.). In den Spätfällen *streng kontraindiziert*, da zu gefährlich, weil es dann zu Thrombosen und Gefäßvernarbungen mit *Gangrän* kommen kann!

Immunosupressive Therapie mit *Kortikosteroiden* und **Imurel®** (**Imurek®**) siehe IST-Kapitel, S. 740. Man beginnt kombiniert mit *Kortikosteroiden* und kann dann die Dosis des Kortisonpräparates allmählich reduzieren (siehe Abb. 54).

Kombination mit einer Antikoagulantientherapie (Dicumarolderivate, siehe Kapitel Thrombose).

Glomerulonephritis bei Periarteriitis siehe S. 360 (Abb. 74).

Varizen

Prophylaxe: Frühzeitiges Tragen von Zweizug-Gummistrümpfen, tägliche Hochlagerung, Beingymnastik, Schwimmen.

Medikamentös: Roßkastanienextrakte (**Essaven®**, **Venostasin®** etc.).

Verödung von Varizen mit Injektionstherapie durch einen Spezialisten.

Komplikationen: Lungen- oder Luftembolien sind im allgemeinen nicht zu befürchten. Eine leicht schmerzhafte Entzündung der Venen nach 2 bis 3 Tagen entspricht dem therapeutisch gewünschten Effekt.

Operatives Vorgehen

In ausgesprochenen Fällen greift man besser zu der chirurgischen Methode der Venenexstirpation (Methode von BABCOCK, MOSZKOWICZ).

Morbus Osler

Eine hereditäre Erkrankung mit leicht blutenden Teleangiektasien (Mundschleimhaut, Magen usw.). Die Behandlung besteht bei einer Blutung in der Kompression mit *Thrombin* (**Topostasin®**). Bei schweren inneren Blutungen evtl. Operation.

Mesaortitis luica (siehe auch Lues, S. 654)

Die Wassermannreaktion ist nicht immer positiv, dagegen fällt der *Nelsontest* häufig positiv aus und spricht auch bei negativem Wassermann für eine Lues. Dagegen schließt ein negativer Nelsontest bei positivem Wassermann eine Lues aus und spricht für eine unspezifische Wassermannreaktion, wie man sie bei verschiedenen Erkrankungen (Mononukleosis, Ornithose, Malaria und vor allem beim Lupus erythematodes) beobachtet. In allen Verdachtsfällen ist gleichzeitig auch die Lumbalpunktion durchzuführen. In Spätfällen mit einer stark erweiterten Aorta hat die spezifische Behandlung keinen Sinn mehr und kann oft mehr schaden als nützen.

Die Behandlung soll bei der Mesaortitis immer sehr vorsichtig eingeleitet werden, da hier schwere Herxheimersche Reaktionen häufig sind. So können vor allem Aktivierungen der Gefäßherde an den Abgangsstellen der Koronararterien zum Auftreten eines u. U. tödlichen Infarktes führen, wie wir dies in 2 Fällen, die auswärts behandelt wurden, gesehen haben.

Therapie

Kombination der Penicillintherapie mit kleinen Dosen Prednison: Dadurch kann die Gefahr der Herxheimerschen Reaktion weitgehend reduziert werden. 1.–2. Tag der *Penicillinbehandlung:* Prednison 1 mg/kg, dann weiter $^1/_2$ mg/kg Körpergewicht p.o. und nach 8 Tagen ausschleichen.

Penicillin: In Kombination mit Prednison verabreicht man am besten 2 Mio. E tägl. i.m. während 15 Tagen = total 30 Mio. E. Dann 3 Monate Pause und erneute Kontrolle der Serumreaktionen und u. U. des Liquors. Kur nochmals wiederholen, *jetzt ohne Prednison.* Wenn nötig eine dritte Kur.

Tetracyclin: Bei Penicillinüberempfindlichkeit ebenfalls noch relativ wirksam: 1. Tag 3 g, 2. Tag 2 g, weiter tägl. 1 g für 3 Wochen. Wiederholung nach 3 und evtl. 6 Monaten. (Pp.: **Achromycin®, Tetracyclin®, Tetracyn®** usw.)

Evtl. Hypertoniebehandlung: diese ist hier sehr wesentlich.

Bei Aneurysmabildung: evtl. operative Behandlung durch Gefäßchirurgen.

Respirationsorgane und Thorax

Respiratorische Insuffizienz

Definition: Behinderung des normalen Gas-Austausches in der Lunge, wobei es zu *Hypoxämie* und *Hyperkapnie* kommt: pO_2 unter 70 mm Hg, pCO_2 über 45 mm Hg. Die Hauptursachen sind:
a) *alveoläre Hypoventilation* (Globalinsuffizienz),
b) *Diffusionsstörungen*.

a) **Alveoläre Hypoventilation = Globalinsuffizienz**
Meistens bedingt durch akute Behinderung der Ventilation: Depression des Atemzentrums durch *zentrales Moment*, Schock oder durch *neuromuskuläre Erkrankung* (Guillain-Barré, Cholinesterase-Blocker-Vergiftung, Querschnittsläsion) oder durch *broncho-pulmonalen Prozeß* (Asthma bronchiale, Bronchiolitis oder Pneumonie, Pneumothorax, Fremdkörper etc.).

Man kann drei Untergruppen unterscheiden:

α) *Akute respiratorische Azidose*: Starke Hyperkapnie (60–80), saurer pH (z.B. 7, 18), Basenexzess und Standardbikarbonat normal oder leicht vermindert. Hier sofortiges Eingreifen, da lebensgefährlich!

β) *Chronisch kompensierte respiratorische Azidose*: pH normal, Standardbikarbonat und Basenexzess deutlich erhöht. Durch die Chronizität hat sich die Azidose renal kompensiert. Keine dringlichen Maßnahmen nötig.

γ) *Chronisch dekompensierte respiratorische Azidose*: Saurer pH (z.B. 7, 3) mit erhöhtem Basenexzess und Standardbikarbonat (z.B. 32) und relativ hohem pCO_2 (z.B. 60) bedingen rasches und intensives Eingreifen.

Therapeutische Maßnahmen: Praktisch die gleichen wie für die Behandlung der Lungeninsuffizienz im Cor-pulmonale-Kapitel, s. S. 259, angegeben.

Höhenkrankheit

Definition: Vor allem bei Untrainierten in großer Höhe auftretender Sauerstoffmangel mit sehr starken *Kopfschmerzen, Schwindel, Erbrechen* und zunehmender Zyanose, evtl. psychische Erregung und Desorientiertheit (Gehirnödem); schließlich *Lungenödem*, das tödlich enden kann. Vorkommen: In den Hochländern von Peru, Bolivien und Nepal, eigentlich nie bei Einheimischen und trainierten Alpinisten, sondern vorwiegend bei den mit Jets aus Meereshöhe einfliegenden Touristen und auch hier mehr bei der älteren Generation. Lit. s.: „See Nuptse and Die" (Lancet 1972/II, 177–79).

Pneumonie

Prophylaxe:

1. Nie ohne *alpines Vortraining* Klettertouren oder Trekkings zwischen 3000–5000 m Höhe durchführen! So traf ich in Nepal und Peru immer wieder auf lebensbedrohliche Fälle!
2. Bei Höhen über 5000 m prophylaktisch tgl. 2× 1 Tbl. *Acetazolamid*, **Diamox**® einnehmen, das in den meisten Fällen die Höhenkrankheit verhindert. *Vor allem wichtig bei heraufgeflogenen Touristen!*

Therapie: Bei beginnendem Lungenödem:

3. **Lasix**® 1–2 Amp. à 20 mg i.v. bringen meistens sofort Besserung.
4. **Cedilanid**® oder ein anderes rasch wirkendes Herzglukosid (**Strophantin**®, **Kombetin**®) i.v.
5. Wenn vorhanden *Sauerstoff.*
6. *Absolute Ruhe*, bei Hochlagerung des Oberkörpers.
7. Sofortiger *Abtransport auf niedrigere Höhe*. Schon 1000 m Höhendifferenz wirken erstaunlich.

Echter Krupp und Pseudo-Krupp

a) **Echter Krupp:** Siehe Diphtherie S. 634.

b) **Pseudo-Krupp:** Durch einen *Laryngospasmus* oder eine *Schwellung der Stimmbänder* bei *akutem katarrhalischem Infekt* oder einer *Verätzung* (Cl-Dämpfe, Säureverätzung etc.), *allergisches Ödem* z. B. bei *Insektenstichen* ausgelöster Anfall von vor allem inspiratorischem Stridor bei bellendem Husten. Am häufigsten bei Kleinkindern als Folge eines akuten respiratorischen Infektes evtl. aber auch bei Erwachsenen. **Differentialdiagnostisch** muß man einen *echten Krupp* (Di) ferner einen *aspirierten Fremdkörper* ausschließen!

Therapie:

1. *Plastikzelt* mit kontinuierlicher Luftbefeuchtung durch Vernebler, plus Sauerstoff.
2. *Hohe Dosen Kortikosteroide*: **Ultracorten-H**®, **Urbason**®, d. h. 5–10 mg Prednisolon pro kg i.v. (oder falls nicht möglich i.m.).
3. *Eiskrawatte!*
4. *Breitspektrumantibiotika*: z.B. Gentamicin (**Garamycin**®, in Dtschld. **Refobacin**®) 1 mg/kg pro Dosis, 3× tägl. i.m. oder i.v., oder *Tetrazyklinpräparate*, s. dort.
5. *Bei Allergie*: **Calcium-Sandosten**® oder ein anderes Antihistaminikum i.v.
   Bei 1 bis 4jährigen: *große Vorsicht mit Antihistaminika*, besser Cortisonpp.
6. *Bei Notfällen* mit drohendem Ersticken: *Intubation* mit weichem Tubus, wenn nötig evtl. später (nach 36 Std.) *Tracheotomie*. Hilft natürlich nur bei Stenosen im oberen Bereich.

c) **Fremdkörperaspiration, „Bolus-Tod":** Bei **Kindern** häufig durch „Spanische Nüsse" = *Erdnüsse, Haselnüsse, Bohnen*. Bei **Erwachsenen** durch *Wurststücke, Münzen, Prothesenstücke* etc.

Therapie:

In allen Verdachtsfällen nach vorheriger *Inspektion des Pharynx* (evtl. lassen sich im oberen Teil eingeklemmte Fremdkörper sofort herausziehen, in zwei meiner Fälle ein großes Stück einer Bratwurst!) sofort **„Heimlich-Handgriff"** ausführen: „Bei sitzendem Patienten schlingt der Helfer seine Arme von hinten um den Patienten, legt die Faust der einen Hand zwischen Nabel und Rippenbogen, faßt mit der anderen Hand das eigene Handgelenk und drückt kurz und kräftig, wenn nötig mehrmals in Richtung des Zwerchfells. Durch den stark ansteigenden intrathorakalen Druck wird der Fremdkörper meistens („Sektkorkeneffekt') herausgeschleudert." Bei festhaftenden Fremdkörpern Spezialist beiziehen und Tracheoskopie. Bei festhaftendem Fremdkörper im oberen Bereich *im Notfall Krikotomie* mit dem Taschenmesser.

Pneumonie

Kruppöse Pneumonie und Bronchopneumonie

Diese auch heute häufige Erkrankung zeigt bei Einschluß aller Fälle nur eine Mortalität von 2-3%, gegenüber 40% vor der Ära der Chemotherapie. Das Fieber dauerte früher meistens minimal 8 Tage! Neben der *klassischen kruppösen Form* sind *bronchopneumonische Formen* bei *Lungenstauung*, bei *Operierten* und *Verunglückten* (evtl. Aspiration) und ferner als Komplikationen bei verschiedenen *Infektionskrankheiten* häufig. Auch hier kommen, mit Ausnahme der Grippe und Masern, wo Mischinfektionen nicht selten sind, ursächlich vor allem die Pneumokokken in Frage. Durchschnittlich handelt es sich in 70% der Pneumoniefälle um Pneumokokken, seltener um Streptokokken, Staphylokokken, Friedländer-Bazillen usw. Ein großer Teil entfällt auch auf die *Virus-Pneumonien*, s. dort. Diese Zahlen gelten für die *Praxis*. In *Spitälern* überwiegen heute in 70% die *Staphylokokken*, ferner die *Klebsiellen*.

Antibiotika

Für die normalen Fälle: Breitspektrumspenicillin, wie z. B. *Amoxicillin*, **Clamoxyl**® [Beecham] 3-4 × 750 mg tgl. *Ampicillin* 4 × tgl. 1 g.

Für die komplizierten schweren Fälle, d.h. entweder toxische Fälle oder Patienten mit vorbestehenden Komplikationen (z. B. Herzinsuffizienz, Silikose, Morbus Boeck, Patienten über 60 Jahre! usw.), Zweierkombination von: *Tetracyclinpräparaten* (z. B. **Terravenös**® oder **Vibramycin**® bis zur Entfieberung, vorteilhaft kombiniert mit *Sulfonamiden* (z. B. **Madribon**®, **Orisul**® usw.): 1. Tag 4 Tabl., dann tägl. 2 Tabl. bis 4 Tage nach der Entfieberung. Die *Tetracyclinpräparate nie mit Penicillin kombinieren*, da sich gerade bei Pneumokokken die beiden Antibiotika durch ihre *antagonistische Wirkung* evtl. aufheben können, siehe Antibiotikakapitel.

Bei sehr schweren Fällen empfiehlt sich u. U. die Anwendung einer Dreierkombination: *Tetracyclin + Albamycin* 2 g tägl. + *Thioamphenicol* oder *Sulfonamid*, da hier evtl. resistentere Keime vorliegen.

Cave Streptomycin *bei diagnostisch unklaren Lungeninfiltraten*, **um die Diagnose einer Tbc nicht zu maskieren** (*Sputum*!).

Pneumonie

Übrige Behandlung

Herz: Bei schweren Pneumonien: $^1/_8$ mg eines *Strophanthuspräparates*, z. B. **Strophosid**® oder **Kombetin**® + 10 ml 20%ige *Glukose* + 10 ml eines *Theophyllinderivates* (0,5 g), evtl. 2 × tägl. oder **Cedilanid**® 0,4 mg i.v.

Bei Flimmern: Gesamtlanatoside (**Digilanid**®) 0,4 mg i.m. und weiter 0,2 mg alle 4 Std., bis zum Verschwinden des Pulsdefizits (Näheres siehe Herzkapitel).

O_2: In allen Fällen mit ausgeprägter Zyanose oder Atemnot, bei Erwachsenen O_2-Brille oder Nasenkatheter. Bei Kleinkindern Plastikzelt. Vorsicht bei Globalinsuffizienz!

Bei Blutdruckabfall (diastolischen Druck beachten, fällt zuerst ab!): Anfänglich genügt evtl. **Depot-Novadral**® [Diwag], i.m. 1 Ampulle (= 1 ml = 10 mg, u. U. mehrmals), oder *Metaraminol* (**Aramin**® [Merck, Sharp und Dohme]) 1 Amp. à 10 mg i.m. oder i.v. evtl. wiederholen, in schweren Fällen Übergang auf *Orciprenalin* (**Alupent**®)-*Infusionen* (siehe Schockkapitel, S. 142).

Sedativa: z. B. *Phenobarbital* 0,1–0,2 g p.o. oder *Chlordiazepoxyd* (**Librium**®) 10–20 mg, 2–3 × tägl. oder *Diazepam* (**Valium**®) 3 × 5–10 mg tägl.

Bei ausgeprägter Unruhe: evtl. *Chlorpromazin* = **Largactil**®, **Megaphen**® 25–50 mg i.m. 1–2–3 × tägl.

Mittel zur Beruhigung des Hustenreizes: wesentlich vor allem für die Nacht!
Schwache Wirkung: *Benzonatat* (**Tessalon**® [Ciba-Geigy]) 2–3 × tägl. 1–2 Perlen à 100 mg oder das *Methadonpräparat* **Ticarda**® [Hoechst] 2 × 10 bis 12 Tropfen tägl.
Stärkere Wirkung: *Codeinpräparate: Codeinum phosphoricum*: 2%ig, 20–30 Tropfen 3–4 × tägl., oder *Hydrocodon* = **Dicodid**® [Knoll], 4 × 1 Tabl. zu 10 mg tägl., oder mit noch stärkerer Wirkung *Thebacon* = **Acedicon**® [Boehringer], 3–4 × 1 Tabl. zu 10 mg. Bei Nausea und Kindern besser *Butamirat*, **Sinecod**® [Hommel]; Erw. 3–5 × 1 Drag. oder 1 EL Sirup, Kinder die Hälfte. Oder *Clobutinol*, **Silomat**® [Boehringer, Ingh.] 3 × tgl.
Stärkste Wirkung: *Dihydromorphinon. hchl.*, **Dilaudid**® [Knoll] 1 mg + 1,5 ml *Nicaethamid* (**Coramin**®) i.m., u. U. 2–3–4 × tägl.; ist gegen den starken Hustenreiz und die evtl. Unruhe am besten. Kontraindiziert bei alten Leuten und bei ausgeprägter Zyanose (Atemzentrum).

Ernährung und Flüssigkeit: Möglichst leichte, flüssige Kost, viel Flüssigkeit (Tee mit Zitrone und Zucker, Fruchtsäfte).

Ultraschall-Vernebler: 1–2 × tägl., zur Befeuchtung der Atemwege und der Zimmerluft.

Bettruhe: Bis 5–6 Tage fieberfrei, je nach Alter. Alte Leute lieber schon früher heraussitzen lassen!

Pneumonien durch andere Erreger

1. *Hämolytische Streptokokken* = wie bei Pneumokokken.
2. *Staphylococcus aureus*: *Meticillin* (**Celbenin**®, **Cinopenil**®) i.v. 12 g/Tag, siehe weitere

Mittel S. 640. In *Verdachtsfällen* vor dem Eintreffen des Antibiogramms mit *Penicillin-G* kombinieren. Gute Wirkung auch mit *Cloxacillin* (**Orbenin**®, **Gelstaph**®) 2 g, 500 mg 6stdl. i.m. oder i.v.

3. *Hämophilus influenzae:* Ampicillin (**Penbritin**®, **Binotal**®) 4 × 2 g tägl. p.o. plus *Thioamphenicol* (**Urfamycin**®) 3 g p.o. 5–6 Tage.

4. *Klebsiella pneumoniae:* Gentamicin (**Garamycin**®, **Refobacin**®) 3 × 80 mg tägl. i.m. (s. S. 596) kombiniert mit Cephalosporin-Präparaten (**Celospor**®) 6 × 1–2 g i.m. für 10–14 Tage. Dazu oft *Schock-Therapie* nötig, siehe dort.

5. *Andere gramnegative Bakterien:*

   a) *Pseudomonas:* s. S. 652. Gut wirkt *Carbenicillin* 20–30 g i.v. (4–6stdl. 5 g als Kurzinfusion) tägl. plus *Gentamicin* 2–3 mg/kg

   b) *Escherichia coli:* Ampicillin (**Penbritin**®, **Binotal**®) 4 × 2 g tägl. i.m. oder i.v. plus Gentamicin (**Garamycin**®, **Refobacin**®) 3 × 80 mg/Tag i.m.

   c) *Proteus:* analog *Pseudomonas.*

   d) *Legionella pneumophila:* Erreger der 1976 frisch entdeckten „Legionärskrankheit" die auch bei uns ubiquitär ist und oft bei älteren und geschwächten Individuen letal verläuft, s. Infektionskapitel S. 661. Mittel der ersten Wahl *Erythromycetin* 4 g/tgl., Ausweichmittel *Rifamycin.*

6. *Ornithose, Psittakose* s. S. 664, *Q-Fieber* s. S. 662. *Mycoplasma pneumoniae* s. S. 244, *Viruspneumonien* s. S. 243.

7. *Pneumozystis-Pneumonie (= Interstitielle plasmazelluläre Pneumonie):* Bei schweren Grundkrankheiten (Leukosen etc.) und IST (Tumoren), bei Neugeborenen usw. Noch keine spezifischen Mittel bekannt. Versuch mit:

   a) *Pyrimethamin* (**Daraprim**®): 1 mg/kg tägl. verteilt auf 2 Dosen, kombiniert mit *Sulfonamiden* in doppelter Dosierung.

   b) *Pentamydine isothionate* (May u. Baker Co., London) 4 mg/kg/Tag, i.m. für 14 Tage. *Vorsicht:* Blutzucker kontrollieren (Hypoglykämie), Leukozyten-Kontrolle. Auch bei Kleinkindern und Säuglingen zu versuchen.

8. *Pilze (Mykosen):* siehe S. 621.

Aspirationspneumonie (Magensaft)

Eine nicht seltene Komplikation bei Bewußtlosen, ferner bei Vergiftungen, Straßenunfällen, Lawinenunfällen etc.

Mechanismus: Durch den aspirierten, stark sauren Magensaft (pH-Werte unter 2,5) kommt es zu einer Verätzung mit Schwellung und Nekrose der Bronchialschleimhaut. Aspirierte Speisereste bilden eine zusätzliche Gefahr für Atelektasen und Superinfektionen.

Therapie:

1. Möglichst rasches *Absaugen am Unfallsort.* Dann *Transport in Bauchlage mit tiefgelagertem Oberkörper und seitlich abgewinkeltem Kopf,* im Spital- oder Notfallwagen.

Empyem

2. **Sofortige Bronchoskopie**; notfalls nach Intubation. *Sorgfältiges Absaugen, Spülung der befallenen Bronchien mit Humanalbuminlösung.* Sorgfältige Entfernung evtl. aspirierter Bröckel.
3. *Cortisontherapie*: 1. Dosis 500 mg Prednisolon i.v., dann alle 4 Std. 3 mg/kg.
4. *Antibiotika-Abschirmung* mit Breitspektren (z. B. Ampicillin plus Thioamphenicol).
5. *Lungenödembehandlung* s. S. 155.

Hyperergische Pneumonien

Hier kommt es durch exogene Allergene zu einer alveolären und vor allem interstitiellen Pneumonie: *Farmerlunge* (Schimmelpilze), *Vogelzüchterlunge* (Tauben, Wellensittiche, Kanarienvögel, Hühner etc.), *Käser, Sägereiarbeiter, Schreiner, Friseur*, Arbeit mit Detergentien etc., *Bagassose*.

Diagnose: Sorgfältige Anamnese, Hautteste, präzipitierende Serum-Antikörper, evtl. Provokations-Inhalations-Test. Bei wiederholter Exposition kommt es allmählich zu interstitieller Fibrose und Lungeninsuffizienz.

Therapie:
1. Wenn möglich Allergen vermeiden.
2. Cortisontherapie in der akuten Phase.
3. Abschirmung mit **Vibramycin**®.
4. Bei bereits vorliegender *chron. interstitieller Fibrose* langdauernde *Prednisontherapie* (25–30 mg tägl.).

Pneumoniekomplikationen

Akutes Lungenödem bei Pneumonien

Gleiche Therapie wie bei anderen Lungenödemen, siehe Herzkapitel S.155.

Metapneumonische Pleuritis

Kann durch Chemotherapie nicht verhindert werden. Wichtig ist hier die Probepunktion, um ein sich entwickelndes Empyem auszuschließen. Heilt meistens innerhalb von 8 Tagen ab, wenn sich kein Empyem entwickelt. Bettruhe, bis sich der Erguß weitgehend zurückgebildet hat.

Empyem

Der Verdacht für das Vorliegen eines Empyems besteht immer, wenn während oder nach einer Pneumonie septisches intermittierendes Fieber auftritt und die Leukozytose im Blut nicht zurückgeht. – Die Diagnose kann nur durch die Probepunktion erhärtet werden. Ein stark trübes, leukozytenreiches, kleines (10–30 ml) *Begleitexsudat* mit einzelnen Bakterien wird häufig als initialer Reizerguß schon bei der gewöhnlichen kruppösen Pneumonie gefunden und ist dann meistens ohne besondere Bedeutung.

Empyem

Vorsichtshalber injiziere man aber auch in solchen Fällen *Penicillin*, 10 Mio. E intrapleural.

Therapie

Grenzen und Prognose der konservativen Behandlung: Die rein *intern-medizinische Behandlung* (Spülungen und intrapleurale Instillation von Antibiotika zusammen mit p.o. oder i.m. Antibiotikatherapie) führt heute in 80% (früher 50%, Abb. 55) zur Ausheilung. Ein chirurgisches Eingreifen war in den letzten 20 Jahren nur noch bei 20% unserer Fälle notwendig, vor der Einführung der Breitspektrum-Antibiotika, d.h. mit *Penicillin*, *Streptomycin* und *Sulfonamiden* allein, in 49% (1946–1952) der Fälle, s. Abb. 56. Auf Grund der gewonnenen Erfahrungen darf im allgemeinen mit der konservativen Behandlung bis zum 10. Tage fortgefahren werden. Tritt bis dahin keine deutliche Besserung ein, so sind die Patienten auf jeden Fall operativ anzugehen (Bülaudrainage, evtl. Lappenresektion).

Kontraindikationen der konservativen Therapie: *Mehrkammerige Empyeme, Interlobärempyem und alle Fälle mit Bronchialfisteln* sind besser schon nach einer dreitägigen antibiotischen Vorbehandlung mit Entleerung und Spülungen des Empyems (die durch Entgiftung und Verbesserung des AZ für die oft schwertoxischen Patienten eine bessere Ausgangslage für die Operation schafft!) *operativ anzugehen!*

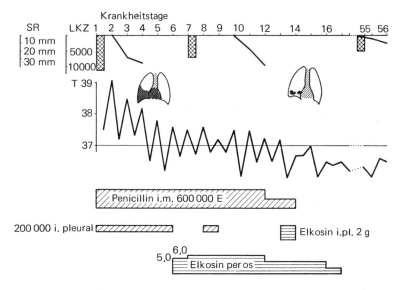

Abb. 55 *Pleuraempyem* (L.E., 71jähr. Mann, Erkrankung 1948): Konservative Behandlung mit *Penicillininjektionen* und Spülungen. Typischer Verlauf (Mischinfektion mit Streptokokken und Staphylokokken). Weitgehende Besserung und nur noch subfebrile Temperatur nach 8 Tagen. Völlige Ausheilung innerhalb 14 Tagen. Allmählicher Rückgang der Linksverschiebung und Senkungsreaktion. Dieser Fall (zu Beginn der antibiotischen Ära) wurde mit zu kleinen Dosen behandelt. Er hätte wahrscheinlich mit höheren Dosen, wie wir sie jetzt anwenden, rascher entfiebert.

Empyem

Reihenfolge der zu treffenden Maßnahmen

1. *Probepunktion*: Sofort in allen Verdachtsfällen mit bakteriologischer Untersuchung des Exsudats und Resistenzprüfung.
2. *Tägliches Abpunktieren des Exsudats und nachherige Spülung* mit ca. 500 ml physiologischer NaCl, der 10 Mio. E *Penicillin* beigefügt werden. Bei großen Ergüssen sollen aber pro Punktion nicht mehr als 700–800 ml abpunktiert werden, um ein Lungenödem zu vermeiden!
3. *Antibiotika*: Bis zum Eintreffen der bakteriologischen Resistenzprüfung:

Liegt keine Mischflora vor: Man beginnt nach dem Abpunktieren des Exsudats mit täglicher Instillation von 10 Mio. E *Penicillin* intrapleural.
Damit kombiniert erhält der Patient weiter ein *Breitspektrums-Penicillin* p.o.

Beim Vorliegen einer Mischflora: Hier ist eine Kombination von Breitspektrum-Antibiotika indiziert, d.h. eine *Tetracyclin*, z.B. **Terravenös**®, tägl. 1–2 Amp. zu 250 mg + 1,5 g *Thiamphenicol* (**Urfamycin**®, **Urfamicina**®) einzeln injiziert in je 40 ml physiologischer NaCl, intrapleural nach vorherigem Abpunktieren und Spülen des Exsudats. Dazu peroral *Tetracyclin* 1 g plus i.m. **Garamycin**® (in Dtschl. **Refobacin**®) 3 × 60 mg. Je nach dem Resultat der später eintreffenden Resistenzprüfung wird man dann nachträglich evtl. auf eine andere Zweier- oder Dreierkombination übergehen (*Antibiogramm*).

Bei Staphylokokken: Früher kam man hier nur operativ zum Ziel. Heute kann man aber evtl. auch hier konservativ mit den neuen spezifischen Antibiotika eine Heilung erzielen. Doch raten wir beim Vorliegen von Staphylokokken besser zur *Frühoperation*. Man wartet evtl. nur bei hochtoxischen Patienten 1–2 Tage ab, bis sich der Allgemeinzustand unter der spezifischen allgemeinen und der lokalen (Spülung und Instillation) Behandlung gebessert hat. Über die spezifischen gegen die Staphylokokken wirksamen Antibiotika siehe Antibiotikakapitel und unter *Staphylokokkenmeningitis* S. 640.

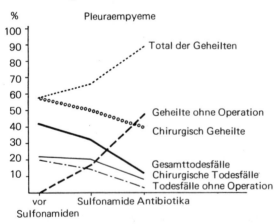

Abb. 56. *Pleuraempyem. Aussichten der Behandlung vor und nach Einführung der Antibiotika:* Rund 50% der Fälle sprachen vor dem Aufkommen der *Breitspektrum-Präparate* auf die alleinige Behandlung mit *Penicillin*, *Streptomycin* und *Sulfonamiden* an (s. Kurve,) so daß nicht mehr operiert werden mußte. Heute ist die Heilungsquote der rein internistisch behandelten Fälle durch die Einführung der *Breitspektrum-Antibiotika* auf rund 80% angestiegen. Aber auch die Prognose der Fälle, die auch jetzt noch ein operatives Vorgehen benötigen (*mehrkammerige, interlobäre Empyeme*, Fälle mit *Bronchialfisteln*) hat sich durch die Einführung der Antibiotika wesentlich verbessert. Die Gesamtletalität (der konservativ und chirurgisch behandelten Fälle) betrug nur noch 8%.

4. *Streptokinase*: Bei dickflüssigem Eiter oder bei reichlichem Fibrin 1 Ampulle intrapleural und evtl. nach 48 Std. Wiederholung, zur Verflüssigung des Sekrets und Vermeidung von frühzeitigen Verwachsungen. Evtl. kann es hierdurch zu vermehrten Schmerzen (pleurale Reizerscheinungen) und zu einem leicht hämorrhagischen Exsudat kommen, was aber im Hinblick auf die ausgezeichnete Wirkung ohne Bedeutung ist (Pp.: **Streptase**® [Behring] u. a.).

5. *Gammaglobuline*: RIVA hat bei schweren, vor allem durch Staphylokokken bedingten Empyemen, die sich refraktär verhielten, günstige Erfolge mitgeteilt. Dosis 30 ml i.m. Selbst haben wir bei Patienten ohne Hypogammaglobulinämie keine sichere Wirkung gesehen, doch würden wir in resistenten Fällen einen Versuch empfehlen. Wichtig bei *Leukämien, Hodgkin* usw. und bei *IST*-Behandelten.

Lungenabszeß

Tritt seltener als Folge einer kruppösen Pneumonie, häufiger aber bei Bronchopneumonien, Aspirationen, Grippepneumonien und septischen Infarkten auf. Bereits 1954 konnten wir zeigen, daß die Heilungsziffer durch die rein antibiotische Behandlung auf 83% angestiegen war und nur noch in 13% der Fälle chirurgisch eingegriffen werden mußte, wobei sich die Letalität von früher 24% auf 4% reduzierte (Abb. 57). Heute hat sich die Zahl der nötigen chirurgischen Interventionen durch die Breitspektrum-Antibiotika noch weiter vermindert.

Durchschnittlich ist mit einer Heilungsdauer von 4–6 Wochen zu rechnen, s. Abb. 58.

Therapie

Dreierkombination (*Penicillin, Streptomycin, Thiamphenicol*)) ergibt in vielen Fällen gute Resultate, doch muß man auf das Biogramm abstellen! *Dosierung*: tägl. 10 Mio. E **Penicillin** + 2 g **Streptothenat**® + 3 g **Urfamycin**® (**Urfamicina**®) i.v. Tropfinfusion. Nach Entfieberung Streptomycin und Urfamycin auf die Hälfte reduzieren. Antibiotika-Inhalationen haben keinen Sinn.

Breitspektrum-Antibiotika: In Fällen mit putridem Geruch (Anaerobier) oder wenn mit *Penicillin/Streptomycin* kein deutlicher Erfolg, dann Wechsel auf Dreierkombination: *Tetracyclin + Gentamicin + Thiamphenicol*, das heißt z. B.: **Reverin**® 2 Amp., **Garamycin**® (in Dtschl. **Refobacin**®) 3 × 60 mg i.m., **Urfamicina**® (**Urfamycin**®) Amp. à 750 mg oder Kaps. à 500 mg p.o.), Anfangsdosis 3 g, dann nach Entfieberung 2 g weiter. Tritt nach 5–7 Tagen keine Entfieberung auf, so wechselt man je nach dem *Biogramm*.

Bei *Staphylokokken* heute die neuen halbsynthetischen, spezifisch wirkenden *Penicillin-Pp.* z. B. **Celbenin**® [Beecham], in Dtschl. **Cinopenil**® [Hoechst], **Orbenin**® [Beecham] (**Gelstaph**®) oder eines der anderen spezifisch wirkenden Antibiotika wie *Rifamycin, Cephalosporin* usw. Siehe Antibiotikakapitel und *Staphylokokkenmeningitis*, S. 640.

Zusätzliche **Kortikosteroidtherapie** *für schwertoxische Fälle*: Bei diesen Fällen sowie bei evtl. Kreislaufkollaps empfiehlt sich u. U. eine kleine zusätzliche *Prednisondosis* für 3–6 Tage, z. B. 1.Tag 1 mg/kg (*Dexamethason* $^1/_5$ der Dosis), dann jeden Tag die Dosis um 5 mg reduzieren. Dadurch kann oft der schwere toxische Zustand des Patienten überbrückt und die akute Lebensgefahr behoben werden. So gelingt es

Lungenabszeß

auch in evtl. noch desperaten Fällen, Zeit bis zur genügenden Einwirkung der Antibiotika zu gewinnen, die immer ein paar Tage erfordert.

Quincken: Sobald der akute schwere Zustand behoben ist, sollte mit täglicher 1–2maliger Quinckescher Hängelage für 30–60 Sek. begonnen werden, um die Abszeßhöhle jeden Tag möglichst vollkommen zu entleeren.

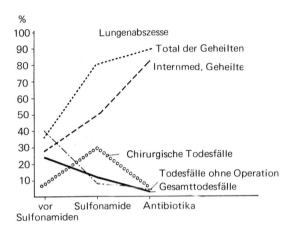

Abb. 57. *Lungenabszeß*. Auch hier ist seit Einführung der Antibiotika die Heilungsziffer der rein intern-medizinisch behandelten Fälle von 28% auf 83% angestiegen. Eine chirurgische Behandlung war nur noch in 13% der Fälle nötig. Hand in Hand damit ging auch die Gesamtletalität von früher 24% auf 4% zurück.

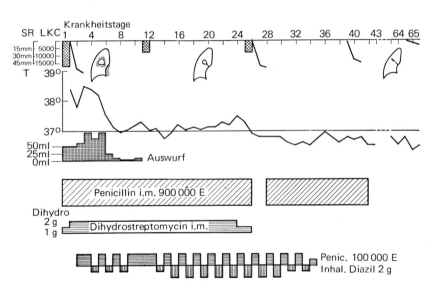

Abb. 58. *Lungenabszeß* (R. F., 43jähr. Mann, Erkrankung 1951): Weitgehende Entfieberung und Rückgang der hohen Auswurfmenge innerhalb der ersten 8 Tage. Die subfebrilen Temperaturen blieben noch einige Zeit lang weiter bestehen. Der Fall wurde kombiniert i.m. mit *Penicillin* und *Streptomycin* sowie mit Inhalationstherapie behandelt. Nach 2 Monaten hat sich die Abszeßhöhle vollkommen zurückgebildet und die Senkungsreaktion normalisiert (siehe MOESCHLIN und ONAT, Schweiz med. Wschr. 84 [1954] 607).

Bronchoskopisches Absaugen: Vor allem bei Stenosen wesentlich. Man instilliert 1–2 Min. vorher durch das Bronchoskop 3–5 ml *Acetylcystein* mit 20 ml physiol. NaCl verdünnt, wodurch das Sekret verflüssigt wird.

Operative Behandlung: Diese ist heute nur noch dann nötig, wenn die interne Behandlung nicht innerhalb 3 Wochen eine deutliche Besserung bringt.

Staphylokokkenpneumonien (und evtl. Streptokokken)

Ihr Verlauf ist besonders schwer, und es kommt dabei u. U. rasch zu einem schweren toxischen Kollaps. Am häufigsten werden Staphylokokkenpneumonien bei Kleinkindern und als Komplikationen der *Grippe* beobachtet, Therapie siehe dort, S. 672; weitere spezifische Mittel s. *Staphylokokken-Meningitis*, S. 640.

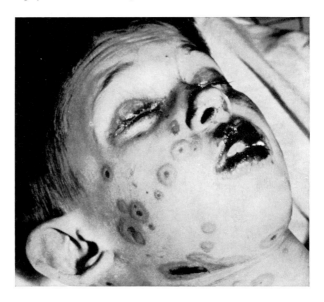

Abb. 59. Kokardenefforeszenzen. Stomatitis, schwarzborkig belegte Lippen und Conjunktivitis bei 8jährigen Knaben mit *Ectodermosis erosiva pluriorificialis* bei *Mycoplasma pneumoniae*-Infektion.

Atypische Pneumonien und Viruspneumonien

Die häufigste Form aus dieser Gruppe ist die *Mycoplasmapneumonie*, dann erst folgen die eigentlichen *Viruspneumonien*.

Für die *Grippe* und *Grippepneumonien* verweisen wir auf das betreffende spezielle Kapitel im Abschnitt Infektionskrankheiten. Die übrigen wichtigsten „Viruspneumonien" in unserem Breitengrad werden durch *Q-fever-* und *Ornithose-* (Psittakose-) Erreger ausgelöst. Bei den letzteren zeigen die *Tetracycline* eine deutliche Wirkung, siehe S. 664 ebenso beim *Eaton-Virus* und bei *Mykoplasma* (s. Abb. 59 u. S. 244).

Für die *übrigen Viruspneumonien* (Myxoviren, Parainfluenza-, Adeno-, RS-Viren etc.) sind die Erreger zum Teil noch nicht isoliert, und hier sind auch die bisher bekannten Antibiotika meistens wirkungslos oder haben höchstens einen abschirmenden Effekt. Klinisch sind einige Formen hochinfektiös und können letal verlaufen. Da

Mycoplasma

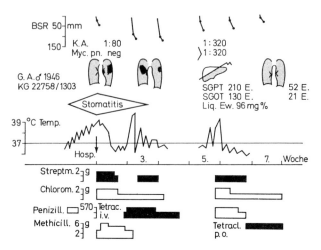

Abb. 60 Verlaufsdiagramm. Mycoplasma-pneumoniae-Pneumonie im peripheren linken Mittelfeld mit Rezidiv im rechten Mittel-Oberfeld und einem 2. Rezidiv ohne Lungenbeteiligung, jedoch mit anikterischem hepatitischem Schub und meningealem Reizsyndrom.

man aber zu Beginn nie weiß, um welche Form es sich handelt, so wird man immer ein *Breitspektrum*-Antibiotikum verwenden, z.B. ein *Tetracyclin*, evtl. zusammen mit *Novobiocin* (**Albamycin**®, **Inamycin**®). *Cave die Kombination mit Streptomycin*, da sonst die Diagnose einer möglichen Tuberkulose verschleiert wird! Für die Varizellen-Pneumonie siehe dort (*Cytosin-Arabinosid*).

Mycoplasma pneumoniae

Der Erreger der *Kälteagglutinin-positiven, primärattypischen Pneumonie* kann auch *eine Myokarditis, anikterische Hepatitis, Meningoenzephalitis* und *hämolytische Anämie* auslösen. Häufig kommt es zum Auftreten eines schweren typischen *Erythema exsudativum multiforme* oder einer *Ectodermosis erosiva pluriorificialis* (Abb. 59), die zusammen mit der Lungenbeteiligung sehr schwer und evtl. letal verlaufen können. Gehäufte Erkrankungen kommen vor allem im Militär und Internaten vor. Typisch ist der in Abb. 60 dargestellte Fall.

Nachweis: Der Erreger läßt sich evtl. im Sputum kulturell isolieren. Einfacher und praktisch wichtig ist eine positive *Komplementbindungs-Reaktion* auf *Mycoplasma pneumoniae*. Hohe Titer, über 1:80, oder ein Ansteigen desselben sind beweisend.

Therapie: Mycoplasma ist empfindlich gegen *Tetracycline*, **Vibramycin**®: 1. Tag 200 mg dann 100 mg tägl.

Lungenschock (ARDS)

Dieses Lungensyndrom, im Englischen mit Recht besser als ARDS = „adult respiratory distress syndrome" bezeichnet, ist durch eine akut auftretende schwere respira-

torische Insuffizienz gekennzeichnet. Die Schocklunge tritt klinisch nach oder im Gefolge von verschiedenen Erkrankungen oder Schädigungen auf, wie z. B.:
Schwere und langdauernde Hypotension verschiedenster Ursache (z. B. durch Blutverlust),
ausgedehnte Gewebsschädigungen (z. B. Crush-Syndrom), Fett-Embolie,
Sepsis (v. a. gramnegative!), Pneumonien, ausgedehnte Verbrennungen, schwere allergische Reaktionen (v. a. auf Medikamente),
multiple Bluttransfusionen und Transfusionsschock,
obstetrische Zwischenfälle (v. a. vorzeitige Plazentar-Lösung, Eklampsie, Embolie von Ammionflüssigkeit) nekrotisierende Pankreatitis,
Inhalation und toxische Substanzen (z. B. Rauch, Lungengifte).

Das Syndrom beruht pathogenetisch auf einer abnormen Lungen-Kapillar-Durchlässigkeit durch Schädigung der Kapillar-Endothelien, was ein interstitielles Lungenödem und eine Atelektase der terminalen Lungenabschnitte und einen arteriovenösen Shunt herbeiführt.

Pathologisch anatomisch finden sich in den Kapillaren Mikroembolien verschiedenster Ursache und ein ausgesprochen interstitielles Lungenödem.

Diagnose: Das Syndrom der Schocklunge kann durch die progressive „steife Lunge" („stiff lungs") und den arteriovenösen Shunt erkannt werden. Die steife Lunge bewirkt ein abnehmendes inspiratorisches Volumen. Bei einem inspiratorischen Druck von 10 cm H_2O wird eine normale Lunge ca. 500 ml inspirieren, d. h., es besteht eine pulmonale „compliance" von 50 ml/cm H_2O oder mehr. Fällt der Wert auf ca. 25 ml, so sind die Lungen schon sehr konsistent („steife Lunge"). Der Shunt kann durch die Unmöglichkeit, den Patienten auch mit vorübergehend 100% O_2 genügend zu sättigen, erkannt werden.

Prognose: Diese ist auch heute noch schlecht, wesentlich ist die Frühbehandlung.

Therapie:

1. *Frühbehandlung* aller verdächtigen Fälle.
2. *Behebung der Herzkreislaufstörung:* Je nach der Ursache Volumensubstitution bis ZDV 10 cm H_2O.
3. *PEEP-* (= positive and-exspiratory pressure) *Beatmung* am Respirator, d. h. tiefe Atemzüge mit langsamem Inspirium sowie einen positiven endexspiratorischen Druck einstellen.
4. *Cortison-Verabreichung:* z. B. 30 mg! Prednisolon/kg/Tag; z. B. Ultracorten-H als Tropfinfusion (besonders wichtig bei toxischer Ursache).
5. *Antibiotika-Abschirmung* je nach dem Grundleiden (s. gramnegative Sepsis S. 652, Staphylokokken-Sepsis S. 640 etc.).
6. *Low-Heparinisierung* (s. dort), um Thrombosen und Lungenembolien vorzubeugen.
7. *Lasix® Spezial*, 1 Amp. tgl., um den H_2O-Gehalt der Lunge möglichst zu senken.

Literatur: BLAISELL, F. W., R. M. SCHLOHBOHM: Surgery 74 (1973) 251. HERZOG, H.: Verhdlg. dtsch. Ges. inn. Med. 81. Kongreß. Bergmann, München 1975 (S. 436–485).

Bronchitis

Tracheobronchitis catarrhalis und mucopurulenta

Diese Formen sind häufig die Folgeerscheinung eines katarrhalischen Infektes (meistens Viren 90%, seltener Pneumokokken) der *oberen Luftwege* und kommen vor allem in den Herbst-, Winter- und Frühjahrsmonaten häufig vor. Man hüte sich aber davor, jede ,,Bronchitis" mit diesem Schlagwort abzutun, sondern es sollte immer eine genaue Abklärung vorausgehen, und auf alle Fälle müssen stets folgende Erkrankungen ausgeschlossen werden können:

1. Stauungsbronchitis (v. a. chronische)
2. Asthmoide Emphysembronchitis
3. Bronchiektasen (v. a. chronische)
4. Lungentuberkulose
5. Lungentumor
6. Mucoviscidosis; ferner ein IgA-Mangel (Schleimhaut, speziell bei Kindern).
7. Alpha-1-Antitrypsin-Mangel (Plasmaspiegel kleiner als 60 mg/100 ml Serum. (Bei 1–2% aller chron. obstruktiven Emphysematiker).

Therapie

In den ersten 2 × 24 Std. haben Expektorantien im allgemeinen noch keinen großen Sinn, da dann der trockene Husten vorherrscht. Wichtig ist in diesem Moment vor allem die:

Bekämpfung des Hustenreizes: s. S. 236.

Physikalische Mittel: Von guter Wirkung sind: Heiße Brustwickel (Prießnitz), heiße Ölwickel, Kampferwickel (10%), evtl. heißes Bad, 15 Min.

Expektorantien, sobald Schleimbildung einsetzt (gewöhnlich erst am 3. Tag): Guajakol-Glyzerinäther (**Resyl**® **plus**) [Ciba-Geigy] in Tropffl.: S. 3–4 × 25 bis 30 Tropfen tägl. **Hicoseen**® [Hommel] 3 × 30 Tropfen tägl. *Bromhexin* (**Bisolvon**®) 3 × 3–4 Tabl. tägl., evtl. 1–2 Amp. i.v.

Ferner zahlreiche Kombinationspp. wie z. B. **Makatussin**® [Makara]; **Tussalpin**® [Austria-Pan-Chem.] und Kombinationen von Expektorantien mit den hustenreizhemmenden Mitteln, z. B. **Makatussin forte**®, **Sedulon**® [Roche], **Astrosan**® [Astra], usw. *Vorsicht*, Flaschen nicht herumstehen lassen, akzidentelle Vergiftung von Kleinkindern.

Altbewährte Mittel sind die *Mixtura solvens*:

Ammon. chlorat.	5,0	
Liq. ammon. anisat.	2,5	S. 2 stdl. 1 Eßlöffel
Succ. Liquirit.	5,0	
Aquae dest.	ad 200,0	

und die *Senegalwurzel*:

Decocti radicis Senegae	15,0	
Liq. ammon. anisat.	2,0	S. 2 stdl. 1 Eßlöffel
Aq. fontis	160,0	

Die *Ipekakuanhaepräparate* verursachen häufig Brechreiz und sind daher heute größtenteils wieder verlassen worden.

Antibiotika: Bei den reinen katarrhalischen Formen ohne Fieber haben sie meistens keinen Sinn, dagegen sind sie bei allen mukopurulenten Fällen und bei längerem fieberhaftem Verlauf indiziert, weil dann sehr oft Superinfektionen mit Pneumokokken und anderen Erregern vorliegen. Am harmlosesten ist auch hier die Verabreichung von *Erythromycetin* oder eines langwirkenden *Sulfonamids*.
Bei ausgesprochen eitrigen Formen besser ein gutverträgliches *Tetracyclinpp.*, z. B. **Vibramycin**® 2× tägl. 1 Kaps. à 100 mg oder **Minocin**®, **Klinomycin**® 2× tägl. 1 Kaps. bis zur Heilung. Überwiegt der *Haemophilus influenzae*, dann heute am besten das spezifische Breitspektrum-Penicillin, *Ampicillin*, **Penbritin**®, **Binotal**® tägl. 4× 1 g.

Netzmittel: In den letzten Jahren sind verschiedene Präparate in den Handel gekommen, welche die Oberflächenspannung und Viskosität an den Schleimhäuten herabsetzen. Sie können vor allem bei „trockener" Bronchitis mit zähflüssigem Schleim günstig wirken, ferner bei *Emphysem-Bronchitis*, *Asthma bronchiale* und *Bronchiolitis*. In schweren Fällen kontinuierliche Anwendung (Plastikzelt), in leichteren intermittierend, in Form eines Aerosols (Teilchengröße sollte 0,5–2,0 µ nicht übersteigen).

Präparate: Triton WR 1339 = **Alevaire**® [Winthrop] 0,125%ig für Dauerinhalation 1–24 Std.; **Alevaire forte**® 1,25%ig für Kurzinhalation (10–20 Min.). Analog wirkt **Tacholiquin**® [Benend] 0,125% oder 1,25%.

Bronchialspülung: Bei zähem Sekret (z.B. fibrinöser Bronchitis, schwerem Asthma bronchiale) bronchoskopisch in Narkose oder starker Sedation mit Valium oder Kurz-Barbiturat i.v. nach vorheriger Überdruckbeatmung während einiger Minuten: *Spülflüssigkeit* 20 ml 0,9% NaCl-Lösung (gepuffert) plus 3–5 ml *N-Azetylzystein* und nach 1 Minute wieder absaugen.

Besondere Bronchitisformen

Akute Bronchiolitis mit Zyanose

Diese Form ist vor allem bei Kleinkindern häufig, meistens als Begleiterscheinung bei Masern, Grippe usw. Hier weist u. U. das Ansteigen des systolischen Blutdruckes auf eine gefährliche Hypoxämie hin.

Sauerstoffzufuhr! am besten in Sauerstoffzelt plus kontinuierliche *Befeuchtung*.

Kortisonpräparate: Um die Entzündung und damit auch die Schwellung der Bronchiolen herabzusetzen. Dosierung: 10 mg *Prednison* oder *Prednisolon*/kg/24 Std. p.o., oder i.m. oder i.v., z.B. **Solu-Dacortin**®, in Dtschl. **Solu-Decortin**®, **Meticortelon solubile**® usw. oder $1/5$ dieser Dosis als *Dexamethason*.

Abschirmung: Dreierkombination, z. B. *Thiamphenicol* (**Urfamycin**®, **Urfamicina**®) plus ein *Tetrazyklinpp.* (**Aureomycin**®-Sirup) plus *Sulfonamid.*

Chronische und chronisch obstruktive Bronchitis

Die häufigste Infektionskrankheit der unteren Luftwege.

Definition (American Thoracic Soc. 1962):

Husten mit Auswurf in drei aufeinanderfolgenden Monaten während mindestens 2 Jahren!

Äthiologie: Rauchen!, Staub, Infekte, asthmoide Komponente.

Als Erreger für die Superinfektion mit dann mukopurulentem Sputum kommen nach M. SPIEGEL u. A. WILD (1975, Sandoz-Kolloquien) vor allem folgende Erreger in Frage, wobei häufig eine Mischinfektion vorliegt:

H. influenza	15–90%
Diplococcus pneumoniae	11–74%
Enterobakterien	2–26%
Staphylococcus aureus	4–21%
Staphylococcus pyogenes	0– 8%
Pseudomonas aeruginosa	1– 4%

Im Spital kann durch eine Untersuchung des *Trachealpunktats* eine sichere bakteriologische Untersuchung und ein Antibiogramm durchgeführt werden. Die Untersuchung des *Sputums* ist durch Verunreinigung der Mundflora wenig aussagekräftig.

Trockene Form: Hier zeigt Jodkali eine gute Wirkung, 3× tägl. 0,1–0,3 g, z. B. Natr. jodat. 10,0/200,0 (S. 3× tägl. 1 Eßlöffel). Bei längerer Verabreichung ist auf evtl. Jodüberdosierungserscheinung zu achten (Tachykardie, Aufgeregtheit, Tremor). Sehr günstig wirkt hier oft in hartnäckigen Fällen auch ein Klimawechsel: Hochgebirge, Italien, Marokko. Antibiotika-Therapie. evtl. intermittierend, siehe folgenden Abschnitt. **Rauchverbot!**

Mukopurulente Form: Solche Patienten sollten während der gefährlichen Jahreszeit (oder evtl. sogar das ganze Jahr) abgeschirmt werden. Hierfür hat sich neuerdings das in Europa bestens eingeführte Kombinationspräparat eines *Sulfonamids* mit einem neuen Chemotherapeutikum, *Trimethoprim*: **Bactrim**® [Roche], **Eusaprim**® [Wellcome] tägl. 2× 1 Tabl. forte bewährt. Teurer sind die oral verabreichbaren Antibiotika, wie *Ampicillin* (**Penbritin**®, **Binotal**® tägl. 4× 1 g) oder das Kombinationspräparat **Sigmamycin**® 3× 1 Kaps. tägl. Besonders wichtig bei Bronchiektasen, Mucoviscidosis und Alpha 1-Trypsinmangel.

Bei akuter Exazerbation während drei Wochen:

a) *Breitspektrum-Penicilline*: Als erster Schritt Versuch mit **Penbritin**®, **Binotal**®, **Amfipen**® u. a. s. Penicillin-Kapitel.

b) *Tetrazykline*: Als zweiter Schritt **Vibramycin**®, **Minocin**®, **Sigmamycin**® u. a.

c) *Sulfamethoxazol-Trimethoprim:* **Bactrim**®, **Eusaprim**®: 2× 2–3 Tabl. für 1–2 Wochen, dann 2× 1 Tabl. für 4 Wochen.

Bei Resistenz kann auch mit *Cephalosporinen* versucht werden (z. B. **Keflex**®, **Ceporexin**®). Bei *H. influenza* auch *Thioamphenicol* (**Urfamycin**®) aber nur für 6–8 Tage. **Nie Chloramphenicol (Chloromycetin**®**), da hier lebensgefährlich!** (s. dort).

Kombination mit evtl. Lungenstauung: Bei älteren Leuten denke man auch immer an die Kombination mit einer evtl. erst später hinzukommenden Lungenstauung. Oft verschwinden dann durch eine Behandlung mit *Herzglykosiden* die bronchitischen Erscheinungen sofort! **Keine Saluretika**, da sie zur **Eindickung des Sekrets** führen!

Physiotherapie: Drainagelagerung, Vibrationsmassage, *Bird-Beatmung* und Atemgymnastik.

Cave Beta-Blocker, da sie oft die leichte asthmoide Komponente durch Konstriktion der Bronchiolen verstärken!

Chronische Emphysembronchitis

Hier ist meistens auch eine leichte asthmoide Komponente vorhanden, und es empfiehlt sich die von HADORN und anderen vorgeschlagene „Mixtura antibronchasthmatica":

Rp. Succ. Liquirit. solut.
Kalii bromati	aa	10,0 ⎫
Kalii jodati		0,5–5,0 ⎪
Chlorali hydrati		3,0–5,0 ⎬ S. 3–5 × tägl. 1 Eßlöffel
Ephedrin. hydrochl.		0,2 ⎪
Aquae	ad	200,0 ⎭

Für Fälle, bei denen die *asthmoide Komponente* im Vordergrund steht, siehe *Asthma-bronchiale-Kapitel*, S. 253.

Bronchitis fibrinosa

Tetracyclin-Derivate, z. B. **Vibramycin**® oder **Minocin**®, **Klinomycin**®: Die Erkrankung spricht im allgemeinen gut auf diese Mittel an.

Streptokinase und -dornase: Die Verabreichung der p.o. **Varidase-buccal**® [Lederle], *Dosierung*: 2–4 × tägl. 1 Tabl., zur Verflüssigung des zähen Sekrets kann versucht werden, wenn auch die klinische Wirkung umstritten ist. (s. a. Exspektorantien S. 246)

Bronchial-Spülung siehe S. 247.

Bronchiektasen

Eine genaue diagnostische Abklärung mit Bronchographie und Bronchoskopie beider Seiten sollte immer durchgeführt werden.

Operative Behandlung (Lobektomie):

Mit der Indikation hierfür ist man vorsichtig geworden, da man heute mit der konservativen Therapie viel erreicht. Indiziert ist die Operation bei *einseitigen Fällen mit 2 befallenen Segmenten* (nur 1 Lungenflügel befallen). Immer beidseitige Bronchoskopie und getrennte Spirometrie.

Chemotherapie

Die Prognose und Arbeitsfähigkeit der Bronchiektatiker ist durch die heutige Chemotherapie ganz wesentlich verbessert worden.

Bronchiektasen

Akute Schübe: In solchen Fällen beginnt man vorteilhaft mit einer Zweierkombination eines *Tetracyclinpräparates*, z. B. **Vibramycin**® 2 × 1 Kaps. tägl. mit einem langwirkenden *Sulfonamid* (**Dosulfin**®, **Madribon**®, **Orisul**® usw.), tgl. 2 Tabl. für 5–6 Tage, dann Wechsel auf *Ampicillin* (**Binotal**®, **Penbritin**®) 4 × 1 g tägl., oder auch mit **Bactrim**®, **Eusaprim**® siehe auch oben bei „Chron. Bronchitis".

Dauertherapie

Tetracyclinabschirmung: Früher hat man in Anbetracht der Resistenzentwicklung von einer Dauertherapie eher abgeraten. Es hat sich aber gezeigt, daß die Resistenzentwicklung der Hämophilus-Influenzabakterien relativ harmlos ist, da sie keine starke Virulenz zeigen. *Sehr wichtig ist aber die Ausschaltung der immer wieder dem Pharynx- und Larynxraum erfolgenden Superinfekte mit Pneumokokken*, die man durch eine *dauernde Tetracyclinverabreichung*, z. B. **Vibramycin**® 1 Kaps. tägl., vermeiden kann. Das gleiche gilt für das *Ampicillin* (**Binotal**®, **Penbritin**®) 3–4 × 1 g tägl. Um der durch den Ausfall der Darmbakterien evtl. sich entwickelnden B-Avitaminose entgegenzuwirken, gibt man zusätzlich täglich 2–3 Messerspitzen Hefe. Mit dieser Dauertherapie haben wir bei vorher immer wieder rezidivierenden Fällen sehr gute Erfolge gesehen. Das gleiche gilt auch für stets wieder rezidivierende Fälle schwerer *Emphysembronchitiden* und bei Patienten mit *stenosierender chronischer Bronchitis*.

Sekretverflüssigung: Mit *Guajakolderivaten* (**Resyl**® **plus**), *Bromhexin* (**Bisolvon**®) und Inhalationen zur Befeuchtung der Bronchialwege mit Ultraschall-Vernebler.

Täglich zweimalige Sekretentleerung durch „Quincken": Je 1 Min. am Morgen und Abend.

Behandlung der Komplikationen

Pneumonie und Lungenabszeß: Gleiche Therapie wie im entsprechenden Kapitel, S. 235 und 241, hier sind die Breitspektrum-Antibiotika infolge der fast immer vorhandenen Mischinfektion von Anfang an vorzuziehen.

Blutungen: Vor allem bei den „*Bronchiectasies sèches*", sind relativ selten und kommen meistens von selbst zum Stehen, neigen aber zu Rezidiven, siehe im übrigen Hämoptoe-Kapitel, S. 262. Man erwäge auch immer die Möglichkeit des Vorliegens eines *Bronchusadenoms*. Bronchoskopie im Intervall!

Gehirnabszesse: An die Möglichkeit einer solchen Komplikation muß man denken, wenn zentrale Störungen auftreten. So erinnere ich mich an einen Fall, der immer wieder Jacksonsche epileptische Anfälle hatte, der lange als genuine Epilepsie verkannt wurde und bei dem schließlich mit Erfolg ein abgekapselter, alter Gehirnabszeß operiert werden konnte.

Amyloidose: Kann schließlich als Folge der immer wieder rezidivierenden Infekte auftreten, ist aber sehr selten.

Chronisches Lungenemphysem

Das Lungenemphysem ist heute viel häufiger als Folgeerscheinung einer *chronischen Bronchitis* aufzufassen und weniger als rein konstitutionelle Erkrankung, wie dies früher häufig vertreten wurde. Hierüber haben gerade die arbeitsmedizinischen Untersuchungen der letzten Jahre mit dem viel häufigeren Auftreten des Emphysems in staubreichen Betrieben und bei zu chronischer Bronchitis führenden Reizgiften (Kadmium usw.), wie auch die vermehrte Entwicklung von Emphysemen bei chronischen Rauchern, Aufschluß gebracht.

Prophylaxe: Vermeiden von *Staub* und reizenden Substanzen (evtl. Wechsel des Arbeitsplatzes). *Sistieren des Rauchens!* Gerade das letztere ist sehr wichtig, aber oft am schwierigsten zu erreichen.

Prophylaxe: Vermeiden von Staub und reizenden Substanzen (evtl. Wechsel des Arbeitsplatzes). Sistieren des Rauchens! Gerade das letztere ist sehr wichtig, aber oft am schwierigsten zu erreichen.

Behandlung der chronischen Bronchitis und Bekämpfung einer evtl. bronchospastischen Komponente:

Bei chronisch rezidivierender mukopurulenter Bronchitis: Antibiotikatherapie siehe vorheriges Kapitel.

Bei asthmoider Komponente: Gut wirkt die oben erwähnte *Mixtura antibronchasthmatica*. *Atropinpräparate* sind wegen der Eindickung des Bronchialsekrets *streng kontraindiziert*. Überwiegt die *asthmatische Komponente* und bringen die übrigen Maßnahmen keine Besserung, so ist u. U. ein *Versuch mit Beclamethason* erlaubt, siehe Asthma bronchiale. Oft genügen dann hier relativ kleine Dosen, d. h. z. B. 3–4 × 2 Hübe (Tascheninhalator) **Aldecin**®, **Viorox**®, evtl. in Kombination mit B-2-Stimulatoren, **Ventolin**®, **Bricamyl**® ebenfalls in Tascheninhalatoren. Nicht zu verwechseln mit den *streng kontraindizierten β-Blockern*.

Vergrößerung des Atemvolumens: Günstig wirkt die Atemgymnastik durch hierfür geschulte Therapeuten. Speziell zu empfehlen ist der **Bird-Apparat**: Anwendung $1/4$ bis $1/2$ Std. pro Tag und später 2–3 × pro Woche; auch *Monaghan-Respiratoren* [Sandoz] im Sinne der *assistierten Überdruckbehandlung*, s. Asthma bronchiale.

Reduktion des O_2-Verbrauchs: Schonung, Aussetzen der Arbeit, in schweren Fällen evtl. länger dauernde, teilweise oder völlige Bettruhe, wodurch manchmal schon eine weitgehende Besserung eintreten kann.

Evtl. Behandlung der respiratorischen Azidose (Globalinsuffizienz): *Azetazolamid* = **Diamox**® [Lederle] (siehe auch Kapitel Diuretika, S. 104) bewirkt eine Senkung des CO_2-Gehaltes im arteriellen Blut und der CO_2-Spannung in den Lungenalveolen.

Dosierung: 250 mg (= 1 Tabl.) bis 375 mg pro die p.o.; oder manchmal besser ertragen 500 mg tägl. für 3 Tage und am 4. Tag Pause usw., bis sich die CO_2-Spannung normalisiert hat.

Behandlung der pulmonalen Hypertonie: siehe „**Cor pulmonale**", S. 258.

Vorsicht mit der Sauerstofftherapie im Gegensatz zu der harmlosen O_2-Therapie bei allen Zuständen, in denen die Hypoxämie mit einer normalen CO_2-Spannung kombiniert ist (Herzinsuffizienz, Asthma bronchiale, Lungenödem). *Sie ist aber dort gefährlich, wo sich eine Hypoxämie mit einer chronischen respiratorischen Azidose (schweres Emphysem, Schlafmittelvergiftung) kombiniert, da hier die Atemregulation nicht mehr über das Atemzentrum erfolgt* (weil dieses durch die Hyperkarbämie gelähmt ist), *sondern über das Glomus caroticum.* Wird in solchen Fällen ein Übermaß an O_2 angeboten, so entfällt die Steuerung der Respiration u. U. vollkommen, und dies führt zur Verlangsamung und einer sehr oberflächlichen Atmung mit periodischer Apnoe, mit Verschlimmerung der Azidose und evtl. schließlich durch CO_2-Narkose zu Delirien und Koma. **Der Sauerstoff ist also in solchen Fällen nur verdünnt und mit Vorsicht zu verabreichen!**

Cave Morphiate bei der Dyspnoe der Emphysematiker: Hier kann es durch die verminderte Atmung und dadurch ausgelöste CO_2-Anhäufung zu einer Atemlähmung kommen.

Herztherapie: Das rechtshypertrophische *Cor pulmonale* spricht im allgemeinen besser auf *Digitalispräparate* (z. B. *Azetyldigitoxin*) an als auf *Strophanthusderivate*. Wichtig ist bei der häufigen Rechtsinsuffizienz auch die Flüssigkeitseinschränkung, evtl. kombiniert mit *Chlorothiazidpräparaten*, Einzelheiten siehe im Herzkapitel.

Reduktion einer eventuellen Adipositas: Strenge, kalorienarme Kost über längere Zeit zur rigorosen Abmagerung, da jedes überflüssige Kilogramm das Herz zusätzlich überlastet (siehe Kapitel Adipositas S. 531), Reduktion auf 800 Kalorien.

Bei schwerer Zyanose: Hier versagen die üblichen Analeptika. Eine gewisse Wirkung zeigt *Prethcamid* (**Micoren**® [Ciba-Geigy]) 1–2 Amp. à 225 mg i.m. Besser als Tropfinfusion, wobei auf 250–500 ml 6–10 Amp. d. h. 1350–2250 mg kommen und innerhalb ca. 6–8 Std., infundiert werden. Wiederholung wenn nötig 4–8 stdl. Die stärkste Wirkung hat *Amiphenazol* (**Daptazole**®, in Dtschl. **Daptazile**®), Dosg. für akute Fälle 150 mg i.v., evtl. Wiederholung i.m. Der Effekt ist oft verblüffend, indem eine Senkung der CO_2-Spannung und eine Erhöhung des pH in sehr kurzer Zeit erreicht werden kann. Für schwere Fälle als **Daptazole**®-*Tropf:* 6–8 Amp. pro 250–500 Lävuloseinfusion für 6–8–10 Std.

Asthma bronchiale

Bei Patienten mit Asthma liegt immer eine ausgesprochene vegetative Labilität vor, wobei es sich meistens um ausgesprochene Vagotoniker und Allergiker handelt, die evtl. auch zu anderen allergischen Erscheinungen wie Heufieber, Ekzem, Neurodermitis usw. neigen. Die asthmatischen Schübe können dabei sowohl durch exogene Faktoren (Staub, katarrhalische Infekte) oder auch durch psychische Faktoren verstärkt werden. Leider handelt es sich nur in Ausnahmefällen um eine Sensibilisierung auf ein einzelnes isoliertes Antigen (z. B. Pferdestaub bei Pferdewärtern), sondern häufig um eine polyvalente Sensibilisierung auf die unterschiedlichsten Antigene, wie verschiedene Pollen, Hausstaub usw., sowie auch auf Bakterienallergene, d. h. endogene Allergene (Sinusitis, Bronchitis usw.).

Allgemeine therapeutische Maßnahmen

Bekämpfung der exogenen Allergene: Höhenkur, Aufenthalt am Meer, evtl. Berufswechsel (z. B. bei Asthma der Bäcker, der Pferdewärter, der Arbeiter, die Bettfedern oder Roßhaare (Matratzen-, Polsterfabriken), oder Schreiner, die tropische Hölzer verarbeiten). *Unbedingtes* **Verbot des Rauchens!**

Sanierung des Schlafzimmers: Schaumgummi-Matratzen, Kissen mit Kunststoffüllungen, Nylon-Wolldecken. Cave Bodenwachs. Cave Primula japonica. Während der Pollenzeit Schlafzimmerfenster schließen!

Bekämpfung der endogenen Allergene: Hier sind zu nennen: Chronische Bronchitiden, infizierte Bronchiektasen, chronische Sinusitiden, Zahngranulome. In solchen Fällen Herdsanierung, u. U. auch eine längere Antibiotikabehandlung (siehe im Kapitel Bronchitis und Bronchiektasen).

Cave vor der Anwendung von β-Blockern (Herz, Hypertonie), da diese schwere Anfälle auslösen können.

Desensibilisierungstherapie

Die spezifische Desensibilisierung hat uns bis jetzt meistens enttäuscht. Die Haut-Allergenteste sind leider nicht immer zuverlässig. Der Hauttest kann völlig negativ sein, wobei aber die Schleimhaut dennoch überempfindlich ist, doch ist die Probe bei spezifischen Allergenen (Pollen, Pferdehaaren) häufig positiv. Meistens entwickelt sich nach einer anfänglich univalenten später eine polyvalente Sensibilisierung, so daß die spezifische Desensibilisierung nicht mehr durchführbar ist oder nur einen vorübergehenden Erfolg bringt.

Spezifische Desensibilisierung: Mit ansteigenden kleinen Dosen i.c., zu Beginn mit 1:100000 der Allergenlösung von Gräser-, Linden-, Kastanienpollen usw. Solche Allergenlösungen sind im Handel beziehbar (amerikanische, englische und holländische [H.A.L., Haarlem] Präparate).

Für evtl. Schockerscheinungen *Adrenalin* bereithalten, 1 mg, plus i.v. Cortisonpp.

Man steigt mit der Dosis langsam und bleibt beim Auftreten von Asthmaerscheinungen auf der gleichen Dosis stehen, bis allmählich eine Gewöhnung eintritt und auch die spontanen Anfälle verschwinden.

Dinatriumcromoglykat **Lomudal**®, in Dtschld., **Intal** [Fisons]: Zur Verhinderung der Histamin- und Bradykininfreisetzung aus den Mastzellen bei Patienten mit gesichertem allergischen exogenen Asthma meist erfolgreich. *Wirkt aber nur, wenn es vor dem Kontakt mit dem Allergen angewandt wird* (vor dem Anfall!), im Anfall wirkungslos. Substanz schwer löslich, daher Inhalation durch „Spinhaler". Dosierung: Tgl. 4 × 1 Kps. à 20 mg inhalieren. 20% der Patienten ertragen das Mittel zufolge lokaler Reizwirkung nicht. Analog wirkt **Ketotifen**® *Zaditen*: Tgl. morgens und abends 1-2) Kps., aber ebenfalls nur prophylaktisch.

Psychische Hygiene: Diese ist bei der psychischen Labilität vieler Asthmapatienten sehr wesentlich.

Asthma bronchiale

Symptomatische Therapie

A. Leichtere akute Anfälle (Dosis immer individuell einstellen!)

1. *Theophyllinderivate* (**Purophyllin®**, **Neophyllin®**, in Dtschld. **Euphyllin®** usw.) langsame i.v. Injektion. 10 ml, d. h. 0,5 g bringt hier oft rasche Erleichterung. Genügt dies nicht, so versucht man noch die stärker wirkende Kombination von: *Nicaethamid* = **Coramin®** 2 ml plus ein *Theophyllinderivat* 10 ml langsam i.v.

2. *β-2-Stimulatoren*: *Salbutamol* = **Ventolin®**, **Sultanol®** Tabl. und Spray. Heute wohl eines der besten Mittel für den Patienten zur Kupierung des akuten Anfalls durch Inhalation mit dem Taschenspray. Weniger Nebenwirkungen auf das Herz als die Adrenalinderivate (**Aludrin®**, **Alupent®** etc., s. u.). Genügend hoch dosieren: 4 × 4 mg **Ventolin®** p.o. Oder das noch stärkere *Terbutalin* (**Bricanyl®**) 1–3 Tabl./Tag.

3. **Adrenergische Stoffe** (heute, falls wirksam, besser durch die obigen *β-2-Stimulatoren* zu ersetzen, da dort keine Wirkung auf Herz!)

    a) **Aludrin®**- *oder* **Alupent®**-*Inhalationslösung* [Boehringer] (Tascheninhalatoren aus Plastik). Im Anfall ½–1 ml der Stammlösung inhalieren.

    Evtl. empfiehlt sich die Kombination mit einem Netzmittel (z.B. plus 4 ml **Alevaire®** [Winthrop], **Tacholiquin®** [Benend], **Fluimucil®** [Inpharzam] etc.).

    b) **Micronefrin** (ein razemisches Adrenalin) z.B. 5 Tropfen der 2,2%igen Lösung zusammen mit 3 ml 2,4%igem Aminophyllin oder alternierend mit 3 ml **Fluimucil®** 10%ig, inhalieren. (Micronefrin muß im Dunkeln aufbewahrt werden!)

    c) **Neo-Efrodal®** [Siegfried]: Ein Kombinationspräparat (Tabl. à Theophyllinderivat 0,25, Magnopyrol 0,18, Atropinder. 0,1 mg, einem Spasmolytikum 0,025 und Phenobarbital 0,02). *Dosierung*: tägl. 3 × 1–2 Tabl.

    Die Ampullen zu 2 ml haben ungefähr die gleiche Zusammensetzung. 1 Ampulle kann i.v. oder i.m. verabreicht werden, ist aber intravenös deutlich wirksamer.

4. **Anticholinergikum**: Als Aerosol: *Ipratropium-Bromid* = **Atrovent®** potenziert die Wirkung der *β-2-Stimulatoren*. *Dosierung*: 3–4mal tägl. 1 Hub, im Anfall 2–3 Hübe am besten alternierend mit 1–2 Hüben **Ventolin®** alle 3–4 Std. evtl. plus **Aldecin®** (Cortison-Aerosol), s. u.

5. **Cortisonpräparate**: In den leichten Fällen oral heute nicht mehr nötig, doch in der *akuten Phase* meistens noch nötig (siehe unter *B*). Bei den leichten Fällen beginnt man neben der obigen *Aerosol-Therapie* mit der folgenden Inhalations-Therapie:

Beclomethasondipropionat-Inhalationen: Ein *sehr großer Fortschritt in der Asthmabehandlung*. Diese Cortisonderivate wirken nur lokal auf der Bronchialschleimhaut und werden praktisch nicht resorbiert. *Dadurch fehlen bei Langzeittherapie die Nebenwirkungen!*–Präparate **Viarox®**, **Aldecin®** [Schering USA], **Sanasthmyl** [Glaxo], **Becotide®** [Glaxo].

Dosierung: Mittlere Dosis 2 Hübe des Tascheninhalators dreimal tägl., d. h. 50 µg pro Hub = 300 µg tägl. In schweren Fällen maximal bis 4 Hübe dreimal tägl. = 600 µg. Bei Besserung 200 µg tägl. Bei **Kindern**: 1–2 Inhalationen 50–100 µg 2–3 × tägl. **Diese Therapie kann bei chronischen Fällen ohne weiteres dauernd fortgeführt oder beim Wiedereinsetzen der Symptome wieder aufgenommen werden.** Die frühere orale oder parenterale Dauertherapie mit Kortikosteroiden und ihre Nebenwirkungen lassen sich dadurch weitgehend vermeiden. *In schweren Fällen unwirksam, dort*

Asthma bronchiale

immer mit einer oralen oder parenteralen Cortisondosis beginnen (s.u.) und bei Besserung Übergang auf **Aldecin**®. *Immer mit Salbutamol* (**Ventolin**®) *kombinieren*!

6. **Sauerstoff:** (3 Lit./Min.)

   Assistierte Beatmung siehe unter B!

7. **Netzmittel:** Superinon (**Tacholiquin**®) als Spray oder Aerosol, s. S. 247.

8. **Mukolytika:** s. bei Bronchitis S. 246, z. B. *Bromhexin*, **Bisolvon**®, i.v. oder oral.

9. **Sedativa:** siehe unter B!

10. **Abschirmung** vor allem bei Temperaturen mit *Breitspektrum-Penicillinen*.

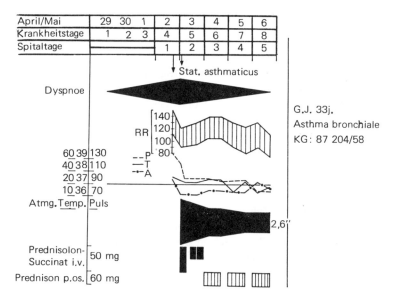

Abb. 61. *Asthma bronchiale, Status asthmaticus* (G.J., 33jähr. Mann, KG 87204/58): Seit 15 Jahren rezidivierende Schübe von Asthma bronchiale. Am 29. April 1958 erneuter Schub mit Steigerung bis zum Status asthmaticus am 2. Mai, weshalb um 22 Uhr die Klinikeinweisung erfolgt. Wegen früherer Magendarmblutung bei Ulcus duodeni wird vorerst auf *Prednison* und *Prednisolon* verzichtet. Am 3. Mai, morgens 2 Uhr, erreicht der Status ein lebensbedrohliches Ausmaß, weshalb mit *Prednisolonsuccinat* (**Solu-Dacortin**®) i.v. begonnen wird. 1 Std. später deutliche Abnahme der Intensität des Status, desgleichen Zurückgehen der Tachykardie, subjektiv deutliche Linderung der Beschwerden. Innerhalb 24 Std. Zurückgehen der anfänglich 6 Sek. betragenden Exspirationslänge auf 4 Sek., parallel dazu Besserung der Dyspnoe. 4 Tage nach Therapiebeginn außer vereinzelten nichtklingenden, trockenen Rasselgeräuschen vollkommen freie Atmung. Keine Komplikationen von seiten des Magen-Darm-Traktes.

B. *Schwere Anfälle und Status asthmaticus*

1. **Sauerstoff:** 3 Lit./Min. durch Nasensonde.

Hier kommt man mit den obigen Mitteln meistens nicht zum Ziel, und die Therapie der Wahl für diese schweren und u. U. lebensbedrohlichen Fälle ist heute die parenterale *Kortikosteroidtherapie*, die innerhalb einiger Stunden Erleichterung bringt (Abb. 61).

2. *Prednisolonsuccinat* (nicht -azetat, da zu langsam wirkend!) oder *Prednisolonphthalat* (**Solu-Dacortin**®, in Dtschl. **Solu-Decortin**®, **Ultracorten-H**® usw.) sofort 1. Tag 150 bis 300 mg i.v., dann 2. Tag 150 mg Prednison p.o., darauf allmählich auf Erhaltungsdosis abbauen (Abb. 61). Bei lebensbedrohlichen Fällen kann man die Initialdosis u.U. bis auf 500 mg erhöhen, wobei man alle 30 Min. 100 mg i.v. verabreicht.

Dexamethason: $1/5$ der obigen Dosis. *Hydrocortison*: 5fache obige Dosis.

Das ACTH ist infolge seiner NaCl- und H_2O-Retention nicht so geeignet, da es sich ja häufig um Patienten mit einer beginnenden Herzinsuffizienz handelt (Abb. 62).

3. *Sedativa*: *Chloralhydrat*: Beim Status asthmaticus haben 1–2 g p.o. oder 2–3 g als Klysma oft eine günstige Wirkung. Oder *Chlorpromazin* oder *Diazepam* (**Valium**®) 10–20 mg i.m. (**Largactil**®, **Megaphen**®) 25 mg. **Natriumbikarbonat-Infusion**: Beim Versagen von Adrenalin- und Cortisonpp. bringt die intravenöse Infusion von 100 ml einer 0,9 mol. Lösung = 88 mval *innerhalb 5 Minuten* und Wiederholung nach 10 Minuten oft einen schlagartigen Erfolg. Wir können dies aufgrund eigener Beobachtungen bestätigen.

4. **Assistierte Beatmung**: Steigt pCO_2 über 60 mm Hg oder kommt es zu Bewußtseinstrübung, dann muß **maschinell beatmet** werden (orotracheale Intubation, dann Beatmung mit Ruben-Beutel, dann durch *Respirator*). Sobald gebessert, extubieren. Nasenklemme, 2 Lit. O_2: Inspirat. Druck am Bird 20–25 cm Wasser; niedriger Flow, um hohes Atemvolumen (10–12 Lit.) zu erreichen, plus *Aerosol* (2 ml **Tacholiquin**® + 2 ml **Bisolvon**® + 5 Tropfen **Ventolin**®).

5. **Bronchialtoilette**: Wiederholte Instillation von 10 ml isoton. NaCl-Lösung + 3 ml N-Acetylcystein (**Fluimucil**®) in den Trachealtubus. Nach 5–10 min gründlich absaugen, wobei sehr viel zäher Schleim abgesaugt werden kann, und die Atmung sich schlagartig bessert.

6. *Dauertropf* mit je 3 Amp. **Ventolin**® und *Euphyllin*/Lit/12 Std.

7. Evtl. **Atemanaleptika: Daptazole**®, **Daptazile**® 50 mg i.v. + 1 Amp. **Micoren**® wiederholen, wenn nötig.

C. Chronisches Asthma bronchiale

Wenn die eingangs erwähnten allgemeinen Maßnahmen nicht zum Ziele führen (Bekämpfung der Allergenquellen, u. U. Desensibilisierung), so versucht man zuerst eine kombinierte sedative, sympathikotone und vagodepressorische Behandlung. Hierfür stehen zahlreiche Kombinationspräparate zur Verfügung. Am besten bewährt hat sich uns hiervon das folgende Präparat (Zusammensetzung s. oben):

1. *Beclamethasonpp.*, siehe unter A 5: **Aldecin**®, Sanasthmyl (s. S. 254) in Kombination mit:

2. **β-2-Stimulatoren**: siehe unter *A*. (**Ventolin**®, **Sultanol**®).

3. *Mixtura antibronchasthmatica* v. a. für leichte Fälle s. S. 249.

Asthma bronchiale

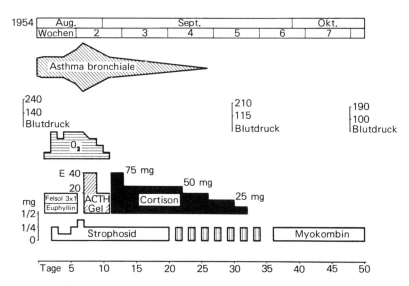

Abb. 62. *Lebensrettende Wirkung der Kortikosteroide bei schwerstem Status asthmaticus* mit einer Hypertonie von 240 und beginnender Rechts- plus Links-Herzinsuffizienz (73jähr. Frau, KG 74790/56): Der lebensbedrohende Zustand kann durch ACTH- und anschließende *Cortisontherapie* behoben werden. Spätere Rückfälle reagieren ebenfalls wieder auf ACTH. Seit April 1955 Erhaltungsdosis mit 10–15 mg *Prednison* tägl. Heute hätte man der Patientin zu Beginn durch eine zusätzliche Injektionsbehandlung mit Hypotensiva (z. B. *Dihydralazin*) in bezug auf die Herzüberlastung noch rascher helfen können.

Wirken diese Mittel nicht genügend und treten immer wieder schwere Anfälle auf, die die Arbeitsfähigkeit und den AZ des Patienten ungünstig beeinflussen, so geht man auf die Kortikosteroidtherapie über.

4. **Kortikosteroidtherapie:** Diese vermag Ausgezeichnetes zu leisten, man muß sich aber dabei bewußt sein, daß man damit dann eventuell als Dauertherapie jahrelang weiterfahren muß (vor allem bei älteren Leuten). Es sollten vorher unbedingt alle anderen therapeutischen Möglichkeiten versucht worden sein. Wichtig ist auch die Beachtung der Vorsichtsmaßnahmen, Nebenwirkungen sowie der Kontraindikationen (früheres Ulkus usw.). Näheres hierüber siehe im Cortisonkapitel, S. 550. Wichtig ist (ebenso wie beim chronischen Ekzem) eine *relativ hohe Initialdosis und sobald die Wirkung einsetzt der Übergang auf die Inhalation von Beclomethasonpropionat* (s. S. 254), das nicht resorbiert wird und frei von Nebenwirkungen ist.

a) *Prednison, Prednisolon:* 60 mg p.o. tägl. (*Dexamethason* $1/5$ dieser Dosis) und nur allmählicher vorsichtiger Abbau nach Verschwinden der Asthmaerscheinungen, und erst 4–5 Tage nach Beginn der **Aldecin®** (Sanasthmyl®)-Inhalationen. Häufig kann dann mit diesem ungefährlichen Inhalationspräparat fortgefahren werden, evtl. in Kombination mit 3 × 1–2 Tabl. **Neo-Efrodal** und evtl. **Ventolin®** (Sultanol®)-Inhalationen oder einem anderen Asthmolytikum. *So kann man heute einerseits die evtl. gefährlichen Nebenwirkungen (Ulkus, Osteoporose etc.) einer chronischen parenteralen oder oralen Cortisontherapie vermeiden und andererseits*

Cor pulmonale

die Entwicklung des fatalen Emphysems bei den chronischen Asthmafällen vermeiden.

b) *Depotpräparate*: Solche haben sich nach unseren eigenen Erfahrungen für die schweren chronischen Fälle sehr bewährt. Durch das kontinuierliche Freiwerden einer kleinen Menge des Kortikosteroids braucht man viel kleinere Dosen, so daß auch weniger Nebenwirkungen auftreten. Der Patient kann die intramuskuläre Injektion selbst durchführen. In der Regel benötigen chronische Fälle zwei Injektionen pro Woche, z.B. Dienstag und Freitag. Evtl. kommen die Patienten später mit 1 Injektion pro Woche aus.

Präparate: z.B. **Celestone-Chronodose**® (ein Depot-Betamethason) [Schering, USA], Amp. à 3 mg, **Celestanβ-Depot** [Byk-Essex].

5. *Bird-Apparat, Atemgymnastik*: Gute Wirkung, siehe Emphysem.
6. *Psychotherapie*: In vielen Fällen sehr wichtig beim Vorliegen von Konfliktsituationen in Familie oder Beruf.
7. *Behandlung einer evtl. vorliegenden Herzinsuffizienz*: In leichteren Fällen **Cedilanid**® (geringerer Vaguseffekt, der hier ungünstig ist, als *Digitoxinpräparate*), in schweren Fällen aber bei ausgesprochener Rechtsinsuffizienz besser *Azetyldigitoxin* = **Acylanid**®, bei Linksinsuffizienz (z.B. bei gleichzeitiger Hypertonie) mit Vorteil ein *Strophanthuspräparat*, z.B. **Strophosid**®, **Kombetin**®, bei tachykardem Flimmern *Azetyldigitoxin* = **Acylanid**® oder **Digilanid**®, Näheres siehe Herzkapitel.
8. *Klimakuren* (Höhen- oder Meeresklima): Können sich durch die staubfreie, pollenarme Luft, verbunden mit einer gezielten therapeutischen und psychischen Betreuung des Patienten durch einen geschickten Arzt, sehr günstig auf den Verlauf des chronischen Asthma bronchiale auswirken.
9. **Rauchverbot**: Jede zusätzliche Staubbelastung und Reizung der Schleimhäute verschlimmert die Anfälligkeit, und so sollte auch das Rauchen unbedingt abgestellt werden.

Cor pulmonale

Diese *rechtsventrikuläre Herzinsuffizienz* bei chronisch obstruktiven Atemwegserkrankungen mit pulmonaler Hypertonie geht häufig mit einer zunehmenden respiratorischen Azidose einher. Klinisch besteht eine ausgesprochene Zyanose, Tachykardie, Halsvenenschwellung mit Hepatomegalie und Ödemen. Als Ursache einer akuten Verschlimmerung fahnde man vor allem nach einem interkurrenten bronchogenen Infekt. Die häufigsten Grundleiden sind Emphysem, chronisches Asthma bronchiale, Silikose, Morbus Boeck, Pulmonalsklerose u.a. Klinisch besteht immer eine respiratorische Insuffizienz (s. S. 233) mit einem pO_2 unter 70 mm Hg und einer Hyperkapnie pCO_2 über 45 mm Hg. Im EKG Zeichen einer Rechts-Überlastung.

Therapie: Die schweren Fälle gehören unbedingt auf eine Intensivstation.

A. Behandlung der Lungeninsuffizienz

1. **Überwachte O_2-Therapie**: 2–4 Lit./Min. *Cave Überbehandlung*, da dann *evtl. zentrale Atemdepression* und Verschlechterung evtl. mit Benommenheit und CO_2-Narkose! pO_2 um 60 mm Hg halten, Atem-Frequenz überwachen!

Cor pulmonale

Richtlinien: 2 Lit./Min. ergeben 25% O_2-Luftmischung, 4 Lit./Min. = 35%. Für die leichteren Fälle genügen 2 Lit./Min.

Oberste Grenze: Für *Langzeitanwendung 50% O_2 nie überschreiten* (Alveolar-Schädigung!). *Für kurze Zeit maximal 60% erlaubt.*

2. **Stimulation des Atemzentrums:** 20–40 mg **Daptazol** i.m. hat die stärkste Wirkung. In leichteren Fällen **Aminophyllin** 4 bis 6stündl. 240 mg langsam i.v. (nie bei Kleinkindern!). Eine gute Wirkung hat auch *Prethcamid*, **Micoren**®, 2 bis 4stündlich 200 mg i.v. In schweren Fällen als *Dauer-Tropf* (Dosierung S. 252).

3. **Assistierte Überdruckbeatmung in Intervallen (Bird) mit Maske oder Mundstück:** In schwersten Fällen, wenn ohne Erfolg, Intubation und künstliche Beatmung.

4. **Behandlung der bronchialen Superinfektion:**

   a) *Antibiotika der Breitspektrum-Reihe:* **Vibramycin**® 100–200 mg/Tag, oder *Zephalosporine* (**Keflin**® 3–6 g/Tag o.a.), *Ampicilline* (**Penbritin**®, **Binotal**®) 3–6 g/Tag. Wenn möglich, gezielt nach Biogramm.

   b) *Inhalation von Mischaerosolen* zur Sekretolyse und Bronchodilatation (s. Bronchitis und Asthma 247).

   c) *Assistierte Expektoration*, evtl. Absaugen.

   d) *Kortikosteroide:* vor allem bei asthmatischer Komponente für die ersten Tage evtl. lebensrettend (s. dort). *Ulkusgefahr* hier besonders groß! immer plus *Antazida!*

5. **Überkompensierte respiratorische Azidose:** Die forzierte CO_2-Abatmung führt häufig zu einer ausgeprägten Blutalkalose (pH über 7,45), diese hemmt die Respiration. *Karboanhydrasehemmer:* **Diamox**® 250–500 mg/Tag p.o. oder i.v. Überwachung der Elektrolyte und *Kaliumsubstitution.*

6. **Aderlässe:** Die *sekundäre Polyglobulie* sollte dann bekämpft werden, wenn der Hämatokrit über 50 ansteigt.

7. **Thromboseprophylaxe:** Frühe Mobilisation, bei längerer Immobilisation Antikoagulation (Low Heparin) wegen der evtl. Ulkusblutungsgefahr am harmlosesten.

8. **Cave Sedativa:** *Auf keinen Fall Phenganderivate, Barbiturate oder Opiate!* Kleine Dosen *Diazepam* **Valium**® 5–10 mg erlaubt, aber Vorsicht.

9. **Cave Beta-Rezeptorenblocker:** Können das Bild analog zum Verhalten bei Asthma bronchiale *katastrophal verschlechtern!* Die Tachykardie und evtl. Angina pectoris reagieren am besten auf die O_2-Therapie. (Im Notfall zusammen mit Alupentinhalation kombiniert vorsichtig versuchen.)

B. Behandlung der Rechts-Insuffizienz

1. **Vorsichtige Digitalisierung,** da während der respiratorischen Insuffizienz die Neigung zu Extrasystolen sehr ausgeprägt ist. Empirisch haben sich die Digoxin- und Digitoxinpräparate am besten bewährt (**Digoxin**®, **Lanitop**®, **Azylanid**®). *Langsam*

schrittweise digitalisieren! Bei gleichzeitiger Niereninsuffizienz Dosisreduktion. *Die Behandlung der respiratorischen Insuffizienz hat den Vorrang!*

2. **Diuretika:** Furosemid (**Lasix**®) 2–4 Amp. i.v. kombiniert mit **Soldactone**® 2–3 × 1 Amp. à 200 mg tägl. i.v. Diese Kombination ist von ausgezeichneter Wirkung, wie wir uns mehrfach überzeugen konnten. (Soldactone-Amp. verdünnen, *pH stark alkalisch*, oder in laufenden Infusionsschlauch spritzen, da sonst Phlebitiden).

3. **Theophyllinpräparate:** *Aminophyllin* 240 mg alle 4 Std. i.v. (erweitert die Lungengefäße und Bronchiolen).

Bronchuskarzinom und Lungentumoren

Wesentlich ist die Prophylaxe und Frühdiagnose (Rtg. Bild ap und lat., Sputumzytologie, Mediastinoskopie! Bronchoskopie mit Probeexzision, Sternalpunktion).
Prophylaxe: Das Wesentlichste erscheint mir heute die intensive Aufklärung in Schulen, Militärkursen usw. durch geeignete Filme und Vorträge über die Gefahren des Rauchens. **Erkrankt doch heute schon jeder 13. Lungenraucher an einem Bronchialkrebs,** und in 10–15 Jahren wird es wahrscheinlich schon jeder 10. sein! (Lit. siehe Moeschlin: Klinik u. Therapie der Vergiftungen, 6. Aufl., 1980. Thieme, Stuttgart.)

Das Bronchialkarzinom ist heute der häufigste Organkrebs und hat das Magenkarzinom, das früher an der Spitze stand, übertroffen. Es erreichte *in der Schweiz 1972 20% aller Karzinomfälle* (28% bei den Männern, 4,3% bei den Frauen) (Schweiz. Rundschau Med. 64 [1975], 645). Leider kommt es durch die Zunahme der rauchenden Frauen jetzt auch dort in steigendem Maße vor.

Die Prognose ist auch heute nur in Frühfällen, die radikal operiert werden können, günstig, in den meisten Fällen kommt man aber leider zu spät, indem die Patienten dann später doch an Metastasen zugrunde gehen. Bei positivem Lymphknotenbefall (Mediastinoskopie) hat man operativ noch immer eine 17%ige Fünfjahres-Überlebensrate. Die beste Prognose haben die *peripheren Rundherde*, schlechter sind die *zentralen Karzinome*.

Therapie

Operative Behandlung: Wenn möglich in allen Frühfällen und wenn es die Kreislauf- und Lungenfunktionsverhältnisse gestatten. MORRISON fand schon 1963 in einem Blindversuch eine 4Jahres-Überlebensdauer von 23% gegenüber 7% bei der Röntgenbestrahlung. Vorher unbedingt EKG mit Belastung, Spirometrie und evtl. Blutgasanalysen.

Kontraindikationen:

1. *Schlechter AZ, Alter*

2. *Infiltration des Mediastinums* oder der kontralateralen Hilusdrüsen.

3. *Rekurrensparese.*

4. *Tumorzellen im Sternalpunktat* (beim kleinzelligen in 20% der Fälle nach unseren Feststellungen) oder *andere Metastasen*.

Röntgentherapie: Hat im allgemeinen nur beim kleinzelligen Bronchuskarzinom einen Sinn. In fortgeschrittenen Fällen mit Pleurametastasen und Fernmetastasen sinnlos.

Beim Plattenzellkarzinom wegen zu geringer Strahlensensibilität weniger erfolgreich, wohl aber bei Lungenmetastasen eines strahlensensiblen anderen Tumors.

Zytostatika: Bei fortgeschrittenen Fällen der kleinzelligen Form manchmal Teilerfolge, eine Dauerheilung ist aber nicht zu erreichen. Schwere Leukopenien und Agranulozytosen müssen evtl. in Kauf genommen werden. Wichtig ist in allen Fällen die *periodisch durchgeführte Stoßtherapie* z.B. mit der Kombination von *Alberto*:

Für inoperable Bronchuskarzinome jeder Histologie ohne Vorbestrahlung

Methotrexat	i.v.	1 × pro Wo.	20	mg/m2
Cyclophosphamid	p.o.	tgl.	80	mg/m2
Procarbazin	p.o.	tgl.	80	mg/m2
Vincristin	i.v.	1 × pro Wo.	1,2	mg/m2

Klz. Ca.: Remissionen in ca. 65%
Platten-Ca.: Remissionen in ca. 30–40%

Adeno-Ca: hat eine viel schlechtere Prognose, metastasiert sehr frühzeitig. Chemo-Thp. Schema nach H.J. Illiger (Thp. Wo. 30 [1980] 6763):

BCNU	Tag 1–5	40 mg/m2
Vincristin	Tag 1	2 mg
5-Fluorouracil	Tag 1–5	300 mg/m2

Wiederholung alle 28 Tage, alle Substanzen *i.v.*

Plattenzell-Ca: Nach COLLIN u. Mitarb. (zit. n. ILLIGER, s.o.) erzielt man hier durch Kombination der Radio-Thp. mit 5-Fluorouracil eine verbesserte *mittlere Überlebenszeit von 6,2 auf 16,8 Monate*! Dabei muß man **zuerst die Chemotherapie durchführen und dann die Radio-Thp.** So kann man den Patienten evtl. 2 × in eine Remission bringen! –

Großzellige Ca.: Metastasiert sehr frühzeitig. Chemosensibel! Gleiche Behandlung wie bei kleinzelligem Bronchus-Ca.

Kleinzellige Ca.: Johnson-Studie:

Adriamycin 40 mg/m2
Vincristin 2 mg
Cyclophosphamid 1500 mg/m2   i.v. alle 28 Tage (3–4 Mt.)
+ Bestrahlung von ZNS u. Mediastinum
Thp.-Dauer ca. 12 Wo. (3–5 Kuren je nach Verträglichkeit.
Ergebnis: 20% Versager
75% kompl. Remissionen
80% nach 22 Mt. ohne ED noch in kompl. Remission!

Alveolarzell-Karzinom *(Lungen-Adenomatose)*: Klinisch durch *große Auswurfmengen*

Hämoptoe

charakterisiert und durch eine fleckige Zeichnung in den Unterfeldern bei frühzeitiger Dyspnoe. *Diagnose* durch Sputum-Untersuchung.

Zytostatika-Therapie: (nach den Angaben der „Dtsch. Klinik für Diagnostik", Wiesbaden) **Endoxan**®-*Infusion* 2–2,5 g, dann je nach Leukozyten und Thrombozyten *3–4-Wochen-Intervall*. Je nach Verträglichkeit und Ansprechen *total 3–5 Stöße*.

Schmerz-Therapie: Siehe S. 274.

Hämoptoe

Die häufigste Ursache ist eine Lungentuberkulose oder ein Brochuskarzinom, seltener Bronchiektasen, ein Lungeninfarkt, Lungenabszeß oder ein Aneurysma. Eine Hypertonie oder eine hämorrhagische Diathese (z. B. niedriges Prothrombin bei Behandlung mit Antikoagulantien) können die Blutung begünstigen oder verstärken. Bei der Lungentuberkulose sind die Blutungen seit Einführung der Tuberkulostatika sehr selten geworden. Man denke auch immer an die Möglichkeit des Bronchusadenoms (Bronchographie und evtl. Bronchoskopie). Thorax-Notfallaufnahme (Bett).

Therapeutisches Vorgehen

Wenn kranke Seite bekannt: Auf *gesunder Seite Tubus einführen*, um diese zu blockieren.

Absolute Bettruhe in halbsitzender Lage.

Blutgruppe bestimmen! Gerinnungsstatus.

Beruhigung durch Chlorpromazin, 25–50 mg i.m. **Morphiate sind auf alle Fälle kontraindiziert!**, da dadurch das Blut nicht mehr ausgehustet wird und dann schwere Aspirationen und zum Teil bleibende Atelektasen hervorgerufen werden können. Eine weitere Gefahr besteht oft in der allzustarken Dämpfung des Atemzentrums.

Sauerstoff bei Atemnot. (2–4 Lit./Min).

Hämostyptika: Am besten hat sich uns die sofortige Injektion von 20%iger NaCl-Lösung (40 ml) langsam i.v. bewährt. **Konakion**®, 1 Ampulle i.v.

Vasopressin (Sandoz) 20 EH in 200 ml isoton. Glukoselösung i.v. bei ständiger *Blutdruckkontrolle* (darf bei Jugendlichen systolisch nicht unter 80, bei Älteren nicht unter 110 abfallen).

Bei evtl. Hypertonie: Senkung des Blutdruckes durch vorsichtige Anwendung von *Dihydralazin* (**Nepresol**® [Ciba-Geigy]) 6 mg i.v. und evtl. Wiederholung bis zur Normalisierung des Blut-D. (siehe Hypertoniekapitel). Weitere Mittel S. 213/214.

Evtl. Sandsack auf die blutende Thoraxseite.

Transfusionen: Nur bei schweren Blutungen, da der Blutverlust an und für sich eines der besten hämostyptischen Mittel ist. Wenn nötig, dann nicht mehr als 150–200 ml pro Transfusion, um durch Überfüllung des Gefäßsystems nicht eine erneute Blutung zu provozieren.

Pneumothoraxanlage: Bei immer wieder rezidivierenden schweren Blutungen ist u. U. die Anlage eines Pneumothorax auf der blutenden Seite (sofern diese eruiert werden kann!) indiziert. Wir sahen dadurch in 3 hoffnungslosen Fällen eine prompte Wirkung. Manchmal scheitert aber die Anlage am Vorliegen von Verwachsungen. Dann kann vielleicht eine *Lobektomie* lebensrettend wirken.

Antibiotikaabschirmung gegen die Aspirationspneumonie und die evtl. tuberkulöse Streuung: Bei Tuberkulose *Penicillin* 3 Mio. E plus 1 g *Streptomycin* (**Streptothenat**®) plus INH 5 mg/kg tägl.; kein PAS! (Blutungsgefahr, Prothrombinabfall), für das spätere Vorgehen siehe Kapitel *Lungentuberkulose*. Bei einer nicht durch eine Tbc bedingten Blutung genügt ein Breitspektrums-Penicillin (z. B. **Penbritin**®).

Morbus Boeck

Die Ätiologie dieser Erkrankung ist auch heute noch ungeklärt. Früher dachte man an das Vorliegen einer besonderen Form der Tuberkulose. Wahrscheinlich handelt es sich um eine Virusinfektion, deren Erreger aber noch nicht bekannt ist. Die Erkrankung ruft eine spezielle Anergie gegen die Tuberkulose hervor, indem wahrscheinlich durch Erkrankung weiter Teile des retikuloendothelialen Systems eine schlechte Antikörperbildung (negative Tuberkulinreaktion!, analog wie beim Hodgkin) in Erscheinung tritt. Eine Superinfektion mit einer Tuberkulose kann daher sehr schwer verlaufen und z. B. zu einer Meningitis, s. Abb. 63, führen. Im Prinzip können alle Organe von *Boeck-Granulomen* befallen werden. Am häufigsten sind Erkrankungen des *lymphatischen Systems*, inklusive *Milz*, sowie eine Beteiligung der Lungen in Form von großknolligen *Hilusdrüsen* und *miliaren bis knotigen Lungenherden*. Die Erkrankung kann auch mit einem typischen *Erythema nodosum* beginnen. Selten sind chronische Meningoenzephalitiden.

Viele Fälle, die wir im Verlaufe der Jahre kontrollierten, heilten spontan ab (gewöhnlich innerhalb 4–6 Jahren). Einzelne Erkrankungen verlaufen aber von Anfang an bösartiger, und hier kommt es dann evtl. zum Auftreten von Lungeninsuffizienzerscheinungen, ähnlich wie bei einer Silikose.

Therapie

Strenge **Vermeidung jeden Kontaktes mit Tuberkulosepatienten.** Deshalb nie Einweisung in ein Tbc-Sanatorium!

Leichtere Fälle: Abwarten und periodische Kontrolle. Die Mehrzahl der Erkrankungen heilt spontan ab, s. o.

Progrediente Fälle: Hier empfiehlt sich ein Versuch mit *Chlorochin* (**Resochin**® [Bayer], Tabl. à 250 mg). *Dosierung*: 1. Woche 3 × 1 Tabl. tägl., 2. Woche 2 × 1 Tabl. und dann ED von tägl. 1 Tabl. weiter. Die Erfolge sind bei dem häufig gutartigen Verlauf schwierig zu beurteilen, doch sahen wir auch bei progredienten Fällen Besserung. Wenn erfolglos, Versuch mit IST, d. h. **Imurel**® (**Imurek**®) s. Spezialkap.

Schwere Fälle: Beim Auftreten schwerer Symptome, z. B. Lungeninsuffizienz, Drucksymptome usw.: Kortikosteroidtherapie mit *Prednison*. *Dosierung*: 1. Woche 1 mg/kg/ Tag. 2. Woche und weiter $^1/_2$ mg/kg als ED. Später kann man die ED evtl. noch weiter

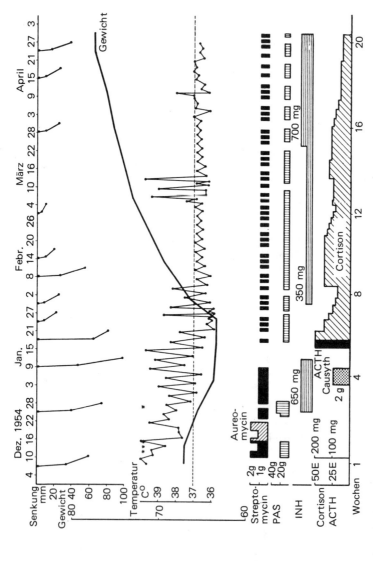

Abb. 63. *Miliartuberkulose und Meningitis-Tbc im Sinne einer „Tuberkulosesepsis Landouzy"* infolge der schwer geschädigten Antikörperproduktion bei einem *Morbus Boeck* (G. H., 21jähr. Mann, KG 72089/54): Näheres siehe MOESCHLIN und BUSER, Hdb. der Tuberkulose Bd. IV, Thieme, Stuttgart 1964. Anfänglich trotz hochdosierter Tbc-Chemotherapie mit INH- und PAS-Infusionen bedrohliches Bild mit Auftreten von massenhaft miliaren Hautknötchen. Besserung unter Kombinationsbehandlung mit ACTH und später Cortison und Tbc-Antibiotika. Langsamer Abbau der Cortisondosis, vollkommene Heilung nach 5 Monaten. Der Patient litt an einem typischen Lungen-Boeck mit negativem Mantoux und wurde in ein Sanatorium gesandt, wo er sich mit Tbc superinfizierte und der Mantoux positiv wurde. Anschließend daran hochfebril. Tbc-Kulturen aus dem Liquor positiv! Nach Überwindung der Tbc-Superinfektion bildeten sich die Boeck-Läsionen nur ganz allmählich innerhalb 6 Jahren zurück. Nachkontrolle (1968 und 1980) symptomfrei.

reduzieren, oder das Medikament sogar absetzen. (*Dexamethason* $^1/_5$, *Triamcinolon* $^1/_3$ der *Prednisondosis*.)

Die Granulome bilden sich im allgemeinen durch diese Behandlung sehr schön zurück, treten aber nach Sistieren der Therapie allmählich wieder auf.

Eine BCG-Impfung hat keinen Sinn. Die Patienten werden für 2–3 Monate tuberkulinpositiv, nachher verschwindet aber die Immunität wieder und der M. Boeck wird dadurch in seinem weiteren Verlauf gar nicht beeinflußt.

Bei Hypersplenie-Syndrom: Splenektomie (siehe Blutkapitel, Abb. 6, S. 24).

Lungenblutung mit Glomerulonephritis (Goodpasture Syndrom) und Lungenhämosiderose

Das typische klinische Bild dieser Autoimmunerkrankung mit „*rezidivierenden Lungenblutungen, Lungenhämosiderose* und *Glomerulonephritis*" beginnt meistens im Kindesalter als sogenannte *Lungenhämosiderose* (Hämoptoe, Husten, schwere Anämie, Fieber und morgendliche Hämatemesis). Im Spätstadium kommt dann evtl. die Niereninsuffizienz und Hypertonie dazu.

Therapie

Kombinationsbehandlung mit *Kortikosteroiden* und *immunosuppressiven Mitteln* (**Imurel**®, **Imurek**) siehe Spezialkap. S. 740, plus Desferrioxamin (**Desferal**®) zur Fe-Ausschwemmung (siehe Hämochromatose-Kap. 544).

Lungenproteinose (Alveoläre Proteine)

Diese schwere, ätiologisch noch ungeklärte Erkrankung führt zu exzessiver Exsudation eines eiweißreichen Sekrets mit Verschattungen der Lungen und großen Sputummengen. Frappante Erfolge wurden mit wechselseitigen *Lungenspülungen* unter Blokkierung der Gegenseite gesehen, (Näheres siehe WASSERMANN, K.: Amer. J. Med. 44 [1968] 611).

Flüchtiges eosinophiles Lungeninfiltrat (LÖFFLER)

Dieses am häufigsten durch Askaridenlarven verursachte Infiltrat bedarf keiner spezifischen Behandlung. Bei sehr schweren Fällen: *Kortikosteroidtherapie*, z. B. *Prednisolon* 40 mg oder *Dexamethason* $^1/_5$ dieser Dosis tägl. und allmählicher Abbau. In allen Fällen 4 Wochen nach Abklingen des Infiltrates: Askaridenkur (siehe Kapitel Darm, S. 324), um die u. U. im Darm seßhaft gewordenen Askariden abzutreiben.

Lungenechinokokkus

Bei kleinen zentralen Zysten evtl. konservativ, da sie sich u. U spontan durch Aufbrechen in einen Bronchus entleeren können. Bei größeren, peripher liegenden, chirurgische Exzision (samt Resektion, Lobektomie). Die Fälle haben in den letzten

Lungenfibrose

Jahren zugenommen. Die Chemotherapie hat bis jetzt meistens versagt, *Mebendazol*, **Vermox**® [Janssen] hat in einzelnen Fällen geholfen, *2 g tgl. über 6 Wochen*.

Lungenmykosen: s. Mykosen S. 620

Spontanpneumothorax

Am häufigsten durch Emphysemblasen bedingt, seltener durch Einreißen einer Pleuraadhärenz. Oft beim gleichen Individuum mehrmals beobachtet.

Therapie

Bettruhe, Bekämpfung des Hustenreizes: Meist geht der Pneumothorax spontan allmählich zurück.

Bei starkem Überdruck wiederholtes Abpunktieren. Wenn nötig Dauerentlastung mit Ventil-Drainage unter gleichzeitiger Antibiotikaabschirmung. Nur in seltenen Fällen ist ein operatives Vorgehen nötig. *Traumatischer Pneumothorax* und *Hämopneumothorax* gehören in die Hände des Chirurgen.

Lungenfibrose

Diffuse, progressive, interstielle (Hamman-Rich-Syndrom)

Es handelt sich um eine diffuse, progressive, interstitielle Lungenfibrose, deren Ätiologie noch unklar ist. Durch die zunehmende Lungenschrumpfung kommt es zu einer Lungeninsuffizienz und zu einem Cor pulmonale. Die Diagnose kann nur durch die Lungenbiopsie gesichert werden.

Therapie

Die einzige Behandlung, die das Leiden etwas aufzuhalten vermag, ist eine dauernde *Kortikosteroidbehandlung mit Prednison*. Beginn mit 1 mg/kg tägl. und allmähliche Reduktion auf $^1/_2$ mg/kg. Daneben symptomatische Therapie.

Pleuritis carcinomatosa

(Peritonitis und Pericarditis carcinomatosa)

In Fällen mit einer ausgedehnten Pleurametastasierung (und gleichfalls auch bei peritonealer oder perikardialer Aussaat) ist man meistens geneigt, die Patienten aufzugeben und nichts mehr zu unternehmen. Dies ist sicher nicht richtig, da man in solchen Fällen wenigstens für einige Wochen und u. U. mehrere Monate noch schöne partielle Remissionen erzielen kann. So erreichten wir unter 42 behandelten Patienten bei 35 Fällen eine langdauernde Remission von mehreren Wochen bis Monaten. Man injiziert ein Zytostatikum in den betreffenden Erguß.

Pleuritis carcinomatosa

Dosierung: **Endoxan®**, Cyclophosphamid 800–1000 mg. Als 1. Injektion gibt man, um die Verträglichkeit zu prüfen, besser nur die halbe Dosis. Wiederholung nach 14 Tagen bis 3 Wochen, je nach Verhalten der Leukozyten. Total 2–3 Injektionen für eine Behandlungsserie. Bei Rezidiven Wiederholung. *Intraperitoneal* gleiche Dosis anwendbar, aber nicht gleichzeitig. *Intraperikardial* nicht über 200 mg pro Injektion. Der Erguß darf vorher nicht allzu stark abpunktiert werden. Beim Injizieren durch Ansaugen des Ergusses verdünnen. Da die Hauptwirkung im Erguß stattfindet, kommt es nur zu einem geringen oder keinem Abfall der Leukozyten, so daß bei großen Ergüssen auch höhere Dosen verabreicht werden können.

Nebenerscheinungen: Brechreiz, evtl. Erbrechen, deshalb Injektion gegen Abend durchzuführen und vorher *Chlorpromazin* 50 mg i.m. und *Phenobarbital* 0,1–0,2 g spritzen. In einzelnen Fällen haben wir in Abständen von 3 Wochen bis zu 3 Injektionen durchgeführt. Wenn man auch damit die Affektion nicht ausheilen kann, so kann man doch sehr oft erreichen, daß die Ergüsse sich nur langsam wieder auffüllen und der Patient sich wieder viel besser fühlt. In einem Fall heilte der Pleuraerguß aus, es trat dann nach 2 Jahren ein karzinomatöser Erguß im Abdomen auf, der erneut ansprach (Adeno-Karzinom).

Gut wirkt bei *Adenokarzinomatose* auch *5-Fluoruracil* 200–1000 mg i.pl. oder i. perit. (250 bis 500 mg intraperikardial) tägl. bis erste Toxizität, dann 1 × wöchentlich. Beim fortgeschrittenen Ovarial-Ca außerdem *Cytosin-Arabinosid* (100–200 mg) intracavitär.

Mamma

Mammakarzinom und -karzinose

Mit 5–7% ist das Mamma-Ca der häufigste maligne Tumor der Frau. Er verläuft bei Frauen, die nie schwanger waren, deutlich bösartiger (Cancer Philad. 45 [1980] 191): *Mit Kindern* nach 5 J. rezidivfrei 63%, *ohne Kinder* nach 5 J. rezidivfrei 49%.

Bis zur Entwicklung eines 1 cm großen Knotens verstreichen wahrscheinlich 10(–5) Jahre. Deshalb ist die „**Frühdiagnose**" weiterhin das schwierigste Problem!

Es ist nicht leicht, aus der Fülle der sich zum Teil stark widersprechenden Mitteilungen allgemein gültige Regeln für die Behandlung dieses leider so häufigen und oft prognostisch ungünstigen Leidens aufzustellen. Die hier wiedergegebenen Prinzipien sind auf Grund der anhand großer Statistiken in den USA und Europa ausgearbeiteten Richtlinien und auch basierend auf unseren in den letzten 25 Jahren gewonnenen eigenen Erfahrungen dargestellt worden.

Frühfälle

In Verdachtsfällen Probeexzision mit Gefrierschnitt und sofortiger anschließender Amputation plus Drüsenausräumung (nicht mit Amputation zuwarten!).

Bei klinisch als Karzinom imponierenden Fällen Vorbestrahlung mit 1000 r, dann vor Auftreten der Hautreaktion Totaloperation mit Ausräumen der entsprechenden Drüsenstationen und anschließender Nachbestrahlung.

Prinzip: Durch eine Vorbestrahlung mit einer Feldbelastung von 1000 r will man den Tumor inaktivieren bzw. devitalisieren, um eine metastatische Aussaat zu vermeiden und um möglichst ein Lokalrezidiv zu verhindern. Außerdem wird durch Schrumpfung des Tumors seine Operabilität verbessert.

JÜNGLING stellte eindeutig fest, daß durch die Vorbestrahlung keinerlei Nachteile entstehen. Es wird dadurch weder die Wundheilung verzögert noch die histologische Erkennbarkeit verschleiert. Bei den nun in der feststehenden 10jährigen guten Erfolgen der prophylaktischen Chemotherapie (Skand. Studie v. Nissen-Meyer u. Mitarb.) sind wir persönlich der Ansicht, *daß man heute sofort nach der Mastektomie mit dem ersten Chemotherapiestoß beginnen soll* und die Nachbestrahlung, die keine Verlängerung der Überlebensrate bringt, überhaupt nicht mehr anwenden sollte.

Durchführung der prophylaktischen Chemotherapie

(NISSEN-MEYER 1977)

Cyclophosphamid (**Endoxan**®) 5 mg/kg sofort nach Mastektomie und dann je nach Leukozyten alle 14 Tage bis zu total 30 mg/kg (normalerweise 6 Stöße). Dann keine

Chemotherapie mehr bis zum Auftreten sicherer Metastasen. – Dies ergab nach 10 Jahren eine Rezidivrate von nur 34,5% gegenüber 45,1% bei den Kontrollen, unabhängig von Alter und Stadium. Todesfälle nach 10 Jahren in der Kontrollgruppe 37,8%, gegenüber nur 28,8% bei den Behandelten! Auf Grund der guten Resultate von FISHER u. BONADONNA mit der Kombinationstherapie (s. u.), wäre zu erwarten, daß auch für die Prophylaxe 6–8 Stöße mit der **Kombination CMFP** noch bessere Resultate ergeben würden (MOESCHLIN). **Bei positiven Achseldrüsen würden wir auf jeden Fall diese prophylaktische Kombinations-(CMFP)-Therapie wählen.**

Behandlung der fortgeschrittenen Fälle mit Metastasen

Hier müssen wir zwei Gruppen unterscheiden, nämlich Erkrankungen vor und nach der Menopause. Bei Patientinnen vor der Menopause führen die Androgene in rund 20% der Fälle zu einer Remission, nach der Menopause in 21%. Die Östrogene ergeben nach der Menopause in 36% der Fälle einen guten Effekt.

Fälle vor und bis 5 Jahre nach der Menopause

Ovarektomie: Diese ist in allen Fällen vorzunehmen, um die östrogenen Hormone, die evtl. stimulierend auf die Karzinomzellen wirken, auszuschalten. Nach PEARSON tritt dadurch in 44% der Fälle eine temporäre Remission auf. Entsteht nach dieser Operation eine, wenn auch nur vorübergehende, Besserung, so darf man annehmen, daß das Karzinom „oestrogen dependent" ist. Es kommt somit für die hormonale Weiterbehandlung in vielen Fällen hier das männliche Hormon in Frage. In diesen Fällen kommt *in späteren Stadien* auch eine hormonale Hemmung der Nebennieren und der Hypophyse durch eine zusätzliche *Kortikosteroidtherapie*, ferner die Behandlung mit *Zytostatika* (5-Fluorouracil, Methotrexat *Vincristin,* **Endoxan**®) in Frage. Die *operative Adrenalektomie ist heute zugunsten der Hypophysektomie* (Bestrahlung durch Implantation von radioaktivem Gold oder Yttrium) verlassen worden, sie kann noch eine deutliche Schmerzlinderung bringen (rund 30% deutliche Remissionen).

Androgentherapie: In 20% der *vor* der Menopause auftretenden Mammakarzinome sind die *Androgene* wirksam. Ihr Effekt ist besonders günstig bei *osteolytischen Metastasen*, und sehr oft kann man ihre Wirksamkeit durch das Zurückgehen der hier stark gesteigerten Kalziumausscheidung verifizieren (stark positive Sulkowitschprobe, d. h. 300–400 mg Kalzium pro Tag im Urin).
Bei einer kalziumarmen Diät (3 Tage lang weder Milch noch Käse) werden normalerweise nicht mehr als 125–175 mg pro 24 Std. ausgeschieden.
Bei positiver Wirkung der *Androgene* geht die Kalziurie rasch zurück. Auch bevor man z. B. bei den nach der Menopause auftretenden Formen zu einer Erhaltungstherapie mit den langwirkenden *Östrogenestern* übergeht, überzeuge man sich immer vorher davon, ob nicht evtl. eine kurzdauernde Behandlung mit *Testosteronpropionat* einen deutlichen Rückgang der Kalziumausscheidung zeigt und somit einen besseren therapeutischen Effekt ergeben würde.

Bei der *Hormontherapie* Behandlung immer weiterführen, solange die Metastasen abnehmen oder gleich bleiben. *Nur bei erneutem Wachstum abbrechen!* Dann zuerst Pause einschalten, da 10% der Tumoren schon beim Absetzen des Hormons eine Rückbildung zeigen. Die *probatorische Ovarektomie* ist bei allen Frauen vor der Menopause und 5 Jahre nach derselben indiziert. Die *Bestimmung des Sexchromosoms* in den Tumorzellen hat leider als Kriterium für die Hormonabhängigkeit versagt. Nie die Ovarektomie mit gleichzeitiger Androgentherapie kombinieren, sondern vorerst den evtl. Ovarektomieerfolg abwarten. *Androgene können nämlich in den Nebennieren in Östrogene umgewandelt werden* und so *die Androgenabhängigkeit verschleiern!* (BRUNNER).

Nebenerscheinungen: Als Folge der virilisierenden Wirkung kommt es nach 2 bis 3 Monaten zu einer Vertiefung der Stimme, Bartwuchs und u. U. auch zu einer Zunahme der Libido. Diese Nebenwirkungen lassen sich durch die mehr anabol wirkenden Präparate mehr oder weniger vermeiden.

Dosierung: *Methyltestosteron* (**Perandren**® [Ciba-Geigy]): Tägl. 50 mg i.m. während 8–10 Wochen. Geht die Kalziumausscheidung deutlich zurück und tritt auch ein deutlicher klinischer Erfolg ein, so kann man zu einer Erhaltungstherapie mit langwirkenden Präparaten übergehen. Statt mit **Perandren**® kann man auch mit **Testoviron**® (3 × 100 mg/Woche) beginnen.

a) *Nortestosteron* (**Nor-Durandron**® [Ferring], **Durabolin**® [Organon]): Ein Präparat mit geringer virilisierender Wirkung. *Dosierung:* Wöchentlich 50 mg oder alle 14 Tage 100 mg.

b) **Triolandren**® [Ciba-Geigy]: Besteht *aus 3 Testosteronestern* in öliger Lösung. *Testosteronundecylenat* (150 mg) ist für die eigentliche Depotwirkung verantwortlich. *Testosteronpropionat* (20 mg) sichert den raschen Wirkungseintritt, *Testosteronvalerianat* (80 mg) verlängert den Initialeffekt des Propionats und überbrückt die Zeit bis zum Wirkungsoptimum des Undecylenats. *Die Wirkungsdauer einer Injektion beträgt ca. 4 Wochen.* Je nach dem Fall jede Woche (in gewissen Fällen genügt auch 1 Injektion alle 2–4 Wochen) 250 mg (1 Ampulle tief i.m.). Aber auch hier muß vorher eine Behandlung mit *Testosteronpropionat* durchgeführt werden, und das **Triolandren**® kommt nur bei einem vorhergehenden deutlichen positiven Effekt in Frage. Ist die Wirkung zu schwach, so können auch zwei Injektionen pro Woche versucht werden.

Östrogentherapie: Keine Östrogene bei Frauen bis zu 5 Jahren nach der Menopause oder dann nur in sehr hohen Dosen, siehe folgenden Abschnitt.

Zytostatika: Die Einführung des abgewandelten Cooper-Schemas (CMF) durch Bonadonna (Mailand) und andere (De Vita) in USA in Form von monatlichen Stoßbehandlungen von mindestens 12 Zyklen, **brachte für die prämenopausalen Mammakarzinosen eine entscheidende Wendung.** Lebten früher von den postoperatv nur mit Röntgenstrahlen behandelten axillär-positiven Fällen nach 5 Jahren nur noch rund 50%, so stieg jetzt die Zahl auf 75%–85%. Die Rezidivrate sank von prämeno-

Tab. 9 *5er Schema der Schweizerischen Arbeitsgruppe für klinische Krebsforschung für die diffuse Mammakarzinose* (modifiziertes Cooper-, De Vita- und Bonadonna-Schema)

Prinzip: 1. u. 8. Tag i.v. Stoß mit C, M, Fl, V
1.–14. Tag orale Thp. mit C u. P
15.–30. Tag Pause, dann Wiederholung. Total, wenn möglich 12-Monats-Kuren und dann evtl. je nach Ansprechen alle 2 Monate wiederholen.

pausal von rund 60% auf 25–30%. **Leider blieb die Rezidivrate und Letalität der postmenopausalen Fälle mit rund 50% praktisch unbeeinflußt.** Für diese Fälle scheint die prophylaktische Behandlung, die wir oben erwähnten, nach der Fischer-Studie aus Skandinavien (dort mit 2 Jahren *Alkeran*, **Mephalan**®) ausschlaggebend zu sein.

Tritt eine Resistenz auf, so wechselt man das *Cyclophosphamid*, **Endoxan**® mit *Doxorubicin*, *Adriamycin*, **Adriblastin**® aus, Dosierung: (streng i.v. in Schlauch d. Tropfinfusion: 50 mg/m²/Monat (Total nicht über 300 mg wegen Myokard), s. S. 41.

Hormonale unblutige Hypophysektomie: Versagen alle obigen therapeutischen Maßnahmen oder tritt in den Spätstadien eine Resistenzentwicklung gegen die Androgene

Tabelle 10 *Dosierung nach den Blutwerten*

Abhängig von Blutwerten

Medikament	I. Zyklophosphamid (**Endoxan**®)		II. **Methotrexate**®		III. *5-Fluoruracil*	
Körpergewicht kg	50–75	über 75	50–75	über 75	50–75	über 75
Leukozyten über 5000 Thrombozyten über 150000	100 mg/ Tag	150 mg/ Tag	1× wö. 25 mg i.v.	1× wö. 37 mg i.v.	1× wö. 500 mg i.v.	1× wö. 750 mg i.v.
Leukozyten 3500–5000 Thrombozyten 100000–150000	75 mg/ Tag	100 mg/ Tag	1× wö. 15 mg i.v.	1× wö. 25 mg i.v.	1× wö. 350 mg i.v.	1× wö. 500 mg i.v.
Leukozyten 2500–3500 Thrombozyten 75000–100000	50 mg/ Tag	75 mg/ Tag	1× wö. 10 mg i.v.	1× wö. 15 mg i.v.	1× wö. 250 mg i.v.	1× wö. 350 mg i.v.
Leukozyten unter 2500 Thrombozyten unter 75000	KEINE THERAPIE, Wiederanstieg abwarten					

Unabhängig von den Blutwerten

Körpergewicht	50–75 kg	über 75 kg
IV. *Vincristin* (**Oncovin**®)	1× wö. 1,5 mg i.v.	1× wö. 2,0 mg i.v.
V. *Prednison*	2 Wochen 50 mg/Tag 2 Wochen 25 mg/Tag 2 Wochen 10 mg/Tag	2 Wochen 75 mg/Tag 2 Wochen 37,5 mg/Tag 2 Wochen 25 mg/Tag

Je nach Blutwerten Fortführung dieser Kombinationsbehandlung als *Dauertherapie*.
Technik der **Oncovin**®-Applikation; siehe Abb. 21; (Kopfhaare abbinden) u. S. 58.

Mammakarzinom

auf, so versucht man als letztes noch eine Kombinationstherapie von *Thyreoideapräparaten* mit *Kortikosteroiden*. Wir berichteten über 9 Fälle von schwerster Mammakarzinose, die nicht mehr bestrahlt werden konnten (Aussaat), auf *Testosteronpropionat* resistent geworden waren und von denen durch die kombinierte Behandlung in 5 Fällen eine ausgeprägte subjektive Remission mit Schmerzfreiheit und Wiedererlangen der Arbeitsfähigkeit auftrat, die 2–17 Monate lang andauerte. Seither haben wir noch 14 Fälle so behandelt. Total sprachen 14 von 23 Patienten mit einer guten Remission auf die Behandlung an.

Günstige Erfolge mit *Cortison* wurden erstmals von WEST und Mitarbeitern erwähnt. LOESER (Brit. med. J. 1954/II, 1380) berichtete 1954 über ermutigende Erfolge in der Prophylaxe der Mammakarzinose mit Schilddrüsenhormon, wobei er von der Beobachtung ausging, daß dieses Karzinom bei Hyperthyreosen eine große Seltenheit darstellt.

Von uns angewandte Dosierung

Prednison: Beginn mit 60 mg p.o. tägl., dann 20 mg als Erhaltungsdosis. Bei Refraktärwerden der Patienten: Erhöhung auf 30 mg (s. Abb. 64).

Thyreoideapräparate: **Thyrakrin**® [Hausmann] tägl. 2 Tabl. zu 0,05 g p.o. (1 Tabl. enthält 0,07 mg Jodeiweiß). An dessen Stelle kann auch *Levothyroxin* (**Eltroxin**® [Glaxo], in Dtschl. **L-Thyroxin** [Henning]) 3 × 1 Tabl. à 0,1 mg tägl. verwendet werden. Eine Hyperthyreose tritt bei gleichzeitiger *Kortikosteroidtherapie* nicht auf, was man auch im Tierversuch zeigen kann. Weiteres synthetisches Präparat: *Trijodthyronin* **Thybon**® [Hoechst], Tabl. à 20 gamma, 3 × 1–2 Tabl. tägl.

Über den Wirkungsmechanismus der Kombinationstherapie können vorläufig nur Hypothesen aufgestellt werden: Wir wissen, daß *Cortisonpräparate* die Nebennierenrinde hemmen und auch die ACTH-Produktion des Hypophysenvorderlappens herabsetzen. Es handelt sich also hier vielleicht gewissermaßen um eine unblutige Hypophysektomie durch hormonale Hemmung. Doch sind diese Überlegungen vorläufig spekulativer Natur.

Hypophysektomie oder Adrenalektomie: Nach der sorgfältigen Studie des „Joint Committee" (J. Amer. med. Ass. 175 [1961] 787) anhand von 400 Fällen zeigen sich keine Unterschiede der beiden Methoden, d. h. sie ergeben in rund 30% deutliche objektive Regressionen. Die Ausschaltung der Hypophyse ist aber heute mit der Bestrahlung

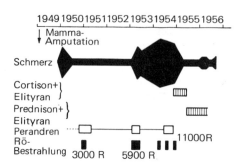

Abb. 64. *Schwere metastasierende Mammakarzinose* (D. B., 54jähr. Frau, KG 77652/56): Kombinationsbehandlung mit Cortison bzw. Prednison und Schilddrüsenpräparaten. Die Patientin, die vorher während 18 Monaten bettlägerig war, konnte nach 5 Monaten wieder aufstehen und besorgte seit März 1955 wieder ihren Haushalt. Das Wiederauftreten der Schmerzen im Frühjahr 1956 konnte durch Steigerung der Prednisondosis von 20 auf 30 mg vorübergehend behoben werden. Nach dieser Remission wurde die Patientin therapierefraktär. Exitus Herbst 1956.

durch Implantation von radioaktivem Gold oder Yttrium mittels einer direkt in die Sella eingeführten Nadel viel ungefährlicher durchzuführen. Sie führt vor allem bei den vorher androgenabhängigen Tumoren zu einem Erfolg (50% gegenüber 10% bei den Androgenunabhängigen). Besonders wirksam ist sie bei den vom *Wachstumshormon* abhängigen Mammakarzinosen (I. DE SOUZA u. Mitarb.: Lancet 1974/II, 182).

Bei *verzweifelten Spätfällen*, die in Lebensgefahr schweben, kann man die diversen Maßnahmen evtl. nicht mehr einzeln austesten und man kombiniert dann das entsprechende Sexualhormon mit dem „Schweizer 5-er" *Schema* (Tab. 9). So können evtl. präterminal anmutende Patientinnen erstaunliche Remissionen aufweisen.

Ab 5 Jahre nach der Menopause

Ovarektomie: hat hier keinen Sinn mehr.

Östrogene: Sind nach der Menopause im allgemeinen wirksamer (44% der Fälle; oder 36%), d. h. bei den „non oestrogen dependent"-Tumoren von Frauen, die sich schon 5–7 Jahre in der künstlichen oder natürlichen Menopause befinden, und vor allem auch bei Frauen mit Metastasen in den Weichteilen. *Aethinyloestradiol*, **Eticyclin® Forte** [Ciba-Geigy] Tabl. à 1 mg, 1–3 Tabl. tägl.

Die Wirkung tritt langsam ein. *Hormontherapie also dann immer konsequent mindestens 2 Monate lang durchführen*. Bei verzweifelten Fällen darf ruhig mit Zytostatika kombiniert werden, um keine kostbare Zeit zu verlieren.

Kombination von Progesteron und Östradiolbenzoat: Scheint nach der Mitteilung von LANDAU (J. Amer. med. Ass. 182 [1962] 632) evtl. auch dann noch einen Erfolg zu bringen, wenn frühere Hormonbehandlungen versagt haben, und brachte auch uns in vier hoffnungslosen Fällen eine auffallende Besserung.

Dosierung: tägl. i.m. 50 mg *Progesteron* plus 5 mg *Östradiol*, z. B. **Duogynon®** [Schering], Amp. à 1 ml à 20 mg *Progesteron* und 2 mg *Östradiol*, d. h. tägl. 2,5 ml.

Androgene: Sie sind gewöhnlich wirksam, wenn die Ovarektomie schon einen Erfolg zeigte, aber nur in 20% der Fälle, *Dosierung*: wie oben.

Komplikationen der Hormontherapie

Abgesehen von den bekannten Nebenerscheinungen kann es vor allem zu Beginn der Behandlung durch anfängliche Stimulation des Tumorwachstums in seltenen Fällen zum Auftreten einer *Hyperkalzämie* kommen. MARTZ (Schweiz. med. Wschr. 90 [1960] 1277) hat hierauf speziell hingewiesen:

Initialsymptome: Polydipsie, Polyurie; Nausea, Erbrechen, Apathie; Tachykardie.

Vollbild: Koma; Urämie, Nephrokalzinose; u. U. bandförmige Ablagerungen in der Kornea.

Wichtig ist also in allen diesen Fällen die Bestimmung des Blutkalziumspiegels.

Therapeutisch kann diese *Hyperkalzämie* durch *Phosphat-Infusionen* und *Prednison* bekämpft werden (siehe *Hyperkalzämie*, S. 82).

Mammakarzinom

Kollege H. J. SENN in St. Gallen hat die verschiedenen Stufen des therapeutischen Schemas treffend wie folgt zusammengefaßt (Pharmakritik 1 [1979] 2) (Tab. 11):

Tabelle 11   *Therapie-Schema des metastasierenden Mammakarzinoms* (Onkologiezentrum Kantonspital St. Gallen)

	Prädominanter Metastasierungstyp	
	Ossär[1]) und/oder Weichteile (auch Lymphknoten)	Viszerale Organe
1. Phase (Beginn der Metastasierung)	– Kombinations-Chemotherapie CMF (P)[2]) – Hormontherapie (Ovarektomie vor Menopause, Antiöstrogene nach Menopause)	– Kombinations-Chemotherapie CMF (P)[2])
2. Phase (Therapieversagen, sekundäre Tumorprogression)	– Alternativ-Chemotherapie (Doxorubicin-Kombination) – Bei fortgeschrittener Skelettinfiltration evtl. Alternativhormone (Östrogene, Gestagene, Androgene)	– Alternativ-Chemotherapie (Doxorubicin-Kombination)
3. Phase (Therapieversagen, sekundäre Tumorprogression)	– Nochmals Alternativhormone oder ablative Eingriffe (Androgene, Hypophyse)	– Experimentelle Zytostatika (?) – Additiver Hormonversuch (?)
4. Phase (Terminalstadium)	– Unspezifische Palliation durch verständnisvolle Pflege, Organisation des Analgetikaprogramms, Sozialhilfen	

[1]) In Phase 1 bis 3 wichtig: Koordination der zytostatischen Maßnahmen mit lokalen Schmerzbestrahlungen sowie stabilisierenden orthopädischen Eingriffen.
[2]) CMF (P): Chlorambucil-Methotrexat-Fluorouracil-(Prednison) *oder* Cyclophosphamid-Methotrexat-Fluorouracil-(Prednison).

Schmerzbekämpfung: Haben alle therapeutischen Maßnahmen schließlich versagt, so bleibt nur noch die palliative Behandlung und hier darf man mit Schmerzmitteln nicht sparen. Zuerst versucht man die auf S. 294 aufgeführte Kombination von *Morphiaten* und *Daptazol*, die es dem Patienten *tagsüber* noch gestattet, sich geistig etwas zu beschäftigen, und verzichtet nachts auf das Daptazol, um zum Morphiat noch zusätzlich ein *Sedativum* zu verabreichen. Kommt der Patient schließlich in das **terminale Stadium** so greift man zu der ausgezeichneten **Brompton-Mixtur**:

Zusammensetzung:

A) Wässerige Morphinlösung 1% (10 mg = 1 mg = 20 Tropfen)
B) Cocain-Elixier KA: Cocain. chlorat.   0,05
                        Aethanolum 94%   12,0
                        Saccharosum   3,0
                        Aq. Cinnamomi   10,0
                        Aq. dest.   ad 100,0

(1 Meßbecher mit 20 ml entsprechend 10 mg Cocain).

Dabei gibt man diese Lösung nicht erst, wenn Schmerzen auftreten, sondern regelmäßig alle 4 Stunden, so daß eine dauernde Schmerzlosigkeit besteht. Daneben gibt man

1. die gewünschte, d.h. nötige MO-Dosis, die je nach dem Stadium zwischen 2,5 bis 60 mg pro Dosis schwankt,
2. 20 ml Cocain Elixier,
3. 10 Trpf. **Stemetil**® als Antiemetikum oder, wenn stärkere Sedation nötig, =e Dosis **Largactil**®.

Diese aus England kommende Kombination hat sich auch bei uns ausgezeichnet bewährt.

Ovarialkarzinom

In den letzten 40 Jahren hat das *Ovarialkarzinom um das Dreifache zugenommen (Rauchen der Frau?)* und ist heute die *vierthäufigste Todesursache der Frau*!

Es wird leider oft spät entdeckt, wenn bereits eine Metastasierung in das Peritoneum (Ascites mit typischen Ca-Zellen) vorliegt, oder Ileussymptome auftreten. Auf jeden Fall Laparaskopie zur genauen Abklärung, ob Peritoneal- und evtl. schon subdiaphragmale Metastasen vorliegen. Ferner Lymphographie, Sonogramm und Computertomographie. (A. GOLDHIRSCH u. Mitarb.: Schweiz. med. Wschr. 110 [1980] 1597–1605).

Therapie

1. **Operation des Tumors und Entfernung aller erkennbaren Tumormassen,** verbunden mit Hysterektomie, bilateraler Adenoektomie und Omentektomie. Bei *inoperablen Patienten wird nach der Chemotherapie* die „second look laparatomie" mit evtl. Hysterektomie sowie evtl. weiterer Tumoren durchgeführt. Weitere genaue Überwachung durch Laparaskopie und Reoperation.
2. **Strahlentherapie:** Es bestehen die zwei Möglichkeiten der Instillation einer strahlenden Substanz (Radioisotopen) oder der *Ganzabdomenbestrahlung* 2000–3000 rd. Diese letztere ist heute den Isotopen überlegen, vor allem in den Stadien I–III A, besonders nach tumorreduktiver Operation.
3. **Kombinations-Chemotherapie:** Heute der Monotherapie deutlich überlegen. Wirksam ist sie vor allem bei der mehr differenzierten Form II u. III. Für die Zukunft scheint sich insbesondere die *Kombination von Cis-Platinum,* **Adriamycin,** *Hexamethylmelanin und Cyclosphosphamid* zu bewähren, mit der eine *Remissionsrate von 90%* bei 48% kompletten Remissionen erzielt wurde (S.E. VOGEL u. Mitarb.: Cancer Treat. Rep. 63 [1979] 311–317). Wesentlich für all diese Fälle ist eine genaue Besprechung jeden Falles im gemeinsamen Team von Chirurg, Röntgenolog und Onkolog mit gemeinsam durchgeführten Nachkontrollen. Die mittlere Überlebenszeit hat heute (1981) 30 Monate überschritten. Mit der Hormontherapie (Gestagene) ist nicht viel zu erreichen.
4. **Pleuritis carcinomatosa (-Peritonitis)** siehe S. 266.

Verdauungstrakt

J. Escher

Mundhöhle

Herpes labialis

Sog. Herpesträger können bei Fieber, Sonneneinwirkung usw. plötzlich an einem Herpesschub erkranken. Gefährlich wird die Affektion eigentlich nur bei Superinfektionen oder beim rezidivierenden Herpes der Kornea.

Prophylaxe und Therapie:

Bei Sonneneinstrahlung hat sich speziell im Gebirge die **Hima-Paste®** oder **Virunguent®** bewährt. Lokal hilft evtl. beim *Herpes corneae* **Idexur®** (Tropfen) 0,1%, 1–2stdl. eintropfen. Immer Augenarzt konsultieren.

Stomatitis ulcerosa

Eine hochinfektiöse, durch Anaerobier (Bac. fusiformis) und Spirochaeta refringens hervorgerufene Infektion. Spricht auf *Breitspektrum-Antibiotika* gut an.
Tetracyclinpräparate, z. B. **Vibramycin®**, 1. Tag 2× 1 Kaps., dann tgl. 1 Kaps.

Zum Gurgeln (nur früh morgens und spät abends):

Rp. Tinct. Myrrhae 40,0
    Tinct. Ratanhiae 10,0
    S. 10 Tropfen auf ein Glas lauwarmes Wasser.

Gegen die Schmerzen: **Pantocain®-Tabletten** langsam im Mund zergehen lassen, evtl. auch spülen mit $^1/_2$%iger *Procainlösung*, wobei die Lösung einige Zeit im Mund zu behalten ist. Oder die viskösen Formen, z. B. **Xylocain Viskös®** [Vifor, Pharma Stern], **Gumox®** [Astra].

Separates Geschirr, da außerordentlich ansteckend!

Stomatitis aphthosa recidivans

Hartnäckige Erkrankung, die bei bestimmten Individuen immer wieder das ganze Leben lang rezidiviert. Eine sichere Kausaltherapie ist noch nicht bekannt. Folgende Maßnahmen können hie und da Erfolg bringen:

Gurgeln mit Liquor Fowleri: Nach jeder Mahlzeit mit 2 Suppenlöffeln Wasser plus 3

Tropfen Liquor Fowleri. Bessere Erfolge sahen wir mit dem **Terracortril**® [Pfizer]) Spray, tgl. 2× applizieren.

Lokal im Aphthenschub: Am besten wirken heute **Terracortril**®, s.o., ferner *Betamethason* 0,5 mg Tabletten, die man mit der Zunge direkt gegen die Aphthe drückt. Es wirkt schmerzlindernd und hindert die Weiterentwicklung. Betupfen der Aphthen mit *Argentum nitricum* 10–20 %ig. **Negatol**® [Wild], eine organische adstringierende Säure, die unverdünnt auf die Aphthen aufgetragen wird, hat sich bei uns sehr bewährt. Zur Anästhesie eignet sich auch **Xylocain viskös**® 2%ig [Vifor, Pharma Stern], oder ein ähnliches Präparat. Günstig wirkt auch **Gumox**® [Astra].

Soor   Siehe Mykosekapitel, S. 623, Moniliasis.

Glossitis acuta

Kann durch eine Avitaminose, aber auch durch Pilzerkrankung hervorgerufen werden, ferner durch Zytostatika. Symptomatische Behandlung:

Gegen die Schmerzen: Siehe Stomatitis aphthosa (S. 276).

Pinselung mit folgender Lösung:

Rp. Mentholi   2,0
    Ol. ricini   3,0
    Bals. peruv. 10,0

MDS. zum Pinseln.

Wichtig ist die Behandlung der Grundkrankheit.

Parotitis epidemica: Siehe Kapitel Infektionskrankheiten, S. 677.

Marantische Parotitis

Vor allem nach Operationen, ferner bei Karzinosen oder bei schwer mitgenommenen Patienten, die nichts kauen.

Physostigmin: Sofort subkutan 0,5–1 mg, 2–3× tgl., zur Anregung der Speichelsekretion. Kaugummi.

Therapie der Wahl ist die sofortige *Entzündungsbestrahlung*.

Antibiotische Therapie, da es oft zu einer aufsteigenden Infektion kommt. *Tetracyclinderivate*, z.B. **Reverin**® 275 mg ein- bis zweimal tgl. plus **Keflex**®.

Ösophagus

Ösophagusdivertikel

Kleinere Divertikel sind oft bedeutungslos. Bei größeren mit Retentionserscheinungen ist, wenn möglich, operative Behandlung anzustreben.

Ösophaguskarzinom

Es stehen uns heute 2 Methoden zur Verfügung, wobei die Meinungen über das beste Vorgehen noch auseinandergehen. Die zervikalen und proximalen intrathorakalen Formen werden besser bestrahlt.

Röntgenbestrahlung führt in einzelnen Fällen zu völliger Ausheilung.

Operative Behandlung nach Röntgenvorbestrahlung mit anschließender Röntgennachbestrahlung. In inoperablen Fällen evtl. Einlegen eines Tubus nach Mousseau-Hering etc. in den Stenosebereich. Evtl. Totalresektion und anschließende Ösophagusplastik subkutan durch Kolonverlagerung.

Kardiospasmus (Achalasie)

Verengung des Ösophagus vor dem Eingang in den Magen mit proximaler Dilatation. Man glaubt heute, daß hier ein Mißverhältnis zwischen der parasympathischen und sympathischen Innervation vorliegt.

Dilatationsbehandlung nach Starck ist heute die beste Methode.

Dehnung der Kardiagegend mit Gummiballonsonde durch plötzliches Lufteinblasen.

Die medikamentöse Therapie ist heute von sehr untergeordneter Bedeutung. Durch Nitroglyzerinpräparate gelingt es, den Sphinkter vorübergehend zu öffnen.

Operative Therapie: Hellersche Operation. Hierbei wird die Muskulatur des untersten Ösophagus bis auf die Mukosa längsgespalten. Heute durch die Dilatationsbehandlung überholt.

Singultus

Häufig nach Operationen und bei Erkrankungen in Nähe des Phrenikus oder des Zwerchfells sowie bei Peritonitiden. Bei einzelnen Patienten ohne jede erkennbare Ursache rezidivierend.

Isomethepten (**Octinum**® [Knoll]): Nach unseren Erfahrungen das beste Mittel. Wirkt i.v. gegeben in fast allen Fällen prompt. Der Effekt tritt rasch ein und hält 4–6 Std. an, dann evtl. Wiederholung.

Dosierung: 1 Ampulle zu 0,1 g langsam i.v. (wenn ohne Wirkung 2 Ampullen).

Chlorpromazin (**Megaphen**®, **Largactil**®): 50 mg i.v. Zeigt oft ebenfalls eine gute Wirkung. Ferner evtl. **Effortil**® (mg-weise langsam i.v., max. 5 mg). Oder *Atropin sulfur.* 1–2 mg i.v.

Hiatushernie

Bei einer radiologisch oder endoskopisch festgestellten Hiatusgleithernie besteht die entscheidende Aufgabe darin, den Patienten über den Mechanismus und die Harmlosigkeit der Beschwerden sowie die gute Prognose zu orientieren. Viele Patienten sind durch die bestehenden Symptome beunruhigt, und einige entwickeln sogar Karzinophobien oder Herzneurosen.

Durch Druck des Hiatusringes auf den hernierten Magen treten Lokalbeschwerden in Form von Unbehagen, Druckgefühl und Schmerzen im linken Oberbauch und unter dem Xiphoid auf, die gürtelförmig in den Rücken und manchmal in die Herzgegend und in den Hals ausstrahlen. Tritt eine Cardiainsuffizienz auf, so kommen Symptome wie Luftaufstoßen, Reflux von Magensaft und seltener Erbrechen dazu. Als Folge des Magensaftrefluxes entsteht die Refluxösophagitis. Ihre häufigste Ursache ist die Hiatushernie. Die klinischen Symptome sind Sodbrennen, retrosternales Würgen und Brennen, das oft auch in der Kehle empfunden wird (Fehldiagnosen: Chronische Pharyngitis, Psychoneurose). Die Beschwerden sind lageabhängig und werden beim Liegen und Bücken verstärkt.

Die **symptomatische Therapie der Hiatushernie** (Refluxösophagitis) besteht in:

1. *Maßnahmen zur Vermeidung des Reflexes*
   a) *Hebung des Sphinkterdruckes* durch Alkali, Fleisch, Metoclopramid (**Primperan**®, **Paspertin**®) oder *Domperidon* (**Motilium**®), 3 × 1 Tbl. 15–30 Min. vor dem Essen.
   b) *Vermeidung von Faktoren, welche die Sphinkterkontraktion herabsetzen* (Nikotin, Fett, Alkohol, Anticholinergika).
   c) *Schonung des Sphinkters* (Gewichtsabnahme, kleine Mahlzeiten, langsam essen, Meidung von enganliegenden Kleidern wie Korsetts, Gürtel etc.). Starkes Vornüberneigen oder Sitzen in zusammengekrümmter Haltung ist zu vermeiden und das Kopfende des Bettes anzuheben.
2. *Herabsetzung der Azidität des regurgierten Magensaftes.*
   In schwereren Fällen *Cimetidin* (**Tagamet**®) 3 × 1 Tbl. à 200 mg tagsüber und 400 mg vor dem Schlafengehn. In leichteren Fällen oder als adjuvante Therapie hat sich die Gabe eines Antazidums evtl. kombiniert mit einem Oberflächenanästhetikum in Form von *Oxetacain* (**Muthesa**®, **Telpita**®) bewährt.
3. *Behandlung einer evtl. Eisenmangelanämie* (siehe Kapitel Blutkrankheiten).
4. Eine spezielle Diät ist neben *Meidung von Alkohol, Röstkaffee, Nikotin* unnötig. Bewährt hat sich der „Hafter-Trick" wie bei dem gastroduodenalen Ulkus: Der Patient soll alle jene Speisen meiden, von denen er meint, daß er sie nicht verträgt.

Eine **operative Behandlung** ist dann indiziert, wenn durch konservative Maßnahmen keine Besserung zu erzielen ist. *Im Stadium IV der Refluxösophagitis mit Endobrachyösophagus, Stenosen und Ulzerationen ist die Indikation zur Operation*

Ösophagusvarizen

in der Regel unumstritten. Die **paraösophagiale Hernie** muß bei vorhandenen Beschwerden wegen Gefahr der Inkarzeration operativ behandelt werden.

In 50% sind die Hiatushernien mit anderen Begleiterkrankungen kombiniert (Ulkus, Gallensteine, Kolondivertikel). Die Symptomatik der Hiatushernie sollte deshalb immer auch Anlaß geben, diese Krankheiten auszuschließen.

Ösophagusvarizen und -blutungen

Aus zahlreichen Statistiken geht hervor, daß *ungefähr $^1/_3$ aller Patienten mit Leberzirrhose an einer Varizenblutung sterben.* Ösophagusvarizen entstehen im Sinne von Kollateralen bei behindertem Pfortaderkreislauf (portale Hypertonie), wie dies bei Leberzirrhose, Milzvenenthrombose etc. anzutreffen ist. Die *Hauptgefahr besteht in der Varizenblutung.* Linton gibt die Mortalität nach der ersten Blutung bei konservativer Therapie während des folgenden Jahres mit 30–50% an, und es empfiehlt sich deshalb, wenn immer möglich, operativ einzugreifen.

Notfallbehandlung

1. *Senkung des Pfortaderdrucks durch Vasopressin.*

    20 E *Vasopressin* (**Pitressin®**, **Octapressin®**, **Tonephin®** oder **POR 8 Sandoz®**) werden in 100 ml 5%iger Glukoselösung gelöst und innerhalb von 15–20 Min. infundiert. Nebenwirkungen: Totenbläße des Patienten, evtl. Harndrang, erhöhte Darmtätigkeit und Defäkation. Durch Vasopressin wird der Pfortaderdruck zufolge Kontraktion der Darmarteriolen stark erniedrigt. Rezidivblutungen sprechen auf eine erneute Vasopressinverabreichung evtl. wieder an. Die Wirkungsdauer beträgt 60–90 Min. Die Infusionen können alle 2 Stunden wiederholt werden. *Die Tatsache, daß eine Blutung durch Vasopressin gestillt wurde, gibt keine diagnostischen Hinweise auf die Blutungsquelle!* Die Vasopressininfusion kann jede Blutung – nicht nur die Blutung aus den Ösophagusvarizen – stillen. (*Cave: Vasopressininfusion bei koronarer Herzkrankheit*).

2. *Spülung mit Eiswasser und Ösophagogastroduodenoskopie*

    Zeigt die Eiswasserspülung durch die Nasensonde, daß unter Vasopressin die Blutung sistiert hat, so erfolgt als nächste Maßnahme die Ösophagogastroduodenoskopie, um die Diagnose von blutenden Varizen zu sichern bzw. eine andere Blutungsquelle, wie Ulkus, erosive Gastritis oder Mallory-Weiß-Syndrom auszuschließen. Gleichzeitig kann bei entsprechender Erfahrung u.U. *endoskopisch eine Wandsklerosierung* durchgeführt werden.

3. *Ballon-Sonden-Therapie*

    a) *Kardia-Ösophagus-Tamponade mit der Ballonsonde von Linton-Nachlas*: Ein Schlauch mit aufblasbarem Ballon wird in den Magen (nicht in den Ösophagus!) eingeführt. Nach Aufblasen des Ballons (500–600 ml Luft) wird 1 kg Gewicht angehängt, wobei durch den äußeren Zug der Reflux in die Ösophagusvarizen gedrosselt wird, ohne diese lokal zu komprimieren.

    b) *Sengstaken-Blakemore-Ballonsonde*: Sie besitzt 3 Öffnungen: 2 Ballonöffnungen und 1 Öffnung in den Magen. Fixierung mit Flaschenzug und Gegengewicht von 200–600 g. Sie gewährleistet ebenfalls eine gute Blutstillung, wenn der Ballon im

Ösophagus vorsichtig aufgeblasen wird und während evtl. 3 Tagen liegenbleibt. Dabei ist auch weiterhin eine flüssige Nahrungsaufnahme möglich. Sie hat gegenüber dem Magenballon den Nachteil, daß die Blutung beim Herausnehmen der Sonde oft wieder einsetzt. Sie kann aber ebenfalls lebensrettend wirken. Kompressionsdruck der einzelnen Ballons genau regulieren: *Magenballon 40 bis 60 mm Hg; Ösophagusballon 35–45 mm Hg*; nach 12 Std. letzteren auf 25 bis 35 mm reduzieren. Alle 6 Std. Ösophagusballon zur Vermeidung von Drucknekrosen für 5 Min. entlüften. Alle $^1/_2$ Std. Magen ausheben. Dauerndes Absaugen des Speichels (nicht hinunterschlucken) zur Vermeidung einer Aspirationspneumonie. Rachenraum kontrollieren; es kann zu Dekubitalgeschwüren kommen.

4. *Wiederholte Frischbluttransfusionen* (alte Konserven enthalten zu viel NH_3), bis Schock behoben, dann nur noch Erythrozyten (da sonst Gefahr der NaCl-Überlastung) bis Hämoglobin auf 8 g%. Bei niedrigem Quickwert *Vitamin K* (**Konakion**®, 1 Ampulle zu 10 mg i.v.).

5. *Parenterale künstliche Ernährung mit Infusionen.* Später nach Entfernung der Sonde (was gewöhnlich am 4. Tag möglich ist) ganz vorsichtig *eisgekühlte Ulkusmilch*, dann allmählicher Übergang auf *flüssig-breiige Kost*.

Die Sondenbehandlung kann bis auf 10 Tage ausgedehnt werden. Schlucken von etwas Öl vor Entfernung der Ballonsonde. *Tieflagerung des Oberkörpers in den ersten 3 Tagen, um den Druck in den Ösophagusvarizen zu senken (nicht Hochlagerung!).*

6. *Bekämpfung der Ammoniakbildung* und der daraus resultierenden zentralen Vergiftung: Durch die bakterielle Zersetzung des in den Darm gelangenden Blutes kommt es zu einem Überangebot an Ammoniak und dadurch zu einer Verstärkung der Leberinsuffizienz. Diese kann durch Sterilisation des Darmes mit **Neomycin**® oder **Bykomycin**® 5–6 g tgl. weitgehend verhindert werden. *Cave* die Anwendung von Karboanhydrasehemmern (**Diamox**®) und der Saluretika (d.h. der Chlorothiazidderivate) direkt nach der Blutung, da auch diese die Ammoniakvergiftung begünstigen. Gut wirkt auch Laktulose (**Duphalac**®) 2–3 Suppenlöffel pro Tag.

7. *Sedativa*: Ruhigstellung der oft hochgradig erregten Patienten z.B. mit Diazepam (**Valium**®) 10–20 mg 3 bis 4mal tgl., das die Leber nicht schädigt.

Als weitere Behandlungsmethoden kommen vor einer notfallmäßigen Shunt-Operation bei entsprechenden operativen und personellen Möglichkeiten evtl. noch folgende Methoden in Frage:

1. Endoskopische Sklerosierung der Ösophagusvarizen.
2. Pharmako-angiographische Blutstillung durch Octapressin in A. mesenterica superior.
3. Die Thrombosierung der V. coronaria sinistra durch perkutan transhepatische Punktion der V. portae.

Die erwähnten Methoden haben häufig *keine Dauerwirkung*, so daß später eine Shunt-Operation angeschlossen werden muß.

8. *Shunt-Operationen*

Prophylaktisch hat die Shunt-Operation bei intrahepatisch bedingter portaler

Ösophagusvarizen

Hypertension keinen Sinn (siehe M.J. ORLOFF in: „Internat. Symposion on the therapy of portal hypertension", Bad Ragaz 1967 herausgegeben von v.N.G. MARKOFF. Thieme, Stuttgart 1968), dagegen wohl als *Notfalloperation bei Blutungen*! Dabei ergibt die *portokavale Anastomose* die besseren Dauerresultate als die splenorenale, da die letztere häufiger zu Thrombosen neigt.

Kontraindikationen

a) *Niedriges Serum-Albumin*: Das wichtigste Kriterium: Unter 3 g% ist eine Operation kontraindiziert!

b) *Therapieresistenter Aszites*: Wenn medikamentöse Behandlung (Plasmainfusionen, Diuretika) nicht anspricht, so ist dies ein Zeichen für eine schwer lädierte Leber und stellt eine Kontraindikation für die Operation dar.

c) *Ausgeprägte Leberfunktionsstörung*: Eine stark erniedrigte Cholinesterase, eine verlängerte Prothrombinzeit, die durch Vitamin K nicht korrigiert werden kann, sowie stark erhöhte Transaminasen sind Zeichen einer schweren Leberschädigung und stellen eine Kontraindikation dar!

d) *Portaler Druck: Über 250 mm H_2O.*

Bei der postoperativen Überwachung sind die Kontrolle der Leberwerte (inklusive Ammoniak), die anfänglich eiweißarme Diät und die Verabreichung von Laktulose (**Duphalac**®) wesentlich (siehe Leberzirrhose).

Magen-Darm

Akute Gastritis und Gastroenteritis

Das *klinische Bild* einer akuten Gastritis ist sehr bunt und kann von leichten dyspeptischen Beschwerden, fauligem Aufstoßen, Appetitlosigkeit, Brechreiz und Druckgefühl in der Magengegend bis zu heftigstem Erbrechen und epigastrischen Krämpfen, evtl. kombiniert mit Durchfällen, einhergehen.

Die *Diagnose* einer akuten und chronischen Gastritis kann nur bioptisch gesichert werden. Da die Diagnose aber in der Regel klinisch erfolgt, spricht man besser von akuter Magenverstimmung.

Als *Ursache* kommen meistens *Nahrungsmittelallergien*, alimentäre Überlastung, konzentrierter *Alkohol*, *Allgemeininfektionen*, *Staphylokkokenendotoxine* und *Salmonelleninfektionen* in Frage. Die letzteren gehen häufig mit einer zusätzlichen Beteiligung des Dünndarms und mit Diarrhö einher. Man spricht dann auch von akuter Gastroenteritis. Bei jeder akuten Gastritis ist die Frage nach schädigenden Agenzien, wie Alkohol und *Medikamenten* (Salizylate, Indometazin, Zytostatika, Chinidinpräparate, Tetrazykline, Kortikosteroide, Phenylbutazon) zu stellen. *Salizylate und Alkohol* verursachen häufig eine *erosive Gastritis*, die zu Blutungen führen kann und dann wie ein blutendes Ulkus zu behandeln ist. Operative Konsequenzen ergeben sich nur in seltenen Fällen. Die Strahlungsgastritis ist heute selten geworden und heilt nach einigen Wochen meistens spontan ab. Ihre Symptome sind nicht Folgen der Gastritis, sondern allgemeine Folgen der Röntgenbestrahlung.

Therapie der akuten Gastritis und Gastroenteritis

Sie besteht in Nahrungsabstinenz, Bettruhe, allgemeiner Schonung, Antazida, evtl. Infusionstherapie mit Korrektur der Elektrolytentgleisung sowie symptomatischer Therapie der vorhandenen Beschwerden. Unter entsprechender Behandlung klingen die Beschwerden innerhalb von 1–3 Tagen ab.

A. *Nahrungsabstinenz* für 24–(48) Stunden: *Nur ungesüßten Tee* schluckweise, evtl. mit 3–4 Zwieback. Nach 8–12 Stunden, wenn sich der Zustand etwas gebessert hat, u. U. eine Schleimsuppe. Ganz langsamer Übergang auf eine leichte Schonkost, d.h. Schleimsuppe, Zwieback, Breie, weiche Eier, Kompotte etc. Anfänglich kein Fleisch, keinen Salat, keine rohen Früchte oder Fruchtsäfte, später evtl. Geflügel oder Fisch und schließlich langsamer Übergang auf eine normale Kost. *Treten beim Übergang auf die Schonkost erneut Beschwerden auf*, dann anfänglich *größere Mengen Zucker* (100–200 g) in Form von gezuckertem Tee, später Zulagen von Zwieback etc. Milch sollte anfänglich noch weggelassen werden. Als Beispiel einer Schonkost bei akuten Gastritiden sei hier die folgende Diät aufgeführt:

1. Stufe *(Hungertage)*:
    1–2 Tage Pfefferminztee, leichter Kamillentee, leichter Schwarztee, evtl. dünner Eibischtee.

Gastritis

Milch verdünnt mit Tee oder Emser-Wasser. Zweistündlich 100 ml ohne Zuckerzusatz. Kleine Mengen Schleim.

2. Stufe:
Dazu Breie von Paidol, Maizena, Grieß etc. Diätstengel, Toast, Zwieback, Kefir, Joghurt. Geschlagenes Ei mit wenig Zucker. Keinen Alkohol, auch keinen Rotwein. Keine Gewürze. Rücksicht auf Fettempfindlichkeit nehmen.

3. Stufe:
Öfters kleine Mahlzeiten. Dazu Kaffee Hag, Rahm, Butter, Gelee, Schleimsuppen. Suppen mit Bouillon von feinen Zerealien. Gemüsecremesuppen.

Fleisch: Als Haschee von Poulets, Kalbfleisch, Hirn, Bries, Forellen, Felchen, Reis, Kartoffelbrei, feine Nudeln, Grieß, Aufläufe, Puddings, Klößchen.

Gemüse: Püree von Blumenkohl, Karotten, Spargelspitzen, grünem Kürbis, Kohlrabi, Artischockenböden.

Apfel-, Birnen-, Pfirsischkompott. Roh geraffelter Apfel.

B. *Bettruhe* (1–2 Tage) mit Auflegen eines Heizkissens oder Kamillenumschläge bis zum Abklingen starker Beschwerden.

C. *Infusionstherapie mit Korrektur der Elektrolyte* (Hypochlorämie und Hypokaliämie). Bei starkem Erbrechen und Durchfällen ist eine sorgfältige Korrektur der Elektrolyte (vgl. Elektrolytkapitel) mit Kontrolle von Hämatokrit, Harnstoff und Elektrolyten indiziert.

D. *Die Verabreichung von Antibiotika* ist auch bei Salmonelleninfektionen *meist unnötig* und nur bei systemischem Befall zu empfehlen.

E. *Symptomatische Therapie*: Bei länger dauernder *Diarrhö* ist Diphenoxylatum hydrochloricum/Atropin (**Reasec**®, **Lyspafen**®) 3× 1–2 Tbl. tgl. zu empfehlen oder besser *Loperamid* (**Imodium**®) initial 1–2 Kapseln à 2 mg, dann 1 Kapsel nach jedem weiteren ungeformten Stuhl, max. 8 Kapseln tgl. Die Behandlung sollte erst 2–3 Tage nach Beginn der Diarrhö einsetzen, um die Ausscheidung von schädlichen Toxinen zu ermöglichen und so den Krankheitsverlauf nicht zu verzögern. Häufig sistiert die Diarrhö von selbst. Bei *Erbrechen* verwendet man Antiemetika z. B. Thiethylperazin als **Torecan**® (3× 1 Drag. oder Supp. à 6,5 mg) oder bei sehr heftigem Erbrechen Perphenazin (**Trilafon**®) oder **Decentan**® 5 mg i.m. oder evtl. als Supp., besser *Dihydrobenzoperidol*.

Gegen *Krämpfe* haben sich Anticholinergika vom Typ des Propanthelin (**Pro-Banthin**®) 3× 15 mg oder Metoclopramid (**Primperan**®, **Paspertin**®) 3× tgl. 1 Tbl. oder Ampulle bewährt. Auch **Spasmo-Cibalgin**® Supp. 3× tgl. 1 Supp. sind sehr wirksam.

Antazida vom Typ des Aluminiumhydroxid sind auch bei Achlorhydrie empfohlen, da diese Gallensalze binden, welche bei einem biliären Reflux die Gastritis begünstigen sollen. (**Amphojel**®) oder Kombinationspräparate wie **Alucol Gel**® oder **Andursil**® (Suspension), 3× tgl. 1–2 Teelöffel 1 Std. nach den Mahlzeiten.

Chronische Gastritis

Die chronische Gastritis ist **keine klinische Diagnose, sondern ein histologischer Befund** (zit. HAFTER, E.: Praktische Gastroenterologie. Thieme, Stuttgart 1978), dem keine klinische Symptomatik zugeordnet werden kann. Die chronische Gastritis verursacht häufig keine Beschwerden. Treten Symptome wie Druckgefühl, Unbehagen, Nausea und epigastrische Schmerzen auf, die früher der chronischen Gastritis zugeordnet wurden, so sind diese wohl durch funktionelle Störungen ausgelöst, die mit den heute zur Verfügung stehenden Mitteln nicht zu fassen sind. Vergleiche Kapitel „Reizmagen" (funktionelle Magenbeschwerden, Magenneurose). Da die chronische Gastritis aber *zahlreiche andere Krankheiten begleitet* (Magenkarzinom, Magenulkus, Infektionskrankheiten, chronische Nierenerkrankungen, Malignome anderer Organe etc.), ist eine *gründliche klinische Untersuchung* immer angezeigt.

Ulkuskrankheit (Ulcus ventriculi und duodeni)

Allgemeine Gesichtspunkte

Das Ulkusleiden entsteht durch komplexe pathogenetische Mechanismen, welche das *Gleichgewicht Protektion – Aggression zu Ungunsten des Organismus verändern.* Das Ziel der Ulkustherapie ist die Beschwerdefreiheit im Schub, die Abheilung des Ulkus, die Verhütung von Komplikationen und die Verhinderung von Rezidiven.

Voraussetzung für jede Therapie ist die Kenntnis der Persönlichkeitsstruktur des Patienten sowie seiner sozialen Umwelt und eine saubere Ulkusdiagnostik, d. h. *Endoskopie und Biopsie bei jedem Ulcus ventriculi.* Beim Ulcus duodeni genügen auch eindeutige Röntgenaufnahmen, vor allem bei Ulkusnische in nicht deformiertem Bulbus duodeni. Beim Ulcus duodeni kann im ersten Schub und bei günstiger Prognose auf eine Verlaufskontrolle verzichtet werden. *Jedes Ulcus ventriculi muß so lange endoskopisch und bioptisch untersucht werden, bis* nach völliger Reepithelisierung durch wiederholte Biopsien *die Malignität ausgeschlossen ist.* Röntgenuntersuchung ohne Endoskopie sollte beim Ulkus ventriculi heute nicht mehr erfolgen.

Die Therapie von Ulkus ventriculi und duodeni unterscheidet sich nicht wesentlich. Der Slogan „ohne Säure kein Ulkus" gilt auch heute noch. Die Säure ist nur „Conditio sine qua non" nicht aber allein auslösende Ursache. Eine normale Säuremenge kann für eine pathologisch veränderte Schleimhaut ebenso schädlich sein wie ein Übermaß von Säure für eine primär gesunde.

Von den *pathogenetischen Prinzipien* in der Ulkuspathophysiologie hat die *Säurehemmung eindeutig eine therapeutische Relevanz* erlangt. Sie erfolgt vor allem durch Neutralisation (Diät, Antazida) und Sekretionshemmung (H_2-Rezeptorenblocker, Anticholinergika vom Typ des Pirencepins, Verminderung der Parietalzellmasse durch Magenresektion sowie Hemmung der vagalen Säurestimulation durch chirurgische Vagotomie. Andere *pathogenetische Prinzipien, wie die Förderung der Schleimhautresistenz* (Carbenoxolon-Na, Wismutsalze), *sind weniger eindeutig geklärt.* Auf jeden Fall ist die Fähigkeit zu einer prognostischen Aussage bezüglich Abheilung im Schub, Rezidiv und Komplikationen wesentlicher als die bloße Kenntnis der Pathophysiologie. Trotz der in den letzten Jahren entdeckten neuen Wirkstoffe (H_2-Rezeptorenblocker, Pirencepin, Prostaglandine, Carbenoxolon – Na etc.) und aller theoretischen Voraussetzungen liegt das *Wundermittel für die Ulkustherapie noch nicht vor,* und unser Wissen um die Ulkuspathophysiologie bleibt bruchstückhaft. *In der Praxis ist wichtig,* bei Ulcus duodeni und Nierensteinen an die Möglichkeit eines primären *Hyperparathyreoidismus* zu denken. Findet man chronische Durchfälle mit hohen Säurewerten vergesellschaftet, so erwäge man ein *Zollinger-Ellison-Syndrom.*

Indikationen für die operative Ulkusbehandlung

1. *Beim Versagen einer konservativen Therapie*, d. h. wenn das Ulkus nach 6 Wochen keine Heilungstendenz zeigt und nach 12 Wochen nicht abgeheilt ist.
2. *Patienten mit immer wieder rezidivierenden Ulkusschüben* und hohem Leidensdruck. Dabei kann man 2 Rezidive in 2 Jahren als Faustregel für das Ulcus ventriculi gelten lassen (W. RÖSCH: Dtsch. med. Wschr. 106 [1981] 52–54).
3. Bei *rezidivierender Blutung*.
4. Bei *Verdacht auf Karzinom*.
5. Bei *Magenperforation*.
6. *Bei Magenstenose*.

Bei unkompliziertem *Ulcus duodeni* gilt heute die **proximal selektive Vagotomie** als Methode der Wahl. Bei relevanter Pylorusstenose wird die Vagotomie mit einer Pyloroplastik kombiniert. Beim *Ulcus ventriculi* wird nach wie vor die **Magenresektion (Billroth I oder II) durchgeführt**. Bei Ulkusrezidiven nach Operation ist *vorher eine Cimetidinbehandlung* indiziert, da die Erfolgschance der Operation nach Abheilung des Ulkus größer ist (vgl. P. AEBERHARD: Schweiz. med. Wschr. 110 [1980] 1482–1488).

Konservative Therapie

Allgemeine Maßnahmen

Psychische Hygiene: Die Besprechung der Lebenssituation mit dem Patienten, seiner Sorgen und Hoffnungen ist für den Therapieerfolg entscheidend. Es besteht kein Zweifel, daß psychische Einflüsse auf Sekretion, Motilität und pathogenetische Geschehen am Magen eine erstrangige Rolle spielen. *Durch Besprechung der persönlichen, familiären, beruflichen und gesellschaftlichen Verhältnisse soll der Patient lernen, Konfliktsituationen zu beseitigen oder erträglich zu gestalten*, um so sein inneres Gleichgewicht zu erhalten. Gelegentlich drängt sich ein Wechsel des Arbeitsplatzes auf, bei Fremdarbeitern eine Reintegration in ihre Heimat. Bei starker beruflicher Überlastung verordne man Ferien. Den weiterhin Berufstätigen empfehle man mindestens eine *halbe Stunde Ruhe nach den Hauptmahlzeiten*. Vermeidung von Ärger und Streß. Genügend Nachtruhe und Ferien. Entsprechende Aufklärung der Familie und des Arbeitgebers sind von Bedeutung. In dieser Hinsicht funktioniert die Systemtherapie (vgl. G. GUNTERN: Systemtherapie der psychosomatischen Krankheiten) als integraler Bestandteil einer holistischen Medizin.

Bettruhe: Während einer stationären Ulkuskur heilen insbesondere Ulcera ventriculi, verglichen mit einer ambulanten Behandlung, schneller ab. Der Therapieerfolg unter Cimetidin ist bei ambulanten und stationären Patienten identisch (A. L. BLUM: Ulkustherapie. Springer, Berlin 1978). Der bescheidene Erfolg der stationären Therapie und seine Nachteile (Kosten, Beeinträchtigung der Lebensqualität) berechtigen *nur in Ausnahmefällen* (bei familiär sehr schwierigen Verhältnissen und medikamentöstherapieresistentem Ulkus) zur Hospitalisation, falls man nicht sofort die chirurgische Behandlung einleiten will.

Diätische Restriktionen: Eine spezielle Ulkusdiät ist heute nicht mehr angezeigt. (Der

Wert einer gewürzarmen oder blanden Diät auf die Abheilung von Ulzera ist nicht erwiesen, und wenige kontrollierte Studien weisen eher in entgegengesetzter Richtung.) *Strenge diätische Restriktionen sind deshalb bei der Ulkuskrankheit nicht angezeigt.* Am besten gibt man eine *allgemeine Schonkost* mit *3 Hauptmahlzeiten und 2 Zwischenmahlzeiten.* Eine Spätmahlzeit um 22.00 Uhr ist wegen der erhöhten nächtlichen Säureproduktion zu vermeiden. Die Zwischenmahlzeiten können auch durch Antazida ersetzt werden. Zusätzlich ist der „*Hafter-Trick*" zu empfehlen. Die in der Anamnese angegebenen Nahrungsmittelunverträglichkeiten werden erfragt und nach Abschluß der Untersuchung dem Patienten als ungünstig verboten.

Häufigere Milchmahlzeiten haben eine schlechtere Pufferkapazität als weniger häufige oder drei normale Mahlzeiten täglich. Zudem führt der erhöhte Milchkonsum zu einer vermehrten Säurestimulation. *Reichlicher Milchgenuß ist deshalb nicht mehr indiziert* (A. L. BLUM u. Mitarb.: Ulkustherapie. Springer, Berlin 1978). Andererseits sind Alkohol, insbesondere konzentrierter *Alkohol, sowie Kaffee auf nüchternen Magen zu vermeiden.* Der ungünstige Einfluß des Rauchens auf die Ulkusentstehung ist eindeutig belegt (*Nikotinverbot!*). Kohlehydrathaltige Getränke führen über eine Dehnung des Magens zu einer verstärkten Magensekretion und sind wegzulassen.

Vermeidung ulzerogener Medikamente: Neben dem Nikotin ist der Zusammenhang zwischen Ulkusentstehung und verzögerter Abheilung des Ulcus lediglich für *Aspirin* und *Indomethacin* (Hemmer der Prostaglandine) wahrscheinlich. Der Kausalzusammenhang zwischen anderen sog. ulzerogenen Drogen, wie *Kortikosteroiden, Phenylbutazon* und ähnliche (**Butazolidin**®, **Irgapyrin**®, **Tanderil**®, **Tomanal**®, **Medal**®, **Felden**®) sowie *Reserpin* und Ulkusdiathese ist für zahlreiche Fälle erwiesen. Ist die Behandlung mit einem dieser Medikamente jedoch absolut erforderlich, so stellt ein Ulkus *keine absolute Kontraindikation* dar, insbesondere dann nicht, wenn *gleichzeitig eine wirksame Ulkustherapie, z. B. mit Cimetidin, erfolgt.*

Medikamentöse Therapie

Hemmung und Neutralisation der aggressiven Faktoren

Antazida: Es sind Basen, die zur Neutralisation der Salzsäure des Magens eingesetzt werden. Ausgehend von der Annahme „ohne Säure kein Ulkus" stellen die Antazida nach wie vor eine der Basistherapien dar.

Die Einnahme von Antazida soll 1–3 Std. nach dem Essen sowie bei Schmerzen und vor dem Einschlafen erfolgen. Calcium carbonicum hat eine hohe Säurebindungskapazität und findet sich im *Hafterschen Magenpulver*:

Rp.
Calcii carbonici 80
Magnesii peroxidati
Bismuti subnitrici, aa 20,0. M. D. S.

In einer Dosierung von über 20 g tgl. kann es zur *Hyperkalzämie* führen und Inappetenz und Muskelschmerzen sowie Mattigkeit und Kopfschmerzen verursachen. Da es obstipierend wirkt, soll es mit einem *laxativ* wirksamen Antazidum, wie *Magnesiumoxid* oder *peroxid*, kombiniert werden. In den handelsüblichen Präparaten wird häufig Aluminiumhydroxid mit Magnesiumperoxid oder Magnesiumcarbonat kombiniert, z. B. **Alucol-Gel**® oder **Andursil**®. Weitere Präparate: **Maaloxan**®, **Gelusil**®, **Solu-**

Ulkuskrankheit

gastril®. Die *Dosierung* beträgt je nach Präparat zwischen *10–20 ml pro Dosis* über 4–6 Wochen. Diese Antazidamengen führen zu Beschwerdefreiheit, sind aber nicht wie hohe Antazidadosen von etwa 210–250 ml pro Tag den H_2-Rezeptorenblockern ebenbürtig. Da die Einnahme solch hoher Antazidamengen unkontrollierbar ist und vom Patienten häufig ungern eingenommen werden, ist beim zweiten Ulkusschub der Übergang auf *H_2-Rezeptorenblocker*, wie *Cimetidin* oder *Ranitidin*, evtl. in Kombination mit Antazida, zu empfehlen (vgl. F. HALTER: Schweiz. med. Wschr. 109 [1980] 497–502). 5 Tbl. Cimetidin sind gleichwertig wie 250 ml eines hoch aktiven Antazidums. *Aluminiumhydroxid hemmt durch Komplexbildung die Resorption von Tetrazyklinen und Digoxin*. Die simultane Gabe von diesen Substanzen ist zu vermeiden. Bei Verwendung von Aluminiumhydroxidpräparaten in hoher Dosierung muß auch an die *Phosphatverarmung gedacht* werden (Appetitlosigkeit, Muskelschwäche, Osteomalazie), da Aluminiumhydroxid die Phosphatrückreserption hemmt. Wegen der Gefahr einer lebensbedrohlichen *Hypermagnesämie darf Magnesiumperoxid bei eingeschränkter Nierenfunktion nicht verabreicht werden.*

Histamin H_2-Rezeptorenblocker: Ein entscheidender Fortschritt in der Therapie des gastroduodenalen Ulkus ist durch die Entwicklung der Histamin-H_2-Rezeptor-Antagonisten erzielt worden. Bekannt sind vor allem *Cimetidin* unter den Handelsnamen **Tagamet**® und das noch nicht im Handel befindliche *Ranitidin*, das 8mal wirksamer ist als Cimetidin und weniger Nebenwirkungen haben soll (S. J. KONTUREK: Gut 21, [1980] 181–186). H_2-Rezeptorenblocker hemmen nicht nur die Histamin- sondern auch die Gastrin- und vagusstimulierte Säuresekretion. **Tagamet**® wird in einer Dosierung von *3mal tgl. 200 mg zu den Mahlzeiten und 400 mg abends* vor dem Einschlafen *über 4–6 Wochen* empfohlen. Bei fehlendem Therapieerfolg Fortsetzung der Behandlung bis zu 8–12 Wochen. Als *Nebenwirkungen* sind Gynäkomastie, Libidoverlust, Impotenz, Haarausfall, Verwirrtheit und sehr selten Blutbildveränderungen zu sehen. Cimetidin setzt die Leberdurchblutung um 25% herab und verzögert den Metabolismus von Propranolol, Lidocain und Cumarinderivaten (KENNETH, L.: New Engl. J. Med. 304, [1981] 723). Bei Kombination von Cimetidin mit Betablockern oder Antikoagulation ist dieser Tatsache Rechnung zu tragen. **Eine Behandlung mit Histamin-H_2-Rezeptorenblockern sollte im ersten Ulkusschub wegen den möglichen Nebenwirkungen und der großen Spontanheilungstendenz der Ulkuskrankheit nur bei fehlender Wirkung der Antazida und bei Komplikationen, wie Penetration und schwere Blutung, durchgeführt werden.** Eine Rezidivprophylaxe des Ulkus wird zur *Dauerprophylaxe* (6 Monate bis mehrere Jahre). Die *Dosierung beträgt 400 mg abends* vor dem Schlafengehen. Da z. B. beim Ulcus duodeni eine proximal selektive Vagotomie 5mal weniger Rezidive aufweist als eine Cimetidintherapie, sollte **Tagamet**® wegen Nebenwirkungen und Kosten der medikamentösen Therapie nur bei Kontraindikation zur Operation (Herzkrankheit, Dauerantikoagulation, chronische Niereninsuffizienz) für eine Langzeitbehandlung in Erwägung gezogen werden.

Anticholinergika: Die Wirkung der Anticholinergika erklärt sich durch die Hemmung der Wirkung von Acetylcholin auf den Rezeptor der Belegzellen und die Hemmung der Gastrinfreisetzung im Antrum. *Nebenwirkungen* sind: Mundtrockenheit, Akkommodationsstörungen, Obstipation, Störung der Magenmotorik, Herabsetzung des Tonus des unteren Ösophagussphinkters. *Kontraindikationen* zu dieser Therapie sind deshalb Glaukom, ausgeprägte Koronarsklerose, Refluxösophagitis, Prostatahypertrophie und Magenausgangsstenosen. Eine genügende Herabsetzung der Säureproduktion ist nur mit Dosen zu erreichen, welche ernsthafte Nebenwirkungen erzeugen. *Eine alleinige Therapie mit Anticholinergika kommt* deshalb *nicht in Frage.* Dagegen führt die **Kombination** von kleinen Anticholinergikadosen, wie *Propanthelin* 15 mg (**Pro-Banthin**®) *mit Cimetidin* zu einer verstärkten Hemmung der Säuresekretion als Folge der additiven Wirkung der beiden Substanzen (vgl. C. H. CLÉMENÇON: Schweiz. med. Wschr. [1980] 1474–1482). Uns hat sich auch die Kombination von Antazida mit kleinen Dosen von Psychopharmaka und Anticholinergika in Form von **Librax**® 3 × 1 bis 3 × 2 Tbl. tgl. bewährt. Ein relativ **selektiv** auf die Magenschleimhaut **wirkendes Anticholinergikum** ist das *Pirenzebin* (**Gastrozepin**®), Dosierung 2 × 50 mg tgl. Die obenerwähnten *Nebenwirkungen* der Anticholinergika treten *bei obiger Dosierung nicht auf.* Nebenwirkungen, wie Mundtrockenheit, Akkommodationsstörungen und Reflux, sind sehr selten. Wie Cimetidin kann auch *Pirenzepin mit Antazida kombiniert werden.* In sehr therapieresistenten Fällen wird die Kombination von Pirenzepin und Cimetidin versucht. Die Wirksamkeit dieser Kombination ist aber an einem größeren Krankengut noch nicht überprüft.

Stützung der protektiven Faktoren

Carbenoxolon-Natrium: (**Biogastrone**®) ist ein Hemisukzinat der synthetisch hergestellten Glycyrrhetinsäure. Es ist dies der Wirkstoff aus dem bekannten *Succus liquiritiae*, aus Süßholz. Seine Wirkung soll auf der Resistenzerhöhung des Magenschleimhautepithels sowie auf der Anregung der Schleimproduktion, insbesondere der N-Acetyl-Neuraminsäurehaltigen Glykoproteine, beruhen. *Dosierung: 3 × 50 bis 3 × 100 mg tgl.* Die *Nebenwirkungen* haben *aldosteronartigen Charakter*. Bei über 20% der Patienten finden sich Zeichen eines Hyperaldosteronismus (Ödeme, Muskelschwäche, Hochdruck, Kaliumverlust). Die Behandlung darf nur unter sorgfältiger wöchentlicher Kontrolle erfolgen und ist bei höherem Alter überhaupt abzuraten.

Wismutsalze: Kolloidales Wismut hat sich in neueren Studien bei der Ulcus-duodeni-Therapie (G. VANTRAPPEN u. Mitarb.: Gut 21 [1980] 329–333) ebenso wirksam erwiesen wie Cimetidin. Eine gute Wirkung besteht auch auf das Ulcus ventriculi. Wismut soll einen Schutzfilm über die erkrankte Schleimhaut bilden. Als *Dosierung* werden bei Trioalium dicitratowismutat (**TDB**®) *60 ml/tgl.* angegeben. Wismutsalze führen zu einer Schwarzfärbung des Stuhles (Pseudomelaena).

Beeinflussung der Magenmotorik

Metoclopramid (**Paspertin**®, **Primperan**®) und *Domperidon* (**Motilium**®) beschleunigen die Magenentleerung. Die Kontaktzeit mit dem Säurepepsingemisch wird dadurch verkürzt. Beim Ulcus ventriculi, insbesonders mit Entleerungsverzögerung, können diese Medikamente eingesetzt werden. *Dosierung: Metoclopramid* oder *Domperidon* 3 × 1 Tbl. à 10 mg tgl. 15–30 Min. vor dem Essen, zusätzlich evtl. 1 Tbl. vor dem Schlafengehen.

Beeinflussung des zentralen Nervensystems

Psychopharmaka: Stehen emotionelle Spannungen stark im Vordergrund, so können Anxiolytika vom Typ des *Chlorodiazepoxyd* (**Librium**®), in einer Dosierung von 3 × 5 mg/tgl., eine gute Wirkung haben. Psychopharmaka wirken aber nur unterstützend, keineswegs kausal.

Ulkuskomplikationen

Ulkusperforation

Die Behandlung der Ulkusperforation ist **grundsätzlich operativ**. Die Prognose ist um so besser, je früher operiert wird. 24 Std. nach der Perforation ist die Prognose in $^2/_3$ der Fälle schlecht. Eine *konservative Therapie (Aspirationsbehandlung)* kommt nur bei verschleppter Perforation und im hohen Alter in Betracht.

Ein perforiertes Ulcus ohne Anamnese kann übernäht werden. Das Magengeschwür muß nach Exzision histologisch untersucht werden. Amerikanische Autoren (TAYLOR) empfehlen hier primär die Aspirationsmethode. Für das Ulcus ventriculi mit kurzem Zeitintervall zwischen Perforation und Operation empfiehlt sich die Resektion, beim Ulcus duodeni mit entsprechender Vorgeschichte die Übernähung mit proximal selektiver Vagotomie (A.L. BLUM, J.R. SIEVERT: Ulkustherapie. Springer, Berlin 1978).

Die Aspirationsbehandlung wird mit einer Gabe von 45 mg Morphium hydrochloricum i.v. und einer Tablette *Tetracain* (**Pantocain**®) 1,0 g zum Lutschen eingeleitet. Nach Entleerung des Magens mit dem großgelochten Magenschlauch wird eine dünne weiche Sonde durch den Magen eingeführt und an der Wange fixiert. Entleerung des Magens mit einer 20 ml Recordspritze. Die in 24 Std. aspirierte Flüssigkeitsmenge plus 1500 ml werden als physiologische NaCl-Glukoselösung intravenös zugeführt. Eine *antibiotische Abschirmung* ist unbedingt erforderlich. *Thioamphenicol* (**Urfamycin**®) 2 g i.v. plus ein *Tetrazyklin* (**Reverin**®) 2 Ampullen zu 275 mg tgl. haben eine bessere Wirkung als Ampicillin. Auch eine Penicillin-Streptomycin-Therapie hat sich bewährt. Bei *Schmerzen* kann zusätzlich **Baralgin**®, **Novalgin**®, **Khellin**®, **Buscopan**® etc. i.v. verabreicht werden. Die Aspiration wird am 2. Tag noch stündlich fortgesetzt, jedesmal gefolgt von 100 ml Wasser p.o. Am 3. Tag gebe man ein Wasser-Milch-Gemisch stündlich in gleicher Menge. Falls die getrunkene Flüssigkeit nicht im Magen retiniert wird, kann die Sonde entfernt und auf eine allgemeine Schonkost mit Antazida und evtl. Cimetidin übergegangen werden. Besteht nach 3 Tagen noch eine Retention, so empfiehlt sich vorübergehend eine flüssige *Sondenkost*, z.B. **Nutro-Drip**®.

Ulkusblutung

Bei etwa 50% aller Blutungen aus dem oberen Gastrointestinaltrakt liegt ein *Ulcus ventriculi oder duodeni* vor. Differentialdiagnostisch kommen als häufigste weitere Ursache eine *erosive Gastritis, Ösophagusvarizen,* ein *Mallory-Weiss-Syndrom, Ösophaguserosionen* oder ein *Ösophagus-Magen-Karzinom* in Frage.

Allgemeine Maßnahmen

Jede Blutung aus dem oberen Gastrointestinaltrakt erfordert eine *sofortige Hospitalisation*, wenn möglich auf einer Intensivstation, wo eine Zusammenarbeit zwischen Internisten, Endoskopikern, Chirurgen und Radiologen gewährleistet und ein geschultes Pflegepersonal vorhanden ist. Absolute Bettruhe, fortwährende Puls- und BD-Kontrolle, beruhigendes Verhalten von Arzt und Pflegepersonal, milde *Sedierung* z.B. mit *Diazepam* (**Valium**® 5 mg i.v.) oder *Chlorpromazin* (**Largactil**®, **Megaphen**®) 25 mg i.v. Keine Morphiumpräparate. Neben dem Anlegen eines i.v. Anschlusses sollte bei allen schweren Fällen zusätzlich ein Kavakatheter zur Messung des zentralen Venendruckes gelegt werden. Flache Lagerung des Patienten, bei Erbrechen Seitenlage.

Bestimmung von: Hb, Blutgruppe, Hämatokrit, Quick, Thrombozyten, partieller Thromboplastinzeit (PTT). Abklärung auslösender Medikamente: Salizylate, Indomethazin, Antikoagulantien etc.

Blutersatz

Mit Bluttransfusionen kann die Blutung nicht gestillt werden. Sie verhindert lediglich die deletären Folgen des Blutverlustes, wie Hypovolämie und Hypoxämie, bis die spontane oder operative Hämostase erfolgt. Man beginne mit Blutersatz, wenn ein Kreislaufschock besteht oder wenn beim unter 50jährigen das Hämoglobin unter 10 g%, beim über 50jährigen unter 12 g% absinkt (HAFTER, E.: Praktische Gastroenterologie. Thieme, Stuttgart 1978). Transfusionen sollen zur Stabilisierung des zentralen Venendruckes über 5 cm Wassersäule appliziert werden. Bis zum Eintreffen von *Blutkonserven* kann **PPL**® infundiert werden. Bei großen Transfusionen (über 4 Konserven) empfiehlt sich gleichzeitig die Gabe von Calcium gluconicum i.v. sowie Frischplasma, das alle Gerinnungsfaktoren enthält. Bei erniedrigtem Quick soll **Konakion**® i.v. gegeben werden. Jede Blutkonserve erhöht den Hämatokrit um 3–4%. Der Hämatokrit sollte etwa um 30–35% gehalten werden. In den ersten Stunden sagen Hämoglobin und Hämatokrit bekanntweise nichts über das Ausmaß der Blutung. Tachykardie, Hypotension, Oligurie, zentraler Venendruck sind maßgebliche Parameter.

Eiswasserspülung und Panendoskopie

Sobald die Infusion läuft, soll die Magenspülung mit Eiswasser begonnen werden. Diese ist einerseits blutstillend und dient anderseits als Vorbereitung zur *Ösophagogastroduodenoskopie*.

Sie soll während 20 Min. in linker Seitenlage erfolgen und mit einer mitteldicken, seitlich gelochten Magensonde durchgeführt werden. Füllung und Aspiration sollen behutsam sein. In etwa 75% kommt dabei die Blutung zum Stehen. Mit anschließender Panendoskopie läßt sich die Blutungsstelle in etwa 90% eruieren. Ist mit der Notfallendoskopie eine exakte Lokalisation und Differenzierung der Blutungsquelle nicht möglich, kommt die gezielte Angiographie der mesenterialen Gefäße als nächster diagnostischer Schritt in Frage. Die Röntgenuntersuchung mit Barium unterscheidet nicht zwischen realen und potentiellen Blutungsquellen und sollte nur in Ausnahmefällen, wie fehlende Möglichkeit zur Endoskopie oder selektiven Angiographie, in die Abklärung einbezogen werden.

Therapeutische Endoskopie und Angiographie

Die Endoskopie bietet in erfahrenen Händen bei entsprechender Technik die Möglichkeit der Blutstillung durch Elektrokoagulation, Wandsklerosierung oder Fotokoagulation mit Laserstrahlen. Die Angiographie erlaubt Blutstillung durch arterielle Vasopressininfusion oder Embolisation durch den Katheter.

Pylorusstenose

Medikamentöse Blutstillung

Durch lokale Medikation kann die Blutstillung nicht beeinflußt werden. Orale Hämostyptika wie Topostasin bilden große Koagula und sind nutzlos. Beim tiefem Quick gebe man 10 mg Vitamin K (**Konakion**®) i.m. oder i.v. Bei gleichzeitiger Hypertonie spritze man **Nepresol**® i.v. (siehe Hypertoniekapitel). Bei Thrombozytopenie sind Frischbluttransfusionen indiziert (siehe Blutkapitel). Zu empfehlen ist die Gabe von *Antazida*. *Cimetidin* (**Tagamet**®) wirkt nur prophylaktisch bei Gefahr eines Streßulkus und hat gegenüber Antazida oder Plazebo keine Vorteile (S.J. LA BROOY u. Mitarb.: Gut 20 [1979] 892–895).

Nach durchgeführter Panendoskopie empfiehlt es sich, erneut eine dünne *Magensonde* durch die Nase einzulegen. Damit kann die *Blutung kontrolliert*, ein Rezidiv früh erfaßt und erneut durch Eiswasserspülung behandelt werden. *Frühzeitige Ernährung* mit breiig, flüssiger Kost. Sobald die Blutung steht, kann die Magensonde entfernt und zu einer allgemeinen Schonkost übergegangen werden. Eine durch Bluttransfusionen nicht behobene Anämie spricht gut auf *Eisenmedikation* an (vgl. Kapitel Blutkrankheiten).

Indikationen zur chirurgischen Therapie

a) Wenn die *Blutung innerhalb 24 Stunden nicht zum Stehen kommt* oder erneut auftritt.

b) *Wenn mehr als 600 ml Blut/Std. nötig sind*, um den zentralen Venendruck zu stabilisieren.

c) Wenn die endoskopische Untersuchung eine *arterielle Blutung* aufdeckt.

d) Bei einem *Transfusionsbedarf von mehr als 4–6 Blutkonserven in 24 Std.*

e) Bei *Rezidivblutungen*. Nach der ersten Blutung soll man dem Patienten eine Operation nahelegen, nach der zweiten Blutung dringend empfehlen.

f) *Bei Malignomverdacht* bei Ulcus ventriculi.

Für das Ulcus duodeni ist die Ulkusumstechung und Vagotomie die Methode der Wahl (Vagotomie und Pyloroplastik oder evtl. supraselektive Vagotomie). Bei blutendem Ulcus ventriculi und evtl. beim penetrierenden Duodenalgeschwür erfolgt die Magenresektion (A. L. BLUM, J.R. SIEVERT: Ulkustherapie. Springer, Berlin 1978).

Pylorusstenose

Beim Erwachsenen ist sie fast immer die Folge eines Ulkus (selten nur Verätzung) oder eines Karzinoms. Die beim *Kleinkind häufige spastische Form* ist beim Erwachsenen sehr selten. Während eines Ulkusschubes auftretende Stenosen sind fast immer reversibel und können konservativ behandelt werden. Die Therapie ist, **wenn** immer **möglich, operativ**, falls es sich um eine irreversible Stenose handelt. Bei benigner Stenose: Magenresektion nach *Billroth II*, bei *inoperablem Marzinom*: palliative *Gastroenterostomie*.

Bei *inoperablen Patienten* Ernährung mit flüssig, breiiger Kost evtl. *Astronautenkost*. Flüssigkeit nicht über 12 dl tgl., Kontrolle des Wasser- und Elektrolythaushaltes (vgl.

Elektrolytkapitel). Evtl. *Magenspülung* alle 2–3 Tage. Magnesium peroxidatum 3 × tgl. 1 Eßlöffel beseitigt die starke Zersetzung des Mageninhalts und den unangenehmen Geruch. *Metoclopramid* (**Primperan**®, **Paspertin**®) oder *Domperidon* (**Motilium**®) lassen bei Pylorospasmus und vor allem bei nur vorübergehender Stenose eines akuten Ulkus den Pylorus erschlaffen. Dosierung: 1 Tbl. 15 Min. vor den Mahlzeiten oder als Sirup 3 × 1 DL. *Antiemetika*: Perphenazin (**Trilafon**®, **Dezentan**®) zur Beseitigung des Brechreizes. Drag. zu 2 und 4 mg, Ampullen zu 5 mg, Supp. zu 8 mg.

Cave Spasmolytika und Dihydralazinpräparate (**Nepresol**® etc.).

Magenkarzinom

Wesentlich ist die frühzeitige gastrokopische oder radiologische Erkennung. Prophylaktisch sollten *perniziösen Anämien* jährlich einmal gastroskopiert werden. Die vorsorgliche Untersuchung soll sich vor allem auch auf alle magengesunden Patienten über 45 Jahre ausdehnen, die plötzlich über Appetitlosigkeit, Abmagerung und evtl. Beschwerden im Oberbauch klagen. Diese frühzeitige Untersuchung ist wichtig, weil bei Magenkarzinomen, die die Muscularis mucosa noch nicht überschritten haben (*Frühkarzinome*), die Resektion eine völlige Heilung bringt.

Operative Therapie

Probelaparotomie in allen Fällen und wenn möglich totale Resektion. Die beste Methode scheint heute die Schaffung eines Ersatzmagens durch Zwischenschaltung einer 35 cm langen Jejunumschlinge zu sein (BRUNNER, H.P.: Dtsch. med. Wschr. 100 [1975] 1044). Bei palliativer Therapie soll nach Möglichkeit eine Gastroenterostomie mit einer Tumorresektion kombiniert werden. Die palliative Strahlentherapie wird von einzelnen Autoren bei polypös wachsenden Magenkarzinomen empfohlen.

Zytostatische Therapie

Für die Monotherapie wird **5-Fluorouracil**® als Medikament der Wahl empfohlen. Besser wirksam sollen Kombinationen von 5-Fluorouracil mit CCNU oder mit anderen Zytostatika sein (vgl. Zytostatikakapitel). Immerhin sterben auch bei einer Kombinationstherapie 50% der behandelten Patienten innerhalb von 7 Monaten, 85% innerhalb eines Jahres (M.O. RAKE u. Mitarb.: Gut 20 [1979] 797–801).

Symptomatische Therapie

Bei *Magenstenose*: siehe oben.

Appetitlosigkeit läßt sich meistens nicht beeinflussen. Evtl. sind kleine Insulindosen erlaubt, 5–10 E $^1/_2$ Std. vor der Mahlzeit.

Schmerzbekämpfung

Leichtere Schmerzen: Man versuche zuerst mit *Novaminsulfon* (**Novalgin**® oder **Baralgin**®) 1–2 ml auszukommen, die Wirkung wird durch kleine Dosen *Chlorpromazin* (**Largactil**®, **Megaphen**®) evtl. verstärkt, 2–3 × 25 mg tgl.

Reizmagen

Bei *stärkeren Schmerzen* sind häufig Morphium und Morphiumersatzmittel nicht zu umgehen, z. B. *Hydromorphonum* plus 0,3 mg *Atropin* (**Dilaudid-Atropin**®), *Pethidinum hydrochloricum* (**Dolantin**®) oder *Tilidin-hchl*. (**Valoron**®) u. a. Bewährt hat sich in schweren Fällen auch das Dextromoramid = *Pyrrolamidol* (**Palfium**®): Dosierung: Tbl. zu 5 mg, d.h. 5–10 mg p.o., oder Ampullen zu 5 mg, d.h. 5–10 mg i.m. Die Wirkung hält 3–6 Std. an. Es hat neben seinem starken analgetischen Effekt den Vorteil einer nur geringgradigen hypnotischen Wirkung. Besonders günstig bei sonst aktiven, aber durch die Krankheit depressiv gestimmten Patienten ist die *Kombination von Morphiumpräparaten mit zentral anregenden Mitteln*. Lesen, Schreiben und Musik hören ist für sie wieder möglich. Die analgetische Wirkung bleibt dabei erhalten, aber die allzu starke zentrale Dämpfung entfällt:

Zum Beispiel 8.00 Uhr: 30 Tropfen Mo 1% und Amphethaminsulfat 5 mg. Ebenso mittags und abends, dann nachts u. U. 1 Morphiuminjektion plus 1 Schlafmittel. Auf diese Weise werden die Schmerzen gedämpft, anderseits die psychischen und geistigen Funktionen durch das Weckmittel angeregt. Der Patient kann sich dabei tagsüber in leicht euphorischer Stimmung beschäftigen. An Stelle des Amphethaminsulfats kommt evtl. auch das Imipramin (**Tofranil**®) oder **Ritalin**®, 1 Tbl. à 10 mg morgens, mittags und um 16.00 Uhr, in Frage. Oder je pro 1 mg Mo, $1/2$ mg **Daptazol**®, z. B. 60 mg Mo plus 30 mg **Daptazol**® s.c. Diese Behandlung wirkt auch bei anderen fortgeschrittenen Neoplasien, die hohe Dosen Analgetika benötigen, günstig.

Sehr starke Schmerzen: **Bromptonmixtur** siehe Mamma-Ca S. 274.

Reizmagen (Magenneurose, funktionelle Magenbeschwerden)

Es handelt sich um funktionelle Magenstörungen ohne objektiven Befund. Subjektiv werden Druckgefühl im Epigastrium, Nausea, Unbehagen, Erbrechen und epigastrische Schmerzen angegeben. Typisch ist das Fehlen von pathologischen Untersuchungsbefunden bei ausgeprägten subjektiven Symptomen. Häufig bestehen Zeichen einer vegetativen Labilität.

Nach sorgfältiger Durchuntersuchung (evtl. Endoskopie, Radiologie etc.) *erfolgt die Behandlung durch*:

1. *Supportive Psychotherapie*
Sie besteht in einer ausführlichen Aussprache mit dem Patienten. Man nehme seine Symptome ernst und gehe auf alle seine Beschwerden ein. Dann erkläre man ihm, es bestehe nur eine harmlose Betriebsstörung des Magens, und ein schweres Leiden wie ein Ulkus oder ein Karzinom seien durch die Untersuchung ausgeschlossen worden. Schließlich versichere man ihm, daß die Beschwerden einer adäquaten Therapie gut zugänglich seien.

2. *Symptomatische Therapie der Beschwerden*
Die Therapie ist analog wie bei den Beschwerden organischer Natur. Wichtig ist der *Ausschluß von Nahrungsmittelintoleranzen* (saurer Wein, erhitzte Fette, schwarzer Kaffee, Süßigkeiten, große Nahrungsmengen etc.) oder *Nahrungsmittelallergien* (z. B. Milch, Erdbeeren, Hummer, Nüsse etc.). Schon das Weglassen der angegebenen Nahrungsmittel führt häufig zu Beschwerdefreiheit, vor allem wenn es sich um eine Nahrungsmittelallergie handelt.

Antazida, wie sie bei der Ulkustherapie angewandt werden (siehe dort) sind auch bei funktionellen Beschwerden wirksam. *Krämpfe* reagieren häufig auf *Anticholinergika* (**Pro-Banthin**®, **Antrenyl**®). *Entleerungsstörungen* kann man mit *Metoclopramid* (**Primperan**®, **Paspertin**®) behandeln, Schmerzen evtl. mit Analgetika.

3. Ein allmählich *aufbauendes, körperliches Training* kann von großem Nutzen sein (z. B. regelmäßig Turnen, Schwimmen, Skifahren, Reiten etc.). Der Patient gewinnt dabei sein Selbstvertrauen in die physische Leistungsfähigkeit seines Körpers wieder. Diese Maßnahmen bringen oft die besten Erfolge. Die körperliche Bewegung muß dabei allerdings langsam gesteigert werden.

4. In *schweren therapieresistenten Fällen* ist eine eingehende *Psychotherapie* und evtl. eine *Psychopharmakotherapie* notwendig (vgl. G. GUNTERN: Systemtherapie der psychosomatischen Krankheiten), S. 435.

Aerophagie

Es handelt sich um eine psychische Störung, welche vor allem Leute betrifft, die im Leben ständig etwas „hinunterschlucken müssen", d. h. eine Situation nicht richtig verarbeiten können. Häufig betrifft es auch mehr introvertierte Typen, die sich dem Leben gegenüber allzu passiv verhalten, ähnlich wie bei den Colitis-ulcerosa- und Asthmapatienten. Dieses Luftschlucken löst oft das Bild des sog. *Roemheldschen gastrokardialen Symptomenkomplexes* aus (Pseudo-Angina pectoris).

Therapie

Psychische Abklärung und Besprechung der eventuellen Konfliktsituation (siehe oben: G. GUNTERN).

Vermeiden des Luftschluckens (vor allem beim Trinken aufpassen): Vermeiden des Leerschluckens (Ablenkung durch Kaugummi). Der Patient soll lernen, bewußt zu schlucken, und zwar so, daß er vor dem Schlucken ganz ausatmet. Dies wird allmählich zum bedingten Reflex. Erfahrungsgemäß wird auf diese Weise auch beim Trinken viel weniger Luft verschluckt.

Medikamentös: **Aerophagyl**® [Beytout, (Paris)]. Enthält Natr. citr. 0,25, Calc. bromat. 0,25, Hexamin 0,025. Täglich 3–6mal 1 Tabl.

Falls eine vermehrte Gasbildung in Darm für das Luftaufstoßen verantwortlich ist, kann mit **Entero-Vioform**® 3 × 1 Tbl. tgl. ein guter Erfolg erzielt werden.

Syndrome nach operiertem Magen

A. Dumpingsyndrom (Frühsyndrom)

Nach BERG zeigen 36% der magenoperierten Patienten eine beschleunigte Entleerung und 6% eine Sturzentleerung. Bei 16% kommt es zu einem Dumpingsyndrom oder zu einer postalimentären Hypoglykämie (*Spätsyndrom*). Das Dumpingsyndrom (Früh-

Dumping Syndrom

syndrom) tritt bei 15%–40% aller gastrektomierten Patienten auf und zeigt sich in einem nach Nahrungsaufnahme auftretenden Schwächegefühl mit Schwitzen, Blässe, gesteigerter Pulsfrequenz, Nausea, Erbrechen und Durchfällen. Die Latenzzeit ist oft kurz, d.h. 10–20 Min. nach der Nahrungsaufnahme, selten 20–60 Min.

Die Symptome werden wahrscheinlich dadurch ausgelöst, daß *unverdaute Nahrung direkt in das Jejunum gelangt*, wo der hohe osmotische Druck der Speisen (besonders bei hohem Kohlehydratgehalt) eine rasche Sekretion und Flüssigkeitszunahme auslöst, die dann Hypermotilität, Nausea, Erbrechen und Durchfälle hervorrufen. Hierbei führt der durch das rasche Einströmen von Flüssigkeit aus dem Blut bedingte *Abfall des Blutvolumens* zu den erwähnten vasomotorischen Erscheinungen. Daneben spielt wahrscheinlich auch ein humoraler Faktor eine Rolle. Ein Dumpingsyndrom kann *nach allen Operationsmethoden* (Billroth I und II, Gastrojejunostomie, Pyloroplastik) *auftreten* und ist unabhängig von der Größe des zurückgelassenen Magenstumpfes.

Therapie

1. *Diätische Maßnahmen*: *Häufige kleine Mahlzeiten* mit eiweißreicher, fettreicher und kohlehydratarmer Kost sind zu empfehlen. *Verboten sind hypertonische Lösung mit Zucker, wie Süßspeisen* etc. *Ebenso ist Milch zu vermeiden.* Die Flüssigkeitsaufnahme sollte nicht während, sondern zwischen den Mahlzeiten erfolgen.

2. *Liegekur*: Nach der Mahlzeit für $1^1/_2$ Std. Bei zahlreichen Patienten wird das Auftreten der Symptome durch diese Maßnahme verhütet.

3. *Medikamentöse Therapie*: *Spasmolytika* allein oder in Kombination mit Sedativa (z.B. **Atropin** 3 × 0,5 mg oder **Belladenal**® $^1/_2$–1 Tbl. oder *Oxyphenoniumbromid* (**Antrenyl**®) 1–2 × 1 Drag. zu 5 mg.

Da beim Dumpingsyndrom die vegetative Labilität eine wesentliche Rolle spielt, sind auch Betablocker z.B. **Inderal**® 20 mg, vor dem Essen, günstig. Auch **Librium**® 5–10 mg $^1/_2$ Std. vor dem Essen kann versucht werden.

Des weiteren wird *Cyproheptadin-Hydrochlorid* (**Periactin**®, **Periactinol**®) empfohlen.

Zum Therapiearsenal des Dumpingsyndroms gehört auch eine *feste Bauchbinde* oder evtl. ein *Stützkorsett*.

In 80% der Fälle führen obige Maßnahmen zum Erfolg. In den restlichen 20% ist gelegentlich eine *chirurgische Korrektur* der Anastomose zu erwägen.

B. Postalimentäre Hypoglykämie (Dumping-Spätsyndrom)

Vom Dumpingsyndrom zu unterscheiden ist das bei Magenoperierten gewöhnlich 2–4 Std. nach den Mahlzeiten auftretende „Spätsyndrom". Es handelt sich um eine typische *postalimentäre Hypoglykämie*, die durch Bestimmung der Glukose im Blut verifiziert werden kann. Eine Besserung tritt nach Wiederaufnahme von Nahrung ein. Die Behandlung entspricht der postalimentären Hypoglykämie. Interessanterweise reagiert das Spätsyndrom am besten auf die Verabreichung von **Glukophage**® 2–3 × 1 Tbl. tgl., oder noch besser auf **Silubin retard**® 1 Tbl. tgl. Durch diese Medikamente wird die all zu rasche Zuckerresorption gedrosselt.

C. Verzögerte Magenentleerung

Sie kommt vor allem bei Vagotomie und Pyloroplastik vor. Therapeutisch erreicht man mit *Metoclopramid* in einer Dosierung von 3 × 10 mg tgl. (**Primperan**®, **Paspertin**®) oder mit *Domperidon* (**Motilium**®) gute Resultate.

D. Biliäre Stase (Syndrom der afferenten Schlinge)

Charakteristisch für das Syndrom sind Druckgefühl und Schmerzen im rechten Mittelbauch, die durch Nahrungsaufnahme ausgelöst und durch galliges Erbrechen beseitigt werden. Zusätzlich sind schwere Zeichen der Malabsorption und B-12-Mangel möglich. Die **Therapie** ist in der Regel **operativ**.

E. Diarrhö, Steatorrhö, Malabsorption

Ausgeprägte Mangelsymptome unter dem Bild der schweren Malabsorption mit Protein-, Fett- und Vitaminmangel (Muskelschwund, Hypoproteinämie mit Ödemen, Hydrothorax, Aszites, Osteomalazie etc.) treten selten auf. Nach totaler Gastrektomie sind diese Symptome jedoch häufig.

Bei schwerer Malabsorption versuche man eiweißreiche Kost und *Pankreasenzympräparate* in hoher Dosierung (**Pankreon forte**® 3× 3 Drag. oder **Cotazym forte**® 3 × 2 Tbl. tgl.) sowie Eisen- und evtl. zusätzlich B-12-Substitution, je nach klinischem Bild und Laborwerten. Die Diarrhö wird gemäß den im Kapitel chronische Diarrhö angeführten Richtlinien behandelt. Neben symptomatischer Therapie z.B. mit **Imodium**® können *bei bakterieller Besiedlung des Darmes* und insbesondere beim Syndrom der blinden Schlinge *Breitbandantibiotika* sehr nützlich sein. Bei vorzeitiger Dekonjugation der Gallensäuren sind *Cholestyraminpräparate* indiziert (**Quantalan**®).

Rezidivulkus

Bei jedem Rezidivulkus muß ein Zollinger-Ellison-Syndrom ausgeschlossen werden. Eine totale Exstirpation eines meistens malignen Pankreastumors ist häufig nicht möglich. Die totale Gastrektomie kann heute evtl. durch eine Cimetidintherapie ersetzt werden.

Postoperative Rezidivulzera erfolgen in 95% nach primärem Eingriff wegen Ulcus duodeni. **Nach nicht resezierenden Operationen** (Vagotomien) **ist eine Cimetidintherapie mit Langzeitprophylaxe** (6–12 Monate, 400 mg abends) **in allen Fällen zu versuchen**. Bei erneutem operativen Eingreifen kommt eine Revagotomie oder, falls diese schwierig ist, als gute Alternative eine Magenresektion nach Billroth II in Frage. Auch bei den resezierenden Operationsmethoden ist bei Rezidivulzera die Cimetidintherapie wirksam. Die Prognose dieser Rezidivulzera ist jedoch weniger günstig, und die Indikation der Reoperation ist eher gegeben (P. AEBERHARD: Schweiz. med. Wschr. 110 [1980] 1482–1488).

Diarrhö

Diarrhö bedeutet herabgesetzte Stuhlkonsistenz mit gesteigerter Stuhlfrequenz und erhöhtem Stuhlvolumen in 24 Stunden. Wir unterscheiden eine akute und eine chronische Diarrhö.

A. Akute Diarrhö

Die akute Diarrhö läßt sich in zwei Formen unterteilen.

a) Einfache Diarrhö (ungeformter Stuhl ohne Blut und Eiter).

b) Dysenterie (schmerzhafte, oft febrile Durchfälle mit Blut, Eiter und Schleim im Stuhl).

Häufige Dysenterieerreger sind *Shigellen, Entamoeba histolytica,* seltener *Salmonellen.* Eine Colitis ulcerosa, ein Rektumkarzinom oder ein in den Darm perforierender divertikulitischer Abszeß können dysenterieforme Bilder auslösen.

Die häufigsten Ursachen der einfachen Diarrhö sind *virale Infekte, Eschericha-coli*-Infektionen sowie *Nahrungsmittelintoxikationen.* In der Regel sind Episoden von akutem Durchfall selbst limitierend und heilen ohne spezielle Therapie ab.

Therapeutische Maßnahmen bei akuter Diarrhö

1. *Allgemeine und diätetische Verordnungen*

Die Therapie ist gelegentlich identisch mit der akuten Gastritis (siehe dort), die nicht selten als Gastroenteritis verläuft. Sie besteht in *Bettruhe, Wärmeeinwirkung* und in schweren Fällen in *Nahrungsmittelkarenz.* In leichten Fällen, wenn die Diarrhö im Vordergrund steht, ist eine *Diät mit Karottensuppe* oder zerdrückten Bananen oder eine *Rohapfeldiät nach Häusler* (2–300 g Äpfel mit Schale, aber ohne Gehäuse und Kerne, frisch gerieben und mit Zitronensaft beträufelt) empfehlenswert. Einnahme 4–5 × tgl. In ausgeprägten Fällen erfolgt der *Flüssigkeitsersatz* durch Verabreichung von Tee mit Zugabe von 5 g NaCl plus 3 g KCL plus 6 g Natrium-Bicarbonat/l. In schweren Fällen ist häufig eine absolute Nahrungskarenz mit Infusionstherapie und entsprechender Korrektur der Elektrolyte (vgl. Elektrolytkapitel) unumgänglich. Die **Verabreichung hoher oraler Glukosedosen** (100–150 g/tgl.) *verbessert bei wäßriger Diarrhö die Absorption von Wasser und Natrium.* Dies gilt vor allem bei gestörter Elektrolytresorption im Dünndarm (Cholera, Status nach Ileostomie).

2. *Medikamentöse Therapie*

Auf jeden Fall empfehlen sich *Chlorhydroxychinolderivate* allein oder in *Kombination mit Spasmolytika* (**Entero-Vioform**® bzw. **Mexaform**®, Dosierung 3 × 2 Tbl. tgl. über einige Tage). Die Verordnung sollte zwei Wochen nicht überschreiten (N. opticus!).

Bei **länger dauernder Diarrhö** können *Diphenoxylatum-hydrochlorid/Atropin* (**Lyspafen**® 3 × 1–2 Tbl. tgl.) oder besser noch *Loperamid* (**Imodium**®) initial 2 Kaps., dann je nach Verlauf bis maximal 8 Kaps. tgl., oder *Codein* 2–3 × tgl. 20–30 Tropfen einer 2%igen Lösung verordnet werden. In schwersten therapieresistenten Fällen sind *Tinctura opii* 3–4 × tgl. 10 Tropfen in etwas Wasser indiziert.

Krämpfe werden mit *Anticholinergika* (z. B. **Antrenyl**®, **Pro-Banthin**® 3 × 1 bis evtl. 3 × 2 Tbl.) und Wärme behandelt. Bei heftigen *Schmerzen* verordne man Schmerzmittel z. B. **Baralgin**® oder Paracetamolpräparate (**Panadol**®).

3. Antibiotische Therapie

Eine antibiotische Therapie ist *nur bei der eigentlichen Dysenterie* (in den meisten Fällen Shigella sonnei) nötig. *Ampizilline* und *Oxytetrazykline* in der üblichen Dosierung sind gut wirksam. Man halte sich aber wegen der unterschiedlichen lokalen Resistenz an das Antibiogramm. Bei den *übrigen Shigellen und Salmonellen* ist eine antibiotische Therapie *nur bei schwerem Verlauf* mit systemischem Befall (hohes Fieber) angezeigt. Siehe auch **Infektions-Kapitel**, S. 628 u. 633.

B. Chronische Diarrhö

Bei jeder längeren, über Wochen dauernden Diarrhö (chronische Diarrhö) suche man nach einer meist nachweisbaren Ursache.

Pathophysiologisch kommen eine osmotische Diarrhö (z. B. *Lactasemangel*), eine sekretorische Diarrhö (z. B. Cholera), eine Diarrhö durch Mukosadefekt (z. B. *Morbus Crohn*) oder Störungen der Motilität (*Colon irritabile*) in Frage. Häufig ist die Diarrhö multifaktoriell. Man denke an folgende Erkrankungen (E. HAFTER: Praktische Gastroenterologie. Thieme, Stuttgart 1978):

a) *Chronisch unspezifische Entzündung* (Colitis ulcerosa, Morbus Crohn, Divertikulitis, Proktitis).
b) *Malabsorption* (Sprue, Morbus Whipple, innere Fisteln).
c) *Maldigestion* (Achlorhydrie, exogene Pankreasinsuffizienz, Disaccharidasemangel, Gallensäureverlustsyndrom).
d) *Darmtumoren.*
e) *Chronische Infekte* (Tuberkulose, Lymphogranuloma venereum, Candida albicans).
f) *Parasitosen.*
g) *Endokrinopathien* (Hyperthyreose, Addisonismus, medulläres Thyreoideakarzinom, Karzinoidsyndrom, Diabetes, Zollinger-Ellison-Syndrom, Verner-Morrison-Syndrom).
h) *Nahrungsmittelallergien.*
i) *Medikamente.*
k) *Hypalbuminämie.*
l) *Postoperative Zustände* (trunkuläre Vagotomie, Magenresektion, Darmresektion, blinde Schlinge, innere Fistel).
m) *Strahlentherapie.*
n) *Psychovegetatives Syndrom*, Verstimmung, Depression, akute Konfliktsituation.
o) Chronischer *Laxantienabusus.*

Die **Behandlung** richtet sich **nach der entsprechenden Grundkrankheit** (vgl. entsprechendes Kapitel). Erst wenn alle obigen Krankheitsbilder ausgeschlossen sind, darf man eine funktionelle Diarrhö annehmen.

Die **symptomatische Therapie der chronischen Diarrhö ist weitgehend identisch mit derjenigen der akuten Diarrhö** (vgl. dort).

Diätetisch verabreiche man eine **allgemeine Schonkost**, wie man sie heute bei den meisten anderen Magen-Darm-Krankheiten verordnet. Im folgenden sind Prinzipien und einige Beispiele einer solchen Schonkost angeführt.

Richtlinien zur Ernährung bei chronischen gastrointestinalen Erkrankungen
(allgemeine Schonkost)

In dieser Kostform werden alle Nahrungsmittel, Speisen und Zubereitungsarten weggelassen, die erfahrungsgemäß Beschwerden verursachen.

Diarrhö chron.

Erfahrungsgemäß geeignet:

Brot, Gebäck

„Ruchbrot", Grahambrot, Weißbrot, „Mütschli", Semmeln, Zopf, Zwieback, Toast, Knäckebrot, Darvida, leichtes Hefegebäck, Biscuit, Kuchen, Löffelbiscuit, Petit-beurres.
Alles nicht frisch gebacken!

Milch und Milchprodukte

Alle Milchsorten, alle Joghurtspeisen, Früchtequark, Speisequark, Hüttenkäse, frischer Quark, Schachtelkäse, milder Weichkäse (Camembert, Brie, Edamer, Tilsiter), je nach Verträglichkeit Emmentaler, Greyerzer, Bergkäse.
Flüssiger Rahm in kleinen Mengen unter die Speisen vermischt.

Fette und Öle

Frische Butter, hochwertige Pflanzenmargarine (Dorina), Sonnenblumenöl, Maiskeimöl, Distelöl.
Keine stark erhitzten Fette und Öle!

Fleisch und Wurstwaren

Mageres Rind- und Kalbfleisch, sehr mageres Schweinefleisch (Schinken, Plätzli, Filet, Braten), Poulet, Truthahn, Kaninchen, Pferdefleisch, Lammgigot.
Innereien: Leber, Nierli, Zunge, Milke, Hirn.
Magere Wurstwaren: Lyoner, Balleron, Kalbfleischkäse, Kalbsbratwurst, Wienerli.
Bündnerfleisch, Trockenfleisch.

Fisch

Süßwasserfische, Flunder, Dorsch, Sole, Crevetten, Scampi, Krebs.

Eier

Weich gekochte Eier, pochierte Eier, Rührei, französische Omeletten, Eier in den Speisen (als Auflauf).

Saucen

Fleischjus, nicht dunkle Saucen, weiße Saucen.

Suppen

Schleimsuppe, Crèmesuppen, Céréaliensuppen, leichte Gemüsesuppen, Gemüsebouillon mit Einlagen, geeignete Päcklisuppen (Tomaten-, Spargel-, Königin- und Oxtailsuppen).

Kartoffeln

Salzkartoffeln, geschwellte Kartoffeln, Kartoffelstock, Kartoffelschnee, Herzoginkartoffeln, Kartoffelauflauf, frischer, selbstgemachter Kartoffelsalat (ohne Zwiebeln, ohne Mayonnaise), Bircherkartoffeln, Ofenkartoffeln.

Getreide und Getreideprodukte

Teigwaren, Spätzli, Reis, leichte Polenta, Grießgnocchi, Brei und Aufläufe aus allen Getreidearten, Ravioli in hausgemachter Tomatensauce.

Gemüse und Salate

Artischocken, Blumenkohlrösli, Broccoli, feine zarte Bohnen, feine Erbsen, Aubergines, Fenchel,

Diarrhö chron.

gedämpfte Gurken und Zucchetti, Karotten, Schwarzwurzeln, Sellerie, Spargeln, Spinat, Lattich, Tomaten, evtl. ohne Haus, Krautstiele, feine Kefen.
Salat: Kopfsalat, Chicorée, Nüsslisalat, Schnittsalat. Gemüsesäfte.
Salatzubereitung: Zitronensaft oder etwas Essig, Öl, Joghurt, Salz, Aromat, in kleiner Menge milder Senf, frische oder getrocknete Küchenkräuter.

Obst und Kompott

Äpfel, Birnen, Aprikosen, Mango, Pfirsich, Brombeeren, Erdbeeren, Heidelbeeren, Himbeeren, Trauben, Orangen, Mandarinen, Nektarinen, Clementinen, Grapefruits, Bananen, Kaki, Melonen, Kiwi, Ananaskompott, Kirschenkompott.
Früchte müssen gut ausgereift sein! Individuelle Verträglichkeit beachten.

Süßspeisen

Leichte Crèmen, Puddings, Honig, Konfitüre, Gelées.

Getränke

Schwacher Milchkaffee, Tee, Milchmixgetränke, kohlensäurearme Mineralwasser, verdünnter Sirup.
Alkoholische Getränke nur mit Erlaubnis des Arztes.

Gewürze

Alle frischen und getrockneten Küchenkräuter, Muskat, Nelken, Lorbeer, wenig Fleisch und Hefeextrakte, milder Senf, etwas Maggi, milder Essig, Safran, Anis, Vanille, Zimt, milde Paprika.

Erfahrungsgemäß ungeeignet

Brot, Gebäck

Grobe Brotsorten wie: Vollkornbrot, Roggenbrot, Walliserbrot, Schrotbrot, Blätterteiggipfeli, Blätterteiggebäck, Früchtebrot, Gewürzbrot, Hefegebäck mit Nuß- und Marzipanfüllung, Berliner, Fasnachtsküechli, Konfekt, Buttercrèmetorte.
Käsekuchen, Zwiebelkuchen, Pizza.

Milch und Milchprodukte

Alle überreifen, stark gewürzten Käsesorten wie: Appenzeller, Sbrinz, Parmesan, Hobelkäse, Roquefort, Gorgonzola, Vacherin, Fondue, Raclette, Käseschnitten, Käsegratin.

Fette und Öle

Braune Butter, ausgekochte Butter, café de Paris, Mayonnaise, fettige Saucen (Hollandaise, Béarnaise).
Tierische Fette: (Schweinefett, Speck, Mischfett), Kokosfett, Olivenöl und andere minderwertige Pflanzenöle.

Fleisch und Wurstwaren

Fettes, faseriges Rind- und Schweinefleisch.
Gesalzenes, geräuchertes Fleisch wie: Speck, Rippli, Wildpfeffer, Gans, Ente, Schaffleisch.
Fette Wurstwaren wie: Mortadella, Salami, Landjäger, Coppa, Leberwurst, Blutwurst, Schübling, Cervelat, Zungenwurst etc.

Diarrhö chron.

Fisch

Aal, Hering, Karpfen, Lachs, Makrelen, Sardinen, Sardellen.

Saucen

Fette Fleischsaucen, Käsesaucen.

Eier

Hart gekochte Eier, Spiegeleier, Oeufs-frits, Mehlomeletten.

Suppen

Stark geröstete Suppen, Suppen aus blähendem Gemüse, fette Fleischsuppen.

Kartoffeln

Bratkartoffeln, Rösti, Pommes-frites, Pommes-chips, Pommes maximes, Kartoffelcroquetten, Kartoffelgratin, Kartoffelsalat mit Zwiebeln und Mayonnaise.

Getreide und Getreideprodukte

In heißem Fett gebratene Teigwaren, Polenta mit viel Käse und Fett, Lasagne, Ravioli etc.

Gemüse und Salate

Grobe Bohnen, Dörrbohnen, grobe Erbsen, Cornichons, Essiggurken, Oliven, Perlzwiebeln, Kapern, Knoblauch, Zwiebeln, Schnittlauch.
Hülsenfrüchte: Linsen, gelbe Bohnen und Erbsenkerne.
Alle blähenden Gemüse: Rotkabis, Weißkabis, Wirsing, Lauch, Meerrettich, Rosenkohl, Peperoni, Pilze, Radiesli, Sauerkraut, Sauerrüben, Kresse, Endivien, Chinakohl.

Obst

Avocados, Feigen, Johannisbeeren, Kirschen, Pflaumen, Stachelbeeren, Preiselbeeren, Zitronen, Zwetschgen, Reineclauden, Mirabellen, Rhabarber, Dörrobst, Nüsse.

Süßigkeiten

Schokolade in großen Mengen, Caramel, Marzipan, Nougat, Pralinen. Krokant, Eis, Sorbets.

Getränke

Stark kohlensäurehaltige Mineralwasser, Limonade, Schweppes, Coca-Cola, Alkohol

Gewürze

Pfeffer, Cayenne, Worchester, Curry, scharfer Senf.

Wesentlicher noch als eine solche Schonkost ist das Erfragen von Nahrungsmittelunverträglichkeit bei einzelnen Patienten. Am häufigsten besteht ein *Laktasemangel*, bei welchem eine milcharme Diät in der Regel zur Beschwerdefreiheit führt. Käse wird in der Regel gut vertragen. Bei den übrigen seltenen Zuckerintoleranzen, z.B. *Fruktoseintoleranz*, muß der entsprechende Zucker gemieden werden.

Bei einem *Gallensäureverlustsyndrom* (z.B. bei Ileus, Ileumbefall bei Morbus Crohn, Ileumresektion, bei Leberstörungen, Cholestase, bakterieller Besiedlung des Dünndarms, nach Magenresektion) empfiehlt sich eine Therapie mit *Cholestyramin* (**Quan-**

talan®, **Questran**®) in einer Dosierung von 4–12 g über den Tag verteilt. Bei Unverträglichkeit auf Cholestyramin kann auch *Aluminiumhydroxid* helfen.

Bei *bakterieller Besiedlung des Dünndarms* ist die Diarrhö durch nicht resorbierbare Antibiotika z. B. **Neomycin**® therapeutisch angehbar.

Bei *schweren funktionellen Diarrhöen* müssen evtl. kurzfristig Anxiolytika vom Typ *Diazepam* (**Valium**®) oder *trizyklische Antidepressiva* eingesetzt werden.

Bei *Melanosis coli* und bei nicht eruierbarer Ursache der Diarrhö untersuche man immer Nachttisch und Apothekerschrank des Patienten auf Laxantien, auch wenn solche negiert werden. Nicht selten entpuppt sich dann hier nach vielen komplexen diagnostischen Untersuchungsmethoden die Ursache der Diarrhö als **Laxantienabusus, Hypokaliämie**.

Morbus Crohn (Ileitis regionalis Crohn)

Der Morbus Crohn, früher Ileitis regionalis genannt, ist eine unspezifisch chronisch entzündliche Erkrankung mit häufig granulomatösem Charakter, der jeden Darmabschnitt befallen kann. Die Ätiologie ist unbekannt, der Verlauf häufig schubweise. Die Krankheit neigt zu Stenosierung, Abszedierung, Fistelbildung, Ulzerationen und selten zur Perforation. Die Therapie war früher deshalb vorwiegend chirurgisch. Wegen der sehr hohen Rezidivquote nach chirurgischen Eingriffen nimmt heute die konservative Therapie einen breiten Platz ein.

Vor einer medikamentösen Therapie sollten ähnliche verlaufende Krankheitsbilder wie Ileozökaltuberkulose, Amoebiasis, chronische Chromvergiftung mit Ileokolitis (Lederarbeiter), Pilzerkrankungen, insbesondere eine Aktinomykose, sowie eine Yersinienenteritis oder ein stenosierendes Karzinom ausgeschlossen werden.

Therapeutische Maßnahmen

1. *Ernährung*

a) Basisdiät

Die meisten Patienten sollen eine ausgewogene proteinreiche und kohlehydratreiche Kost ohne große Restriktionen erhalten. Verboten sind vor allem jene Nahrungsmittel, die der Patient wiederholt schlecht toleriert hat (*Nahrungsmittelallergie*), evtl. Milch bei Laktasemangel.

b) Spezifische Restriktionen

Bei *Steatorrhö* ist eine *fettarme Kost* indiziert (40–75 g Fett tgl.), die Kalorienreduktion sollte durch *mittelkettige Triglyzeride* (**MTC**) wettgemacht werden. Wegen der hohen Osmolarität der MTC sind nicht mehr als 100 g tgl. zu verabreichen.

Bei partieller Obstruktion drängt sich eine schlackenarme blande Kost auf.

Bei *Hyperkalziurie* und Nierensteinen hilft eine *fettarme Kost* (verminderte Oxalatresorption – Calcium wird an Oxalat gebunden statt an freie Fettsäuren). Zusätzlich sind *oxalatarme Diät* (zu vermeiden sind Nüsse, Rhabarber, Spinat, Cola, Grapefruit etc.) sowie reichliche Flüssigkeitszufuhr anzustreben. Evtl. Aluminiumhydroxidpräparate.

Morbus Crohn

Einem ausgedehnten Dünndarmbefall folgt eine *schwere Malabsorption.* (Steatorrhö, Vitamin A, D, E, K-Mangel, Eisenmangel, Folsäuremangel, B-12-Mangel). Die begleitende schwere Diarrhö führt zu ausgedehnten Elektrolytverlusten. Therapeutisch ist hier eine *adäquate Substitutionstherapie* und Korrektur des Elektrolytverlustes, sowie eine symptomatische Therapie der Diarrhö unumgänglich (vgl. Kapitel „chronische Diarrhö").

Bei partieller Obstruktion hat sich auch die **Astronautenkost** bewährt. Eine totale parenterale Ernährung ist dann notwendig, wenn keine orale Ernährung mehr möglich ist.

2. Symptomatische Therapie

Die symptomatische Behandlung der Diarrhö erfolgt entsprechend den im Kapitel chronische Diarrhö angegebenen Richtlinien: **Lyspafen®, Imodium®, Tinctura opii**; *Breitbandantibiotika* und *Cholestyramin* (**Questran®, Quantalan®**) bei bakterieller Besiedlung des Dünndarms bzw. Gallensäureverlustsyndrom bei Ileumbefall. Die Dosierung der Cholestyraminpräparate beträgt 3–4 g gelöst in Wasser vor jeder Mahlzeit.

Bei *Schmerzen* verabreicht man *Parazetamol* (**Panadol®**) oder **Baralgin®**. Letzteres Präparat ist besonders bei einer Nierenkolik sehr wirksam. Bei *Krämpfen* evtl. *Spasmolytika* (**Pro-Banthin®, Antrenyl®**).

Bei akutem Abdomen mit Abszeßbildung oder freier Perforation sind Breitbandspektrumantibiotika, wie Cephalosporine oder Ampicilline, indiziert. Kontraindiziert sind jedoch Kortikosteroide. Bei schwerer Anämie gebe man Bluttransfusionen.

Wie bei jedem chronischen Leiden müssen begleitende Angstzustände oder Depressionen neben supportiver Psychotherapie gelegentlich mit Anxiolytika bzw. Antidepressiva angegangen werden (vgl. G. GUNTERN: Systemtherapie psychosomatischer Erkrankungen).

3. „Spezifische" medikamentöse Therapie

Wie bei Colitis ulcerosa werden Salazosulfapyridin, Kortikosteroide und Immunsuppressiva eingesetzt.

a) *Salazosulfapyridin*: (**Salazopyrin®, Azulfidine®**) ist in der Behandlung des Morbus Crohn vor allem im Schub der leichten und mittelschweren Fällen indiziert. **Dosierung: 2–4 g tgl.** Nebenwirkungen: Brechreiz, Kopfschmerzen, selten hämolytische Anämie, Pankreatitis.

b) *Kortikosteroide*: In allen *schweren Fällen* gebe man Kortikosteroide entweder p.o. in Form von *40–60 mg Prednison tgl.* oder als *ACTH-Infusion (40 E ACTH* in 1000 ml Flüssigkeit *8stündlich*, d. h. 120 E ACTH tgl). *Kortikosteroide* und *ACTH* **dürfen nur bei gleichzeitiger Verabreichung von Breitspektrum-**Antibiotika, d.h. unter **Abschirmung** z.B. mit **Vibramycin®, Keflex®** u.a. verordnet werden. Sonst besteht große Perforationsgefahr! Die Reduktion der Kortikosteroide erfolgt je nach klinischem Verlauf. Die Erhaltungstherapie beträgt zwischen 15 und 20 mg tgl. Beim Abklingen der Symptome sollte als *Erhaltungstherapie* jedoch eher *Salazosulfapyridin* in niedriger *Dosierung (1–3 g tgl.)* verabreicht werden. Eine Rezidivverhütung ist weder für die Kortikosteroide noch für Salazosulfapyridin erwiesen. Man versuche deshalb in leichten Fällen mit diätetischen Maßnahmen und symptomatischer Therapie allein

Morbus Crohn

auszukommen. Bei entzündlichen Tumoren, Fisteln und Abszessen sind Kortikosteroide zu vermeiden.

c) *Immunosuppressiva (Azathioprin)*

Bei nicht Ansprechen auf Salazopyrine® und Prednison, evtl. in Kombination, können *Immunosuppressiva vom Typ des Azathioprins* (**Imurel**®, **Imurek**®) versucht werden. Die *Dosierung beträgt 3 mg/kg* Körpergewicht tgl. Ihre Wirksamkeit ist umstritten, jedoch sind spektakuläre Erfolge beschrieben, siehe Abb. 65, besonders bei Kolon- und Analbefall. Eine günstige Wirkung wurde auch von *Metronidazol* (**Clond**®, **Flagyl**®) beobachtet.

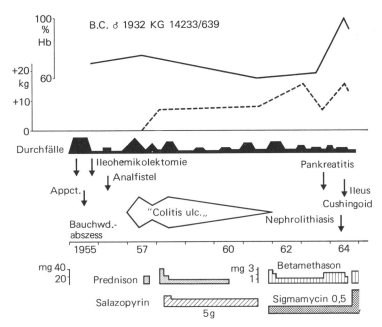

Abb. 65. *Ileocolitis regionalis (Crohnsche Krankheit)* (B.C., 32jähr. Mann, KG 14233/639): Beginn Herbst 1954. Ileohemikolektomie ein Jahr später. Typische Komplikationen wie periproktitischer Abszeß und Bauchwandabszeß. Ein Jahr später Rezidiv mit schweren, schmerzhaften Durchfällen, Abmagerung und völliger Arbeitsunfähigkeit. Im Holzknecht schwere „Colitis-ulcerosa"-Veränderungen. Dauertherapie mit Steroiden in kleinen Dosen, vorerst kombiniert mit **Salazopyrin**®, nach Abklingen der „Colitis ulcerosa" mit Breitbandantibiotika. Seither volle Arbeitsfähigkeit, Gewichtsanstieg und Verschwinden der Anämie. Es bestehen ständig geringe schmerzlose Durchfälle und ein Malabsorptions-Syndrom leichten Grades. Versuche, die Cortisonpräparate abzusetzen, führten immer wieder zu Ileuserscheinungen und Vergrößerung eines entzündlichen, tastbaren Tumors im rechten Oberbauch. Seit Herbst 1963 vermehrte Komplikationen *(Pancreatitis acuta, Nephrolithiasis)*. 1964 konnte ein erneuter schwerer *Dünndarmileus* mit hohen Dosen von *Prednisolonphthalat* (**Ultracorten-H**®) und Breitspektrumantibiotika erneut konservativ beherrscht werden. Herbst 1964 Umstellung auf *Triamcinolon* 10 mg tägl., woraufhin das Übergewicht um 7 kg zurückging. 1968 Operation und Entfernung *intrahepatischer Gallensteine*. Seit 7 Jahren (1969) **Imurel**® (**Imurek**®), so daß Cortison abgesetzt werden konnte; bei jedem Versuch, die Mittel abzusetzen, schwere Exazerbation.

4. Chirurgische Therapie

Indikation: Versagen der medikamentösen Therapie, insbesondere bei freier Perforation, bei unkontrollierbarer Blutung, bei totaler Obstruktion, beim Syndrom der blinden Schlinge und beim toxischen Megakolon.

Darmkarzinome

Kolonkarzinome sind nach dem Rektumkarzinom die häufigsten Darmkarzinome. Das Kolonkarzinom kann klinisch eine Colitis ulcerosa oder Divertikulitis vortäuschen. *Wichtig ist die Frühdiagnose*, deshalb in allen Verdachtsfällen: Rektosigmoidoskopie und Kolonkontrasteinlauf mit dem bewährten Doppelkontrastverfahren.

Als Screeningtest kann der „*Hämokult-Test*" an drei aufeinander folgenden Tagen unter kohlehydratreicher, fleischfreier Diät empfohlen werden. Ist der Test beim über 50jährigen an allen drei Tagen positiv, so sind eine Rektosigmoidoskopie und Kolonkontrasteinlauf indiziert. Beim rechtsseitigen Kolonkarzinom ist oft eine Anämie (*niedriges Serumeisen!*) der Hinweis auf einen Tumor, während beim linksseitigen Kolonkarzinom krampfartige Schmerzen vor der Defäkation und eine intermittierende Obstipation häufiger sind.

Dünndarmkarzinome sind gegenüber Kolonkarzinomen eine Seltenheit! Am häufigsten ist das *Dünndarmkarzinoid* mit den typischen Symptomen des Flush und der trikuspidalen Endokarditis.

Als wesentlicher Test für die *Verlaufskontrolle* nach Operation und bei der zytostatischen Therapie hat sich der **CEA-Test** (Nachweis des Carcino-Embryonic-Antigens) erwiesen. Werte über 10–20 mg CEA/ml weisen auf ein Karzinomrezidiv hin.

Prophylaktisch sollten alle *polypösen Veränderungen*, die über 0,5 cm groß sind und nicht submukösen Lipomen entsprechen, wegen potentieller Malignität durch *endoskopische Schlingenbiopsie* (wenn größer als 3 cm durch chirurgische Exzision) entfernt werden. Eine speziell sorgfältige Exzision ist wegen ihrer größeren Malignität bei villösen Adenomen angezeigt.

Therapie der Darmkarzinome

Auf jeden Fall ist eine **operative Therapie anzustreben**. Das Rektum- und Kolonkarzinom ist typischerweise ein langsam wachsender Tumor, und die Patienten können trotz ausgedehnter Metastasierung eine lange Überlebenszeit aufweisen. Deshalb sollte selbst bei Leber- und Lungenmetastasen eine Resektion durchgeführt werden. Das Netz ist sorgfältig zu resezieren, ferner alle erreichbaren Metastasen.

Bei inoperablen Fällen ist die **FU-Therapie** als Monotherapie die Therapie der Wahl, siehe Abb. 66. Kombinationstherapien wie beim Magenkarzinom zeigen in kontrollierten Studien noch bessere Erfolge (vgl. Kapitel über Zytostatika).

Auch die *Strahlentherapie* mit hoch energetischen Strahlen ist bei inoperablen, lokalinvasiven Kolon- und Rektumkarzinomen in etwa der Hälfte der Fälle wirksam.

Das **Dünndarmkarzinoid** spricht günstig auf *Prednison* (1 mg/kg Körpergewicht tgl.) an. Danach Reduktion auf eine Erhaltungsdosis von 15–20 mg tgl. Gelegentlich kann der *Flush* durch Behandlung mit *Methyldopa* (**Aldomet**®, **Sembrina**® 1–2,5 g p.o., siehe Hypertoniekapitel) unterdrückt werden. Die *Durchfälle* werden durch *Serotoninantagonisten* (**Deseril**® 5–6 mg p.o. oder 3–4 mg i.m.) evtl. günstig beeinflußt.

Ileus

Auch Kallikreininhibitoren (**Trasvlo®, Trasylol®**) und Alphablocker (**Regitin®**) sollen wirksam sein.

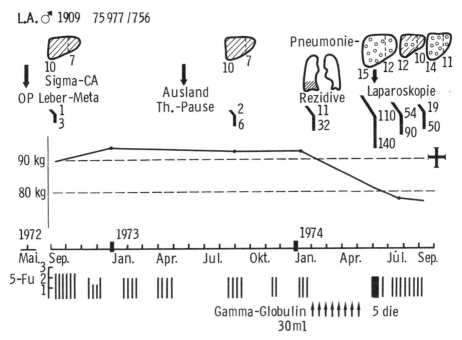

Abb. 66. (Fall L.A.): **Adeno-Ca des Sigmas mit Metastasen im Peritoneum und der Leber.** Bei dem 63jährigen Mann wurde im Mai 1972 eine Resektion wegen Sigma-Ca. vorgenommen. Es bestanden bereits Metastasierungen, die nicht alle entfernt werden konnten. Im August 1972 wurde mit der 5-FU-Therapie begonnen, als der Patient aus dem Ausland zurückkam. Leider mußte im Sommer wegen Auslandaufenthalt eine dreimonatige Pause eingeschaltet werden, in welcher der Patient die Trinkampullen nicht einnahm. Vorher und nachher wurde die Therapie immer wöchentlich intravenös durchgeführt. Vom Januar 1974 an verschlechterte sich der Zustand des Patienten, und er wurde allmählich refraktär, so daß er $2^1/_2$ Jahre nach der Operation ad exitum kam. Unter der Behandlung kam es zu einer auffallenden Besserung in den ersten $1^1/_2$ Jahren der Erkrankung. Als einzige Komplikation litt der Patient im letzten Jahr (siehe Kurve) an gehäuft auftretenden Bronchopneumonien infolge der starken Immunosupression.

Ileus

Die Differentialdiagnose der Genese kann in den Endstadien schwierig sein. Man denke daran, daß dann oft die Indikanprobe im Urin wertvolle Hinweise geben kann (*mechanischer Ileus stark + +; paralytischer Ileus negativ*). Man vergesse auch nicht, an die Möglichkeit eines *Myxödem-, Pb-* oder *Porphyrin-Ileus* zu denken.

Akuter mechanischer Ileus: Operative Behandlung.

Akuter paralytischer Ileus ist immer nur das Begleitsymptom einer anderen Erkran-

Ileus

kung!, z. B. nach Darmoperationen, ferner auch bei Rückenmarksverletzungen, Peritonitis, Pankreatitis usw.

Einlegen einer Miller-Abbott-Sonde und ständiges Absaugen der Flüssigkeit, um das Erbrechen zu bekämpfen und dadurch auch eine Dekompression herbeizuführen.

Versuch, die Darmtätigkeit anzuregen: Guanethidin (**Ismelin**®) 5 mg i.m., dann **Mestinon**® 1–2 mg, d. h. 1–2 ml der 1promilligen Lösung, s.c.

Hypertonischer Kochsalzeinlauf von 100–200 ml 1–2%iger NaCl-Lösung rektal (Tropfeinlauf). Heizbogen $^1/_2$ Std., Darmrohr.

Abschirmung gegen allfällige Peritonealinfekte: *Tetracyclinpräparate*, z. B. **Reverin**®, 2 Ampullen i.v., plus 2 g **Streptothenat**® plus 1 g *Thioamphenicol*, **Urfamycin**® i.v. (alles zusammen in der Tropfinfusion) pro 24 Std. Auch *Cephalosporine* sind gut wirksam.

Rehydratation und Kalorienzufuhr: Tropfinfusionen, z. B. Glucose, 10%, und *physiologische Kochsalzlösung* aa, entsprechend ZVD (Elektrolytkontrolle!).

Bei Versagen dieser Maßnahmen: Operative Entlastung durch Zökostomie oder Ileostomie.

Chronischer Bridenileus

Wenn irgend möglich ein *chirurgisches Eingreifen vermeiden*, da sonst immer neue Briden auftreten.

Diät: Alle Speisen meiden, die Meteorismus auslösen können: z. B. verboten sind alle Kohlarten, Rettiche, Zwiebelgemüse, Hülsenfrüchte, rohes Obst, Steinfrüchte, rote Rüben, Spargeln, Schwarzwurzeln, Pilze; also eine möglichst schlackenarme Kost.

In *schweren* chronischen Fällen evtl. sog. „Astronautenkost" für 1–2 Wochen, wodurch dem Patienten kalorienmäßig und vor allem in bezug auf Aminosäuren eine vollwertige Nahrung angeboten wird, bei praktischem Fehlen von Schlacken. *Präparate:* **Biosorbin MCT**®, bei vollständiger Ernährung tägl. ca. 5 Beutel. **AKV**® Aminosäuren-Kohlehydrat-Vitamingemisch, 4–5 Beutel tägl.

Medikamentös: Pyridostigminbromid (**Mestinon**®), Tabl. zu 10 mg, p.o. 5–10–20 mg verteilt pro die. *Paraffinöl*, tgl. 1–2 Eßlöffel. Bei heftigen *Krämpfen:* **Baralgin**® (ein *Novaminsulfon* plus ein Spasmolytikum), 1 Ampulle i.v.

Sprue, idiopathische: Siehe Blutkrankheiten, S. 5.

Kohlehydrat-Resorptionsstörungen

Am häufigsten ist der *Disaccharidase-Mangel*. Der *Laktas-Mangel* bedingt eine Unverträglichkeit gegen Milch (v.a. bei blonden Leuten) mit Durchfällen und saurem Stuhl. *Therapie:* Weglassen aller Milch und Milchzucker enthaltenden Produkte. Genügend Käse, um einen Calciummangel zu verhüten.

Irritables Kolon

Es handelt sich um eine Motilitätsstörung des Dickdarms im Rahmen des vegetativen Psychosyndroms. Im Vordergrund stehen dem Kolon zuzuordnende Schmerzen mit alternierender Obstipation und Diarrhö. Die Diagnose erfolgt klinisch nach Ausschluß einer organischen Erkrankung.

Therapeutische Maßnahmen

1. *Supportive Psychotherapie* und evtl. Psychopharmakotherapie. Nach vorausgehender gründlicher Untersuchung vor allem bei über 40jährigen (Rektosigmoidoskopie, Coloscopie, Kolonkontrasteinlauf), ist eine Aussprache mit dem Patienten mit Berücksichtigung seiner Probleme und Sorgen von entscheidender Bedeutung. Man weise ihn auf die Harmlosigkeit der Beschwerden hin und versichere ihm, daß durch die durchgeführten Untersuchungen ein schweres Leiden, wie ein Karzinom, ausgeschlossen werden kann.

Als adjuvante Therapie haben sich Anxiolytika vom Typ des *Chlorodiazepoxyds* (z.B. **Librium**® à 5 mg 3× 1–2 Tbl. tgl.) evtl. in Kombination mit einem Anticholinergikum (z.B. **Librax**® 3× 1–2 Tbl. tgl.) bewährt.

Wie bei allen funktionellen gastrointestinalen Störungen ist ein langsam aufbauendes *körperliches Training* sehr nützlich.

2. *Vermeidung von Nahrungsmittelintoleranzen* (FAHRLÄNDER H.: Schweiz. med. Wschr. 110 [1980] 1213–1216).

Am häufigsten sind dies: Blähende Speisen, gebratene Bohnen, gewürzte Speisen, fettige oder gebratene Speisen, Zwiebeln). Steht die Diarrhö im Vordergrund, so schließe man durch eine Milchabstinenz einen Laktasemangel aus.

3. *Symptomatische Behandlung*

Krämpfe behandle man mit *Wärme* (warme Umschläge, heiße Sitzbäder) und *Anticholinergika* (z.B. **Antrenyl**®, **Pro-Banthin**®). Bei Entleerungsstörungen gehe man gemäß den in den Kapiteln Obstipation oder Diarrhö angegebenen Richtlinien vor. Bei funktioneller *Diarrhö* hat sich uns besonders *Loperamid* (**Imodium**®) bewährt, bei *Obstipation* verordne man faserreiche, ballastreiche Kost, stattdessen können *Weizenkleie* 2–3× 1 Eßlöffel tgl. oder *Muzilinage* (z.B. **Metamucil**® 1–3× 1 Teelöffel oder ein Beutel in einem großen Glas Wasser) verordnet werden.

Gute Therapieerfolge werden auch mit **Spasmo-Canulase**® 3× 1 bis 2 Tbl. zu den Mahlzeiten oder **Dessertase**® 3× 1 Tbl. tgl. beschrieben.

Megakolon

Wir unterscheiden *3 Arten*:

1. Hirschsprungsche Krankheit

Es handelt sich um eine angeborene Mißbildung des intramuralen Nervenplexus des Rektums und des peripheren Sigmaabschnittes.

Colitis Ulcerosa

Die **Therapie ist** mit Ausnahme von sehr leichten Fällen **operativ**.

2. Erworbenes Megakolon

Es beruht auf einer Stenose (Karzinom, entzündlicher Prozeß, Analfissur) im Rektosigmoid. Hierher gehört auch die Chagaskrankheit. Die **Therapie** ist **operativ**.

3. Funktionelles Megakolon

Bei diesem können keine aganglionäre Bezirke und keine Stenose nachgewiesen werden. Wichtig ist der Ausschluß einer *Hypothyreose*, eines *Morphinismus*, eines *Kaliummangels* etc. Häufig findet man keine Ursache.

Die *Therapie erfolgt nach den im Kapitel Obstipation besprochenen Richtlinien*. Bewährt hat sich auch *Pyridostigminbromid* (**Mestinon**®); 3 × 10–20 mg tgl.

Procaininfiltrationen von 40–60 ml Procainlösung $^1/_2$%ig in der Höhe von L1 oder L2 paravertebral beim sitzenden Patienten wirken oft ausgezeichnet. In einwöchigem Abstand 3–4× wiederholen. Wenn jegliche Therapie versagt, kommt die *Operation*, meistens eine totale Kolonresektion, in Frage.

Colitis Ulcerosa

Die Colitis ulcerosa ist eine chronische oder chronisch rezidivierende, nicht infektiöse Entzündung der Kolonschleimhaut, deren Ätiologie unbekannt ist. Genetische, allergische und vor allem psychische und *immunologische Störungen* scheinen pathophysiologisch eine Rolle zu spielen. Neuerdings werden auch Defekte im Energiestoffwechsel der Kolonmukosa diskutiert (W. E. W. ROEDIGER: Lancet II [1980] 712–715). *Differentialdiagnostisch* müssen eine *Amöbiasis*, die *bazilläre Dysenterie*, Immunoglobulinmangel, ischämische Kolitis, Strahlenkolitis, Purpura Schönlein Henoch, eine durch Antibiotika ausgelöste *pseudomembranöse Kolitis*, eine *Histoplasmose*, selten ein *Lymphogranuloma inguinale* und vor allem wegen der sehr differenten chirurgischen Behandlung ein *Morbus Crohn* durch entsprechende Untersuchungen ausgeschlossen werden.

Die *wesentlichste Untersuchung* bei Diagnose einer Colitis ulcerosa ist die *Rektosigmoidoskopie*. Die Rektummukosa ist samtartig gerötet, vermehrt lädierbar mit verwischter Gefäßzeichnung, und im Lumen findet sich schleimig blutiges Exsudat. Im Zweifelsfall hilft eine Rektumbiopsie. Im akuten Schub soll man sich auf eine Inspektion des Rektosigmoids beschränken. *Koloskopie oder Bariumkontrasteinlauf bestimmen die Ausdehnung des Prozesses*, sollen aber wegen der Gefahr der Auslösung eines toxischen Megakolons erst nach Abklingen der akuten Phase durchgeführt werden (8–10 Tage). Die Krankheit neigt zu schweren Rezidiven und ist besonders bei über 10jähriger Dauer und Pankolitis als *Präkanzerose* zu betrachten. Die totale Kolektomie nimmt deshalb in der modernen Therapie einen immer größeren Platz ein. Die Verlaufsformen und Symptomatik der Colitis ulcerosa sind je nach Schwere und extraintestinalem Befall (Arthritis, Uveitis, ankylosierende Spondylitis, Erythema nodosum, Fettleber, sklerosierende Cholangitis, Pyoderma gangraenosum etc.) und Ausdehnung (isolierter Rektumbefall, linksseitige Kolitis, Pankolitis) sehr verschieden. Proktitis und leichte Fälle von ulzeröser Kolitis können ambulant behandelt werden. *Mittlere und schwere Fälle bedürfen wegen des unberechenbaren Verlaufes (toxisches Megakolon) einer Hospitalisation*.

Die Behandlung der Proctitis und Rectitis ulcerohaemorrhagica

Es sind nur Rektum oder Rektum und unteres Sigmoid befallen. Diarrhö fehlt, und nicht selten besteht Obstipation. Die Behandlung besteht in der rektalen Applikation von Kortison und der oralen Gabe von Salazosulfapyridin sowie supportiven Maßnahmen.

1. *Kortison rektal*

Je nach Schwere genügen *Suppositorien mit 10 mg Prednison oder Salazosulfapyridin*, oder es müssen Klysmen oder ein Tropfeinlauf abends, evtl. auch morgens, bis zum Abklingen des Schubes appliziert werden. Bewährt haben sich 20–40 mg Prednison in 100 ml einer 1%igen NaCl Lösung als Tropfeinlauf. Im Handel sind Fertigpräparate als *Klysmen* erhältlich (**Betnesol®**, **Corti-Clyss®**).

2. *Salazosulfapyridin* (**Salazopyrin®**, **Azulfidine®**)

Salazosulfapyridin besteht aus den Komponenten 4-Aminosalicyl und Sulfapyridin. *Dosierung 2–4 g tgl. über 3 Dosen verteilt. Nebenwirkungen*: Nausea, Erbrechen, Diarrhö, Kopfweh, Fieber, Hautexanthem, hämolytische Anämie; selten sind Agranulozytose und interstitielle Lungenfibrose. Der Abbau von Salazosulfapyridin erfolgt durch Azetylierung in der Leber. Diese ist genetisch determiniert. Man unterscheidet *langsame und schnelle Azetylierungstypen*. Beim langsamen Azetylierungstyp sind wegen des erhöhten Blutplasmaspiegels von Sulfapyridin Nebenwirkungen häufiger. Auf die Rezidivhäufigkeit der Kolitis hat jedoch die Höhe des Plasmaspiegels keine Bedeutung. **Es sollte deshalb immer versucht werden, mit einer Dosierung von $4 \times 0,5$ g Salazopyrin® tgl. auszukommen** (A. K. AZAD KHAN, S. C. TRUELOVE u. Mitarb.: Gut 21 [1980] 706–710). Bei Therapieversagen kann die Dosis bis auf 4 g tgl. gesteigert werden. Regelmäßige Kontrollen von Hämoglobin, Leukozyten, Retikulozyten und MCV sind in diesen Fällen erforderlich.

Empfehlenswert ist auch die Bestimmung der *Glucose-6-Phosphatdehydrogenase*. Ihr Mangel kann zu einer hämolytischen Anämie führen.

3. *Orale Kortikosteroide*

In therapieresistenten Fällen können zu Kortison rektal und **Salazopyrin®** zusätzlich 10–20 mg Prednison p.o. verabreicht werden. Meist handelt es sich aber in diesen Fällen um Patienten, bei denen auch höhere Kolonabschnitte befallen sind.

4. *Disodium cromoglicicum* (**Intal®**, **Lomudal®**)

Dosierung 200 mg tgl. mit Steigerung nach zwei Wochen auf 2×400 mg und 4×500 mg tgl. Seine Wirksamkeit ist neuerdings umstritten (VIBEKE BINDER: Gut 22 [1981] 50–66).

5. *Supportive Maßnahmen*

Diät ist in der Regel nicht nötig. Man achte auf Milchintoleranz oder *Laktasemangel*. Die *Tenesmen* bekämpfe man mit *Diphenoxylatumhchl. Atropin* (**Lyspafen®** 1 Tbl. tgl.). Bei Obstipation verabreiche man *Muzilinaga* (z.B. **Metamucil®** oder **Inolaxine®**). Eine supportive Psychotherapie und evtl. Anxiolytika sind auch bei der Rectitis hämorrhagica von großer Bedeutung (vgl. leichtere und mittelschwere Fälle).

Colitis ulcerosa

6. *Rezidivprophylaxe*

Salazosulfapyridin 1,5–2 g tgl. (nur bei bereits vorausgegangenem Schub) als Dauertherapie über 1–3 Jahre.

Behandlung der leichten und mittelschweren Rektokolitis
(linksseitige Kolitis oder Pankolitis)

Als Faustregel gebe man im **akuten Schub Kortikosteroide**, als **Rezidivprophylaxe Salazosulfapyridin**.

1. *Kortikosteroide*

40–60 mg Prednison p.o. auf zwei Dosen verteilt morgens und mittags je nach Schwere des Schubes. In schweren Fällen ist eine parenterale Applikation von *Kortison* (z.B. **Ultracorten-H**®, 100 mg über 24 Std.) indiziert. Nach Abklingen des Schubes setze man die Therapie mit oraler Prednisontherapie fort und reduziere die Dosis wöchentlich um 5 mg bis zu einer Dosierung von 20–25 mg. Dann verabreiche man zusätzlich Salazosulfapyridin (s. Abb. 67).

Kortikosteroide oder ACTH dürfen insbesonders bei schweren Fällen nie ohne Kombination mit Antibiotika verabreicht werden (Perforationsgefahr)! z.B. **Vibramycin**®, **Keflex**®.

ACTH, **Synacthen**® (siehe ACTH-Kap.):

Sofern sich der Patient nicht schon im Schock befindet, ebenfalls verwendbar. Beginn mit 0,5 mg = 50 EH i.m. tgl. Nach 10 Tagen Reduktion auf 25 EH und dann durch Prednison ersetzen.

2. *Salazosulfapyridin*

2–4 g tgl. über drei Dosen verteilt. Vollständige Ausschleichung mit der Kortikosteroidtherapie und wenn möglich Reduktion von Salazosulfapyridin auf 1,5 g tgl. Die Therapie soll auch bei Symptomfreiheit nicht vor Ablauf eines Jahres abgesetzt werden. Häufig ist wegen rasch auftretenden Rezidiven eine Dauertherapie nicht zu umgehen.

3. *Azathioprin* (**Imurel**® und **Imurek**®)

Dosierung anfangs 3,5 dann 1,5 mg/kg/Tag. Die Wirksamkeit ist umstritten. Vereinzelt sind bei dieser Behandlung große Erfolge beschrieben. Wegen der Toxizität des Azathioprin und der potentiellen Gefahr der Auslösung von malignen Hämoblastosen und krebsartigen Hautveränderungen ist die Anwendung dieser Substanz nur temporär in schweren, therapieresistenten Fällen einzusetzen (s. Abb. 68).

4. *Disodium cromoglicicum* (siehe oben)

5. *Supportive Maßnahmen*

Diät: Eine hochkalorische, schmackhafte allgemeine Schonkost ist indiziert. In schweren Fällen evtl. *Astronautenkost* (Präparate: **Vivonex 100**®, **Vivasorb**®). Insbesondere bei Stenosen ist eine schlackenarme Kost nötig. Siehe auch S. 308.

Durchfälle können **in leichteren Fällen** mit *Antidiarrhoika*, z.B. **Lyspafen**®, **Imodium**®, **Tinktura opii** (vgl. Kapitel Diarrhö), behandelt werden. Sie können jedoch wie Anti-

Colitis ulcerosa

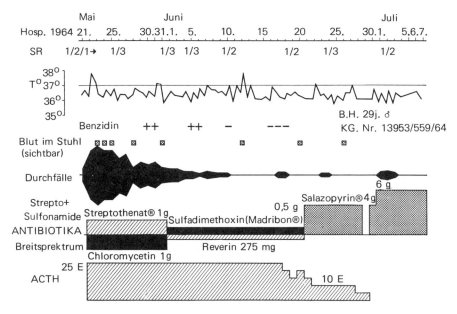

Abb. 67. *Colitis ulcerosa.* (B.H., 1935, Installateur, KG 13953/559): In Deutschland aufgewachsen, psychische Belastung durch Bombardierungen und zeitweisen Hunger. Astheniker, psycholabil, in verantwortlicher Stellung. Finanzielle Schwierigkeiten im Zeitpunkt des Ausbruches der Krankheit. Erster Schub in 3 Wochen abgeheilt. Zweiter Schub ohne eigentliche Remission bis zur jetzigen Hospitalisation (1 Jahr), ca. 10–12 Stühle pro Tag. Abmagerung von 75 auf 65 kg. Rektoskopisch: diffus-hochrote Schleimhaut, leicht blutend bei Berührung, keine eigentlichen Ulzera. Guter Heilungserfolg auf ACTH-Infusionen und *Antibiotika*. Weiterhin **Salazopyrin**®, um einem Rezidiv vorzubeugen. Seither rezidivfrei (1976).

cholinergika ein toxisches Megakolon auslösen und sind deshalb *in schweren Fällen kontraindiziert*. Psychopharmaka und Tranquillizer sind evtl. bei schweren psychischen Störungen einzusetzen (**Valium**®, trizyklische Antidepressiva). In diesen Fällen empfiehlt sich aber ein psychiatrisches Konsilium (siehe G. GUNTERN: Systemtherapie psychosomatischer Erkrankungen).

Supportive Psychotherapie: Besprechung der Konflikte und Nöte des Patienten, eine väterliche verständnisvolle Führung und evtl. autogenes Training. Die Beachtung dieser Maßnahmen hat *entscheidende Bedeutung für den Therapieerfolg*.

In schweren Fällen mit ausgeprägter Anämie sind Bluttransfusionen und Korrektur der Elektrolyte nötig (vgl. fulminante Kolitis). In allen *therapieresistenten Fällen*, welche auf eine kombinierte Therapie mit Kortison, Salazosulfapyridin und evtl. Azathioprin nicht ansprechen, muß insbesondere bei *langjährigem Verlauf* (Karzinomgefahr), die *totale Kolektomie* erwogen werden.

Die Behandlung der fulminanten Colitis ulcerosa und des toxischen Megakolons

Die fulminante Kolitis kommt in 5–10% der Fälle, das toxische Megakolon bei 2–3% der Kolitispatienten vor. Die erstere geht mit schwerer Diarrhö, Blutung, Abdominal-

Colitis ulcerosa

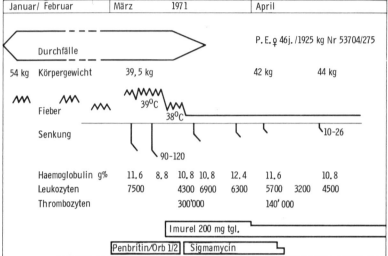

Abb. 68. *Colitis ulcerosa*: Heilung unter IST mit **Imurel**®. Schweres Krankheitsbild, Abmagerung von 13,5 kg innerhalb 2½ Monaten. Bis zu 15 Durchfälle täglich. Typischer Befund der rektalen Schleimhautbiopsie und charakteristischer Röntgenbefund. Unter weiter 100 mg **Imurel**® tgl. seit 5 Jahren voll arbeitsfähig. Beim mehrfachen Versuch, das Mittel abzusetzen, rezidivierte die Patientin, deshalb Dauertherapie mit 12½ mg *Prednison* tgl. plus 75 mg **Imurel**®. Hier wurde anfänglich absichtlich kein Cortisonpp. verabreicht, um den Effekt der IST-Behandlung zu demonstrieren.

schmerzen, Fieber, Sepsis, Störung des Elektrolytstoffwechsels, Hypalbuminämie und Anämie einher. Ein toxisches Megakolon liegt vor, wenn der Durchmesser des Kolons über 6–9 cm beträgt. Die Behandlung besteht in:

1. Nahrungskarenz und Bettruhe.
2. Aspiration des Magensaftes mit Magensonde.
3. Korrektur des Elektrolytverlustes und totale parenterale Ernährung sowie Bluttransfusionen.
4. Breitbandantibiotika z.B. *Ampicillin* 1 g 4stündlich, *Gentamycin* 1 mg/kg Körpergewicht 8 stündlich.
5. Parenterale *Glukokortikosteroide*, 25 mg Prednisolon 6stündlich (z.B. **Ultracorten-H**®, **Solu-Dacortin**®).
6. Vermeidung von Anticholinergika und Antidiarrhoika.
7. *Rasche Zuziehung eines Chirurgen*, um den günstigen Zeitpunkt der Operation nicht zu verpassen.

Komplikationen der Colitis ulcerosa und chirurgische Therapie

Sofortige Operation bei akutem Verlauf: Bei Perforation, toxischem Megakolon und schwerer Blutung. Intervalloperation bei chronisch rezidivierendem Verlauf: Bei Schüben, die konservativ nicht beeinflußbar sind, bei Invalidität und bei Krebsrisiko. Letzteres besteht vor allem bei über 10jährigem Verlauf und bei Pankolitis (R. LOTH: Leber, Magen, Darm 7, [1977] 103–107).

Die *operative Therapie* besteht entweder in einer totalen Kolektomie mit Ileostomie oder ileorektaler Anastomose. Die persistierende Ileostomie mit totaler Kolektomie wird häufiger durchgeführt. Wesentlich ist in diesen Fällen die *präoperative psychische Vorbereitung* des Patienten sowie die postoperative reichliche Flüssigkeitszufuhr zur Vermeidung von *Uratsteinbildung*.

Colitis ulcerosa und Schwangerschaft (vgl. C. P. WILLOUGHBY, S. C. TRUELOVE: Gut 21 [1980] 469–474).

Patienten mit symptomfreier Colitis ulcerosa bei Beginn einer Schwangerschaft dürfen einen komplikationslosen Schwangerschaftsverlauf und ein normales Kind erwarten. Freilich kommen gelegentlich auch hier Rezidive vor. Die Behandlung ist in solchen Fällen *identisch mit der Behandlung außerhalb der Schwangerschaft*. Einige Autoren empfehlen, Salazosulfapyridin während des ersten Trimenons zu vermeiden. Bei aktiver ulzerativer Kolitis ist eine Schwangerschaft unbedingt zu vermeiden, da der Kolitisschub durch die Schwangerschaft trotz Therapie verschlechtert wird, und die Gefahr einer Schädigung des Kindes besteht.

Kolondivertikulose und Divertikulitis

Die Divertikel sind erworbene Hernien von Kolonschleimhaut durch die Muskelschichten, welche in der Nähe der penetrierenden Arterien liegen. Sie nehmen im Alter zu. In der Ätiologie spielen faserarme Kost und spastische Obstipation eine wesentliche Rolle. Die meisten Divertikel verlaufen asymptomatisch. Man beschränke sich in diesen asymptomatischen Fällen auf die Applikation von *faserreicher Kost* bzw. **Weizenkleie** 3 × 1 Eßl. tgl. in etwas Flüssigkeit. Eine evtl. vorliegende Obstipation behandelt man mit *Muzilinaga* (**Metamucil®**, **Inolaxine®**, **Agiolax®**).

Einige Patienten haben ähnliche Symptome wie beim Kolon irritabile und müssen entsprechend behandelt werden. Man spricht in diesen Fällen auch von „schmerzhafter Divertikelkrankheit" (HAFTER, E.: Praktische Gastroenterologie. Thieme, Stuttgart 1978). Die *Behandlung dieser schmerzhaften Divertikelkrankheit* besteht:

1. In Maßnahmen, wie sie bei der symptomlosen Divertikulose prophylaktisch indiziert sind *(faserreiche Kost, Weizenkleie, Muzilinaga*, Vermeidung von Laxantien).
2. *Linderung der Colonspasmen* mit lokaler Wärme und *Spasmolytika* (**Duspatalin®**, **Pro-Banthin®**) evtl. in Kombination mit Schmerzmitteln (z. B. **Spasmo-Cibalgin®**, **Buscopan Compositum®**, **Baralgin®**).
3. *Sedativa und Tranquilizer* vor allem bei ängstlichen Patienten z. B. *Diazepoxyd* (**Librium®** 3 × 5 mg tgl.), evtl. kombiniert mit einem Spasmolytikum (z. B. **Librax®** 3 × 1 bis 3 × 2 Tbl. tgl.).

Divertikulose

Komplikationen der Divertikulose und ihre Behandlung

Divertikulitis

Sie entsteht durch Perforation eines Divertikels. Das klinische Bild kann der linksseitigen „Appendizitis" entsprechen. Fistelbildung, Abszeßbildung und selten freie Perforation sind möglich.

Therapie in leichten Fällen

Bettruhe, flüssige Kost, Anticholinergika, nicht opiathaltige Analgetika. Bei Verschlechterung Hospitalisation.

Behandlung der schweren fulminanten Form

Zuziehung des Chirurgen, parenterale Ernährung, Elektrolytsubstitution.

Aspirationsbehandlung mit Magensonde bei Ileus.

Breitbandantibiotika (Ampicillin und Cephalosporine).

Bei gramnegativer Sepsis **Urfamycin**® 2 g/24 Std. plus 500 mg **Flagyl**® als tgl. Infusion, siehe auch Sepsis, S. 652.

Opiumfreie Analgetika wie **Fortalgesic**® oder **Dolantin**®.

Glukagon 1 mg 4stündlich i.v. soll alle obigen Maßnahmen unnötig machen.

Nach Abklingen der Beschwerden behandle man wie eine symptomfreie Divertikulose.

Diagnostische Maßnahme

Im Anfall nur Rektoskopie ohne Luftinsufflation. Nach Abklingen des Schubes Bariumkontrasteinlauf oder Koloskopie zur Verifikation der Diagnose und zum Ausschluß eines Karzinoms, einer Fistelbildung etc., i.v.-Pyelogramm zum Ausschluß einer symptomfreien Ureterobstruktion.

Indikation zur chirurgischen Behandlung

1. Freie Perforation.
2. Abszeß- und Fistelbildung.
3. Schwere rezidivierende Fälle mit Obstruktion. Vergleiche Lehrbücher der Chirurgie.

Divertikelblutung

Es handelt sich nicht selten um massive Blutungen vorwiegend aus dem rechtsseitigen Kolon. In der Regel genügen *symptomatische Therapie* und *Bluttransfusionen*, da die Blutung in der Regel spontan steht. In schweren Fällen mit unstillbarer Blutung ist evtl. eine selektive Vasopressininfusion in die A. mesenterica zu versuchen. Selten ist die totale Kolektomie notwendig.

Mesenterialinfarkt (Darminfarkt): Operative Behandlung.

Akute Peritonitis

Immer Ursache abklären und evtl. operativ angehen. Wesentlich sind:
1. *Infektbekämpfung* (Breitbandantibiotika).
2. *Behandlung des paralytischen Ileus* (siehe dort).
3. *Korrektur der Elektrolyte.*
4. *Schockbekämpfung* und *evtl. Kortikosteroide* in hoher Dosierung zur Überbrückung der *ersten toxischen Phase.*

Peritonitis-Tbc: Siehe Tbc-Kapitel, analog Pleuritis exsudativa, S. 709.

Appendicitis acuta: Operative Behandlung.

Darmaktinomykose: Siehe Infektionskapitel, S. 622.

Rektumkarzinom

Am wichtigsten ist die frühzeitige Erkennung! Prinzipiell sollte jeder ältere Patient mit irgendwelchen Darmbeschwerden rektal untersucht und rektoskopiert werden.
Therapie: Operative Behandlung. Zytostatische Therapie: Siehe Kolonkarzinom.

Proktitis

Siehe Colitis ulcerosa. In leichteren Fällen genügen Cortisonklysmen. Wichtig sind die genaue digitale Untersuchung und Rektoskopie zum Ausschluß eines Karzinoms und von Fisteln (Morbus Crohn, Lymphogranuloma inguinale). Die Diagnose einer *Proctitis gonorrhoica* erfolgt durch Rektalabstrich und bakteriologische Untersuchung (Homosexuelle).

Hämorrhoiden

Hinter vermeintlichen Hämorrhoiden kann sich ein Karzinom verbergen. Aus diesem Grunde sollte bei jeder Hämorrhoidalblutung eine proktologische Untersuchung vorgenommen werden. Es bestehen folgende therapeutische Möglichkeiten, die je nach Schweregrad und Symptomatik eingesetzt werden können:

1. *Analhygiene*
Stuhlregelung und diätetische Maßnahmen. Abwaschen der Analgegend nach jeder

Defäkation mit kaltem Wasser. Behandlung der Obstipation mit Muzilinaga und reichlich Flüssigkeit. Vermeiden von scharfen Gewürzen, Alkohol, Kaffee und insbesondere Schokolade sowie laxierende Nahrungsmittel, wie z. B. Sauerkraut.

2. *Medikamentöse Therapie*

Suppositorien mit analgetischer und adstringierender Wirkung, evtl. auch Salbenpräparate. Die im Handel angebotenen Präparate sind etwa gleichwertig. Wir verwenden **Euproctol**®, **Doxiproct**® oder bei blutenden und schmerzhaften Hämorrhoiden Suppositorien mit Triamcinolon und Lidocain als **Steros-Anal**® (Heyden).

Führen die allgemeinen Maßnahmen und die medikamentöse Therapie nicht zum Erfolg, so kann die Verödungstherapie angewandt werden.

3. *Verödungstherapie mit gewebsreizenden Substanzen*

Zum Beispiel 20% Chinin-Lösung. Gebräuchlich sind die Methoden von Blond und Hoff sowie von Bensaude (vgl. A. NEIGER: Schweiz. med. Wschr. 110 [1980] 1389 bis 1390).

4. *Verödungstherapie mit dem Proktotherm*

Die Verödung wird mit der für den Patienten angenehmeren Infrarotkoagulation durchgeführt (s. P. BUCHMANN: Praxis 69 [1980] 1336–1338).

5. *Elastische Ligatur*

Bei prolabierenden Hämorrhoiden ist die Verödungstherapie oft ungenügend. Hier hat sich die elastische Ligatur bewährt. (Technik vgl. R. BAUMGARTNER: Schweiz. med. Wschr. 100 [1970] 1249).

6. *Chirurgische Therapie*

In allen therapieresistenten Fällen, vor allem bei Stadium III der Hämorrhoiden, ist eine chirurgische Therapie angezeigt (vgl. Lehrbücher der Chirurgie).

Fissura ani

Meistens an der hinteren Kommissur des Anus. Sehr schmerzhaft.

Cortisonklysmen: **Betnesol**®-Enema [Glaxo] enthält in der Plastiktube auf 100 ml je 5 mg *Betamethason*. Anfänglich 2–3 × tgl. dann noch längere Zeit 1 × tgl. Hat eine ausgezeichnete Wirkung! Dazu **Florinef**® Salbe, in Dtschl. **Scherofluron**® oder **Volon A**® direkt in die Fissur streichen 2 × tgl. Wenn keine Besserung dann:

Unterspritzung nach BENSAUDE: Dieses Vorgehen wirkt günstig bei der frischen Fissura ani. Zunächst wird die Analgegend mit einem in 5%iger *Cocainlösung* getränkten Tampon leicht anästhesiert, darauf Desinfektion mit *Mercurochrom*. Dann unterspritzt man die Fissur, indem man ca. 1 mm vom äußeren Winkel der Fissur mit einer sehr dünnen Nadel unter die Fissur eingeht und die Nadel bis fast zum inneren Winkel vorschiebt. Unter langsamem Zurückziehen wird jetzt eine 5%ige *Chinin-Ure-*

than-Lösung (insgesamt höchstens bis zu 0,2 ml) unter die Fissur infiltrativ eingespritzt.

Digitale Sphinkterdehnung wirkt mitunter auch günstig. Sie wird in intravenöser Narkose ausgeführt. Hierbei werden beide Zeigefinger gut eingefettet, Rücken an Rücken sacht in den Analkanal eingeführt und darauf der Sphinkter kräftig gedehnt. Dabei reißt gewöhnlich die Fissur noch etwas ein. Anschließend an diesen Eingriff geht die Heilung meist rasch vor sich, und schon die folgende Stuhlentleerung erfolgt nun schmerzlos.

Bei der *chronischen Fissura ani* ist die chirurgische Behandlung indiziert (vgl. U. HERZOG u. Mitarb.: Praxis 69 [1980] 1734–1742).

Pruritus ani

Beruht in vielen Fällen auf einer allzu *starken Alkaleszenz* des Darmsekretes und daneben auf einer neurovegetativen Labilität, Hämorrhoiden, Oxyuren oder Ekzem.

Tägliches Waschen mit warmem Wasser, keine Seife!

Nachherige Salbenanwendung:

Rp. Oxybuprocaini (**Novesin**®)
    Zinc. oxyd. amyl.   aa   4,0
    Adipis lanae
    Unguent. paraffin.   aa   30,0

Bei ungenügender Wirkung *Kortikosteroidsalben*: Am stärksten wirkt die 1promillige *Fluoroxycorton-* = **Florinef**®-Salbe [Squibb] oder **Volon**® **A.** Anfangs tgl. 1mal einstreichen, später alle 2–3 Tage. Häufig, wenn auch nicht in allen Fällen, kann man damit die Patienten von einem jahrelangen unangenehmen Leiden befreien. Manchmal muß aber die Behandlung intermittierend dauernd weitergeführt werden.

Erythrasmaform: Wie das *Erythrasma inguinale* nicht durch Pilze, sondern durch das *Corynebacterium minutissimum* hervorgerufen. Die erkrankte Hautpartie zeigt im Ultraviolett-Licht eine charakteristische *grüne Fluoreszenz*! (Fäzesspuren geben auch eine grüne Fluoreszenz und müssen vorher gründlich abgewaschen werden!).

Therapie: Spezifisch wirkt *Erythromycetin* 4× 250 mg tgl. p.o. während 4 Wochen. Dazu lokal *Kortikosteroidsalben*.

Flatulenz (Meteorismus)

Meteorismus ist eines der häufigsten Darmsymptome. Der Patient klagt über epigastrisches Unbehagen, Völle- und Blähungsgefühl nach den Mahlzeiten, welches durch spontanes Aufstoßen gebessert wird.

Wesentlicher als die symptomatische Behandlung ist die *Ausschaltung spezifischer Ursachen*. Dazu gehören die Behandlung der Aerophagie (s. dort) sowie die Behand-

Obstipation

lung organischer Ursachen, wie Herzinsuffizienz, Leberzirrhose, Pankreaserkrankungen mit Verdauungsinsuffizienz und die Beseitigung anatomischer Hindernisse, die das normale Schlucken und Atmen verhindern (z. B. Nasenverschluß bei Polypen sowie Zahndefekte).

Symptomatische Therapie

Diät: Vermeidung blähender Speisen, wie Kohlarten (außer Blumenkohl), Hülsenfrüchte, Zwiebelgewächse, rote Rüben, Schwarzwurzeln, Gurken, Melonen, Birnen, Äpfel, Pilze, Lattich, Fenchel.

Medikamentös: Beschleunigte Elimination von Darmgasen durch *Metoclopramid* (**Paspertin®**, **Primperan®**). Bei vermehrter bakterieller Gasbildung **Entero-Vioform®** oder **Mexaform®** 3× tgl. 1–2 Tbl. Bewährt haben sich auch die *Dimethylpolysiloxan-Präparate* (z. B. **Flatulex®**, **Spasmo-Canulase®** 3 × 1 Tbl. tgl.). Letztere sind vor allem auch als Vorbereitung bei Röntgenuntersuchungen der Gallen- und Harnwege geeignet.

Wichtig ist bei jedem Fall von *refraktärem Meteorismus* an die **Möglichkeit einer organischen Passagebehinderung zu denken** und entsprechende endoskopische oder radiologische Untersuchungen zu veranlassen. Diagnostisch kann die *Indikanbestimmung* im Urin nützlich sein.

Chronische Obstipation

Obwohl jeder Arzt und Laie zu wissen glaubt, was Obstipation ist, fehlt eine genaue Definition. In unseren Breitegraden verstehen wir unter Obstipation das Entleeren von hartem Stuhl oder das völlige Fehlen der Entleerung. Weniger als zwei Stühle pro Woche gelten in der Regel als pathologisch, obwohl vereinzelte Menschen mit einer Entleerung völlig beschwerdefrei sind. Entscheidend sind deshalb auch die subjektiven Kriterien, d.h. die Bedeutung der Stuhlentleerung für den Patienten.

Obstipation ist ein Symptom. Behandelt werden sollte möglichst die Ursache und nicht das Symptom an sich. Vor einer symptomatischen Behandlung der Obstipation drängt sich deshalb eine *genaue Abklärung* auf, um ein für die Obstipation verantwortliches Grundleiden kausal angehen zu können. Man denke bei Kindern an kongenitale Anomalien, wie den Morbus Hirschsprung. Insbesondere beim Erwachsenen sind metabolische Störungen, wie Hypothyreose, Hyperkalzämie, Hypokaliämie, Porphyrie, Dehydration sowie Vergiftungen mit Blei oder Thallium auszuschließen. *Stopfende Medikamente*, wie Tranquilizer (*Valium*!, Ganglionblocker, Antihistaminika, Anticholinergika, Opiate) sind zu erfragen. Die klinische, radiologische und endoskopische Untersuchung des Dickdarms wird maligne oder entzündiche Stenosen sowie Analfissuren, Hämorrhoiden und perianale Abszesse als Ursache der Obstipation aufdecken. Man unterscheidet vielfach eine *spastische* und eine *atonische Obstipation*, obwohl eine Trennung häufig nicht möglich ist. Die spastische Obstipation finden wir vor allem bei Jugendlichen. Symptomatik und Therapie entsprechen im wesentlichen derjenigen des Colon irritabile. Krämpfe und Wechsel von Obstipation und Diarrhö stehen häufig im Vordergrund. Bei der atonischen Obstipation sind die Leitsymptome Blähungen und Völlegefühl, während Krämpfe seltener sind. Die Ursachen sind häufig falsche Stuhlgewohnheiten, Unterdrückung des Stuhldranges (häufig seit der Jugend), oder Medikamentenabusus (Anticholinergika, Opiate). Im Gegensatz zur spastischen Obstipation findet sich bei der atonischen Form eine mit Stuhl gefüllte Ampulla. Diese verzögerte Entleerung aus dem Rektum nennt man Dyschezie.

Therapie der chronischen oder „habituellen" Obstipation

Mit Ausnahme der kongenitalen Mißbildungen wie der Hirschsprungschen Krankheit und organischer Stenosen ist die Therapie der Obstipation konservativ. Medikamentöse und metabolische Störungen müssen kausal behandelt werden. Im übrigen ist die Therapie symptomatisch. Sie besteht in folgenden Maßnahmen:

1. *Aufklärung des Patienten*

Der Patient sollte über die Variabilität der Stuhlentleerung (3 × tgl. bis 2 × wöchentlich) und über die unbegründete Furcht vor einer „Autointoxikation" unterrichtet werden.

2. *Wiederherstellung der Darmfunktion*

Durch „erzieherische" Maßnahmen soll der Darm seine physiologischen Funktionen wieder zurückerhalten. Laxantien und Einläufe sind zu verbieten. Der verlorengegangene Defäkationsreiz soll durch folgende Maßnahmen angeregt werden:

a) *Durch Trinken eines Glases eisgekühlten Wassers oder Fruchtsaftes beim Erwachen.* Alternativ: Pflaumen oder Feigen mit reichlicher Flüssigkeit. Milch oder Milchzucker bei bekanntem Laktasemangel.

b) Durch Anregen des duodenokolischen Reflexes. Geeignet ist ein *Frühstück mit grob ausgemahlenem Brot, schwarzem Kaffee mit Rahm*, reichlich Butter mit Marmelade.

c) Durch Einräumen von genügend Zeit für den Defäkationsakt. Am besten nach dem Frühstück, evtl. mit Unterstellen eines Schemels unter die Füße. Gelegentlich kann auch der Spaziergang zum Arbeitsplatz als auslösendes Moment genutzt werden.

d) Durch *Einführen eines Glyzerin Supp. vor dem Frühstück* (besonders bei chronischer Obstipation).

3. *Diätetische Maßnahmen*

Prinzip: *Schlackenreiche Kost* mit vielen Ballaststoffen.

Erlaubt: Kaffee, Milch, Kräutertee, Zucker, Knäckebrot, Grahambrot, Vollkornbrot, Gemüsesuppe, Gerste, Hafer, Gemüse gekocht, viel Rohkost, viel Obst, Dörrfrüchte, Fruchtsäfte, Birchermus, Fruchtsalat, Fruchtgelees, Süßmost.

Verboten: Viel Fleisch, Eier, Reis, Mehlspeisen oder Teigwaren, Heidelbeeren, Schwarztee, Rotwein.

Der tägliche Bedarf an Faserstoffen kann auch mit *3 × 15 g* **Weizenkleie** gedeckt werden. Bei atonischer Obstipation empfehlen sich reichlich gedämpfte oder rohe Früchte und Gemüse. Entscheidend aber ist die **reichliche Flüssigkeitseinnahme** (1 bis $1^1/_2$ l über den Tag verteilt).

4. *Bewegungstherapie und Gymnastik*

Angemessene körperliche Bewegung bei bettlägrigen Patienten mit aktiver und passiver Bewegung. Morgengymnastik, kalte Duschen, Spaziergänge bei ambulanten

Obstipation

Patienten. Evtl. autogenes Training mit gymnastischen Übungen für die Bauchmuskulatur.

5. *Medikamentöse Therapie*

a) *Quellmittel*

Das Kolon wird durch vermehrte Dehnung zur Kontraktion angeregt. *Quellmittel sind harmlos und sollten nach Versagen obiger Maßnahmen an erster Stelle angewandt werden.* Bekannt sind Semen Psyllii, Agar, Semen Lini, Methylzellulose und Natrium-Carboxymethylzellulose (als Markenpräparate sind geläufig **Agiolax**®, **Metamucil**®, **Inolaxine**® in einer Dosis von *1–3 Dessertlöffel tgl.* mit reichlich Flüssigkeit).

b) *Wismutpräparate*

Sie wirken gleichzeitig desodorierend. Zum Beispiel **Bismut Tulasne**®, je 1 Beutel morgens und abends.

c) *Gleitmittel*

Zum Beispiel *Paraffinöl 15–30 ml 1–2×* tgl. je nach Bedarf, z. B. **Paragar**®. Paraffinöl enthaltende Substanzen sollten nur über kurze Zeit gegeben werden. Sie führen bei längerer Applikation zu einer Absorptionsstörung fettlöslicher Vitamine.

Olivenöl, 2–3 Eßlöffel in einer Tasse heißer Milch morgens nüchtern.

d) **Laxantien**

Sie sollten **nur bei Gelegenheitsobstipation und in Ausnahmefällen bei therapieresistenten Fällen versucht werden.** *Alle oxyphenisatinhaltigen Mittel* sind lebertoxisch und streng *kontraindiziert!* Vegetabile Abführmittel wirken fast alle durch Irritation und verursachen über längere Zeit eine Kolitis und eine Hypokaliämie.

Als Kontaktlaxativum hat sich *Bisacodyl* (**Dulcolax**®) als relativ harmlos bewährt. Bei Unverträglichkeit von Zellulose, insbesondere bei spastischer Obstipation, kann Magnesium peroxydatum 2 × 1 Eßlöffel gegeben werden. Zur Herabsetzung des Basaldruckes im Kolon hat sich *Dihydroergotamin* (**Dihydergot Tropfen**®) 3–6× 1 mg, entsprechend 3× 10–20 Tropfen, bewährt. Wirkungseintritt nach einigen Tagen. Therapiedauer Wochen bis Monate. Ausgezeichnet und harmlos wirkt **Duphalac**® (*Laktulose*) tägl. 2–3 Kaffeelöffel.

Stärker wirkende Mittel

Zum Beispiel Perkolat aus Cortex Rhamni Frangulae (**Emodella**®), 1 Kaffee- bis 1 Eßlöffel morgens, evtl. abends zu wiederholen.

In Gebrauch sind auch Fol. Sennae Präparate (z. B. **Pursennid**®, 3–6 Drag. abends vor dem Schlafengehen). Doch lösen sie bei einzelnen Patienten leichte Bauchkrämpfe aus.

Stark wirkende Mittel

Sie sind nur bei vorübergehender Verstopfung oder zur Einleitung der übrigen Therapie zu verwenden. Am bekanntesten ist *Oleum Rizini* $^{1}/_{2}$–2 Eßlöffel in heißem Kaffee oder mit Zitronensaft vermischt.

Bei atonischer Obstipation kommen neben Glyzerin Supp. in schweren Fällen Klysmen in Betracht, die Natriumdihydrogenphosphat und Natriumhydrosphosphat enthalten, wie **Microklis**® oder **Practo-Clyss**®. Für hohe Einläufe verwende man physiologische Kochsalzlösung, evtl. **Kamillosan**® oder 1 l Wasser plus 50 ml **Stero-Clyss**®.

Eine *chirurgische Therapie* ist bei Sigma elongatum, sekundärem Megakolon sowie Mal- und Fehlrotation zu erwägen. In Betracht kommen Sigmaresektion, Hemikolektomie links und ausnahmsweise subtotale Kolektomie.

Das Einfühlungsvermögen des Arztes, seine Suggestionskraft und Phantasie sind für die Behandlung mindestens so wichtig wie die Verschreibung von Diät und Medikamenten. Sie entscheiden häufig, ob der Patient von seiner Obstipation befreit wird oder wieder zu den Laxantien zurückkehrt.

Da die chronische Obstipation auch ein Begleitsymptom psychischer Erkrankungen sein kann (z. B. *Depression*), ist in Zweifelsfällen ein psychiatrisches Konsilium indiziert.

Intestinale Parasiten

Amöbiasis: S. Infektionskrankheiten, S. 617.

Lambliaisis: S. Infektionskrankheiten, S. 618, ebenso **Filariosis** und **Bilharziosis**, S. 619.

Oxyuriasis: (Enterobius vermicularis). Meist Familieninfektion, deshalb nach Möglichkeit Behandlung aller Familienmitglieder. Wichtig: Vor jedem Essen sorgfältiges Waschen der Hände. Gegen analen Juckreiz abends 5% Hg-Präzipitatsalbe um die Analöffnung streichen.

Nachts straffansitzende Badehosen anziehen, um die Übertragung durch Kratzen im Schlaf zu verhindern. Nägel kurz schneiden, Hände und Analgegend nach jeder Defäkation gründlich waschen. Wäsche auskochen!

Medikamentös: *Mebendazol* (**Vermox**®) 100 mg, Wiederholen nach 2 Wochen. *Pyrantelpamoat* (**Cobantril**®), ca. 10 mg/kg KG in einer Dosis, Wiederholung nach 2 Wochen. *Pyrviniumpamoat* (**Molevac**®), 1 Teelöffel = 50 mg der Suspension oder 1 Drag. p.o. pro 10 kg/KG.

Trichinose: Gegen die Darmtrichinen und Larven wirkt *Tiabendazol* (**Mintezol**®). Sehr wesentlich gegen die allergische Reaktion ist die gleichzeitige hochdosierte Kortisonverabreichung. Die Muskeltrichinen lassen sich bis heute nicht beeinflussen.

Trichuris trichiura (Trichocephalen): vor allem in Tropen und Subtropen. Wirksam sind *Mebendazol* (**Vermox**®) 2 × 100 mg für 3 Tage oder *Tiabendazol* (**Mintezol**®) 25 mg/kg/KG 2 × tgl. für 2 Tage.

Strongyloides (Strongyloides stercoralis): *Tiabendazol* (**Mintezol**®) 25 mg/kg/KG 2 × tgl. für 2 Tage. Maximale Totaldosis für Erwachsene von 60 kg und darüber: 3 g.

Distomum hepaticum (Leberregel) Klinisch meist nur durch die sehr hohe Eosinophilie, evtl. cholangitischen Zeichen und Ikterus zu erkennen (früherer Tropenauf-

Parasiten

enthalt!). Die Eier sind im Anfangsstadium nicht nachweisbar, erst im chronischen. Therapie: *2-Dehydroemetin* (**Dehydroemetin Roche**®), 1 mg/kg/KG/tgl. während 10 Tagen. (Siehe auch bei Amöbiasis, Kapitel Infektionen, S. 617).

Hakenwurm – (**Ankylostoma duodenale**): Bei uns selten, aber gelegentlich noch bei italienischen Arbeitern und von diesen angesteckten, einheimischen Bergleuten. Infektionen mit **Necator americanus** evtl. bei Leuten aus Übersee.

Therapie: *Pyrantelpamoat* (**Cobantril**®) ca. 10 mg/kg/KG für 1 Tag. *Mebendazol* (**Vermox**®) 100 mg 2× tgl. für 3 Tage *Bepheniumhydroxynaphtoat* (**Alcopar**®) 5 g 2× tgl. für 3 Tage. Kinder unter 2 Jahren und unter 10 kg/KG die Hälfte der Dosis.

Askariden (Ascaris lumbricoides): Bei uns der häufigste Darmparasit. Wirksam sind *Pyrantelpamoat* (**Cobantril**®) ca. 10 mg/kg/KG als Einmaldosis (Kautabletten zu 250 mg), oder auch *Mebendazol* (**Vermox**®) 100 mg 2× tgl. für 3 Tage oder *Piperaderivate* (**Wurmex Expreß**®, **Tasnon**®, **Uvilon**®).

Bandwürmer: Taenia saginata, Rinderbandwurm; Taenia solium, Schweinebandwurm und relativ selten Diphyllobothrium latum (Bothriocephalus), Fischbandwurm. Dieser kommt vor allem im Ostseegebiet vor, selten im Bieler- und Murtensee (Egli).

Das früher empfohlene *Yomesan*® ist nicht mehr im Handel. Zur Verfügung stehen heute:
a) *Mepacrinium chloratum*, Ph. H. [DCI], Praemedikation mit *Atropin sulfur*. $^1/_2$–1 mg s.c. Dann 1 Stunde später intern oder i. duodenal *Mecaprin* 0,8 innert 15–30 Min., nach 2–3 Std. salinisches Abführmittel.
b) *Paromomycin*, **Humatin**® [P.D.] Kaps. à 0,25. *Dosierung*: 3× 0,5 während 7 Tagen. Dann ein salinisches Abführmittel.

Leber, Galle und Pankreas

Lebererkrankungen

Allgemeine Richtlinien

Wie wir schon in der Einleitung zu dieser Fibel hervorgehoben haben, sind einige der therapeutischen Maßnahmen, welche bei Lebererkrankungen empfohlen werden, auch heute noch zum Teil wenig gesichert. Gerade hier lassen sich tierexperimentell gewonnene Resultate nur in den seltensten Fällen auf den Menschen übertragen. – Die immer wieder wechselnden Vorschläge erinnern an den alten französischen Aphorismus „*plus ça change, plus c'est la même chose*". Bei allen Lebererkrankungen erscheint es uns auf Grund der heute vorliegenden Ergebnisse wesentlich, die folgenden Maßnahmen zu berücksichtigen:

1. *Diätetische Schonung der Leber*
   a) ausreichende Proteinzufuhr (Ausnahme: beginnende Leberinsuffizienz)
   b) Fettbeschränkung
   c) ausreichende Kohlehydratzufuhr
2. *bei floriden Entzündungsprozessen körperliche Schonung.*
3. *Schutz vor leberschädigenden Faktoren*
   a) Alkohol.
   b) Medikamente s. unten.
4. *Förderung der Entgiftungsleistung der Leber*

Zu 1. *Diätetisch*: es empfiehlt sich eine Eiweißzufuhr von 70–100 g/d. Der Fettanteil soll beschränkt sein und ein ausreichender Kohlehydratanteil berücksichtigt werden. Insgesamt ist darauf zu achten, daß die Diät schmackhaft ist. Sie hat nur eine unterstützende Funktion und es ist nicht sinnvoll, mit peinlicher Akribie auf die Diät zu achten. Bezüglich der Eiweißzufuhr ist der Gesamtzustand der Leber zu beachten. (Bilirubin, Transaminasen, NH_3 usw.).

a) *bei relativ gut erhaltener Leberfunktion*: reichlich Eiweiß (s. o.)
b) *bei deutlich dekompensierter Leberfunktion*: z. B. schwerer dekompensierter Leberzirrhose, schwerer Verlaufsform einer Hepatitis, reduzierter Eiweißanteil auf 40–50 g pro die, da die Gefahr einer Ammoniak-Intoxikation besteht.
c) *bei bestehender Ammoniak-Intoxikation*: Eiweiß anfangs ganz fortlassen, danach streng nach der klinischen Situation und NH_3-Spiegel. *Laktulose* siehe Leber-Koma.

Leber-Thp.

Bei erhöhtem Körpergewicht ist unbedingt eine Gewichtsreduktion anzustreben. Häufige kleine Mahlzeiten.

zu 2. *Körperliche Schonung* bei floriden Entzündungsprozessen: Es ist eindeutig erwiesen, daß eine starke körperliche Belastung bei floriden Entzündungsprozessen der Leber sich nachteilig auswirken kann. Dies bedeutet allerdings nicht, daß der Patient komplett immobilisiert wird, sondern er darf zu den Mahlzeiten und zur Toilette aufstehen. Bessert sich die Leberfunktion, so ist gegen eine vernünftig dosierte körperliche Belastung nichts einzuwenden. Man steigert das Training allmählich unter *wöchentlicher Kontrolle der Transaminasen und der GT*, die nicht ansteigen sollten. Oft sieht man dann eine raschere Erholung als bei den immobilisierten Patienten.

zu 3. *Schutz vor leberschädigenden Faktoren:*

a) Speziell ist hier der *Alkohol* zu nennen und besonders gefährlich wirkt er, wenn er zwischen den Mahlzeiten genossen wird (siehe Fettleber).

b) *Leberschädigende Medikamente* wie *Sulfonamide, Phenylbutazon*, evtl. *Iproniazid, Chlorpromazin, Tetrazyklin, Salicylate* sind unbedingt zu vermeiden. Vorsichtig sei man mit *Barbituraten* (Phenobarbital ist aber erlaubt, da es in der Leber nicht abgebaut und unverändert ausgeschieden wird). Gefährlich ist ferner die *Ethakrinsäure* (Diuretikum). Cave Cholezystografie bei einem Ikterus! Die geschädigte Leber kann dieses *Jodpräparat* nicht mehr durch Kupplung an Glucuronsäure entgiften und es kann hierbei zu einer Nierenschädigung mit Anurie kommen. Gefährlich ist auch das *Phenolphtalein* und das *Oxyphenisatin*, welches in zahlreichen Laxantien enthalten ist. Dieses kann akute und chronische Hepatitiden auslösen. Histologisch sind diese nicht von einer Virushepatitis zu unterscheiden und sind Australia-Antigen negativ [s. Reynolds T. B. und al: New Engl. J. Med. 285, (1971), 813]. In der Schweiz waren 35 oxyphenisatinhaltige Präparate und in Deutschland 97 registriert. Siehe Fahrländer, H.: Schweiz. Rundschau Med. (Praxis) 65, (1973), 557. Es ist fatal, daß diese Laxantien frei erhältlich und damit der ärztlichen Kontrolle entzogen sind. [Weitere Lebergifte siehe ferner in meiner Vergiftungsmonographie: Klinik und Therapie der Vergiftungen, 6. Aufl., (1980) im gleichen Verlag, S. 606]. Cave *Halothan* (Operationen).

c) *Ungefährliche Sedative bei Leberaffektionen:* Keine Barbiturate, *Phenobarbital* erlaubt, da unverändert durch Niere ausgeschieden (z. B. **Luminal**®, **Luminaletten**®). Ungefährlich sind ferner *Diazepam* (**Valium**®) und seine Analoga (**Librium**®, **Seresta**®) sowie *Clomethiazol* (**Distraneurin**®) 40–80 ml der 0,8%igen Lösung als langsame Tropfinfusion.

zu 4. *Förderung der Entgiftungsleistung der Leber*

Vitaminzufuhr: Ein Vitamin-B-Mischpräparat, z. B. **Becozym**® [Roche] täglich 2–3 Ampullen i.v. (in Dtschl. **BVK**® [Roche], **Polybion**® [Merck]. In schweren Fällen ferner Vitamin C 500 mg tägl. Die Gabe von Vitamin K_1 1 Amp. **Konakion**® [Roche] zu 10 mg i.v. eignet sich nur zur Differenzierung eines erniedrigten Prothrombinkomplexes (Verschlußikterus, Resorptionsstörung, Avitaminose). Steigt dieser nach 1–2 Amp. **Konakion**® nicht an, so hat es keinen Sinn dieses weiterzugeben, da der Abfall durch eine mangelnde Syntheseleistung der Leber bedingt ist. Weitere B-Mischpräparate: **Beco**®, **Benutrex**®, **Betalin Complex**®.

Leberextraktpräparate: Diese können vielleicht eine günstige Wirkung entfalten. Es empfiehlt sich tägl. oder 2–3 × wöchentlich ein Leberextraktpräparat zu spritzen, z. B.

Campolon® [Bayer] i.m. oder **Ripason®** [Robapharm] 2 ml tägl., i.m. oder i.v., evtl. plus 3 × 2 Dragées p.o. tägl. **Eparmefolin®** 1 Amp. tägl. i.m. Ihre Wirksamkeit ist aber nicht erwiesen.

Virushepatitis (A, B und C)

Unter Virushepatitis werden drei akut-entzündliche Erkrankungen der Leber zusammengefaßt: die Virushepatitis Typ A und die Virushepatitis Typ B. Diese werden auch als infektiöse Hepatitis und als Serumhepatitis bezeichnet. Sie unterscheiden sich durch die Infektionswege, die Dauer der Inkubation und den Nachweis des Australia-Antigens. Die beiden ersten Kriterien sind eher unsicher und nicht immer mit letzter Sicherheit bestimmbar. Daneben gibt es die „**Non-A, Non-B-Hepatitis**" die vor allem durch Transfusionen übertragen wird und die sich heute auch serologisch, HC-Antigen (R. Shirachi u. a.: Lancet 1978/II, 853), verifizieren läßt. Das Australia-Antigen ist bei einer Virushepatitis Typ B nachweisbar und somit kann man diese beiden Formen differenzieren. Es erscheint bereits im Inkubationsstadium, also vor Erhöhung der Transaminasen und verschwindet in der Regel vor Normalisierung der Enzyme. In den Tropen findet man es in ca. 10%. Wie B. Brotmann et al: Lancet I, (1973), 1305 zeigen konnten, wird es durch Moskitos, Läuse, Wanzen und die Anophelesmücken übertragen. In unseren Breiten ist es bei ca. 0,6–1,0% aller Personen nachweisbar. Gehäuft findet es sich beim Mongolismus, der lymphatischen Leukämie und bei der Lepra, ferner bei *Homosexuellen* und *Prostituierten* und ist speziell in Asien, Afrika und Südamerika verbreitet.

Virushepatitis Typ A

3-wöchige Inkubation, maximal bis zu 50 Tagen. Vorwiegend oraler Infektionsweg, aber auch parenteral. Sehr infektiös sind Stuhl und Urin. Möglichkeit der Infektion auch durch Baden in verunreinigten Gewässern, Milchgenuß, Austern und Muscheln, besonders in Mittelmeerländern. Erhöhte Gefahr in Asien, Mittel- und Südamerika. Normale Dauer der Transaminasenerhöhung um 3 Wochen. Mortalität 1%. Rund 70% der Fälle verlaufen *anikterisch* aber mit Erhöhung der Transaminasen und sind die Hauptüberträger des A-Virus.

Diagnose: Positiver Ausfall des HA-AK (Hepatitis A-Antikörper).

Virushepatitis Typ B

3 bis 6monatige Inkubation, überwiegend parenteraler Infektionsweg, aber auch oral und fäkal. Die Dauer der Infektiosität ist durch den Nachweis des HB$_s$Ag *gegeben*, somit jahrelang möglich. Häufigste Übertragung durch *Spritzen*, Lanzetten, Rasiermesser, Kämme (*Friseur*), *Zahnarzt* usw. Besonders gefährdet sind Schwestern, Ärzte etc., neuerdings auch Fixer („*Hippie-Hepatitis*"), ferner durch Insekten, z. B. *Mücken*! s. A. M. PRINCE u. Mitarb.: Lancet 1972/II, 247) vor allem in subtropischen und tropischen Gegenden. Dauer der Erkrankung in der Regel 1–3 Monate.

Serologische Differenzierung: Heute lassen sich die verschiedenen Stadien der B-Hepatitis serologisch genau auseinanderhalten. Wir geben hier mit freundlicher Er-

Hepatitis B

laubnis des Autors (Prof. Hans Löffler, Dr. Univ. Hyg. Inst. Basel) sein Zirkular über den Verlauf der serologischen Daten wieder.

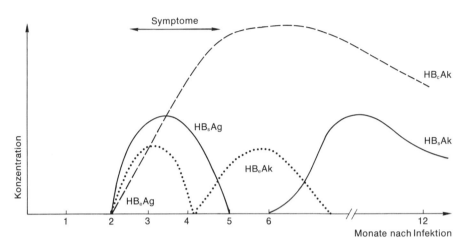

Abb. 69. Serologischer Verlauf einer B-Hepatitis (nach H. LÖFFLER). *Diese Differenzierung kann praktisch sehr wesentlich sein, so z. B. bei einem* HB_s *positiven Homosexuellen der* HB_eAg *positiv aber* HB_eAK *negativ ist, dann ist er sehr wahrscheinlich für seine intimere Umgebung hochinfektiös und sollte entsprechend gewarnt werden! – Umgekehrt kann man einen Rückkehrer von einer Asienreise, der* HB_s *positiv aber* HB_e *negativ und* HB_eAK *positiv ist, beruhigen. Er ist immunisiert und nicht mehr infektiös für seine Familie und braucht keine Behandlung.*

Nachweis von Hepatitis B_e*-Antigen und Antikörpern (*HB_eAg*,* HB_eAk*)*

Das HB_eAg ist ein lösliches Protein, das mit dem Hepatitis B-Virus assoziiert ist. Es unterscheidet sich sowohl vom Oberflächenantigen (HB_sAg) wie auch vom Core-Antigen (HB_cAg). Im Ablauf einer akuten Virushepatitis B findet sich das HB_eAg während der ersten 3–4 Krankheitswochen im Blut, anschließend treten die Antikörper auf (HB_eAk), die während mehreren Monaten nachweisbar bleiben.

Die Bedeutung des HB_eAg besteht darin, daß sein Vorkommen im Blut auf eine fortbestehende Virusreplikation im Gewebe hindeutet. Auf Grund des HB_e-Systems, kann der Status eines Hepatitis-B-Trägers beurteilt werden:

HB_eAg	HB_eAk	Trägerstatus
+	–	‚krank' wahrscheinlich infektiös
–	+	‚gesund' wahrscheinlich nicht infektiös

Die Bestimmung von HB_eAg *und -Ak dürfte angezeigt sein bei Patienten, die länger als drei Monate* HB_sAg *positiv bleiben.* **Zur Diagnosestellung der Hepatitis B genügt,** wie auch aus der zusammenfassenden *Abb. 69* hervorgeht, **die Bestimmung von** HB_sAg**,** HB_sAk **und** HB_cAk**.**

Hepatitis C

Virushepatits C (= Non A, Non B)

Diese Fälle wurden bei der Abklärung von Transfusions-Hepatitiden entdeckt. Sie sind HB_s negativ und verlaufen aber ähnlich wie diese Form. Wahrscheinlich gibt es verschiedene Typen, die heute noch nicht voneinander abgegrenzt werden können. Wichtig ist die Ausschaltung solcher Virusträger als Spender. Die Therapie ist die gleiche wie bei A und B. Eine passive Immunisierung gibt es noch nicht.

Prophylaxe: Alle Patienten mit einer A-Hepatitis sind zu isolieren. Desinfektion der Ausscheidungen, Eßgeschirr, Händedesinfektion des Pflegepersonals etc. Bei der B-Form ist eine Isolierung nicht nötig, dagegen strenge Hygiene mit Blut, Serum, sowie Haarbürsten, Zahnbürsten, Kämmen, die potentiell mit Blut verunreinigt sind **(Cave Spital-Coiffeur!).**

Heißluftsterilisation auf 180° während 2 Std.: Alle vorher peinlich gereinigten Spritzen, Nadeln, Zahninstrumente, Infusionsgefäße usw. Auf keinen Fall dürfen heute Spritzen und Nadeln oder Blutschnepper nur durch Auskochen oder Einlegen „sterilisiert" werden, da sich dadurch eine Übertragung des Virus mit evtl. tödlichem Ausgang (vor allem bei geschwächten Individuen und Schwangeren) ergeben kann. Bei Schwangeren kann es außerdem zu Mißbildungen der Frucht (1.–3. Monat) oder zum Absterben des Fötus kommen. Heute „Wegwerf"-Material (Rasierklingen, Spritzen, Nadeln) gebrauchen.

Verwendung von Plastikschläuchen und u. U. Plastikbehältern, die nach jeder Infusion weggeworfen werden können. Plastikspritzen in der Praxis und Nadeln nur 1 × verwenden.

Ausschaltung aller Patienten mit einer durchgemachten Hepatitis als Blutspender, da man festgestellt hat, daß etwa ein Viertel bis ein Drittel aller sogenannten posttransfusionellen Hepatitisfälle durch Hepatitis-Virus A hervorgerufen werden. Diese zeigen eine kurze Inkubationszeit zwischen Transfusion und Beginn der Erkrankung. [Siehe Jawetz E. et. al.: Review of medical biology, 9. Aufl., Los Altos, 1970.] Ferner Spender mit erhöhten Serumtransaminasen, sowie alle Australia-Antigen positiven Individuen. Es ist unbedingt erforderlich, daß alle Blutspender auf das Vorhandensein des Antigens untersucht werden. Genaue Buchführung der Blutspender bei jedem Empfänger.

Gammaglobulin-Prophylaxe: Diese hat sich bei gefährdeten Patienten und beim Auftreten einer Epidemie mit dem Typ A bewährt.

Dosierung: Kinder unter 5 kg Gewicht 0,2 ml/kg, größere Kinder und Erwachsene 0,1 ml/kg. Durch diese Gammaglobulingabe gelingt es offensichtlich nicht, die Infektion mit dem Hepatitisvirus A zu verhindern, sondern lediglich den ikterischen Verlauf der Erkrankung zu verhüten. Es kommt zu einer aktiv-passiven Immunität. Sehr *wichtig ist die Prophylaxe auch bei Asien-, Afrika-, Südamerika- und Mittelmeerreisen. Dauert die Reise länger als drei Wochen, dann wiederholen. Ampullen mitgeben!*

Prophylaxe der B-Hepatitis durch passive Impfung mit Hyperimmunglobulin (HB_s-Ak):

1. *Innerhalb der ersten 6–12 Std. nach einer akzidentellen Inokulation* (Operateur, Zahnarzt).
2. *6–12 Std. nach einer sexuellen Exposition* (Homosexuelle, Prostituierte).
3. *Gehäuftes Auftreten in einer Dialyse-Einheit*: Hier alle 3 Monate prophylaktisch.

Hepatitis

4. *Vor einer Reise in gefährdete Gebiete* (Mittelmeer, Asien, Afrika, Mittel- und Südamerika).

Aktive Impfung gegen B-Hepatitis: Wird jetzt in der Schweiz (1982) eingeführt [Schweiz. Ärzte-Ztg. 63 (1982) 211–213]. Impfstoffe: **H-B-Vax®** [MSD = Merck Sharp Dohme] und **Hevac B®** [Pasteur]. Indikationen siehe Seite 356.

Therapie der unkomplizierten akuten Hepatitis

Alle Fälle, auch die leichteren, sind zu behandeln, da unter Umständen gerade diese Fälle bei Nichtbeachtung in ein chronisches Stadium übergehen können. Genaue epidemiologische Studien haben gezeigt, daß *70% der Fälle anikterisch verlaufen und nur aufgrund der Transaminasenerhöhung diagnostiziert* werden können.

Bettruhe: eine komplette Immobilisation ist sicherlich nicht immer notwendig. Der Patient fühlt sich in der ersten Woche meist elend, so daß er ohnehin die längste Zeit im Bett verbringt. Bei Besserung der leberspezifischen Parameter ist dann eine Teilmobilisation durchaus möglich und zu empfehlen. Wichtig sind laufend enzymatische Kontrollen, um frische Schübe zu erkennen. Die *histologische Ausheilung* erfolgt im allgemeinen nach 6–12 Wochen.

Wärmetherapie: Täglich warme feuchte Umschläge (z. B. Kamillenwickel) von 1 Stunde Dauer auf die Lebergegend. Dies wird als sehr angenehm empfunden und erzeugt eine Hyperämie der Leber.

Glukose: (Keine Lävulose!) Isotonische Lösung, Infusion, 500–1000 ml. Der Infusion können die genannten *Vitamin-B-Mischpräparate* zugesetzt werden.

Leberschonkost: **Prinzip:** Kohlenhydratreich (250–300 g), wenig Fett, (20–40 g als frische Butter), mäßig Eiweiß, in der akuten Phase 70–80 g, beim Einsetzen des starken Appetits in der Rekonvaleszenz eiweißreiche Ernährung mit viel Fleisch, Magerquark (bei Verschlechterung evtl. völlige Eiweißeinschränkung, siehe schwere Form). Man beginnt mit der Leberschonkost I und geht bei allmählicher Besserung auf Form II und III über.

Verboten: Fettgebackenes, Geräuchertes, Schweinefleisch, stark geräucherte Wurstwaren, Speck, Sardinen, Fleischbouillon, hartgekochte Eier, Mayonnaisen, Bratkartoffeln, Lauch, alle Kohlarten (außer Blumenkohlblümchen), Hülsenfrüchte, Pilze, rohe Gurken, Zwiebeln, Knoblauch, Senf, Weinessig, Pfeffer, Eis, kalte Getränke, Alkohol, Kastanien, Steinobst, Nüsse, Blätterteig, Schlagrahm.

Leberschonkost I (akute Erkrankung): Strengste Kostform, Dauer höchstens 6–7 Tage.

Erlaubt: Tee aus Pfefferminz, Lindenblüten, Kamillen, gesüßt mit Dextropur, Rohrzucker oder Honig, Flüssigkeit unbeschränkt. Viel frische temperierte Fruchtsäfte aus Orangen, Grapefruits, Äpfeln, Trauben, mit Dextropur angereichert. Gemüsesäfte aus Tomaten, Karotten, Sellerie, Schleimsuppen, Grieß-, Reismehl (trocken ohne Butter rösten), Toast, Zwieback, Diätstengel, Trockenbiskuits, feine Mehlspeisen, Reis, Teigwaren, Kompotte von Äpfeln, Birnen, Pfirsichen, Beeren, Bananen, Fruchtgelee.

Leberschonkost II: Alle Teearten, Milch mit Kaffee ca. $^1/_2$ Liter am Tage. Toast, Zwieback, Brötchen, Semmeln 1 Tag alt. Gelee, je 5 g Butter zum Frühstück und 4-Uhrtee, Quark, ca. 100 g Süßrahm. Suppen wie bei Leberschonkost I.

Fleisch: Zartes Kalbfleisch, Fisch, Geflügel, Bündnerfleisch (gekocht und mit Sauce servieren oder vom Grill).

Gemüse: Karotten, Lattich, Zucchetti, Spargel, Artischocken, geschälte Tomaten.

Leberschonkost III: 600 g Milch mit Kaffee, Brot wie bei Leberschonkost II, je 10 g Butter zum Frühstück und 4-Uhrtee. Gelee, Quark, Streichkäse, Petit-Suisse, Gervais, Joghurt, Parmesankäse zur Zubereitung der Speisen. Gebundene Suppen mit Gemüsebouillon, Einlaufsuppe, Gemüsesuppe.

Fleisch: Kalbfleisch, gut gelagertes, zartes Rindfleisch vom Grill, wie Roastbeef, Filet, Kalbsragout, geschnetzeltes Kalbfleisch, Kalbfleischvögel, Bratkugeln, Frikadellen, Kalbsbraten, Bratwurst vom Grill.

Alle leichten zarten Gemüse. Rohe Salate mit Rahm und Zitrone zubereitet.

Alle Kartoffelarten außer gebackenen und gebratenen Kartoffeln. Alle Mehlspeisen.

Süßspeisen: Alle Kompotte, außer Zwetschgen, Kirschen, Aprikosen, Pflaumen. Cremes aus Crèmepulver, Früchtecrèmes, Biskuits, Pudding, Fruchtsalat.

Küchentechnik: Sieden, Dämpfen, Grillieren oder Fleisch im Pergamentpapier gedünstet. Alles ohne Butter kochen und die erlaubte Fettmenge in Form von Butter oder Rahm sowie Sonnenblumenöl den fertiggekochten Speisen beigeben.

Schwere Hepatitis und schwere Leberzellschädigung durch Lebergifte

Die Hepatitis kann plötzlich oder allmählich in eine schwere Verlaufsform umschlagen. Selten kommt es zum Auftreten von ernsten Epidemien mit einer hohen Mortalität, wie in den 40er Jahren in Basel und Kopenhagen. Bei Vorliegen einer schweren Leberzellschädigung denke man auch immer an das evtl. Vorliegen einer toxischen Schädigung, wie sie durch einige obligate Leberzellgifte, wie *gelber Phosphor, Amanita* (Knollenblätterpilze), *Helvella* (Lorchel), *Tetrachlorkohlenstoff* und *Toluolendiamin* auftreten kann.

Das erkennen einer schweren Leberzellschädigung ist für das therapeutische Vorgehen von wesentlicher Bedeutung und fußt heute klinisch neben der Bestimmung des Serumbilirubins vor allem auf *stark erhöhten Transaminasen* (evtl. über 1500 U/l), *einem starken Abfall des Quickwertes, der sich nicht auf i-v-Vitamin-K-Zufuhr normalisiert, einer erniedrigten Cholinesterase und einem deutlich erhöhten Serumeisen*. **Lebensbedrohlich** wird die Lage beim *Anstieg des Blutammoniaks, der deshalb bei schweren Fällen*, neben der *täglichen Schriftprobe (s.u.), immer wieder kontrolliert werden muß* (Grenzwert: 100–120 γ%). Steigt der Ammoniakspiegel deutlich an, so besteht die Gefahr eines Leberzerfallkomas. Therapie s. dort.

Kortikoidtherapie: Im allgemeinen sollte bei Serumbilirubinwerten über 25 mg% Prednison verabreicht werden, da es die mesenchymale Reaktion unterdrückt und möglicherweise die Ausheilung der mittleren und schweren Formen (S. Abb. 70) nach zahlreichen Untersuchungen und nach unseren eigenen Erfahrungen an einem großen Krankengut verbessert. Dosis: Prednison oder Prednisolon, Beginn mit 30 mg tägl. (1/2 mg/kg). Nachdem das Bilirubin von seinem Höhepunkt allmählich wieder auf 5 mg% abgefallen ist, kann die Dosis langsam auf 25–30 mg reduziert werden und nach Erreichen von 2 mg% Bilirubin schleicht man alle drei Tage um $2^1/_2$ mg absteigend schließlich ganz aus (vgl. Abb. 70). Setzt man das Prednison zu früh ab, so kann es zu einem Rezidiv kommen. Der Wert dieser Therapie wird z. T. bestritten.

Leberkoma

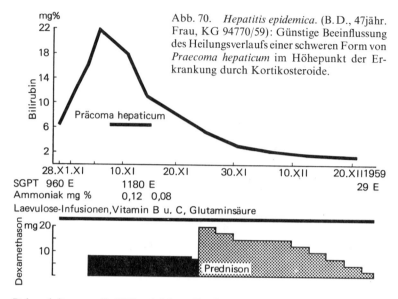

Abb. 70. *Hepatitis epidemica*. (B.D., 47jähr. Frau, KG 94770/59): Günstige Beeinflussung des Heilungsverlaufs einer schweren Form von *Praecoma hepaticum* im Höhepunkt der Erkrankung durch Kortikosteroide.

Behandelt man alle Fälle gleich zu Beginn, so stört man evtl. die Immunisierung, und auch hier kann es dann zu Spätrezidiven kommen. Folgenschwer ist aber der Umstand, daß man durch Kortisonbehandlung der Frühfälle und Behinderung der Immunisierung *wahrscheinlich die Entstehung der „chronischen aggressiven Hepatitis" begünstigt*!

Therapie des Leberkomas (einschließlich der portosystemischen Encephalopathie).

Hier ist zu unterscheiden zwischen einem *Leberzerfallskoma* und einem *Leberausfallskoma*. Bei beiden Formen ist vor allem die klinische Beobachtung des Patienten wichtig. Daneben sind wesentlich: *Kontrolle der Transaminasen* (welche in einigen Fällen allerdings fast normale Werte ergeben, da die Aktivität der Enzyme in der Leberzelle durch den lang andauernden Krankheitsprozeß abgesunken ist), *des Ammoniaks, Prothrombinkomplexes, evtl. Fibrinogen, des Serumbilirubins, des Kaliums* und *der Cholinesterase*. Die drohende Ammoniak-Vergiftung und die Überschwemmung des Körpers mit Phenolen und Indolen äußert sich im typischen „*flapping tremor*" und einem zunehmenden Stupor. Deswegen sind *kontinuierlich aufgenommene Schriftproben* wichtig, die in Bezug auf das klinische Bild einen guten Einblick ergeben.

Hydrocortison: In schwereren Fällen täglich 500–1000 mg und erst bei Besserung Übergang auf Prednisolon oder Derivate, *da die schwer geschädigte Leberzelle Abkömmlinge nicht mehr in das aktive Hydrocortison umwandeln kann*. Infolge der kurzen Halbwertszeit muß die Verabreichung in kontinuierlichen Tropfinfusionen erfolgen.

Glukose tägl. 1000 ml der 5%igen Lösung. *Keine Lävulose, da Gefahr der Lactatazidose*.

Neomycin tägl. 4–6 g p.o. zur Darmsterilisation (Hemmung der Ammoniakproduktion). Bei Erbrechen spritzt man ein Breitspektrumpenicillinpräparat, Ampicillin (**Penbritin®, Binotal®, Cloxacillin®, Amblosin®**).

Lactulose: sofern orale Verabreichung möglich, beginnend mit 5 g nach dem Essen, evtl. verbunden mit einem Enzympräparat geben und steigernd von 5 mal 5 g auf maximal 5mal 20 g. *Als optimal gilt 5mal 15 g* [s. D. Müting und al.: Dtsch. med. Wschr. 97 (1972), 1238]. Nebenwirkungen sind: Flatulenz, Durchfälle. Beim Auftreten von Durchfällen 24 Std. Pause und dann mit reduzierten Dosen weiterfahren. Individuell dosieren. Stuhl pH soll 5,5 betragen.

Prinzip der Wirkung: Ansäuerung des Darminhaltes mit einem vermehrten Wachstum von Lactobakterien, auch nehmen die pathogenen Darmkeime wie E.coli, Proteus-Gruppe etc. deutlich ab. Abnahme des Blutammoniakgehaltes.

Günstig wirkt auch der *„Lactobacillus bifidus"*, saure Milch z. B. als Bifidum-Milch, die den Eiweißbedarf deckt und auch den NH_3-Spiegel senkt.

Tägl. *hohe Darmeinläufe*, um den Darm zu entleeren und somit die NH_3-Bildung im Darm herabzusetzen.

Bekämpfung einer evtl. gastrointestinalen Blutung (Ösophagusvarizen, Ulkus usw.). Durch den vermehrten Eiweißabbau kommt es zu einem erhöhten NH_3-Anfall, der durch Sterilisation des Darmes weitgehend vermieden werden kann.

Die *Bestimmung des Serumkaliums* ist wichtig, da eine schwere *Hypokaliämie* ein häufiges Ereignis darstellt und ebenfalls die Symptome eines Leberkomas zeigen kann. („Falsches Leberkoma durch Elektrolytentgleisung", in einigen Fällen besteht auch eine *metabolische Alkalose*). Therapie siehe Elektrolytkapitel Seite 80.

Exchange-Transfusionen, Schweineleberperfusion, Kreuzirkulation können versucht werden. Doch haben sie nur dann einen Sinn, wenn sich die Leberzelle noch erholen kann, z. B. bei schwerer Hepatitis, toxischer Leberschädigung, nicht bei der terminalen Form der Leberzirrhose.

Hämoperfusion: Hat vielleicht eine große Zukunft. Man pumpt das Patientenblut aus seinem Scribner-Shunt durch eine mit aktivierter, kunststoffbeschichteter Holzkohle gefüllte Säule. Von 31 so behandelten Patienten überlebten 14 (44%), (W. HORAK, Univ. Wien, 24. Kongr. f. ärztl. Fortbildung 1975). Das Verfahren wurde 1974 im King's College Hospital London entwickelt.

Diät: In schweren Fällen anfänglich vollkommene Nahrungskarenz. Später nur etwas mit Traubenzucker gesüßter Tee. Wenn das Erbrechen sistiert, allmählicher Übergang auf eine kohlehydratreiche, aber noch eiweißarme, fettfreie Diät. Bessert sich die Leberzellfunktion (Bilirubin, Transaminasen, Blutammoniak, Prothrombinkomplex), dann allmählich Übergang auf eine eiweißreiche, fettarme Diät. Wenn der Patient sich erholt hat, so sei man mit der Diät noch lange Zeit sehr vorsichtig.

Chronische Hepatitis

Hier ist zu unterscheiden zwischen der *„chronisch-persistierenden"* und der *„chronisch-aggressiven" Hepatitis*. Die Unterscheidung beruht auf morphologischen Kriterien (Piece-Meale Nekrosen, Plasmazelluläre Infiltrate usw.). Näheres siehe H. v. Westphalen: Praxis 62 [1973]. 1220–1223.

Chronisch-persistierende Hepatitis:

Dies ist im Prinzip eine gutartige Verlaufsform der Hepatitis und geht meistens aus einer sub- bis anikterischen Virus-Hepatitis hervor. Der Nachweis des Australia-Anti-

Hepatitis chron.

gens gelingt mittels der Komplementbindungsreaktion in ca. 80% der Fälle (siehe unsere Ausführungen auf S. 328 und Abb. 69. Zur Sicherung der Diagnose ist zu fordern, daß eine akute Hepatitis 1 Jahr und eine chronische über mindestens 2 Jahre die histologischen Zeichen der Persistenz aufweist.

Therapie: Eine Überwachung des Patienten genügt, Cortison-Präparate und IST sind nicht indiziert. Im übrigen wie unter Hepatitis angegeben.

Chronisch-aggressive Hepatitis:

Auch diese kann in der Mehrzahl der Fälle auf eine Virus-Hepatitis zurückgeführt werden, denn der Nachweis des Australia-Antigens gelingt in ca. 60% der Fälle. Charakteristisch sind histologisch die Peace-meale-Nekrosen, die Anhäufung von Plasmazellen und in fortgeschrittenen Stadien die beginnende Fibrosierung. Klinisch zeigt sich neben erhöhten Transaminasen, häufig auch der alkalischen Phosphatase und des Serumeisens, noch ein positiver Latex als Zeichen einer exzessiven *Erhöhung der Gamma-Globuline* (JgG), Albuminverminderung und einem stark pathologischer BSP-Test. Die Erkrankung befällt *bevorzugt das weibliche Geschlecht* in der Pubertät und in der Menopause. Im Anglo-Amerikanischen Sprachgebrauch wird diese Hapatitisform auch als *„lupoide Hepatitis"* bezeichnet. In vielen Fällen geht diese in eine Zirrhose über. Besonders disponiert ist der HLA-8 Typ, diese zeigen viel häufiger echte Autoantikörper gegen Leberzellen.

Therapie: Hierüber besteht auch heute (1981) noch eine oft recht emotionell geführte lebhafte Kontroverse. Zahlreiche Autoren lehnen jede „Immunosupressive Behandlung" ab. Andere befürworten ausschließlich die Kortikosteroide, andere empfehlen die IST nur für die Frühfälle (I. VIDO u. Mitarb.: Dtsch. med. Wschr. 105 (1980) 1205. Auf Grund der schlechten Erfahrungen und Todesfälle, die wir vor der Ära des IST erlebten und der dramatischen Wendung nach Einführung dieser Behandlung, *stehen wir voll für eine Frühbehandlung aller klinisch-histologisch gesicherten* **HBs-negativen Fälle** *ein. Diese muß als Dauerbehandlung meistens über 3–5 Jahre fortgeführt werden und kann dann stufenweise reduziert und schließlich abgesetzt werden* (siehe Abb. 71 und 72) (GOTTESMANN, TH., S. MOESCHLIN: Langzeiterfolge der immunosupressiven Therapie bei der chronisch aggressiven Hepatitis. Dtsch. med. Wschr. 103 [1978] 1980). Sobald die Diagnose durch Laparoskopie mit gezielter Punktion histologisch gesichert ist, beginnt man neben den aufgeführten Prinzipien der Allgemeinbehandlung mit einer zusätzlich kombinierten Cortison-IST-Therapie.

In bezug auf die HBs-positive chronisch aggressive Hepatitis ist nach neueren Ergebnissen M. SCHMID: Schweiz. med. Wschr. 110 [1980] 1365) Vorsicht am Platz. Es scheint bei dieser vor allem bei *Männern* auftretenden Form eher zu einer Verschlechterung zu kommen. Hier sollte man die IST nur bei akuter Verschlechterung einsetzen.

Immunsuppressive Therapie: Hier stehen zur Zeit 3 Medikamente zur Diskussion: 1. *Kortikoide*, 2. *Immunsuppressiva* und 3. *das D-Penicillamin*.

Cortison-Präparate:

In der Literatur liegen zahlreiche Berichte über die Behandlung der chronisch-aggressiven Hepatitis mit Prednison vor. Meist kommt es zu einer dramatischen Besserung des Serumbilirubins und der Transaminasen, sowie Beseitigung der Allgemeinsymptome

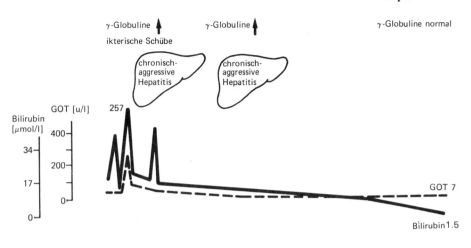

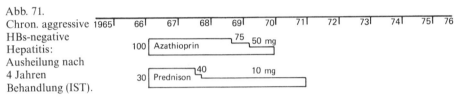

Abb. 71. Chron. aggressive HBs-negative Hepatitis: Ausheilung nach 4 Jahren Behandlung (IST).

wie Müdigkeit, Appetitlosigkeit usw. Cook, G. C. et al: In Smith, M. and R. Williams, Heimann, London 1971, *konnten in einer kontrollierten Studie zeigen, daß die Steroid-Behandlung die frühe Mortalität der chronisch-aggressiven Hepatitis signifikant senkt.* Der Übergang aber in einer Zirrhose scheint kaum verhindert zu werden. Dosis: 30–50 mg Prednisolon, das nach Besserung innerhalb weniger Wochen abgebaut wird zu einer Erhaltungsdosis von 10–20 mg. Diese muß im allgemeinen 2–3 Jahre weitergegeben werden. Diese Therapie ist mit den bekannten Komplikationen einer Kortisontherapie verbunden. Kontraindikationen siehe Spezialkapitel S. 552.

Alleinige Gabe von Azathioprin Imurel®, Imurek® [Wellcome] wirkt nach Untersuchungen von H. V. Ammon et al.: Gastroenterology 62, (1972), 173 und B. Kommerell und W. Nicklis: Leber, Magen, Darm 1, (1971), 78, ungünstiger, bezogen auf die histologische und biochemische Besserung, sowie auf die Überlebensrate im Vergleich zu einer Kontrollgruppe. Deswegen kombinieren wir immer **Imurel®**, **Imurek®** mit Kortison. Hier können beide Dosen niedrig gehalten werden und die Verträglichkeit ist besser.

Kombination von Cortison mit Azathioprin:

Da die immunsuppressive Wirkung erst allmählich einsetzt, ist es bei dieser Kombinationstherapie sinnvoll, das *Prednison* anfänglich in einer Dosis von 30–50 mg zu geben und es innert 6 Wochen langsam auf eine Erhaltungsdosis von 12,5–7,5 mg abzubauen. Das *Azathioprin* (**Imurel®**, **Imurek®**) wird anfangs in einer Dosis von 1–2 mg/kg/Tag gegeben. Nach eingetretener Wirkung kann man dann auf 0,75–1,5 mg/kg/Tag abbauen. Eine Besserung der Laborparameter läßt sich frühestens nach 3 Monaten erwarten, die des histologischen Befundes nach ca. $1/2$ Jahr. Kommt es zu einem

Hepatose

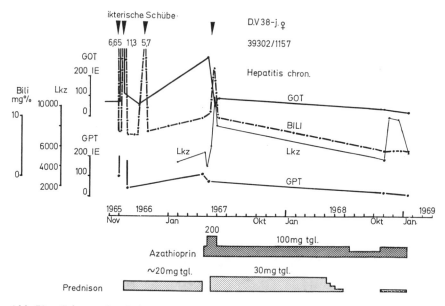

Abb. 72. *Schwere chronisch aggressive Hepatitis mit beginnender Leberzirrhose* (D. V., 38jähr., Frau): Die durch mehrfache Leberbiopsien gesicherte schwere chronische fortschreitende Hepatitis mit ikterischen Schüben bis zu 11,3 mg% Bilirubin und Ansteigen der Transaminasen bis 300 U/l besserte sich trotz dauernder Corticosteroidbehandlung nicht. Durch eine zusätzliche Behandlung mit Azathioprin, anfänglich 200 mg dann 100 mg täglich, normalisierten sich die Transaminasenwerte und das Bilirubin. Die Patientin ist unter dieser Therapie voll arbeits- und leistungsfähig. Anfangs 1969 konnte auch die Corticosteroidbehandlung abgesetzt werden. Der histologische Befund hat sich nicht verändert, bleibt stationär (HBs-negativ).

Rezidiv (starker Transaminasen-Anstieg), so muß das Prednison evtl. auch wieder für einige Zeit erhöht werden. Auf diese Weise gelingt es aber, zahlreiche Fälle zu bessern, doch muß das **Imurel**®, **Imurek**® dann in einer Erhaltungsdosis dauernd weiter verabreicht werden (siehe Abb. 72 und das Spezialkapitel Seite 737). Siehe auch Moeschlin, S.: Therapie-Woche 19 (1969) 748–755. Einige Fälle heilen nach 4–5 Jahren Dauertherapie völlig aus (13 von 18 in unserem Krankengut). Vorsicht beim Ausschleichen!

Nebenwirkungen der immunsuppressiven Behandlung: Appetitlosigkeit, Nausea, Durchfälle, Agranulocytose und Panmyelophthise, Cholestase. Näheres siehe Spezialkapitel S. 737.

D-Penicillamine (Metalcaptase® [Knoll]): Hat keine deutlichen Erfolge gebracht.

Toxische Hepatose und cholostatische Hepatose

Toxische Hepatose
Obligat toxische Leberzellgifte (nach Giftigkeit geordnet, nur die häufigsten angeführt):

Amanita-Arten, Helvella (Lorchel)
Phosphor, gelber
Tetrachlorkohlenstoff, Toluolendiamin

Chloroform
Trinitrotoluol
Tetrachloräthylen usw.

Hepatose

Infektiöse andere Hepatitiden, die nicht durch das A-, B- und C-Virus bedingt sind: Leptospirosen, Brucellosen, Gelbfieber, Mononukleose, Toxoplasmose, Listeriose, Q-fever, Amöbiasis, Psittakose, Zytomegalie, Enterovirus.

Toxische Hepatitiden: Alkohol, Isoniazid, Paraazetamol, Zytostatika, Sulfonamide, Diphenylhydantoin, Oxyphenasetin, Halothan, Diflurex.

Cholostatische Hepatose
Diese ist heute noch viel zu wenig allgemein bekannt. Sie kann durch eine Großzahl von *Medikamenten*, aber auch durch das *Hepatitisvirus* (cholostatische Form) oder durch eine *Gravidität* hervorgerufen werden. Nachstehend einige der häufigsten medikamentösen Ursachen (nähere Angaben siehe unsere Monographie über Vergiftungen):

Individuell allergisch-toxisch wirkende Medikamente (Cholostatische Hepatose):

Chlorpromazin (**Largactil**®, **Megaphen**®), Promazin, Phenothiazin
Arsphenamin
Methyltestosteron, Norethandrolon, Stilböstrol, Ovulationshemmer (Antibabypillen)
Pyrazinamid ⎱ — ⎱ führen zum Bilde einer „Hepatitis"
Iproniazid ⎰   ⎰ mit entspr. Serumwerten
Nikotinsäure
Chlorothiazid
Ectylurea
PAS
Phenylbutazon, Cinchophen (**Atophan**®)
Thiourazil, Thiamazol (z. B. **Tapazole**®, in Dtschl. **Favistan**®)
Chlorpropamid (z. B. **Diabinese**®, in Dtschl. **Chloronase**®, **Diabetoral**®), Sulfonamide (Sulfadiazin). Dopa (**Aldomet**®) sehr selten.

Klinisch zeigt sich das Bild des *intrahepatischen Verschlußikterus* mit *hohen Bilirubin-Werten und stark erhöhter alk. Phosphatase und LAP*, bei normalem oder nur wenig erhöhtem Serumeiweiß und normalen bis leicht erhöhten Transaminasewerten. Es zeigt sich klinisch also das gleiche Bild wie beim mechanischen Verschlußikterus, unterscheidet sich aber durch das histologische Bild. Bei unklarem Verschlußsyndrom muß man deshalb immer nach dem Vorliegen einer solchen Form forschen und die Diagnose klinisch durch die *Laparoskopie* und *Leberbiopsie* zu sichern versuchen. Die **Therapie** ist die gleiche wie bei der Hepatitis.

Bekämpfung des evtl. schweren Pruritus beim Verschlußsyndrom:

Die Ursache des Verschlußsyndroms ist unbedingt aufzudecken, evtl. gezielte Untersuchung wie *Duodenoskopie mit retrograder Cholangiographie, transkutane Cholangiographie, evtl. Probe-Laparotomie.*

Calcibronat® 1–2 Amp. tägl., 1 Amp. zu 10 ml i.v.; Sedativa, die für die Leber ungefährlich sind: z. B. *Vifor 105*® (Chloralose 20 mg und Zyklohexenyläthylmalonylurea 30 mg). Ein gutes Antihistaminikum und Antipruriginosum ist das *Dimetinden,* **Fenistil**® ([Zyma], Nyon und München), tägl. 3× 1 mg, ED tägl. 1 mg. Wenn keine Besserung, so hilft am besten *Methyl-Testosteron* oder *Norethandronol*. **Cholestyramin**® [Merck, Sharp & Dohme], identisch mit **Cuemid**® [Biochimica Zürich], **Quantalan**® [Lappe Neu-Isenburg], tägl. Dosis 3× 4 g p.o. (Bindung der Gallensäuren),

Fettleber

ED 6–8 g. Erlaubt ist auch **Tavegyl**® [Sandoz], in Deutschland = **Tavegil**®, morgens und abends je 1 Tabl., in hartnäckigen Fällen bis 3 × 2 Tabl. tägl., ferner **Stemetil**® [Specia] oder **Hypostamin**® [Medichemie, Basel] 3 × 1 Tabl.

Fettleber

Unter einer Fettleber versteht man eine Zunahme des Fettgehaltes der Leber über den normalen Prozentsatz von 2–4% (berechnet auf das Leberfeuchtgewicht). Ätiologisch sind folgende Faktoren zu berücksichtigen:

Alkoholabusus zu ca. 50%, *Diabetes mellitus* zu 20%, Übergewicht zu 10–20%, unbekannte Ursachen zu ca. 20%. Seltene Ursache der Fettleber bei Kindern sind Galaktosämie, Glykogenosen und in den Tropen der Kwashiorkor. Entsprechend der Stadieneinteilung der Fettleber nach Kalk, H.: Münch. Med. Wschr. 107 (1965), 1141 unterscheidet man:

Stadium   I: generalisierte Fettleber ohne Mesenchymreaktion
Stadium II: Fettleber mit mäßiger bis deutlicher Mesenchymreaktion
Stadium III: beginnende bis komplette Fettzirrhose

Die alkoholinduzierte Parenchymverfettung ist nach Untersuchungen von Ch. Lieber et al.: J. clin. Invest. 44, (1968), 1009 innerhalb von 18 Tagen bei Gesunden trotz eiweißreicher Ernährung mit der Einnahme von tägl. 120–160 g Alkohol zu erreichen. Eine eiweißreiche Ernährung vermindert die Alkoholeinwirkung, ein Proteinmangel erhöht bei einem gleichzeitigen Überangebot von Kohlehydraten die Lebertoxizität. (Siehe S. Moeschlin: „Wine and the liver", in Scandic. Internat. Symposia „Alcoholic Cirrhosis and other toxic hepatopathias, S. 301–314, Stockholm 1970, Nord. Bokhandels Förlag, daselbst weitere Arbeiten.) Labormäßig sind die zu erhebenden Befunde bei einer reinen Leberverfettung spärlich. Am deutlichsten fällt ein pathologischer BSP-Test auf, dieses schon im Stadium I. Bei der Untersuchung imponiert eine prallelastische Lebervergrößerung, der Patient klagt häufig über unbestimmte Oberbauchsensationen, Müdigkeit, Appetitlosigkeit usw. Die Biopsie ist hier entscheidend.

Therapie: unbedingte *Alkoholabstinenz*, ansonsten symptomatisch, da sich die Fettleber spontan zurückbilden kann, oder je nach Stadium der Fettleber. Hier dann Therapie wie bei chronischer Hepatitis oder Zirrhose. *Auf Grund der Kopenhagener Studie sind Kortisonpräparate nicht zu empfehlen.* Diätetisch Versuch mit ungesättigten Fettsäuren. Bei *Diabetes mellitus* findet sich ebenfalls eine Fettleber, aber hier besonders beim Altersdiabetes mit Übergewicht und einem Hyperinsulinismus. Adipositas und die partielle Insulinresistenz des Fettgewebes sind wohl ursächlich. Wichtig ist, daß der Grad der Leberverfettung hier nicht abhängig ist von der Dauer und der Schwere des Diabetes, sondern lediglich vom Ausmaß der Adipositas. Siehe Behringer, A., Thaler, H.: Germ. Med. Mth. 15 (1970), 615. Die Fettleber bei alleinigem Übergewicht ist auf die gleichen Ursachen zurückzuführen. Man bedenke auch, daß *Hyperlipidämie*, Diabetes und Fettleber häufig zusammen angetroffen werden. *Gewichtsreduktion*, diätetisch empfiehlt sich eine KH-arme Kost, geringe Fettzufuhr mit einem hohen Anteil an ungesättigten Fettsäuren.

Die **idiopathische Fettleber** findet sich ohne die bislang benannten Faktoren einer Fettleber. Auch findet sich keine Mangelernährung. Wahrscheinlich liegt diesem Leiden eine zu starke KH-Belastung zu Grunde. Phlippen, R. et al.: Leber, Magen, Darm 3. (1971), 146 konnten zeigen, daß mit einer *KH-armen Kost, mit 50% der Kalorien als Fett mit ungesättigten Fettsäuren, eine erfolgreiche Behandlung dieser Fettleber möglich ist.*

Zieve-Syndrom

Hier findet sich die *Trias von Hyperlipidämie, Fettleber und hämolytischer Anämie.* Das Krankheitsbild ist gewöhnlich gekennzeichnet durch einen *Ikterus, Abdominalschmerzen, Fieber.* Eine *Hepatomegalie* findet sich immer. Als auslösendes Moment ist ein *exzessiver Alkoholkonsum* zu nennen.

Laborchemisch zeigt sich ein *mäßiger Anstieg der Transaminasen, γ-GT, Hyperbilirubinämie, eine gewisse Cholostase. Die Blutfette sind erhöht.* Häufig ist das Serum im Nüchternzustand bereits lipämisch. Ferner findet sich eine leichte bis mäßige *Anämie und eine gesteigerte Retikulozytenzahl und eine durch die Hämolyse bedingte erhöhte LDH und ein erhöhtes Serumeisen.*

Therapie: Auf kompletten Alkoholentzug bilden sich die Symptome rasch zurück.

Leberzirrhosen

Bei Verdacht auf eine Leberzirrhose ist das gesamte Rüstzeug der Diagnostik einzusetzen, wie *laborchemische Leberparameter* unter Einschluß der *Elektrophorese, quantitatives Immunogramm, Laparoskopie, einschließlich Histologie.*

1. Cholangitische Zirrhose:

Operative Behandlung evtl. Galleabflußhindernisse (Stenose, intrahepatische Gallensteine usw.). In Abhängigkeit von der Identifizierung der Mikroorganismen, z. B. *Ampicillin* und *Rifamycin*, oder *Tetracyclin* und *Oleandomycin* usw., d. h. in Zweierkombination und in wechselndem Turnus von je 7 Tagen. Gegen den hier sehr ausgeprägten Pruritus:

Cholestyramin®, Cuemid®, Quantalan® (ein Austauscharz s. o.) tägl. 3 × 3–4 g per os.

2. Primär-biliäre Zirrhose:

Ein Frühstadium dieser Erkrankung ist die chronisch-destruktive, nicht eitrige Cholangitis. Diese Zirrhoseform zeichnet sich aus durch eine *hohe Blutsenkung, starke Erhöhung der IgM* [s. Vido, I. et al.: Dtsch. med. Wschr. 98, (1973) 472]. *Hochtitrige Antikörper gegen Mitochondrien* sollen spezifisch sein für diese Zirrhose. [s. Berg, P. A.:

Med. Welt 21, (1973) 879]. Sie wird als autoimmune Erkrankung aufgefaßt und deshalb gilt das *gleiche Therapieschema* wie bei der *chronisch-aggressiven Hepatitis* (Kortison und Imurel, s. Seite 334). Die Prognose ist aber hier schlechter.

3. Posthepatitische Zirrhose:

Diese geht häufig aus einer *chronisch-aggressiven Hepatitis* hervor. In einigen Fällen gelingt der Nachweis des Australia-Antigens. Die Immunglobuline sind erhöht mit einer *starken Zunahme der IgG* (siehe Vido, I.: oben zitiert). Therapie: Im akuten, nekrotisierenden Schub sind hier die Kortisonpräparate indiziert. Die Kopenhagener Studie (Lancet I, (1969),119) hat die Indikation für die Dauertherapie mit Kortikosteroiden diese Zirrhose (bei der Frau) ohne Vorliegen eines Ascites erwiesen. Hier waren die Überlebensquoten bei der prednisonbehandelten Patientengruppe signifikant besser. Bei Patienten, die bereits einen Ascites aufweisen, scheint diese Therapie die Lebenserwartung nicht zu verbessern. Dosierung als Dauertherapie: 12,5–15 mg Prednison/Tag. Wesentlich erscheint uns auch die zusätzliche immunsuppressive Therapie (siehe chron.-aggressive Hepatitis mit **Imurel®**, **Imurek®**).

4. Äthylische Zirrhose:

Im Immunogramm zeigt sich hier eine starke Zunahme des IgA-Spiegel. Therapie: Neben den allgemeinen Richtlinien gilt hier das Alkoholverbot ganz strikte. Keine Kortisondauertherapie. Steigt die γ-GT plötzlich an, so weist dies auf eine erneute Alkoholeinnahme hin.

5. Hämochromatose und Pigmentzirrhose:

Hier ist vor allem die frühzeitige Diagnose des Leidens (hohes Serumeisen, Haut- und Schleimhautpigmentationen, Sternalpunktat mit massenhaft Eisenspeicherzellen) von Wichtigkeit, um sofort mit einer eisenarmen Diät und der dauernden, intermittierenden Aderlaßtherapie zu beginnen (siehe Hämochromatose Seite 544).

6. Wilson-Zirrhose:

Frühzeitige Behandlung mit D-*Penicillamin*, Dosierung: 0,9–1,8 g oral, siehe im Nervenkapitel Seite 411. Keine Schokolade! Cu-freies Wasser (kein Boiler-Wasser).

Prognose:

Generell gilt, daß diese je nach der Ätiologie der Zirrhose verschieden ist. Die beste Prognose hat die äthylische und die Pigmentzirrhose, sofern noch keine wesentliche Pfortaderstauung vorliegt.

Die Leberzirrhose kann im Laufe der Zeit ausheilen und in ein inaktives Stadium übergehen. Man spricht dann von einer Defektheilung.

Beim Vorliegen einer ausgeprägten portalen Hypertension ist die Dauerprognose im allgemeinen ungünstig.

Allgemeine Therapie der Zirrhosen:

1. *Bettruhe*: Diese ist bei allen aktiven Leberzirrhosen mit Enzymwerten über 100 U/l bis zur Besserung, aber auch bei allen febrilen, schwer ikterischen und massiv dekompensierten Zirrhosen von Wichtigkeit. Bei den übrigen Patienten ist eine Teilmobilisation mit halbtägigem Aufsein erlaubt.
2. *Diät*: Die Kost sollte schmackhaft sein mit 70–100 g Eiweiß, welches als optimal anzusehen ist. Bei höheren Eiweißwerten kann bereits der Blutammoniakspiegel ansteigen, s. Leberkoma Seite 332. Reichlich Kohlehydrate und Fette. Ein zu hohes Fettangebot von wesentlich mehr als 80 g/die kann allerdings bereits zu einer Verfettung führen. Bei dekompensierten Leberzirrhosen ist die Eiweißzufuhr entsprechend dem Blutammoniakspiegel einzuschränken oder sogar völlig wegzulassen. Hier hilft die Beobachtung der Feinmotorik, Schriftprobe usw.

    Das Eiweiß wird als grilliertes Fleisch, aber auch als *fettarmer Quark* (200 g enthalten 40 g Eiweiß) *in Fruchtsalaten oder im Mixer vermengt mit Früchten* als sehr erfrischendes Getränk oder als *Brotaufstrich* oder *Quarkauflauf* verabreicht. Als Beispiel einer solchen Diät siehe die auf Seite 331 aufgeführte Leberschonkost-III-Diät.

3. *Glukose-Infusionen*: Früher empfahl man *Laevulose*, in der geschädigten Leber kommt es dadurch aber zu einer Milchsäureazidose. [Siehe H.F. Woods und K. Alberti: Lancet II, (1972), 1354]. Deshalb besser 5 bis 10%ige *Glukose* verwenden.
4. *Wärmebehandlung*: Wie bei der Hepatitis.
5. *Leberhydrolisate?*: Klinisch ist die *Beurteilung ihrer Wirksamkeit sehr schwierig*, da man ja immer gleichzeitig eine ganze Reihe anderer therapeutischer Maßnahmen anwendet und in vielen Fällen allein Bettruhe, Diät und Alkoholabstinenz von deutlicher Wirkung sind. Als Präparate stehen zur Verfügung: **Laevohepan®, Laevosan, Proheparum®** [Nordmark] und **Ripason®** [Robapharm]. Dosierung: 5 ml tägl. in Infusion während 3–5 Wochen; Nebenerscheinungen: Evtl. Urticaria, Kopfschmerzen und Übelkeit. In solchen Fällen wechselt man auf ein anderes Präparat oder gibt zusätzlich in Infusion ein Antihistaminikum z.B. 1 Amp. Sandosten-Calcium® oder Antistin®, wodurch manchmal die Nebenerscheinungen verschwinden.
6. *Vitaminpräparate*: Auch hier ist eine spezifische Wirkung umstritten, doch ist die Anwendung des Vitamin B_{12} wöchentlich 2 × 200 Gamma i.v. und vom Vitamin B-Komplexpräparat z.B. **Becozym®**, in Dtschl. **BVK®**-Roche, **Polybion®** tägl. 2 Amp. in Infusion zu empfehlen.

Plasma:

Bei schwerer Hypalbuminämie muß man Eiweiß zuführen, wobei das Plasma (300 ml i.v.) den Hydrolysaten noch immer überlegen ist. Bei gleichzeitiger Anämie kann man an Stelle des Plasmas auch Bluttransfusionen verabreichen. (Strenge Indikationsstellung wegen der Gefahr einer Inokulationshepatitis). Bei ausgesprochener Wasserretention empfiehlt sich die Verwendung von Trockenplasma, das man nur in der halben Menge Wasser löst.

Cholerese:

Choleretisch wirkende Präparate wirken sich gegen die laparoskopisch oft zu erken-

Zirrhosen

nende Cholostase häufig günstig aus. Z. B. Acidum Dehydrocholicum „**Decholin**®"
[Cassella-Riedel] 3 × 2 Tabl. tägl. oder andere Choleretika wie **Felamin**® [Sandoz] oder
Icteryl® [Delanane].

Spezifische Therapie:

Immunsuppressiva allein sind sicherlich nicht indiziert, mit Ausnahme der „primär-
biliären Zirrhose", s. o. Kortison-Gaben beschränken sich auf akute Schübe der jeweiligen Zirrhose. Inwieweit die Kombination von Kortison und IST-Therapie eine
Besserung bringt, muß abgewartet werden.

Dosierung der Kortison-Präparate: Siehe chronisch-aggressive Hepatitis.

Dekompensierte Leberzirrhosen:

Die Zirrhose zeigt bereits ohne daß ein Aszites vorhanden ist, wegen des entstehenden
sekundären Aldosteronismus, eine Wasserretention. Hier hilft die Bestimmung des
Natrium/Kalium-Quotienten im Urin weiter und falls sich die Werte unter 1 finden,
so ist eine Therapie mit Aldosteron-Antagonisten, **Aldactone**®, angezeigt. Ist dagegen
bereits ein Aszites und damit eine portale Hypertension vollentwickelt, so sind zusätzlich folgende Maßnahmen zu ergreifen:

Flüssigkeitsbeschränkung von 800–1000 ml/die. *Natrium-Einschränkung* von normal
2 g/die auf 0,3–0,5 g Natrium tägl. Zum Beispiel die folgende von Mangold (Med. et
Hyg. 14 (1956), 210) empfohlene natriumarme, eiweißreiche Kost. Bei stärker gestörter
Leberfunktion sind evtl. die Proteine entsprechend einzuschränken (s. oben).

Diätvorschrift für eine natriumarme, eiweißreiche Leberschonkost
(nach R. MANGOLD)

Flüssigkeit
Wasser unbeschränkt, Kaffee, Tee, je 3 Tassen pro Tag.

Früchte
Frischfrüchte unbeschränkt. Trockenfrüchte und konservierte: 2–3mal pro Woche. Fruchtsäfte:
3 Tassen pro Tag.

Brot, Getreide, Zucker
Salzfreies Brot und salzfreies Knäckebrot, alle Mehlsorten, Gerste, Hafer, Reis, Mais, Sojamehl,
Weizenkerne, Teigwaren, raffinierter Zucker, Konfitüre, Bienenhonig unbeschränkt. Bittere
Schokolade: 100 g pro Woche.

Milch, Milchprodukte, Fett
Pennac-Milch® [Guigoz], 1 Packung pro Tag. Kochsalzarmer Käse. (In der Schweiz z. B. W.
Schaffner, Basel.) Ungesalzene Butter, **Casilan**®, [Glaxo] (eignet sich auch zur Sonderernährung).
Olivenöl, Arachidöl, Sonnenblumenöl.

Fleisch, Fisch
200 g täglich der verschiedenen Sorten einschließlich Wild, Geflügel und Süßwasserfische. *Verboten*: Fleisch- und Fischkonserven, Wurstwaren, fetter Schinken, Speck, Fleischextrakte.

Gemüse
Frischgemüse unbeschränkt, ausgenommen Spinat, Kohlrabi, Sellerie, Endivien, Rotkohl,
Rhabarber: einmal pro Woche.

Gewürze

In gebräuchlichen Mengen frei; ferner salzfreier Thomy-Senf, salzloser Cenovis-Extrakt, Knorr-Aromat, Xal, Co-Salt. *Verboten*: Suppenwürfel, Maggi, Gelatine.

Diuretika:

Sehr gut bewährt hat sich bei uns hier das schon im Kreislaufkapitel erwähnte *Furosemid* (**Lasix**®). Diese Präparate sind bei dekompensierter Leberzirrhose mit Vorsicht einzusetzen (Gefahr der *Hypokaliämie* und der *Amoniak-Intoxikation*).

Die besten Resultate beim Vorliegen eines Aszites ergibt die Kombination von *Aldosteron-Antagonisten* (Spirolactone) **Aldactone-A**® mit *Furosemid* (**Lasix**®), s. auch S. 109, Diuretika-Kapitel.

Dosierung: 3 × 1 bis 3 × 2 Tabl. **Aldactone-A**® tägl. kombiniert mit 1(-2) Tabl. **Lasix**® tägl. Beide Pp. können auch i.v. verabreicht werden. Durch die Kombination mit diesen Spirolactonen (Kaliumpumpe) vermeidet man auch die Hypokaliämie. Für schwere Fälle Versuch mit **Lasix**®**-Spezial** Amp. à 250 mg i.v. (oder à 500 mg).

Kardiale Therapie:

Kann unterstützend wirken, im allgemeinen ist das Strophantin, tägl. 1/8 mg, vorzuziehen. Näheres s. Herzkapitel, Seite 99. Oral werden Digitalispräparate zufolge der Stauung schlecht resorbiert.

Aszites-Punktion:

Heute, im Zeitalter der Aldosteron-Antagonisten, genügt *fast immer die diagnostische Probepunktion*. Man vermeidet so den doch ausgesprochenen Eiweißverlust. Eine Entlastungspunktion ist nur bei schwerer Behinderung von Atmung und Kreislauf durch einen Spannungserguß nötig. Man vergesse auch nicht, die evtl. operativen Behandlungsmöglichkeiten zu überprüfen.

Operative Behandlung:

(Shunt-Operation), siehe ausführliche Beschreibung Seite 281.

Die Lebensaussichten eines Zirrhotikers werden determiniert durch eine *Ösophagusvarizenblutung* (siehe dort) und die chronische *Ammoniak-Enzephalopathie* (siehe Lebercoma), bei Äthylikern durch die Disziplin in der Alkohol-Abstinenz.

Cholezystitis und Cholangitis

Die beiden Erkrankungen werden gemeinsam besprochen, da sie sich sehr oft kombinieren. Die Cholangitis kann auftreten als *akute bis subakute Cholangitis*, z. B. als *akute Cholangio-Hepatitis* und als chronische Cholangitis, welche zur Stenose führen kann, sowie als sogenannte „*Cholangitis lenta*". Bei der kausalen Behandlung ist neben der Bekämpfung der bakteriellen Infekte auch die *Beseitigung der Gallenstauung* ein sehr wesentliches Moment. Wichtig ist in allen Fällen nach Abklingen der akuten Erscheinung eine *genaue Abklärung der Gallenwegsverhältnisse* und Überprüfung der Leberfunktion (Transaminasen, Bilirubin, alk. Phosphatase, Cholangiogramm, Laparoskopie und Leberbiopsie).

Cholezystitis

Akute Form

1. *Bettruhe. Eisblase.* Lokale Wärmeapplikation ist in Früh- oder in Spätstadien erlaubt. Bei den akuten Formen aber u. U. wegen der Gefahr der Gallenblasenperforation besser zu vermeiden.
2. *Gegen die bakteriellen Infekte:* Es liegen sehr oft Mischinfekte von gramnegativen (Koli) und grampositiven (Strepto-, Staphylokokken usw.) Erregern vor. (Evtl. Resistenzprüfung aus der durch die Duodenalsonde gewonnenen Galle.) Deshalb sind hier die Breitspektrumspräparate unbedingt überlegen, sie sollten aber zufolge der raschen Resistenzentwicklung immer nur in einer Zweierkombination verabreicht werden, z. B. Beginn mit:

    Tetracyclinpräparaten (z. B. **Achromycin**®) tägl. 1 g p.o. plus *Ampicillin* 2 g p.o. während 5–6 Tagen, dann Wechsel des *Ampicillins* auf **Keflex**®, plus *Tetracyclinpräparate* weiter, sofern Behandlung noch nötig. Bei oraler Unverträglichkeit oder bei einem sehr schweren klinischen Befund besser das *Tetracyclinpräparat* **Reverin**® [Hoechst] i.m. oder i.v. 275 mg 1–2 × tägl. und das *Ampicillin* (2 g) i.v. Bei chronischen Fällen ist der Wechsel eines der Mittel der Zweierkombination in 5–6tägigen Intervallen wichtig, um eine Resistenzentwicklung zu verhüten! Gut wirkt bei den akuten Fällen auch *Gentamicin* (**Garamycin**®, in Dtschl. **Refobacin**® [Merck]) 2 × tägl. 80 mg i.m., kein Penicillin.

    Rifamycin und *Rifampicin* (**Rifocin**®, **Rimactan**®, **Rifoldin**®) werden in der Galle in sehr hoher Konzentration ausgeschieden. Dosg. 2 × 2 Kaps. à 150 mg tägl., am besten in Kombination mit *Thiamphenicol* (**Urfamycin**®) oder *Mezlocillin*, **Baypen**® [Bayer] 3 × tgl. 2–5 g.

3. *Kontrolle einer Pankreasbeteiligung:* Das Pankreas ist häufig mitbeteiligt, deshalb immer Kontrolle der Diastase. Wenn deutlich erhöht, mit Pankreatitistherapie kombinieren (S. 352).
4. *Gallenschondiät:* In der akuten Phase am 1. und 2. Tag nur gezuckerten Tee, später etwas Toast (keinen Zwieback wegen des Fettes) mit Konfitüre; Obstsäfte, Breie usw. Dann Übergang auf *Gallenschondiät II* und *III*, siehe Cholelithiasiskapitel, S. 346.
5. *Operative Behandlung:* Die akute Phase klingt heute unter der oben besprochenen Chemotherapie meistens innerhalb 24–48 Std. ab. Verschlimmert sich aber der Zustand trotz dieser Behandlung, so muß operativ vorgegangen werden. Gefahr besteht vor allem beim Zystikusverschluß, da hier die Antibiotika nur in sehr kleinen Mengen in den abgekapselten Infektionsherd, d.h. die Gallenblase, gelangen, so daß es zu einem Durchbruch des Gallenblasenempyems kommen kann.

Wenn irgend möglich, sollte die prophylaktische Cholezystektomie vor dem 50. oder spätestens 60. Altersjahr vorgenommen werden, da sich sonst die Prognose deutlich verschlechtert.

Indikationen zum operativen Eingreifen

Zystikusverschluß. Möglichst nach Abklingen der ersten akuten Phase.
Wiederholte Cholezystitis und Cholangitis.
Gallenblasenempyem.

Choledochus- und Hepatikussteine.
Verschlußikterus: Wenn nach 3 Wochen keine Besserung eintritt.
Wiederholte, durch Cholezystitis und Cholangitis hervorgerufene Pankreatitisschübe.
Bei Verdacht auf Neoplasma.
Stenose der Papilla Vateri.

Subakute und chronische rezidivierende Form

Hier liegt meistens ein Steinleiden oder ein Abflußhindernis (Stenose) vor, manchmal auch eine Leberzirrhose. Die reine Cholangitis kann auch unter hohen Temperaturen mit Schüttelfrost, intermittierendem Fieber und ohne jeden Ikterus verlaufen. Dann kann sie aber meistens durch eine Duodenalsondierung, evtl. auch durch erhöhte Transaminasewerte verifiziert werden.

Therapie:

1. *Genaue Abklärung der Gallenwegsverhältnisse* (Stein, Abflußhindernis usw.).

2. *Antibiotika,* siehe oben.

3. *Diät,* siehe Gallenschondiät *I–III*, im Kapitel Cholelithiasis, s. u.

4. *Operatives Vorgehen* je nach dem vorliegenden Grundleiden. Wenn möglich, sollte im freien Intervall operiert werden. Auch hier ist die Sanierung vor dem 50. Altersjahr anzustreben.

Lambliasis: Siehe Infektionskapitel, S.618.

Echinokokkus s. S. 265.

Cholelithiasis

Eine Cholelithiasis verläuft häufig symptomlos und benötigt dann u. U. keine Therapie. Bewirkt sie aber stärkere Beschwerden und führt sie gar zu Komplikationen, so sollte man möglichst die Cholezystektomie vor dem 50. Altersjahr anstreben. Durch die frühzeitige Entfernung läßt sich auch die evtl. spätere karzinomatöse Entartung vermeiden.

Cholelithiasisanfall

1. *Sofortige Bettruhe.*

2. *Lokale Wärmeapplikation* (am besten feuchte, warme Umschläge).

3. *Kombinierte Verabreichung von: Analgetika* mit *Spasmolytika,* analog der Nephrolithiasis. Zuerst Versuch mit:

Cholelithiasis

Novaminsulfon plus *Spasmolytikum* = **Baralgin**® [Hoechst], 5-ml-Ampulle i.v., ist von ausgezeichneter Wirkung, man kann dann meistens die Morphiumersatzpräparate weglassen. Wenn zu wenig wirksam:

Pethidinum hydrochloric. = **Dolantin**® [Hoechst], 0,05 g plus 1 mg *Atropin. sulfur.* i.m. oder langsam i.v., oder die kombinierte Anwendung eines *Scopolamin-* (z.B. **Scopyl**® [Pharmacia], 1 Ampulle zu 0,5 mg subkutan!!) und *Papaverinderivates* (**Eupaverin**® [Merck], 0,03 g i.v.). Günstig wirkt auch *Scopolamin-butylbromid* in Kombination mit *Novaminsulfon* = **Buscopan compos.**® [Ingelheim], 1 Ampulle zu 5 ml *langsam i.v.*, wenn nicht möglich *i.m.*, aber auf keinen Fall subkutan!

Morphiate sind möglichst zu vermeiden, da sie einen Spasmus des Sphinkter Oddi hervorrufen. In ganz schweren Fällen sind sie nicht zu umgehen, müssen aber dann unbedingt mit $^1/_2$–1 mg *Atropin* kombiniert und genügend hoch dosiert werden: z.B. *Morphin. hydrochloric.* 20 mg oder **Dilaudid**® 4 mg + $^1/_2$–1 mg *Atropin. sulfur.* *i.m.* oder *s.c.*

Evtl. paravertebrale Anästhesie: 10 ml einer 1–2%igen *Procainlösung*, lateral rechts von der Spitze des 8. Brustwirbel-Dornfortsatzes in 5 bis 6 cm Tiefe injiziert. Ist besonders bei schweren und sich wiederholenden Anfällen zu empfehlen.

4. *Diät*: 1–2 Tage nur Tee und Zucker, dann Gallenschonkost I, anschließend die folgenden *Gallenschondiäten*, wobei man mit der strengen Diät II beginnt und allmählich auf die Dauerdiät III übergeht.

Prinzip: Tierische Fette und Eiweiß müssen eingeschränkt werden. Kleine Mahlzeiten, kleine Flüssigkeitsmengen, nichts Kaltes genießen.

Verboten: Alle fetten Fleisch- und Wurstwaren, fette Fleischbrühe, Hirn, Speck, Sardinen, Schweinefleisch, fettes Rindfleisch, Mayonnaise, braune Butter, erhitztes Öl, hartgekochte Eier, alles Fettgebackene wie: Pommes frites, gebackene Kartoffeln auf alle Arten, Apfelküchlein, Blätterteig, Hefegebäck, Omeletten, Spiegeleier.

Verbotene Gemüse sind: Lauch, alle Kohlarten mit Ausnahme von Blumenkohlblümchen und zarten Kohlrabi. Hülsenfrüchte, Stangenbohnen, grobe Erbsen, Pilze.

Gewürze: Verbot von Zwiebel, Pfeffer, Curry, Knoblauch, Senf, Weinessig.

Süßspeisen und Früchte: Glacen, alle kalten Getränke, Alkohol, starker Kaffee, Kastanien, Zwetschgen, Pflaumen, Kirschen, Dörrobst, Nüsse, Karamell, viel Schokolade, Schlagrahm sind verboten.

Gallenschonkost I: *Bei akutem Gallensteinanfall*:

Heißen, gesüßten Tee aus Pfefferminz, Lindenblüten, Melissen, Wermut. Warme Kompottsäfte von Äpfeln, Birnen, Pfirsichen, Traubenzucker als Süßstoff. Passierter Haferschleim. (Kein frischer Fruchtsaft.)

Gallenschonkost II: *Nach abgeklungenem Anfall*:

Leichter Schwarztee, Milch verdünnt mit Wasser. Toast (kein Zwieback, da fetthaltig), Diätstengel, Semmeln und Brötchen einen Tag alt. Wenig Gelee, ca. 5 g frische Butter. Schleimsuppe, Grießsuppe mit Gemüsebouillon. Kleine Portionen Brei aus Maizena, Paidol, Mehl, Reis, Grieß, Mais mit $^1/_2$ Milch, $^1/_2$ Wasser gekocht. Kompottsäfte, Sirup, Fruchtgelee, Apfel-, Birnen- oder Pfirsichkompott. Bananen, Albertbiskuits, Kartoffelschnee, Fadennudeln, feine Nudeln, Wasserreis mit 5 g frischer Butter, Gemüsesäfte aus Karotten, Tomaten.

Gallenschonkost III: Dauerdiät:

5 g frische Butter zum Frühstück und um 4 Uhr mit Kaffee, Milch. Creme, gebundene Suppen, passierte Gemüse und Kartoffelsuppen.

Gemüse: Karotten, Fenchel, grüner Kürbis, Spinat, Lattich, Mangold, Spargel, Tomaten ohne Kerne und Haut, Blumenkohlblümchen, junge Kohlrabi, feine Erbsen, Krautstiele, Artischokken.

Salat: Kresse, Endivien, Chicoreé, Kopfsalat mit Rahm und Zitrone angemacht.

Kartoffeln: Schalenkartoffeln, Salzkartoffeln, Saucenkartoffeln, Kartoffelbrei.

Teigwaren: Mehl-, Mais-, Reis- und Grießspeisen.

Fleisch: Kalbfleisch oder gutgelagertes, zartes Rindfleisch vom Grill, gekocht mit Sauce, gedämpft (das Bratfett beim Anrichten durch frische Butter ersetzen), Bratwurst vom Grill, Bratkügeli, Bündnerfleisch, magerer Schinken, magere Sulzen. Süßwasser- und Meerfisch gesotten, gedämpft, mit Sauce oder frischer Butter serviert.

Käse: Gervais, Petit-Suisse, Rotkäse, Gala, Parmesan als Streukäse.

5. *Nach Abklingen des Anfalls:* Abführmittel und ein hoher Einlauf zur Entleerung des Darmes.

Behandlung im Intervall

Diätetisch: Bei korpulenten Patienten unbedingte *Abmagerung* durch kalorienarme Diät. Im übrigen eine *Gallenschondiät* (siehe Diät III oben), d. h. kleine, häufige Mahlzeiten, die besser vertragen werden als große Mahlzeiten. Keine fetten Speisen, im Prinzip ohne Fett kochen und dem Gemüse und den Teigwaren die Butter in ungeschmolzenem Zustand nach dem Kochen beim Servieren in der Schüssel zufügen. Verboten ist auch alles in Fett Gebackene! Das Fleisch grilliert oder gekocht, das Gemüse am besten im Dampfkochtopf zubereitet. Frische Butter, Olivenöl und nicht geschlagener Rahm werden in kleinen Mengen meistens gut toleriert. *Anfallauslösend wirken u.U.:* stark kohlensäurehaltige Wasser, Glacen und manchmal starke Gewürze sowie Schokolade. Vorsicht auch mit Eiern! In den Speisen werden sie meist gut vertragen. *Keine blähenden Gemüse. Einzelne Patienten sind überempfindlich gegen Kaffee,* anderen bekommt er sehr gut. Rotwein wird gewöhnlich gut vertragen und ist in mäßigen Mengen gestattet. *Schlecht toleriert werden meistens konzentrierte Alkohole,* wie Whisky, Kirsch usw.

Cholesterinarme Diät wie unter Gallenschondiät III ist wesentlich, um einer neuen Steinbildung vorzubeugen.

Cholekinetika: Nach einem durchgemachten Anfall anfänglich am besten *Karlsbadersalz,* 3 Messerspitzen auf 1 Glas warmes Wasser jeden Morgen. Sehr gut ferner das französische Artischockenpräparat **Bilifuge**® [Plan], tägl. 3 × 25 Tropfen vor der Mahlzeit. Es ist eines der besten heute im Handel befindlichen Extraktpräparate. In leichteren Fällen genügen oft morgens nüchtern 20–25 Tropfen (*vor dem Essen!*).

Choleretika: Gallensäurehaltige Präparate, z. B. *Acidum dehydrocholicum* **Choleubil**® [Ibsa], **Dehydrochol**® [Vifor], **Decholin**® [Caselle-Riedel].

Dosierung: 3× tägl. 1–(2) Tabl. *während oder nach dem Essen.*

Solche Patienten nehmen auch vorteilhaft bei vielleicht allzu *belastenden Mahlzeiten*

(Einladung!) *prophylaktisch* 30 Tropfen **Bilifuge**® und 2 Tabl. **Dehydrochol**® (**Decholin**®) vor und nach der „Fest"-Mahlzeit.

Antispasmodika: Dauernd kleine Dosen von *Extract. Belladonnae*, z. B. 3 × 10 mg tägl.

Wärmetherapie: Täglich heiße Umschläge, Heizkissen je $^1/_2$ Std. nach den Hauptmahlzeiten.

Eventueller Steinabtreibungsversuch: Nur bei kleinen Steinen gestattet und bei eingeklemmten Steinen: **Vasopressin**® 5 VE = 5 IE subkutan und 3 Eßlöffel *Olivenöl*. 1 Std. später 2 Eßlöffel *Magnesiumsulfat* auf 1 Glas warmes Wasser. Tritt ein schwerer Anfall auf, so müssen u. U. die obigen Analgetika und Spasmolytika verabreicht werden. Noch stärker wirkt eine Kombination des **Vasopressin**® mit der *Duodenalsondierung* und Instillation von 150 ml 25%igen *Magnes. sulf.* durch die Sonde.

Bekämpfung eines eventuellen Meteorismus: durch **Lactéol**® [Boucard], 3 × 1 Tabl. tägl. (in Dtschl. **Lefax**® [Asche]).

Trinkkuren: Bei allen Cholezystopathien und Steinleiden zu empfehlen, doch werden die Steine dadurch natürlich nicht beseitigt. Von den zahlreichen Kurorten seien hier nur *Monte Catini* (Italien), *Vichy* (Frankreich), *Mergentheim* (Deutschland), *Tarasp* (Schweiz) erwähnt. Die Kur sollte mindestens 3 Wochen dauern.

Cholesterol-Gallensteine: können evtl. durch Chenodesoxycholsäure aufgelöst werden. Man gibt 1 Jahr lang 500–1500 mg/Tag Chenosäure (Maximaldosis 20 mg/kg/die!). Leider handelt es sich aber oft um Kombinationssteine.

Evtl. gleichzeitige Behandlung von Magenbeschwerden: Meistens besteht eine Hyperazidität, u. U. auch eine Hypazidität. Therapie siehe im Kapitel Magenerkrankungen, S. 285. Wichtig ist es, diese Behandlung nicht zu vernachlässigen.

Bei gleichzeitiger *Cholezystitis oder Cholangitis* siehe im entsprechenden Kapitel S. 343.

Gallengangs-Dyskinesien

Eigentliche Gallenspasmen können auch ohne Steine auftreten, z. B. bei Patienten, die bereits cholezystektomiert sind. Bei den reinen Dyskinesien kann neben den Spasmolytika und Analgetika auch *Nitroglyzerin* von guter Wirkung sein.

Dosierung: 5–10 Tropfen der 1%igen Lösung vor jeder Hauptmahlzeit.

Verschluß-Ikterus

Wichtig ist die klinische Diagnosestellung unter Berücksichtigung aller Momente, Anamnese, Verhalten der chemischen Serumwerte (Bilirubin, Serumeisen, alkalische Phosphatase, Transaminasen), Urobilin, Urobilinogen usw. Am häufigsten handelt es sich um:

Steineinklemmung,

Tumor,

anderes mechanisches Hindernis, z. B. *Askaris,*

cholostatische Hepatose (s. dort, S. 336) durch Überempfindlichkeit auf ein Medikament oder toxische Einwirkung (doch kann das Bild auch durch eine infektiös-toxische chronische Hepatitis ausgelöst werden).

In allen Fällen von langdauerndem Verschluß sollte, wenn möglich, nicht länger als 2–3 Wochen konservativ behandelt werden. Wenn bis dahin keine Besserung eintritt und die klinische Untersuchung (evtl. Laparoskopie mit Leberpunktion) die Diagnose nicht weiter klärt, dann:

1. *Operative Behandlung.*
2. Bei Steineinklemmung ggf. Versuch der *Steinabtreibung* (s. o.).
3. *Diät:* siehe oben.
4. *Operationsvorbereitung:* 24 Std. vor der Operation unbedingt 1 Ampulle **Konakion®** [Roche] = *Vitamin K* i.v., um das Prothrombin weitgehend zu normalisieren.

Ferner *Lävulose-Infusionen* und *evtl. Darmsterilisation* mit *Neomycin* **Bykomycin®**, 5 g p. o., dann 4 stdl. 1 g.

Choleduchussteine und intrahepatische Steine

Hier immer Operation!, da sie auf die Dauer wegen ihres Ventilmechanismus gefährlich sind und eine chronische Gallenstauung, Cholangitis usw. hervorrufen können.

Zystikusverschlußsteine

Führen durch den Gallenblasenhydrops sehr oft zu einer späteren Cholezystitis und sollten bei Patienten unter 50 Jahren, wenn möglich, operativ behandelt werden.

Karzinom der Gallenblase und Leber

Das *primäre Leberkarzinom* spricht eventuell auf *5-Fluorouracil* an. *Dosierung:* siehe *Zytostatika-Kapitel*, S. 731. Man kombiniert mit *Prednison* 40 mg täglich. Bessere Resultate soll die direkte Infusion des Zytostatikums in die Leberarterie ergeben.

Doxorubicin ergab bei *primärem Leber-Ca* (P.J. JOHNSON u. Mitarb.: Lancet 1978 I, 1006) in 32% (14 von 44 Fällen) eine Remission. Der Abfall des Alpha-fetoproteins zeigte jeweilen ein Ansprechen dieser Behandlung an. *Dosierung:* 60 mg/m2 in dreiwöchigen Intervallen bis zu einer Totaldosis von 550 mg.

Das Gallenblasenkarzinom ist relativ häufig und tritt vor allem bei Patienten mit früheren Steinleiden und chronischer Cholezystitis auf. Eine Totalresektion ist nur selten möglich, dagegen kann evtl. durch Anlegen einer *Choledochojejunostomie* dem Patienten vorübergehend geholfen werden. Bei Tumormetastasen in der Leber kommt je nach dem Primärherd u. U. eine *zytostatische (Hodgkin, Adeno-Ca)* evtl. plus eine hormonale *(Mammakarzinom)* Therapie in Frage. Die Röntgentherapie wird bei Lebermetastasen im allgemeinen nicht gut vertragen.

Leber-Abszeß

Leber-Hämangiom: Gute Erfolge mit 40 mg Prednison tägl. S. J. GOLDBERG: J. Amer. med. Ass. 208 [1969] 2473).

Hepatom, benignes: Eine seltene Erkrankung, die durch *Blutungen* evtl. gefährlich werden kann. Möglicherweise nehmen diese Hepatome heute durch die Ovulationshemmer zu, s. J. K. Baum u. Mitarb.: Lancet 1973/II, 926. *Operative Behandlung.*

Leberabszeß

In unseren Breiten relativ selten als Folge einer *Cholangitis* oder bei *Sepsis* (septische Pylephlebitis, z. B. nach Appendizitis). Zweimal haben wir diese Komplikation auch durch *infizierte Echinokokkenblasen* gesehen, ferner durch *Amöben*.

Therapie

Intensive chemotherapeutische Behandlung:

Breitspektren in Zweier- oder Dreierkombination, z. B. ein *Tetracyclinpräparat* (**Achromycin**®) 1 g plus *Ampicillin* 1,5 g plus **Keflex**® 2 g tägl. (oder *Tetracyclinpräparate* i. m. z. B. als **Reverin**® [Hoechst], 275–550 mg tägl.). *Das Penicillin ist meistens ungeeignet*, da hier fast immer Mischinfektionen mit gramnegativen und grampositiven Bakterien vorliegen. Gut wirkt *Gentamicin* (**Garamycin**®, **Refobacin**®), 2–3mal 80 mg täglich.

Operative Behandlung: 3–4 Wochen nach Abklingen der akuten Erscheinungen.

Spezialbehandlung bei durch Amöben ausgelösten Abszessen: (siehe spez. Kap. S. 617).

Subphrenischer Abszeß

Entsteht häufig sekundär bei perforiertem Leberabszeß, Magen-Darmperforation, Appendicitis.

Chemotherapie: Je nach dem wahrscheinlich vorliegenden Erreger, wenn möglich gezielt.

Ist der Erreger unbekannt, so kombiniert man am besten eine hohe *Penicillindosis*, 10–20 Mio. E mit **Streptothenat**® 2 g und *Ampicillin* 1,5 g. Wenn innerhalb 4 Tagen kein Temperaturabfall eintritt, Übergang auf:

Breitspektren: Tetracyclin 2–3 g tägl. p.o. (oder i.m. 2–3 × 300 mg tägl.) kombiniert mit **Keflex**® und *Ampicillin* wie oben oder **Garamycin**®, **Refobacin**®. Unter dieser Therapie heilen heute die meisten Abszesse ohne Operation aus. Die Therapie muß aber mindestens über 3–4 Wochen langsam ausschleichend weitergeführt werden.

Operation: In allen Fällen, in denen innerhalb 5–8 Tagen keine weitgehende Entfieberung eintritt.

Pylephlebitis

Bekämpfung der septischen Komponente: Tetracyclinpräparate, z. B. **Achromycin**®
1–2 g p.o. oder i.m. 1–2 × 275 mg **Reverin**® [Hoechst] tägl., kombiniert mit *Thiamphenicol* 1 g plus **Keflex**® 1–2 g. Auch **Bactrim**® 3–6 Amp. p. Inf.
Antikoagulantien: Dicumarolpräparate, z. B. **Sintrom**® [Ciba-Geigy] (siehe Thrombosekapitel).

Pfortaderthrombose (Prähepatischer Block)

Symptomatische Therapie: Punktion des Aszites.
Shuntoperation (splenorenal), siehe S. 281.

Budd-Chiari-Syndrom (Posthepatischer Block)

Auch hier kommt es zu Aszites und Störungen der Leberfunktion. In einem Falle sahen wir durch chronische *Antikoagulantientherapie* bei der früher deletären Erkrankung eine deutliche Besserung (operativ und laparoskopisch kontrolliert) mit Wiedererlangung der Arbeitsfähigkeit. (Pathogenese evtl. Ovulationshemmer).

Milzvenenthrombose

Hier besteht neben dem ausgedehnten Kollateralkreislauf (Ösophagus-Varizen-Blutungen) häufig ein *Hyperspleniesyndrom* mit evtl. Panzytopenie.
Operative Behandlung: Splenektomie und Unterbindung der Anastomosen.

Hepatorenales Syndrom

Das sogenannte hepatorenale Syndrom mit Oligurie, Hyposthenurie und Azotämie, wie es bei schweren Leberschädigungen (Gallenwegaffektion, postoperativ usw.) auftreten kann, zeigt meistens eine schlechte Prognose.

Natriumsulfatinfusionen: 300 ml 5%ige Na_2SO_4-Lösung (WENDT und BREDT). Sie hat sich uns ebenfalls in 3 deletären Fällen bewährt.

Pankreatitis

Erkrankungen des Pankreas

1. Akute Pankreatitis und Pankreasnekrose.
2. Chronische Pankreatitis und chronische Pankreasinsuffizienz.
3. Pankreaszyste.
4. Pankreasstein.
5. Pankreaskarzinom.

Akute Pankreatitis und Pankreasnekrose

Die Diagnose ist in den typischen Fällen relativ einfach (Oberbauch-, Rechts- oder Linksschmerz, Erbrechen und Kollaps, peritonitische Zeichen bei hoch gerötetem Kopf, erhöhte Urindiastase!). Schwierig ist sie oft in den perakuten Fällen, wo klinisch der schwere Schock und der extreme Blutdruckabfall im Vordergrund stehen und die übrigen Symptome fehlen können. Abfall des *Serum-Kalziums*!

Ursächlich kommen folgende Möglichkeiten in Frage:

Hämatogene Infektion: Bei Parotitis epidemica, Morbus Bang, Sepsis lenta.

Kanalikulär aufsteigende Infektion: Cholangitis, Verschluß des Ausgangs einer gemeinsamen Mündung von Pankreas und Gallengang (Pankreasstein, Neoplasma) oder entzündliche Stenose.

Durch einbrechende Infektion aus einem entzündeten Nachbarorgan (Ulcus ventriculi, Kolonkarzinom usw.).

In allen diesen Fällen kann es durch Aktivierung des Pankreassekretes zu einer Selbstverdauung des Pankreas kommen. Es sind deshalb die folgenden Maßnahmen zur Unterbindung der Reize für die Sekretbildung und zur Hemmung der Aktivierung der Pankreasfermente sehr wichtig:

1. *Sekretorische Ruhigstellung der Bauchspeicheldrüse* durch Hunger und Durst während $1-2 \times$ 24 Std. Während dieser Zeit darf gar nichts peroral gegeben werden. In schweren Fällen empfiehlt sich das *fortlaufende Absaugen des Magensekrets* durch eine nasal eingeführte Magensonde. Die Patienten werden durch Infusionen ernährt. Sobald die *Diastase* deutlich abfällt, kann langsam peroral auf Fruchtsäfte mit Glukose übergegangen werden, aber noch keine Stärke, keine Fette und kein Eiweiß. Wenn sich der Zustand weiterhin bessert, darf allmählich eine Breikost gegeben werden, Fette sind aber noch mehrere Tage völlig zu meiden.

2. *Ausschaltung neuraler und hormoneller Sekretionsreize*:
Durch *Einführung eines Duodenalschlauches* mit laufender Absaugung des Magen- und Duodenalsaftes. Dadurch wird der Magen entlastet und die Sekretinbildung im Duodenum, die unter der Einwirkung des Magensaftes steht, herabgesetzt. Das Sekretin stimuliert, wie FORELL gezeigt hat, nicht nur die Pankreasverdauungssekrete, sondern bewirkt auch eine vermehrte Abgabe des im Pankreas gebildeten *Kallikreins*, das beim Übertritt in die Blutbahn den gefürchteten Kreislaufkollaps hervorruft.

Pankreatitis

Neurale Blockierung durch Scopolaminmethylnitrat: **Scopyl**® [Pharmacia] Ampulle zu 0,5 mg, 2× 0,5 mg tägl. i.m. oder andere Scopol. Derivate, oder $^1/_2$–1 mg *Atropin* alle 3–4 Std.

Paravertebrale Sympathikusblockade mit Procain: Links paravertebral D8–D10 (50 ml $^1/_2$%ig).

Glukagon: Stellt die exkretorische Sekretion ab, *Dosis: 1 mg/Std.* (Nebenerscheinungen sind Nausea, evtl. Erbrechen). Nur wenn übrige Therapie ohne Erfolg, da teuer.

3. *Trasylolbehandlung*: Zur Ruhigstellung der Fermentbildung im Pankreas (Inaktivierung des vorzeitig aktiv gewordenen Trypsins und Kallikreins). Die *klinische Wirksamkeit ist heute durch die klinischen Doppelblindversuche* von J.E. TRAPNELL u. Mitarb.: Brit. J. Surg. 61 [1974] 177–182 *eindeutig erwiesen.*

Trasylol® [Bayer]: Neue Ampullen zu 10 ml-100000 E (1 ml-10000 E). *Dosierung*: Einzeldosis 1–2 Amp. in der Infusion; initial 500000–1000000 E. Einzelheiten siehe Firmen-Prospekt.

4. *Abschirmung mit Antibiotika: Tetracyclin*, z.B. **Reverin**®, 1–2× 275 mg plus *Ampicillin* 1,5 g in die Infusion. *Gentamicin* (**Garamycin**®, **Refobacin**®) ist bei guter Nierenfunktion ausgezeichnet gegen die evtl. vorhandenen gramnegativen Bakterien, 3× 60 mg tägl. i.m. Mit *Thiamphenicol* (**Urfamycin**®) 3 g/24 Std., später 2 g, kombinieren.

5. *Eisblase*, am Bettbogen aufgehängt, auf Pankreasgegend während 24 bis 36 Std.

6. *Infusionstherapie*: Am besten Glucose 5%ig 2–4 l u.m. tägl., wobei der Dauertropfinfusion die übrigen Medikamente zugesetzt werden können. *Elektrolytkontrolle* (K und Ca!) und u.U. Korrektur. Eine *Hypokalzämie* tritt vor allem am 5.–6. Tage in Erscheinung und verlangt eine intensive Dauersubstitution.

7. *Bekämpfung des evtl. Schockzustandes*: **Rheomakrodex**®, evtl. **Alupent**®-Tropf, siehe Schock- und Kollapskapitel, S. 171.

8. *Kortikosteroide*: In schwertoxischen Fällen empfiehlt sich die zusätzliche Verabreichung von *Prednison* oder *Prednisolon* 40 mg tägl. z.B. als *Prednisolonsuccinat* in die Tropfinfusion. Bei schweren Schockzuständen bis zu 75 mg *Prednisolonsuccinat*, z.B. als **Solu-Dacortin**®, in Dtschl. **Solu-Decortin**® [Merck] oder als **Ultracorten-H**® [Ciba-Geigy]. Von anderen Autoren wird die Steroidbehandlung abgelehnt.

9. *Diabetische Komplikationen*: Sind selten, doch sahen wir sie in 3 Fällen. Hier zusätzliche Insulintherapie.

10. *Schmerzbekämpfung*: *Morphiumderivate* sind besser zu vermeiden, andere Analgetika sind jedoch gestattet, z.B. **Baralgin**® [Hoechst] 5 ml i.v. 1–2× tägl. Günstig ist auch das *Papaverinum hydrochlor.* 0,05 g s.c. 2–4× tägl. Die *französische Schule* empfiehlt das *Procain* (**Novocain**® [Hoechst]), 10–20 ml einer 1%igen Lösung (ohne *Adrenalin*) 2–3× tägl. direkt in die Infusion. Es soll nicht nur die Schmerzen, sondern auch die Spasmen deutlich herabsetzen. *Pethidinum hydrochlor.* (**Dolantin**® [Hoechst]) 50–100 mg s.c. oder i.m.

11. *Cave die Frühoperation*: Diese ist heute im allgemeinen verlassen worden. Spätere

Pankreatitis chron.

genaue Abklärung in bezug auf Gallenwegs- und Magen-Darm-Verhältnisse: Cholezystographie, da evtl. eine Steinblase oder Choledochussteine vorliegen. U.U. Cholezystektomie mit genauer Revision der Gallenwege 3–4 Wochen nach Abklingen des akuten Schubs, um Rezidive zu verhüten. Eine durchgemachte Pankreatitis bei Cholelithiasis und Cholangitis stellt eine unbedingte Indikation zur späteren *Cholezystektomie* dar.

12. *Peritonealdialyse*: Hat sich bei sehr schweren Fällen evtl. als lebensrettend erwiesen.
13. *Calcitonin-Behandlung*: **Calcitonin-Sandoz®** oder **Cibacalcin®**. Diese Behandlung ergab in einer multizentrischen Doppelblindstudie eine deutlich raschere Besserung und weniger Todesfälle. Dosierung: 60–120 µg Salm-Calcitonin pro 24 h während 6 Tagen (32. Tag der Dtsch. Ges. f. Verdg.- u. Stoffwechsel-Krkh. Göttingen 1977) intravenös. Sensibilisierungen kommen vor.

Chronische Pankreatitis und chronische Pankreasinsuffizienz

Diese sind viel häufiger, als man für gewöhnlich klinisch annimmt. Oft treten sie ohne ersichtliche Ursache auf, häufig als Begleiterscheinung eines *Gallenleidens*, ferner bei *Pankreaszirrhose* (Bronzediabetes) und manchmal als erstes Symptom eines *Pankreaskarzinoms*. (Klin. Symptome: Übelkeit, Abmagerung, Unverträglichkeit von Fett und Alkohol, evtl. Fettstühle, Blähung der linken Kolonflexur, Nachtschmerzen, evtl. Erbrechen).

Labor-Untersuchungen: Stuhlgewicht, Lipase, Trypsin-Exkretion. *Aufgrund der häufigen Kombination mit einem Karzinom raten* heute viele Chirurgen bei der „chronischen Pankreatitis" zur Pankreatektomie.

Therapie

1. *Diät*: Zwei Wochen kein Fett, keine Saccharose, aber Glukose. Eiweiß in Form von Eiereiweiß, fettarmem Quark und Käse und weißem Fleisch.

   In der dritten Woche 10 g Fett (Maisöl, Sonnenblumenöl), später bis maximal 50 g tägl. und nicht zuviel Stärke.
2. *Zufuhr der fehlenden Verdauungsfermente*: **Pankreon forte®** [Kali-Chemie] 6 × tägl. 3 Dragées, noch besser in Pulverform.
3. *Völliges Verbot von Alkohol*.
4. *Bei Vitamin-Mangel-Symptomen*: Es kann zu einem Mangelsyndrom der fettlöslichen Vitamine A, D und K kommen. In solchen Fällen muß man evtl. zur zusätzlichen Verabreichung solcher Vitamine schreiten, d.h. z.B. *Vitamin A* als **Axerol®** [Wander], 1 Ampulle zu 300000 E i.m., in Dtschl. **Arovit®** [Roche], Vitamin D 20000–50000 E und *Vitamin K* als **Konakion®** [Roche], 1 Ampulle, und am besten noch zusätzlich ein *Vitamin-B-Komplexpräparat*, z.B. **Becozym®** [Roche] (in Dtschl. **BVK** [Roche], **Polybion®** [Merck]), 2 Ampullen zu 2 ml; zuerst wöchentlich, später alle 14 Tage. Häufig kommt es auch zu einem *Fe- und Ca-Mangel*.
5. *Schmerzbekämpfung*: Novaminsulfon (**Baralgin®**), *Scopolaminderivate* (**Buscopan Comp.®**), cave Morphiate!

6. *Kurzwellendiathermie*: Beim Vorliegen einer chronischen Pankreatitis ggf. ein Versuch mit mehreren Sitzungen von Kurzwellendiathermie auf die Pankreasgegend.
7. *Operative Therapie*: Heute bei jeder chron. Pankreatitis, die sich ohne bekannte Ursache im Alter von 50–70 Jahren entwickelt. Denn in der Mehrzahl der Fälle verbirgt sich dahinter ein unerkanntes Karzinom, d. h. dann *Pankreatektomie*.

Pankreaszyste

Wird häufig mit einem Milztumor verwechselt. Man vergesse nie, die Punktionsflüssigkeit auf Diastase zu untersuchen! Ultraschall-Untersuchung.

Therapie: Operative Behandlung.

Pankreasstein

Das Schwierigste ist die klinische Diagnose. Man muß an ihr Vorkommen, vor allem bei typischen „*Gallensteinanfällen ohne Gallensteine*", denken und ferner auch bei rezidivierenden akuten Pankreatitiden. Charakteristisch sind periodisch auftretende Schmerzen im Oberbauch, die u. U. nach links ausstrahlen. Manchmal kommt es auch zu vorübergehenden Durchfällen (Fettstuhl) und zu einer positiven Zuckerreaktion im Urin.

In 2 von unseren Fällen konnte die Diagnose aus der Röntgenaufnahme des Pankreas gestellt werden (wichtig ist die a.p., die laterale und die Schrägaufnahme zur genaueren Lokalisation des Steines).

Therapie: Operative Behandlung.

Pankreaskarzinom

Kann heute bei Frühdiagnose in vielen Fällen mit Erfolg operativ angegangen werden. Imponiert oft als *chronische Pankreatitis* auch in der Probeexzision, s. o.

Von den *Zytostatika* zeigen v.a. das **Thio-TEPA®** [Lederle] und das **5-Fluoro-uracil®** manchmal eine Wirkung, siehe Abb. 73.

Triäthylenthiophosphoramid (= **Thio-TEPA®**, [Lederle]): Am besten bei der Operation direkt in den unresezierbaren Tumorteil mit einer festen langen Nadel 60 mg (pro 1 ml dest. H_2O je 10 mg) injizieren. Bei schlechter Nierenfunktion 1. Dosis nur 45 mg. Wenn die Injektion in den Tumor nicht möglich ist, dann gleiche Dosis *peroral! Erhaltungsdosis*: Weitere 60 mg peroral alle Wochen, je nach dem Verhalten der Leukozyten evtl. die Dosis reduzieren. Bei Abfall der Lkz. unter 3000 Unterbrechung, bis Lkz. wieder angestiegen sind. *Wesentlich ist die Fortführung der wöchentlichen ED über 1 Jahr und länger mit höchstens kurzen Pausen, da sonst Rezidive auftreten!* Die Behandlung soll mit tägl. 20 mg *Prednison* kombiniert werden. In 8 von 12 Fällen sahen wir damit langdauernde Remissionen. -*Fluoro-uracil*: Erfolge in ca. 50% der Fälle, Dosierung siehe Zytostatika-Kapitel. Wesentlich ist auch hier die wöchentliche Erhaltungs-Therapie, am besten mit wöchentlichen Infusionen.

Pankreas-G

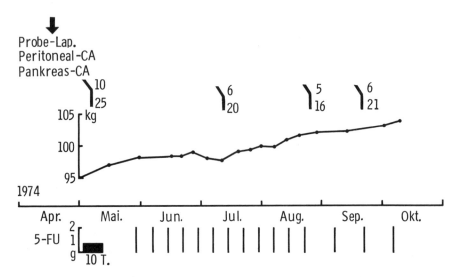

Abb. 73. **Pankreas-Adeno-Ca. mit Peritoneal-Karzinose:** (F.O.L. 57j. ♂). Beginn der ersten Symptome im Frühjahr 1974, im April Laparotomie, die bereits ein in-operables Pankreas-Kopf-Ca. ergab mit multiplen Metastasen. Am 1. Mai Beginn mit einer 5-FU-Kur, Initialdosis von 7,5 g innert 10 Tagen, dann wöchentlich 2 g i.v. Der AZ und der Lokalbefund besserten sich auffallend, und der Pat. nahm, wie die Kurve zeigt, 10 kg an Gewicht zu. Im Februar 1975 Verschlechterung, Ileus-Erscheinungen. Bei der Operation fand man eine komprimierende Metastase im Ileum, die exzidiert wurde. Trotzdem allmähliche Verschlechterung und Exitus am 4.7.1975. Ohne das 5-FU hätte der Patient sicher nicht $1^{1}/_{2}$ Jahre überlebt.

Indikationenliste für Hepatitis-B-Impfung

- Medizinalpersonen (Ärzte, Zahnärzte, im Pflege- und Laborbereich)
- Medizinalpersonen in Ausbildung
- In der Blutverarbeitung tätige Personen
- Sozial- und Entwicklungshelfer
- Kontaktpersonen von infektiösen chronischen Hepatitis-B-Patienten
- Unter Umständen Kontaktpersonen von akut Hepatitis-B-Kranken (vor allem Sexualkontakte)
- Patienten mit krankheitsbedingtem oder medikamentös induziertem Immundefekt (Hämodialysepatienten und Patienten mit Nierentransplantaten, Hämophile, Patienten mit Thalassaemia major, Malignompatienten unter Cytostatica usw.)
- Patienten mit voraussehbarer langer Hospitalisation in Zusammenhang mit wiederholten diagnostischen oder therapeutischen Eingriffen (auch Kinder!)
- Drogenabhängige
- Homosexuelle mit häufigem Partnerwechsel und Prostituierte

Nieren und ableitende Harnwege. Erkrankungen der männlichen Genitalorgane

J. Hodler

Nieren und ableitende Harnwege

Glomerulonephritiden, Glomerulopathien

Allgemeiner Verlauf und Einteilung

Entzündliche Erkrankungen der Glomeruli (Glomerulonephritiden, Glomerulopathien) bleiben oft ätiologisch ungeklärt. Für die, leider nur selten mögliche, spezifische Therapie ist die Kenntnis der vorliegenden Ätiologie (Antigen, Toxin, weitere Noxe) und des individuellen klinischen Krankheitsverlaufs wichtig. Eine Ausheilung ist in günstigen Fällen möglich. Chronisch progressive Formen führen in individuell stark unterschiedlichem Zeitintervall zur terminalen Niereninsuffizienz und Urämie.

Akute Glomerulonephritiden

Akute diffuse Glomerulonephritis nach Streptokokkeninfekt

Klinik

6–10 Tage nach einem akuten Streptokokkeninfekt (inkl. Scharlach) auftretende Mikro- evtl. Makrohämaturie, Proteinurie, Ödem und Blutdrucksteigerung in wechselnder Kombination; selten Oligo-Anurie und/oder Azot- bzw. Urämie. Früher häufig, ist die Krankheit seltener geworden.

Therapie
1. Antiinfektiöse Behandlung

Ziel: *Ausschaltung des von den Tonsillen, ausnahmsweise von der Haut ausgehenden Streptokokkeninfekts;* damit Ausschaltung des verantwortlichen Antigens.

Bevorzugtes Medikament: Benzathin-Penicillin G (**Bicillin**®, **Tardocillin**®, **Penadur**®, zweimal wöchentlich 750000–1000000 Einheiten i.m.). Antibiotische Behandlung während 3–6 Wochen, in den letzten Behandlungswochen evtl. per os (2 Tabletten à 1 Mio E. täglich). Bei (seltener) Penicillinresistenz Anpassung des Antibiotikums gemäß Resistenzprüfung. Bei Penicillinallergie: *Erythromycin* oder *Clindamycin*, siehe Abschnitt Antibiotika. Länger dauernde Penicillinbehandlung oder eine Dauer-

Glomerulonephritis

prophylaxe nach akuter Glomerulonephritis sind nutzlos. Tonsillektomie: nur bei großen, chronisch entzündeten Gaumenmandeln und nach rezidivierenden Anginen indiziert; unter Penizillinschutz nach Ablauf der akuten Phase.

2. Unterstützende Maßnahmen

a) *Bettruhe*. Auch heute noch während der akuten Phase von Ödemen, Hämaturie, Blutdrucksteigerung und subjektivem Krankheitsgefühl während 2–6 Wochen empfehlenswert. Anschließend Schulbesuch und berufliche Tätigkeit unter leichter körperlicher Schonung, sogar wenn Urinstatus (Eiweißausscheidung, Erythrozyturie) noch nicht normal. Seine Normalisierung kann in Einzelfällen erst nach zwei Jahren eintreten.

b) *Diät*. Während der akuten Ödemphase streng salzarm (1 g) und relativ eiweißarm (60 g/Tag). Wie die Flüssigkeitszufuhr, ist die Diät dem Verlauf des Einzelfalls und der Schwere des Krankheitsbildes anzupassen. Einzelheiten bei Niereninsuffizienz siehe Abschnitt „chronische Niereninsuffizienz".

c) *Kontrolle des Krankheitsverlaufs*. Durch Messung der täglichen Harnmenge, von Körpergewicht, Blutdruck. Im Serum: Elektrolyte, Harnstoff, Kreatinin, Antistreptolysintiter. Urinstatus.

d) *Flüssigkeitsretention und Hypertonie*. Diuretika, mit Vorteil Schleifendiuretika, z. B. *Furosemid* (**Lasix**®, 40–500 mg per os oder i.v.) in Kombination mit angemessenen Antihypertensiva (siehe Hochdruckbehandlung bei chronischer Niereninsuffizienz).

e) *Lebensbedrohliche Überwässerung oder starke Niereninsuffizienz: Hämodialyse, Ultrafiltration*.

f) *Nicht mehr gebräuchlich oder kontraindiziert*: Wasserstoß zur Überwindung einer Anurie; Kortikosteroide; Zytostatika; Antihistaminika; Herzglykoside ohne vorbestehende oder zusätzliche Herzerkrankung.

g) *Weitere symptomatische Therapie*: Behandlung von Brechreiz. Darmentleerung. Mundpflege (s. Abschnitt „akute Anurie").

Nicht durch Streptokokken erzeugte akute diffuse Glomerulonephritis

Klinik

Analog Streptokokkenglomerulonephritis, bedingt durch zahlreiche weitere bakterielle oder *virale*, oft nicht eruierbare Erreger.

Therapie

Spezifische Behandlung gegen den allfällig gefundenen Erreger, *unterstützende* Behandlung gemäß Richtlinien im vorangehenden Abschnitt.

Akute Herdnephritis

Klinik

In der Mehrzahl der Fälle funktionell belanglose Erythrozyt- und Proteinurie im Gefolge akuter Infektionen. Zu unterscheiden von der IgA-Nephritis, die in einem kleineren Teil der Fälle in progrediente Niereninsuffizienz übergeht. Charakteristisches Symptom: Rezidivierende Makrohämaturie.

Therapie richtet sich gegen die Grundkrankheit.

Subakute und chronische Glomerulonephritiden

Allgemeine Klinik

Durch Mikrohämaturie, Proteinurie, meist Hypertonie und progressive Niereninsuffizienz charakterisierte subakute oder chronische Glomerulonephritiden entwickeln sich seltener aus einer akuten diffusen Glomerulonephritis oder nach einer in Schüben verlaufenden Herdnephritis, häufiger primär chronisch. Einzelne unter ihnen erzeugen durch Eiweißverlust das *nephrotische Syndrom*, die Mehrzahl der chronischen Glomerulonephritiden endet trotz Behandlung in *terminaler Niereninsuffizienz*. Für die Therapie ist die Diagnose der Nierenbeteiligung im Rahmen von System- und metabolischen Erkrankungen besonders wichtig. Nur sie – und das nephrotische Syndrom bei minimal-change glomerulo nephritis (MCGN) – sind einer spezifischen Therapie zugänglich (Therapie s. *„chronische Niereninsuffizienz* und *Urämie"*). Sie kann deshalb auch für alle in Betracht kommenden chronischen Nephropathien gemeinsam abgehandelt werden.

Spezifische Therapie (der subakuten und chronischen Glomerulonephritiden)
a) **Maligne, subakute, proliferative Glomerulonephritis mit Kapselwucherung**

Klinik

Als eine der Ursachen der *„rapidly progressive glomerulonephritis"* führt diese Form ohne Behandlung innerhalb von 6 Monaten bis 2 Jahren zur terminalen Niereninsuffizienz. Das Syndrom des „rapidly progressive glomerular disease" findet sich symptomatisch ferner bei *Goodpasture-Syndrom*, selten nach *Streptokokkenglomerulonephritis*, bei bakterieller *Endokarditis, Polyarteriitis, Purpura Schönlein-Henoch, Lupus* erythematodes disseminatus und essentieller *Kryoglobulinämie*.

Therapie

1. Wiederholte *Prednison-* oder *Prednisolonstöße* (300–1000 mg i.v. per infusionem).
2. Medikamentenkombinationen, z.B. *Prednison,* für den Erwachsenen 60–100 mg bzw. 3 mg/kg Körpergewicht beim Kind, *Cyclophosphamid* (**Endoxan**®), 2 mg/kg siehe S. 363. Antikoagulation durch *Heparin* (**Liquemin**®) und *Dicumarolderivate* (z.B. **Marcoumar**®) sowie Plättchenaggregationshemmer (*Dipyridamol* (**Persantin**®), 10 mg/kg Körpergewicht).
3. Wiederholte *Plasmapheresen.*
Erfolg meist enttäuschend. Remissionen kommen aber doch vor.

b) **Chronische Glomerulonephritis bei bakterieller Endokarditis**

Therapie s. Sepsis lenta S. 161.

c) **Glomerulopathie bei Lupus erythematodes disseminatus**

Klinik

Reicht von leichter Glomerulopathie bis zur schweren Glomerulonephritis.

Therapie (s. LE-Kapitel S. 165)

Bei benignen Formen entsprechend derjenigen der Grundkrankheit (siehe Abschnitt

Glomerulonephritis

Lupus erythematodes disseminatus S. 165.) Die schwere Nephropathie des SLE mit Niereninsuffizienz spricht auf hohe Dosen von *Prednison* oder *Immunosuppressiva* meist schlecht an.

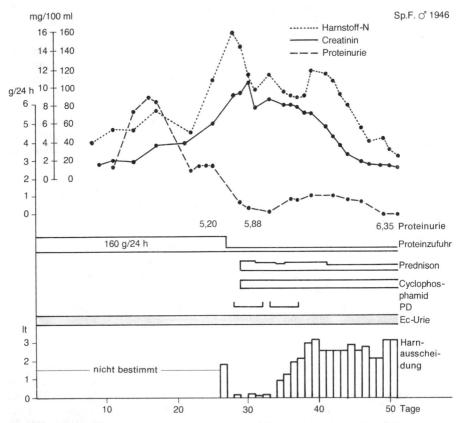

Abb. 74. *Behandlung der Polyarteriitis nodosa eines 33jährigen Mannes.* Eine bei beginnender Niereninsuffizienz kontraindizierte, vom Arzt aber verordnete übermäßige Proteinzufuhr führt mit abnehmender Nierenfunktion (Blutkreatinin!) am 28. Tag zur Azot- und Urämie, welche durch Peritonealdialysen (PD) behandelt werden müssen. Die Kombination Prednison/Cyclophosphamid führt zu rascher Besserung der Nierenfunktion. Mit abnehmender Proteinurie steigt das Blutprotein von 5,2 auf 6,35 g dl an.

d) **Glomerulonephritis bei Polyarteriitis nodosa und Wegenerscher Granulomatose** siehe dort S. 230 u. Abb. 74

e) **Glomerulonephritis bei Purpura Schönlein-Henoch**

Klinik

Die Hämaturie kann spontan in der Mehrzahl der Patienten (85%) verschwinden. Angesichts der Fälle von progredienter Niereninsuffizienz empfiehlt sich dennoch bei Krankheitsbeginn eine spezifische Therapie.

Therapie

Prednison (Anfangsdosis 40–60 mg/Tag, je nach Ansprechen allmähliche Reduktion. Dauer: bei einfachen Fällen 3–8 Wochen). Bei malignem Verlauf Medikamentenkombinationen, Prednisonstöße und *Plasmapherese* gemäß S. 359.

f) Glomerulonephritis bei Antibasalmembranantikörpern und beim Goodpasture-Syndrom

Klinik

Nicht durch Antigen-Antikörperkomplexe, sondern durch gegen die glomeruläre Basalmembran gerichtete Antikörper ausgelöst. **Goodpasture-Syndrom:** Kombination mit rezidivierenden Lungenblutungen und Lungenhämosiderose, welche der Nierenerkrankung in mehr als 50% der Fälle vorangehen. Die letztere führt meist innerhalb von wenigen Monaten zur terminalen Niereninsuffizienz.

Therapie

1. *Prednison* (60–100 mg/Tag) wirkt auf die Lungenaffektion günstig.

2. Seine Kombination mit *Cyclophosphamid* (150 mg/Tag) oder *Azathioprin* (1,5 bis 2 mg/kg Körpergewicht täglich) kann manchmal die Nephropathie günstig beeinflussen, ebenso *Plasmapheresen*. Bei der Anwendung der Medikamentenkombination für rasch progrediente Glomerulonephritis (s. S. 359) Zurückhaltung mit der Anwendung von Antikoagulantien.

3. Die *Nephrektomie* kann bei terminaler Niereninsuffizienz die zirkulierenden Antikörper entfernen, die Lungenhämosiderose damit heilen und die Basis für eine erfolgreiche Transplantation schaffen.

g) Chronische Glomerulonephritis bei malignen Tumoren, Lymphomen und Hämoblastosen

Klinik

Vor allem Bronchuskarzinome und maligne Lymphome erzeugen Immunkomplexe, welche oft ein nephrotisches Syndrom auslösen.

Therapie

Strahlen- und Chemotherapie des Grundleidens kann bei malignen Lymphomen gelegentlich zur Remission der Glomerulopathie Anlaß geben.

h) Nephrotisches Syndrom

Allgemeine Klinik und Pathogenese

Wird durch eine Vielzahl von Glomerulopathien ausgelöst, wenn der tägliche Eiweißverlust durchschnittlich 3,5 g/Tag übertrifft. Schubförmig verlaufend. Geläufige Ursachen: Primär chronische Glomerulonephritiden, Glomerulopathien bei metabolischen (Diabetes, Amyloidose) und Systemkrankheiten („Kollagenosen", Tumoren), Störungen des Nierenkreislaufs, Nephrotoxine (Gold!), Medikamente (Trimethadion, Parametadion, Penicillamin u.a.) sowie weitere, seltene infektiöse oder hereditäre Noxen. Spezifische Behandlung nur bei minimal-change-disease, sowie indirekt bei den Glomerulopathien der metabolischen und Systemkrankheiten sowie nach einzelnen Nephrotoxinen oder Medikamenten möglich.

Nephrotisches Sdr.

In allen Fällen ist beim Therapieplan den Folgen des Eiweißverlusts (Kachexie, Infektionsgefahr) Rechnung zu tragen.

Nephrotisches Syndrom bei minimal-change-glomerulonephritis (MCGN, „Lipoidnephrose")

Klinik

Schubweise rezidivierendes nephrotisches Syndrom (nS) mit wechselnd massiver Proteinurie, Hypoproteinämie, Hyperlipoprotein- und namentlich Hypercholesterinämie sowie Ödemen. Erythrozyturie meist nur gering, Hypertonie und Niereninsuffizienz initial oft fehlend. Diagnose durch *Nierenbiopsie*, auf Grund des lichtoptischen und immunfluoreszenzoptischen Befundes (keine Immunglobulin- oder Komplementablagerungen in den Glomeruli).

Therapie

1. *Behandlung der initialen Proteinurie:* Corticosteroide: Dosierungsrichtlinie für Prednison 60 mg/m² Körperoberfläche und Tag im Kindesalter, 60–100 mg beim Erwachsenen, s. Abb. 75. Bei positivem Behandlungserfolg (Ausschwemmung der

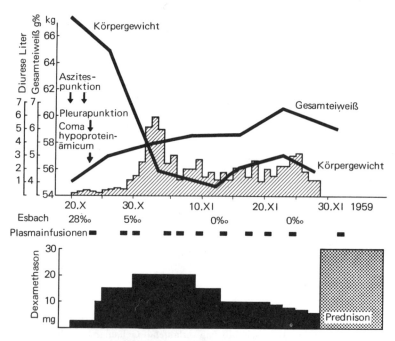

Abb. 75. *Nephrotisches Syndrom bei MCGN*. 29jährige Frau. Die Diurese setzt mit gewisser Latenz und nach Erhöhung der Dexamethasondosis auf 20 mg ein. Unter Abnahme der Albuminurie normalisiert sich das Körpergewicht nach Ausschwemmung der Ödeme. *Merke*: Man verordne bei Nachweis einer MCGN in der Nierenbiopsie sofort die volle Prednisondosis (60 mg Prednison/m² Körperoberfläche im Kindesalter, bzw. 60–100 (meist 80) mg Prednison beim Erwachsenen).

Ödeme, Abnahme und Verschwinden der Proteinurie innerhalb von 10–20 Tagen) kann die Dosis alle 14 Tage um 10–20 mg reduziert werden. Mittlere Behandlungsdauer 8 Wochen (6 Wochen bis einige Monate). Corticoidresistenz im Kindesalter nur 2, im Erwachsenenalter bis 15%. Die Steroidkur kann bei guter Verträglichkeit bei Rückfällen beliebig oft wiederholt werden.

2. *Behandlung der „frequent relapsers".* Medikament der Wahl bei gehäuften Rezidiven und Steroidunverträglichkeit: Cyclophosphamid (**Endoxan**®, 2 mg/kg Körpergewicht täglich während maximal 8 Wochen). Wir bevorzugen die Cyclophosphamidmedikation nach Einleiten der Remission der Proteinurie mit Prednison. Eine initiale und isolierte Behandlung frequenter Rückfälle durch Cyclophosphamid wird ebenfalls empfohlen. Cyclophosphamid kann als Versuch, kombiniert mit Prednison, auch bei steroidresistenten Patienten verabreicht werden.

Wichtig: Die Anwendung von *Cyclophosphamid* (Hauptgefahr: *Keimdrüsenschädigung*) muß in jedem Fall in bezug auf Vor- und Nachteile genau abgewogen werden. Wöchentliche Blutbildkontrollen zur Prophylaxe gegen eine Markschädigung: Absetzen des Medikaments bei Absinken von Leukozyten oder Thrombozyten unter 2500 bzw. 50000 mm^3.

Möglicherweise kann statt Cyclophosphamid auch *Chlorambucil* (**Leukeran**®, Dosierung 0,2 mg/kg Körpergewicht) eine gleiche Wirkung ausüben. Dagegen scheint Azathioprin wirkungslos zu sein.

3. *Antibiotische Abschirmung.* Sie ist während der Steroidkur mit Ausnahme einer nicht sicher inaktiven Tuberkulose überflüssig. Namhafte Autoren empfehlen indessen während der hochdosierten Steroidbehandlung des nS die Hospitalisation. Jedenfalls muß ein interkurrenter Infekt rasch und effizient behandelt werden.

4. *Diät.* Kochsalzarm, eiweiß- und relativ kalorienreich. Spezifische Behandlung der Lipämie des nS nicht indiziert. Nach Bedarf Einschränkung der Flüssigkeitsaufnahme vor der Ödemausschwemmung.

5. *Diuretika.* Bei sehr starken initialen Ödemen oder bei partieller oder totaler Steroidresistenz indiziert. Bei Anasarka: Mittlere bis sehr hohe Dosen von *Furosemid* (**Lasix**®, 120–500 mg/Tag), evtl. kombiniert mit *Metolazon* (**Zaroxolyn**®, 5–20 mg täglich). Cave Hypovolämie. Evtl. zuerst salzloses Albumin. Je nach Einzelfall sind auch Thiazidsaluretika und Aldosteronantagonisten z.B. *Spironolacton* (**Aldactone**®, 100–200 mg/Tag) wirksam.

6. *Bekämpfung der Hypoproteinämie.* Abgesehen von der eiweißreichen Diät sind im allgemeinen Plasma- oder salzarme Albumininfusionen den therapieresistenten Formen von nS vorbehalten.

7. *Hypokaliämie.* Kann gelegentlich bei rascher Ausschwemmung der Ödeme auftreten, nach unserer Erfahrung ist eine Substitution (z.B. mit **Kalium Hausmann**®) kaum je nötig. Bei chronischen Verläufen wirkt oft der Zusatz von *Spironolacton* günstig.

Nephrotisches Syndrom bei Gold-, Penicillamin-, Captopril- und Tridionmedikation

Klinik: Proteinurie, evtl. nS.

Diabetische Nephropathie

Therapie

Absetzen des nephrotoxisch wirkenden Medikamentes, evtl. initial Diuretika. Steroide sind nicht indiziert.

Nephrotisches Syndrom bei fokaler Glomerulosklerose, epimembranöser, membranoproliferativer, lobulärer und exsudativ-proliferativer Glomerulonephritis

Klinik

Nephrotisches Syndrom oft mit Mikrohämaturie, wechselnd mit einfacher Proteinurie. Die Diagnose der vorliegenden Glomerulopathie ist meist nur durch *Nierenbiopsie* möglich. Keine der erwähnten Krankheiten spricht (obschon immer wieder gegenteilige Einzelbeobachtungen veröffentlicht werden) mit einiger Sicherheit auf Steroide oder Zytostatika an.

Therapie

In erster Linie palliativ: Entwässerung durch salzarme (eiweißreiche) Diät und Diuretika[1]). Hemmstoffe der Prostaglandinsynthetase (z.B. *Indomethacin* (**Indocid**®, 100–150 mg per os) eventuell kombiniert mit *Cyclophosphamid* (**Endoxan**®, 50 mg per os)) können eine Verminderung der Proteinurie bewirken. Sie sind bei stärkerer Einschränkung der Nierenfunktion (Kreatinin über 3 mg%) kontraindiziert.

Selten ist, bei sekundär durch ein anderes Grundleiden hervorgerufenen Glomerulopathien dieser Histologie, eine *spezifische Behandlung* des Grundleidens von Remission oder Abnahme der Proteinurie gefolgt.

In Ausnahmefällen kann der durch nS verursachte Eiweißverlust lebensbedrohlich werden. In dieser Situation darf man das nS dieser Krankheiten probatorisch mit Steroiden und/oder Zytostatika bzw. mit weiteren Medikamentenkombinationen (s. S. 359) behandeln. Abbruch des Versuchs bei negativem Ausfall nach spätestens 6 Wochen, da sonst die Gefahr tödlicher Komplikationen besteht (Abb. 76).

Zu berücksichtigen: Die Proteinurie nimmt bei fortschreitender Niereninsuffizienz ab, und das nS verläuft schubartig. Risiko der Therapie gegen Gefahr der Hypoproteinämie und möglichen Therapieerfolg in jedem Fall genau abwägen.

i) **Diabetische Nephropathie**

Klinik

Wird in wechselndem Ausmaß durch *Glomerulosklerose* (Kimmelstiel-Wilson), Arterio- und Arteriolosklerose und *Pyelonephritis* bestimmt. Hauptzeichen: *Proteinurie, Ödeme* (evtl. nS), *Hypertonie und Niereninsuffizienz*. Gehäuft: *Papillennekrosen, Blasenfunktionsstörungen*. Selten: Hyporeninämischer Hypoaldosteronismus mit Hyperkaliämie. **Praktisch wichtig**: *Häufung von akuter Anurie nach Infusion von Kontrastmitteln (i.v. P.!). Ferner: Erhöhte Komplikations- und Mortalitätsrate bei Langzeithämodialyse und Nierentransplantation.*

Therapie

1. *Einstellung des Zuckerhaushalts*
Diät und exakte Insulindosierung können wohl als einzige spezifische Maßnahme

---

1) (Cave: kann zu Hypovolämie führen)

Diabetische Nephropathie

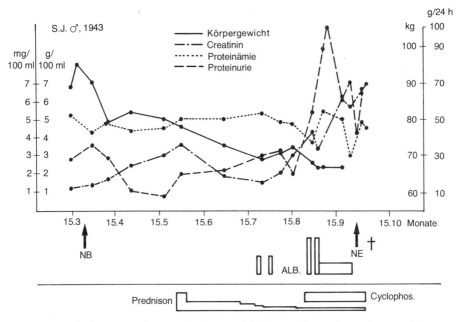

Abb. 76. *Tödlicher Verlauf eines nS bei einem 36jährigen Mann mit membranoproliferativer Glomerulonephritis.* Die nach offener Nierenbiopsie (NB) versuchte immunosuppressive Therapie bleibt erfolglos; auch massive Albumininfusionen (ALB) führen einzig zu einer Verstärkung der Proteinurie. Wegen extremen Eiweißmangels – und möglicherweise der versuchten therapeutischen Immunosuppression – entwickelt sich eine von der Biopsiestelle ausgehende torpide Nekrose, welche schließlich in subphrenischem Abszeß, Pleuraempyem und Sepsis endet. Eine im letzten Moment mit der Absicht, die deletäre Proteinurie zu vermindern, vorgenommene Nephrektomie (NE) bleibt erfolglos. *Merke*: Bei nS. welche nicht durch MCGN verursacht werden, sind Vor- und Nachteile eines Behandlungsversuchs genau gegeneinander abzuwägen. Der Tod erfolgte im vorliegenden Fall nicht durch Urämie (Kreatinin ante exitum 6,5 mg/dl), sondern an den Folgen der Hypoproteinämie und der Immunosuppression.

die Progression der Glomerulosklerose möglicherweise verzögern. Cave Hypoglykämien. Orale Antidiabetika sind bei Niereninsuffizienz deshalb gefährlich. Die Insulindosis nimmt mit zunehmender Niereninsuffizienz leicht ab.

2. *Behandlung von Ödemen und Proteinurie*
   In üblicher Weise durch salzarme Diät und vorzugsweise Schleifendiuretika.

3. *Hypertonie*
   Gemäß allgemeinen Richtlinien der Hochdruckbehandlung (s. S. 214) bei Niereninsuffizienz. Beachte: *Neigung zu orthostatischer Hypotonie infolge diabetischer Neuropathie.* Deshalb Vorsicht bei der Anwendung von α-*Methyldopa*, *Clonidin* und *Prazosin*.

4. *Prophylaxe und Behandlung von Harnwegsinfekten (HWI) und Pyelonephritis*
   Versuch der Verminderung von HWI durch Miktionshygiene und weitere Maßnahmen siehe Abschnitt HWI. Cave: Katheterisierung! Antibiotische Behandlung siehe Abschnitt Pyelonephritis.

Amyloidose

5. *Unnütz oder kontraindiziert*
   Behandlung der prognostisch günstigen leichten Proteinurie (mit Ausnahme durch Kontrolle des Zuckerstoffwechsels); urologisch nicht absolut indizierte Urographien; Aldosteronantagonisten; Ganglienblocker; Steroide oder Immunosuppressiva; Hypophysektomie.

k) Amyloidose der Niere

Klinik

Histochemisch durch Ablagerung von mindestens zwei verschiedenen Proteinen (AA = Akutphasenprotein, AL = light chains) charakterisiert. Vier Untergruppen: **Primäre** (= idiopathische), **sekundäre** (bei chronischen Eiterungen, Infektionen, Tumoren, Polyarthritis), bei **Myelom** und **familiär** (insbesondere Mittelmeerfieber). Niere bei allen Formen beteiligt. Symptome: Latente bis wechselnd rasch progrediente Glomerulopathie, Protein- und wenig Erythrozyturie; *nephrotisches Syndrom und Niereninsuffizienz bei häufig normalem Blutdruck*. Diagnose: *Rektum- oder Nierenbiopsie*.

Therapie

1. *Spezifisch*: Zur Zeit noch experimentell. Einzelerfolge nach kombinierter Therapie mit *d-Penicillamin, Melphalan* (**Alkeran**®), Prednison und *Fluoxymesteron* (**Ultandren**®), siehe Cohen u. Mitarb.: Ann. intern. Med. 82 [1975] 466–473. Bei sekundären Formen kann die erfolgreiche Behandlung der Grundkrankheit zur Remission führen. Dasselbe gilt für die Amyloidose des Myeloms.

2. *Unterstützend*: Diät, Diuretika, Behandlung der terminalen Niereninsuffizienz entsprechend Angaben bei therapierefraktärem nS und terminaler Niereninsuffizienz.

l) Myelomniere

Klinik

Chemisch unterschiedlich zusammengesetzte, oft massive Proteinurie, nur selten nS; Niereninsuffizienz (zweithäufigste Todesursache bei multiplem Myelom). **Tendenz zu akuter Anurie, insbesondere nach intravenösem Pyelogramm.**

Therapie

1. *Spezifisch*: Behandlung der Grundkrankheit s. S. 65.

2. *Unterstützend*: Genügende Hydratation unter Wahrung der für Niereninsuffizienz geltenden Richtlinien.

3. *Gegen Hyperkalzämie*: *Furosemid* (**Lasix**®), *Prednison* (40 mg täglich) oder *Calcitonin* (**Cibacalcin**®, 0,5 mg s.c. oder i.m.). Siehe auch S. 82.

4. Bei bedrohlicher *Hyperurikämie*: *Allopurinol* (**Zyloric**®).

5. Bei *Hyperviskositätssyndrom*: Evtl. *Plasmapherese*.

6. **Kontraindiziert**: Intravenöse Pyelographie.

Pyelonephritis, interstitielle Nephritis, entzündliche Erkrankungen der abführenden Harnwege und Harnwegsinfekt

Allgemeines

Ätiologisch komplexe Schädigung des Nierenparenchyms und der abführenden Harnwege durch Bakterien, Viren, Störungen des Harnabflusses, nephrotoxische Medikamente und Nephrotoxine sowie weitere ungeklärte Ursachen (z. B. bei der Balkannephritis).

Akute interstitielle Nephritis

(Zur Sicherung der Diagn.: Nierenbiopsie)

Klinik

Meist abakterielle, lymphoplasmozytäre interstitielle Entzündung des Nierenparenchyms bei schweren *Infekten* (oft Virus) oder Überempfindlichkeit gegenüber Medikamenten (z. B. *Sulfonamide*, selten *Diuretika* wie Furosemid, *Antiphlogistika, Antibiotika*, vor allem *Methicillin*).

Therapie

1. *Spezifisch* durch antibiotische Behandlung einer Grundkrankheit oder Auslassen der medikamentösen Noxe; bei allergischen Formen: *Prednison* (30–60 mg täglich während 2–6 Wochen nach allfälliger Dosisreduktion) wahrscheinlich von Nutzen.

2. *Unterstützend*: Siehe unter akute Anurie (s. S. 379).

Akute Pyelonephritis

Klinik

Lendenschmerz, Fieber, Bakteri- und Leukozyturie; Haupterreger: Escherichia coli. Eine Reihe weiterer Erreger rufen dasselbe Krankheitsbild hervor; deshalb *vor Einleitung der Therapie Mittelstrahlurin auf pathogene Keime* (inkl. **Resistenzprüfung**) *untersuchen*.

Therapie

1. *Antibiotika* und *Chemotherapeutika*. Vor Eintreffen der bakteriologischen Diagnose: *Ampicillin* (1,5–2 g **Penbritin**®, **Binotal**®) oder *Sulfomethoxazol-Trimethoprim* (**Bactrim**®, für Erwachsene 2 × 2 Tabletten täglich). Bei Ansprechen der Infektion Fortsetzung der Behandlung während 10–14 Tagen. Bei negativem Therapieerfolg Wechsel des Antibiotikums gemäß Resistenzprüfung. Spezielle Behandlung besonderer Erreger siehe chronische Pyelonephritis (s. S. 368).

2. *Bettruhe*. Bei Fieber, Schmerz oder Störung des Allgemeinzustandes. Allfällige Hospitalisation von Risikofällen: Schwangere, kachektische Patienten, sowie bei Verdacht auf eine Störung des Urinabflusses.

3. *Flüssigkeitszufuhr*. Reichlich (2–3 l), bei Übelkeit evtl. durch Infusion (cave: Überwässerung von herz- oder niereninsuffizienten Patienten.)

Nephritis interstitielle

4. *Fieberbehandlung.* Zum Beispiel mit *Noramidopyrin* (**Novalgin**®, 3× 1 Tablette à 0,5 g täglich).

5. *Schmerzbehandlung.* Bei starken Tenesmen oder Pollakisurie kombinierte Suppositorien wie **Baralgin**® oder **Parasulfol**®. Sehr starke Schmerzen: *Extractum Belladonnae* 0,03, *Opium* 0,01–0,03 f. Supp; S. 1–2 × 1 Supp. täglich.

6. *Wärme.* Heizkissen oder warme Umschläge auf Blasen- und Nierengegend.

7. *Beseitigung prädisponierender Faktoren.* Kontrazeptiva, neurologische Störungen des Blasensphinkters, schlechte Einstellung eines Diabetes mellitus, Hypokaliämie, Hypertension und allfällige urologische Affektionen einschließlich Kompression der ableitenden Harnwege durch veränderte Nachbarorgane.

8. *Niereninsuffizienz:* Gemäß Richtlinien in den Abschnitten akuter und chronischer Niereninsuffizienz.

Chronische Pyelo- und interstitielle Nephritis

Klinik

Wird fast immer durch prädisponierende Faktoren, wie Mißbildungen, Reflux oder Stase in den abführenden Harnwegen, Störungen des Harnabflusses, Harnsteine, Diabetes oder Schmerzmittelabusus bedingt.

Therapie
a) *Spezifische Maßnahmen*

1. *Urologische* Sanierung von Mißbildungen (vesikoureteraler Reflux nur in Frühstadien), Abflußhindernissen (Prostata, Strikturen); Entfernung von Konkrementen, wenn irgend möglich radikal, in Niere und Blase.

2. *Vermeiden zusätzlicher Nierenschädigungen*

   Verbot vor allem phenacetin- evtl. auch **salizylathaltiger Antineuralgika.** Hypertonie: siehe dort S. 214.

3. *Antibiotische Behandlung*

   Prinzipien: Sie sind vielfach noch umstritten. *Reubi* empfiehlt eine *Sterilisierung des Harns durch wiederholte resistenzgerechte Kuren nur nach erfolgreicher Behebung einer urologischen Ursache* (Nephrolithiasis, Korrektur eines vesikoureteralen Refluxes usw.). Bei *nicht behebbaren* urologischen Ursachen und bei hämatogenen oder aszendierenden, *nicht obstruktiv bedingten Fällen* von chronischer Pyelonephritis wird auf Dauersterilisierung des Harnes verzichtet und *nur der akute Schub (Fieber, Dysurie, Lendenschmerz) während ca. 14 Tagen antibiotisch behandelt.* Bei chronischen, rezidivierenden Infekten sind oft Antibiogramme unerläßlich.

   Empfohlene Medikamente

   Co-Trimoxazol in normaler Dosierung, wenn Kreatinin <2,5 mg%; halbsynthetische Aminopenicilline: *Ampicillin* (**Penbritin**®), *Amoxillin* (**Clamoxyl**®), *Epicillin* (**Spectacillin**®) 2 g täglich per os, bei schwerem Infekt unter Umständen höher dosiert, sind gegen viele Koli- und Enterokokkenstämme wirksam. Nebenwirkungen: gering, selten interstitielle Nephritis, Hautexanthem. *Mecillinam* (**Selexid**®) zeigt eine gute Wirkung gegen *Enterobacteriacae*, nicht gegen Enterokokken und Pseudomonas.

Cloxacillin (Orbenin®) und *Flucloxacillin* (**Floxapen**®, 2 g täglich per os) wirken gegen **Staphylokokken**, *Carbenicillin* (**Pyopen**®, 10–30 g per infusionem) und *Piperacillin* (**Pipril**®) gegen **Pseudomonasinfekte**, *Gentamicin* (**Garamycin**®), *Sisomycin* (**Extramycin**®), *Amikacin* (**Amikin**®) und *Tobramycin* (**Obracin**®) sind u.a. gegen **Pseudomonas, Klebsiellen** und **Proteus** wirksam. Wie alle Aminoglykoside sind sie oto- und nephrotoxisch und müssen bei Niereninsuffizienz stark vermindert dosiert werden (s. S.386 Medikamentendosierung bei chronischer Niereninsuffizienz). Potentiell nephrotoxisch sind, je nach Präparat in verschiedenem Ausmaß, auch die Cephalosporinderivate (Einzelpräparate s. Kapitel Antibiotika), die gegen Coli, Proteus, Klebsiellen, nicht gegen Enterokokken wirksam sind. Unter den nach unserer Erfahrung oft wenig wirksamen Tetrazyklinen ist am ehesten das *Doxycyclin* (**Vibramycin**®, 100 mg täglich) zu empfehlen. Das nephrotoxische *Amphotericin B* (**Fungizone**®) und *5-Fluorocytosin* (**Ancotil**®) sind den seltenen **Soorinfektionen** der Niere vorbehalten.

Bei fortgeschrittener Niereninsuffizienz oder überhaupt **kontraindiziert:** *Chloramphenicol* (Ersatzpräparat *Thiamphenicol* (**Urfamycine**®)), *Nitrofurantoin* (**Furadantin**®, Gefahr der Polyneuritis) und die bei HWI oft empfohlene *Nalidixinsäure* (**Negram**®), *Co-Trimoxazol* sowie das gegen Colibakterien selektiv aktive *Colistin* (**Colimycine**®).

b) *Unspezifische Maßnahmen*

1. Anpassung der Medikamentendosierung und Vermeiden nephrotoxischer Agentien siehe Abschnitt chronische Niereninsuffizienz (s. S. 386).

2. Diät. Bei Fehlen von Zeichen einer Niereninsuffizienz oder von Elektrolytstörungen normal. Die Azotämie bei fehlender Hypertonie im präterminalen Stadium wird oft durch Exsikkose und Salzverlust bedingt und spricht nicht selten auf vorsichtige Kochsalzzulagen günstig an.

3. Weitere Elektrolytstörungen, Hypertonie und terminale Niereninsuffizienz: siehe Abschnitte tubuläre Syndrome und chronische Niereninsuffizienz.

4. **Nephrektomie**. Sie ist nur *bei streng einseitiger Affektion* (kleine nicht funktionierende oder pyonephrotische Niere) indiziert. Man stützt sich bei der Indikation auf Beschwerden wie Hypertonie, rezidivierende Infektionen, lokale Schmerzen.

5. Die früher bei Nephroptose oft empfohlene *Nephropexie* ist kaum je indiziert.

Harnwegsinfekte (HWI)

Klinik

Trotz großer Häufigkeit und damit praktisch relevant ist die Diagnostik und Therapie dieser Affektion umstritten. Zur Diagnose dienen vor allem die Keimzahlbestimmung in richtig (nach Reinigung des äußeren Genitale und Verwerfen der ersten Portion) entnommener *Mittelstrahlprobe*. Konventionelle Keimzahlgrenze: $\geq 10^5$ Keime/ml;

Harnwegsinfekte

cave: geringere Zahlen bzw. fehlender Keimnachweis bei Frauen mit rezidivierenden „Urethralbeschwerden" mit positivem Erregernachweis im punktierten Blasenharn. Geringere Häufigkeit des HWI beim Mann, damit beim männlichen Geschlecht bei Nachweis eines HWI fast obligatorische Indikation zur urologischen und/oder radiologischen Abklärung (BLUMBERG, F., Schweiz. med. Wschr. 111; [1981] 286). Wichtig: **Bei rezidivierender Zystopyelitis junger Männer ohne Mißbildung oder Steinen ist stets an eine Nierentuberkulose zu denken** (s. Kapitel Tuberkulose).

Therapie

Bei normalen Harnwegen:

a) *Asymptomatische Bakteriurie der Frau*: keine Behandlung. Ausnahme: Schwangere oder immunsupprimierte Frauen.

b) *Symptomatische Bakteriurie, einmaliger Schub:* Cotrimoxazol (**Bactrim**®, **Eusaprim**®), *Sulfonamide* (**Uro-Gantanol**®, **Madribon**® usw.), *Ampicillin- und Nitrofurantoinderivate* (**Furadantin**®).

c) **Rezidivierender symptomatischer Harnwegsinfekt**

1. *Beruhigung durch Aufklärung über gute Prognose.* Korrektur allfälliger begünstigender Faktoren: Häufige Miktionen (Miktionshygiene), reichliche Flüssigkeitszufuhr, Miktion nach Geschlechtsverkehr. Reinigen des Dammes von vorn nach hinten, Baumwollunterwäsche, Vermeiden von kosmetischen Sprays und Schaumbädern.

2. *Medikamentös: Co-Trimoxazol, Ampicillin* oder *Nitrofurantoin* normal dosiert konventionell während einer Woche nach Schub; neuerdings *Einmaldosis:* Co-Trimoxazol (**Bactrim forte**®, 3 Tabletten) oder *Ampicillin* (3 g) ebenfalls empfohlen.

d) **Stark gehäufte symptomatische HWI der Frau.**

1. **eventuell langdauernde Prophylaxe** mit *Nitrofurantoin* (**Furadantin**®, 1 Tablette) oder *Co-Trimoxazol* (**Bactrim**® $^1/_2$ Tablette) jeden oder alle zwei Tage während Monaten.

2. Bei Fällen chronischer Alkaliurie Versuch zur **Urinansäuerung**: Sie kann, wenn die Umstellung der Diät (Fleisch, Reis, Haferkost) nicht genügt, wie folgt versucht werden:

Orthophosphorsäureäthylester (**Phosoform**®), 50–100 Tropfen 2× täglich in einem Glas Wasser, eventuell mit etwas Sirup beim Essen (Strohhalm wegen der Zähne!). Billiger: *Acid. phosphor.* 1:20, S. 3× 20 Trpf. mit Sirup ae.

Eventuell *Mandelsäure* (**Magnesium-Mandelat**®), 3× täglich 1 Eßlöffel nach dem Essen oder *Methenamin-Mandelsäure* (**Mandelamin**®), 4× 500–1000 mg. Bei Frauen nach Menopause mit ausgesprochener Schleimhautatrophie der Vulva können *kleine Östrogenmengen* günstig wirken.

e) **HWI bei pathologisch veränderten Harnwegen** siehe Abschnitt chronische Pyelonephritis (s. S. 368).

f) **HWI beim männlichen Geschlecht**

Allgemein: Verdacht auf urologische oder tuberkulöse Komplikationen.

Besondere Formen:

g) **Rezidivierender HWI des älteren Mannes bei Prostatitis:** *Co-Trimoxazol*, eventuell *Erythromycin* oder *Doxycyclin* normal dosiert während 3–6 Monaten.

h) **Rezidivierender HWI des jüngeren Mannes bei nicht spezifischer Urethritis:** *Tetracyclin* (4 × 500 mg während 8–10 Tagen), insbesondere auch *Minocyclin* (**Minocin®**, 2 × 100 mg während 8 Tagen).

Nicht oder kontraindiziert: Prophylaktische Antibiotikabehandlung beschwerdefreier Katheterträger.

i) **Pflege des Katheterträgers:** *Auswechseln von normalen Dauerkathetern alle 4 Wochen*, von *Silikonkathetern alle 2–3 Monate*. Instillation von *steriler isotonischer Kochsalzlösung ein- bis zweimal pro Woche zur Reinigung der Blase* wird vielfach empfohlen. Dagegen sind Spülungen mit Harndesinfizienzien oder Antibiotica (**Uroflex®**, **Cysto-Myacyne®**, **Uro-Stillosan®**, **Uro-Beniktol®**) auch bei symptomatischer chronisch eitriger Zystitis nur mit größter Zurückhaltung vorzunehmen. Im Spital: **geschlossene Ableitung**, Verhindern einer kontinuierlichen Urinsäule. **Cave: Dauerableitung wegen Gefahr der Schrumpfblase.**

Urolithiasis

Harnkonkremente können sich unter bestimmten physikalisch-chemischen Voraussetzungen an jeder Stelle der ableitenden Harnwege bilden. Die Morbidität der Urolithiasis schwankt regional in Europa zwischen 1–10% der Gesamtbevölkerung. Im Gegensatz zum HWI sind Harnkonkremente vorwiegend eine Erkrankung des männlichen Geschlechts.

Akute Steinkolik

Diagnose: Anamnese (familiäre Belastung (Hyperkalziurie, Zystinsteine) früherer Steinabgang, auslösende Ursachen wie Exsikkose, Immobilisation, Einnahme von Vitamin-D-Präparaten); klinisches Erscheinungsbild; Harnuntersuchung (Hämaturie [25%], Kristallurie, vor allem Oxalat- und Zystinsteine); Sicherstellung und chemische Analyse eines allfällig abgegangenen Konkrements; Abdomen-Leeraufnahme. Differentialdiagnose: Appendizitis, Gallenkolik, Adnexerkrankung.

Therapie

1. **Schmerzstillung**: Wärmeapplikation auf die Nierengegend (wirkt krampflösend, z. B. in Form von heißen feuchten Packungen).

Schmerzmittel: Anfälle äußerst schmerzhaft, deshalb stärkste Medikamente wählen. Jedoch Morphin und -derivate möglichst vermeiden. Empfehlenswert: **Baralgin®**, 5 ml langsam i.v., oder **Buscopan Compositum®**, 5 ml i.v. Die Injektionen können nach 4–8 Stunden wiederholt werden. Dann evtl. *Suppositorien* (z.B. **Spasmo-Cibalgin comp.®**) bei Übelkeit oder per os 3 × 2 Dragées z.B. **Buscopan**

Nierensteine

comp.®. **Bei unstillbaren Schmerzen:** Infusion von *2 Ampullen* **Buscopan comp®/l.** Nur selten empfiehlt sich die Anwendung von *Pethidin* (**Dolantin®**) oder *Pentazocin* (**Fortalgesic®**).

2. Bei **Fieber** bzw. Anhaltspunkten für Infektion: Antibiotika (s. Kapitel Harnwegsinfektionen).

3. **Regelung der Stuhlentleerung** durch Laxativa oder Einläufe.

4. *Nach Behebung des Schmerzsyndroms* Ergänzung der Diagnostik durch Untersuchung der Nierenfunktion (Messung von Harnvolumen und Plasmakreatinin) und durch intravenöses Pyelogramm (je nachdem ergänzt oder ersetzt durch Sono- oder Szintigraphie).

5. **Chirurgische Behandlung von Nierensteinen**

Richtlinien: Indiziert nur für Konkremente, welche für den Patienten eine Gefahr darstellen, keine Aussicht auf Spontanabgang haben, sowie bezüglich Größe und Lokalisation der Operation bzw. der urologischen Manipulation zugänglich sind. Ziel: Radikale Entfernung von eventuellen Konkrementen unter möglichster Schonung des Nierenparenchyms.

– *Aus vitalen Gründen* **notfallmäßig zu operieren:** *Akute Harnverhaltung mit Infektion* (Gefahr der rasch destruierenden Pyonephrose und Urosepsis).

– *Weniger dringliche, aber auch* **absolute Operationsindikationen:** Langdauernde Blockierung mit zunehmender Stauung einer Niere, Versagen einer konservativen Behandlung, partielle Obstruktion mit Infektion.

6. **Uretersteine**

60–80% aller Uretersteine gehen spontan ab.

Fehlen Anurie oder Zeichen einer schweren Infektion, darf die Behandlung deshalb *konservativ* sein: **Schwemmkur** (2–3 l Flüssigkeit/24 Std.) kombiniert mit *Furosemid* (**Lasix®**, 40–120 mg) und Spasmoanalgetika (**Buscopan comp.®**, **Spasmo-Cibalgin comp.®** usw.). Bei Infekt Antibiotika. Körperbewegung forcieren, begünstigt das Weiterwandern des Steines.

Der Urologe kann Uretersteine im distalen Ureter durch Einlegen einer *Zeißschen Schlinge* zum Abgang bringen oder durch eine Körbchenschlinge direkt extrahieren.

Operative Lithotomie nur dann, wenn auf Grund von Lage, Form und Größe des Steins kein Spontanabgang zu erwarten bzw. keine instrumentelle Entfernung möglich ist. *Ferner bei Auftreten eines Infekts, nach 4–6 Wochen dauernder partieller Stauung, bei Verletzung des Ureters oder bei persistierenden Beschwerden ohne Stauung, nach 6–8 Monaten.*

Prophylaktische Maßnahmen und Therapie nach durchgemachter Nierensteinkolik bzw. beim Nachweis eines symptomlosen Nierensteins.

Nach Möglichkeit ist die Pathogenese des vorliegenden Steinleidens zu klären mit dem Ziel, durch konservative Mittel entweder vorbestehende Steine aufzulösen, ihr Wachstum zu hemmen oder ein Steinrezidiv zu verhindern.

Nierensteine

Diagnostik

Bei positiver Leeraufnahme nach dem ersten Anfall[1]) oder bei negativer Leeraufnahme erst nach dem zweiten Steinanfall folgende Zusatzuntersuchungen:

- Eßgewohnheiten überprüfen (übermäßiger Fleischesser (Harnsäure)? abnormer Milchtrinker (Kalzium)?).
- intravenöses Pyelogramm mit Leeraufnahme (kalkhaltiges oder nicht kalkdichtes Konkrement? Stauungszeichen?).
- Urinsediment mehrfach auf Infektion bzw. Erreger, insbesondere aber auf Oxalat- und Zystinkristalle untersuchen. Bei Zystinurie quantitative Bestimmung der Aminoazidurie.
- 24-Stunden-Urin des Patienten bei normaler Diät an drei verschiedenen Tagen sorgfältig sammeln, quantitativ auf Kalzium, Harnsäure, Kreatinin und – wenn möglich – Oxalsäure untersuchen; Ausscheidung von Kalzium, Harnsäure und evtl. Oxalsäure mit Normalwerten (Tab. 12) vergleichen.

Tabelle 12 Grenzwerte der normalen Ausscheidung von Kalzium, Harnsäure, Oxalat und Zystin im 24-Stunden-Harn

Ausgeschiedene Substanz		Mann	Frau
Kalzium	(mg/24^h)	300	250
	(mg/kg/24^h)	4	
	(mg/g Kreat.)	140	
Harnsäure	(mg/24^h)	800	750
Oxalat	(mg/24^h)	50	50
Zystin	(mg/g Kreat./24^h)		
Heterozygote		75–300	
Homozygote Zystinurie		300	

- In drei zugehörigen Blutproben Kalzium- und Phosphorkonzentration bestimmen.
- Bei Hyperkalziurie und normalem Plasmakalzium: Analyse der Kalzium- und Kreatininausscheidung in einer nüchtern gesammelten Morgenurinprobe. Vorgehen: Keine feste Nahrung nach 21.00 des Vortages, ausgiebige Hydratation mit kalziumarmem Trink- bzw. Mineralwasser (z.B. „Zurzacher"), morgens nüchtern Blase leeren. Sammeln einer 2-Stunden-Probe. Bestimmung von Kalzium und Kreatinin in Urin und Blut. Berechnung der Kalziumausscheidung pro 100 ml Glomerulusfiltrat (Ca_E) gemäß der Formel $Ca_E = \dfrac{U_{Ca}(mg/dl) \cdot P_{Kreat}(mg/dl)}{U_{Kreat}(mg/dl)}$.
Normalwert bei Normokalzämie: $0{,}07 \pm 0{,}05$ mg/100 ml Glomerulusfiltrat. Bei Werten unterhalb 0,12 mg Kalzium/100 ml Glomerulusfiltrat, liegt mit Wahr-

---

[1] Viele Autoren empfehlen aus wirtschaftlichen Gründen die erweiterte Diagnostik erst nach dem zweiten Steinanfall vorzunehmen (viele Patienten scheiden in ihrem Leben nur ein Konkrement aus).

Nierensteine

scheinlichkeit eine sog. *absorptive Hyperkalziurie*, d. h. eine exzessive intestinale Absorption von Kalzium vor und muß entsprechend behandelt werden.

- Bei $Ca_E > 0,12$ kommen eine *resorptive Hyperkalziurie* (z. B. bei *primärem Hyperparathyreoidismus*) oder ein *renaler Kalziumverlust* (renale Hyperkalziurie durch verminderte tubuläre Kalziumrückresorption) in Frage, deren Abklärung, ebenso wie die Fälle von Hyperkalzämie, spezialisierten Zentren zu überlassen ist.

Das vorgeschlagene Abklärungsprotokoll erlaubt zumindest eine Erfassung der verschiedenen Formen von Hyperkalziurie sowie die Feststellung von Zystinurie, Urikosurie oder Hyperoxalurie (letztere nur bei entsprechenden Laboratoriumsmöglichkeiten). Mit einem durch eine Kalziumbelastung sowie die Bestimmung von PTH und cAMP erweiterten ambulanten Protokoll eruierten kürzlich PAK u. Mitarb. (Amer. J. Med. 69 [1981] 19) bei 216 Steinträgern in 90% der Fälle die der Steinbildung zugrundeliegende metabolische Ursache (Tab. 13).

Tabelle 13 *Biochemisch-metabolische Einteilung der Urolithiasis* (nach PAK u. Mitarb.: Amer. J. Med. 69 [1980] 21)

Anomalie	*relative Häufigkeit* (%)
Absorptive Hyperkalziurie	54
Renale Hyperkalziurie	8,3
Primärer HPT	5,8
Kalziumstein bei Hyperurikämie	8,7
Enterogene Hyperoxalurie	2,1
Harnsäurestein	2,1
Infektiöser Struvitstein	2,1
Renale tubuläre Azidose	0,4
Keine faßbare metabolische Störung	10,8
Nicht klassifizierbare Hyperkalziurie	5,4

Therapie

1. *Allgemeine Maßnahmen, unabhängig von der individuellen Steinpathogenese.*

   - **Viel (2–4 Liter pro Tag) Wasser trinken,** vor allem im Sommer, bei körperlicher Anstrengung und auch nachts. *Wichtige Kontrolle*: Spezifisches Gewicht des Morgenurins muß unter 1010 liegen. Patient muß Nykturie aufweisen. Urinmenge muß auch im Sommer 3 Lit. erreichen.

   Vermeide: *Kalziumreiches Trinkwasser* oder *kalziumhaltige Mineralwasser; zuckerhaltige Flüssigkeiten* (z. B. Sirup, Fruchtsäfte) wirken kalziuretisch; *Tee und Fruchtsäfte enthalten Oxalat.*

   - Auf Bergtouren, Reisen immer **Buscopan compositum®️ Suppositorien** zur Behandlung einer akuten Kolik mit sich führen.

2. *Spezielle pathogenetische differenzierte Therapie der wichtigsten Nierensteinformen*

   a) **Primärer Hyperparathyreoidismus** (pHPT)

   Chirurgisch durch Exzision eines Adenoms (75–80%) oder subtotale Parathyreoidektomie bei Hyperplasie der Nebenschilddrüsenkörperchen (20–25% der Fälle von pHPT), s. S. 498.

b) **Absorptive Hyperkalziurie**

Pathogenese: Gesteigerte enterale Kalziumabsorption – Hyperkalziurie bei Normokalzämie – Kalziumphosphat – oder Kalziumoxalatsteine.

Therapie
- Auslassen von Milchprodukten (= kalziumarme Diät, s. Tabelle 14).
- Bei fortbestehender Hyperkalziurie: *Thiaziddiuretika* (**Esidrex**®, 2 × 25 mg täglich).

Tabelle 14 *Diätetische Richtlinien zur Beratung von Nierensteinträgern*

1. *Prinzip*

   a) Mit Ausnahme von Milchprodukten keine exakten quantitativen Restriktionen vorschreiben, sondern *Einschränkung der Einnahme* z. B. oxalat- oder purinreicher Speisen überwachen.

   b) Getränke (insbesondere Kalkgehalt des Leitungswassers) genau überprüfen.

2. *Basis*

   Kalziumarme Diät

   - *Milch und Milchprodukte vermindern*

     Erlaubt: 1 dl Milch/Tag, bis 40 g Doppelrahmkäse (Gala, Petit-Suisse) oder Quark.

     Uneingeschränkt: Brot, Fleisch, Fisch, Eier, Butter, Getreide.

   - *Viel kalziumarme, nicht gesüßte und oxalatarme Getränke.*

     Empfohlen: *kalkarmes* (weiches) Leitungswasser; kalziumarme Mineralwässer (Zurzacher, Eglisauer, Apollinaris, Wildunger, Birresborner, letzteres auch magnesiumreich). *Cave*: Kalziumreiche Mineralwässer (z. B. Henniez, Vichy, Fachinger usw.), *hartes* Leitungswasser (Kalzium!), Obst- und Gemüsesäfte, Kaffee und Tee (Oxalat!).

3. *Zusätzliche diätetische Maßnahmen*

   Allenfalls oxalat- und purinreiche Speisen vermindern.

   - oxalatreich: Spinat, Mangold, Rhabarber, Petersilie, Kakao und Kakaoprodukte.
   - purinreich: Innereien, Fleischextrakte, Fleischkonserven (Sardellen, Sardinen).

     Ferner generell etwas einzuschränken: Fleischkonsum, Mehlspeisen, Honig, weitere Süßigkeiten.

4. *Anhang*

   Besonders phosphatreich sind: Eigelb, Milch, Hartkäse, Roggen- und Vollkornbrot, Nüsse, Sojabohnen, Innereien, Fisch.

Oxalatsteine

Merke: Das Auftreten einer Hyperkalzämie nach Einleiten der Thiazidtherapie ist verdächtig auf pHPT!

– Therapieerfolg unbefriedigend oder Pathogenese unklar: kalzium- *und* oxalatarme Diät (Tab. 14).

– *Carboxymethylzellulose* (**Campanyl**®, 2 × 7,5 g) zur Hemmung der intestinalen Kalziumabsorption.

– Noch nicht genügend untersucht, deshalb dem Spezialisten zu überlassen: *Orthophosphat, Diphosphonat*.

– Bei gleichzeitiger Hyperurikämie: s. unten.

c) **Renale Hyperkalziurie**

– *Kalziumarme Diät* plus *Thiaziddiuretika* (**Esidrex**®, 2 × 25 mg) täglich.

d) **Kalziumoxalatstein** *bei Hyperurikosurie*

Pathogenese: Oxalat- und Kalziumhaushalt normal. Hyperurikosurie meist infolge exzessiver Purinaufnahme in der Diät fördert Oxalatsteinbildung.

Diagnose: Hyperurikosurie (ohne Gicht) plus Oxalatsteine.

– Meiden purinreicher Nahrungsmittel, evtl. gemäß Tabelle auch mit Einschränkung des Nahrungskalziums.

– *Allopurinol* (**Zyloric**®, 200 mg täglich).

– Allfällig eine durch Zellabbau zur Hyperurikämie führende Grundkrankheit spezifisch behandeln.

e) **Hyperoxalurie**

Pathogenese: Ihre häufigste Ursache ist eine Hyperabsorption von Oxalsäure im Kolon infolge von Erkrankungen des Dünndarms. Alimentär oder durch Stoffwechselstörungen bedingte Hyperoxalurien sind wesentlich seltener.

Therapie

– **Meiden oxalatreicher Speisen und Fruchtsäfte** (s. Tab. 14).

– Versuch der Behandlung einer evtl. Steatorrhö durch **fettarme Diät** (40–50 g täglich); Wirkungsmechanismus: die Steatorrhö bindet durch Übertritt von Fettsäuren in den Dickdarm daselbst Kalzium. Dieses fehlt zur Komplexierung der Oxalsäure im Kolon, als Folge davon gesteigerte Oxalsäureabsorption.

– Bei metabolischer Azidose: Korrektur des Säure-Basen-Gleichgewichts durch **Alkalizufuhr** (z. B. *Natriumbikarbonat* oder *Shohlsche Lösung*).

– Bei *Hypomagnesiurie*: Rp Magnesii oxidati 0,2, Pyridoxini 0,01 D. ad capsulas gelatinosas. S. eine Kapsel täglich.

– Bei Nachweis eines signifikanten *Uratgehaltes* im chemisch analysierten Konkrement: *Allopurinol* (z. B. **Zyloric**®, 200–300 mg täglich).

f) Harnsäure- und Uratsteine

Pathogenese

- Hyperurikosurie bei primärer und sekundärer Gicht sowie bei abnorm purinreicher Diät. Onkologische Therapie von Neoplasien.
- Kristallisation von Harnsäure in persistierend saurem und konzentriertem Harn, z. B. bei chronischen Darmerkrankungen.

Therapie

- Meiden purinreicher Nahrungsmittel.
- *Allopurinol* (**Zyloric®**, 200–300 mg pro Tag).
- *Neutralisieren des Harns* (z. B. durch **Uralyt-U®**), unter exakter pH-Kontrolle (Urin-pH 6,5–6,8). *Cave*: Saurer Urin während der Nacht. Interkurrenter Infekt muß gesucht (Uricult) und ggf. behandelt werden.
- Wenn *pH im Morgenurin unter 6,5, zusätzliche Alkalinisierung* des Nachturins durch Verabreichung von *Acetazolamid* (**Diamox®**, 250–500 mg abends).
- *Große Trinkmenge* (s. allgemeine Maßnahmen) besonders wichtig. Zitrusfrüchte und -säfte günstig.
- Eventuell Behandlungsversuch einer durch vermehrten Zelluntergang zur Hyperurikosurie führenden Grundkrankheit.

g) Struvit (= *Tripelphosphat*)-Steine bei Infektion der Harnwege.

Pathogenese: Alkalinisierung und hoher Ammoniakgehalt des Harns bei persistierender Infektion durch ureasehaltige Keime (Staphylokokken, Proteus, Pseudomonas, praktisch nie Coli).

Therapie

- Wenn möglich **operative Sanierung** durch radikale Steinentfernung und Behebung eines allfälligen Abflußhindernisses.
- Postoperativ **antibiotische Sterilisation** des Harns gemäß Resistenzprüfung.
- Wenn Sanierung unmöglich und Steinbildung progredient: Versuch einer palliativen antibiotischen Behandlung gemäß Resistenzprüfung.
- Ausschluß einer tubulären Azidose.
- Kontraindiziert: *Orthophosphat, Magnesium*.
- Eventuell $Al(OH)_2$ (**Alucol®**) *bei Hyperphosphaturie*.

h) Zystinurie

Pathogenese: Rezessiv vererbte Störung der Rückresorption von Zystin und weiterer zweibasischer Aminosäuren führt zum Ausfall des wenig löslichen Zystins im sauren Urin.

Diagnose

- Steinanamnese auf Kindheit zurückgehend, familiäre Belastung.
- Urinsediment, Aminoazidurie, Steinanalyse.
- Röntgen: schwach schattengebendes Konkrement, häufig multipel.

Zysten-Nieren

Therapie
- Hohe Flüssigkeitseinnahme (3–4 Liter täglich).
- Alkalinisieren des Harns auf ein pH über 7,5, z.B. durch 8–10 g *Natriumbikarbonat* täglich plus 250–500 mg *Acetazolamid* (**Diamox**®) zur Alkalinisierung des Harns über Nacht. *Cave*: Harnwegsinfekt.
- *Penicillamin* (z.B. **Artamin**®, beim Erwachsenen 4 × 250–500 mg täglich) oder wegen nicht seltener Nebenwirkungen: **Thiola**® *(Mercaptopropyonylglycin)*.

Zystennieren

Man unterscheidet zwischen den adulten, den verschiedenen Verlaufsformen im Kindesalter und der Markschwammniere.

Therapie

palliativ gegen Komplikationen

- *frühes Ersetzen von Salz- oder Flüssigkeitsverlusten*
- kalziumarme Diät bei Hyperkalzämie und Nephrolithiasis
- Ureterkatheterismus bei akuter *totaler* Anurie zur Behebung einer evtl. Obstruktion durch Detritusmassen oder Gerinnsel (Gefahr: Infektion!)
- Antibiotika und Analgetika bei Infektion einer Einzelzyste; die Punktion infizierter oder obstruierender Zysten ist nur selten wirksam
- Hypertoniebehandlung
- bei präterminaler Niereninsuffizienz: konservative Behandlung gemäß Abschnitt chronische Niereninsuffizienz, bei rezidivierender urogener Sepsis (Pyonephrose) oder mechanischem Ileus evtl. kombiniert mit nach Möglichkeit einseitiger Nephrektomie. Dialysebehandlung und Nierentransplantation s. S. 387.
- *kontraindiziert*: die früher oft vorgenommene operative Eröffnung größerer Zysten (durch die Operation wird noch funktionierendes Nierenparenchym zerstört).

Nephrosklerose und Nierenarterienstenose

Die in Extremfällen zur terminalen Niereninsuffizienz führende, durch renale Arteriolosklerose bedingte *Nephrosklerose* ist die Folge ungenügend behandelter Hochdruckleiden. Sie kann durch eine moderne Hochdruckbehandlung (s. S. 189) vermieden werden.

Die Abklärung der funktionellen, d.h. hypertensiven Bedeutung festgestellter *Nierenarterienstenosen* erfordert spezialistisches Wissen. Zu ihrer Behandlung steht heute neben den traditionellen chirurgischen Verfahren auch die transluminale Dilatation der Stenose durch einen eingeführten Spezialkatheter zur Verfügung.

Tubuläre Syndrome

Definition

Kongenitale oder erworbene Störungen der tubulären Transportprozesse. Biochemische Ursache im einzelnen meist unbekannt.

Angesichts der Seltenheit des Vorkommens der tubulären Syndrome wird für ihre Behandlung auf die Spezialliteratur verwiesen.

Akute Niereninsuffizienz

Das meist oligo-anurische[1]) *akute Nierenversagen* entwickelt sich innerhalb von Tagen unter raschem Abfall des Glomerulumfiltrats auf minimale Werte. Je nach Ursache ist es teilweise bis fast völlig reversibel.

Häufigste Ursache ist der Schock (siehe Schockniere, akute tubuläre Nekrose). *Toxische Nephropathien, interstitielle Nephritiden, Verschluß oder Schädigung der großen Nierengefäße, rasch progrediente Glomerulopathien* (s. S. 359) und *Obstruktion der Tubuli* bei Hyperurikosurie, Myelom u. a. sowie der ableitenden *Harnwege* kommen als weitere Ursachen neben vielen anderen vor allem praktisch in Betracht. Ihre rechtzeitige Erkennung ist entscheidend, da nur sie einer spezifischen, bzw. kausalen Behandlung zugeführt werden müssen.

Akutes Nierenversagen nach Schockzuständen (Schockniere, akute tubuläre Nekrose (ATN))

Klinik

Die typische ATN verläuft charakteristisch in Phasen, deren Kenntnis für die Therapie wegleitend ist:

- Auslösendes Ereignis
- Beginnende ATN, Auftreten der Oligo-Anurie nach Stunden bis 2 Tagen
- Etablierte ATN, mit maximaler Oligo-Anurie meist nach 5 Tagen, Dauer im Durchschnitt 10 Tage
- Beginn der polyurischen Phase, zunächst mit noch ansteigender, dann abfallender Schlackenretention und allfälligen Elektrolyt- und Wasserverlusten
- Rekonvaleszenzphase.

Therapie

1. *Während Schock und initialer ATN*

   a) *Behandlung des Schocks* durch Korrektur der Hypovolämie, Dopamininfusionen usw. siehe Abschnitt Schockbehandlung, (Seite 172).

---

[1] *Merke*: Die typische anurische Phase kann in einer erheblichen Zahl von Fällen mit akutem Nierenversagen fehlen.

akute Anurie

b) *Abklärung* weiterer Ursachen der akuten Anurie.

Therapeutische Konsequenzen nach Ergebnis der Abklärungsuntersuchung
- *Funktionelle Oligoanurie bei Oligämie, Salzmangel oder Elektrolytstörung beheben.* Es handelt sich nicht um eine akute renale Niereninsuffizienz, sondern um die Folge einer prärenalen Störung. *Merkmal*: Verschwinden der Anurie nach Korrektur des Flüssigkeitshaushalts. Mit Vorsicht als Indiz zu werten: Bei Salzmangel Urinnatrium <10 mmol/l, spez. Gewicht >1020, Quotient der Osmolarität im Urin und Plasma >1,4. **Cave:** *Im Gegensatz zur funktionellen Oligoanurie bei Oligämie spricht die morphologisch bedingte Oligoanurie bei Schockniere auf infundierte Flüssigkeit nicht an.* Deshalb höchste Vorsicht beim Versuch der Rehydratation geboten.
- *Obstruktion* nach urologischen Grundsätzen behandeln.
- *Akute interstitielle Nephritis* (Diagnose durch Anamnese, Blut- und Harneosinophilie sowie Nierenbiopsie s. S. 367): Prednison.
- *Akut progrediente Glomerulopathie* gemäß Grundsätzen auf S. 359.
- Nachgewiesene *Okklusion beider Nierenarterien* oder *Nierenvenen* (äußerst selten): evtl. chirurgisch angehen.[1])
- *Akutes Nierenversagen bei akuter Pyelonephritis* (äußerst selten): Antibiotika.
- Nachgewiesene *Okklusion beider Nierenarterien* oder *Nierenvenen* (äußerst selten): evtl. chirurgisch angehen.[1])

c) *ATN auf Grund von Anamnese und Zusatzuntersuchungen wahrscheinlich bzw. initial, Oligurie seit nicht länger als 36 Stunden aufgetreten:*

Versuch, das Fortschreiten zur etablierten ATN zu verhindern, durch:
- *Mannitol*, 10%ige Lösung, total 25 g langsam (1 ml/Min.) infundieren. Fortsetzung der Infusion bei erheblichem Anstieg der Diurese erlaubt. Bei fehlendem Effekt sofortiges Abbrechen der Manitolbehandlung wegen Gefahr von Hämolyse, Hyperosmolarität und Lungenödem.
- *Furosemid* (**Lasix**®) 200 mg i.v. (*Cave*: ototoxische Komplikationen).

Merke: Sowohl *Mannitol* als auch *Furosemid* sind in ihrer prophylaktischen Wirkung umstritten.

2. *ATN etabliert, im typischen Fall mit* **anurischer Phase**

a) **Hospitalisation**

Patient spätestens jetzt, Polytraumatisierte mit starkem Katabolismus unmittelbar nach Verletzung und Feststellung des akuten Nierenversagens in nephrologisches Zentrum oder zumindest für Peritonealdialysen eingerichtetes Spital einweisen.

b) **Konservative Palliativtherapie** *der akuten Niereninsuffizienz*

Allgemeines

Ziel: Durch Kontrolle von Diät, Flüssigkeits- und Elektrolytzufuhr den Hyper-

---

1) Bei frühzeitig erkannter doppelseitiger Nierenvenentrombose ev. Fibrinolyse.

katabolismus des Patienten und damit seine urämische Intoxikation sowie lebensbedrohliche Störungen des Elektrolyt- und Wasserhaushalts vermindern bzw. verzögern.

Im einzelnen

1. *Flüssigkeitszufuhr*: Nach der Regel Urinmenge plus 600 ml.
2. *Diät*: Ungefähr 2000 Kalorien, salz- und kaliumarm, zirka 30 g Eiweiß (extreme Eiweißeinschränkung in Form von z.B. Giovanetti-Diät nur bei sehr starkem Hyperkatabolismus) sowohl Nahrung wie Trinkmenge nach Möglichkeit per os zuführen.

   Nur bei absoluter Unmöglichkeit oraler Ernährung auf intravenöse Infusionen, am besten vermittelst Subklaviakatheter, zurückgreifen.
3. Gegen *Übelkeit*: *Triflupromacin* (**Siquil**® 20 mg intramuskulär), *Prochlorperacin* (**Stemetil**®, Supp.a 25 mg).

   Übelkeit kann auch durch *Aluminiumgel* (**Alucol**®) zur Bindung der Magensäure gelegentlich vermindert werden. Alucol auch *zur intestinalen Phosphatbindung* indiziert (**Alucol-Gel**®, *3 × 1 Eßlöffel*).
4. *Hyperkaliämie*: **Resonium-A**® oder **Sorbisterit**® (3 × 15 g per os oder 50 g in Einlauf mit 150 ml H$_2$O). In bedrohlichen Fällen (K >7 mg%): 10–30 ml 10% *Kalziumglukonat* langsam i.v. zur Verminderung der Kardiotoxizität und/oder *Glukose* 10% 500 ml plus **10 E Actrapid**® als Tropfinf. s. auch S. 79.
5. *Krampfanfälle*: **Valium**® 5 mg i.v. oder **Epanutin**® 125 mg in 10 Min. i.v.
6. *Anpassung der Dosis renal ausgeschiedener Medikamente* (s. S. 386).

Merke: Die moderne Therapie bei akuter Niereninsuffizienz zieht es vor, den Patienten relativ früh zu dialysieren und dadurch die früher sehr restriktiven Diät- und Trinkvorschriften zu lockern. Durch diese Richtlinien wurde die Mortalität bei akuter Niereninsuffizienz merklich verringert. Fehlen indessen Dialysemöglichkeit oder nephrologische Erfahrung, kommt den nicht dialytischen Palliativmaßnahmen entscheidende Bedeutung zu.

c) *Kontraindiziert*

Bei etablierter ATN *Mannitol*, Flüssigkeitsstoß oder *Furosemid*. Forcierte Korrektur der metabolischen Azidose mit Bikarbonatlösung.

d) *Dialyseverfahren*

Absolute Indikation

Klinische Notfallsituationen wie urämisches Coma, lebensbedrohliche Überwässerung bei Anurie (evtl. mit Lungenödem, epileptischen Anfällen), **lebensbedrohliche akute Hyperkaliämie mit Herzarrhythmie** (Notfallmaßnahmen siehe Fußnote), **urämische Perikarditis, unstillbares Erbrechen und Kachexie.**

---

1) Notfallmaßnahmen bei lebensbedrohlicher Hyperkaliämie im Intervall vor Dialyse: Langsame intravenöse Injektion von 80 mval Natriumbikarbonat, evtl. Infusion von 50%iger Glukose (200 ml mit Zusatz von 10 E Insulin (Actrapid®)) über zwei Stunden in V. cava.

Relative Indikationen

Blutchemische Parameter (Blutkreatinin, Blutharnstoff); *starker Hyperkatabolismus* bei rasch ansteigender urämischer Schlackenretention. Mit zunehmender Azotämie nimmt das Risiko akuter Komplikationen zu.

Merke: Die Indikation zur Dialyse bei vorhandener Dialysemöglichkeit ist im Falle *akuter*, rasch progredienter Niereninsuffizienz relativ großzügig zu stellen. **Blutkreatininwerte über 15 mg% beim Mann oder 13 mg% bei der Frau sowie Blutharnstoff-Stickstoffwerte über 150 mg% sollten vermieden werden.** Bei rasch progredienter Urämie sind niedrigere Richtwerte anzustreben.

Wahl des Dialyseverfahrens

Je nach technischen Möglichkeiten und klinischer Situation. Bei *akuter* Niereninsuffizienz ist wahrscheinlich die Hämodialyse in den für sie eingerichteten nephrologischen Zentren zwar etwas erfolgreicher, *in der Praxis stellt aber die akute Peritonealdialyse auch weiterhin das wichtigste Behandlungsverfahren bei akuter Niereninsuffizienz dar*. Das äußerst einfache und wirkungsvolle Verfahren sollte auch von Nichtnephrologen beherrscht werden (für technische Einzelheiten siehe A. COLOMBI: Die Peritonealdialyse, Enke, Stuttgart 1980). Die chronischen Peritonealdialyseverfahren sind ebenso wie die Hämodialyse auch heute noch Spezialkliniken vorbehalten.

3. *Besondere therapeutische Maßnahmen in den Stadien der Polyurie und Rekonvaleszenz*

- Ersetzen von Natrium-, Kalium- und Wasserverlusten während Polyuriephase.

  Cave: Unterhalten einer scheinbaren Zwangspolyurie der übermäßigen Infusionsbehandlung.

- Vorbeugemaßnahmen gegenüber *Infektionen* (z.T. auch für frühere Phasen gültig).

  Allgemeine Asepsis; Blasenkatheter und intravenöse Leitungen auf Minimum beschränken; Mundpflege.

  Cave: Antibiotika nicht prophylaktisch anwenden.

- *Antihypertensive Behandlung nach Bedarf (s. Abschnitt chronische Niereninsuffizienz)*.

- Anpassung allfälliger Medikamentendosierung an reduzierte Nierenfunktion (s. Tab. 15).

- Diäteinschränkungen entsprechend der Zunahme des Glomerulumfiltrats lockern.

Chronische Niereninsuffizienz

Klinik

Chronisch-progressive Nierenerkrankungen verursachen mit abnehmendem Glomerulusfiltrat zwangsmäßig Störungen des Elektrolyt- und Wasserhaushaltes, der renalen Ausscheidung von toxischen Stoffwechselprodukten und sekundär verschiedener Organfunktionen. Im allgemeinen sind die Symptome des chronischen Nierenver-

Niereninsuffizienz chron.

sagens bei einem Glomerulusfiltrat oberhalb von 25 ml/Min. ($\approx$ Plasmakreatinin 2,5–4 mg%) relativ gering. Nimmt das Glomerulusfiltrat weiter auf 10–20 ml/Min. ($\approx$ Plasmakreatinin 4–10 mg%) ab, hängen, abgesehen von der Spätprognose, Wohlbefinden und Arbeitsfähigkeit des Patienten stark von der Qualität seiner Betreuung ab. Fälle mit noch geringerem Glomerulusfiltrat (< 5 ml/Min., Plasmakreatinin 12–15 mg%, = *terminale Niereninsuffizienz*) müssen meist der Langzeitdialyse oder Nierentransplantation zugeführt werden.

Therapie

1. *Ziel*

Durch sorgfältige Anpassung von Lebensweise und Ernährung sowie durch Ersatz ausfallender renaler Partialfunktionen Homöoestase und damit Allgemeinzustand bzw. Wohlbefinden des Patienten trotz abnehmender Nierenfunktion möglichst lange aufrecht erhalten.

2. *Grundsätze*

a) *Vermeiden oder Behandlung von Faktoren welche die Progression des Grundleidens beschleunigen.*

– **Hypertonie:** Sowohl leichte wie schwerere Hypertonien tragen zur Progression jedes chronischen Nierenleidens bei. Behandlung deshalb indiziert, selbst wenn bei schwerer Niereninsuffizienz eine drastische Blutdrucksenkung vorübergehend die urämischen Symptome verstärkt.

Durchführung. Im allgemeinen hängt die erfolgreiche Behandlung der Hypertonie der Niereninsuffizienz vor allem von der Möglichkeit der Korrektur des Flüssigkeits- und Salzhaushaltes ab. *Merke:* Bei einem Glomerulusfiltrat unter 30 ml/Min. (Plasmakreatinin über 2,5–3 mg%) sind nur noch Schleifendiuretika (z.B. *Furosemid*, **Lasix**®) evtl. in Kombination mit *Metholazon* (**Zaroxolyn**®) wirksam.

Cave! Kaliumsparende Diuretika (**Aldactone**®, **Dyrenium**®) allein oder **in Kombination mit Thiaziden sind wegen der großen Gefahr der Hyperkaliämie verboten!** Ist das Ausschwemmen von Ödemen bzw. die Korrektur der Überwässerung bei Oligoanurie nicht möglich, muß allenfalls auf Dialyseverfahren zurückgegriffen werden.

Im übrigen können bei Niereninsuffizienz die gleichen Medikamentenkombinationen wie beim Nierengesunden verwendet werden. **Erste Wahl:** *Betablocker*, *Vasodilatatoren* in normaler Dosierung.

Merke: Wegen Tendenz zu Verstopfung ist Clonidin mit Vorsicht anzuwenden.

– *Namentlich bei chronischer Pyelonephritis wichtig: Korrektur eines latenten oder manifesten Salzverlusts durch vorsichtige Kochsalzzulagen.*

– *Vermeiden übermäßiger körperlicher Aktivität* (z.B. Leistungssport), Arbeitsbedingungen und Erholungszeiten regeln. Interkurrente *Infektionen* (gefürchtet Pneumonie) wenn möglich prophylaktisch vermeiden, bei Auftreten energisch behandeln. *Vitale Operationen* sind auch bei fortgeschrittener Niereninsuffizienz nicht kontraindiziert. Das Gegenteil gilt für Wahloperationen (Gefahr der postoperativen Anurie).

Diät

b) *Symptomatische Behandlung des Patienten mit chronischer Niereninsuffizienz*
Diät

Wichtig vor allem Anpassung von Eiweiß-, Salz- sowie Kalzium- und Phosphorzufuhr. Dabei ist der Menuplan (vorzugsweise in Zusammenarbeit mit Diätassistentin) nach Möglichkeit den individuellen Bedürfnissen des Patienten (Kalorienbedarf) anzupassen.

Im einzelnen:

1. **Eiweiß:** Bei fortgeschrittener Niereninsuffizienz werden die urämischen Symptome durch Einschränkung der Eiweißzufuhr vermindert. Deshalb: Nahrungseiweiß bei Abfall von Glomerulusfiltrat unter 20 ml (Kreatinin >4,0 bzw. Harnstoff-Stickstoff >80 mg%) auf 40 g täglich vermindern; biologisch hochwertige (tierische) Eiweiße bevorzugen. Bei Kreatininwerten zwischen 8–10 mg%: Tägliche Eiweißzufuhr auf 25 g reduzieren unter Verwendung von eiweißarmem Brot und eiweißarmen Teigwaren. Noch strengere Eiweißkarenz (besondere Diäten) ist nur in Ausnahmefällen bei Patienten, deren Dialyse hinausgeschoben werden muß, ratsam.

2. **Wasser:** Nach Durstgefühl trinken lassen. Flüssigkeitsbeschränkung erst bei Oligurie auf Richtwert 500 ml plus 24 Stunden Harnmenge.

   Cave: Gestörtes Durstgefühl älterer Patienten.

   Kontraindiziert: Obsolete Versuche, die Ausscheidung von harnpflichtigen Substanzen bei Niereninsuffizienz durch übermäßig große Flüssigkeitsmengen zu fördern (führt zwangsmäßig zu äußerst nachteiliger Überwässerung).

3. **Natrium:** Leicht gesalzene Kost verschreiben (4–6 g Kochsalz pro Tag). Streng salzarme Diät (1–3 g Kochsalz pro Tag) nur bei Ödemen und/oder Hypertonie indiziert. Salzmangelzustände bei renalem Salzverlust durch Salzzulagen korrigieren.

4. **Kalium:** Einschränkung der normalen alimentären Kaliumzufuhr meist erst bei relativ fortgeschrittener Niereninsuffizienz notwendig (Plasmakreatinin über 5 mg%). Bei Tendenz zu Hyperkaliämie kaliumreiche Nahrungsmittel vermindern, z. B. Bananen, Spinat, Weißfleisch (Forellen), Gerstenprodukte, Schachtelkäse, Mandeln, Kakao, Schokolade (Zusammenstellung s. Ther. Umsch. 37 [1980] 670). Praktischer Rat: Gemüsesaft beim Kochen verwerfen, Früchtesäfte nach Möglichkeit vermeiden. Wenn Diät subjektiv nicht akzeptabel: Kalium im Darm durch Resonium A® oder Sorbisterit® (1–3 Eßlöffel täglich) binden.

   Kontraindiziert: Sogenannte kaliumsparende Diuretika.

5. **Kalzium, Phosphor:** Durch Störungen der intestinalen Kalziumresorption (defekter Vitamin-D-Stoffwechsel) und sekundären Hyperparathyreoidismus (z. T. durch Hyperphosphatämie ausgelöst) verursachte Veränderungen des Mineralstoffwechsels führen beim Niereninsuffizienten zu Knochenerkrankung. Zur Vermeidung des sekundären Hyperparathyreoidismus empfohlen, praktisch kaum erprobt: Einschränkung phosphorreicher Speisen (Eier, Milchprodukte) schon in Frühstadien der chronischen Niereninsuffizienz, z. B. bei Plasmakreatinin über 2 mg%. Praktisch leichter durchführbar: Phos-

phat im Darm durch Aluminiumhydroxid (Alucol-Gel®, 2–3 × 1 Eßlöffel täglich zu den Mahlzeiten) binden.

6. **Hypokalzämie:** Kalziumsubstitution, z. B. durch **Calcium-Sandoz**® Brausetabletten, 1–2 g pro Tag; in Reserve: *Calcitriol* (**Rocaltrol**®, 0,2 µg täglich). *Cave:* Hyperkalzämie.

c) *Symptomatische Behandlung spezieller Urämiesymptome*
   Anämie

   Tritt bei Glomerulusfiltrat unter 30 ml/Min. in der Mehrzahl der Fälle auf und wird meist sehr gut ertragen. Behandlung nur bei Hämoglobinwerten unter 8–10 g% und subjektiven Symptomen. Einzig wirksam: Transfusionen von konzentrierten Erythrozytensuspensionen, z. B. eine Transfusion monatlich.

   Azidose

   Führt in der Regel nur bei Abfall des Standardbikarbonats unter 15 mmol/l zu subjektiven Symptomen (Müdigkeit, Ruhedyspnoe). Behandlungsmöglichkeiten: Bei Fehlen von Hypertonie oder Überwässerung *Natriumbikarbonat* (1–2 g täglich per os) oder *Shohlsche Lösung*.

   Gastrointestinale Symptome

   Gegen **Nausea und Erbrechen:** *Triflupromazin* (**Siquil**®), *Prochlorperazin* (**Stemetil**®) und *Aluminiumhydroxyd* **Alucol-Ge**®) wie bei akuter Niereninsuffizienz. Unter den Störungen der Stuhlentleerung ist vor allem die Neigung zur praktisch wichtigen Verstopfung, z. B. durch **Agarol**® oder **Opobyl**®, zu bekämpfen.

   Pruritus
   Unspezifisches urämisches Symptom, oft auch auf Hyperparathyreoidismus hinweisend. **Behandlung:** Körperhygiene, fetthaltige Salben, unter Umständen *Phenothiazinderivate* (z B. **Prazin**®), evtl. Versuch mit *Cholestyramin* (**Cuemid**®, **Quantalan**®) 4 gr. tgl. per os.

   Hyperurikämie: bei Fehlen von Gichtanfällen und Serumkreatinin >5 mg% höchstens ab 10–12 mg% spezifisch behandeln *Allopurinol* (**Zyloric**®, 200 mg/d).

   Allgemeinzustand: Roborantien im allgemeinen wenig wirksam, höchstens Vit. B und C. *Cave:* Polyvitaminpräparate (führen zu Hypervitaminose A).

d) Wichtige Grundsätze der medikamentösen Therapie bei Niereninsuffizienz

   1. Bei fortgeschrittener Niereninsuffizienz unwirksame Medikamente vermeiden (z. B. Thiaziddiuretika).

   2. *Bei Niereninsuffizienz toxisch wirkende Medikamente nur bei strengster Indikation verwenden* oder besser vermeiden (z. B. Nitrofuranderivate, Gefahr von Polyneuritis).

   3. *Möglichst wenig nephrotoxische Medikamente wählen* (nephrotoxisch z. B. Sulfonamide, Colistin u. a.).

   4. **Äußerst wichtig: Dosisreduktion von Medikamenten** (vor allem hydrophile Substanzen), **die vorwiegend renal ausgeschieden werden.** Dosierungsrichtlinien für übliche Therapeutika s. Tab. 15. Für ausführliche Literaturangaben über alle

Medikamenten-Dosierung

Tabelle 15. *Dosierung verschiedener Medikamente bei eingeschränkter Nierenfunktion (nach Reubi)*

a) *Antibiotika* und *Fungizida* (in Prozent der normalen Dosen). Die erste Dosis sollte nicht reduziert werden

	mg/dl ♂ 1,5–3,0 ♀ 1,2–3,0 μmol/l ♂ 133–265 ♀ 106–265	Serumkreatinin 3,0–10,0 265–900	> 10,0 >900
Vancomycin	50–20%	20–5%	5–0%
Cephacetril Colistin 5-Fluorocytosin Kanamycin Streptomycin	50–25%	25–10%	10–5%
Amikacin Cephalexin Cephaloridin Gentamicin Tobramycin	60–40%	40–15%	15–5%
Cephalothin Tetracyclin Thiamphenicol	75–50%	50–20%	20–10%
Amoxycillin[1] Ampicillin[1] Carbenicillin[1] Cloxacillin[1] Methicillin[1] Penicillin G[1] Ticarcillin	75–50%	50–25%	25–15%
Penicilline[2] Rolitetracyclin	100% 100%	50% 50%	30% 25%
Co-Trimoxazol Erythromycin Ethambutol Isoniazid Sulfonamide	100%	75%	50%
Amphotericin B Chloramphenicol Clindamycin Doxycyclin Miconazol Rifampicin	100%	100%	100%

---

[1] Hohe Dosen.
[2] Mittlere Dosen.

b) *Herz- und Gefäßmittel*, Antikoagulantien, Antiphlogistika und Zytostatika

Disopyramid Procainamid	75%	50%	25%
Digoxin Methyldopa Strophantin	75–50%	75–50%	50–25%
Amethopherm Bleomycin Clonidin Cyclophosphamid	100%	75%	50%
Azathioprin Dicumarinderivate Digitoxin Heparin Indomethacin Kortikosteroide Melphalan Phenylbutazon Sulfinpyrazon Vincristin	100%	100%	100%

c) *Neuro- und Psychopharmaka* sowie *Medikamente mit Stoffwechselwirkung*

Amantadin	75%	50%	25%
Cimetidin	100%	75–50%	50–25%
Allopurinol Chlordiazepoxid Diazepam Methimazol Phenobarbital Propylthiouracil	100%	75%	50%
Chlorpromazin Imipramin L-Dopa Phenytoin Trihexyphenidyl	100%	100%	100%

Medikamente s. BENNETT u. Mitarb.: Ann. intern. Med. 93, 62–89 und 286–325 [1980]. Ferner für theoretische Dosierungsgrundlagen: DETTLI u. GALEAZZI: Schw. Medikamentenkompendium 1979/80, S. 1333 ff.

e) **Behandlung der terminalen Niereninsuffizienz** *vermittelst* **Dialyse** *und* **Nierentransplantation.**

Unter Berücksichtigung der besonderen Situation des Patienten in Zusammenarbeit mit nephrologischem Zentrum bei Auftreten von Kachexie, urämischer Perikarditis, Polyneuropathie praktisch obligatorisch, sonst je nach individueller Grundkrankheit, Dialysemöglichkeiten und persönlicher Situation (Alter, Beruf, Charakter) des Patienten.

Nieren-Tumoren

Tumoren der Niere und der ableitenden Harnwege

Die Therapie aller urologischen Tumoren ist zusätzlich zu ihrer histologischen bzw. biologischen Natur vom Grad ihrer lokalen Ausbreitung und vom Vorhandensein bzw. Fehlen von Fernmetastasen abhängig. Sowohl ihre Abklärung als auch ihre Therapie hat weitgehend spezialistischen Charakter.

Nierentumoren

1. Hypernephrom

Häufigster Nierentumor des Erwachsenen (ca. 3% aller Malignome).

Typische Trias (Schmerz, Makrohämaturie, palpabler Tumor) nur selten vorhanden. **Klinische Hinweise:** Auftreten einer Varikozele im Alter, Mikrohämaturie, unklares Fieber, Hyperkalzämie, Hyperglobulie. **Diagnose:** Radiologisch.

Therapie

- Operation durch radikale Tumornephrektomie und Resektion befallener Nachbargewebe. *Merke:* Selbst bei Fernmetastasen (oft langsam wachsend) ist die lokale Operation indiziert.

- Die Wirkung einer medikamentösen oder Strahlenbehandlung ist umstritten. Versucht wurden *Medroxyprogesteron* (**Provera**®) 3 × 100 mg täglich per os bzw. *Medroxyprogesteronazetat* (**Depot-Provera**®) 500 mg intramuskulär 2 × wöchentlich. Die Wirkung von *Vinblastin, 5-Fluorouracil* u. a. ist unbeständig.

Die palliative Bestrahlung oder Resektion lokal lebensbedrohender Metastasen kann im Einzelfall erwogen werden.

2. Nephroblastom (Wilms-Tumor)

Häufigster Tumor des Nierenparenchyms beim Kind, 6–10% aller Malignome im Kindesalter (besonders 1.–4. Lebensjahr). Rasches, infiltratives Wachstum.

Diagnose: Radiologisch bei palpatorisch nachweisbarem (*cave:* Rupturgefahr) Tumor in der Nierenloge.

Therapie

Kombination von Chirurgie, Chemo- und Radiotherapie bringt in 75–85% Heilung; selbst Rezidive und Fernmetastasen sind einer Behandlung zugänglich.

Im einzelnen:

a) *Bei Beschränkung des Tumors auf Niere:*

- Radikaloperation.

- Unmittelbar postoperativ *Vincristin* (**Oncovin**®) 1,5 mg/m^2 einmal pro Woche i.v. während 6 Wochen, anschließend 8, je 3 Wochen dauernde Nachbehandlungen mit 3 Wochen dauerndem Intervall.

- Wert der Nachbestrahlung ab 8. bis 15. Tag nach Operation (3000–3500 rd in 3–4 Wochen) umstritten.

b) *Fortgeschrittene Stadien*

Kombination von Chirurgie, Radio- und Chemotherapie unter zusätzlicher Verwendung von *Adriamycin* und *Aktinomycin D*. (Einzelheiten siehe Spezialliteratur, z.B. Internistische Krebstherapie von K.W. BRUNNER, G.A. NAGEL u. Mitarb.: Springer, Berlin).

3. Urothelkarzinome

Meist Übergangsephithel-, selten reine Plattenepithelkarzinome. Oft multizentrisch wachsend, von benignem Papillomen zum Teil auch histologisch schwierig abtrennbar.

a) *Nierenbeckenkarzinome und Ureterkarzinome*

Werden neuerdings vermehrt nach langjährigem Phenacetinabusus beobachtet. Symptome: Hämaturie, evtl. Abflußstörungen. Diagnose: Radiologisch, Zytologie.

Therapie

Chirurgisch: Nephroureterektomie mit Exzision des Ureterostiums und der umgebenden Blasenwand. Bei unvollständiger Entfernung, regionalen oder Fernmetastasen bzw. histologisch sehr undifferenzierten Formen, chirurgische Therapie evtl. mit Strahlen- und Chemotherapie kombinieren (siehe Blasenkarzinom). Wirksamkeit nicht belegt. Nur bei kongenitaler, operativer oder funktioneller Einzelniere sind konservativ-chirurgische Techniken indiziert.

b) *Blasenkarzinom*

Klinik

Neben Prostatakarzinom häufigster Tumor des Urogenitaltraktes, meist in der 5. bis 7. Dekade auftretend; beim Mann häufiger als bei der Frau. Ätiologie weitgehend ungeklärt; als Risikofaktoren kommen u.a. chronische industrielle Vergiftung mit Anilinderivaten, Nitraten, Nitriten usw., Rauchen, ferner Blasensteine, Zystitis oder Bilharziose in Frage. Symptomatologie: Miktionsstörungen, Mikro- und Makrohämaturie. Diagnose: Zysto-Urethroskopie, Zytologie, Biopsie.

Therapie

Abhängig von Stadium sowie von Beschaffenheit des Tumors (Staging und Grading).

Im Prinzip *chirurgisch*, von transurethraler Resektion bis totaler Zyst-, Prostat- und Urethrektomie mit Ausräumung der regionalen Lymphknoten sowie Uretero-Sigmoidostomie oder Ileum-Conduit reichend. Je nach Befund mit *Strahlen-* und *Chemotherapie* zu kombinieren. Für Indikationen und Posologie der letzteren (Bestrahlungsdosis und Bestrahlungstyp, onkologische Therapie mit **Thio-Tepa®**, **Fluoro-Uracil®**, *Doxorubicin* (**Adriblastin®**), *Cyclophosphamid* (**Endoxan®**) und neuerdings *Cis-diaminodichlor-platin* (**Cis-Platin®**) s. onkologische und urologische Spezialliteratur.

Prostatitis

c) *Urethrakarzinome*

Meist Plattenepithelkarzinome, häufig im bulbomembranösen Teil der Urethra gelegen; selten.

Therapie

Chirurgisch, je nach Stadium mehr oder weniger radikal, unter Resektion der anliegenden Gewebe. Nachbestrahlung unter Umständen möglich.

Hydronephrose

Definition: Erweitertes Nierenbecken mit Kelchektasien infolge kongenitaler oder erworbener Abflußstörung (*cave*: Ampulläres Nierenbecken ist keine Hydronephrose). Folgen: Abnahme des Filtrationsdrucks, Stase, Infektion, Steinbildung und Parenchymzerstörung. Als Ursache der Harnstauungsniere kommen eine ganze Reihe von Veränderungen in Betracht; deshalb ist jeder Fall von Harnstauungsniere vor Einleitung der Therapie einer genauen urologischen Abklärung zuzuführen.

Therapie

Chirurgisch: Sanierung des zugrunde liegenden Leidens bzw. der Ursache der Abflußstörung. Sie ist nur bei zumindest noch partiell erhaltenem Restparenchym sinnvoll.

Merke: Jede infizierte Hydronephrose bzw. Harnstauungsniere bedeutet für den betreffenden Patienten ein *hochgradiges Risiko für septische Infektionen*, welches die Hospitalisation des Patienten in jedem Fall rechtfertigt.

Medikamentös: Antiinfektiös.

Erkrankungen der männlichen Genitalorgane

Prostatitis

Einteilung

1. *Akute bakterielle Prostatitis* (Erreger: Kokken, Escherichia Coli, Tuberkulose, Gonorrhö, Trichomonaden).
2. *Chronische Prostatitis*
   a) chronisch mikrobielle Form (30%, Erreger vor allem gramnegativ, als Ausgang von rezidivierenden Harnwegsinfekten wichtig)
   b) vegetatives Urogenitalsyndrom plus anogenitales Syndrom (= „Prostatopathie") 70% der Fälle betreffend.

Diagnose

Zytologische und bakteriologische Untersuchung von 3-Gläser-Probe, Ejakulat- und

Prostatasekret. In jedem Fall sind ein Karzinom oder eine Tuberkulose auszuschließen. *Prostata-Punktat!*

Therapie

a) *Akute bakterielle Form*

1. Bettruhe.
2. *Analgetika, Antipyretika*, z. B. *Oxyphenbutazon* (**Tanderil**® oder **Irgapyrin**® u. a.).
3. *Anticholinergika-Spasmolytika* (z. B. *Flavoxat-hchl* (**Urispas**®), **Spasmourgenin**®, **Buscopan-compositum**®, **Spasmo-Cibalgin**®, **Spaslar**®.
4. *Warme* Kamillosan-*Sitzbäder*.
5. *Stuhlregulierung* (z. B. vermittelst **Metamucil**®).
6. *Besonderes jedoch*: **antiinfektiöse Behandlung** je nach Resistenzprüfung; gut in Prostatagewebe eindringend und deshalb oft bevorzugt *Co-trimoxazol* (z. B. **Bactrim**®), *Tetracykline* und *Minocyclin*. *Gegen Rezidive*: evtl. *Langzeittherapie mit Bactrim*® *3–6 Monate lang*. Trichomonaden: *Metronidazol* (**Flagyl**® 3 × 250 mg/d per os) während 10 Tagen (*Cave*: Partnerbehandlung).
7. Bei **Abszedierung**: *transrektale Inzision* und Entleerung des Abszesses.

b) *Chronische Formen*

1. Resistenzgerechte **Chemo- oder Antibiotikatherapie** bis zu 3 Monaten nur dann indiziert, wenn der Nachweis mikrobieller Erreger positiv ausfällt.

    Im übrigen:

2. *Ärztliche Führung*, Vermeidung von Noxen, wie Kälte, Nässe, kalte alkoholische Getränke.
3. *Analgetika, Spasmolytika* (siehe a).
4. *Psychotherapie*, Regelung von Sexualgewohnheiten, autogenes Training.
5. *Tranquillizer*, z. B. *Diazepam* (**Valium**®) oder *Medazepam* (**Nobrium**®).

Prostatahyperplasie

Symptomatologie und Stadien

1. Stadium: Prostatikerreizzeichen: Pollakisurie, Dysurie, Warten auf Miktion, dünner Strahl, zweite Miktion wenige Minuten nach erster, nächtlich erhöhte Miktionsfrequenz (Nykturie) mit kleinen Urinportionen.

2. Stadium: Prostatikerreizzeichen, nachgewiesener Restharn (klinischer Nachweis des letzteren am Krankenbett ohne Katheterismus: dolente Blase bei tiefer Palpation nach erfolgter Miktion).

3. Stadium: Prostatikerreizzeichen, Resturin, Niereninsuffizienz.

Diagnostik: Rektalpalpation, Blutkreatinin, Urinstatus, IVP, Prostatapunktion.

Prostata-Ca

Therapie

Stadium 1

a) **Konservativ**: Stuhlregulierung, warme Bäder, Vermeiden kalter alkoholischer Getränke vor allem abends zur Vermeidung der Kongestion. Wirksamkeit einer medikamentösen Behandlung unsicher. Bei jüngeren Patienten evtl. zu versuchen: *Gestonoroncaproat* (**Depostat**®) *einmal wöchentlich 200 mg i.m. während 2–3 Monaten*; kann eventuell Beschwerden vorübergehend lindern. Neuerdings empfohlen, weder erhältlich noch genügend erprobt: **Candicin**®.

b) **Operativ**: Fakultativ, wenn der Patient subjektiv durch die Beschwerden erheblich gestört ist, und die Größe des Adenoms die transurethrale Resektion rechtfertigt.

Akute Harnverhaltung: Katheterismus, im Notfall evtl. Blasenpunktion.

Stadium 2

Obligatorisch operativ; Technik je nach Größe des Adenoms, *vorzugsweise aber transurethral*.

Stadium 3

a) **Prostatektomie streng kontraindiziert, bevor Niere wieder suffizient ist.** Deshalb: Einlegen eines abgestöpselten **Dauerkatheters**, alle 4 Wochen wechseln, 2mal wöchentlich spülen.

b) *Antibiotische Abschirmung* mit **Urfadyn**® oder **Bactrim**®, Korrektur des Elektrolyt- und Wasserhaushalts.

c) *Urin ansäuern* (Steinprophylaxe) vorzugsweise alimentär; **Phosoforme**®-Tropfen.

d) *Erst nach Sanierung der Nierenfunktion* **Adenomektomie**.

Im Falle der sehr seltenen Inoperabilität: Dauerkatheter, evtl. kryochirurgischer Palliativeingriff.

Prostatakarzinom

Zweithäufigster maligner Tumor beim Mann, dritthäufigste Todesursache des Mannes.

Symptomatologie und Diagnostik

Solange die Kapselgrenze durch den Tumor nicht überschritten wird, meist keine Symptome. Verdächtig: Rasch zunehmende Obstruktion, Mikro-/Makrohämaturie, Lumbago, Ischialgie (Metastasen).

Diagnostische und therapeutische Kriterien und Maßnahmen

Die Therapie des Prostatakarzinoms ist heute streng stadiengebunden. Die Prostatakarzinome werden nach dem TNM-System eingeteilt. Zur Festlegung des einzelnen Tumorstadiums sind eine ganze Reihe von Maßnahmen erforderlich. Meist wird Verdachtsdiagnose auf Grund des rektalen Tastbefundes gestellt. Bestätigung durch zytologische oder histologische Untersuchung eines **Feinnadelpunktates** bzw. **Travenolstanzzylinders**. Ist die Karzinomdiagnose gesichert, sind eine Reihe weiterer diagnostischer Maßnahmen erforderlich, um das vorliegende Karzinom nach TNM-System einzuordnen.

Nämlich für:

T-Kategorie: genauer rektaler Tastbefund (lokale Tumorausdehnung),

N-Kategorie (Auskunft über den Befall regionärer und juxtaregionärer Lymphknoten): Computertomographie des kleinen Beckens, evtl. Lymphographie,

M-Kategorie (Auskunft über das Vorliegen von Fernmetastasen): Phosphatasenwerte, Skelettröntgenaufnahmen, Ganzkörpertechnetiumskelettszintigraphie.

Therapie

Bei der Therapie ist grundsätzlich zu unterscheiden, ob eine solche in *kurativer* Absicht oder nur als *palliative* Maßnahme durchgeführt wird.

A. *Kurative Maßnahmen:* Radikale *Prostatovesikulektomie* + *Strahlentherapie.*

B. *Palliative Maßnahmen:* Transurethrale Elektroresektion des Prostataadenoms bis auf die Kapsel zur Behebung der infravesikalen Obstruktion, Therapie mit gegengeschlechtlichen Hormonen, Onkotherapie, lokale Radiotherapie umschriebener Metastasenherde (Schmerzbestrahlung).

1. Zur **radikalen Prostatovesikulektomie:** Streng auf die Prostata beschränktes kleines Karzinom radikal entfernen. *Sehr großer Eingriff.* Er setzt deshalb einen in jeder Beziehung operablen Patienten voraus, der zudem um den Preis der Radikalität bereit ist, *die sich als unausweichliche Folge aus der Operation ergebende* **Impotenz** *in Kauf zu nehmen.*

2. **Kurative Radiotherapie:** Setzt das Fehlen von regionären Lymphknotenmetastasen und Fernmetastasen voraus.

3. **Therapie mit gegengeschlechtlichen Hormonen:** Palliativmaßnahme bei bereits festgestellter Lymphknoten- bzw. Fernmetastasierung. Sehr viele Prostatakarzinome sprechen auf *Östrogene* an, wobei in rund 20% der Fälle eine primäre Östrogenresistenz vorkommt.

Da mit einer **Gynäkomastie** zu rechnen ist, ist in jedem Falle die präliminäre **Mamillenbestrahlung** vor Einleitung einer gegengeschlechtlichen Hormontherapie indiziert. Nach Einleitung der Therapie ist die Bestrahlung sinnlos. Eine optimale Effizienz der Hormontherapie wird nur bei gleichzeitiger subkapsulärer **beidseitiger Orchiektomie** erreicht.

Als Präparate kommen in Frage: Stilboestroldiphosphat (**Honvan**®): nur intravenös applizierbar, Initialdosis 500–1000 mg per infusionem während 1–3 Wochen, in der Regel Gesamtdosis bis 12 g. *Hexoestroldipropionat* (**Hormoestrol**®, **Lynoral**®): per os applizierbar. Depotpräparate: *Polyoestradiolphosphat* (**Estradurin**®) 40 bis 80 mg intramuskulär monatlich.

Sehr viele ältere Patienten nehmen die oralen Hormonpräparate recht unzuverlässig ein, weshalb den Depotpräparaten der Vorzug zu geben ist. In jedem Fall sind das Ansprechen der Therapie, der Verlauf bezüglich Lokalbefund und die *Phosphatasenwerte* zu kontrollieren. Speziell ist auch auf Zeichen der Feminisierung bzw. Überdosierung zu achten.

4. *Weitere medikamentöse Möglichkeiten*: Neuerdings stehen *Bromocriptin* (**Parlodel**®, 5–50 mg/d) oder *Cyproteronazetat* (**Androcur**®, einmal 50 mg/d) zur Diskussion. Beim Androcur handelt es sich um ein Antiandrogen. Gesicherte therapeutische Erfolge sind bislang nicht belegt.

5. *Onkotherapie*: Bei Versagen der primären kombinierten Östrogentherapie werden heute eine Reihe von zytostatischen Mono- bzw. Kombinationstherapien empfohlen. Am aussichtsreichsten: *Mustargen* (in Kombination mit Östrogenen in der Form von **Estrazyt**® erhältlich), *-Fluorouracil* und vor allem *Cis-Platin*. Aussichtsreichste Kombination: *Adriblastin* + *Cis-Platin*.

6. Bei Chemoresistenz: **Röntgenbestrahlung**.

7. Bei hämorrhagischer Diathese durch **Fibrinolyse** (selten): ε-*Aminokapronsäure* (**Epsamon**®), Transexaminsäure (**Cyklocapron**®), s. S. 19.

Induratio penis plastica

Medikamentöse Therapie

1. **Potaba**®, 12 g täglich.
2. **Natulan**®, 1 × 50 mg/d (Blutkontrollen!).
3. *Prednison*, anfänglich 1 mg/kg KG, später allmählich abnehmend.

Kryptorchismus

Häufigkeit: Bei normalen Knaben um 2,6 und bei geistesschwachen Knaben um 5,5%. In zwei Dritteln ist nur ein Hoden betroffen. Vom echten Kryptorchismus sind der *Pseudokryptorchismus*, d. h. das nur zeitweise Fehlen der Testikel im Skrotum, und die *Anorchie* zu unterscheiden. Bei dieser fehlt unter HCG-Behandlung (s. u.) ein Anstieg der Androsteron-Ausscheidung.

Therapie

Bei festgestelltem Kryptorchismus drängt sich eine **möglichst frühzeitige Therapie** auf.

1. *Choriongonadotropin*, am besten als *humanes HCG* (das aus dem Serum trächtiger Stuten gewonnene Hormon führt evtl. zu frühzeitiger Antikörperbildung). Die *hormonale Behandlung hat nur für diejenigen Fälle einen Sinn, in denen sich der Hoden im Leistenkanal tasten läßt*.

   Präparate: **Choragon**® [Ferring] Amp. à 500 IE; **Antex**® und **Gonadex**® [Leo] à 600 IE; **Pregnyl**® [Organon] à 1500 IE. In Deutschland: **Predalon**® [Organon]; **Primogonyl**® [Schering].

   Dosierung: Pro Woche 500–5000 E bis zu einer Totaldosis von 4000–15000 E innerhalb von 3–4 Monaten.

2. **Bei Nichtansprechen auf die Gonatropinbehandlung muß nach heutiger Ansicht schon im 2.–3. Lebensjahr die chirurgische Therapie eingeleitet werden.** Wichtig: Schonende Operationstechnik unter Vermeidung von Streckung der Gefäße (Folge Hodenatrophie).

3. Bei *kryptorchen Erwachsenen* ist die Entfernung des kryptorchen Hodens gerechtfertigt, da eine *erhöhte Inzidenz von Hodenmalignomen* bei Kryptorchismus angenommen wird.

4. **Streng kontraindiziert: Behandlung mit Androgenen** (Methyltestosteron, Perandren® usw.), da es dadurch zu einem frühzeitigen Verschluß der Epiphysenlinien und deshalb zu einem Sistieren des Längenwachstums kommen kann (*Zwergwuchs*).

Orchitis

Die Orchitis wird meist auf viraler Basis, am häufigsten durch eine Parotitis epidemica, seltener durch Morbus Bang und Q-Fieber ausgelöst. Die akute Entzündung ist sehr schmerzhaft.

Therapie (siehe S. 677).

Maligne Tumoren des Hodens

Relativ selten; aber doch häufigste Malignomtodesursache des 29–35jährigen Mannes. Relativ selten; aber doch häufigste Malignomtodesursache des 29–35jährigen Mannes.
Histologie komplex: Seminom, Carcinoma embryonale, Teratokarzinom, Choriokarzinom, oft Kombinationsformen.

Diagnose

Lokalbefund, Radiologie (CT); blutchemisch: alpha-Foetoprotein, beta-HCG.

Therapie

a) *Seminom*

1. **Sofortige hohe Semikastration.**
2. **Postoperativ: Bestrahlung** der ipsilateralen inguinalen und iliakalen Lymphknoten sowie der paraaortalen und kavalen Lymphknoten bis zum Diaphragma mit 2500–3500 rd Megavolt über 3 Wochen (führt in 90–99% zur Heilung); bei mikroskopischem Lymphknotenbefall zusätzlich Bestrahlung des Mediastinums und der subklavikulären Lymphknoten mit 2000–3000 rd.

    Bei makroskopischem Lymphknotenbefall vor der Bestrahlung kann eine kombinierte onkologische Chemotherapie diskutiert werden.
3. *Fernmetastasen* sowie *retroperitoneale Resttumoren* nach Möglichkeit chirurgisch exzidieren und nachbestrahlen.

b) *Nicht-Seminome*

1. *Hohe Semikastration* und retroperitoneale *Lymphadenektomie*.

2. In *fortgeschrittenen Stadien* Kombination mit intensiver *zytostatischer Behandlung* basiert auf *Cis-dichlorodiaminplatin* (**Cis-Platin**®), *Bleomycin* und *Vinblastin*. Einzelheiten der Dosierung sind mit den Spezialisten zu besprechen.

Peniskarzinom

Histologisch meist Plattenepithelkarzinom, seltener Melanom.

Therapie

1. *Kleine Karzinome* der Vorhaut können durch *Zirkumzision* behandelt werden.
2. In den *übrigen Fällen* meist *chirurgische Teilamputation* des Penis 3 cm proximal des Tumors notwendig. Bei Einbruch in die Corpora cavernosa wird gleichzeitig eine Entfernung der oberflächlichen inguinalen Lymphknoten empfohlen.
3. Bei *manifestem Befall der regionalen Lymphknoten* Penisteilamputation plus bilaterale Ausräumung der Lymphknoten des kleinen Beckens.
4. Bei *Fernmetastasen:* Kombination von *Bleomycin, Methotrexate* oder *Cyclophosphamid mit Cis-Platin*.

Epididymitis

Diagnosestellung. *Differentialdiagnostisch* kommen neben der akuten Epididymitis immer auch eine *Torsion des Hodens, Tumor des Hodens, Orchitis, Hämatozelen, Spermatozelen* und *Hydrozelen* in Frage. Eine echte **akute Epididymitis ist vor Erreichen der Pupertät eine Rarität.** Bei *jungen Patienten* muß deshalb unter allen Umständen eine *Hodentorsion* ausgeschlossen werden, da nur eine operative Detorquierung innerhalb der ersten 4–6 Stunden nach dem akuten Ereignis Aussicht auf Erfolg hat. Hinter einer Hämatozele nach einem Trauma kann sich ohne weiteres ein Hodentumor als prädisponierender Faktor für die Blutung verbergen. Bei eindeutig feststehender Epididymitis muß eine *Tuberkulose* ausgeschlossen werden.

Therapie

1. Bettruhe.
2. *Hochlagerung des Hodens, Eisblase* oder kalte Umschläge.
3. *Antibiotische Therapie* je nach gefundenem Erreger in Urethral- und Prostatasekret. Bei unbekanntem Erreger *Tetracyclin*, 500 mg 4× täglich oder *Co-trimoxazol* (**Bactrim**®).
4. *Schmerzbehandlung.*
5. Symptomatische Fieberbehandlung.
6. Nach Rückgang der akuten Erscheinung bzw. der Druckschmerzhaftigkeit bei vorsichtiger Palpation. Aufstehen mit Suspensorium.
7. *Indikation zur chirurgischen Therapie:* Sie ist gegeben bei **abszedierender Epididymitis.** Meist muß in diesen Fällen die Semikastration vorgenommen werden.

Männliche Infertilität

Bei der sterilen Ehe ist immer auch an die Möglichkeit der Infertilität des männlichen Partners zu denken. Als Ursachen kommen neben den meist psychogen bedingten Störungen des männlichen Geschlechtsakts vor allem die Oligo- und Azoospermie in Betracht. Ihre Abklärung durch Erhebung des lokalen Befundes, Spermiogramm, Hormonstatus, Hodenbiopsie und weitere Spezialuntersuchungen sowie die Behandlung gehören in die Hand des Spezialisten.

Enuresis

Bei persistierender Enuresis ist eine *urologische Abklärung* angebracht, um mögliche anatomische oder funktionelle Ursachen der Miktionsstörung (persistierende Infekte, Mißbildungen, vesikoureteraler Reflux usw.) auszuschalten. Bei positivem Resultat ist die entsprechende Therapie einzuleiten. Nur bei Fehlen eines morphologischen Befundes sind vor allem *psychotherapeutische* Maßnahmen indiziert. Alle Strafmaßnahmen sind streng kontraindiziert. Letzte Flüssigkeit um 16 Uhr. „Trockene" Abendmahlzeit mit wenig Wasser enthaltenden Speisen. Prophylaktisches Aufnehmen oder Wecken um 23 Uhr. Bewährt haben sich auch verschiedene konditionierende Maßnahmen, wie durch Feuchtigkeit der Windel ausgelöster elektrischer Wecker und ähnliches.

Medikamentös: Hier hat sich vor allem das *Imipramin* (**Tofranil**® [Ciba-Geigy]) ausgezeichnet bewährt. (Medikament bei Kleinkindern einschließen, da bei akzidenteller Vergiftung lebensgefährlich!) Dosierung: Kinder abends 10(–25) mg vor dem Zubettgehen. Bei Erwachsenen (25)–50 mg. Ein Aufnehmen vor Mitternacht ist dann gewöhnlich nicht mehr nötig.

Nervensystem

Zentrales Nervensystem

Apoplektischer Insult und andere akute zerebrale Zirkulationsstörungen

Sind in der Regel die Folge einer akuten Störung der zerebralen Blutzirkulation durch Arteriosklerose (Thrombose), Blutung oder Embolie. Seltener die Folge eines Tumors oder septischen Prozesses. *Intermittierende Form* siehe S. 403.

75% der Fälle beruhen auf einem *Infarkt* und nur 15% auf einer Blutung. Die *Hirnblutung* läßt sich heute in vielen Fällen durch die *Computertomographie* nachweisen. Wesentlich ist auch das *Sonogramm*.

Die Differentialdiagnose zwischen Thrombose und Blutung ist außerordentlich schwierig. Deshalb ist die Anwendung von Antikoagulantien nach unseren Erfahrungen nur dann indiziert, wenn eine sichere Embolie vorliegt (*Vorhofflimmern, Mitralstenose, Herzinfarkt* usw.), sonst kann bei Fehldiagnose die evtl. Blutung wesentlich verschlimmert werden.

Feststellung der Ätiologie

Blutdruckkontrolle: Ein hoher Druck spricht für eine Blutung.

Lumbalpunktion:

Hämorrhagischer Liquor: Spricht für eine *zerebromeningeale Blutung*, wobei Aneurysmen, Ventrikeldurchbruch und u. U. eine Pachymeningosis haemorrhagica in Frage kommen (Zentrifugat nach 6 Std. leicht, nach 24 Std. deutlich xanthochrom).

Klarer Liquor mit Druckerhöhung: Spricht am ehesten für das Vorliegen einer intrazerebralen Blutung. Die *Xanthochromie* fehlt in den ersten Stunden und tritt erst nach 12–24 Std. auf und verschwindet nach 3–4 Wochen.

Klarer Liquor mit normalem Druck: Spricht eher für Thrombose oder Embolie. *Flüchtige reversible Insulte*: Sie sind immer ein Warnungszeichen und verlangen unbedingt eine arteriographische Abklärung. Häufig (25%) ein Vorzeichen einer Karotis-interna- oder Vertebralis-Stenose, die evtl. operativ angegangen werden kann.

Hirnszintigraphie (z. B. mit 99 m-*Technetium*): Heute ein großer Fortschritt. Positive Resultate ergaben sich (nach F. FRIEDLI, Bern, 1975) in:

Encephalomalazien

100% beim Meningeom
80% Glioblastom
90% Metastasen
50% Kleinhirn

80% Hämatom
80% *Vaskulären Störungen*
(v.a. beim Infarkt, am besten 10.–20. Tag nach Apoplexie).

Aneurysmen schlecht, da zu klein, hier besser Arteriographie.

Ultraschall-Untersuchung: Erlaubt heute auch wesentliche Einblicke.

Hauptsymptome der einzelnen Formen

Zerebromeningeale Blutungen:

Subarachnoidalblutung: Hierfür sprechen starker Meningismus, jugendliches Alter des Patienten mit normalem Blutdruck, blutiger Liquor mit stark erhöhtem Druck. Kontrolle durch Arteriographie, sobald die akuten Erscheinungen abgeklungen sind.

Auf alle Fälle vor Ablauf der zweiten Woche, da nachher Rezidivgefahr am größten, am besten nach Ablauf von 5 Tagen.

Subduralhämatom: Direkt nach einem Schädeltrauma, evtl. nach einem freien Intervall. *Sofortige Operation,* evtl. vorher Echogramm, Szintigraphie, Arteriographie, Probetrepanation.

Pachymeningosis haemorrhagica interna: Ein chron. Subduralhämatom vor allem bei Äthylikern. Diagnostisch wichtig ist hier das *Elektroenzephalogramm* (nach MUMENTHALER in 90% der Fälle verwertbar) plus *Hirnszintigraphie* und *Sonogramm.*

Epidurales Hämatom: Traumatisch mit od. ohne freies Intervall, durch Ruptur der A. meningea media, auftretende Zeichen der Gehirnkompression (*Echogramm, Luftenzephalogramm*).

Zerebrale Blutung: Hierfür sprechen eine vorbestehende oder noch bestehende Hypertonie, plötzliches Auftreten des Insultes, erhöhter Liquordruck, Hypotonie der Extremitäten, ggf. Ventrikeldurchbruch mit blutigem Liquor (Hirnszintigraphie, Echogramm, Computertomographie).

Enzephalomalazien und analoge Bilder:

Arteriosklerotischer Verschluß: Am häufigsten durch Verschluß von Gehirngefäßen, aber auch infolge Befallenseins der Vertebralis – oder Carotis interna. Am häufigsten nachts durch Blutdruckabfall. Cave Angiogramm bei nächtlichen Insulten. Ca. 15% sind durch Thrombosen der *A. vertebralis* oder der *A. basilaris* oder ihrer Äste bedingt. Hirnszintigraphie, EEG.

Thrombose: Selten und schwierig abzugrenzen. Dafür sprechen u.U. ein allmählicher Beginn bei hohem Alter, klarem Liquor und normalem Liquordruck.

Karotisthrombose: Kann evtl. durch das Fehlen der Pulsation der Carotis communis diagnostiziert werden, bei Internathrombose ist dieses Moment nicht verwertbar, da man die Interna normalerweise überhaupt nicht palpiert. Wichtig ist hier die *Arterio-*

graphie, vor allem bei transitorischen Insulten (s. o.), Operation. Gesichert ist die Karotiseinengung bei transitorischen Hemiplegien mit kontralateraler Amaurose. Bei Fällen ohne Lähmungen oder mit intermittierenden Beschwerden ergibt evtl. die *vorsichtige digitale Kompression der gesunden Gegenseite* (Vorsicht! Patienten zählen lassen und bei Ausfallserscheinungen sofort abbrechen, so durchgeführt gefahrlos) eine Klärung der Diagnose, die aber ebenfalls arteriographisch belegt werden muß.

Gehirnembolie: Plötzliches Auftreten bei relativ jungen Patienten mit Vorhofflimmern, Mitralstenose, Herzinsuffizienz oder Endocarditis lenta. Liquor klar oder leicht opaleszent, normaler Druck. Häufige Ursache auch stummer Herzinfarkt.

Septische Phlebitis, z. B. bei Sinus-cavernosus-Thrombose (z. B. Gesichtsfurunkel, Erysipel usw.). Gleichzeitig meistens hohe Temperaturen und entzündliche Mitbeteiligung des Liquors, sowie epileptische Anfälle.

Gehirnabszeß: Meistens allmählicher Beginn, begleitet von entzündlichen Reaktionen des Liquors, häufig nach Prozessen der Sinus oder des Mittelohrs, seltener metastatisch von Bronchiektasen. EEG, Angiographie, Echogramm.

Hirntumoren und -metastasen: Können nicht selten Apoplexien vortäuschen. Häufiger geht aber ein längeres Initialstadium voraus. Hirnszintigraphie, EEG, Ultraschall.

Enzephalitis: Selten z. B. bei einem MS-Schub oder bei Polioenzephalitis. Meistens bestehen hier noch anderweitige typische Krankheitserscheinungen.

Behandlung

Allgemeine Maßnahmen

Lagerung: Bewußtlose Patienten erbrechen oft anfänglich und sollten in diesem Falle in die bekannte Seitenlage gebracht werden, um eine Aspiration zu verhüten. Bei Patienten ohne Erbrechen flache Lage auf dem Rücken mit leicht erhöhtem Kopf; bei Zurückfallen der Zunge besser Seitenlagerung. Alle 2 Stunden müssen die Patienten abwechslungsweise in die rechte und linke Seitenlage sowie u. U. in Bauchlage gebracht werden, um einen Dekubitus zu vermeiden. Luftkissen und Polsterungen nicht vergessen. Evtl. Anbringen von Seitengittern am Bett, um ein Herausfallen der Patienten zu vermeiden. Vorsicht mit heißen Wärmeflaschen!

Regelmäßige Kontrolle der Miktion und Defäkation, Blasenentleerung durch kombinierte manuelle Kompression von außen und rektal, evtl. intermittierende Blasenpunktion. Diese ist dem in bezug auf die Infektionsgefahr viel gefährlicheren Katheterismus heute unbedingt vorzuziehen. Dauerkatheter sollten erst beim Auftreten einer Blaseninfektion angewandt werden! Bei Stuhlverhaltung alle 2–3 Tage Einlauf.

Flüssigkeitszufuhr: Wenn der Patient nicht schlucken kann, tägl. Infusion von 1,5 Liter *physiologischer Kochsalz-* plus *physiologischer Traubenzuckerlösung* aa. U. U. gegebenenfalls künstliche Ernährung durch Schlundsonde bei längerem Fortfall des Schluckreflexes.

Sorgfältige Hautpflege.

Freihalten der Atemwege: Eventuelles Absaugen mit *Trachealkatheter*. In schweren Fällen und bei beginnender Atemstörung muß intubiert werden.

Apoplexie

Spezielle Maßnahmen

Glycerol-Therapie beim akuten Zerebralinsult: Das wichtigste ist in den ersten Tagen die Bekämpfung des *Hirnödems*! Am besten geschieht dies heute mit *Glycerol 10%* (N. T. MATHEW u. Mitarb., Lancet 1972/II, 1327). In einer Vergleichsgruppe zeigten die im Doppelblindversuch behandelten Patienten eine signifikante Besserung des Neurostatus im Vergleich zu der Placebogruppe. Patienten mit intrazerebraler Blutung sprachen nicht deutlich an. *Dosierung:* Tägl. während 6 Std. i.v. Infusionen von 50 g **Glycerol** in 375 ml 5%iger Glukose plus 125 ml phys. NaCl während 6 aufeinanderfolgenden Tagen. Als harmlose Nebenwirkung kommt es zu einer leichten Hämolyse.

Diese Therapie hat sich uns *in den letzten 10 Jahren ausgezeichnet bewährt*. Die frühere 10%ige Lösung sollte nicht mehr verwendet werden, da sie eine zu starke Hämolyse auslöst. Der Effekt ist bei durch Blutung bedingter Apoplexie weniger eindrücklich als bei Enzephalomalazien. **Sie wirkt sicher besser als die viel empfohlene Rheomacrodex-Behandlung.**

Weitere Mittel gegen das Hirnödem: **Dexomethason** 100–200 mg i.v./24^h in den ersten 3 Tagen. Ferner **Lasix**® 2 × 20 mg/24^h.

Theophyllinpräparate: Selbst haben wir hiervon aufgrund eigener Erfahrungen noch immer einen günstigen Eindruck. Antispastische Wirkung bei Gefäßkrampf.

Aminophyllinum (**Euphyllin**® [Byk-Gulden]) 0,5 g langsam i.v. (**Purophyllin**®, **Neophyllin**® usw.) 2–3 × tägl. Gelegentlich tritt die Wirkung schlagartig ein; dann sollte, weil es sich wahrscheinlich um einen Spasmus handelt, die Injektion nach 10 Minuten wiederholt werden. Analog wirkt wahrscheinlich das **Complamin**®.

Cave gefäßerweiternde Mittel in der akuten Phase: Nikotinsäure, $O_2 - CO_2$-Gemisch, Papaverin, Stellatum-Anästhesie etc. erhöhen durch Vasodilatation die Durchblutung der Kollateralgefäße und führen so durch den „*Steel-Effekt*" zu einer *verschlechterten Durchblutung des erkrankten Bezirks!*

Eventuell kardiale Therapie bei Herzinsuffizienzen, um die Gehirndurchblutung zu verbessern, oder Transfusionen bei Blutverlusten.

Cave Aderlaß: Dieser ist heute sicher *kontraindiziert*. Bei normalem oder erniedrigtem Druck verschlechtert er die Gehirn-Zirkulation und bei erhöhtem Blutdruck wirken bei einer Enzephalorrhagie die *Antihypertensiva* viel besser.

Lumbalpunktion: Es empfehlen sich die folgenden Verhaltensmaßregeln:

Wenn Druck nicht erhöht, dann keinen Liquor ablassen, nur Untersuchung einer kleinen Probe.

Wenn Druck erhöht und kein blutiger Liquor, ebenfalls nicht entlasten und nur kleine Probeuntersuchung.

Wenn Druck erhöht und stark blutiger Liquor, dann Lumbalflüssigkeit ablassen, bis Druck normal. Meistens handelt es sich um eine *Subarachnoidalblutung*, ein *perforiertes Aneurysma* oder einen *Ventrikeldurchbruch*. Durch Ablassen kann hier die enorme Drucksteigerung und die lebensbedrohliche Kompression des Gehirns behoben werden und die Cheyne-Stokessche Atmung verschwindet. U.U. muß die Punktion in solchen Fällen, wenn sich der Zustand erneut verschlechtert, am gleichen Tage wiederholt werden. Später Überweisung an Neurochirurgen für Arteriographie und ggf. arterielle Unterbindung oder Clipsung.

Hirninsult

Antikoagulantien: Nur bei sicherer Embolie oder Thrombose und nicht vor 2 Wochen nach dem Insult (Gefahr der Blutung ins Infarktgebiet). Eine Ausnahme bilden ganz frische Embolien, die sofort mit Fibrinolyse (Streptokinase, s. dort) zu behandeln sind. Die Thrombose ist gewöhnlich recht schwierig von einer Blutung zu unterscheiden, und letztere könnte durch diese Behandlung verstärkt werden. Unbedingt indiziert ist die Antikoagulation bei der *intermittierenden Form:*

Intermittierende zerebro-vaskuläre Insuffizienz: Bei wiederholtem Auftreten solcher Episoden sollte heute eine prophylaktische *Dauertherapie mit Antikoagulantien durchgeführt werden*, um spätere Thrombosen zu verhüten. So fand z. B. SIEKERT (J. Amer. med. Ass. 176 [1961] 19) unter 104 so behandelten und während 1–5 Jahren kontrollierten Patienten nur 4 Fälle, d. h. 4%, zerebrale Infarkte. Von 40 Patienten, die nicht mit Antikoagulantien behandelt wurden, aber 16 Infarzierungen, d. h. 40%.

Blutdrucksenkung: Bei deutlich erhöhtem Blutdruck ist eine Senkung auf normale Werte sehr wesentlich. Oft sinkt der Blutdruck nach dem Insult spontan. Vorsichtige Anwendung von *Dihydralazin* (**Nepresol**®) i.v., das am harmlosesten ist. Je nach Blutdruck $1/8$–$1/4$ Amp. = 3–6 mg und Wiederholung nach $1/2$ bis 1 Std., sofern nötig. Siehe Hypertonie-Kap., S. 213. Analog wirkt **Catapresan**® i.v., $1/2$–1 Amp. langsam i.v..

Sedativa: Die Patienten sind oft stark erregt. Sehr gut wirkt meistens *Diazepam* (**Valium**®) 10–20 (50) mg, *Chlorpromazin* (**Largactil**®, **Megaphen**®) oder **Nozinan**® 25–50 mg. Günstig wirkt auch **Hémineurine**® (Dr. Debat, Paris), in der Schweiz durch Pharmacol, Genf, erhältlich. Wirkt als Aneurinderivat durch Isolierung der Großhirnrinde. *Dosierung*: Dragées à 0,5 g, 3–4 × 1 Dragée tägl.

Bei epileptischen Krämpfen ebenfalls *Diazepam* (**Valium**®) 10–20 mg i.v. und evtl. Wiederholung.

Zentrale Hyperthermie: Leichte Temperatursteigerungen sind häufig. Sehr hohe Temperaturen sprechen für eine schwere Läsion im Zwischenhirn (evtl. lytischer Cocktail, siehe *Tetanuskapitel*, S. 659), bei gleichzeitiger starker Rigidität der Muskeln, u. U. auch für einen Ventrikeldurchbruch. Steigt mit der Temperatur die Respiration an, so liegt fast immer eine Pneumonie vor.

Abschirmung: Primär nur bei Aspiration oder sehr schlechter Atmung. Sonst wartet man, bis Zeichen einer Bronchopneumonie auftreten, und gibt dann ein synthetisches Penicillin-Derivat (**Penbritin**®, **Binotal**®, **Amblosin**®). Ging eine Aspiration voraus, dann besser intensivere Breitspektren (z. B. *Tetracyclin*).

Chirurgische Ausräumung: kommt selten bei Hirndrucksymptomen in Frage. Konsultation des Neurologen und Neurochirurgen. Evtl. kontinuierliches *Absaugen* durch Katheter oder Drainage durch Nylonkatheter unter Haut.

Nachbehandlung (Siehe auch das ausgezeichnete *Hemiplegie-Merkblatt*, herausgegeben von der Schweiz. Kommission für Rehabilitation; zu beziehen bei Dr. E. Le Grand, Talstraße 17, CH-4900 Langenthal).

Lagerung, diese ist sehr wichtig und muß häufig kontrolliert werden, um Dauerschäden zu vermeiden:

– Holzbrett unter Matratze!
– Bettbogen, der das Gewicht der Bettdecken abfängt, oder eine genügend hohe Kiste am Fußende ist bei genügender Bettlänge vorzuziehen.

Aneurysma

- Kissen angelehnt an Fußbrett oder -Kiste, um Füße abzustützen und die Entwicklung von Spitzfüßen und einer Außenrotation zu vermeiden.
- Schaumkissen unter Knie, um Hyperextensionen zu vermeiden, aber auf keinen Fall eine Flexionsstellung erzeugen, die sich viel schlimmer auswirkt.
- Oberarm in 45° Abduktion vom Thorax lagern. Vorderarm in intermediärer Stellung zwischen Pronation und Supination.
- Hand in leichter Dorsalextension mit Semiflexion der Finger und Opposition des Daumens (am besten mit hierfür erhältlicher Spezial-Schaumgummi-Rolle).
- Sobald es der Zustand erlaubt, regelmäßige Umlagerung in Seitenlage und Bauchlage.

Passive Bewegungstherapie: Beginn schon am 2./3. Tag und mindestens zweimal täglich aller Gelenke durch hierfür speziell ausgebildeten Therapeuten.

Cave Massage! Diese verschlechtert die Prognose, indem die Gefahr des Auftretens von Kontrakturen ganz wesentlich gesteigert wird.

Verlegung in hierfür speziell geeignete Behandlungszentren: Sobald es der Zustand erlaubt, ist dies anzustreben (z. B. Badeorte, spezielle Rehabilitationszentren).

Prophylaktische Maßnahmen: Vermeiden von plötzlichen, den Blutdruck erhöhenden Momenten (z. B. Bekämpfung von starken Hustenanfällen), Vermeiden von starkem Pressen beim Stuhlgang, keine Aufregungen, Vorsicht bei der Kohabitation usw. Evtl. Behandlung der Arteriosklerose (siehe dort).

Bekämpfung der spastischen Komponente: Das ideale Präparat ist noch nicht gefunden worden. Am besten bewährt hat sich bisher das *Diazepam,* **Valium**® [Roche]. Tabl. à 10 mg, *Dosierung* 20–30 mg tägl.

Gefäßerweiternde Mittel: z. B. *Nikotinsäure* (**Niconacid**® [Wander]), 3 × 1 Tabl. zu 0,05 g tägl. nach den Hauptmahlzeiten; **Ronicol retard**® oder **Complamin**®, **Vasoverin**®.

Procain: führt ebenfalls zu einer verbesserten Durchblutung. *Dosierung:* Procain 5 ml 2%ige Lösung i.v., 3 × pro Woche, total 50 Injektionen.

Verbesserung des Vigilitätstonus: Sehr bewährt hat sich uns das französische **Lucidril**®, in Dtschl. **Helfergin**® [Helfenberg], zuerst 2 × tägl. 1 Amp. i.v., nach 2 Wochen 3 × 2(3) Drag. p.o. tägl. Gut wirkt auch *Pyrithioxin,* **Encephabol**® [Merck] 3 × 1–(2) Dragées tägl. über mehrere Wochen. Als Antriebsmittel evtl. **Tofranil**®, 2–3 × 25 mg täglich, wodurch der Patient viel aktiver mitmacht. – Bei *somnolenten Patienten* versucht man evtl. bis zu 1–1,5 g **Lucidril**® i.v., das von verblüffendem Effekt sein kann. –

Bei Hypercholesterinämie: Siehe Kapitel Arteriosklerose S. 179.

Subarachnoidal- und Aneurysmablutung

Hier kann die Diagnose meistens durch die plötzlich auftretenden Kopfschmerzen, den nachherigen Meningismus und auch durch den blutigen Liquor gestellt werden. Diese Fälle sind auf eine *neurochirurgische Klinik* zu verlegen und sollten durch *Angiographie* abgeklärt und ggf. einer *operativen Behandlung* der Carotis interna oder Clipsung eines Aneurysmas zugeführt werden. Dies sollte nach Ablauf der 1. Woche erfolgen, da nachher die Rezidivgefahr am größten ist. Bei Patienten über 60 Jahren kann die Clipsung nicht mehr durchgeführt werden. In akuten Stadien kann die Entlastungspunktion u. U. lebensrettend wirken. Man läßt den blutigen Liquor ganz langsam bis auf normale Druckwerte ab. Dies bringt oft einen schlagartigen Erfolg, und in vielen Fällen muß man die Lumbalpunktionen mehrfach wiederholen. Die Frühoperation ist beim Aneurysma abzulehnen (TÖNNIS 80% Letalität), dagegen ergibt die Operation nach 8 Tagen gute Resultate.

Enzephalitis

Neben primären, durch Viren und auch Bakterien bedingten Enzephalitiden kommen ferner postinfektiöse Formen nach Masern, Pertussis, Rubeolen, Varizellen usw. vor, die gewöhnlich erst 5–6 Tage nach dem Abklingen der akuten exanthematösen Infektionskrankheit einsetzen. Hier handelt es sich vielleicht zum Teil um *allergische Enzephalitiden*, die heute auf eine intensive *Kortikosteroidtherapie* sehr günstig und in vielen Fällen sogar mit völliger Heilung reagieren. Wichtig ist die hohe Dosierung und das sofortige Einsetzen der Behandlung: z. B. *Prednison* 3 mg/kg tägl. bis zum völligen Abklingen der Erscheinungen, dann langsames Ausschleichen innerhalb 2–3 Wochen (siehe Masernkapitel, S. 681 ff.). Analog wirkt das ACTH, z. B. tägl. 1 Amp. (= 1 mg) *Synacthen-Depot*.

Adenin-Arabinosid (Ara-A = **Vidarabin**®): Ebenfalls ein Zytostatikum ergab in einer Doppelblindstudie eine Senkung der Letalität von 70% auf 28% (Dr. A. Alford, University of Alabama, Birmingham). *Dosierung:* 15 mg/kg und Tag, verabreicht während 12 Std. durch i.v. Infusion, wobei die Konzentration in der Lösung nicht über 0,7 mg/ml betragen darf. *Dauer:* 10 Tage. Über 50% der Überlebenden zeigten keine oder nur geringere Folgeerscheinungen der Enzephalitis. Nebenwirkungen der Therapie fehlten.

Encephalitis postvaccinalis: *Humanes Antivaccinia-Globulin (Vacuman).*

Encephalitis durch Cryptococcus neoformans: *Amphotericin* B (s. S. 624).

Encephalitis epidemica

Der Erreger ist noch unbekannt. Die große Epidemie begann 1917 und erreichte ihren Höhepunkt 1918–1919. Vereinzelte Fälle treten auch heute noch auf. Eine wirksame Therapie ist gegenwärtig noch immer nicht bekannt. Ein Versuch mit *Cortisonpräparaten* (siehe dort, S. 407 ff.) ist auf alle Fälle angezeigt. Für die Folgeerscheinungen, d. h. den *postenzephalitischen Parkinsonismus*, s. S. 408.

Zeckenenzephalitis

Bei manifester Erkrankung symptomatisch. Prophylaxe bei Zeckenstich in Endemiegebieten FSME-Immunoglobulin 0,3 ml/kg ergibt in 24 h Schutz für 8 Wochen.

Aktive Impfung: Schützt in einem hohen Prozentsatz und ist bei Virusgefährdeten (Förster, Waldarbeiter, Laborpersonal) in Epidemiegebieten unbedingt durchzuführen. Aktive Impfung mit dem inaktivierten Virus, **FSME-Vakzine** (Firma „Immuno", Wien), die 1970 entwickelt wurde und sich bei über 30000 Personen als Prophylaxe ausgezeichnet bewährt hat. Impfung 2× im Abstand von 3 Monaten und dann 3. Impfung nach 9–12 Monaten je 1,0 ml FSME-Vakzine tief s.c. während des Winters. Leichte Fieberreaktionen können auftreten.

Pseudoenzephalitis Wernicke

Eine seltene Form mit Augenlähmungen, die man vor allem bei Äthylikern beobachtet. (Starke Gefäßneubildungen im Höhlengrau.)

Therapie: *Vitamin B_1 = Aneurinum = Thiaminhydrochlorid,* **Benerva**® [Roche], **Betabion**® [Merck], **Betaxin**® [Bayer] usw. *Dosierung:* 1000 mg in 5–10%iger *Lävuloselösung* und 20 E ACTH tägl. als i.v. Tropfinfusion. Diese Kombination führt oft zu einer raschen Besserung.

Chorea minor

Siehe Cortisonkapitel. Gleiche Behandlung und Dosierung wie bei der Polyarthritis acuta. Die *Kortikosteroide* sind hier das Mittel der Wahl, siehe Abb. 77.

Gehirnabszeß

Tritt meistens als Metastase einer auf dem Blut- oder Lymphwege per continuitatem übergreifenden Infektion auf. Immer genaue *Kontrolle des Mittelohrs* (Stenvers-Aufnahmen), *der Sinus.* Ferner Untersuchung, ob evtl. Bronchiektasen oder andere Ausgangspunkte vorliegen. EEG evtl. Angiographie und Echogramm.

Therapie

Behandlung und Eliminierung des Primärherdes durch entsprechende Antibiotika- und ggf. operative Behandlung (z. B. Otitis media, Mastoiditis usw.).

Antibiotika: Am besten in Form einer *Zweier-* oder *Dreierkombination,* wobei man im allgemeinen besser zu den Breitspektren greift, z. B. i.v. verabreichbare *Tetracyclinpräparate.* Dosierung und Durchführung siehe im Kapitel *Meningitis purulenta,* S. 640 ff. Dadurch kann der Abszeß meistens abgegrenzt werden, so daß der Patient unter günstigen Vorbedingungen operiert werden kann.

Operative Behandlung durch einen Neurochirurgen. Totalexstirpation oder u. U. Drainage.

Sedative Behandlung bei Auftreten von *epileptiformen Krämpfen* (siehe Epilepsie, S. 411).

Bekämpfung eines Gehirnödems:

Furosemid (**Lasix**®): Eine Ampulle à 500 mg langsam i.v., am besten kombiniert mit:

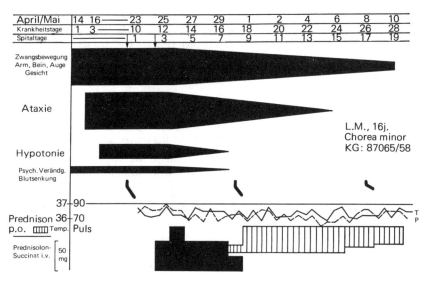

Abb. 77. *Chorea minor* (L. M., 16jähr. Mädchen, KG 87065/58): 9 Tage vor Spitaleintritt aus voller Gesundheit Auftreten von Zwangsbewegungen im rechten Arm und Bein sowie der rechten Gesichtshälfte.Spontannystagmus nach rechts.Nach einigen Tagen Auftreten ataktischer Bewegungen, Hypotonie, Beginn psychischer Veränderungen. Bei Klinikeinweisung Vollbild einer halbseitigen Chorea minor. Mit Beginn der *Prednisolonsuccinat*-Therapie intravenös Zurückgehen der Symptome. 5 Tage später sind die psychischen Veränderungen und die Hypotonie verschwunden, nach 12 Tagen die Ataxie, nach 17 Tagen die Zwangsbewegungen. Im Vergleich zur Therapie mit *Salizylaten*, wobei eine Krankheitsdauer von 2–3 Monaten zu erwarten ist, rapide Besserung durch die *Cortisonbehandlung*.

Glycerol: Heute das beste *Mittel* (s. J. S. MEYER: Lancet 1971/II, 933), kein rebound effect! Auch bei Niereninsuffizienz harmlos, keine Plasmaexpansion. *I.v.*: 0,6 g/kg/ 24 Std., z. B. 25 g Glycerol/500 ml NaCl oder Glukose. Verursacht leichte Hämolyse.

Dexamethason: Ein stark wirkendes Kortikoidderivat, das die Kopfschmerzen oft schlagartig bessert.

Millicorten® [Ciba], **Decadron®** [MSD], **Anxison®** [Boehringer, Ingelh.] u. a.

Dosierung: Alle 6 Std. 4 mg, in akuten Fällen 25 mg i.v. (Amp. à 5 mg).

Sinus-Thrombosen:
Gleiche Therapie, aber plus Antikoagulantien

Arteriitis temporalis (cranialis)

Eine leider noch viel zu wenig bekannte Gefäßerkrankung aus der Gruppe der Kollagenosen, welche jenseits des 50. Altersjahres auftritt und die Endäste der A. carotis externa und interna und evtl. auch die A. vertebralis befällt. Am häufigsten ist die A. temporalis, A. ophthalmica und A. centralis befallen. Heftige andauernde Kopfschmerzen,

Parkinsonismus

Druckempfindlichkeit der verdickten A. temporalis, hohe SR, starke Nachtschweiße. Die Hauptgefahr liegt in der Erblindung (Literatur siehe Roux (Helv. med. Acta, Suppl. 34 ad 21 [1954] 5), Schober (Spektrum 6 [1963] 83), Siegenthaler (Dtsch. med. Wschr. 86 [1961] 425)) durch die bei Nichtbehandlung auftretende Erkrankung der A. centralis retinae.

Therapie

Wichtig ist die Frühdiagnose! Bei schon eingetretener Erblindung ist der deletäre Verlauf kaum mehr aufzuhalten. *Probeexzision* aus der A. temporalis!

Resektion der A. temporalis bringt in 50% der Fälle Besserung auch auf der Gegenseite. (8 eigene Fälle). Aber immer mit Kortikosteroid-Behandlung kombinieren.

Sofortige *kombinierte Behandlung* mit *Kortikosteroiden* und *immunosuppressiven Mitteln*, siehe IST-Kapitel, S. 737 ff. Es handelt sich in allen Fällen um eine *Dauertherapie* wie bei der Periarteriitis nodosa.

Antikoagulantientherapie für längere Zeit.

Neoplasma cerebri

In allen Verdachtsfällen frühzeitige Diagnose (Echogramm, Gehirnszintigraphie) durch eine genaue klinische Abklärung sowie nachherige Überweisung an einen Neurochirurgen. Bei den bösartigen Glioblastomen ist eine Heilung gewöhnlich nicht möglich, doch kann nach der Operation eine Remission von mehreren Monaten bis zu etwa einem Jahr eintreten. Bei starken Kopfschmerzen Versuch mit i.v. *Dexamethason-Injektion, z. B. 250 mg*, hilft oft für mehrere Stunden.

Gehirnmetastasen maligner Tumoren

Solche können bei den verschiedensten Tumoren auftreten. Im allgemeinen wird man, wenn sie isoliert sind und auf chirurgischem Wege entfernt werden können, operativ vorgehen. Bei den Bronchuskarzinommetastasen kann eine lokale Behandlung durch wöchentliche intraarterielle Injektionen in die Karotis mit *Triäthylenthiophosphoramid* = **Thio-TEPA**® [Lederle], 40–50 mg pro Dosis, eine auffallende Besserung bringen. Durch diese lokale Anwendung gelangt eine sehr große wirksame Menge des Zytostatikums in die Metastasen, und es kann zu einer Remission kommen. Es empfiehlt sich, die Injektionen 1–2 wöchentlich zu wiederholen, um die Remission aufrechtzuerhalten.

Parkinsonismus

Diese Läsion des Dienzephalon kann durch die verschiedensten Ursachen ausgelöst werden, die nach Möglichkeit abzuklären sind:

Postenzephalitisch, z. B. nach der *Encephalitis lethargica*.

Arteriosklerotisch.

Als Folgezustand einer schweren *CO-Vergiftung.*

Elektrischer Unfall.

Hereditär-degenerativ, d. h. *Paralysis agitans* = *Morbus Parkinson*. Beginn gewöhnlich erst nach dem 4., evtl. erst im 5. oder 6. Lebensjahrzehnt (wahrscheinlich dominant hereditär).

Die Ursache der idiopathischen Form des Parkinson-Syndroms ist eine Verminderung der Dopamin-Werte im Caudatum, Putamen und der Substantia nigra. L-Dopa ist ein biogenes Amin. Melaninhaltige Zellen der Pars compacta der Substantia nigra bauen Dopamin aus der Aminosäure Tyrosin über L-Dopa auf. Hierzu sind zwei Enzyme notwendig: Phenyloxydase und die Dopadecarboxylase. Somit handelt es sich bei der Therapie mit L-Dopa um eine Substitutionsbehandlung, da eine Insuffizienz der Tyrosinhydroxylase vorliegt.

Behandlung: Prinzipiell stehen uns 4 Medikamenten-Gruppen zur Verfügung.

1. *Amantadine* (**Symmetrel**® [Ciba-Geigy])
2. *L-Dopa*, **Madopar**® [Roche], ein Kombinationspräparat bestehend aus L-Dopa und einem Decarboxylase-Hemmer.
3. *Parasympathikolytika*
4. *Anticholinergika*
5. *Operation*

Die Akinese-Symptomatik wird am besten durch die Gabe von **Madopar**® behoben.

Ebenfalls vermindert sich der Rigor. Der Tremor spricht weniger günstig an. 60–70% aller Patienten zeigen einen günstigen Effekt. Madopar wird meist besser ertragen als Larodopa.

1. *Amantadine* (**Symmetrel**®) Kapseln à 100 mg, ist ein Mittel, das zu Beginn der Entwicklung einer Parkinson-Symptomatik gegeben werden kann.

   Pharmakologisch weiß man über die Wirkung des Amantadine wenig. Eine ähnliche Wirkung wie bei L-Dopa kann vermutet werden. Dieses Präparat zeigt einen guten Anti-Akinese-Effekt.

   Dosierung: Initial 4–7 Tage 1 Kapsel à 100 mg; als Dauerbehandlung 2 (–3) × eine Kapsel pro Tag.

   Nebenwirkungen: Zu Beginn der Behandlung können Kopfschmerzen, Somnolenz, Schwindel, Übelkeit, Magen-Darm-Beschwerden auftreten.

2. *L-Dopa:* **Larodopa**® bzw. **Madopar**® à 500 mg bzw. 250 und 125. Die Therapie mit diesen Substanzen muß gut überwacht werden, da gewisse Nebenerscheinungen wie orthostatische Hypotension, evtl. zerebrale Insulte, Nausea, Schwindel und Übelkeit, Kopfschmerzen, Schweißausbrüche schon bei geringen Dosen auftreten können. Erfahrungsgemäß kommt es nach ca. 3 Jahren zu einer allmählichen Erschöpfung der therapeutischen Wirksamkeit dieses Mittels. *Man sollte deshalb immer mit dem Amantadin oder den unter 3. und 4. aufgeführten Medikamenten be-*

ginnen und das **Larodopa**® *und* **Madopar**® *für die Spätfälle reservieren*, da man die Patienten dann länger wirksam behandeln kann.

Fernerhin beobachtete man extrapyramidale Hyperkinesen, choreatische und athetotische Bewegungen. Die Hyperkinesen sind dosisabhängig und reversibel. Dosierung: Beginn mit einer Vierteltabl. = 250 mg, mittags, bei guter Verträglichkeit nach 3 Tagen plus abends n. d. E. Wöchentlich um 500 (–750) mg steigern, sodaß in der 6. Woche die optimale Tagesdosis von 3 g (morgens, mittags, 16.00 h, abends je $1^1/_2$ Tabl. = 750 mg n. d. E.) erreicht wird. Bei Unverträglichkeitserscheinungen und Nebenwirkungen Reduktion der Dosis und evtl. äußerst vorsichtige Dosissteigerung. Bei **Madopar**® ist nur $^1/_5$ der angegebenen Dosis zu geben. Gewöhnlich weniger Nebenwirkungen.

Kontraindikationen: keine MAO-Blocker, nie beim Glaukom! oder Psychosen oder Herzinsuffizienz. Deshalb auch nicht bei Patienten mit Angina pectoris und bei Alter über 70 Jahren.

3. *Parasympathikolytika*: Für die auf L-Dopa refraktären Fälle evtl. noch zu versuchen. Fast am besten wirkt das Belladonna-Gesamtextrakt: **Homburg** 680® [Bulgakur]. Mit 1 Tropfen tägl. beginnen und graduell langsam, d. h. tägl. um 1 Tropfen, steigern bis 3×5 Tropfen. Immer noch ein hervorragendes Pp. bei Unverträglichkeit gegen die andern Mittel, sehr gut auch bei einseitigem Parkinsonismus.

4. *Anticholinergica: Benzhexol* = **Artane**® [Lederle]: Beginn mit 2 mg tägl. und langsame Steigerung auf 10–15 mg, verteilt auf 3–4 Dosen (Tabl. zu 2 und 5 mg) pro die, zeigt etwas weniger Nebenwirkungen als das Atropin und ist heute auch noch ein wirksames Mittel. *Vorsicht* bei älteren Leuten und *Emphysematikern*. Setzt die Respiration und den Hustenreflex herab und kann dadurch zu Bronchopneumonien und CO_2-Narkose führen!

Biperiden = **Akineton**® [Knoll]: Tabl. zu 2 mg. Dosierung: Anfänglich $2-3 \times$ tägl. $^1/_2$ Tabl. = 2 mg, und dann langsam steigern auf $2-3 \times 1$ Tabl. = 4–6 mg/die. Höchstdosis: 8×2 mg/die. Dieses Präparat ist auch zum Vermeiden einer extrapyramidalen Symptomatik durch Neuroleptika (Phenothiazinpräparate) geeignet.

5. *Operative Behandlung:* Die *stereotaktische Operation* ist die Methode der Wahl bei langsamer Progredienz der Erkrankung und Vorherrschen des Tremors und Rigors. Die Akinese wird nicht beeinflußt. 80% Erfolgsquote, Mortalität ca. 1%.

Gegenindikationen: Bei allen Patienten mit einer dauernden ausgeprägten Invalidität, bei Patienten von über 70 Jahren je nach Allgemeinzustand.

Elektrokoagulation des Globus pallidus; laterale Pyramidenstrang-Resektion: Günstig beeinflußt werden vor allem die Rigidität, der Tremor und die psychische Übererregbarkeit.

Alterstremor: Die besten Erfolge ergibt **Trasicor retard**® 160 mg tgl. oder **Inderal**® 3×40 bis 3×80 mg tgl.

Morbus Wilson

Bei dieser hereditären Erkrankung kommt es zu einer Kupferretention im Körper, wobei durch Speicherung des Kupfers im Gehirn, in der Leber und in der Niere degenerative Veränderungen auftreten. Es fehlt hier wahrscheinlich das sich mit dem Kupfer verbindende *Caeruloplasmin*. Zentral sind vor allem die *basalen Ganglien* des Dienzephalon befallen, was zu schwerem *Tremor* und *Rigor* führt. In der Leber kommt es zu einer *Zirrhose* und in der Niere zu einer *Tubulusschädigung* mit evtl. Glykosurie, Phosphaturie, Aminoazidurie usw. Der typische grünbraune *Korneairing* (KAYSER-FLEISCHER) ist nicht in allen Fällen vorhanden.

Therapie: Durch Zufuhr von Sulfhydrilgruppen kann man die gefährlichen Kupferionen im Organismus abfangen und teilweise auch eine erhöhte Ausscheidung von Kupfer erzielen. Wichtig ist die Frühbehandlung! Sind die Organschädigungen schon sehr fortgeschritten, so ist nicht mehr viel zu erreichen.

Diät: Cu-armes Wasser (kein Boiler-Wasser). Keine Schokolade.

D-Penicillamin (**Metalcaptase®** [Heyl]: Täglich 2000 mg, dann Reduktion auf 1000 mg als ED oral (in Kapseln). Bei Sensibilisierungserscheinungen (Fieber etc.) Abbau auf 500 mg plus 15–20 mg *Prednison* tägl. (CARTWRIGHT, pers. Mitteilung). Nach WALSHE, LANCET 1960/I, 188 ist das *Penicillamin* dem *Dimercaprol* sowohl in bezug auf die Kupferausscheidung als auch in bezug auf die Besserung des klinischen Bildes deutlich überlegen.

Seltenere hereditäre Nervenerkrankungen

Bei diesen Erkrankungen (*Friedreichsche* und *Mariesche Ataxie*, ferner die *Chorea Huntington* und die *amaurotische Idiotie*) ist die Pflege und die soziale Fürsorge das einzige, was man für diese armen Patienten tun kann. Orthopädische und symptomatische Maßnahmen können evtl. das Los der Patienten für einige Zeit verbessern. Die *Chorea Huntington* reagiert evtl. günstig auf *Reserpin* 0,5–3 mg tägl. p.o. Daneben ist die Vornahme der Sterilisation eine wichtige Maßnahme.

Epilepsie

Wir geben hier einige Richtlinien, da ja Epilepsiepatienten nicht selten auf interne Abteilungen gelangen. Für nähere Einzelheiten sei auf die speziellen Abhandlungen in neurologischen Werken hingewiesen.

Ursachen:

Genuine Epilepsie: Am häufigsten. Sehr wesentlich ist eine *Dauertherapie!* Das EEG soll immer durchgeführt werden. Bei der genuinen Epilepsie ist es in 50% *normal*.

Sekundäre Epilepsie (alle Fälle, die nach dem 25. Altersjahr auftreten, bedürfen einer genauen neurologischen Abklärung).

Symptomatische Epilepsie: Bei Hirntumor, Abszeß, Meningitis, spastischen Gefäßstörungen, Karotisthrombose, Hirnblutungen, Enzephalitis. EEG meistens pathologisch.

Traumatische Epilepsie (Jacksonsche Anfälle): Durch Narben, Granat- und Knochensplitter usw. Bei spätem Beginn denke man immer an die Möglichkeit des Vorliegens einer sekundären Form. Eine genaue Abklärung (Elektroenzephalogramm) ist hier in allen Fällen unbedingt nötig, EEG häufig positiv, ferner Szintigraphie, Echogramm.

Prognose: Wichtig ist die **Frühdiagnose** und *sofort einsetzende* **antikonvulsive Behandlung.** *Jeder schwere Anfall zerstört wertvolle Ganglienzellen* und führt bei Häufung zu Defekten und psychischen Veränderungen, die bei Frühbehandlung und guter Einstellung vermieden werden können. Wesentlich ist auch die *psychische Betreuung*, da gerade die sich noch im Schulalter oder im Studium oder der Berufsausbildung befindlichen Patienten sehr unter Minderwertigkeitsgefühlen und Depressionen leiden.

Therapie im Anfall

1. *Prophylaktische Maßnahmen*: Vermeiden von Zungenbiß durch Einführen eines Gummikeils, gute Polsterung zur Vermeidung von Verletzungen, Überwachung der Atemwege.
2. *Zentrale Sedation:* Diazepam (**Valium**®) **darf auf keinen Fall mit Phenobarbital oder andern Schlafmitteln kombiniert werden** (speziell beim **Status epilepticus**)! **Es kann sonst zum Atemstillstand kommen.**

Diazepam (**Valium**®): Heute *im akuten Anfall das Mittel der Wahl*. Dosis 10–(20) mg i.v. oder i.m. und Wiederholung nach 4–6–8 Std.

Status epilepticus

Initial 10 mg *Diazepam* **Valium**® i.v., dann Infusion von 50 mg in 500 Glukose über 8 Std. In sehr schweren Fällen, wenn die Patienten auf hohe *Diazepamdosen* nicht ansprechen, Curarisierung mit Intubation wie beim Tetanus (siehe Tetanuskapitel, S. 656). **Auf keinen Fall mit Phenobarbital kombinieren!** siehe oben.

Therapie im Intervall, d.h. Dauertherapie

Wahrscheinlich haben alle Antiepileptika eine *teratogene Wirkung*. Bewiesen ist dies bis jetzt nur für das *Hydantoin* (P.M. Loughnan und Mitarbeiter: Lancet 1973 I, 70). Am harmlosesten ist vielleicht noch das *Phenobarbital* und das *Brom*. Bei Gravidität entsprechende Umstellung.

I. Grand Mal-Anfälle

Man unterscheidet prinzipiell zwei Formen, die **Morgen-Epilepsie** und die **Nacht-Epilepsie** (Anfälle am Nachmittag oder nachts).

A) **Morgen-Epilepsie:** Anfälle morgens aber auch evtl. tagsüber bei Übermüdung und besonders gehäuft nach Alkoholgenuß. Hier hat sich das *Phenobarbital* am besten bewährt, evtl. in Kombination mit *Hydantoin*. In leichteren Fällen *Primidon*, evtl. *Carbemazepin*.

1. *Phenobarbital*: für die Dauertherapie ist das reine *Phenobarbital* infolge seiner hypnotischen Wirkung weniger geeignet. (In leichten Fällen mit nur einzelnen und

vor allem nächtlichen Anfällen kann man es aber auch jahrelang als abendliche Dosis von 0,2 g mit Erfolg verabreichen.

Maliasin® [Knoll]: Kombiniert mit einem gefahrlosen Weckmittel hat es sich für *Intellektuelle und z. B. Schüler der Mittelschulen*, die geistig arbeiten müssen, ausgezeichnet bewährt. Für *Erwachsene*: Tabl. à 100 mg (= 60 mg *Phenobarbital* plus *1-Propylhexedrin*). *Dosierung*: 2–(3) × 1 Tabl. tägl. Für *Kinder*: Tabl. à 25 mg (Phenobarbital 15 mg + Stimulans), je nach Alter und Schwere des Falles 2–3 × 1–2 Tabl. à 25 mg. Vorteilhaft gibt man morgens und mittags 1 *Maliasin* und abends 1 Tabl. *Hydantoin*, um evtl. leichte Tachykardien durch das Weckmittel zu vermeiden und nachts eine mehr sedative Wirkung zu erzielen. Sehr wesentlich ist bei der *Morgen-Epilepsie die sofortige Einnahme des Maliasins nach dem Aufstehen! Therapeutischer Plasmaspiegel*: 10–30 µg/ml.

2. *Pyrimidinderivate*: *Primidon*, **Mylepsin**® [Imp. Chem.] (früher **Mysoline**®): Hat den Vorteil einer geringen narkotischen Wirkung und ist vor allem für Intellektuelle geeignet. Es wird im Organismus in Phenobarbital umgewandelt. Tabletten zu 0,25 g.

Dosierung: 0,75–1,5 g tägl., wobei man langsam mit $^1/_2$ Tabl. = 0,125 g abends beginnt und dann die Dosis alle 2 Tage um 0,25 g erhöht. In den meisten Fällen genügen 0,75–1,0 g tägl. *Kinder*: unter 2 Jahren 0,25–0,5 g, 2–5 Jahre 0,5–0,75 g, 6–9 Jahre 0,75–1,0 g.
Therapeutischer Plasmaspiegel: Primidon 3–8 µg/ml.

Carbamazopin, **Tegretol**®, **Tegretal**® [Dtschl.] sollte auf alle Fälle versucht werden, da es v.a. auch einen sehr guten Effekt auf epileptische Wesensveränderungen und Verhaltensstörungen ausübt. *Erwachsene*: vorsichtig steigern auf 2–3 × 2 Tbl. à 200 mg tgl. Wenn ungenügend, evtl. mit *Primidon* kombinieren, dann muß aber die Tegretol-Dosis noch erhöht werden, da der Plasmaspiegel bei Kombination abfällt. **Tegretol**® ist, **sofern es sich als genügend wirksam erweist** dasjenige Präparat, das am wenigsten Ermüdungserscheinungen macht und **deshalb für Intellektuelle und Schüler**, zusammen mit seinem guten Effekt auf die epileptische Verhaltensstörung, **das am besten ertragene Präparat!** Eignet sich aber nicht für die schweren Fälle.
Therapeutisch nötiger Plasmaspiegel: 8–10 µg/ml. Bei Abfall unter 5 µg/ml kann es wieder zu Anfällen kommen.

B) **Nacht-Epilepsie** (Anfälle nachmittags oder nachts: Hier stehen die *Hydantoine* im Vordergrund, bewährt hat sich auch das *Carbamazepin*. Doch muß immer der Rat des Spezialisten eingeholt werden. Gut ist manchmal tägl. **Luminal**® 0,2 jeden Abend und tagsüber *Hydantoin*.

3. *Diphenylhydantoin*: Hat sich wegen seiner guten antispastischen Wirkung sowohl bei den *genuinen* als auch bei den *sekundären Epilepsien* weitgehend durchgesetzt. Die hypnotische Wirkung ist geringer, was vor allem für berufstätige Patienten wesentlich ist.

Präparate: *Phenytoin-Natrium* (**Antisacer**® [Wander], Dragées zu 0,1 g; **Dilantin**® (in Dtschl. **Epanutin**®) [P.D.]; **Zentropil**® [Nordmark]; **Phenhydan**® [Desitin] und zahlreiche andere Präparate.

Fokale Epilepsie

Dosierung: 2–4 × tägl. 0,1 bis maximal 0,6 g pro die. Man beginnt mit 2 × 0,1 g und steigert nötigenfalls langsam nach 3–6 Tagen um 1 Dragée.

Therapeutischer Plasmaspiegel: 10–20 µg/ml Phenytoin. Zu beachten ist dabei, daß die Kombination von Phenytoin mit Primidon die Plasmakonzentration seines Metaboliten (Phenobarbital) erhöht, während die Carbamazopinzugabe (verkürzt die Halbwertzeit!) den Spiegel des Primidon-Metaboliten senkt.

4. *Carbamazepin*: **Tegretol**® [Ciba-Geigy] in Dtschl. **Tegretal**®, Tabl. à 200 mg.

   Dosierung: Langsam ansteigend 3–4 × 1 Tabl. tägl. bis evtl. 3 × 2 Tabl.

5. *Valproat*: **Depakine**®, [Labaz], **Ergenyl**® [Dtschld.]. Drag. à 150 u. 300 mg. Ein seit 1967 im Handel befindliches Präparat gewinnt in letzter Zeit auch in Mitteleuropa vermehrte Anwendung für *generalisierte Formen der Epilepsis*. *Dosierung*: Vorsichtig mit Tagesdosis von 10 mg/kg *beginnen und langsam steigern*. 3 Tage lang 1 Drag. à 300, dann 4.–6. Tag 2 × 300 mg und langsam je nach Bedarf auf 3 × 500 mg Drag., = **Depakine Enteric 500**®, steigern. **Cave bei vorbestehendem Leberschaden, da es dann zu eventueller schwerer Leberdystrophie kommen kann.** Auch bei normaler Leber in den ersten 6 Monaten *Transaminasen überwachen und bei Anstieg absetzen!* – Sonst sehr gut ertragen. *Therapeut. Plasmaspiegel*: 60 bis 100 µg/ml. Monotherapie.

C) **Diffuser Typ:** Mittel von A und B kombinieren, z. B. **Tegretol**®, mit *Primidon*.

II. Fokale Epilepsie (Jackson)

Hydantoine mit **Maliasin**® oder **Tegretol**®, **Tegretal**® (Dtschl.) kombinieren.

Nebenerscheinungen: Agranulozytosen, Drugfever, Exantheme usw. können bei allen diesen Mitteln auftreten. Nötigenfalls muß das Mittel dann gewechselt werden.

Bei Kindern muß die Dosis evtl. nach dem 4. Altersjahr erhöht werden, häufig brauchen sie dann allmählich fast die gleiche Dosis wie die Erwachsenen. Das EEG sollte sich bei allen Patienten normalisieren. Wichtig ist die *regelmäßige Einnahme* des Medikamentes und eine *geordnete* Lebensweise.

Allgemeine Maßnahmen: *Auf alle Fälle ist bei allen Präparaten ein plötzliches Absetzen zu vermeiden!*, da dadurch ein *Status epilepticus* hervorgerufen werden kann. Bei *Fieber* muß die Dosis evtl. erhöht werden! Bei Auftreten von Schläfrigkeit darf evtl. vorsichtig mit einer kleinen Dosis Coffein, tägl. 150 mg, kombiniert werden. **Vollständige Alkoholabstinenz! ist sehr wichtig.** Durch eine *salzarme Kost* kann die nötige Dosis der Antiepileptika wesentlich herabgesetzt werden. *Regelmäßiger und genügender Schlaf*, da sich die Anfälle bei Ermüdung häufen. *Verbot evtl. gefährlicher Sportarten:* Klettern, Reiten, Kraftwagenfahren, Motorrad, Schwimmen! Lassen sich die Anfälle durch die medizinische Therapie vollkommen eindämmen, so kann Reiten, Schwimmen, Radfahren und nach 2 Jahren Anfallsfreiheit Autoführen gestattet werden, nicht aber das Klettern. **Verbot** von: *Nicaethamid* (**Coramin**®) und analogen Analeptika; *Chlorpromazin* (**Largactil**®, **Megaphen**®); *Aminopyrin* (**Pyramidon**®) und **Butazolidin**®, **Irgapyrin**®, **Novalgin**®, **Baralgin**®, die alle die Anfallsbereitschaft erhöhen.

III. Impulsiv-Anfälle (Myoklonische Anfälle)
Mylepsin®, **Maliasin**®, evtl. mit *Hydantoin* kombinieren.

IV. Petit Mal, Absenzen, Petit-mal-Status

Ein Äquivalent der Epilepsie, wobei es aber nur zu einem kurzen Bewußtseinsverlust mit retrograder Amnesie kommt. EEG unter Hyperventilation in 90% positiv.

1. *In leichten Fällen Versuch mit: Ethosuximid* = **Suxinutin**® [P. D.], **Petnidan**® [Desitin], Kaps. à 0,25 g. *Dosierung:* Langsam von 0,5 auf tägl. 2 g (8 Kapseln) steigern; oder *Phenosuximid* = **Milontin**® [P.D.]: Kapseln zu 0,5 g. Anfangsdosis nicht über 1 g pro die. Genügt diese Dosis nicht, so wird in Abständen von 2–3 Wochen die Totaldosis um je 0,5 g bis zur gewünschten Wirkung gesteigert. Durchschnittliche Tagesdosis 1–2 g. (**Tegretol**®, in Dtschl. **Tegretal**® (s. o.) ist beim Petit Mal *kontraindiziert!*)

Methylphenidat = **Ritalin**® [Ciba-Geigy], mit einer den Weckaminen nahestehenden *stimulierenden Wirkung:* Durchschnittliche Tagesdosis 40–80 mg, verteilt auf 3 Dosen, am besten 30–45 Min. vor den Mahlzeiten einzunehmen. Letzte Dosis nicht nach 17 Uhr, um den Nachtschlaf nicht zu behindern. Hilft nur in etwa 75% der Fälle.

2. *In schweren Fällen* sind die Benzodiazepine die Mittel der Wahl, v. a. *Clonazepam,* **Rivotril**® [Roche]. Für den **Petit-mal-Status** 1–2 mg i.v. (Amp. à 1 mg). Im Intervall kann dann (s. o.) mit den *Succinimiden* bzw. *Dipropylazetat, Acid. valproic.,* **Depakine**® [Labaz], **Convulex**® [Gerot] Drag. à 0,15 u. 0,3. *Dosierung:* anfänglich 2 bis 3 × 0,15 und langsam, sofern nötig steigern auf 1,2–1,5 tgl., Kontrolle des EEG.

Cave Anti-Grand-Mittel, insbesondere Hydantoin, die das Auftreten des **Petit-mal-Status** *fördern können* (KORBOWSKI, K.: Schweiz. med. Wschr. 106 [1967] 1973–1981).

V. Psychomotorische Anfälle (Dämmerzustände)

Hier ist das Carbamazepin, **Tegretol**®, **Tegretal**® das Mittel der Wahl. Der Plasmaspiegel sollte hier zwischen 8–10 µg/ml liegen. Sinkt er unter 6 µg/ml so kommt es wieder zu einer Verschlechterung. Wird Tegretol mit einem andern Antikonvulsivum kombiniert, so muß man die Tegretol-Dosis erhöhen, da dann der Spiegel absinkt. Wenn möglich ist *Carbamazepin* also allein zu verabreichen. Dosierung wie oben.

VI. Fieberkrämpfe

Bei Kindern sind sie oft ein Hinweis für eine EP-Anlage, v. a. bei über 15 Min. Dauer, oder wenn innerhalb 24 h rezidivierend.

Therapie: Im Anfall **Valium**® i.v., prophylaktisch solchen Kindern bei Fieber *Phenobarbital* (**Luminaletten**®) verabreichen, Dosis je nach Alter 3 × 0,015 bis 6 × 0,015.

Menière

Die starken Schwindelanfälle bei diesem für den Patienten sehr unangenehmen Syndrom sind gewöhnlich durch Gefäßstörungen oder Störungen in der Zirkulation der endogenen Lymphe bed:ngt (Hydrops des Labyrinths). Ätiologisch können eine Ohrerkrankung oder beginnende arteriosklerotische Gefäßveränderungen vorliegen.

Behandlung

1. *Bettruhe* im akuten Anfall.
2. *Neuroplegika:* Chlorpromazin (**Largactil**®, **Megaphen**®) 50 mg i.m., evtl. zu wiederholen bis maximal 150 mg tägl., dann weiter 3 × 25–50 mg p.o. tägl. für 3–4 Wochen, allmählich ausschleichen, um die Rezidivgefahr zu verhindern. In leichten Fällen genügt *Dimenhydrinat* (**Dramamine**®) 3 × 50 mg tägl.
3. *Wirkung auf Endolymphe:* Azetazolamid (**Diamox**® [Lederle]): Im Anfall Infusion mit 500 mg in 250 ml 10%iger Traubenzuckerlösung i.v. alle 6 Stunden in den ersten 24 Stunden, dann weiter tägl. 2 Tabl. zu 0,5 g p.o. für 2–4 Wochen. Die Wirkung beruht wahrscheinlich auf einer Reduktion der Endolymphe.
4. *Gefäßerweiternde Mittel:* Nikotinsäurepräparate, z. B. **Niconacid**® [Wander], Tabl. zu 50 mg, 3 × tägl. 1 Tabl., **Ronicol**® [Roche] (200 mg/die per os) u. a.
5. *Chronische Fälle:* Hier hat sich die Zerstörung des Labyrinths auf der kranken Seite durch spezielle Ultraschallapplikatoren von 30–60 Minuten nach operativer Eröffnung des Mastoids am besten bewährt.

Meningitis serosa

Eine Entzündung der Meningen, die vor allem durch verschiedene Viren ausgelöst wird und mit einer Erhöhung des Eiweißes und der mononukleären Zellen im Liquor einhergeht. Wichtig ist immer die differentialdiagnostische Abklärung in bezug auf *Poliomyelitis, Tbc* usw. Die virusbedingten Formen sind einer spezifischen Therapie nicht zugänglich. Günstig wirken bei den letzteren bei starken Kopfschmerzen evtl. wiederholte Lumbalpunktionen. Im übrigen symptomatische Behandlung.
Meningitis septica, s. S. 637, *Meningitis tuberculosa,* s. S. 711.

Migräne und Horton-Neuralgie (Cluster headache)

Die Migräne ist schwierig zu bekämpfen. Auslösend können u. U. wirken: Gallenblasenleiden, Hyperazidität, Obstipation. Diese sind auf alle Fälle kausal zu behandeln. Häufig ist auch ein prämenstruelles Auftreten. Fälle, die nach längerem Schlafen am Morgen auftreten, „Aufwach-Migräne", stellen eine besondere Form dar. Die Horton-Neuralgie ist immer auf der gleichen Seite, orbital lokalisiert.

Die typische Migräne zeichnet sich durch drei verschiedene vaskuläre Stadien aus:

I. Phase: Vasokonstriktion,

II. Phase: Vasodilatation,
III. Phase: Ödem.

In der *I. Phase* treten *Skotome, Hemianopsie, Diplopien, Parästhesien* und evtl. sogar eine Aphasie auf. *Dieses Stadium dauert gewöhnlich nur kurz*, meistens nicht länger als eine halbe Stunde. Kopfschmerzen fehlen in der I. Phase.

Während der *II. Phase* treten die starken *Kopfschmerzen* auf, verbunden mit *Anorexie, gastrointestinalen Störungen* wie Nausea, Erbrechen und Durchfällen, evtl. auch starker *Hyperurie*.

Im *III. ödematösen Stadium* lassen sich oft geschwollene, harte und empfindliche extrakraniale Gefäße auf der Seite der Kopfschmerzen nachweisen.

Provokationsteste: Am besten bewährt hat sich hierfür (nach PETERS (Proc. Mayo Clin. 28 [1953] 673)), die kombinierte Gabe von *Nitroglycerin* (1,25 mg sublingual) und *Histamin* (0,3 mg s.c.). Sie lösen bei diesen Patienten sofort Kopfschmerzen aus, die dann abklingen und nach ca. 1 Stunde durch einen typischen Migräneanfall abgelöst werden. Den Patienten im dunklen Zimmer liegen lassen. Solche provozierten gutartigen Anfälle können meistens durch die i.v. Verabreichung von 1 mg *Dihydroergotamin* = **Dihydergot**® [Sandoz], Ampulle zu 1 mg, verbunden mit Einatmenlassen von reinem *Sauerstoff* durch eine Maske, kupiert werden.

Behandlung

I. Phase der Vasokonstriktion: *Nikotinsäure* 100–200 mg p.o. (z. B. **Niconacid**®), zusammen mit *Inhalieren von 90% reinem Sauerstoff*. Evtl. kann dadurch der Migräneanfall verhindert oder behoben werden. In den späteren Phasen sind diese Mittel unwirksam und sogar kontraindiziert. Auch *Betablocker* bewähren sich in der Initialphase.

II. Phase der Vasodilatation:

1. *Vasokonstriktive Reize*: Sehr kalte oder sehr heiße Kopfkompressen; beide führen durch einen Reflexmechanismus zur Vasokonstriktion.

2. *Absolute Ruhe* in einem verdunkelten Zimmer.

3. *Möglichst frühzeitige medikamentöse Behandlung*, da der Anfall um so eher kupiert werden kann, je früher die Therapie einsetzt.

4. **Cafergot**®**-PB** [Sandoz]-Dragées und Suppositorien mit *Gynergen* 2 mg + *Coffein* 100 mg + *Isobutylallylbarbitursäure* 100 mg + *Bellafolin* 0,25 mg. Bei einigen Patienten Brechreiz, deshalb Mittel einmal in der Zwischenphase versuchen. Das **Cafergot**® muß jede halbe Stunde, im ganzen 3mal in der gleichen Dosis wiederholt werden.

Nebenerscheinungen: Manchmal Nausea, Erbrechen, abdominale Krämpfe und Wadenkrämpfe, rektale Reizung. Trotzdem empfinden die Patienten diese Medikation meistens als eine Erleichterung. Sie sollten die Suppositorien immer bei sich tragen.

Tolfenamin-Säure (Tolfenamic acid): Ein *Antagonist des Prostaglandins* scheint ebenfalls eine sehr gute Wirkung zu haben. Tbl. à 200 mg 1–2 × bei Auftreten der Attacke. Zur Zeit unseres Wissens nach noch nicht im Handel. (HAKKAREINEN, H. u. Mitarb.: Lancet 1979/II, 326–327). Günstig wirkt im Anfall bei vielen Patienten

Migräne

auch **Migralève®** das *kein Ergotamin-Derivat* enthält. (In der Schweiz v. Unipharma, Lugano).

5. *Schwerste Fälle*: I.v. *Dihydroergotamin* = **Dihydergot®** [Sandoz], 1 Ampulle zu 1 mg in 1 ml *langsam* injizieren, in resistenten Fällen evtl. 2 mg. Bei einzelnen Patienten ist das *Ergotamintartrat* = **Gynergen®** $^1/_2$–1 ml, 0,25–0,5 mg überlegen. Um den evtl. Brechreiz zu bekämpfen, am besten bei beiden Pp. $^1/_2$–1 ml **Bellafolin®** [Sandoz] dazugeben (Mischspritze). *Cave bei Gravidität, Hypertonie und Koronarsklerose!* Intelligenten Patienten kann man die Ampullen zur *i.m. Injektion* mitgeben, doch Überwachung wegen evtl. *Gynergen-Sucht.* –

III. Phase: Gehirnödem: Hier sind vasokonstringierende Mittel kontraindiziert und sollten vermieden werden.

1. *Hypertonische Traubenzuckerlösung* 40% 60 ml i.v. *Glycerol* s. S. 402.

2. *Phenobarbital* 0,2 g rektal oder i.m.

Prophylaxe:

a) *Betablocker: Propanolol*, **Inderal®** heute das beste Prophylaktikum! Wirkt in ca. 75% der Fälle, so daß die Anfälle ganz verschwinden oder nur noch abgeschwächt auftreten. *Dosierung*: Beginn mit Tbl. à 40 mg und langsam steigern auf 3–4 × 1 Tbl.; tgl. Pulsfrequenz darf nicht unter 55 abfallen, sonst Dosis reduzieren. Bei guter Verträglichkeit auf Tbl. à 80 mg übergehen, 1–2(–3) tgl. Dann kann auf **Inderal Retard®** à 160 mg umgestellt werden. Die Einnahme muß aber dauernd und regelmäßig erfolgen.

Kommt es zu Nebenerscheinungen (allzustarke Bradykardie, kalte Füße, Impotenz, starker Blutdruckabfall, so versucht man *Metoprolol*, **Lopresor®** Drag. à 100 mg 2–3 × 1 tgl. (Kontrolle von Blutdruck und Puls) und dann Übergang auf **Lopresor Retard®** tgl. 1 Drag. das meistens ebenfalls wirkt.

b) *Methysergid* = **Deseril®** [Sandoz], ein Lysergsäurederivat, Dragées à 1 mg. *Dosierung*: Zu Beginn 3 × 1 mg tägl., allmählich steigern auf optimal wirksame Dosis, doch nicht höher als 4 × tägl. 2 mg. Cave bei Gravidität, Koronarsklerose und peripherer Sklerose. Erfolgsquote bei mehrwöchiger Behandlung bis zu 76%. Nicht dauernd verabreichen, da selten *Retroperitonealfibrose* mit Ureterenstenose (Renogramm-Kontrolle!).

c) *Dihydroergocornin-,-ergocristin-,-ergocryptin-Methansulfonat*(**Hydergin®** [Sandoz]): Einige Wochen lang tägl. 3 × 15–20 Tropfen p.o. Wirkt nach unseren Erfahrungen in vielen Fällen günstig, indem die Anfälle seltener und weniger schwer auftreten.

d) **Sandomigran®** [Sandoz]: Ein synthetisches Antihistaminikum. *Kontraindikationen*: Prostatahypertrophie, Glaukom. *Dosierung*: 1. und 2. Tag abends 1 Dragée, 3. und 4. Tag mittags und abends je 1 Dragée, ab 5. Tag 3 × tägl. 1 Dragée. Erfolg ca. 70%. Nebenwirkungen anfänglich etwas Müdigkeit.

e) *Oxetoron*, **Nocertone®** [Labaz]: Ein Serotonin und Histamin-Antagonist wirkt in 70% der Fälle. Empfiehlt sich vor allem für auf Ergotemin-Derivate resistente Fälle. *Dosierung*: 3 × 1 Tabl. tägl., in schweren Fällen evtl. 4 Tabl. (1 + 1 + 2). Bei Besserung langsame Reduktion auf 2 × 1 Tabl.

Nebenwirkungen: Leichte Schläfrigkeit (Achtung Fahrzeuglenker).

f) *Aufwach-Migräne*: Hier treten die Anfälle v.a. am Morgen nach längerem Schlaf auf. Sehr günstig wirkt hier eine *Verkürzung der Schlafdauer* durch Gabe von $^1/_2$–1 Tabl. **Tofranil**® à 25 mg abends. Bettruhe erst ab 23 h, Aufstehen um 7 h oder früher (nach P. Wormser, Zürich).

g) *Therapierefraktäre Fälle*: Ebenfalls Versuch mit *Antidepressiva* (*Tofranil*® etc.) oder wenn erfolglos mit *Diphenylhydantoin* 3 × 1 Tabl. oder **Tegretol**® (in Dtschl. **Tegretal**® [Geigy] Tabl. à 200 mg, 3–4 × 1 Tabl. täglich.

Postpunktions-Syndrom

Nach der Lumbalpunktion kommt es gelegentlich zum Auftreten eines *intrakraniellen Hypotonie-Syndroms* mit Schwindel, Kopfschmerzen und evtl. Erbrechen. Es ist hauptsächlich durch das Nachsickern beträchtlicher Liquormengen durch die Punktionsöffnung bedingt. *Prophylaktisch*: Patienten **nach der Punktion immer für 2–3 Stunden auf den Bauch legen,** was durch die Lordose das Nachsickern verhindert.

Erkrankungen des Rückenmarks

Myelitis acuta

Eine akute Myelitis, die klinisch gelegentlich auch das Bild einer Querschnittsläsion ergibt, kann bei sehr verschiedenen Erkrankungen auftreten. In erster Linie denke man immer an eine *multiple Sklerose*, doch kann auch eine Kompression durch einen *Tumor* oder *Abszeß* nicht ausgeschlossen werden. Die übrigen Fälle sind oft ätiologisch unklar oder können bei verschiedenen Virusinfektionskrankheiten auftreten, z.B. *Varizellen*, *Mononukleosis*, *Coxsackie* usw.

Therapie: Je nach dem Grundleiden. In unklaren Fällen Versuch mit ACTH (siehe bei multipler Sklerose, s.u.) oder Kortikosteroidtherapie (siehe bei Enzephalitis, S.405).

Multiple Sklerose

Mit der größten Wahrscheinlichkeit handelt es sich bei der MS um eine *Autoimmunkrankheit*, die in ihrer Pathogenese große Ähnlichkeit mit der *chronisch aggressiven Hepatitis* aufweist. Es fiel zuerst auf, daß die meisten MS-Patienten hohe persistierende Titer gegen Masern-, und evtl. andere Viren (Rubeolen usw.) aufwiesen (s. Editorial: Lancet 1972/II, 263–264; E. v. FIELD: Lancet 1973/I, 295). Heute neigt man eher dazu, anzunehmen, daß *bei der MS die Funktion der Lymphozyten gestört ist*: K.B. FRASER u. Mitarb. (Lancet 1979/II, 715–717) konnten nachweisen, daß bei aktiven MS-Patienten die Lymphozyten in Zellkulturen sich in einem hohen Prozentsatz zu aktiven B-Lymphozyten umwandeln (mit Oberflächen- und intrazytoplasmatischen Immunglobulin- und Komplementrezeptoren) und die Antigene vom Epstein-Barr-Virus enthalten (8 von 10 aktiven MS, nur 3 von 18 inaktiven MS und nur 4 von 20 Gesunden). *Wahrscheinlich liegt ein Defekt in spezifischen T-Supressor-Lymphozyten vor*, wodurch es dann zu einer abnorm starken Bildung von Immunkörpern gegen verschiedene Viren und schließlich auch gegen Antigene der Nervenzellen selbst kommt. Wie sich der Mechanismus genau abspielt, ist noch nicht klar. *Sicher bleibt nur, daß die Lymphozyten der MS-Patienten diese für das ZNS gefährlichen Auto-Ak. abgeben und daß einer der therapeutischen Hauptwege heute die Ausschaltung dieser B-Lymphozyten durch die Verabreichung von Immunosupressiva* (**Leukeran®**, **Imurek®**) ist.

1. *Im akuten Schub Bettruhe für 6–8 Wochen:* d. h. Ruhebehandlung mit Liegekuren, Vermeidung jeder größeren körperlichen Belastung und weitgehend psychische Schonung während dieser Zeit. Dann ganz allmähliche Wiederaufnahme der Muskeltätigkeit, anfänglich noch mit 2–3stündiger Liegekur, und gleichzeitiges Einsetzen einer physikalischen Therapie (erst nach dem Abklingen des Schubes). Fettarme Dauer-Diät von 30–40 g, davon nicht mehr als 25 g tierische Fette, ergab eine deutliche Senkung der Rezidivhäufigkeit.

2. *Cave Gravidität:* Eine Gravidität kann eine MS ganz wesentlich verschlechtern, und diese bildet deshalb nach zahlreichen Autoren einen Grund zur Schwangerschaftsunterbrechung.

3. *Physikalische Therapie:* Nach Abklingen des akuten Schubes langsam gesteigerte Bäderbehandlung und Unterwasserstrahlmassage. Aktive Bewegungstherapie.

4. *ACTH-Behandlung:* ALEXANDER u. Mitarb. (J. Amer. med. Ass. 166 [1958] 1943) haben in einer kritischen und über 8 Jahre ausgedehnten Untersuchung anhand von 554 Fällen mit 5633 genauen neurologischen Kontrollen verschiedene therapeutische Maßnahmen untersucht:

Die Vitamintherapie zeigte gar keine Beeinflussung der Verlaufes.

Bluttransfusionen 1× wöchentlich 500 ml während 6 Wochen: Zeigten in frühen und relativ leichten Fällen bei Patienten mit seltenen Schüben einen gewissen therapeutischen Effekt.

Cortison und andere Kortikosteroide hatten gar keinen Erfolg!

Versuche mit dem *Transfer-Faktor* (TF) fielen negativ aus (Editorial: Lancet 1980/II, 953).

ACTH zeigte einen eindeutigen Effekt, einmal auf eine Verkürzung der Schübe, ferner auch im Sinne einer deutlichen Verminderung der Häufigkeit und der Schwere der Rückfälle. **Das ACTH ist deshalb nach diesen Autoren für die schweren Fälle mit häufigen Schüben das Mittel der Wahl!** Seit 23 Jahren haben wir alle Fälle so behandelt und haben den Eindruck, daß diese Methode die besten Resultate ergibt. Siehe auch MILLER u. Mitarb. (Lancet 1961/II, 1120). Diese Behandlung hat sich in der Schweiz allgemein durchgesetzt.

Dosierung: Beginn in den ersten 8 Tagen mit 40 E als i.v. Tropfinfusion für 8 Std., dann weiter für 2–3 Wochen tägl. 20–25 E als i.v. Tropfinfusion, die man am Vormittag während 5–6 Std. einlaufen läßt. Nach dieser Infusionstherapie von 3–4

Wo. gehen wir auf tägl. i.m. Inj. von 0,5 ml **Synacthen®Depot** über. Bei evtl. starker Gewichtszunahme oder Natriumretention ist eine natriumarme, eiweißreiche und salzarme Kost zu verordnen.

Die i.v. Behandlung ist im akuten Schub unbedingt vorzuziehen. Nach Abklingen des Schubes führen wir die i.m. ACTH-Behandlung noch 3–4 Monate weiter. Eine Dauerbehandlung, wie sie von den obigen Autoren empfohlen wird, scheitert meistens am Kostenpunkt und ist vielleicht nicht unbedingt nötig.

5. *Immunosuppressive Therapie:* Chlorambucil (**Leukeran®**). Tägl. à 5 mg. Auf Grund der Analogie dieser Erkrankung z.B. mit der chron.-aggressiven Hepatitis erscheint es uns wesentlich, die Frühfälle dauernd so zu behandeln. Das gleiche gilt für das *Azathioprin*, **Imurel®**, **Imurek®**, von dem ROSEN, J.A. (Pittsburgh School of Med. USA am 11. Welt-Kongr. f. Neurol.) über *gute Langzeitresultate an 8 Patienten berichtete (6–12 Jahre Behandlung). In der Imurek-Gruppe kam es nur bei 10% zur Abhängigkeit vom Rollstuhl gegenüber 60% bei den Unbehandelten. Dosierung:* 50–200 mg tgl. je nach Leukozyten und Toleranz. Die Möglichkeit einer *leukämischen Entartung nach 10–15 Jahren besteht nur für 2–3% der Kranken* und darf im Hinblick auf die guten Erfolge auf die MS sicher ohne Bedenken *in Kauf genommen werden!*

6. *Symptomatische Behandlung:*

   a) *Gegen die Spasmen:* Diazepam, **Valium®** [Roche], z.B. 3 × 1 Tabl. à 10 mg tägl.

   b) *Tremor und Nystagmus:* Starker Tremor und Nystagmus können evtl. durch kleine Dosen von *Phenobarbital* günstig beeinflußt werden. *Dosierung:* 4 × 1 **Luminalette®** zu 15 mg tägl. Günstig wirkt u.U. auch *Amphaethaminum- disulfuricum* = **Dexedrin®** [Smith USA], tägl. 5–10 mg; morgens, mittags und spätestens um 16 Uhr je 5 mg. Auch Antihistaminika sind evtl. günstig, z.B. *Diphenhydramin. hydrochlor* = **Benadryl®** [Parke Davis], 25–50 mg 3 × tägl., oder *Trihexyphenidyl* = **Artane®** [Lederle], 2 mg 3 × tägl., auch **Akineton®** [Knoll] kann versucht werden.

   c) *Bei Depressionen:* Leicht anregende Mittel, in gewissen Fällen ist z.B. *Imipramin*, **Tofranil®** [Ciba-Geigy], 1–2 Drag. zu 25 mg morgens und mittags, sehr gut, oder *Amitriptylin*, **Laroxyl®** [Roche], Drag. à 25 mg, 2–3 × tägl. 25 mg.

   d) *Bei Blasenlähmung:* Anfänglich besteht oft nur eine Dysurie mit Inkontinenz und häufigen Urinentleerungen. Solange die später immer hinzu kommende Infektion vermieden werden kann, läßt sich die Dysurie u.U. noch günstig beeinflussen: *Atropinum sulfur.* 3–5 × $^1/_2$ mg tägl. p.o. Bei zu starker Nebenwirkung (Trockenheit) ist evtl. **Bellafolin®** vorzuziehen: 3 × 15–20 Tropfen täglich.

Prophylaktisch empfiehlt sich in solchen Fällen eine Behandlung mit kleinen *Sulfonamiddosen*, z.B. tägl. 1 Tabl. **Dosulfin®** [Ciba-Geigy] oder **Madribon®** [Roche] oder **Orisul®** [Ciba-Geigy] usw.

Bei völliger Blasenlähmung läßt sich eine Infektion nicht vermeiden. Meistens muß man diese Patienten dauernd mit periodisch wechselnden Chemotherapeutika behandeln. Im allgemeinen ist die Einführung eines Katheters und die Vornahme täglicher Blasenspülungen nicht zu umgehen, siehe Zystitis; oder es empfiehlt sich die Anwendung einer Gummiersatzblase (z.B. **Urinal®** [Firma Lamprecht, Oerlikon, Zürich] und **Urinar®** [Fa. Mapa, Hannover]).

Paraplegie

Akute Paraplegien sind am häufigsten die Folge einer traumatischen Rückenmarksquerschnittsläsion, können aber auch durch Tumoren, Myelitis (z. B. multiple Sklerose), seltener durch eine Poliomyelitis oder durch eine Polyradikuloneuritis (Guillain-Barré-Syndrom), sowie durch Thrombose der A. spinalis anterior (hier spastische Paraparese mit dissoz. Sensibilitätsstörung, evtl. Besserung auf Antikoagulantien) bedingt sein.

Bei der Frühbehandlung sind sehr wichtig:

1. *Sachgemäße Lagerung*: 2 Std. rechte Seitenlage, 2 Std. Rückenlage und dann 2 Std. linke Seitenlage, darauf Wiederholung. Lagewechsel muß in der ersten Zeit Tag und Nacht durchgeführt werden. *Sorgfältige Hautpflege*: Durch Störungen der Vasomotoren sind diese Patienten dem Auftreten von Dekubitalgeschwüren besonders ausgesetzt.

2. *Täglich zweimaliges Katheterisieren während 8 Tagen* unter strengsten aseptischen Kautelen. Der Kranke hilft von Anfang an mit, durch manuellen Druck auf die Bauchdecken die fehlende Bauchpresse zu ersetzen. Nach 8 Tagen ist eine *Tidaldrainage* anzuschließen. Auf jeden Fall vermeidet man Dauerkatheter mit und ohne Zäpfchenverschluß, da sie regelmäßig zu Infektionen der Harnwege führen.

3. *Lagerung der gelähmten Beine in Streckstellung* und leichter Abduktion, um Adduktions- und Beugespasmen zu verhüten. Vorsichtige tägliche Massage und Bewegungstherapie aller gelähmten Extremitäten.

4. *Tägliche Stuhlentleerung* zur gleichen Tagesstunde. Auch hier ersetzt der Kranke die fehlende Bauchpresse durch Druck der Hände auf das Abdomen. Wenn nötig, Ampulla recti digital ausräumen.

5. Sobald sich der Patient von den ersten schweren Symptomen der Grundkrankheit (Poliomyelitis, MS-Schub, Tumorbestrahlung) erholt hat, soll, sofern die Paraplegie weiterbesteht, der Patient einer *Spezialabteilung für Paraplegikerrehabilitation* anvertraut werden.

Lues cerebrospinalis (Neurolues, Tabo-Paralyse)

Wichtig ist zuerst einmal die genaue Abklärung, ob noch andere Komplikationen vorliegen. Besteht Verdacht auf eine Mesaortitis und u. U. Schädigung der Koronargefäße (positiver Arbeitsversuch im EKG), so darf die *Penicillinkur* keinesfalls ohne *Prednison*-Abschirmung durchgeführt werden, damit eine eventuelle tödliche Herxheimerreaktion (Herzinfarkt) vermieden wird (s. Mesaortitis, S. 231). Die frühere *Kalijodat-Wismutvorbehandlung* ist nicht mehr nötig.

Prophylaxe: Eine sorgfältige Behandlung der primären Syphilis (siehe Dermatologiebücher) sowie die Kontrolle des Liquors nach 5, 10, 15 und 20 Jahren, zusammen mit einer genauen Untersuchung der Patienten, vermag eine zentrale Beteiligung frühzeitig aufzudecken und eine spätere klinische Neurosyphilis zu verhüten.

A. *Frühfälle* (Prognose sehr gut): Diese werden durch das pathologische Lumbalpunktat erkannt. Andere klinische Zeichen fehlen meistens noch.

B. *Fälle mit beginnenden neurologischen Schädigungen* (Prognose günstig): Hier liegen schon zentrale Schädigungen vor, sei es von seiten des Rückenmarks oder des Gehirns.

C. *Spätfälle* (Prognose ungünstig): Hier bestehen schon ausgedehnte schwere zentrale Schädigungen.

Durchführung der Behandlung

Fälle A, B und C: Penicillinkur plus *Prednison*-Abschirmung während der ersten 14 Tage, um eine Herxheimerreaktion zu vermeiden.

Penicillinkur

Dosierung des Penicillins: Siehe Mesaortitis, S. 231. Es müssen mindestens 3 Kuren durchgeführt werden. Die Seroreaktionen im Liquor normalisieren sich nur sehr langsam, innerhalb $1/2$–1 Jahr. Bleiben die Fälle trotzdem positiv, so kann man eventuell eine Syntarsol-Wismut-Kur dazwischenschalten, obschon hierüber die Ansichten geteilt sind. Die Liquorzell-Zahl soll unter 15/3 abfallen.

Symptomatische Therapie der Taboparalyse

1. *Tabische Krisen*: Sind oft schwer zu beeinflussen. *Morphiumpräparate* und -derivate auf alle Fälle weglassen, da sonst Sucht unvermeidlich!

    a) *Cobratoxin*kur wirkt manchmal sehr günstig. Genau nach Vorschrift in der Packung (z. B. **Cobratoxin®** [Hausmann] und [Asid] München).

    b) *Vitamin B_{12}*: Bei Patienten mit häufigen Attacken versuche man wöchentlich 2×1 mg i.m. Dies bringt oft eine auffallende Verminderung der Anfälle.

    c) **Baralgin®** [Hoechst], i.v., ein Spasmolytikum zusammen mit *Novaminsulfon*. *Dosierung*: 5 ml i.v. wirkt häufig sehr gut.

    d) *Papaverinum hydrochloricum*: s.c. 3–4 × tägl. 1 Ampulle zu 0,04 g.

    e) *Schmerzanfälle bei Wetterwechsel* usw.: An diesen Tagen bringt ACTH, 2–3 × 10 E i.m., oft eine sehr gute Erleichterung.

    f) *Operative Behandlung*: Nur wenn alles andere erfolglos, dann als ultimum refugium evtl. chirurgische Wurzeldurchtrennung.

2. *Gastrische Krisen*: Durch eine krampfartige Hyperperistaltik bedingt. **Baralgin®**, siehe oben, im allgemeinen sehr wirksam, 5 ml i.v., oder *Papaverin*, 0,06 g plus $1/2$ mg *Atropinum sulfur.* s.c. Wenn unwirksam, eventuell *Scopolaminbutylbromid*, z. B. **Buscopan compos.®** [Ingelheim], Kombinationspräparat mit *Novaminsulfon* 2,5 g + **Buscopan®** 0,02 g, 1 Ampulle i.m.

3. *Urininkontinenz*: Siehe Blasenlähmung, Kap. Multiple Sklerose, S. 421.

Funikuläre Myelose (bei Anaemia perniciosa)

Diese degenerative Veränderung des Rückenmarks geht gerade bei noch relativ jugendlichen Personen (30–40jähr.) nicht selten der Anämie voraus, und die primäre Erkrankung wird dann evtl. übersehen (siehe auch Anaemia perniciosa, S. 3).

Therapeutisch ist hier eine langdauernde und kombinierte Behandlung mit den folgenden Medikamenten wichtig. Aber auch dann ist leider in Spätfällen nicht immer mit einer völligen Regression zu rechnen. *Vitamin B_{12}* in hohen Dosen über längere Zeit.

*Vitamin-B-*Mischpräparate: z. B. **Becozym**® [Roche] (in Dtschl. **BVK** [Roche], **Polybion**® [Merck]), 3 Ampullen tägl. i.m.

Physikalische Therapie: Massage, Gehübungen, Solbäder, u. U. Elektrotherapie.

Syringomyelie

Eine röhrenförmige Degeneration des Rückenmarks, die langsam weiterschreitet und deren Genese unklar ist.

1. *Prophylaktisch*: Möglichst körperliche Schonung, was das Weiterschreiten der Erkrankung zu verlangsamen scheint und auch die Wahrscheinlichkeit von Körperverletzungen herabmindert. Umschulung auf Büroarbeiten usw.

2. *Röntgenbestrahlung* (Tiefenbestrahlung) scheint die betroffenen Rückenmarksteile in einigen Fällen günstig zu beeinflussen, ebenso auch die vasomotorischen Störungen und Schmerzen. Eventuell operative Spaltung der Zysten.

Myatrophische Lateralsklerose (Charcot)

Eine pathogenetisch noch nicht geklärte Erkrankung, die langsam progressiv und manchmal auch subakut verläuft. Eine spezifische Behandlung ist nicht bekannt.

1. *Stimulation der motorischen Innervation*: Strychnin 3×1 mg tägl. und *Pyridostigminbromid* = **Mestinon**® [Roche], das den Abbau des Azetylcholins hemmt. Tabl. zu 10 mg. *Dosierung*: 3×2 bis 3×3 Tabl. tägl. Dadurch wird vor allem der Schluckakt erleichtert.

2. *Bei Schluckschwierigkeiten*: Kalorienreiche, breiförmige Kost.

3. *Vitamin E*: Hat sich uns und zahlreichen andern Autoren nicht bewährt.

Spastische Spinalparalyse

Eine erbliche Erkrankung der Pyramidenbahn, die zu einer spastischen Lähmung der unteren Extremitäten führt. Eine kausale Therapie ist leider nicht bekannt.
1. Wichtig scheint die *körperliche Schonung* zu sein, da die Degeneration dann langsamer fortzuschreiten pflegt.
2. *Evtl. orthopädische Maßnahmen* (Sehnenverlängerungen usw.) kommen vor allem in der Schlußphase in Frage.

Spinale progressive Muskelatrophie

Die verschiedenen vorkommenden Formen sind leider einer Kausaltherapie bis jetzt nicht zugänglich. Versuch mit hohen Dosen *anaboler Hormone* (z. B. **Deca-Durabolin®**) bei Kindern je nach Alter 12,5–25 mg/Woche i.m., für 2–3 Monate. Erwachsene: 2 × 25–50 mg pro Woche. Symptomatisch kleine Dosen eines Cholinesterasehemmers (*Pyridostigminbromid* = **Mestinon®** [Roche]) 1–3 × tägl. 10 mg.

Rückenmarkstumoren

Nach genauer Abklärung evtl. Operation durch einen Neurochirurgen. Bei Vorhandensein von Metastasen u. U. auch Bestrahlung. Im übrigen symptomatische Behandlung.

Herpes Zoster

Man nimmt heute an, daß ein latent in den spinalen Ganglien vorhandenes Varizellenvirus durch irgendeinen auslösenden Faktor aktiviert wird (z. B. Röntgenstrahlen, Tumoren, Arsen, Fieber, Zytostatika). Die lokalen Hauteruptionen sind gewöhnlich harmlos, ausgenommen wenn sie auch die Kornea befallen. Viel schwieriger zu bekämpfen und zu behandeln sind die oft sehr hartnäckigen, lange Zeit persistierenden neuritischen Schmerzen.

a) *Lokal*: Aufstreichen von *Zinkpaste*.

b) *Gegen die neuritischen Schmerzen:*

1. *Kortikosteroidtherapie*: Nach Abklingen der akuten Phase! Beginn mit 60 mg *Prednison* oder $^1/_5$ dieser Dosis als *Dexamethason*. Nach 3 Tagen Heruntergehen auf eine Erhaltungsdosis von 40 mg bis zur praktischen Schmerzfreiheit, dann langsam ausschleichen. Immer gleichzeitige Antibiotikaabschirmung, wenn noch Hautherde bestehen, z. B. Ampicillin oral. *Cytosin-Arabinosid* (**Alexan®**) soll in Frühfällen (D.N.A-Virus) günstige Resultate ergeben. *Dosierung* siehe Variola S. 666.

2. *Ergotaminderivate*: Die Ergotaminpräparate wirken hier oft spezifisch. **Hydergin®** [Sandoz], eine Mischung von drei Dihydroalkaloiden des Mutterkorns, tägl. 1 mg s.c. Kontraindiziert bei Koronarsklerose, da sonst evtl. Herzinfarkt möglich (2 eigene Fälle). **Hydergin®** ist oft von ausgezeichneter Wirkung und zeigt weniger Nebenwirkungen als **Gynergen®** [Sandoz]. Weniger wirksam ist die orale Therapie mit 3×20 Tropfen **Hydergin®** tägl.

3. *Vaccinia-Antigen* der [Behringwerke] ergibt evtl. gute Erfolge.

4. *Symptomatisch*: Analgetika siehe S. 428, in evtl. Kombination mit $2-3 \times$ tägl. Chlorpromazin 50–100 mg pro dosi, um die Wirkung zu potenzieren. Cave *Morphiate!* Suchtgefahr!

5. *Bei Enzephalitis* (selten): Siehe Therapie bei Masern-Enzephalitis, S. 681.

Polyradikulitis Guillain-Barré

Die Pathogenese dieser Erkrankung, die durch eine schlaffe Lähmung der Extremitäten und häufiges Befallensein der Hirnnerven sowie durch Parästhesien und Schmerzen der betroffenen Glieder gekennzeichnet ist, ist auch heute noch nicht geklärt. Vielleicht spielt das Epstein-Barr-Virus die Hauptrolle (siehe Ch. Grose, P. M. Feorino, Lancet 1972 II, 1285). Wir sahen aber im Jahr 1973 einen typischen sehr schweren Fall von *Guillain-Barré* und *Mononukleose* mit hohem *Zytomegalie-Titer*. Es kommen also wahrscheinlich sehr verschiedene Erreger in Frage. So wurden Fälle bei Hepatitis, Diphtherie, Masern (eigener Fall) und im Anschluß an Tetanus-, Pocken- und Tollwutimpfungen beschrieben. Seltener bei Karzinomatosen, nach Blitzschlag, sowie nach PAS-Behandlung und Bleivergiftung (Literatur siehe ALEXANDER u. Mitarb.: J. Amer. med. Ass. 166 [1958] 1943). Im Liquor findet sich eine charakteristische Eiweißvermehrung von über 45 mg%, wobei die Zellzahl 25/3 nicht überschreiten sollte. Neben den gutartigen Fällen kommen auch letal verlaufende vor (Literatur siehe SIEGENTHALER und MOESCHLIN (Helv. med. Acta 26 [1959] 758)). Selbst sahen wir vor der ACTH-Ära 2 solche tödlich verlaufene Fälle infolge Atemlähmung bei aufsteigender Landryscher Paralyse. Heute faßt man diese Affektion immer mehr als eine viral ausgelöste *Autoimmunkrankheit* auf, wobei es durch *sensibilisierte Lymphozyten zu einem Abbau der Schwannschen-Myelin-Scheiden kommt* (s. Editorial: Lancet 1978/II, 243.)

Therapie

1. *ACTH-Behandlung*: In hoher Dosierung heute die Therapie der Wahl. *40–80 E tägl. als intravenöse Tropfinfusion*, die am Morgen gesteckt und gegen Abend herausgenommen werden kann, verdünnt mit 5%iger Glukose- oder Lävuloselösung. Sobald die Lähmungen deutlich zurückgehen, kann die ACTH-Dosis langsam abgebaut werden. Sie muß aber je nach dem Verlauf 2–4 Wochen verabreicht werden (siehe Abb. 78). Man kann auch **Synacthen Depot®** [Ciba-Geigy] i.m. geben.

Wichtig ist es, daß man in solchen Fällen *ACTH* und nicht *Cortison* oder seine Derivate verabreicht! Eine Dosierung mit 40 E genügt für die schweren Fälle nicht, wie dies der Fall in Abb. 79 zeigt, bei dem trotz dieser Tagesdosis eine künstliche Beatmung notwendig wurde. Erst die Erhöhung auf 60 E tägl. brachte einen Rückgang der Paresen. KAESER hat 1964 unsere klinischen Beobachtungen in sehr schönen Versuchen elektrophysiologisch objektivieren können (De Medicina Tuenda 1 [1964] 22). *ACTH* erwies sich dabei dem *Cortison* deutlich überlegen und vermag einen Leitungsblock in allen Nervenabschnitten zu vermindern oder aufzuheben, während *Cortison* nur den peripheren Leitungsblock aufzuheben vermag. Auch er sah in seinen Versuchen bei Nichtansprechen auf 20–40 E mit 60–80 E noch Erfolge.

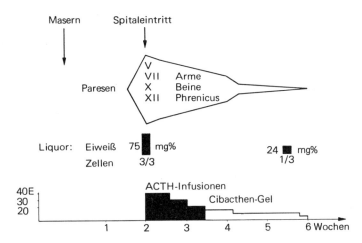

Abb. 78. *Guillain-Barré* (L. A., 46jähr. Mann, KG 86694/58): Bedrohliche Guillain-Barré-Erkrankung mit Bulbärparalyse. Rascher Rückgang der Lähmungserscheinungen unter hoher ACTH-Behandlung (40 mg tägl.).

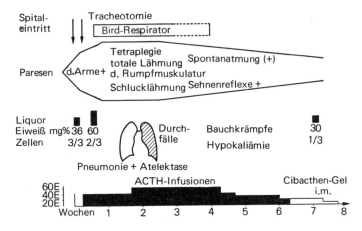

Abb. 79. *Schwerste Verlaufsform des Guillain-Barré-Syndroms* (E. W., 35jähr. Mann, KG 87155/58): Trotz rasch einsetzender hoher ACTH-Therapie (40 mg tägl.) bildet sich eine Tetraplegie mit völliger Atem- und Schlucklähmung aus, so daß die künstliche Beatmung notwendig wird. Erst nach Erhöhung der ACTH-Dosis auf 60 mg tägl. kommt es zu einem langsamen Rückgang der Paresen. Zahlreiche Komplikationen (Lungenatelektase, Pneumonie, Hypokaliämie). Entlassung nach 8 Wochen zur Badekur, völlig gehfähig. Volle Arbeitsfähigkeit nach weiteren 2 Monaten.

Polyneuritis

2. *Immunosuppressive Therapie* (siehe IST-Kapitel S. 737 ff.) soll ebenfalls Erfolge zeigen, doch ist das ACTH rascher wirksam und deshalb wohl noch immer vorzuziehen.

3. *Eventuell künstliche Beatmung* mit Respirator.

4. *Ggf. künstliche Ernährung* durch Nasensonde bei Schlucklähmung.

5. *Abschirmung* beim Auftreten von Lungeninfekten, wie eitriger Bronchitis und Bronchopneumonien, mit Breitspektrum-Penizillin, **Cloxacillin®**, **Ampicillin®**.

6. *Massage und spätere aktive Bewegungstherapie* nach Rückbildung der akuten Erscheinungen. Später am besten Verlegung in einen Badeort, der hierfür speziell eingerichtet ist.

Peripheres Nervensystem

Polyneuritis

Generalisierte Polyneuritiden können auf ganz verschiedene Ursachen zurückgehen:

1. *Toxisch*: z. B. *medikamentös* (Gold, Arsen, Isoniazid usw.) oder durch *berufliche Exposition* (Alkohol, Arsen, Thallium, Blei, akute CO-Vergiftung u. dgl.). Häufig ist auch die *Kombination von Alkohol plus Nikotin*. Oder durch *Autotoxine*: Porphyrie, Diabetes mellitus, Gicht.

In allen diesen Fällen ist die *kausale Therapie* wichtig.

2. *Traumatisch-mechanisch*: z. B. bei starken beruflichen Erschütterungen (Preßlufthammer und -bohrer, Quetschungen oder Zerrungen der Nervenstränge beim Turnen usw.).

3. *Infektiös-toxisch*: Nach Diphtherie, Typhus u. a. Infektionskrankheiten, ferner durch Fokalinfekte (Zahngranulome, Sinusitis, Prostatitis, Adnexitis usw.).

4. *Periarteriitis nodosa*: Eine Polyneuritis ist oft ein Frühsymptom dieser Erkrankung. Bei einer hohen SR und Fieber ist speziell an diese Möglichkeit zu denken. Diagnostisch wesentlich ist die *Hodenbiopsie*, bei Frauen die Muskelbiopsie.

Therapie

1. *Kausale Therapie*: Je nach der Ursache.

2. *Bettruhe und Wärmeanwendung*: In Form von warmen feuchten Packungen, Heizbogen, Infrarotlampe, warmen Bädern usw. Vorsichtige Kurzwellendiathermie.

3. *Analgetische Mittel*: Die starken Schmerzen werden in vielen Fällen mit *Salizylpräparaten* (z. B. **Aspirin®** [Bayer], Ca-Salizylsäure **Alcacyl®** [Wander], 4–5 × 0,5 g tägl.), **Treupel-Tabletten®** [Treupha], [Homburg], sowie **Optalidon®** [Sandoz] be-

kämpft. Manchmal wirkt auch **Butazolidin**® [Ciba-Geigy], 3 × 250 mg tägl. günstig, und in schweren Fällen **Novalgin**®, [Hoechst]. Gut wirkt häufig auch **Baralgin**® [Hoechst]. Wenn möglich, sind *Morphiumpräparate* wegen der großen Suchtgefahr zu vermeiden. Kombination mit *Chlorpromazin* (**Largactil**®, **Megaphen**®) 50–100 mg p.o. 2–3 × tägl. **Glifanan**® [Roussel] ist bei starken Schmerzen oft gut wirksam, darf aber wegen Suchtgefahr nicht lange gegeben werden.

4. *Zweckmäßige Lagerung* sowie Vermeiden von Spätschäden wie Spitzfuß durch entsprechende Fußstützen.

5. *Bewegungstherapie*: Sobald die Schmerzen abklingen, Beginn mit Massage und aktiver und passiver Bewegungstherapie durch hierfür speziell ausgebildetes Personal. Die Bewegungstherapie ist auch sehr wichtig, um Gelenkversteifungen zu vermeiden. Aufsteigende Solbäder, später Badekuren an speziell hierfür eingerichteten Orten.

6. *Vitamintherapie*: Die Wirkung ist fraglich, aber auf alle Fälle kann das Mittel nichts schaden. *Aneurin* = Vitamin B_1 erweist sich vor allem bei der alkoholischen Polyneuritis als wirksam.

   Präparate: **Benerva**® [Roche], Ampullen zu 1 ml zu 25 und 100 mg, tägl. 50 bis 100 mg s.c., i.m. oder i.v.; **Betaxin**® [Bayer].

   Empfohlen wird auch die Injektion von Vitamin B_{12}, z.B. **Docigram**® [Wynlit, Endopharm], Ampulle zu 1 ml, tägl. 1 Ampulle zu 1000 gamma. Es empfiehlt sich, evtl. auch ein Vitamin-B-Kombinationspräparat zu verabreichen, z.B. **Becozym**® [Roche] (in Dtschl. **BVK** [Roche], **Polybion**® [Merck]), tägl. 2 Ampullen zu 2 ml.

7. *Bei vorwiegend motorischen Lähmungen*: Zur Anregung der Umschaltstellen *Strychninum nitricum* tägl. 1 mg peroral oder als Injektion: **Movellan**® [Asta], Ampulle zu 20 mg.

8. *IST* plus *Cortison*: Nur bei der Polyneuritis der *Periarteriitis nodosa*, siehe dort S. 230. Die hohe Senkung, die Kachexie, das meistens vorhandene Fieber, weisen u.U. auf diese schwere Erkrankung hin.

9. *Elektrogalvanotherapie*: Ist vor allem bei den motorischen Formen im Stadium der Rekonvaleszenz sehr günstig.

Durch häufigen Wechsel sind möglichst viele Muskelfasern zur Kontraktion zu bringen. Ist die faradische Erregbarkeit erhalten, so kann auch mit faradischem Strom gearbeitet werden. Diese Elektrotherapie sollte nur durch ein speziell hierfür geschultes Personal vorgenommen werden.

Neuralgien

Trigeminusneuralgie

1. *Kausale Therapie*: Behebung und Bekämpfung eventueller Sinusitiden, Zahngranulome oder anderer Herdinfekte. Gute Einstellung eines ggf. vorhandenen Diabetes mellitus, Abklärung, ob Turmoren vorliegen. Häufig ist aber keine nähere Ursache zu finden, und dann bleibt nur die symptomatische oder operative Behandlung.

2. *Symptomatische Therapie*: Ist von den Patienten selbst meist schon versucht worden und gewöhnlich nicht mehr wirksam. Die besten Erfolge hatten wir mit dem

a) *Dibenzazepin-Derivat*: **Tegretol**®, in Dtschl. **Tegretal**® [Ciba-Geigy], ein Antiepileptikum, Tabl. à 200 mg. *Dosierung*: 3–4 × 1 Tabl. tägl. Besserung schon nach 24–48 Stunden. Wenn nach 3 Tagen keine Wirkung, dann absetzen, sonst gleiche ED weitergeben. Selten Exantheme. Wenn kein Erfolg, Kombination mit *Diphenylhydantoin*, s. u.

b) *Trichloräthylen*: Tägl. 3 × 15 Tropfen auf ein nasses Tuch auftropfen und inhalieren, während 4 Wochen. $^1/_3$ der Fälle werden dadurch u. U. dauernd gebessert. Es kann auch ein Trichloräthylenrausch mit zusätzlicher Maske, die aber von den Angehörigen genau überwacht werden muß, versucht werden. Oft wird jedoch der Patient langsam trichloräthylensüchtig, und solche Fälle sind dann besser operativ zu behandeln.

c) *Phenytoinum* (= *Diphenylhydantoinum*): Präparat *Phenytoin-Na* = **Antisacer**® [Wander], **Zentropil**® [Nordmark] usw., Dragées zu 0,1 g. *Dosierung*: Tägl. 2–3 × 0,1 g p.o. bringt manchmal gute Erfolge. Evtl. Anästhesie der Austrittsstelle mit

d) **Impletol**® [Bayer], 1–2 ml dieser *Procain-Coffein*-Komplexverbindung um die Austrittsstelle, tägl. während 1–2 Wochen.

e) *Chloralhydrat*:

Rp. Butylchlorali hydrati   1,0
     Glyc. pur.   20,0
     Aq. dest.   100,0
     Sirupi Aurantii Corticis   30,0
     M.D.S. 1 Suppenlöffel jede Stunde, 4–5 × tägl.

f) *Schmerzmittel*: *Nie Morphiumderivate oder -Analoge anwenden* (*Suchtgefahr!*). Eine sehr gute analgetische Wirkung zeigt das französische **Glifanan**® [Roussel], das oft auch noch verzweifelten Patienten zu helfen vermag. Gut wirkt auch **Valoron**® (Tilidin-Hydrochlorid) [Gödecke, Park Davis], bis 4 × tägl. 20 Tropfen (möglichst lange im Mund behalten); auch in Form von Kaps. oder Sup. Beide können Sucht auslösen.

g) *Operation*: Bleibt oft das einzige Mittel, um den schwerleidenden Patienten zu helfen, und bringt, vom Neurochirurgen durchgeführt, dauernden Erfolg.

Okzipitalneuralgie

Im Prinzip analoge Therapie. In schwersten Fällen Exstirpation der Nerven. Siehe auch (Neuritis cranialis) *Arteriitis temporalis*, S. 407.

Fazialis-Neuritis

Die sog. „rheumatische Form" beruht wahrscheinlich auf einer ödematösen Schwellung des Nervs, wobei dieser im Knochenkanal durch Kompression leidet. Für diese

Fälle hat sich die Kortikosteroidtherapie allgemein durchgesetzt und gibt bei Frühbehandlung gute Resultate. Besteht aber die Lähmung schon allzu lange, so ist meistens nicht mit einer Rückbildung zu rechnen. Deshalb **Frühbehandlung!**

Prednison (oder $1/5$ der Dosis) *Dexamethason*: 1. bis 3. Tag je 60 mg tägl. p.o., dann weiter 4. bis 7. Tag 40 mg tägl. Zweite Woche je 30 mg tägl., nach 14 Tagen Therapiedauer allmähliches Ausschleichen.

Brachialgia paraesthetica nocturna (Karpaltunnelsyndrom)

Ein vor allem bei älteren Frauen häufiges Syndrom, das meistens durch Kompression des N. medianus im Karpalkanal zustandekommt. Fixation der Hände nachts auf gut gepolsterter volarer Schiene. In schweren Fällen operative Spaltung des Retinaculum flexorum (Lig. carpi transversum). Vorher Objektivierung durch EMG. Schmerzen strahlen oft bis in den Oberarm aus.

Neuritis cervicalis

Häufig durch einen Diskusprolaps (degenerativ oder durch Trauma) bedingt. Genaue Abklärung inklusive Myelographie. Wenn sich diese Ursache der schweren Brachialgie bestätigt, so muß fast immer operiert werden, um Dauerschäden zu vermeiden. Überweisung an Neurochirurg.

Neuritis ischiadica

Die Ursachen dieser sehr schmerzhaften Neuritis sind nach der Häufigkeit geordnet:

a) *Diskushernie* (Husten- und Erschütterungsschmerz, Schmerzen bei Defäkation, Druckempfindlichkeit auf der Höhe der Hernie).

b) *Spondylarthrose.*

c) *Toxische Neuritis* (C_2H_5OH, Diabetes mellitus usw.): Hier häufig doppelseitige Neuritis.

d) *Spondylitis tuberculosa.*

e) *Tumor* (Rektum-, Prostatakarzinom usw., evtl. Metastasen).

Die Mehrzahl ist durch eine Diskushernie bedingt und spricht dann meistens auch gut auf die heutige Extensionsbehandlung an. Wichtig ist in allen Fällen die genaue diagnostische Abklärung mit gezielter Röntgenaufnahme der entsprechenden Lendenwirbel, wenn nötig u. U. Myelographie und bei eventuellem Verdacht auf Tbc tomographische Aufnahme der verdächtigen Wirbel.

Diskushernie

Wichtig ist immer die Frühbehandlung, da die frischen Fälle viel besser ansprechen. Bei Spätfällen liegen häufig schon arthronotische Veränderungen vor.

1. **Absolute** *Bettruhe*: Flache Lagerung auf einer guten Matratze mit *Brettunterlage* für die erste schmerzhafte Periode, um das Durchbiegen der Wirbelsäule zu vermeiden. Verbot aufzusitzen und beim Essen Drehen des Körpers nur auf die gesunde Seite gestattet! Miktion und Defäkation nur im Bett erlaubt. Allmähliche Mobilisierung nach Abklingen der Schmerzen.

2. *Streckbehandlung*: Am besten mit den speziell hierfür gebauten, unterteilten und auf Rädern fixierten Streckbetten. Mit 2 kg Zug und 20 Min. Dauer beginnen und allmählich steigern bis auf 8 kg und 30–60 Min. und später evtl. bis 14 kg. Man kann die Patienten auch in ihren eigenen Betten in eine Dauerextension (Thorax- und Beckenmieder) legen und mit höheren Gewichten belasten. Beginn mit 2 kg und langsam steigern bis auf 18–20–25 kg. Die Beine werden angezogen und die leicht flektierten Knie durch ein Kissen gestützt. Auf diese Weise wird die Lendenlordose aufgehoben. Doch ist nach unseren Erfahrungen die intermittierende Behandlung mit dem Streckbett vorzuziehen.

Antikoagulation: Bei allen langdauernden Streckbehandlungen mit Bettruhe (Emboliegefahr).

3. *Schmerzbekämpfung*: Unter den verschiedenen Analgetika wirken **Treupel®**, **Optalidon®** p.o. (hier 2 Tabl. pro dosi), evtl. *Novaminsulfon* (**Novalgin®** und **Baralgin®**) i.v. am besten. In schweren Fällen für die Nacht *Pethidinum hydrochloric.* (**Dolantin®**) 1 Ampulle zu 0,1 g, doch hüte man sich wegen der Suchtgefahr, das Mittel auch tagsüber zu verabreichen, am Tag **Glifanan®** [Roussel].

4. *Operative Behandlung durch einen Neurochirurgen*: Nur bei Versagen einer Liege- und Streckbehandlung nach 4 Wochen oder bei großen, immer wieder rezidivierenden Diskushernien, ferner als Frühoperation bei Auftreten von Lähmungserscheinungen angezeigt, außerdem bei Verdacht auf Tumoren. – In allen diesen Fällen muß vorher eine Myelographie durchgeführt werden.

Man hat anfänglich viele Fälle zu früh operiert. 70% der Diskushernien heilen durch die erwähnte Streckbehandlung gut aus und können später (nach 1 Jahr) wieder vollwertig Sport treiben. Zahlreiche operierte Patienten klagen später über statische und spondylarthrotische Beschwerden! So ist man heute mit Recht wieder konservativer geworden.

5. *Nachbehandlung*: Ggf. Badekur in einem Sol- oder Schwefelbad, physikalische Therapie, vor allem Massage und Bewegungstherapie, um die atrophische Muskulatur zu stärken. Tragen eines Stützkorsetts in den ersten Monaten.

6. *Prophylaxe gegen ein evtl. Rezidiv*: Vermeiden des Hebens von schweren Lasten vor allem in nach vorne gebeugter Stellung! Auch das Tragen eines gewöhnlichen Koffers kann schon genügen, um die Hernie wieder austreten zu lassen. *Verboten* sind auch schwerere Gartenarbeiten wie Hacken, Umgraben und Erschütterungen, z. B. Motorrad, Vorsicht beim Autofahren. Wenn die Patienten aus Berufsgründen das Heben von Lasten nicht umgehen können, oder auch wenn immer wieder Rezi-

dive auftreten, so verschreibe man unbedingt ein gutsitzendes *Stützkorsett*, das tagsüber zur Arbeit getragen wird.

Spondylarthrotische Formen

Hier ist neben der Strecktherapie, die gewöhnlich keine deutlichen Erfolge bringt, vor allem die kausale Behandlung der Spondylarthrose wichtig (siehe dort, S. 466).

Toxische Formen

Vermeiden aller toxischen Momente (Alkohol, Nikotin usw.), cave Kälteeinwirkung, Behandlung eines evtl. Diabetes. Im übrigen gleiche Therapie wie bei Polyneuritis.

Spondylitis-Tbc

Kann häufig einen Ischias hervorrufen. Verdächtig ist eine deutlich erhöhte Senkung. Oft führt aber erst das Röntgenbild und die Wirbeltomographie auf die Diagnose. Therapie siehe Tuberkulose-Kapitel, S. 713.

Tumor

Auch auf Tumoren sind Ischiasneuralgien verdächtig. Es kann sich sowohl um einen primären Tumor als auch um eine Metastase handeln. Deshalb bei allen hartnäckigen Fällen entsprechende Abklärung (Prostata, Rektum und u. U. Myelographie und Wirbeltomographie).

Kausalgie

Traumatisch nach Operationen, Frakturen usw. auftretende häufige Berührungsschmerzen in den Fingerbeeren, im Amputationsstumpf u. a.

Therapie: *Chlorpromazin* 25 mg: 4–6× tägl., bringt oft eine auffallende Besserung. Bei Amputations-Neurinomen evtl. operative Behandlung.

Wadenkrämpfe

Ein häufiges Symptom bei *Ischias*, dann aber auch bei *Polyneuritis* und manchmal bei *älteren Leuten*, hier vielleicht zirkulationsbedingt. Die sehr schmerzhaften Krämpfe können mit folgenden Mitteln behandelt werden:

a) *Diazepam* **Valium**® [Roche], abends 10–20 mg.

b) *Diphenhydramin* = **Benadryl**® [Parke Davis], 1–2 Kapseln zu 50 mg abends vor dem Einschlafen.

Neuropathien paraneoplast.

c) *Chinin. sulfuric.* 0,5–0,75 g 1 Std. vor dem Schlafen, wirkt meistens besser.

Noch besser wirkt bei vielen Patienten das Kombinationspräparat mit Euphyllin: **Limptar**® („Merrell") 1 Tbl. abends vor dem Schlafen.

d) *Trihydroäthylrutosid* = **Venoruton**® [Zyma]: 3 × 15 Tropfen tägl., zeigt in vielen Fällen einen günstigen Einfluß. Analog wirken Roßkastanienpp. z. B. **Essaven**® [Nattermann] 3 × 20–30 Tropf. tägl.

e) *Kalt- und Warmwasserduschen* der Unterschenkel und kräftiges Reiben mit einer Bürste vor dem Zubettgehen. Langsam steigendes *Gehtraining*.

f) **Circonyl**® [Sapos], auch ein sehr gutes Mittel, 2–4 Tabl. tägl.

Neuroblastoma malignum

Die malignen Neuroblastome sind sehr bösartige Tumoren des chromaffinen Systems, die eigentlich nur bei Kindern im Alter bis zu 8 Jahren auftreten und welche sehr rasch metastasieren. Die Therapie ist bis jetzt meistens wenig aussichtsreich gewesen. Gewisse temporäre Erfolge konnten durch massive Dosen von *Vitamin* B_{12} erzielt werden, welches das Wachstum dieser Zellen zu hemmen scheint. Komplette Remissionen wurden durch die *Kombinationstherapie* mit *Vincristin* und *Cyclophosphamid* erzielt.

Paraneoplastische Neuropathien

Kommen bei ca. 7% aller Neoplasien v. a. jenseits des 50. Altersjahres vor. *Ursache*: Wahrscheinlich Tumoreiweiß-Zerfallsprodukte (nicht durch Druck von Metastasen oder Tumorinfiltrate bedingt!).

Tumoren: Bronchus-, Ovarial-, Uterus-, Zervix-, Rektum-Karzinome.

Symptome: Parästhesien, Sensibilitätsstörungen, Schmerzen, motorische Schwäche, schließlich Invalidität. Evtl. Schluck- und Atemlähmung. Bei der *Myopathie*: Schwäche des Schultermuskels, Watschelgang, Mühe beim Treppensteigen (H. E. KAESER: Praxis 61 [1972] 1198–1202).

Therapie: Kausale Tumor-Thp. (Rtg., Operation, Zytostatika) bringt oft Besserung. Sonst Versuch mit *Prednison-Thp.*, tägl. 30–40 mg.

Systemtherapie der psychosomatischen Krankheiten

G. Guntern

Einleitung

Daß in einer Therapiefibel der Medizin ein Psychiater zu Worte kommt, ist symptomatisch für einen Wandel der wissenschaftlichen Konzepte und Theorien und der daraus abgeleiteten Therapie menschlicher Krankheiten.

Die theoretischen Konzepte haben sich gewandelt, so daß die organizistische Theorie der Krankheit nach und nach durch eine organismische Theorie ersetzt wird. Dieser Wandel hat zur Einsicht geführt, daß jeweils der ganze Mensch krank ist und nicht nur eines seiner Organe oder Organsysteme.

Er hat auch Konsequenzen für die Therapie, welche den ganzen Menschen mit seinen sozialen Vernetzungen in den Blickpunkt des Interesses rückt und sich nicht mehr damit zufrieden gibt, rein mechanistisch Organe und Organsysteme zu reparieren.

Organismuskonzept

Der Organismus agiert-reagiert immer als Ganzes (1, 4).

Aufgrund verschiedener Beobachtungspositionen, Methoden und Disziplinen lassen sich vier komplementäre Aspekte dieser ganzheitlichen Transaktion beschreiben. Diese Aspekte sind nicht etwa Teile der ganzheitlichen Transaktion. Es handelt sich viel mehr um Aspekte, d.h. daß die ganzheitliche Aktionreaktion von einer bestimmten Beobachtungsposition aus in ein Konstrukt organisiert wird, das man Aspekte nennt (Abb. 80).

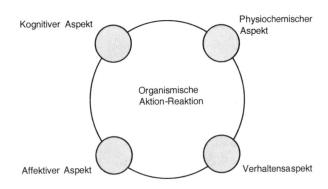

Abb. 80. Aspekte der organismischen Aktion-Reaktion.

Organismuskonzept

Jede Aktion-Reaktion des Organismus impliziert einen *physio-chemischen Aspekt*, z. B. kardiovaskuläre, respiratorische, endokrine, neurologische, gastrointestinale Prozesse.

Jede Aktion-Reaktion des Organismus impliziert einen *affektiven Aspekt*, z. B. Fühlen, Emotionen, Grundstimmung.

Jede Aktion-Reaktion des Organismus impliziert einen *kognitiven Aspekt*, z. B. Wahrnehmung, Lernen, Planen, Analysieren, Synthetisieren, Entscheiden, Speichern von Information.

Jede Aktion-Reaktion des Organismus impliziert einen *Verhaltensaspekt*, z. B. verbales, paraverbales Verhalten (Tonfall, Sprechgeschwindigkeit) und nichtverbales Verhalten (Körperposition, Gestikulation, Mimik).

Jede Aktion-Reaktion des Organismus impliziert alle vier Aspekte, aber je nach konzeptueller Beobachtungsposition, und je nach Interesse sehen wir nur einen Aspekt der Organismus-Aktion-Reaktion sehr scharf, und vergessen leicht, daß uns dieser eine Aspekt für die anderen blind machen kann.

Interessanterweise verband die Streßforschung schon lange den emotionellen und den physio-chemischen Aspekt, weil man begriff, daß es keine Emotion ohne entsprechende physiochemische Parameter gibt. Die weitere Verknüpfung mit dem kognitiven und dem Verhaltensaspekt unterblieb jedoch, obwohl nüchterne Beobachtung eine solche Verknüpfung geradezu aufdrängt.

Therapeutisch gesehen legt das Organismuskonzept drei Dinge nahe:

– *erstens, Krankheit läßt sich nicht erklären, indem man sie auf einen einzigen Aspekt reduziert;*

– *zweitens, Krankheit zeigt sich immer in allen vier Aspekten;*

– *drittens, der therapeutische Einsatz kann auf jedem Aspektniveau erfolgen* und wird dann alle andern Aspekte beeinflussen; wenn aber gleich mehrere Aspekte primär einbezogen werden, wird der Eingriff um so erfolgreicher sein.

Wie der therapeutische Reduktionismus funktioniert, soll am Beispiel des Magengeschwürs deutlich gemacht werden. Die **Genese eines Magengeschwürs kann mit folgendem somatogenem oder psychogenem Reduktionismus erklärt werden:**

– Magenulzera sind letztlich bedingt durch eine *physiochemische Fehlfunktion* (z. B. *Vagotonie*, zu hohe Salzsäurekonzentration, zu starke Pepsinogenausschüttung): *physio-chemischer Reduktionismus.*

– Magenulzera sind letztlich bedingt durch eine dauernde situationsinadäquate Kompetitivität: *Verhaltensreduktionismus.*

– Magenulzera sind letztlich bedingt durch die intrapsychische Verdrängung hostiler oder abhängigkeitszentrierter Emotionen: *affektiver Reduktionismus.*

– Magenulzera sind letztlich bedingt durch einseitiges Leistungsdenken und durch ein Denken, das jede Interaktionssituation als Herausforderung mißinterpretiert *kognitiver Reduktionismus.*

Im Rahmen des Systemdenkens ist jeder Reduktionismus unzulässig, da er erwiesenermaßen logisch und empirisch falsch ist. Eine systemische Erklärung zeigt, wie ein

Phänomen, z.B. ein Magenulkus, das Resultat einer organismischen Auseinandersetzungsaktionreaktion mit der Umwelt und gegenüber der Umwelt ist und wie sich diese Gesamtheitsaktionreaktion pro Aspekt äußert.

Das Stichwort Auseinandersetzung weist bereits hin auf den Kontext, in dem ein Organismus agiert-reagiert, und damit kommen wir zum Konzept des Transkationsfeldes.

Transaktionsfeld

DARWIN war der Ansicht, daß der Organismus die Einheit des Überlebens und der adäquaten Entwicklung ist. Inzwischen hat sich die Biologie systemisch zur Ökologie und zur Ethologie erweitert.

Im Rahmen dieser Denkentwicklung wird klar, daß ein Organismus nur in einer adäquaten Umwelt überleben und sich entwickeln kann; zerstört man die Umwelt, zerstört man den Organismus.

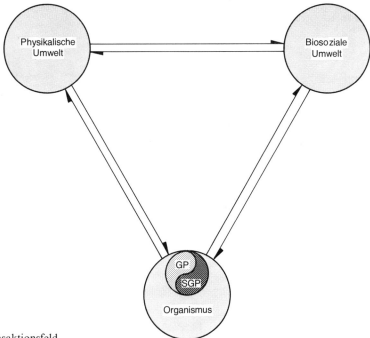

Abb. 81. Transaktionsfeld.

Struktur und Funktion des Transaktionsfeldes (Abb. 81)

Jeder Organismus lebt im Rahmen einer *physikalischen Umwelt* (PU) und einer *biosozialen Umwelt* (BSU), und er ist gleichzeitig selber Teil der biosozialen Umwelt für andere Organismen (3, 4).

Physikalische Umwelt besteht aus geologisch-geographischen und meteorologischen Strukturen und Prozessen. Biosoziale Umwelt besteht aus Pflanzen, Tieren und Menschen und deren strukturellen-funktionellen Prozessen.

Organismen und Umwelt tauschen miteinander *Materie-Energie* aus (z. B. Temperatur, Luftfeuchtigkeit, elektromagnetische Felder, Sauerstoff, Kohlensäure, Eßwaren, etc.). Organismen und Umwelt tauschen miteinander *Information* aus (z. B. verbale, paraverbale und nicht-verbale Kommunikation). Quantitativer und qualitativer Materie-, Energie- und Informationsaustausch zwischen den 3 Konstituenten des Ökosystems konstituieren ein sog. Transaktionsfeld.

Auf die Programmierung des Organismus, der partiell die Konfiguration des Transaktionsfeldes mitbestimmt, werden wir später zurückkommen (3).

Die Frage ist nun, wie Materie-Energie und Informationstausch psychosomatische Krankheit erzeugen können. Das Streßkonzept zeigt, wie Materie-Energie-Input und Informationsinput zu Krankheit führen können.

Streßkonzept

Das Streßkonzept (5, 6, 7) beschreibt und erklärt, wie Stressoren Streß erzeugen, welcher sich indirekt an der Existenz von Streßindikatoren ablesen läßt.

Ein **Stressor** ist ein Materie-Energie-Input (physikalischer Stressor) aus der physikalischen Umwelt oder ein Informationsinput (psychosozialer Stressor) aus der biosozialen Umwelt.

Streß *ist die nicht-spezifische Reaktion des Organismus auf Belastung* (18). *Streß ist die Aktion-Reaktion des Organismus, die ihn auf die Auseinandersetzung (Kampf oder Flucht) mit der Umwelt vorbereitet.*

Streßindikatoren sind organismische Aktions-Reaktionsparameter (physiochemische, verhaltensmäßige, kognitive, affektive), deren Existenz Streß angibt.

- *Physiochemische Streßindikatoren* sind z. B. Zunahme der FFS, des ACTH, des Nordadrenalins, Vasodilatation, Vasokonstriktion, Hypertension, etc.

- *Verhaltensmäßige Streßindikatoren* sind z. B. Aggressionsverhalten, Stupor, Flucht.

- *Affektive Streßindikatoren* sind z. B. Angst, Wut und Verwirrung.

- *Kognitive Streßindikatoren* sind z. B. Gedankenkreisen, Gedankenjagen, Entscheidungsschwäche und mangelnde Analyse der Situation.

Wie läuft der Mechanismus ab, der via Stressoren zu Streß, zu Streßindikatoren und schließlich zu psychosomatischer Krankheit führt?

Für eine genauere Beschreibung weisen wir auf die Beiträge über psychosomatische

Krankheiten in diesem Buche hin. Wir wollen hier nur ganz global die Mechanismen beschreiben.

Stressoren erreichen den Organismus. Der Organismus reagiert aufgrund seiner Programmierung und seiner aktuellen Auseinandersetzungsfähigkeit mit mehr oder weniger Streß. Die Existenz von Streß kann an der quantitativen und qualitativen Konfiguration der Streßindikatoren indirekt gemessen werden.

Die Streßaxen, über die Materie-Energie-Input und Information in psychosomatische Symptome und Syndrome umgewandelt werden, sind die folgenden:

– *Exterozeptives und propriozeptives, afferentes Nervensystem*
  Hypothalamus Æ Hypophyse (Ausscheidung von ACTH etc.) Æ Nebennierenrinde (Ausscheidung von Corticoiden)

– *Exterozeptives und propriozeptives afferentes Nervensystem*
  Hypothalamus Æ Nebennierenmark (Ausscheidung von Noradrenalin und Adrenalin)

– *Exterozeptives und propiozeptives afferentes Nervensystem*
  Hypophyse (TSH) Æ Schilddrüse (Schilddrüsenhormone).

Daneben muß es Bahnen geben, die via Thalamus und limbisches System primär auf den Neocortex wirken und von dort aus weitergeschaltet werden.

Prinzipiell agiert-reagiert der Organismus in 3 Phasen: **Alarmphase, Resistenzphase** und **Erschöpfungs- resp. Erholungsphase.**

Dies wurde von SELVE (11) als generelles Adaptationssyndrom (GAS) beschrieben. Der Phasenverlauf hängt ab von aktuellem Copingpotential oder Auseinandersetzungsfähigkeit (z. B. Trainingszustand, unmittelbare Vorgeschichte etc.) von der organismischen Programmierung. Der Organismus hat zwei Programme (s. Abb. 81).

Das genetische Programm verschlüsselt in der DNA und Resultat der Phylogenese, bestimmt eine grundsätzliche Aktions-Reaktionsdisposition (z. B. Flucht oder Kampf, Asthma, Ulcuskrankheit, Hypertonie), die dann aktiviert wird, wenn Stressoren auftreten.

Das syngenetische Programm (syngenetisch = in der Beziehung geworden), verschlüsselt in bioelektrischen Neuronenkreisen und Resultat ontogenetischer Lernprozesse, enthält aktions-reaktionssteuernde Regeln (3), welche die grundsätzliche genetisch bedingte Aktions-Reaktionsdisposition modifizieren und ihr die Feinstruktur verleihen.

MINUCHIN u. Mitarb. (9) unterscheiden beim Zustandekommen psychosomatischer Reaktionen eine sog. **Turn-on-Phase** und eine sogenannte **Turn-off-Phase.** *In der Turn-on-Phase wird der Organismus durch Stressoren aktiviert, in der Turn-off-Phase schaltet er wieder ab.* Bei **psychosomatischen Patienten** *ist diese Turn-off-Phase charakteristisch verlängert, was sich z. B. durch den Kurvenverlauf physiochemischer Streßindikatoren belegen läßt.* Diese Verlängerung der Turn-off-Phase kommt offenbar einerseits durch die organismische Programmierung und andererseits durch die Struktur des Transaktionsfeldes zustande, innerhalb dessen solche Patienten eine ganz bestimmte Rolle spielen.

Wie LEVI (5–7) zeigt, kann eine verlängerte Turn-off-Phase zur Fixierung von Streßindikatoren und damit zur psychosomatischen Krankheit führen.

Transaktionsmuster

Als Systempsychiater sind wir vor allem daran interessiert, was sich am Streßprozeß und am Transaktionsfeld, welches die Stressoren erzeugt, verändern läßt. Über die physiochemischen Aspekte der organismischen Aktion-Reaktion und deren Pharmakotherapie verweisen wir auf andere Autoren in diesem Buche und gehen deshalb hier nicht weiter darauf ein.

Grundsätzlich läßt sich sagen, daß jede Droge, die dämpfend auf das Zentralnervensystem wirkt, einen positiven Einfluß auf den Streßprozeß haben kann. Je nach Situation und Gesamtbild können Tranquillizer, Anxiolytika, sedative Antidepressiva oder sogar sedative Neuroleptika indiziert sein. Die genaue Indikationsstellung muß aber sorgfältig überlegt und unter Umständen mit dem Psychiater diskutiert werden. **Vor allem ist zu beachten, daß sämtliche Pharmaka, die einen unangenehmen organismischen Zustand in einen angenehmen organismischen Zustand verwandeln, zur Drogenabhängigkeit und Sucht führen können.** Daher sind Tranquillizer und Anxiolytika nur in akuten Phasen und kurzfristig indiziert (ca. 2–3 Wochen). Wenn diese Regel nicht beachtet wird, treibt man den Beelzebub mit dem Teufel aus und schafft ein neues Stressorenfeld, das wiederum Streß produziert.

Offensichtlich ist das genetische Programm beim heutigen Stande der Wissenschaft noch keiner therapeutischen Transformation zugänglich. Hingegen läßt sich der allgemeine Trainingszustand des Organismus verbessern. Das syngenetische Programm mit seinen verhaltenssteuernden Regeln kann ebenfalls verändert werden. Es wird durch das dauernde Input aus der biosozialen Umwelt dauernd modifiziert und ist folglich einem therapeutischen Eingriff zugänglich.

Als Systemtherapeuten sind wir somit am Transaktionsfeld interessiert und vor allem an jenem Teil, der uns unmittelbar zugänglich ist: die nukleare biosoziale Umwelt, d.h. **das Paar, die Familie** *und* **die Gruppe,** *die Stressoren erzeugen.* Diese Stressoren werden nicht etwa unlinear erzeugt und auf den „armen" Organismus losgelassen, sondern der Organismus selber ist durch seine Kommunikationen am Zustandekommen dieser Stressoren aktiv beteiligt. Das heißt, der Organismus ist nicht nur das passive Opfer, sondern gleichzeitig der aktive Organisator des Transaktionsfeldes, an dem er und die anderen schließlich leiden.

Die Stressoren, die im Transaktionsfeld entstehen, lassen sich als Transaktionsmuster beschreiben. Diese Transaktionsmuster findet man in sämtlichen Transaktionsfeldern, ob sie nun eufunktional oder dysfunktional sind und ob sie sog. „psychosomatische", „somatische" oder „psychische" Pathologien erzeugen. Wir wollen uns hier eher mit dem dysfunktionalen Aspekt dieser Transaktionsmuster befassen.

Dysfunktionelle Transaktionsmuster

Informationstransaktionen (seltener Materie-Energie-Transaktionen) *zwischen Organismus und nuklearer biosozialer Umwelt (Partner und Familie) kombinieren sich zu Transaktionsmustern.* Transaktionsmuster sind dann dysfunktionell, wenn sie qualitativ und/oder quantitativ inadäquat sind gemessen an den Bedürfnissen des Organismus.

Aufgrund gewisser Kriterien lassen sich 12 verschiedene Transaktionsmuster beobachten (4). Wir wollen diese Transaktionsmuster, die typisch sind (aber nicht etwa spezifisch (2) für nosologische Entitäten im allgemeinen und für psychosomatische Krankheiten im besondern), nun einzeln kurz diskutieren.

Der Einfachheit halber sprechen wir in den folgenden Ausführungen von „psychosomatischen Systemen" und meinen damit nukleare Humansysteme (Paare und Familien) mit einem oder mehreren psychosomatischen Patienten. Dieser Sprachgebrauch ist simplifizierend aber praktisch, und er verrät, daß die Systemtherapie noch nicht so weit ist, neue Typologien von Transaktionsfeldern aufzustellen, die der Typologie klassischer nosologischer Entitäten entsprechen würden.

Dysfunktionelle Auto-Organisation

Psychosomatische Systeme sind unfähig zur adäquaten Auto-Organisation. Sie sind nicht fähig, die folgenden Schritte der Auto-Organisation zu leisten: Festsetzung von Zielen; Wahl von Strategien, um diese Ziele zu erreichen; Realisierung der Strategien; Kontrolle der Realisierung mit Hilfe von Rückmeldeinformation, die Auskunft gibt über die jeweilige Leistung.

Beispiel: Ein Paar, der Mann ein **Asthmatiker**, lebt in den Tag hinein. Die Partner wissen nicht, was sie in den nächsten Ferien und was sie in den nächsten Jahren tun wollen. Sie wissen auch nicht, wie sie den Status quo verändern könnten. Unternehmen sie etwas, dann kontrollieren sie nicht, ob ihre Unternehmungen auch wirklich zum Ziele führen. Sie wünschen, daß der Therapeut die Fremdorganisation übernimmt und ihnen vorschreibt, was sie passiv mehr oder weniger akzeptieren würden.

Dysfunktionelle Hierarchie

Psychosomatische Systeme sind unfähig, adäquate Hierarchien zu schaffen und diese zu erhalten. Es gibt bei ihnen entweder keine Autoritäten, nur passagere Autoritäten oder dann Autoritäten, die puncto Geschlecht, Alter und Kontext inadäquat sind.

Beispiel: In einer Familie gibt es eine **Tochter mit einem labilen Diabetes.** Vater und Tochter sind in einer Koalition, die sich gegen die Mutter richtet. Die Mutter zieht sich gern von Verantwortungen zurück. Sie interveniert von Zeit zu Zeit mit einem Wutausbruch, wobei sie dann extrem rigide auf ihrer Autorität beharrt und der Tochter unsinnige Befehle erteilt.

Dysfunktionelle Autonomie

Psychosomatische Humansysteme sind nicht fähig, unabhängig zu denken, zu fühlen und zu handeln. Die Mitglieder eines solchen Systems benehmen sich, als ob sie alle in einer Plazenta verbacken wären. Keiner spürt, wo der eine aufhört und der andere beginnt.

Beispiel: Ein Mann mit einer **chronischen Colitis ulcerosa** lebt mit seiner Frau in stark symbiotischer Beziehung. Sie haben keinen Kontakt zur Umwelt und verbringen jede Minute der Freizeit zusammen und völlig sozial isoliert. Stellt man einem Partner eine Frage, dann schauen sich beide an, wobei dann meistens die Frau antwortet: „Wir sind der Ansicht, daß ...". *Es offenbart sich, daß beide unfähig sind, Ich-Positionen zu beziehen, eigene Entscheidungen zu fällen und eigene Verantwortung zu tragen.* Sie können deshalb auch keine autonomen Handlungen ausführen.

Dysfunktion

Dysfunktionelle Episteme

Psychosomatische Humansysteme haben eine inadäquate Episteme, d.h. eine inadäquate Art und Weise, sich selbst und die Welt zu sehen. Die *Auto-Episteme* (Selbstbild, Körperschema in der analytisch-dualistischen Diktion), die *Nuklearepisteme* (die Art und Weise wie ein Paar, eine Familie sich als Ganzes sieht) und die *Öko-Episteme* (die Art und Weise, wie sich ein System in seiner Beziehung zur Umwelt sieht) sind gestört.

Beispiel: Ein *anorektisches Mädchen* erlebt sich als häßlich, obwohl es hübsch ist. Sie glaubt, ihr Bauch sei aufgeschwollen, nachdem sie ein Biskuit gegessen hat. Ihre Eltern sind überzeugt, sie seien ein harmonisches, konfliktfreies Paar, obwohl die Realitäten eine andere Sprache sprechen. Und die Familie nimmt an, sie seien ein Musterbeispiel der Normalität, was ebensowenig den Realitäten entspricht.

Dysfunktionelle Entscheidung

Psychosomatische Humansysteme sind unfähig, adäquate Entscheidungen zu treffen. Sie planen schlecht, sie analysieren die Situationen inadäquat, sie produzieren inadäquate Schlußfolgerungen.

Beispiel: Die erwähnte Familie kann zu keinem Entschluß kommen, ob sie Ferien bei den Großeltern mütterlicherseits oder den Verwandten väterlicherseits verbringen sollen. Sie drehen im Kreise, übersehen Argumente, ziehen keine Schlüsse, und falls sie dennoch welche ziehen, werden die Entschlüsse fünf Minuten später annulliert.

Dysfunktionelle Kooperation

Psychosomatische Humansysteme sind ineffizient puncto Kooperation. Entweder gibt es nur halbherzige Kooperation oder eine übertriebene. Die Aktivitäten werden dadurch gelähmt. Jeder steht jedem im Wege. Es kann auch Koalitionen geben, in denen sich zwei oder mehrere gegen andere Familienmitglieder verbünden und dadurch erschweren oder verunmöglichen, Ziele zu erreichen.

Beispiel: Eine Frau, die an **essentieller Hypertonie** leidet, leitet ihr eigenes Geschäft. Ihr Mann gibt ihr dabei entweder keine Unterstützung oder eine übertriebene, die ihre Initiative erstickt. Entweder fühlt sie sich allein und überfordert oder völlig überfahren durch das „Hineinreden und Hineinwursteln" ihres Ehemannes.

Dysfunktionelles Konfliktmanagement

Psychosomatische Humansysteme sind unfähig, Konflikte zu erkennen und zu lösen. Es gibt 4 Haupttypen dysfunktionellen Konfliktmanagements, die wir mit Hilfe der folgenden Beispiele erläutern:

Annulationstyp

Beispiel: In der **Anorexiefamilie** (s.o.) glauben alle fest daran, daß sie keine Konflikte haben, obwohl die anorektische Tochter dauernd provoziert, indem sie nicht ißt und obwohl sich die Eltern dauernd aus dem Wege gehen, außer wenn es um das kranke Kind geht.

Tabu-Typ

Das Paar, dessen Ehemann an Asthma bronchiale leidet (S. 441) hat einen chronischen aber verborgenen Ehekonflikt. Beide Partner wissen, daß dieser Konflikt existiert. Eine implizite Regel tabuisiert jedoch die Austragung des Konfliktes, da sie besagt: „wenn dieser Konflikt hervorbricht, wird unsere Ehe daran zerbrechen".

Ping-Pong-Typ

Beispiel: Das Paar mit der **hypertonen Frau** (S. 442) liegt sich dauernd in den Haaren. Sie wirft ihm vor, daß er ihr nicht hilft oder aber überall hineinredet. Er wirft ihr vor, daß sie herrisch ist und stolz und sich nicht helfen lassen will. Die gegenseitigen Vorwürfe springen hin und her wie Ping-Pong-Bälle ohne daß sich irgend etwas an der Situation ändert.

Sündenbock-Typ

Beispiel: Der Mann mit der chronischen Colitis ulcerosa und seine Frau (S. 441) wälzen ihren Ehekonflikt auf die böse Nachbarin ab. Sie halten sie zu jeder Gemeinheit fähig und beschuldigen sie insgeheim aller Missetaten.

Dysfunktionelle Intra-Level-Kommunikation

Psychosomatische Humansysteme haben eine inadäquate Intra-Level-Kommunikation, d. h., es wird jeweils auf dem verbalen, paraverbalen oder nicht-verbalen Niveau unklar kommuniziert. Dadurch kommt es pro Niveau zu internen Widersprüchen. Es werden im gleichen Satz gegenteilige oder unklare Ansichten verkündet. In der gleichen Gestik oder Mimik wird sowohl Sympathie wie Antipathie mitgeteilt.

Beispiel: Ein Mann und seine Frau, die an einem *rezidivierenden Magenulkus* leidet, sprechen beide sehr undeutlich und sogar verwirrend, sobald es um ihren Ehekonflikt geht. Der Mann macht nur halbe Sätze und bricht dann ab. Die Frau nuschelt vor sich hin. Damit weiß keiner so recht, was der andere eigentlich will.

Auf dem nicht-verbalen Niveau bemühen sich beide, ein neutrales, unbeteiligtes Gesicht zu machen. Gelegentlich aber zeigen beide Gesichter kurz ihre Entrüstung und Enttäuschung. Dadurch wird nicht klar, welche Emotionen die wesentlichen sind.

Dysfunktionelle Inter-Level-Kommunikation

Psychosomatische Humansysteme haben eine inadäquate Inter-Level-Kommunikation. Sie senden auf verschiedenen Ebenen gleichzeitig, d. h. auf der verbalen, der paraverbalen und der nicht-verbalen Ebene verschiedene Botschaften, die einander widersprechen. Der Widerspruch kommt dadurch zustande, daß auf der einen Ebene eine Botschaft gesandt wird, die an sich klar wäre und auf der andern Ebene eine andere Botschaft gesandt wird, die ebenfalls klar wäre, der ersteren aber total widerspricht.

Beispiel: Eine Familie (S. 441) hat ein Kind mit einem *labilen Diabetes mellitus. Das Kind dekompensiert jeweils azidotisch, wenn daheim die Spannung steigt und der*

Dysfunktion

Konflikt zunimmt. Wenn sich Vater und Mutter unterhalten, dann klingt ihr Ton gereizt und wenn die Mutter dem Vater sagt, „ich hab dich wirklich gern", macht sie das mit einem Gesichtsausdruck, der das Gegenteil bedeutet. Damit weiß keiner, was der andere jeweils kommunizieren will. Wenn das Kind azidotisch dekompensiert, dann sagt die Mutter in vorwurfsvollem Tone, „ich mach ja wirklich alles, damit du glücklich und gesund wirst. Du weißt, ich lebe nur für dein Glück". Das Kind weiß nicht, soll es auf den Inhalt der verbalen Ebene hören oder soll es auf den Tonfall hören oder auf die Mimik sehen, die das Gegenteil mitteilen.

Dysfunktionelle Geschwindigkeit des Transaktionsprozesses

In psychosomatischen Humansystemen besteht eine erhöhte Transaktionsgeschwindigkeit. Es gibt aber auch psychosomatische Systeme mit depressivem Einschlag, die eine erniedrigte Transaktionsgeschwindigkeit haben.

Beispiel: Eine Familie hat eine *adipöse Mutter und eine adipöse Tochter* (mit gewichtsbedingter, beidseitiger Epiphyseolyse in der Pubertät). Sie hat auch einen Sohn mit multiplen psychosomatischen Symptomen. Alle Familienmitglieder reden sehr schnell, sie geben sich nichtverbal in Gestik und Mimik schnell und unzählige Botschaften, so daß der Therapeut Mühe hat, zu begreifen, was sie sich gegenseitig mitteilen. Die Transaktionsgeschwindigkeit ist so hoch, daß der Therapeut oft den Ereignissen hinterherhinkt und nachfragen muß, weil pro Zeiteinheit viel zu viel passiert.

Dysfunktionelle Intensität des Transaktionsprozesses

In psychosomatischen Humansystemen ist die Intensität des Transaktionsprozesses (gemessen an der Amplitude und dem Volumen paraverbaler und nicht-verbaler Botschaften) *inadäquat erhöht.* Es gibt aber auch psychosomatische Systeme mit depressivem Einschlag, die eine erniedrigte Intensität aufweisen.

Beispiel: In der obigen Familie gestikulieren die Leute wild, kriegt die Tochter Tobsuchtsanfälle und hämmert der Sohn mit den Fäusten auf den Tisch, um die Aufmerksamkeit auf sich zu lenken.

Dysfunktionelle Auseinandersetzungsstrategien (coping strategies)

In psychosomatischen Humansystemen greifen die Mitglieder zu inadäquaten Auseinandersetzungsstrategien, um mit sich, miteinander und mit der Umwelt fertig zu werden.

Beispiel: In der erwähnten Familie brüllen die Leute. Je mehr sie brüllen, um so weniger verstehen sie sich. Die Tochter macht *Tobsuchtsanfälle.* Je mehr sie das tut, um so weniger dringt sie durch. Alle essen zu viel, vor allem, wenn Spannung und Frustration steigen. Je mehr sie an Gewicht zunehmen, um so größer wird die Beige von Diätbüchern, um so mehr kreisen ihre Gedanken ums Essen, um so mehr Appetit haben sie und um so größer werden Spannung und Frustration.

Die Systemtherapie psychosomatischer Krankheiten

Ziel der Systemtherapie

Das Ziel der Systemtherapie *ist, die beschriebenen dysfunktionellen Beziehungen zwischen Mitgliedern der psychosomatischen Humansysteme und zwischen Humansystem und Umwelt in eufunktionelle Beziehungen umzubauen.* Diese Veränderungen verändern auch das syngenetische Programm der Organismen.

Gelegentlich können die Transaktionsprozesse (Materie-Energie und Informationsaustausch) zwischen Humansystem und physikalischer Umwelt verändert werden. Wenn z. B. eine Familie in einer Industriegegend lebt, deren Lärm- und Geruchsemissionen physikalische Stressoren darstellen, rät man der Familie zum Umzug, falls dies möglich ist. Meistens jedoch werden die Beziehungen, d. h. die Transaktionsprozesse innerhalb von Humansystemen und zwischen Humansystemen und biosozialer Umwelt verändert. Die dysfunktionellen Transaktionsmuster werden in eufunktionelle umgebaut und *gleichzeitig wird z. B. ein vernünftiges Sport- und Trainingsprogramm aufgestellt, um die Fitneß des Organismus und damit seine Streßtoleranz zu erhöhen.*

Systemtherapie verläuft im wesentlichen in 3 Stufen, die einander teilweise linear folgen, sich teilweise jedoch zyklisch repetieren. Die 3 Stufen sind: *Formation, Transformation und Dissolution* eines therapeutischen Systems.

Die 3 Stufen und Zyklen der Systemtherapie

Formation eines therapeutischen Systems

Ein therapeutisches System ist ein Humansystem, dessen Konstituenten intensiv an der Problemlösung arbeiten.

Das impliziert, daß ein Therapeut und ein Paar oder eine Familie nicht eo ipso schon ein therapeutisches System sind. Es gibt Kombinationen, in denen es keine wirkliche Therapie gibt oder in denen sogar antitherapeutische Interaktionsprozesse in Gang kommen. Damit ein therapeutisches System zustandekommt, müssen wenigstens fünf Bedingungen erfüllt sein:

1. Der **Therapeut muß ins System hineinkommen,** d. h. er **muß von allen Mitgliedern des Humansystems menschlich akzeptiert werden. Anderseits muß der Therapeut alle Mitglieder des Humansystems menschlich akzeptieren.**

2. Der Therapeut muß eine *hierarchische Position* einnehmen, d. h. er muß kompetent sein und als kompetenter Systemveränderer akzeptiert werden.

3. Der Therapeut *muß eine systemische Problemdefinition offerieren, die zwei Bedingungen erfüllt*: sie beleuchtet, wie der „offizielle Patient" mit seinen psychosomatischen Symptomen im Transaktionsfeld der Familie vernetzt ist und wie alle Familienmitglieder an der Konfiguration dieses Netzes mitweben. Diese Einsicht soll die Familienmitglieder zur Zusammenarbeit motivieren.

Dissolution

4. Der Therapeut muß mit den Systemmitgliedern eine *systemische Zieldefinition erarbeiten, die klar macht, in welcher Reihenfolge die Probleme gelöst werden sollen.*

5. Der Therapeut muß mit den Systemmitgliedern einen *Therapievertrag* festlegen, der definiert, wer an der Therapie teilnimmt, wann und wie oft die Therapien stattfinden und unter welchen Bedingungen. Es werden die Kosten der Therapie festgelegt. Zum Therapievertrag gehört auch eine genaue Abmachung mit den Fachärzten (Pädiater, Allgemeinpraktiker, Internist, Gynäkologe, Chirurg etc.), die therapeutisch am physiochemischen Aspekt eingreifen, über Rollenverteilung, Verantwortlichkeiten und gemeinsame Diskussionen, um den jeweiligen Stand der Therapie zu besprechen und weiteres Vorgehen zu planen und zu integrieren.

Sind diese fünf Bedingungen erfüllt, besteht ein therapeutisches System, das die Grundlage für die Systemtherapie ist.

Transformation des therapeutischen Systems

Die Transformation des therapeutischen Systems erfolgt in mehreren Stufen und Zyklen.

Nachdem der Therapeut festgelegt hat, in welcher Reihenfolge die vernetzten und sich gegenseitig bedingenden Transaktionsmuster verändern werden sollen, muß er die Strategien wählen, die ihm die Veränderungen ermöglichen. Es gibt eine ganze Serie von möglichen Strategien, auf die wir hier nicht näher eingehen können.

Die Strategiewahl hängt im wesentlichen von 4 Faktoren ab: der systemischen Problemdefinition, der systemischen Zieldefinition, den Ressourcen des Systems und den Ressourcen des Therapeuten. Die Analyse dieser vier Faktoren ergibt ein bestimmtes Kombinationsmuster, das mögliche Strategien nahelegt.

Sobald die möglichen Strategien feststehen, muß der Therapeut zwei weitere Fragen klären: die Wahrscheinlichkeit des Erfolges und die Kostennutzenanalyse, d. h. Vor- und Nachteile, Aufwand und Ergebnis abwägen. Je reicher die Erfahrung des Therapeuten, um so leichter diese Berechnung, die allerdings vor Überraschungen nicht schützt. Humansysteme sind multivariable Systeme, in denen Voraussagen schwieriger sind als in physikalischen Systemen mit weniger Variablen.

Schließlich muß der Therapeut die Strategien einsetzen. Das Humansystem wird ihm dabei Widerstand entgegensetzen, da es seine Homeostase bedroht sieht. Mit Widerständen zu arbeiten heißt, die Gegenstrategien des Systems mit neuen Strategien zu umgehen.

So verändert der Therapeut Transaktionsmuster um Transaktionsmuster, bis das Ziel erreicht ist. Dabei ist es wichtig, daß die *Therapieanstrengungen der verschiedenen Fachärzte wirksam integriert sind und eine optimale Kooperation besteht.* Da Psychiater und Nicht-Psychiater verschiedene Sprachen sprechen, verlangt eine optimale Kooperation *häufige Diskussionen,* damit alle begreifen, was die andern meinen und tun.

Dissolution des therapeutischen Systems

Haben sich Therapeuten und das psychosomatische System erst einmal aneinander gewöhnt, dann besteht die Tendenz, diesen Zustand zu perpetuieren. Das ist keines-

Zusammenfassung

wegs therapeutisch, und deshalb muß die Beendigung der Therapie sorgfältig geplant werden.

Im Prinzip ist der Zeitpunkt für die Beendigung der Therapie dann gekommen, wenn die psychosomatischen Symptome verschwunden sind, wenn die dysfunktionellen Transaktionsmuster in eufunktionelle transformiert sind und wenn das syngenetische Programm aller Beteiligten neue Regeln für bessere zukünftige Transaktionen enthält.

Therapieerfolge

Der Wert von Therapiekonzepten soll nicht nur an ihrer logischen Kohärenz, sondern eher an ihren Erfolgen gemessen werden. Die Systemtherapie ist noch zu jung, um anhand eines umfangreichen Katamnesengutes definitiv zu urteilen. Die vorläufigen Zahlen jedoch sprechen eine deutliche Sprache.

Wir diskutieren nachfolgend kurz zwei Vertreter der Systemtherapie, die Sextherapie von MASTERS u. JOHNSON (8) und die strukturelle Familientherapie mit Anorektikern von MINUCHIN (9). Beide Formen der Systemtherapie behandeln nicht Einzelorganismen, sondern Organismen im Kontext, d. h., sie verändern dysfunktionelle Transaktionsmuster im Transaktionsfeld von Paaren und Familien.

MASTERS u. JOHNSON *erreichen Erfolgsquoten, die zwischen 80 und 90% liegen.* Die Erfolgsquoten mit physiochemisch oder psychoanalytisch orientierten Einzeltherapien erreichten ca. 25–30%, was ungefähr der spontanen Heilungsquote entspricht. MINUCHIN *u. Mitarbeiter haben im Falle der* **Anorexie nervosa** *eine Erfolgsquote von 86%, wobei als Kriterien der Heilung somatische und psychosoziale Faktoren einbezogen wurden.* Demgegenüber erreichte die klassische klinische Therapie Erfolge von 30–40% und die psychoanalytische Einzeltherapie ca. 40%.

Diese Zahlen sprechen eine deutliche Sprache und sie unterstreichen, daß eine Therapie psychosomatischer Funktionsstörungen, die nur den physiochemischen Aspekt der organismischen Aktion-Reaktion behandelt, ungenügend ist. Sie unterstreichen, daß eine Therapie, die nur den affektiv-kognitiven Aspekt (Psychoanalyse und verwandte Therapien) oder den Verhaltensaspekt (Verhaltenstherapie) behandelt, insuffizient ist. Sie unterstreichen, daß erfolgreiche Therapie nur in der Kooperation der Fachleute möglich ist, die alle vier Aspekte der organismischen Aktion-Reaktion einbeziehen und den Organismus im Kontext seines Transaktionsfeldes behandeln.

Schlußfolgerungen

1. Bei der Therapie psychosomatischer Krankheiten genügt es nicht, nur den Organismus oder Teilaspekte der organismischen Aktion-Reaktion zu behandeln.
2. Das Transaktionsfeld ist die Einheit der Beobachtung und der Therapie. Da nur ein Teil des gesamten Transaktionsfeldes dem therapeutischen Eingriff zugänglich ist, kann man nur diesen Teil, d. h. das Nuklearsystem, meistens das Paar oder die Familie, mit seinen dysfunktionellen Transaktionsmustern behandeln.

Zusammenfassung

3. Systemtherapie basiert auf einer engen Kooperation zwischen somatischer Medizin und Systempsychiatrie, die verlangt, daß alle an der Therapie beteiligten gemeinsame Grundkonzepte und eine genaue Rollenverteilung haben, damit alle wissen (inklusive Patienten!), wofür sie verantwortlich sind. Nur so kann jeder Therapieschritt in einem Gesamtplan sinnvoll integriert werden.

Solche Kooperation bringt nicht nur bessere Therapieresultate, sie macht die Ausübung unseres Berufes interessanter und befriedigender.

Literatur

1. GUNTERN, G.: Systemtherapie: Das psychosomatisch erkrankte Kind und seine Familie. Pädiatrie und Pädologie, Springer, Berlin 1980.
2. GUNTERN, G.: Grundkonzepte und Therapiestrategien in der strukturellen Familientherapie. Psychosom. Med. 9 (1980) 212–228.
3. GUNTERN, G.: Das syngenetische Programm und seine Rolle in der Verhaltenssteuerung. In: DUSS-von Werdt, J., R. WELTER-Enderlin: Der Familienmensch. Klett Cotta, Stuttgart 1980 (S. 97 ff.).
4. GUNTERN, G.: The Transformation of Human Systems. In: Proceedings of the First International ISO-Symposium (ISO-Foundation 1981).
5. LEVI, L.: Psychological Stress and Desease: A Conceptual Model. In: Life Stress and Illness, hrsg. von E.K.E. GUNDERSON, R.H. RAHE, Thomas, Springfield Ill. 1974 (S. 8 ff.).
6. LEVI, L.: Stress and Psychosocial Simuli. In: Occupational Stress, hrsg. von A. McLean, Thomas, Springfield, Ill. 1974 (S. 71 ff.).
7. LEVI, L.: Emotions, their Parameters and Measurement. Raven Press, New York: 1975.
8. MASTERS, W.H., V.E. JOHNSON: Human Sexual Inadeaquacy. Little, Brown and Com., Boston 1970.
9. MINUCHIN, S.: Psychosomatic Families: Anorexia Nervosa in Context. Harvard Univ. Press, Cambridge, Mass.: 1978.
10. PARKER, G.F.: A Short Account of Greek Philosophy. Harper and Row, New York 1967.
11. SELYE, H.: The Stress of Life. McGraw-Hill, New York 1956.

Bewegungsorgane

Polyarthritis rheumatica acuta („Rheumatic fever")

Bei dieser akuten Form ist die Ätiologie durch den Nachweis des Zusammenhangs mit Infekten der oberen Luftwege (hämolytische Streptokokken, Gruppe A), ferner durch die deutlichen Erfolge der *Rezidivprophylaxe* mit *Penicillin* und *Sulfonamiden* (American Heart Association: Circulation 21 [1960] 151) sowie den bei diesen Patienten häufig (60–80%) erhöhten *Antistreptolysintiter* gesichert und wohl eine der wichtigsten Erkenntnisse der letzten Jahre auf diesem Gebiete. Die Pathogenese der Erkrankung bleibt aber auch heute noch weitgehend unabgeklärt. Möglicherweise gehört das rheumatische Fieber in das Gebiet der *Autoimmunerkrankungen*, wobei die Streptokokken wie bei der Nephritis das auslösende Moment darstellen, das aber nur bei ca. 3% der akuten Infekte zu Erkrankung führt. Im Gegensatz zu der primär chronischen Polyarthritis rheumatica (sogenannte „rheumatoid arthritis" der angelsächsischen Autoren) zeigt die Polyarthritis rheumatica acuta in der Regel einen negativen *Latex-Tropfentest*, und der *Waaler-Rose-Test* fällt ebenfalls negativ aus. Bei einem Teil der Fälle kommt es zu einer Beteiligung des Herzens in Form einer *Pankarditis*, häufiger nur einer *Myokarditis* und *Endokarditis*. Diese Gefahr der Herzbeteiligung steigt mit jedem neuen Schub, gerade deshalb ist die Dauerprophylaxe so wichtig. Zur gleichen Krankheitsgruppe gehören die *Chorea minor* und das *Erythema anulare*.

In seltenen Fällen kann die Erkrankung nach einem oder mehreren Schüben in die mehr chronische Form übergehen, d. h. in eine *sekundär chronische Polyarthritis rheumatica* (siehe den interessanten Fall in Abb. 82).

Differentialdiagnostisch denke man immer daran, die folgenden Erkrankungen auszuschließen:

Primär chronische rheumatische Polyarthritis (= Rheumatoid arthritis) PCP

Periarteriitis nodosa = Polyarteriitis

Lupus erythematodes disseminatus

Dermatomyositis

Infektarthritis (Hepatitis epid., Rubeolen etc.), Poncet (Tbc), Morbus Boeck, sog. „Rheumatoide".

Medikamentös allergische Polyarthritis (Sulfonamide, Penicillin).

Gicht (Podagra).

Prophylaxe: Da bei 3% aller Streptokokkeninfekte mit dem Typus A eine rheumatische Polyarthritis oder eine Herzbeteiligung in Erscheinung tritt, soll heute bei jeder Angina oder einem anderweitigen Streptokokkeninfekt die *Sofortprophylaxe* mit *Penicillin* durchgeführt werden, und zwar über 10 Tage. Hierfür genügen tägl. 1–2 Mio E i.m.

Rheumatisches Fieber

oder 1 Million tägl. p.o., oder auch ein langwirkendes *Penicillin*-Präparat, z. B. *Benzathin-Penicillin* (siehe Penicillinkapitel), 1,2 Mio E **Tardocillin**® i.m.

Therapie

1. *Bettruhe*: Im akuten Stadium sehr wichtig, bis zum Abklingen der entzündlichen Erscheinungen. Langsame Mobilisation, nicht vor der 3.–4. Woche, bei eventuellem Rezidiv erneut strengste Bettruhe.
2. *Penicillinkur*: Zur Vernichtung eventuell vorhandener A-Streptokokken. Am besten als langwirkendes *Benzathin-Penicillin*, 1,2 Millionen E i.m., das für 14 Tage einen wirksamen Spiegel ergibt. Nachher weiter als *Dauerprophylaxe*, s. unten.
3. *Salizylate in hohen Dosen*: Liegen klinisch keine Anhaltspunkte für eine „Karditis" vor, d. h. Fehlen von Klappengeräuschen, Extrasystolen und von EKG-Veränderungen (vor allem auf evtl. PQ-Veränderungen achten!), so sieht man vorläufig von der Anwendung von Kortikosteroiden ab. Zeigen die *Salizylate* auch in hohen Dosen innert 5 Tagen keine deutliche Wirkung, so geht man auf die *Kortikosteroide* über.

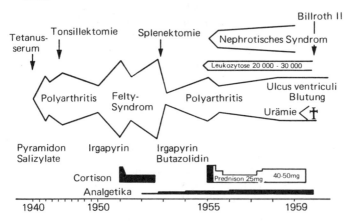

Abb. 82. *Akute Polyarthritis rheumatica* im Anschluß an eine Tetanusserumimpfung mit *Übergang in eine sekundär chronische rheumatische Polyarthritis vom Typus Felty mit Splenomegalie* (G. F., 34jähr. Mann, KG 92725/59): Später Hinzutreten eines *nephrotischen Syndroms*, an dem der Patient schließlich zugrunde ging. Dieser Fall zeigt mit aller Deutlichkeit, wie komplex alle diese wahrscheinlich durch Entwicklung von Autoimmunkörpern bedingten Krankheiten ineinander übergreifen und sich beim gleichen Patienten kombinieren können. Sehr interessant ist hier die eventuelle kausale Auslösung durch die Tetanusseruminjektion: Im Anschluß daran kam es am 8. Tage zu einer schweren Serumreaktion mit polyarthritischen Erscheinungen (1940), der dann die Entwicklung einer echten Polyarthritis rheumatica folgte. Eine deutliche Besserung trat auch im Anschluß an die Splenektomie auf. Seit dem Eingriff zeigte der Patient eine dauernde Leukozytose zwischen 20000–30000. Therapeutisch war er auf **Pyramidon**®, *Salizylate* und **Butazolidin**® weitgehend resistent, dagegen sprach er relativ gut auf Prednison an und wurde während 4 Jahren auf einer Dauertherapie gehalten, was ihm erstmals Erleichterung und volle Arbeitsfähigkeit brachte. Der Patient erlag schließlich seiner schweren *Nephrose*. Im Jahre 1956 erkrankte auch seine Schwester mit einem schweren *nephrotischen Syndrom* und steht heute immer noch unter einer Dauerbehandlung mit *Kortikosteroiden*. Sie zeigte jedoch keine Gelenkbeteiligung.

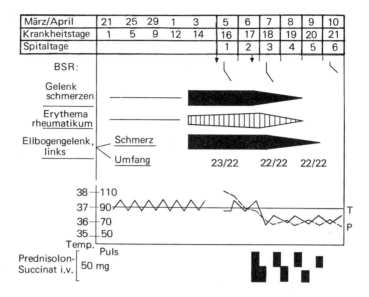

Abb. 83. *Polyarthritis rheumatica acuta, Erythema rheumaticum* (B. K., 26jähr. Frau, KG 86784/58): Im Anschluß an einen grippalen Infekt zunehmende Gelenkschmerzen und Auftreten eines rheumatischen Exanthems an den Streckseiten der Extremitäten, im Gesicht sowie am Rumpf. *Salizylpräparate* ohne Wirkung. Am 16. Krankheitstag Beginn mit *Prednisolonsuccinat* (**Meticortelon solubile®**) i. v. Innerhalb 48 Stunden Abfall der Temperatur und der Pulsfrequenz. Verschwinden der Orthopnoe, nach 96 Stunden Rückbildung des Erythems. Am 3., 4. und 5. Tag nach Therapiebeginn vorübergehendes Auftreten eines phonokardiographisch erfaßbaren **perikarditischen Reibegeräusches**, das am 6. Tag nicht mehr nachweisbar war. Nach 6 Tagen Zurückgehen der BSR auf die Hälfte des Ausgangswertes, Verschwinden der Gelenkschmerzen sowie der linksseitigen Ellenbogenschwellung. 4 Wochen nach Eintritt Entlassung: subjektiv und objektiv i. O. Vorsichtshalber weiter tägl. 4 g *Ca-Salizylat* (**Alcacyl®**) für weitere 4 Wochen, und Dauer-*Penicillin*-Abschirmung s. Text, für 5 Jahre.

Durchführung: Hohe *Salizyldosen*, Beginn mit 2 g per os, dann alle 2–3 Std. 1 g, so daß womöglich 10–12 g in den ersten 24 Std. eingenommen werden.

Präparate: *Ca.acetylosalicyl.* wird am besten ertragen, **Alcacyl®** [Wander]. Auch die Präparate mit *Acid. acetylosalicylicum* plus *Calcium carbonicum* und *Acidum citricum* bilden in Lösung *Calc. acetylosalicylic.*, z. B. **Bamyl®** [Hässle], **Dispril®** [Reckitt], in Dtschl. **Boxazin S®** [Thomae] (mit *Acid. ascorb.*); oder dann *Na-salicylicum* in Dragées à 0,5 g, **Salitin®** [Sauter], **Enterosalicyl®** [Sarein], **Idocyl®** [Ferrosan]. *Lysinacetylsalicylat*, **Aspégic®** [Lab. Egic, Amilly France], in der neuen i.m. und i.v. injizierbaren Form, entfaltet einen intensiveren analgetischen und antientzündlichen Effekt als die entsprechende Dosis Acetylsalicylsäure p.o., deshalb etwas niedriger zu dosieren. Stechamp. entsprechend 0,5 g Acetylsalicylsäure. Auch als i.v. Infusion in Glukose, Sorbit oder isotonischer NaCl-Lösung zu verwenden.

Bei Auftreten von starkem Ohrensausen und Augenflimmern muß die Dosis auf 6, u. U. 4 g tägl. abgebaut werden. Bewährt hat sich uns z. B. das folgende Schema: 1. Tag 12 g, 2. Tag 10 g, 3.–8. Tag 8 g, 9.–20. Tag 6 g und dann 4 g weiter bis total 4 Wochen, darauf Reduktion auf 3 g für 5–6 Wochen. Anschließend vorsichtig jeden

Rheumatisches Fieber

2. Tag $^1/_2$ Tabl. abbauen. Bei eventuellen Rezidiven Dosis sofort wieder erhöhen. Bei i.v. Verabreichung etwas niedriger dosieren.

4. *Kortikosteroide*: Indikationen:

a) *alle salizylresistenten Fälle* (s. Abb. 83),

b) *alle Fälle mit frischer oder früherer Herzbeteiligung* (s. Abb. 82),

c) *alle schweren Fälle mit anderweitigen Komplikationen* (Iridozyklitis, Chorea).

Dosierung: Prednison oder *Prednisolon*: 2 mg/kg KG und in Intervallen von 6 Std., z.B. 5 × tägl. 25 mg und allmähliche Reduktion (*Dexamethason* = $^1/_5$ der Prednisondosis). Nach dem Zurückgehen der klinischen entzündlichen Erscheinungen, Reduktion auf 1 mg/kg für 1 Woche, dann allmählicher Übergang auf Erhaltungsdosis von nicht unter $^1/_2$ mg/kg Körpergewicht für die nächsten 3–4 Wochen. *Totale Dauer der Kortikosteroidbehandlung nie unter 6 Wochen* (s. Abb. 84) *und nur ganz allmähliches Ausschleichen.* Auf keinen Fall breche man die einmal begonnene Behandlung schon nach 1–2 Wochen ab, da sonst schwere und u.U. resistente Rezidive auftreten können. – Bei der Myokarditis abwarten, bis sich die EKG-Veränderungen weitgehend zurückgebildet haben, was evtl. länger als 6 Wochen dauert. *Kontraindikationen* und Komplikationen siehe Cortisonkapitel. Bei Unverträglichkeit können *Salizylate* und *Kortikosteroide* auch kombiniert verabreicht werden.

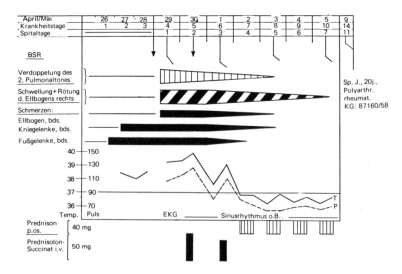

Abb. 84. *Polyarthritis rheumatica acuta* (Sp.J., 20jähr. Mann, KG 87160/58): Am 5. Krankheitstag, 24 Stunden nach Spitaleintritt, Beginn mit *Prednisolonsuccinat* **(Meticortelon solubile®)** i.v. Innerhalb von Stunden nehmen Schwellung und Rötung des rechten Ellenbogengelenkes ab, desgleichen die Schmerzen bei aktiver Bewegung in Ellenbogen-, Knie- und Fußgelenken. Nach 48 Stunden kann auf *Prednison* per os umgestellt werden, 6 Tage nach Beginn der Therapie ist der Patient subjektiv und objektiv beschwerdefrei. Nach 10 Tagen ist die BSR auf die Hälfte ihres Ausgangswertes gesunken. Entlassung nach 6 Wochen unter *Salizylaten* für weitere 2 Monate und Dauerabschirmung mit *Penicillin*.

5. *Schmerzmittel*: Im akuten Schub gegen die sehr häufigen Gelenkschmerzen *Novaminsulfon* ([**Novalgin**® [Hoechst]) 1,0 g i.v., das meistens gut wirkt. Wenn ungenügend. *Pethidinum hydrochloricum* = **Dolantin**®, aber nur für die ersten 2–3 Nächte. Cave Suchtgefahr. Keine Sucht macht **Glifanan**® [Roussel] bei guter Wirkung, Dosis 1–2 Tabl., Wirkungsdauer 4–6 Std.

Mefenaminsäure (**Ponstan**®, in Dtschl. **Parkemed**® [Parke Davis]) ebenfalls von guter Wirkung. Initialdosis 2 Kaps. à 250 mg, anschließend 1 Kaps. alle 6 Std. Gesamtdosis von 2 g pro Tag nicht überschreiten. Bei Durchfällen Medikation abbrechen, cave bei Gravidität.

Flufenaminsäure (**Arlef**® [Parke Davis]). Ein recht gutes antiphlogistisches und „analgetisch" wirkendes Mittel. Kaps. à 100 mg. *Dosierung*: Täglich 400 bis 600 mg verteilt auf mehrere Einzeldosen während der Mahlzeit (nachts mit etwas Milch!) nach 1–4 Wochen Reduktion auf 300 mg täglich. Cave bei Kindern und Gravidität, Cave bei Ulkusdisposition. Analoges Pp. **Nifluril**® [UPSA, Agpharm., Luzern], **Actol**® [Heyden]. *Nebenwirkungen*: Diarrhö, evtl. Ulkus ventriculi et duodeni.

Azapropazon (**Prolixan**® 300) *Dosierung*: 3 × 2 Kaps./Tag (nicht bei Ulkusdisposition).

Ibuprofen (**Brufen**®) von allen das für den Magen bestverträgliche Mittel. *Dosierung*: 3 × 200 mg/Tag. Keine Ulzera. *Piroxicam* (**Felden**®), siehe S. 455.

Indometazin (**Amuno**®, **Indocid**®), siehe PCP-Kap. S. 456.

6. *Lokale Maßnahmen*: Gelenke durch entsprechende Kissen bequem lagern und ruhigstellen. Geschwollene Gelenke mit Watte warm einpacken und u. U. *Salizylsalbe* oder eine der zahlreichen Rheumasalben aufstreichen. Wärmeanwendung (Heizbogen, Wärmepackungen).

7. *Bei Komplikationen mit rheumatischer Karditis*: Siehe Herzkapitel, S. 158.

8. *Dauerprophylaxe*: Um die häufigen späteren Rezidive zu verhindern, sind heute *sowohl bei Kindern als bei Erwachsenen die folgenden Maßnahmen sehr wichtig*:

a) *Herdsanierung*: Evtl. Tonsillektomie bei vergrößerten und verdächtigen Tonsillen, u. U. operative Sanierung von Zahngranulomen, chronischen Sinusitiden, Prostatitis, Adnexitis usw.

b) *Dauernde Penicillin-* (*oder Sulfonamid*)*prophylaxe*: Hierdurch kann die Wiederansiedlung von Streptokokken in den oberen Luftwegen (vor allem im Hals-Nasen-Rachen-Raum) verhütet werden. Dadurch werden, wie dies heute aus sehr zahlreichen Arbeiten mit aller Deutlichkeit hervorgeht, die früher so häufigen Rezidive (bei Kindern z. B. 14% der Fälle) praktisch verhütet. *Dauer 5 Jahre*.

Penicillin: Ergibt eindeutig die besten Resultate (SIEGEL: Bei 52 Kindern keine Rezidive). *Dosierung: Penicillin* oral: z. B. **Beromycin**® [Boehringer], **Isocillin**® [Hoechst] **Stabicillin**® [Vifor], Tabl. zu 500 000 E, 2 × 1/2 Tabl. tägl., bei Kindern genügt 1/2 Tabl. tägl., oder besser: *Benzathin-Penicillin*, **Tardocillin**® alle 3 Wochen 1,2 Mio. E i.m. durch den Hausarzt. *Diese Prophylaxe ist die sicherste, da man die volle Gewähr hat, daß das Penicillin auch tatsächlich zugeführt wird*. Bei der ebenso gut wirkenden oralen Therapie hat man nie die Gewißheit, ob der Patient das Medikament dauernd einnimmt, und zudem stellt sich hier der Kostenpunkt relativ hoch.

Sulfonamide: Für die Praxis ist diese Prophylaxe die einfachste und billigste, und sie ergibt noch immer einen guten Schutz, auch wenn er nicht völlig an die *Penicillinprophylaxe* heranreicht: 2 Rückfälle bei 92 Patienten, gegenüber 14 bei 100 ohne Prophylaxe: Am besten eignen sich hierfür die langwirkenden neuen *Sulfonamide*, z. B. *Sulfadimethoxin*, z. B. **Madribon**® [Roche]. *Dosierung*: Kinder jeden Sonntag 2 g p.o., Erwachsene 3 g. Gleiche Dosierung für **Pallidin**® [Merck] und *Sulfamethoxypyridazin* **Lederkyn**® [Lederle], **Myasul**® [P. D.], in Dtschl. **Davosin**® [Parke-Davis].

Erythromycin: Nur bei Überempfindlichkeit gegen *Sulfonamide* oder *Penicillin*, tägl. 500–750 mg.

9. *Weitere prophylaktische Maßnahmen*: Vermeidung von Feuchtigkeit und Kälte (wollene Unterkleider). Die schönen Untersuchungen mit Hilfe der Klimakammer von HOLLANDER (Health 6 [1963] 527) zeigen eindeutig, daß sich vor allem der *simultane Anstieg der Luftfeuchtigkeit und Abfall des Barometerdrucks* (z. B. bei der Annäherung eines Tiefdruckgebietes) auf den Arthritiker ungünstig auswirken. Ferien, wenn möglich, in einem warmen, trockenen Klima verbringen. Sehr günstig wirken *warme Moorbäder* und *Badekuren* in Schwefel- und Schlammthermen (Leuk, Schinznach, Ragaz, Füssen, Hofgastein, Abano, Ischia usw.).

Primär chronische rheumatische Polyarthritis (PCP, „Rheumatoid Arthritis")

Dieses ausgesprochen chronisch verlaufende, schwere Leiden ist gerade in mittel- und nordeuropäischen Ländern sehr verbreitet, und man rechnet, daß unter der Bevölkerung von über 15 Jahren bis zu 2–3% davon befallen sind. Das gleiche gilt für die USA, wo z. B. in Pittsburg 2,7% der Bevölkerung betroffen sind. Die Erkrankung befällt Frauen dreimal häufiger als Männer. Wahrscheinlich handelt es sich um eine Autoimmunerkrankung bei vererbter Disposition. („Gesunde" Geschwister mit + Latex).

Der Beginn kann schleichend oder akut sein, geht dann aber in ein ausgesprochen chronisches Stadium über, das in seiner klassischen Form durch die *folgenden Symptome gekennzeichnet ist*:

Morgensteifigkeit, Gelenkschmerzen und *Gelenkschwellungen*, evtl. mit Auftreten von subakuten *Rheumaknoten* („Rheumatismus nodosus"), einem *positiven Latex-Tropfentest* und *erhöhter Senkung*. Die eigentliche Ursache ist heute noch unklar. Es scheint sich auch hier vielleicht um eine Sensibilisierung durch *Streptokokken Gruppe B* (*agalactiae*) oder ein *Virus* zu handeln. Dabei findet sich im Serum der Patienten der sogenannte „Rheumafaktor", ein Makroglobulin, das nicht die Ursache, aber die Folge dieser chronischen Erkrankung ist und klinisch am einfachsten durch den *Latex-Tropfentest* nachgewiesen werden kann. Daneben kommt noch ein anderer Faktor vor, der zur IgM-Fraktion gehört, mit dem obigen nicht identisch ist und durch den *Waaler-Rose-Test* (Hämagglutinationstest) erfaßt werden kann. Man sollte bei jedem Verdacht auf eine primär chronische Polyarthritis immer diese beiden Teste durchführen. Ein positives Resultat spricht zusammen mit dem typischen klinischen Bild für das Vorliegen dieser Erkrankung. In einem Teil der Fälle (SVARTZ) findet man auch hier einen erhöhten Antistreptolysintiter (über 200 E), wie bei der akuten Polyarthritis. STEFFEN (Path. u. Bakt. 18 [1965]3) hat Autoantikörper gegen Gelenkkapselgewebe nachgewiesen (Antiglobulin-Konsumptionstest, siehe auch BUTLER und MOESCHLIN (Helv. med. Acta 23 [1956] 592). LE-Zellen finden sich in ca. 10%, so daß es sich auch hier sehr wahrscheinlich um eine Autoimmunerkrankung handeln dürfte. Damit hängt die ganze Problematik der Therapie, die auch heute noch immer nicht befriedigend gelöst ist, zusammen.

Nach den neueren Ergebnissen (S.E. GENTH: Therapiewoche 31 [1981] 2960–2969) sind *Rheumafaktoren Autoantikörper gegen den Fc-Teil von Immunkomplex-gebundenem oder strukturell alteriertem Immunglobulin G* (= IgG), die bisher hauptsächlich in der *Synovialflüssigkeit* einer punktierten erkrankten Gelenkes nachgewiesen werden können, nicht aber durch den Latex und Waaler-Rose-Test, welche die *IgM-Rheumafaktoren* nachweisen (ca. in 75% der PCP positiv). Im Gegensatz zum Bechterew ist bei der PCP das *HLA-Antigen B 27* negativ.

Differentialdiagnostisch denke man, wenn hierfür verdächtige Symptome vorliegen, auch stets an die folgenden Erkrankungen: *Lupus erythematodes, Periarteriitis nodosa, Dermatomyositis, Sklerodermie* sowie an *Gicht, Reitersches Syndrom, Psoriasis* und bei unilateraler Beteiligung an das *„Schulter-Hand-Syndrom"*.

Die Untergruppe der sogenannte *Felty-Typ* zeigt oft einen bösartigen Verlauf.

Medikamentöse Behandlung

Wir empfehlen, in der nachstehenden Reihenfolge vorzugehen:

1. *Salizylate:* Sollten in allen Fällen zuerst versucht werden. Wenn sie hier im Gegensatz zu der akuten Form auch häufig versagen, so reagiert ein Teil der Fälle doch günstig. Vor allem können dann bei der Kombinationsbehandlung (z.B. mit **Butazolidin**® oder *Kortikosteroiden*) die anderen Medikamente eventuell auf eine kleinere Dosis reduziert werden. *Dosierung:* Zwischen 1–4 g tägl., Präparate siehe bei der akuten Polyarthritis. Günstig ist in vielen Fällen auch hier die Einnahme einer Dosis während der Nacht (1–2 Tabl. mit etwas Milch).

2. *Piroxicam,* **Felden**® [Pfizer]: *Heute eines der wirksamsten Antirheumatika* bei PCP und *entzündlichen Arthrosen, Morbus Bechterew* sowie bei der *Gicht.* Kps. à 10 u. 20 mg. *Dosierung:* Im akuten Schub 4 × 1 Kps. tgl. = 40 mg, dann ED von 10–20 mg tgl. *Nebenwirkungen:* Kontraindiziert bei früherem Ulkus! Kann bei Disponierten zu *gastrointestinalen Störungen* und Ulzera führen. Darf ebenfalls mit Salizylaten kombiniert werden. Bei Resistenz versucht man eines der anderen Antirheumatika.

3. *Phenylbutazon* (**Butazolidin**® [Ciba-Geigy]): Dragées à 200 mg, Supp. à 250 mg. Hat bei einem Teil der salizylresistenten Fälle eine günstige Wirkung. Manchmal genügt es auch, für die Exazerbationen zusätzlich zum *Salizyl* **Butazolidin**® zu geben, um akut auftretende Gelenkschwellungen günstig zu beeinflussen. **Butacote**® [Geigy]. *Phenylbutazon* als neue Drag. mit magensaftresistenter Schutzschicht, à 100 mg. Dadurch bessere Verträglichkeit; trotzdem kontraindiziert bei Ulkus!

Dosierung: Beginn mit 4 × 1 Dragée zu 200 mg, nach der Mahlzeit mit etwas Milch, dann allmähliche Reduktion auf 200–600 mg tägl. Gelegentlich genügt als Erhaltungsdosis (z. B. bei Morbus Bechterew) eine Morgendosis von 200 mg, um die Morgensteifigkeit zu überwinden, und dann $^1/_2$ Tabl. (= 100 mg) nach dem Mittagessen und u. U. wieder 200 mg am Abend. Bei Patienten, die nach 10 bis 14 Tagen keine Besserung zeigen, ist es sinnlos, mit der Therapie weiterzufahren.

Nebenwirkungen: Kontraindiziert bei früherem Ulkus!, da große Rezidivgefahr. Vorsicht bei kardialer und renaler Dekompensation, da evtl. H_2O-Retention und Ödeme. Es wird eventuell toleriert, wenn in einem solchen Fall zusätzlich ein *Saluretikum* (siehe dort) verabreicht wird. Selten sind *Agranulozytosen* und *Thrombozytopenien*, selten *aplastische Anämien*. Vorsicht vor allem mit Injektionen, die selten akute Nephrosen und Leberdystrophien auslösen können (drei eigene Beobachtungen).

4. *Indometazin* (**Indocid**® [Merck, Sharp & Dohme], in Dtschl. **Amuno**®): Ein analog wirkender Stoff hat ebenfalls klinische Nebenwirkungen (Schwindel, Kopfschmerzen, Hämaturie, Magenulkus, Darmblutungen, selten Agranulozytosen und Thrombozytopenien) bringt gewissen Patienten deutliche Linderung. Kontraindiziert bei Kindern und Graviden. *Dosierung*: Kaps. à 25 mg langsam ansteigend bis auf 125–150–(200) mg. Bei zusätzlichen Infekten sofort absetzen, da das Mittel analog dem Cortison die Schwere des Krankheitsbildes maskieren kann. (Möglicherweise beruht die Wirkung bei der PCP mehr auf einem anregenden Effekt (?), denn ein Doppelblindversuch der Rheuma-Studien-Gruppe in England ergab 1967 mit 125 mg tägl. über 10 Wochen keinen Unterschied auf Gelenkschwellung, Lansbury-Index und Zahl der Schübe.)

Analog wirkende „*Schmerzmittel*": Siehe unter 5. im Abschnitt der Pol. rheum. acuta (Seite 453).

5. *Diclofenac* **Voltaren**® [Ciba-Geigy]: Tabl. à 25 mg. Ein gutes Antirheumatikum (Arthrosen, PCP) mit weniger Nebenwirkungen als das *Indometazin* und rascherem Wirkungseintritt (Lit. siehe: **Voltaren**®-Sympos. Helsinki 1975, F. J. WAGENHÄUSER, Huber, Bern 1976, 75 Seiten). *Dosierung*: In *schweren Fällen* beginnt man mit 3×2 Tabl. täglich (= 150 mg) und geht dann auf die für *leichtere Fälle empfohlene Initialdosis* von 3×25 mg zurück. ED schwankt zwischen 50–75 mg täglich. Nebenwirkungen wie oben.

6. *Noramidopyrin*, **Novalgin**® [Hoechst]: Tritt heute an die Stelle des **Pyramidons**® das zufolge seiner Karzinogenität nicht mehr verwendet werden darf (in Gegenwart von Nitriten). Es ist sicher nicht gefährlicher als die *Kortikosteroide*, da nach genauen Statistiken bei Rheumatikern nur auf je 3000 Patienten mit einer Agranulozytose zu rechnen ist, und weil wir heute auch über sehr wirksame Mittel zur Bekämpfung dieser Komplikation verfügen. Wichtig ist es aber, daß man jeden Patienten, der chronisch oder intermittierend **Novalgin**® einnimmt, darauf aufmerksam macht, daß er auf die **Alarmsymptome einer beginnenden Agranulozytose genau achtet, z. B. Angina, Halsweh, Fieber**. Selbst kenne ich zahlreiche Patienten, die weder auf *Salizyl* noch auf **Butazolidin**® reagieren, die aber mit einer kleinen Dosis **Novalgin**® ihre Schübe sofort günstig beeinflussen können. Für die Dauertherapie ist es bei sorgfältiger Überwachung und intelligenten Patienten nicht gefährlicher als das **Butazolidin**®.

Dosierung: Im akuten Schub 3–4 g (!) tägl., nach Abklingen der akuten Erscheinungen weiterhin eine Erhaltungsdosis von $2–3 \times 0,5$ g tägl. Manchmal kann das Prä-

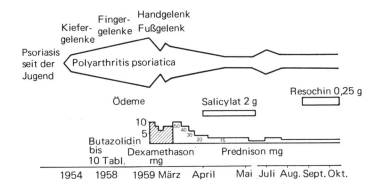

Abb. 85. *Polyarthritis psoriatica* (Sch. M., 32jähr. Frau, KG 91193/59): Seit der Jugend schwere Psoriasis. Polyarthritis begann 1954 mit Schmerzen im Kiefergelenk, zunehmende Kiefersperre. 1958 Befall der Hand- und Fingergelenke, später der Fußgelenke. Unter **Butazolidin**® keine Besserung, aber Auftreten von Ödemen (Hausarzt). Spitaleintritt Februar 1959. Schmerzen im linken Hand- und Fußgelenk, auch die kleinen Fingergelenke sind schmerzhaft. Ausgesprochene Kiefergelenksankylose, Mund kann nur noch 1 cm geöffnet werden. Rasche und ausgesprochene Besserung unter *Dexamethason*, anfänglich 10 mg tägl. Bei Spitalaustritt relativ beschwerdefrei, erhielt zuerst weiter 15 mg Prednison plus 2 g *Salizylat*, dann Dauertherapie mit 10 mg *Prednison* und 1 Tabl. **Resochin**®. Seit 17 Jahren völlig arbeitsfähig, kann wieder normal essen.

parat darauf in der Remissionsphase durch *Salizylate* ersetzt werden, um beim Auftreten eines frischen Schubes sofort wieder zur Unterbrechung desselben erneut eingesetzt zu werden.

7. *Chlorochindiphosphat* (Chloroquine) = **Resochin**® [Bayer], Tabl. zu 250 mg, oder das besser verträgliche *Hydroxychlorochinsulfat* = **Plaquenil**® = **Quensyl**® [Winthrop], Tabl. zu 200 mg, und andere Präparate: Ein günstiges Resultat sahen wir in ca. 40% der Fälle. Wir gaben das *Chlorochin* in allen unseren Fällen zusätzlich zu der anderen Therapie, wenn durch *Salizylate* oder **Butazolidin**® allein keine Besserung erzielt werden konnte. Die Wirkung tritt nur selten vor Ablauf der 2. Behandlungswoche, in vielen Fällen aber erst nach 6–12 Wochen und gelegentlich sogar erst nach 5–10 Monaten auf. Man sollte demnach die Behandlung in allen Fällen mindestens über 10 Monate weiterführen! Tritt dann noch keine deutliche Besserung ein, so soll das *Chlorochinpräparat* abgesetzt werden.

Dosierung: Während der ersten 14 Tage *Chlorochin* 2 × 250 mg tägl. (nach der Mahlzeit!), dann eine dauernde Erhaltungsdosis von 250 mg tägl. (beim *Hydroxychlorochinsulfat* entsprechend 2 × 200 mg und dann 200 mg), die man, um Nebenerscheinungen zu vermeiden, am besten vor dem Schlafengehen verabreicht.

Komplikationen und Nebenerscheinungen: Am häufigsten sind Hauterscheinungen, die evtl. das Absetzen des Mittels erfordern, und gastrointestinale Störungen sowie Kopfschmerzen, Seh- und Schlafstörungen. Seltener sind Depigmentierungen der Haare und Leukopenien, die aber gewöhnlich unter der Behandlung wieder zurückgehen. KERSLEY (Lancet 1959/II, 886) sah Ablagerungen des Medikamentes in der Kornea (4 Fälle von 36), die mit der Spaltlampe deutlich zu erkennen waren. Am gefährlichsten ist eine evtl. *Neuritis nervi optici.* Bei einer ED von nur 1 Tablette haben wir sie nie gesehen, bei höheren Dosen ist sie nicht selten. Deshalb anfänglich und nachher *regelmäßige Kontrolle beim Augenarzt.* Bei den ersten Symptomen sofortiges Absetzen des Mittels. Das *Chlorochin* bleibt nämlich bis zu 5 Jahre im Organismus haften. Ophthalmologische Kontrollen alle 3 Monate evtl. mit **Retinogramm**. Die Chlorochin-Einlagerungen in der Retina treten frühestens nach 10–12 Monaten auf und sind ophtalmoskopisch gut zu erkennen. Der Prozeß ist bei rechtzeitigem Absetzen reversibel.

Sehr gute Erfolge mit *Chlorochin* sieht man u. U. bei der *Arthritis psoriatica* (ein eigener Fall) (ZIERZ: Resochin-Symposion, Leverkusen 1958), s. Abb. 85.

8. *Kortikosteroide*: Haben die Medikamente 1–6 versagt (das *Chlorochin* kann erst nach 10 Monaten endgültig beurteilt werden und sollte also, wenn es vertragen wird, auch während der Steroidtherapie in allen Fällen weitergeführt werden, da es u. U. ein späteres Absetzen der *Cortisonpräparate* erlaubt), so bleiben uns heute im wesentlichen noch 4 weitere Medikamente, nämlich die *Kortikosteroide* und, wenn auch diese versagen, oder, wenn sich allmählich eine Resistenz entwickelt, die Immunsuppressiva, das *Azathioprin* (**Imurel®**, **Imurek®**), das *Gold* und das D-Penicillamin.

Man muß sich aber auch bei den *Kortikosteroiden* bewußt sein, daß wir mit diesen Präparaten nur die entzündlichen Erscheinungen herabsetzen und daß beim Absetzen dieser Therapie die Symptome fast in allen Fällen wieder aufflackern. *Es handelt sich also in nahezu allen Fällen um eine Dauertherapie.* Man muß deshalb versuchen, die Erhaltungsdosis (ED) zur Vermeidung eines stärkeren Cushingoids auf die kleinstmögliche Menge zu reduzieren. Dies kann oft durch die zusätzliche Verwendung von *Salizyl* und für die akuten Schübe mit *Butazolidin®* weitgehend erreicht werden. Näheres über die *Kontraindikationen* und *Komplikationen,* ferner die prophylaktischen Maßnahmen siehe im Cortisonkapitel, S. 551 ff.

Präparate: Da es sich um eine Dauertherapie handelt, wählt man am besten ein Präparat mit möglichst geringen Nebenerscheinungen. Hierfür haben sich uns noch immer das *Prednison* oder *Prednisolon* am besten bewährt. Das *Dexamethason* ist durch seine stärkere Tendenz zu Aknebildung und Hirsutismus, namentlich bei Frauen, weniger geeignet; das *Triamcinolon* hat in gewissen Fällen mit stärkerer Neigung zu Adipositas u. U. den Vorteil einer geringeren Gewichtszunahme und H_2O-Retention. Doch sind die Unterschiede nicht sehr groß. Das *Betamethason* eignet sich durch seinen stark antientzündlichen Effekt vor allem für die Initialbehandlung schwerer akuter Schübe, wobei man nachher auf *Prednison* oder *Prednisolon* umstellt. (Näheres siehe Cortisonkapitel.)

Kombination mit anabolen Steroiden: Da es sich hier um eine Dauertherapie handelt, müssen die *Kortikosteroide* immer, z. B. mit *Metandienon* (**Dianabol®**) tägl. 10 mg p.o. kombiniert werden. Dadurch wird die *N-Bilanz* häufig wieder positiv und die *Osteoporose* geht evtl. zurück.

Dosierung: *Prednison* und *Prednisolon*: Beginn mit 1 mg/kg, dann nach Rückgang der entzündlichen Erscheinungen nach 3–4 Tagen Reduktion auf 40 mg tägl. für weitere 2 Wochen und jetzt ganz allmähliche Reduktion um $^1/_2$ Tabl. alle 2 Tage, bis zur noch wirksamen Tagesdosis von minimal 5 mg – gewöhnlich 12,5–15 mg – evtl. 20–25 mg (Abb. 85). Prophylaktisch sollte zusätzlich immer ein Antazidum gegeben werden (siehe Cortisonkapitel). Diese ED kann, wie oben erwähnt, durch die *Kombinationsbehandlung mit Salizylaten* (1,5–3 g tägl., z. B. als *Ca-azetylsalizylat*) plus 1 Tabl. *Chlorochin* tägl. evtl. noch weiter erniedrigt werden. Die für einige Patienten nötigen höheren Erhaltungsdosen von 20–30 mg führen, als Dauertherapie verabreicht, in der Regel allmählich zu einem Cushingoid und sollten, wenn möglich, vermieden werden! In solchen Fällen wechselt man auf *Triamcinolon* ($^1/_3$ der Dosis) z. B. **Delphicort®**, **Kenacort®**, **Ledercort®**, **Volon®** oder *Betamethason* ($^1/_{10}$ der Dosis) (z. B. **Celestone®**, **Betnelan®**; in Dtschl. **Betnesol®**, **Celestan®**) die weniger cushingoid wirken.

9. *Goldtherapie*: **Die Goldtherapie ist nicht ohne Gefahr**, doch ergibt sie für die resistenten Fälle noch immer die besten Dauer-Erfolge, und sollte deshalb **nur dann angewendet werden, wenn die übrigen medikamentösen Mittel versagt haben.** Sie kommt also vor allem für primär kortikosteroidresistente oder sekundär resistent gewordene Fälle in Frage, sowie dort, wo z. B. **Butazolidin®** oder *Kortikosteroide* wegen der Gefahr eines Ulkusrezidivs nicht gegeben werden können. Sie ergibt in rund $^2/_3$ der Fälle gute Erfolge.

Kontraindikationen: Gleichzeitige Nephritis oder Nephrose, sowie Schwangerschaft.

Nebenwirkungen und Toxizität: Das Gold kann durch Sensibilisierung in ca. 30% zu schweren Hauterscheinungen (*Erythrodermie*), *Nephritis, cholostatischer Hepatose*, ferner *Thrombozytopenie, Leukopenie* und vor allem zu u. U. tödlicher *aplastischer Anämie* führen. Man kontrolliere deshalb in allen Fällen regelmäßig, zu Beginn wöchentlich, später mindestens alle 3–4 Wochen, *Haut, Urin* und *Blutbild*! Man achte vor allem auf das Auftreten von Erythemen um die Augen und Ohren! – *Als erstes Zeichen der drohenden Allergie steigen die Eosinophilen im Blut an! Treten irgendwelche Überempfindlichkeitserscheinungen auf*: **Eosinophilen-Anstieg**, *Albuminurie, Hämaturie, Hautausschlag, Purpura usw., so ist die Goldtherapie sofort abzusetzen und therapeutisch BAL oder CaNa$_2$-EDTA zu injizieren*. Näheres siehe MOESCHLIN (Klinik und Therapie der Vergiftungen. 6. Aufl. Thieme, Stuttgart 1980).

Präparate: Am wirksamsten und am wenigsten toxisch hatten sich bisher die mit einer Thiogruppe versehenen Verbindungen, d. h. *Gold-Natriumthiosulfat*, z. B. **Sanocrysin®** [Dänisch chemoth. Ges.], **Fosfocrisolo®** [Ist. Chimioterapico Italiano], *Gold-Na-thiomalat*, **Myochrysine®** [Merck, Sharp & Dohme], oder die *Aurothioglukose* (**Aureotan®** [Byk-Gulden]) erwiesen, **Auro-Detoxin®** [Wülfing]. Alle Präparate nur i.m.

Dosierung (nach den Vorschriften der Amer. Rheuma-Gesellschaft): 1. Injektion nicht mehr als 10 mg i.m., wenn diese gut vertragen werden, dann in wöchentlichen Abständen je 25 mg weiter, bis zur deutlichen Besserung. Diese tritt gewöhnlich erst nach 3 Monaten in Erscheinung. Ist nach 4 Monaten keine Besserung (Nachlassen der Gelenkschwellungen und Schmerzen, deutlicher Abfall der SR) eingetreten, so bricht man die Therapie ab. Wenn eine deutliche Besserung aufgetreten ist, so gibt man die Erhaltungsdosis noch alle 14 Tage weiter, und erst wenn die Besserung anhält, reduziert man langsam auf eine Erhaltungsdosis von 25 mg alle 3 und später alle 4 Wochen. Diese ED wird, sofern die Remission anhält, dauernd, d. h. während mindestens 3–4 Jahren, weitergegeben. Treten während 6 Monaten keine Gelenkerscheinungen mehr auf, und bleibt die SR gleichzeitig normal, so darf versucht werden, die Therapie ganz abzusetzen.

10. *Antimetaboliten*: Von 10 behandelten Fällen reagieren durchschnittlich 4 günstig, wobei nur bei 3 Fällen der Latex- und der Waaler-Rose-Test parallel abnehmen. Die Wirkung tritt erst allmählich ein. Sofern nach 2–3 Monaten ein deutlicher Erfolg da ist, führt man eine Dauertherapie durch. In den ersten 3–4 Wochen Kortikosteroide noch weiter geben, dann langsames Ausschleichen. *Heute vor allem für die gegen Cortison resistenten oder das Cortison nicht ertragenden Patienten (Ulkus!) zu versuchen.* Dosierung s. IST-Kapitel, S. 740. Leukozyten sollen nicht unter 2000 abfallen! Cave bei jungen Patienten in Anbetracht der evtl. Beeinflussung der Gene und der evtl. Begünstigung der neoplastischen Entgleisung.

Kontraindikationen: Gravidität, Zeugungswunsch, Jugendliche.

11. *D-Penicillamin*: (siehe Editorial Lancet 1973 I, 275). Ergibt in Fällen, die auf nichts anderes mehr reagieren in einem Teil der Fälle noch recht gute Besserungen (**Mercaptyl**® [Knoll], **Artamin**® [Wander], **Metalcaptase**® [Heyl]. Das gleiche Präparat, das beim Wilson verabreicht wird. Leider führt es in einem großen Teil zu Nebenerscheinungen, d.h. Exanthem, Drug fever, Erbrechen, Thrombozytopenie und Proteinurie. Ein Teil dieser Nebenerscheinungen kann aber durch die gleichzeitige Verabreichung von 20–30 mg Prednison behoben werden. Die in der obigen Arbeit durchgeführte Kontrolle der „Multicentre Group" wurde bei schweren Fällen nach strengen Kriterien durchgeführt und ergab mit Ausnahme der Patienten, die das Präparat wegen Nebenerscheinungen (Proteinurie!) abbrechen mußten, gute Erfolge. *Dosierung*:

1. und 2. Woche: 1 Tabl. à 300 mg
3. und 4. Woche: 2 Tabl. tägl.
5. und 6. Woche: 3 Tabl. tägl.
7. und 8. Woche: 4 Tabl. tägl.

Der Erfolg wird erst nach mehreren Wochen bis Monaten konsequenter Behandlung registrierbar. Also nicht vorzeitig abbrechen! – Selten sind Agranulozytosen, Nephrosen (Urin-E kontrollieren) und Polyneuropathien.

Die 4 Tabl.-Dosis (1200 mg) soll nicht überschritten werden. Bei Besserung, die erst nach 2–5 Monaten eintritt, Übergang auf eine tägl. *Erhaltungs-Dosis* von 1–3 Tabl. als Dauer-Therapie. Gewöhnlich genügen 2 Tabl. (600 mg) tägl.

Allgemeine Maßnahmen

1. *Genügende Ruhe*: Die Erkrankung führt zu einer auffallenden Müdigkeit, und die Patienten ermüden auch viel rascher bei körperlichen Bewegungen. Deshalb ist genügend Ruhe und Schonung und das Vermeiden jeder größeren Anstrengung wichtig. Bei guter Remission unter Dauertherapie ist sportliche Betätigung auch vom psychischen Standpunkt aus sehr zu empfehlen, z. B. Schwimmen im warmen Meer (Mittelmeer) oder geheizten Bädern und Thermen (28–32 °C), tägliches Turnen etc. Psychische Hygiene (Ehepartner orientieren).

2. *Cave Kontrakturen und Ankylosen*: Sehr wichtig ist eine fachgemäße Lagerung der Gelenke. Vermeiden der Spitzfußbildung durch Einschieben einer Fußstütze (z. B. Kiste) zwischen Füße und Bettende. Abduktion des Oberarmes durch Kissen usw., u. U. Wechsel der Lagerung von Zeit zu Zeit. Anlegen von Schienen über Nacht

für das Handgelenk, um die häufige ulnare Abduktionsfehlstellung zu vermeiden. Kontrakturen des Kniegelenkes müssen evtl. durch Sandsäcke, Anlegen von leicht komprimierenden Tuchbändern, die über und unter dem Knie das Bein auf die Unterlage fixieren und unter der Matratze oder seitlich am Bett mit leichten Gewichten befestigt werden, behoben werden. In schweren Fällen u. U. Extension mit Gewichten oder, wenn dies nicht hilft, evtl. Streckung in Narkose und nachheriges Anlegen einer Gipsschiene für 2–3 Wochen. Hierbei muß aber die Schiene täglich für kurze Zeit entfernt und das betreffende Gelenk passiv und aktiv bewegt werden, um eine Ankylosierung zu vermeiden.

3. *Cave Nässe und Kälte*: Siehe bei Polyarthritis rheumatica. Diesem Moment ist auch hier wesentliche Beachtung zu schenken.

Physikalische Therapie

Diese ist in allen Stadien der Erkrankung sehr wertvoll und sollte von einem speziell geschulten Personal durchgeführt werden, z. B. ambulant in besonders hierfür eingerichteten physikalischen Instituten.

1. *Wärmetherapie*:

   a) In Form von *Fangopackungen*, heißen *Solewickeln*, *Solbädern* usw. Günstig für die akuten Gelenkschübe und bei den chronischen Gelenkveränderungen als Vorbehandlung vor der jeweiligen Bewegungstherapie.

   b) *Warme Ganzbäder*: 36–38°, z. B. mit Solezusatz. Beginn mit 1 l Sole bei einem Ganzbad und jeden Tag $^1/_2$ l zusetzen bis auf 12 l; kontraindiziert bei evtl. Herzleiden.

2. *Bewegungstherapie und Massage*: Wirkt, wenn mäßig angewandt, sehr günstig, am besten im heißen Bad. Man hüte sich vor erzwungenen Bewegungen, um kein Rezidiv zu provozieren. Schwimmen in warmem Wasser wirkt durch die Entlastung der Gelenke sehr günstig, siehe Badekuren.

3. *Badekuren*: In Schwefel-, Fango- und Solbädern. Günstig sind auch Meerbäder in einem warmen südlichen Klima (Sizilien, Ischia).

Orthopädische Maßnahmen

Bei schweren Veränderungen lasse man sich durch einen Orthopäden beraten. Wichtig ist, daß, wenn evtl. Versteifungen nicht zu verhüten sind, diese in der für das betreffende Gelenk optimalen Stellung erfolgen (Ellbogen 90°, Knie 180°, Handgelenk Mittelstellung zwischen Pronation und Supination). Gipsschiene, Extension und u. U. chirurgische Korrektur können hierzu beitragen. Bei fortgeschrittenen Fällen evtl. *Synovektomie* (Kniegelenk, zusammen mit Sehnenkorrekturen bei Finger-Hand-Versteifungen), oder *Arthroplastik, Arthrodesen* und *Osteotomien* etc.

Psychotherapie

Die psychotherapeutische Führung dieser Patienten ist sehr wichtig. Dadurch, daß

Bechterew

man den Patienten aktiv selbst an den therapeutischen Maßnahmen mitarbeiten läßt (systematische Bewegungsübungen, Massage, Bäder usw.) kann man oft eine wesentliche Umstimmung der psychischen Einstellung zur Krankheit erzielen. Auch die Beschäftigungstherapie kann den Patienten von seiner Krankheit ablenken und ihm das Gefühl vermitteln, daß er noch ein funktionsfähiges Glied der Gemeinschaft darstellt. Evtl. Umschulung auf einen andern Beruf.

Spondylarthritis ankylopoetica (Morbus Bechterew)

Diese schwere fortschreitende chronische Erkrankung, die meistens in den Ileosakralgelenken beginnt und dann allmählich auch sämtliche Zwischenwirbelgelenke der Wirbelsäule befällt, gehört wahrscheinlich zum Kreis der primär chronischen Polyarthritis. Die Erkrankung ist bei Männern 10mal häufiger als bei Frauen. Als Komplikationen kommt es häufiger als bei der primär chronischen Arthritis zu einer *Iridozyklitis, Urethritis, Tendinitis* der Achillessehne und evtl. zu einer *Aorteninsuffizienz* durch *Mesaortitis rheumatica*. Der Latex-Tropfentest ist häufig positiv. Man denke bei allen hartnäckigen Rückenschmerzen mit stark erhöhter Senkung immer ebenfalls an dieses Leiden und lasse in solchen Fällen entsprechende Röntgenbilder anfertigen (Becken, *Ileosakralgelenke,* untere Brustwirbel!). Häufig wird bei der sogenannten **skandinavischen Form** zu Beginn ein „*Ischias*" vorgetäuscht. Später kommt es zusätzlich bei dieser Form zum Mitbefallensein der peripheren Gelenke, „Polyarthritis". –

Beim Bechterew ist das **HLA-Antigen B 27**, das in der gesunden Bevölkerung nur bei 8% vorkommt, *in 90% der Fälle positiv!* Positiv auch beim *Reiter* u. gewissen *Mono- und Oligoarthritiden* sowie bei der *Psoriasis-Arthritis*.

Therapie

1. *Medikamentös*: Es sind hier die gleichen Mittel wirksam wie bei der *primär chronischen Polyarthritis* (jedoch Salizylate meist ohne Effekt). Dosierung und Kontraindikationen siehe S. 454.

    a) *Phenylbutazon* (**Butazolidin**® [Ciba-Geigy]): Sollte immer zuerst versucht werden und bringt in vielen Fällen deutliche Besserung. **Butacote**® s. S. 455. Sehr gut z. B. als **Deltabutazolidin**® [Ciba-Geigy], das noch etwas Dexamethason enthält, z. B. 3 × 1 Dragée tägl. plus **Indocid**® (Dtschl. **Amuno**®), s. u. 2–3 × 1.

    Oxyphenbutazon (**Tanderil**®) [Ciba-Geigy] 200–400 mg tägl. wird oft besser vertragen.

    b) *Piroxicam,* **Felden**® ist in ca. 80% der Fälle wirksam (siehe bei PCP). Tages-ED: 20–30 mg.

    c) *Chlorochin*: Siehe *primär chronische Polyarthritis*. Gleiche Dosierung.

    d) *Kortikosteroide*: Führen in zahlreichen Fällen zu deutlichen Remissionen. Sie müssen aber dann als Dauertherapie in einer Erhaltungsdosis weitergegeben werden. *Dosierung:* Siehe S. 458.

    e) *Indometazin*: **Indocid**®, in Dtschl. **Amuno**® [Merck-Sharp]: Vor allem als Zusatztherapie evtl. günstig, 100–125 mg tägl., näheres siehe PCP-Kapitel. Oder *Mefenaminsäure*, **Ponstan**® (**Parkemed**®) à 0,25 g tägl. 3–4mal, siehe oben.

2. *Röntgenbestrahlung*: Bringt zuweilen deutliche Schmerzlinderung. Die LWS ist aber nicht zu bestrahlen, da trotz Abschirmung bei den meist noch jungen Leuten durch die Streuung Keimschäden oder Sterilität auftreten können. Die Röntgentherapie ist also vor allem für die Hals- und Brustwirbelsäule zu reservieren. In einem kleinen Teil der Fälle kommt es durch die verabfolgten großen Strahlendosen u. U. später zur Entwicklung einer Leukämie.

3. *Orthopädische Maßnahmen*: Die Versteifung der Brust- und Lendenwirbelsäule ist meist nicht zu vermeiden. Man muß durch Anlegen eines entsprechenden Stützkorsetts darauf achten, daß die Versteifung in einer guten Stellung erfolgt. Zugleich entlastet das Stützkorsett die schmerzhafte Brust- und Lendenwirbelsäule, und der Patient wird dadurch ziemlich beschwerdefrei. Brett oder Pavatexplatte unter Matratze legen.

4. *Bewegungstherapie*: Diese sollte für die Lenden- und Brustwirbelsäule besser unterbleiben, mit Ausnahme derjenigen Fälle, bei denen die medikamentöse Behandlung eine auffallende Remission bringt. In den übrigen Fällen beschränkt man sich auf eine intensive Bewegungstherapie der Halswirbelsäule, bei der die Erhaltung der Bewegungsfreiheit wichtig ist und die hier mit allen zur Verfügung stehenden Mitteln angestrebt werden sollte. *Tägliche Atemübungen*, um, wenn möglich, die Beweglichkeit der *kostotransversalen und kostovertebralen Gelenke*, die in vielen Fällen auch versteifen, zu erhalten. *Sportarten*: Sehr zu empfehlen sind Schwimmen (in warmem Wasser!), Skilanglauf, Waldlauf, Korbball, Volleyball. Je mehr sich der Patient einsetzt, um so besser ist die Prognose.

5. *Physikalische Therapie*: Am besten wirken Badekuren in warmen Schwefelthermen und Fangothermen (Leuk, Schinznach, Abano, Montegrotto, Ischia, Füssen, Hofgastein).

6. *Skandinavische Form*: Bei Befallensein der peripheren Gelenke evtl. wie bei der PCP Versuch mit *Gold* oder *D-Penicillamin*, s. dort.

Arthritis gonorrhoica

Typisch ist der polyartikuläre Beginn und die dann rasche monoartikuläre Lokalisation dieser sehr akut einsetzenden Arthritis. In Zweifelsfällen immer Punktion des Gelenkexsudates, das hier sehr viele polynukleäre Leukozyten enthält. Weiterhin ist auch der Urethralabstrich und beim Mann die Prostatamassage sehr wichtig. Wesentlich ist die Frühbehandlung, damit keine Ankylosierung und keine schweren Zerstörungen des Gelenkknorpels mit späteren sekundären Arthronosen auftreten.

Therapie

1. *Ruhigstellung der erkrankten Extremität* in der für das Gelenk günstigsten Stellung.
2. *Sofortige Penicillintherapie*, täglich 3 Millionen E und anfänglich in den ersten

Arthrosen

2 Tagen je 100000 E intraartikulär. Dauer 1–2 Wochen, je nach Verlauf. Bei Penicillin-Allergie *Tetrazykline*.

3. *Physikalische Therapie*: Sofort nach Abklingen der akut entzündlichen Erscheinungen intensive *Wärmetherapie* (Heiß-Luft, Diathermie, warme Bäder, Fangopakkungen usw.) und Beginn mit *passiver und aktiver Bewegung im heißen Bad*.

Vor diesen Übungssitzungen gibt man 1 Ampulle *Metamizol* (*Novaminsulfon*) = **Novalgin**® [Hoechst], **Sulfonovin**® [Ibsa], 1 g i.v., da dann die Behandlung weniger schmerzhaft ist. Man muß sehr aktiv vorgehen, um eine spätere Versteifung zu verhüten.

Arthronosis deformans

Die klinischen Erscheinungsformen der hier im Vordergrund stehenden degenerativen Erkrankungen – *Malum coxae senilis, Gonarthrose* und *Spondylosis deformans* – kombinieren sich im Verlauf der Krankheit fast immer mit entzündlichen Reaktionen, wobei akute Schübe mit Anschwellen der Gelenkkapsel nicht selten sind. Hochgradig deformierende Formen kommen vor allem bei trophischen Störungen, bei Tabes und Syringomyelie vor, ferner bei der Hämophilie durch die rezidivierenden Gelenkblutungen. Ein neues Bild stellt die durch Knochen-Nekrosen bei *Tauchern* ausgelöste Form dar, siehe Lancet 1974/II, 263. (Nordseetaucher im Öl-Shelf).

1. *Möglichste Entlastung und Schonung der betreffenden Gelenke*: Keine schwere Arbeit mehr verrichten, Vermeiden des Hebens von schweren Lasten, keine forcierten langen Touren; günstig sind aber kleine häufige Spaziergänge. Evtl. *Fahrrad* benützen, sofern dies noch möglich ist.

2. *Physikalische Therapie*: Anwendung von Wärme in jeder Form, Kurzwellenbestrahlung, warme feuchte Packungen, Fangopackungen, Solewickel, Bädertherapie: Günstig z.B. schwefelhaltige Thermen, sowie Fangothermen.

3. *Bekämpfung der Schmerzen*: Am harmlosesten sind die *Salizylpräparate*, die jahrelang gegeben werden können, z.B. *Calcium acetylosalicylicum* (Präparate siehe Polyarthr. acuta), z.B. tägl. 2–3 × 0,5 g p.o. Wichtig ist vor allem die Wiederholung der Einnahme vor dem Schlafen und u.U. in der Nacht beim Aufwachen, um die sehr unangenehmen Schmerzen zu mildern. Bei stärkeren Schmerzen 1 Tabl. **Treupel**® [Treupha], [Homburg]. Schmerzlindernd wirken auch **Felden**®, **Indocid**®, **Voltaren**®, s. S. 456.

4. *Therapie der akuten arthritischen Schübe*:

   a) *Entlastung und Schonung* des entzündeten Gelenks für längere Zeit, d.h. Bettruhe mit evtl. Extension.

   b) *Ultraschallbehandlung*: Wirkt manchmal sehr gut, indem die Schwellung und die Schmerzen u.U. rasch zurückgehen. Die eigentliche chronische Arthrose bleibt aber unbeeinflußt. Vor allem *günstig bei den akuten Entzündungsschüben einer Gonarthrose*.

   c) *Phenylbutazon* = **Butazolidin**® [Ciba-Geigy], vermag auf die entzündliche Begleitreaktion vorteilhaft zu wirken: int. 0,2 g 3 × tägl., evtl. kombiniert mit *Dipyrin*, z. B. **Irgapyrin**® [Ciba-Geigy], Dragées zu 0,25 g. Wenn das **Irgapyrin**® i.m. injiziert wird (Ampullen zu 3 ml mit *Phenylbutazon* und *Dipyrin* aa [0,45]), *so muß die Injektion tief i.m. lateral* an der typischen Stelle erfolgen. Auf keinen Fall dorsalwärts, da sonst u. U. schwere Abszesse und dauernde Ischiasschäden auftreten können. Total nicht mehr als 3 bis 4 Injektionen nacheinander. Wenn möglich der oralen Therapie den Vorzug geben. *Indometazin* (**Indocid**®; in Dtschl. **Amuno**® [Merck-Sharp]) scheint vor allem bei akuten Schwellungen einen guten Erfolg zu haben, tägl. 125–150 mg. *Oxyphenbutazon* (**Tanderil**®) 200–400 mg tägl. wird oft am besten vertragen.

Eine gute Wirkung zeigt auch das **Voltaren**® [Ciba-Geigy] in einer Dosis von 3 × 25 mg tägl. (in schweren Fällen Beginn mit 3 × 50 mg), s. oben, S. 456, und das **Felden**®.

d) *Phenylbutazon mit Kortikosteroiden kombiniert*: z. B. als **Delta Butazolidin**® [Ciba-Geigy]: Dragées mit 0,05 g *Phenylbutazon* und 1,25 mg *Prednison*. Beginn mit 3–4 × 2 Dragées, dann während 2–3 Wochen 3–4 Dragées tägl. Bringt bei den akuten Schüben oft eine deutliche Besserung. Für die Dauerbehandlung nicht zu empfehlen.

e) *Intraartikuläre Kortikosteroidtherapie*: Die Kortikosteroidbehandlung oral oder i.m. sollte nicht angewandt werden. Dagegen ist aber die **intraartikuläre Injektion oft von ausgezeichneter Wirkung** zur Bekämpfung eines akuten arthritischen Schubes. Ferner erlaubt diese Behandlung ein aktiveres Vorgehen bei der Mobilisation und der Bewegungstherapie. Am besten ein Präparat, das langsam resorbiert wird und über mehrere Tage wirkt, z. B. *Prednisolonazetat* oder *Dexamethasonazetat*, z. B. **Ultracortenol**® [Ciba-Geigy] (= *Prednisolon-trimethylazetat*), Mikrokristallampulle zu 10 mg/ml. Injektion streng intraartikulär unter peinlicher Asepsis. Wiederholung u. U. nach Abklingen der Wirkung, d. h. nach 4–5 Tagen. Oft genügt eine einzige Injektion, häufig aber ist eine 2–3malige Wiederholung günstig. Wegen der evtl. Gefahr einer Infektion sollten immer prophylaktisch 50 000 E *Penicillin* (wasserlösliches) gleichzeitig aufgezogen und gespritzt werden. Cave bei Penicillinüberempfindlichkeit. Sehr bewährt hat sich uns das **Celestone chronodose**® [Schering. USA], in Dtschl. **Celestan**®-**Depot** [Byk-Essex], das für 2–4 Wochen eine deutliche Wirkung ergibt, sowie das **Kenacort**® **A 10** [Squibb].

f) **Novocain**®-*Infiltration* (1%ige Lösung) der schmerzhaften Stellen (oder mit **Impletol**®) bringt oft deutliche Besserung.

5. *Bewegungstherapie*: Hier werden speziell die häufigen Kontrakturen günstig beeinflußt. Ausführung durch ein speziell hierfür geschultes Personal.

6. *Röntgentherapie*: Bringt gelegentlich eine Milderung der Schmerzen. Wir waren aber von den Erfolgen eher enttäuscht, und heute ist man den Röntgenstrahlen gegenüber mehr und mehr zurückhaltend geworden. Besonders gilt dies auch für die Bestrahlung der Wirbelsäule (Leukämie- und Neoplasiegefahr!).

7. *Orthopädische Maßnahmen*: Gelenkkappen, Schienenhülsenapparate sowie u. U. operative Maßnahmen. Beim Malum coxae senilis möglichst frühzeitige *Osteotomie* durch einen Spezialisten. Sie bringt eine weitgehende Besserung der Schmerzen. Je nach dem Fall kommt auch die operative Ersatzprothese mit Metall- oder Plastik-

Spandylarthrosis

Gelenkköpfen in Frage. Nicht zu früh, da die heutigen Protesen gewöhnlich nicht länger als 6–8 Jahre halten. – Beim Kniegelenk *Korrekturosteotomien*.

Spondylarthrosis deformans

Im großen und ganzen gelten hier die gleichen therapeutischen Maßnahmen wie für die Arthronosis deformans (siehe oben). Wichtig ist die genaue differential-diagnostische Abgrenzung gegen eine evtl. beginnende *Spondylarthritis ankylopoetica* (Morbus Bechterew) (Röntgenaufnahme der Ileosakralgelenke, Röntgenbilder der Wirbelsäule) sowie die Abgrenzung von einer *Spondylitis tuberculosa* und bei Jugendlichen gegen einen evtl. *Morbus Scheuermann*. Die primäre Ursache liegt oft in einer Degeneration der Bandscheiben oder in einer asymmetrischen Belastung, z. B. bei Verkrümmung der Wirbelsäule, ferner in früheren traumatischen Läsionen der Wirbel. Bei Ausstrahlen der Schmerzen in die Arme denke man auch immer an die Möglichkeit einer *zervikalen Diskushernie* (Frühoperation).

Therapie

1. *Harte Matratze*, z. B. eine gute Roßhaarmatratze und eine Brettunterlage unter der Matratze: Dies verhindert beim Liegen ein Durchbiegen der Wirbelsäule, was oft schon zu einem deutlichen Rückgang der Schmerzen führt.

2. *Schonung der Wirbelsäule vor stärkeren Belastungen*: Das Heben von schweren Lasten oder auch ein langdauerndes Verharren in gebückter Stellung, z. B. Hacken, Umgraben usw., verstärken die Beschwerden sofort wesentlich und sollten unbedingt vermieden werden.

3. *Entlastung der Wirbelsäule*: In schweren Fällen Anfertigung eines *Stützkorsetts*, das das Gewicht des Oberkörpers teilweise auf den Beckenkamm abstützt und dadurch die Wirbelsäule entlastet. Das Korsett wird nachts ausgezogen. Diese Maßnahme bringt in den schweren Fällen eigentlich immer eine deutliche Besserung. In den leichten Fällen ist sie nicht nötig.

4. *Physikalische Therapie*:

    a) *Wärmetherapie*, z. B. als *Kurzwellendiathermie, Fangopackungen* usw., wirkt in jeder Form günstig.

    b) *Bäderbehandlung*: Am besten mit Fangopackungen kombiniert, z. B. in einem Solbadeort oder in Schwefelthermen.

    c) *Bewegung und Massage*: Unter der Aufsicht eines hierfür speziell geschulten Personals; Lockerungsübungen an der Sprossenwand, Kriechen auf einem Teppich in Knie-Ellenbogen-Lage, Massage usw. können von sehr guter Wirkung sein.

5. *Medikamentöse Mittel*: Siehe Arthronosis deformans, S. 464f.

6. *Operative Behandlung*: Sie ist nur für ganz schwere Fälle und speziell für die untere Brustwirbelsäule und Lendenwirbelsäule indiziert und besteht in der künstlichen Versteifung durch Spanimplantation.

7. *Röntgentherapie*: Sollte heute nicht mehr angewandt werden, da die evtl. dadurch

ausgelöste neoplastische Entartung (Leukämiegefahr siehe Morbus Bechterew) zu gefährlich ist.

Morbus Scheuermann

Eine sichere Diagnose läßt sich nur aus dem Röntgenbild stellen. Wichtig ist die Frühbehandlung!

1. *Schonung der Wirbelsäule*: Keine schweren Lasten tragen, keine anstrengenden körperlichen Arbeiten (wichtig vor allem bei in der Landwirtschaft tätigen Jugendlichen). Beim lumbalen (nicht beim thorakalen!) Dispensation vom Militärdienst.
2. *Tägliche Liegekur*: Nach dem Mittagessen wenn möglich $1/2$–1 Std. liegen auf flacher, harter Unterlage.
3. *Harte Matratze mit Brettunterlage*: z. B. Roßhaarmatratze, keine Sprungfedern.
4. *Bewegungstherapie*: Leichte Turnübungen, Übungen an der Sprossenwand. Sehr gut ist regelmäßiges Schwimmen, vor allem auch in psychischer Hinsicht, um den betreffenden Jugendlichen das Gefühl ihrer Leistungs- und Konkurrenzfähigkeit zu erhalten.
5. *Physikalische Therapie*: Wärmetherapie in jeder Form, am besten als Fangopackungen, heiße Solewickel und als Badekuren in Sole- oder Schwefelthermen. Iontophorese.
6. *Bekämpfung eines evtl. Übergewichtes*: Um die Belastung der Wirbelsäule möglichst herabzusetzen.
7. *In schweren Fällen*: *Gipsliegeschale* für die Nacht; bessern sich die Beschwerden nicht, dann evtl. *Gipskorsett* für einige Wochen.
8. *Anabole Steroide*: Vorsicht wegen Knochenwachstum.

Spondylolisthesis

Ein Abgleiten des Kreuzbeins nach dorsal, meistens kombiniert mit Lordose der Lendenwirbelsäule. Die klinischen Symptome bestehen vor allem in Kreuzschmerzen, in schweren Fällen evtl. mit Wurzelsymptomen.

Therapie: In leichten Fällen Schonung, harte Matratze mit Brettunterlage. In ausgeprägten Fällen operative Fixierung durch Spanimplantation, sofern der Orthopäde dies befürwortet.

Bursitis subdeltoidea. Tendinitis praecipitalis des Supraspinatus und Periarthritis humero-scapularis

Akute Form

1. *Kortikosteroidtherapie*: Diese führt am raschesten zur Rückbildung der akuten entzündlichen Erscheinungen, z. B. *Prednison* oder *Prednisolon. Dosierung*: 1. Tag 125 mg, 2. und 3. Tag 60 mg und dann nach Zurückgehen der akuten Erscheinungen Dosis jeden Tag um 1 Tabl. zu 5 mg vermindern bis zum völligen Absetzen.
2. *Lokale Kortikosteroidinjektion*: z. B. *Prednisolonsuccinat* oder *-azetat* 25 mg subakromial nach vorheriger Anästhesierung mit 10–15 ml 2%igem *Procain* (**Novocain**® [Hoechst]), da die Injektion sonst sehr schmerzhaft ist.
3. *Lokale Procaininjektion*: Bringt manchmal ebenfalls in mittelschweren Fällen ein gutes Resultat. Man injiziert infiltrierend 10–15 ml der 2%igen Lösung in die schmerzhafte Zone oder auch **Impletol**® [Bayer], ein *Procain-Coffein*-Präparat, 3–4 Ampullen.
4. *Phenylbutazon* (**Butazolidin**® [Ciba-Geigy]): Kann manchmal in leichten Fällen bei akuten Schüben ebenfalls günstig sein. 400–800 mg tägl. während 2–4 Tagen. Oder das stärker antiphlogistische *Oxyphenbutazon* (**Tanderil**® [Ciba-Geigy], Drag. à 0,1 g) 2–3 × 0,2 g tägl., dann ED von 3 × 0,1 g. Cave Ulkus-Gefahr.
5. *Ruhigstellung*: Wenn nötig mit Kissen unter den Ellbogen in Abduktionsstellung, um eine Versteifung zu verhüten.
6. *Lokale Wärmetherapie*: Am ersten sehr schmerzhaften Tag gibt die *Kälte* mehr Schmerzlinderung als die Wärme. *Man kann deshalb, bis die Kortikosteroide wirksam werden, die ersten 24 Std. ruhig kühle Umschläge verwenden, nachher Wärmetherapie*: Heizkissen, Infrarotbestrahlungen, heiße Kompressen oder Fangopackungen während 20–30 Minuten täglich, Kurzwellendiathermie mit langsam steigender Dosis.
7. *Ultraschall*: Kann manchmal im akuten Schub ebenfalls deutlich schmerzlindernd wirken. *Entzündungsbestrahlung*, wenn obige Maßnahmen ineffektiv.
8. *Bewegungstherapie*: Diese ist außerordentlich wichtig und es soll damit, sobald die Schmerzen etwas zurückgegangen sind, sofort begonnen werden, am besten durch hierfür speziell geschultes Personal. Eine Versteifung muß auf alle Fälle verhindert werden. Man hüte sich vor allem davor, den Arm zu Beginn in eine Schlinge zu lagern.

Chronische Form

Je chronischer das Leiden, um so aktiver muß man vorgehen.

1. *Bewegungstherapie*: Sie ist hier eine der wichtigsten Maßnahmen und kann, wenn sie allmählich gesteigert wird, zu einer auffallenden Besserung der Beweglichkeit im Schultergelenk führen.
2. *Wärmetherapie*: Mit Fangopackungen und Kurzwellendiathermie.

3. *Lokale Injektionstherapie mit* **Impletol**® [Bayer] (= *Procain-Coffein*), Ampulle zu 2 ml zu 0,04/0,028 g, Umspritzung der stark druckempfindlichen Stelle oder *Procain* $^1/_2$–1%ige Lösung 5–10 ml pro schmerzhafte Stelle, total 30–50 ml oder kombiniert mit *Kortikosteroiden* (siehe oben). Beide Maßnahmen bezwecken vor allem, durch Herabsetzung der Schmerzen die Bewegungstherapie zu ermöglichen.

4. *Forcierte Extension in Narkose*: In Fällen mit schwerer Einschränkung der Beweglichkeit kann dadurch am besten eine Mobilisation erreicht werden. Sehr wichtig ist aber die nachfolgende Bewegungstherapie unter Anwendung von Analgetika, um die erzielte Dehnung der Kapsel aufrechtzuerhalten.

5. *Analgetika*: Die Wirkung der *Salizylate* ist meist ungenügend. Einen besseren Einfluß zeigen die kombinierten *Phenacetinpräparate*, z. B. **Treupel**®-Tabl. [Treupha], [Homburg], und sehr wirksam ist das *Metamizol, Novaminsulfon* (**Novalgin**® oder noch besser das **Baralgin**® [Hoechst]) langsam i.v. – Cave Anwendung von *Morphium* oder Morphiumersatzmitteln, da hier eine große Suchtgefahr besteht! Evtl. Kombination mit Muskelrelaxantien (siehe Kapitel Lumbago S. 471).

Eine gute Wirkung sahen wir auch mit *Flufenaminsäure*, **Arlef**® [Parke Davis], siehe akute Polyarthritis S. 453. Auch **Voltaren**® und **Felden**® kann versucht werden (s. o.).

6. *Prophylaxe weiterer Schübe*: Schlafen mit einem warmen Pullover, um die Abkühlung des Schultergelenkes in der Nacht zu verhüten. Tägliches Turnen morgens und abends je 5 Minuten mit Freiübungen der oberen Extremitäten, z. B. Rotationsschwingungen der Arme, seitliches Vorheben der Arme usw. Hierdurch wird eine bessere Durchblutung der betreffenden Sehnen und der ganzen Schultergegend erzielt, was Rückfälle u. U. zu verhüten vermag. Vermeiden von Überbeanspruchung des Schultergelenkes. Keine Lasten auf der Schulter tragen.

Schulter-Hand-Syndrom

Dieses gar nicht so seltene Syndrom wird in der Praxis sehr häufig mit einer *Periarthritis humero-scapularis* oder einer *rheumatischen Polyarthritis* verwechselt, weshalb hier die Hauptsymptome in Erinnerung gerufen werden sollen. Es tritt fast immer unilateral, nur selten bilateral auf und kennzeichnet sich durch eine schmerzhafte *Erkrankung des extraartikulären Gewebes* und durch vasomotorische Störungen der gleichseitigen Hand mit diffuser *Schwellung von Hand und Fingern*. Es ist klinisch durch Schmerzen, Druckempfindlichkeit und Einschränkung der Beweglichkeit der Schulter sowie durch Parästhesien charakterisiert. Die Knochenveränderungen gleichen röntgenologisch denjenigen der Sudeckschen Atrophie, und der *Humeruskopf* und -hals zeigen meistens eine *schwere Osteoporose* bei fehlenden röntgenologischen Veränderungen von seiten der Gelenke an Hand, Fingern und Schultern. In Spätstadien kann es zu schweren degenerativen Veränderungen der Haut, die an eine Sklerodermie erinnern, kommen. Ätiologisch geht es wahrscheinlich auf eine *neurovaskuläre Störung* zurück. Das Syndrom tritt bei vaskulären Störungen wie Morbus Raynaud und Thrombangiitis obliterans, beim Scalenus-anticus-Syndrom, nach zerebrovaskulärer Kompression sowie seltener nach Herzinfarkten in Erscheinung.

Myalgien

Differentialdiagnose: Man denke auch immer an die evtl. Möglichkeit einer *Diskushernie der Halswirbelsäule* (Röntgen-Aufnahmen!) mit schwerer Brachialgie. Dort Frühoperation!

Therapie

1. *Frühbehandlung*: Diese ist sehr wichtig, da die älteren Fälle viel schlechter auf die Therapie ansprechen.
2. *Blockade des Ganglion stellatum*: Durch wiederholte Anästhesie mit *Procain*.
3. *Kortikosteroide*: Als Dauertherapie ergibt die besten Erfolge z. B. *Prednison*, beginnend mit 40 mg tägl., und dann nach einer Woche weiter eine ED von 30–20–15 mg tägl. Allmähliches, ganz langsames Ausschleichen nach Sistieren der Symptome durch sukzessive wöchentliche Reduktion der Dosis um 2,5 mg.
4. *Bewegungstherapie*: Eine vorsichtig dosierte, langsam steigende Bewegungstherapie ist außerordentlich wichtig. Je früher man damit beginnt, um so besser sind die Erfolge.
5. *Griseofulvin* = **Likuden®M** [Hoechst]: Gibt bei der rheumatischen Arthritis keinen Erfolg, beim Schulter-Hand-Syndrom ist aber nach Cohen (J. Amer. med. Ass. 173 [1960] 542) der therapeutische Effekt bemerkenswert (12 Fälle, die alle ansprachen).

   Dosierung: Tabl. zu 125 mg, p.o. alle 6 Stunden (Tag und Nacht) 2 Tabletten. Die Besserung beginnt gewöhnlich nach 2 Tagen und erreicht nach 2 Wochen den Höhepunkt. Die Therapie muß über mehrere Wochen weitergeführt werden, bis die Symptome völlig verschwinden. Weitere Präparate s. S. 455.

Myalgia

Unter diesem Namen verbergen sich wahrscheinlich sehr verschiedene Erkrankungen des rheumatischen Formenkreises. In vielen Fällen handelt es sich um eine *Tendoperiostitis*, d.h. um eine Entzündung der Sehnenansatzstellen der Muskeln, und nur in einem Teil der Fälle wohl um eine schmerzhafte Erkrankung des Muskels selbst. *Nässe* und *Kälte*, verbunden mit *Infekten*, sowie *Überanstrengung* des befallenen Muskels spielen eine große Rolle beim Zustandekommen und sind daher prophylaktisch bei hierzu disponierten Leuten nach Möglichkeit zu vermeiden.

Lumbago

Meistens plötzlicher Beginn (Hexenschuß), manchmal aber auch mehr schleichend, vor allem beim Ausführen einer Arbeit in ungünstiger forcierter Körperstellung.

Therapie

a) *Akutes, sehr schmerzhaftes Stadium:*

1. *Bettruhe*: Ist, wenn möglich, in allen Fällen anzustreben, da das Weiterarbeiten die Symptome gewöhnlich nur verschlimmert. Oft bringt eine Brettunterlage unter die Matratze Linderung, d. h. vor allem in Fällen, bei denen es sich um eine akute Diskushernie handelt, siehe bei Ischiastherapie.

2. *Wärmetherapie*: Heizkissen, Rotlicht, eventuell Diathermie, Fango.

3. *Antiphlogistika, Analgetika und Muskelrelaxantien*: Sehr günstig wirkt gewöhnlich *Oxyphenbutazon* (**Tanderil**® [Ciba-Geigy], Dragées à 0,1 g) 2–3 × 0,2 g tägl., später 3 × 0,1 g; Salizylate sind weniger wirksam. Bei starken Schmerzen 1,0 g *Novaminsulfon* (**Novalgin**® und evtl. noch besser **Baralgin**® [Hoechst]) i.v. Schmerzlindernd durch Erschlaffung der Muskulatur wirkt *Diazepam* (**Valium**® [Roche], Tabl. à 10 mg) 20–30 mg tägl.

Chlorzoxazon, **Paraflex**® [Cilag], 3–4 × 1 Tabl. oder **Parafon**® [Cilag] (letzteres eine Kombination mit *Paracetamol*) 3 × 2 Kaps. tägl. – in Dtschl. **Oferol**® [Cilag] mit *Amidopyrin* – oder das analog wirkende Präparat *Zoxazolaminum* **Deflexol**® sowie **Trancopal**® [Winthrop], in Dtschl. **Muskel-Trancopal**®.

4. Lokale *Procaininjektion*: Am besten *Procain-Coffein* = **Impletol**® [Bayer], Ampullen zu 2 ml zu 0,04/0,028 g, Einspritzung in die stark druckempfindliche Stelle, oder *Procain* $^1/_2$%ige Lösung 5–10 ml pro schmerzhafte Stelle, total 30–50 ml.

5. *Ultraschall*: In den gewöhnlichen Fällen oft wirkungslos. Verbirgt sich aber hinter der Lumbago als Ursache eine Zerrung, so ist der Effekt ausgezeichnet.

b) *Subakutes Stadium:*

1. *Langsame Mobilisation, Massage*: Patient nur so lange aufstehen lassen, bis die Schmerzen wieder stärker einsetzen, dann wiederum Bettruhe und so allmählich steigern.

2. *Heiße, langdauernde Bäder*: Ca. 1 Stunde, wobei die Temperatur durch Nachfließenlassen von warmem Wasser konstant gehalten werden muß (nur für kreislaufgesunde und nicht ältere Patienten).

3. *Wärmetherapie*: Siehe oben.

c) *Chronisches Stadium:*

1. *Strecktherapie*: Siehe bei Ischias.

2. *Brett* unter die Matratze.

3. *Wärmetherapie, Badekuren*, siehe oben. *Schwimmen nur in Rückenlage!*

4. *Massage-* und *Bewegungstherapie*.

5. Medikamentös gleiche Mittel wie für akute Form.

Allgemeine Myalgien

a) *Im akuten Stadium:*

1. *Schonung und Ruhe.*

2. *Vermeidung von körperlicher Belastung.*
3. *Physikalische Therapie*: Siehe Arthronosis, S. 464 u. 466.
4. *Medikamentös*: Siehe akute Lumbago, s. oben.
5. *Histamin-Iontophorese*: (Anode auf schmerzhafte Stelle) ist oft von günstiger Wirkung.

b) *Chronisches Stadium:*

Hier vor allem physikalische Therapie.

1. *Wärme*: In jeder Form sehr gut (siehe bei Arthronosis deformans).
2. *Diathermie*: Als Tiefenwärmetherapie.
3. *Wärmebäder und Badekuren*: Sehr zu empfehlen, vor allem Sole-, Schlamm- und Schwefelbäder (Abano, Füssen, Hofgastein, Ischia, Leuk, Montegrotto, Schinznach usw.).
4. *Massage- und Bewegungstherapie*: Für die chronischen Fälle oder nach Abklingen eines akuten Schubes sehr gut, nicht aber im akuten Schub.

Tibialis anterior-Syndrom

Eine nach Sport (Fußball) und Trauma auftretende plötzliche ischämische Nekrose der Peronäal-Muskulatur mit Schwellung und Rötung. *Therapie*: Sofortige operative Faszienspaltung, sofern ein Funktionsausfall der Muskulatur vorliegt. Näheres siehe RESZEL (Proc. Mayo Clin. 38 [1963] 130).

Dermato-Myositis: Eine Erkrankung aus dem Gebiet der Kollagenerkrankungen, siehe Cortisonkapitel, S. 568.

Dystrophia musculorum progressiva (Typus Erb)

Diese auch als *idiopathische Muskeldystrophie* bezeichnete hereditäre Erkrankung ist in ihrer Pathogenese noch vollkommen unklar und deshalb auch einer kausalen Therapie noch nicht zugänglich. Symptomatisch günstig wirken die neuen anabolen *Androgenderivate*, z. B. das *Nandrolondecanoat* = **Deca-Durabolin®** [Organon], die die Kreatininausscheidung herabsetzen und vielleicht durch ihre Stickstoffretention die Muskelkraft verbessern.

Dosierung:

Erwachsene: wöchentlich 2× 50 mg i.m. für 3 Monate, dann alle 3 Wochen 50 mg.
Kinder: wöchentlich 2× 25 mg i.m. für 3 Monate, dann alle 3 Wochen 25 mg.

Myasthenia gravis

Der rein ophthalmische Typ hat meistens eine gute Prognose. In allen Fällen ist nach einem *Thymom* zu fahnden, das in 10% als Ursache vorliegt. Seltener tritt die Myasthenie auch als Komplikation eines *Bronchuskarzinoms* oder anderer *maligner Tumoren* in Erscheinung. Die meisten Fälle stellen eine *Autoimmunerkrankung* mit Auto-Antikörpern gegen Muskelzellen und Neuronen, sowie Thymuszellen dar. (Siehe Editorial: Lancet 1972 I, 780–781). In diesem Sinne sprechen auch die Erfolge von Cortison und IST. Wahrscheinlich handelt es sich um einen zirkulierenden *Rezeptorenblocker*.

Diagnose: Vorsichtige Injektion eines *Cholinesterasehemmers*, z. B. *Edrophoniumchlorid*, **Tensilon**® 10 mg (1 ml) i.v. innerhalb von 15 Sekunden (*Atropinsulfat* 2 mg als i.v. Antidot vorher aufziehen!), wobei es zu einer frappanten Besserung kommt. Bei Krämpfen oder Zuckungen sofort als Antidot Atropin i.v. Bei der *Augenmuskelmyasthenie* kann der Test negativ sein. Ein typisches Bild ergibt auch die *Elektromyographie* (fortschreitende Abnahme der Potentiale bei wiederholter Reizung). Muskelbiopsie zeigt Lymphozyten-Infiltrate und in 30% (Fluoreszenz-Methode) fixierte Autoantikörper.

In Initialfällen gibt man am besten zuerst probatorisch eine s.c. Injektion von *Neostigminbromid* (**Prostigmin**® [Roche]) 1,5 mg mit 0,6 mg *Atropinsulfat*, um zu sehen, welcher therapeutische Effekt durch die medikamentöse Behandlung zu erwarten ist. Während schwerer Infekte verschlimmert sich die Krankheit oft auffallend und kann dann zu plötzlichen Atem- und Schluckstörungen führen. In solchen Fällen muß zusätzlich *Pyridostigmin* (**Mestinon**® [Roche]) s.c. oder i.v. injiziert werden.

Therapie:

1. *Kombination von Pyridostigminbromid plus Ephedrin:* Diese Therapie hat sich uns für die ambulante Behandlung am besten bewährt: *Pyridostigminbromid* = **Mestinon**® [Roche], Tabl. zu 10 mg und Dragées zu 60 mg. Ampulle mit 1 ml zu 1 mg und Stechampulle mit 5 mg/ml.

   Dosierung: 2–4× tägl. je 60–180 mg p.o. plus 1–1^1/$_2$ Tabl. *Ephedrinum hydrochloricum* zu 50 mg (**Ephetonin**®, **Racedrin**®).

   Die letzte *Mestinondosis* sollte vor der Nachtruhe eingenommen werden und nicht mehr als 100–160 mg betragen, damit keine Störungen auftreten. Die letzte *Ephedrindosis* darf aber nicht später als um 16 Uhr eingenommen werden.

2. *Kombinierte Cortison und* **Imurel**® (**Imurek**®)-*Kur:* Die besten Erfolge ergibt eine alternierende *Prednison*-Therapie mit tägl. 100 mg, die später auf eine ED von 50–70 mg alle 2 Tage reduziert wird (Lancet 1972/I, 781). Man kombiniert mit **Imurel**® (**Imurek**®) anfänglich 150–200 mg tägl., dann ED von 50–100 mg.

Myasthenia gravis

3. *Thymektomie*: Bei „normaler" Thymus ergibt die *Thymektomie* bei ♂ 68%, bei ♀ 78%! Besserung (Mumenthaler). *Deshalb immer durchführen* (via Mediastinoskopie). Ausnahme die *monookulären* Formen und nicht bei Patienten über 60 Jahren. Bei *Thymus-Tumoren* Bestrahlung, da sehr strahlensensibel.

4. *Bei Bronchialkarzinom*: Bei diesen seltenen Formen einer *„paraneoplastischen Neuropathie"* evtl. Operation oder Röntgenbestrahlung. Ein von uns beobachteter Fall sprach anfänglich gut auf *Pyridostigmin* an (ZBINDEN (Schweiz. med. Wschr. 90 [1960] 41)), s. Abb. 86).

5. *Abschirmung bei Infekten*: Lebensgefährlich sind vor allem Bronchopneumonien. Eine frühzeitige und hochdosierte Behandlung ist hier sehr wichtig. Evtl. muß zusätzlich das Sekret 2–3mal tägl. bronchoskopisch abgesaugt werden. In schwersten Fällen ist sogar eine Tracheotomie nötig.

6. *Cave die Anwendung von Chinin, Chinidin und Curarepräparaten*. Vorsicht ferner bei Anwendung von *Lokalanästhetika* bei der Bronchoskopie, da sie u. U. ebenfalls eine curareartige Wirkung entfalten können. Vorsicht auch mit Morphiaten: nicht über 8 mg *Morphium* pro dosi, da sonst u. U. schwere Verschlimmerungen auftreten können. Kein *Neomycin, Kanamycin, Streptomycin, Tetrazyklinpp., Hydantoin* und *Valium®*.

7. **Behandlung schwerer Krisen:** Sofortige **Plasmaphorese** mit sorgfältiger Überwachung des Volumenersatzes und ZVD, sowie möglicher allergischer Reaktionen auf das fremde Plasma. Diese wird durch eine gleichzeitig einsetzende oder weitergeführte *Immunosuppression* mit *Kortikoiden* und **Imurek®** günstig beeinflußt. Je nach Wirksamkeit und Verträglichkeit werden mehrmals 2–4 Lit. Plasma ausgetauscht (P. REUTHER, Würzburg, Dtsch. Ges. f. Neurologie, 1980). Die Wirkung ist oft verblüffend.

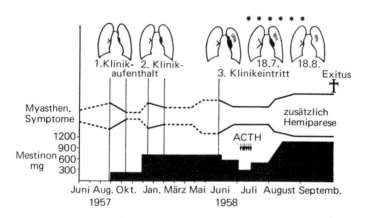

Abb. 86. *Verlauf eines myasthenischen Syndroms* (paraneoplastische Neuropathie bei einem kleinzelligen Bronchuskarzinom) in 4 Schüben (Ge. O., 36jähr. Mann, KG 87704/1958): Der Patient reagierte anfänglich gut auf **Mestinon®**, was sonst nicht die Regel ist. Therapieresistenz in der Endphase trotz günstigem Ansprechen des Lungentumors auf Röntgenbestrahlung (mit *** bezeichnet).

Vertieft sich die Krise trotz der Behandlung, so empfiehlt sich eine *Tracheotomie oder Intubation mit künstlicher Beatmung* und völligem Sistieren der Anticholinesterase-Medikation während ca. 72 Stunden.

Myotonia congenita Thomsen

Eine hereditäre Störung der Muskelfasermembran. Günstig gegen die Kontrakturen wirken evtl. *Chininum sulfuricum* 3 × tägl. 0,5 g; *Procainamid* (**Novocamid**®, **Pronestyl**®) langsam steigend bis max. 3 g tägl. *Prednison* tägl. 30 mg, kombiniert mit einem *anabolen Steroid*. **Dianabol**®, 5–10 mg tägl.

Osteoporose und Osteomalazie

A. *Osteoporose*: Verminderung der Knochensubstanz im Skelett ohne wesentliche Veränderung der chemischen Zusammensetzung. Blutchemisch normale Kalzium-, Phosphat- und alkalische Phosphatasewerte. Evtl. Probeexzision.

B. *Osteomalazie*: Verminderung des verkalkten Anteils der Knochensubstanz. Neben der *Rachitis* unterscheidet man die *Graviditäts*-, die *Klimakteriums*- und die *senile Osteomalazie*. Die Serumwerte für Kalzium sind mäßig, für Phosphor deutlich und für die alkalische Phosphatase leicht bis ausgeprägt erhöht. Probeexzision wesentlich.

Therapie

A. Osteoporose

1. *Genügend körperliche Bewegung und Übungstherapie*.

2. *Hohe Eiweiß- und Kalzium-Zufuhr*: Wenn möglich, 90 g Eiweiß und 3 g Kalzium tägl. für die ersten 2 Monate, dann noch 1–2 g Kalzium pro die: 100 g Emmentalerkäse oder 0,8 Liter Milch enthalten je 1 g Kalzium. *Kalziumpp.*: **Calcium-Sandoz forte**® Brause Tabl. à 500 mg jonisierbares Kalzium oder *Calcium lacticum* 3 × tägl. 1 g in die Suppe (**Kalzan**® [Wülfing]) etc.

3. *Anabol wirkende Androgenderivate: Metandienon* = **Dianabol**® [Ciba-Geigy] tägl. 10 mg p.o., in schweren Fällen besser als Injektion, z. B. *Nandrolon* = **Deca-Durabolin**® [Organon] i.m. alle 3 Wochen 50 mg. Bei Frauen, besonders wenn evtl. unangenehme Nebenerscheinungen (abnorme Steigerung der Libido) auftreten, besser ein *Östradiol-Präparat*, z. B. **Lynoral**® 0,1–0,3 mg tägl. (in Dtschl. **Progynon**® **M**) oder ein *Östradiol-Depot-pp*. 10–20 mg alle 4 Wochen i.m. (z. B. **Ovocyclin**® Kristallampullen, **Progynon**®-**Depot** oder **Dimenformon prolongatum**®).

4. *Fluortherapie*: scheint in resistenten Altersfällen empfohlen werden zu können.

(Siehe bei F. W. REUTER und A. J. OLAH: Langzeitbehandlung der Osteoporose mit Natrium-Fluorid und Vitamin D3, Jahreskongreß d. Schweiz. Ges. Innere Med., 1973, Davos). Natriumfluoridpp. sollten in Kapseln abgefüllt verabreicht werden. Auf Anforderung erhältlich von der „Siegfried" (Zofingen, Schweiz) oder der „Streuli AG" (Uznach, Schweiz). *Dosierung:* 2 × 50 mg tägl. während der Mahlzeit über viele Monate zusammen mit Kalzium 1–2 g tägl. *Zu der Fluortherapie gibt man ausnahmsweise* (sonst bei reiner Osteoporose kontraindiziert!) *noch Vitamin D3* (**Vi-De** 3® [Wander], **Vigantol-D**$_3^®$ [Bayer], 400–800 IE/Tag, oder als Depot alle 14 Tage 10–20000 IE. Auch als Kombinationspräparat mit Kalzium, **Calcium-D-Redoxon**® [Roche], **Calcium-D-Sauter**®, tägl. 3 Tabl. resp. Dragées, in Dtschl. **Kalk-Vigantol**® [Bayer].

5. *Richtige Lagerung:* Bei den schweren Fällen sehr wichtig, um eine dauernde Kyphoskoliose und Fischwirbelbildung zu vermeiden: harte Matratze, später Stützkorsett zum Aufstehen, anfänglich u. U. Gipsmieder.

B. Osteomalazie

1.–3. siehe oben.

4. *Vitamin D3* (s. oben).

Sudeck-Syndrom

Eine nach Trauma (Frakturen) oder auch nach akuten Gelenkentzündungen auftretende schmerzhafte progrediente fleckförmige Knochenatrophie. *Frühfälle:*

Therapie: *Dexamethason* 2–3 Tage je 4,5 mg, dann 3 Tage je 2 mg und weiter für 3 Wochen eine ED von 0,5 mg tägl. Dazu anabole Steroide, z. B. **Dianabol**® [Ciba-Geigy] 10–30 mg tägl. kalziumreiche Diät.

Spätfälle: kein Cortison; Antirheumatika. vorsichtige Bewegungstherapie.

Ostitis fibrosa cystica Recklinghausen: Siehe *Hyperparathyreoidismus*, S.497.

Morbus Paget

Die Ursache ist auch heute noch nicht bekannt. *Acidum acetylosalicylicum* (**Aspirin**®) tägl. 4–5 g bringt gelegentlich eine gewisse Besserung, d. h. Abfall der alkalischen Serumphosphatase, verminderte Ca- und Mg-Ausscheidung und verminderten Einbau von radioaktivem Kalzium und Abnahme der Schmerzen. *Phosphate* (z. B. *Diphosphonate*, 5 mg/kg tägl., siehe Lancet 1978/I, 914 und 915) können ebenfalls günstig wirken. **Calcitonin** (synthet., noch teuer!) kann bei langer Anwendung (1–3 Jahre) volle Remissionen bringen (Lancet 1972/II, 992).

Calcitonin-Sandoz® ein vollsynthetisches *Salmcalcitonin* ist wirksamer als Schweine- oder Menschen-Calcitonin (gelegentliche Allergie). *Dosierung*: 20 µg/Tag i.m. oder s.c. (20 µg = 100 IE = 1 ml). **Cibacalcin®** synthetisches humanes Calcitonin, anfänglich 0,5 mg/Tag s.c. oder i.m., später 2–3 × pro Woche. Leider eine heute noch teure Therapie.

Etidronate (**Didronel®**) [Galenica] ein Diphosphonat. *Dosg.*: 7,5 mg/kg/Tg.

Eosinophiles Granulom

Auch diese Formen sprechen auf eine Cortisontherapie, z. B. *Prednison*, tägl. 1 mg/kg, an. Es muß aber schon aus diagnostischen Gründen vorerst eine Probe-Exzision vorgenommen werden. Auch die Röntgentherapie ergibt eine rasche Heilung.

Osteosarkom

Früher, eine trotz Frühamputation fast immer tödliche Erkrankung, heute dank einer intensiven Chemotherapie mit *Doxorubicin*, **Adriblastin®** ein häufig heilbares Malignom. Auch bei Patienten mit Lungenmetastasen sind noch langdauernde Remissionen zu erzielen (K. WINKLER u. Mitarb.: Dtsch. med. Wschr. 102 [1977] 1831).

Prinzip: Wenn möglich, *operative Entfernung des Primärtumors* dann *intermittierende Chemotherapiestöße* in 14tägigen Intervallen, total 32–37 mal. Bei Auftreten von solitären Lungenmetastasen: *Exzision*. Bei mehreren evtl. *Neutronenbestrahlung*.

Chemotherapie in enger Zusammenarbeit mit einem *Onkologiezentrum*! Sofern es die Leukozyten und Thrombozyten gestatten in 14tägigen Intervallen abwechselnd: 1. **Stoß**: **Adriblastin** 45 mg/m^2 i.v. an je 2 aufeinanderfolgenden Tagen. Dann nach 14 Tg. **2. Stoß Methotrexat** 200 mg/kg in 48 Std. Infusion. Sechs Stunden darauf das Antidot **Leucovorin** 1 mg/kg per os, dann 11 × alle 6 Std. 0,5 mg/kg. Nach weiteren 14 Tagen **3. Stoß**: **Endoxan** 1200 mg pro m^2 innerhalb 20 Min. i.v. **Totaldosis von Adriblastin soll** wegen der Herztoxizität (bei gleichzeitiger Endoxantherapie) **450 mg/m^2 nicht überschreiten!** –

Speicherkrankheiten

Morbus Hand-Schüller-Christian

Die osteolytischen Läsionen können hier durch Behandlung mit Kortikosteroiden günstig beeinflußt werden. FLOSI u. Mitarb. (J. clin. Endocr. 19 [1959] 239) empfehlen eine *Kombination von Cortison*präparaten (später *Synacthen®*) mit *anabolen Steroiden* und *Schilddrüsenpräparaten*, um die Osteoblastenaktivität und den Knochenaufbau zu stimulieren. In dem mitgeteilten Fall waren nach 4 Jahren die Läsionen völlig verschwunden, die Knochenstruktur normal, und ein halbes Jahr nach Absetzen der Therapie zeigte sich noch kein Rezidiv!

Dosierung: Tägl. *Prednison* 1 mg/kg; *Metandienon* (**Dianabol®** [Ciba-Geigy]) 1 mg je 10 kg; **L-Thyroxin-50®** [Henning], **Euthyrox®**, **Eltroxin®** à 0,1 mg 2 × 1 Tbl. tgl.

Xanthometis

Morbus Letterer-Siwe

Kombinationsbehandlung von Kortikosteroiden zusammen mit Antibiotika: z. B. *Prednison* 1 mg/kg tägl., nach Ansprechen Reduktion auf $^1/_2$ mg, plus *Tetracyclinpräparate* 1g tägl. kombiniert mit *Ampicillin* oder *Streptomycin* 1 g und u. U. Turnus mit andern Antibiotika.

Xanthomatosis tuberosa (essentielle Hyperlipoidämie)

Eine seltene Krankheit mit schwerer essentieller Hypercholesterinämie, zahlreichen xanthomatösen Einlagerungen in die Achilles-, Bizeps-Sehne, die Haut (Ellbogen und Knie!), die Gefäße und mit evtl. in jugendlichem Alter auftretender Claudicatio, Angina pectoris, Infarctus cordis und evtl. Apoplexie.

Therapie

1. *Diät*: Siehe S. 180ff.
2. *Clofibrat-Therapie*: **Regelan**® kann sehr schöne Erfolge bringen. Hohe Dosierung z. B. 4× 500 mg täglich.

Ektoderm

Metastasierendes Melanom

Bei Verdacht auf ein primäres Hautmelanom *immer zuerst Bestrahlung* 6000 r durch einen Spezialisten und erst später breite Exzision. **Cave Probeexzision, lebensgefährlich** wegen Provokation der Disseminierung.

Das Melanom entwickelt sich primär vor allem in der Haut, ferner aber auch in den Augen. Die Metastasen treten oft erst jahrelang nach Entfernung des Primärherdes in Erscheinung und sind dann sehr maligne. Die Bestrahlung der metastasierenden Form zeigte uns keine wesentlichen Resultate.

1. *Chemotherapie:* Triäthylphosphoramid (= **TEPA**® [Lederle]) ergab bei disseminiertem Melanom günstige Resultate; oder die verwandte Schwefelverbindung **Thio-TEPA**® [Lederle]. *Nebenwirkung*: Verfärbung der Augenbrauen.

    Dosierung: Initiale Testdosis von 5 mg i.m., dann steigern auf 10 mg tägl. über eine Zeitspanne von 10–20 Tagen für die erste Behandlung, total 150–180 mg je nach dem Verhalten der Leukozyten.

    Gute Erfolge (Ansprechen in 32%) werden neuerdings auch mit der Kombination von *Vincristin plus BCNU* (Bis-Chloräthylnitrosourea) gemeldet. (Siehe WAGENKNECHT [Univ. Genf]: La chimiothérapie des tumeurs malignes: Méd. et Hyg. Genf [1972] 33–36). Vielversprechend sind Berichte über die *Kombination der operativen*

Behandlung mit anschließender wiederholter *Vakzination mit dem lyophilisierten BCG-Stamm* [(Tice BCG von Tbc Research Institut, Chicago), also nicht der gewöhnlich Pasteur-BCG-Stamm!] bei Patienten im Stadium III und IV (Ldr.-Metastasen und Dissemination) die eine deutliche Verbesserung der Lebenserwartung und Verzögerung der Metastasierung ergab (GUTTERMAN, J. U. u. Mitarb.: Lancet 1973/I, 1208–1210). Man gibt wöchentlich (z. B. Oberarm) 20 Haut-Skarifikationen à 5 cm Länge während 3 Monaten, dann 3 Monate alle 2 Wochen und dann monatlich 1 ×.

2. *Lokale Stoßtherapie*: Bei Beschränkung der Melanommetastasen auf eine Extremität. CREECH (J. Amer. med. Ass. 169 [1959] 339) „extrakorporale Perfusion". (Durch eine Pumpe und einen Oxygenator gebildeter künstlicher Kreislauf). Das abgetrennte lokale Zirkulationssystem wird dann während 1 Std. mit *Melphalan* (**Alkeran**®) und am vorteilhaftesten kombiniert mit **Thiotepa**® (beides alkylierende Mittel) durchspült. Nach 1 Std. wird das zytostatikahaltige Blut entfernt und das Bein wieder an die normale Zirkulation angeschlossen. Die verwendete Dosis beträgt beim **Alkeran**® 1 mg/kg Körpergewicht und beim **Thiotepa**® 25 mg (total). Zufolge der extrakorporalen Perfusion tritt nur eine geringgradig depressorische Wirkung auf die Hämatopoese ein. Die kutanen Läsionen bilden sich durch die hohe lokale Dosis zum größten Teil zurück. Der gleiche Autor berichtete über eine 44%ige Heilungsquote nach 4 Jahren (J. Amer. med. Ass. 188 [1964] 855).

3. *Generalisations-Stadium*: Evtl. noch Versuch mit Hypophysektomie (s. Mammakarzinom).

Endokrines System und Stoffwechsel

Morbus Sheehan und Morbus Simmonds

Zu einem teilweisen oder vollständigen Ausfall des ganzen Hypophysenvorderlappens kommt es am häufigsten beim *Sheehan-Syndrom* (starke Ausblutung oder anderweitiger Schock mit ischämischer Nekrose des Vorderlappens während oder post partum). Ferner bei *Metastasen* oder *Tumoren* dieser Gegend. Zweimal sahen wir einen solchen Ausfall auch durch eine Osteomyelitis bei *Sphenoidfrakturen* (Schädelbasisfrakturen) und einmal durch ein *Tuberkulom*. Als Folge hiervon kommt es zu einem Ausfall der folgenden Hormone:

1. Wachstumshormon (STH) (Ausfall führt nur beim Kind zu Zwergwuchs)

2. Thyreotropes Hormon (TSH)

3. Adrenocorticotropes Hormon (ACTH) und melanozytenstimulierendes Hormon (MSH)

4. Follikelstimulierendes Hormon (FSH)

5. Luteinisierendes Hormon (LH)

6. Laktogenes Hormon (Prolactin).

7. Männliches Gonadotropin (ICSH).

Als Ausfallerscheinung kommt es klinisch vor allem:

a) zu einem *Hypothyreoidismus* (Myxödem)

b) zu einem *sekundären Addisonismus*,

c) zu einem *Hypogonadismus*.

Die klinische Diagnose beruht hauptsächlich auf der Feststellung der Unterfunktion dieser drei innersekretorischen Drüsen:

a) *Myxödem*: Niedriger T3 und T4, niedriges Plasmajodid, hohes Cholesterin, verdickte und trockene Haut, Behaarungsausfall und Kälteempfindlichkeit.

b) Störungen in der Salz- und Wasserregulation, Hypotonie, Hypopigmentierung. Eosinophilie. Normaler ACTH-Test, pathologischer Metopiron-Test.

c) Ausfall der Axillarhaare, negative N-Bilanz, erniedrigte 17-Ketosteroide, Beweis kann durch erweiterten Thorntest geliefert werden. *Die einmal gebildeten Mammae bleiben bestehen!*

Therapie: Praktisch genügt es, den Ausfall der *Thyreoidea*, der *Nebennieren* und der

Gonaden durch Substitution dieser organspezifischen Hormone zu kompensieren, S. Abb. 87. Die ACTH-Zufuhr hat keinen Sinn. Patienten müssen einen *Personalausweis* mit sich führen, s. Morbus Addison-Kapitel, S. 499.

Bei Patienten vor der Pubertät evtl. Choriogonadotropine um die Entwicklung der Hoden und den Deszensus zu fördern, siehe *Kryptorchismuskapitel* (S. 394).

1. *Thyreoidea*: Je nach dem Verhalten des Grundumsatzes brauchen die Patienten 0,1–0,4 mg L-T_4, *Laevothyroxin* (**Eltroxine**®, **Laevoxin**®, in Dtschl. **L-Thyroxin**® [Henning], **Euthyrox**® [Merck]) p.o. tägl. Langsame Erhöhung der Dosis bis zum Erreichen eines normalen Basalstoffwechsels. Siehe Myxödem-Kapitel, S. 490. Da T_4 extrathyreoidal ca. zu 30% in T_5 umgewandelt wird, braucht es kein Mischpp.

2. *Addisonismus*: Kortikosteroide siehe Morbus Addison-Kapitel, S.499.

3. *Gonaden*: Eine Substitution ist nicht unbedingt nötig, wirkt sich aber ebenfalls günstig auf die Leistungsfähigkeit und beim Manne auf die sexuelle Potenz aus. *Methyltestosteron* = **Perandren**® 50 mg i.m., später 1–2 Linguetten à 10 mg p.o. tägl.; wenn gute Wirkung dann z.B. auch alle 4 Wochen *Depot-Testosteron*, z.B. **Testoviron**®, 250 mg i.m. Bei jungen Frauen Imitation eines Zyklus durch Östrogene (Gynäkolog). Daneben bewirken diese Hormone auch eine Gewichtszunahme.

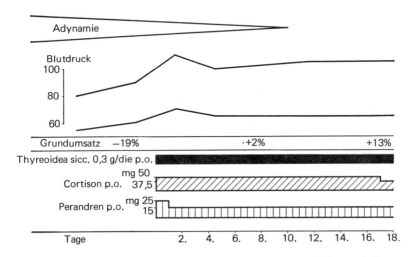

Abb. 87. *Sheehan-Syndrom* (E.S., 55jähr. Frau, KG 79563/56): Schwere Geburt vor 27 Jahren. Müdigkeit. Fehlen der Axillarbehaarung, Hypotonie, erniedrigter GU, Verminderung der 17-Ketosteroide auf $1/10$ der Norm, Insulinüberempfindlichkeit, normaler Thorntest. Fehlbehandlung als M. Addison ohne Effekt; völlige Beschwerdefreiheit nach entsprechender Substitutionstherapie innerhalb weniger Wochen *(Thyreoidea siccata* [heute ist *Laevothyroxin* vorzuziehen], *Cortison* und *Methyltestosteron)*.

Akromegalie (gesteigerte STH-Produktion)

Meistens liegt ein expansiv wachsendes HVL-Adenom vor (bitemporale Einengung des Gesichtsfeldes. Sellavergrößerung). Häufig besteht gleichzeitig ein Diabetes insipidus.

Therapie: In der *Schweiz wird häufiger operiert* (nasal, submukös), in England verwendet man häufiger die Implantation von *Yttrium* (^{90}Y) in die Sella turcica, die *Röntgenbestrahlung* wird nur noch *bei inoperablen Fällen* durchgeführt.

Zentraler Diabetes insipidus

In allen Fällen genaue *Abklärung des Hypothalamus- und Hypophysensystems*: Sellaaufnahme, Metopirontest, Thorntest, Gesichtsfeld, WaR. Aufnahme der sphenoidalen Sinus, da von hier evtl. entzündliche Prozesse oder Tumoren übergreifen können. Auch primär infektiöse Prozesse (1 Fall eines Tuberkuloms) können ursächlich in Frage kommen, sowie traumatische Schädigungen oder Tu-Metastasen.

Die Ursache ist eine *Störung im Bereich des hypothalamo-neurohypophysären Systems*: Fehlen oder Mangel an *Adiuretin, ADH* (Arginin-Vasopressin). Man unterscheidet eine:

a) hereditäre (selten),

b) symptomatische,

c) idiopathische Form ($^1/_3$ der Fälle).

Bei der symptomatischen Form liegt eine Zerstörung der Bildung, Speicherung oder des Transportes des ADH im Bereiche des Hypothalamus, des Hypophysenstiels oder des neurohypophysären Speichers vor.

Die häufigste Form in der Praxis ist die *psychogene*. Dort fehlt die mangelnde Konzentrationsfähigkeit des Nephrons.

Klinisch wichtige Symptome: Große Urinmenge, niedriges spez. Gewicht (nicht über 1005–1008), mangelnde Konzentrationsfähigkeit (Durstversuch).

Zur Unterscheidung eines Diabetes renalis und insipidus ist der *Pitressin*-Test mit 100 Milli-E i.v. durchzuführen, wobei die Trink- und Urinmenge sofort zurückgeht. Gewöhnlich liegt eine *Störung im Hypophysenbereich* vor. In seltenen Fällen (*nephrogener, hereditärer Diabetes insipidus*) handelt es sich um eine *primäre Störung der Tubuli*, die nicht mehr auf *Vasopressin* ansprechen.

Wesentlich ist auch die Bestimmung des *Serumkalziums*, um eine Polyurie durch Hyperkalzämie auszuschließen (z. B. Hyperparathyreoidismus).

Therapie: Sie richtet sich nach dem Grundleiden. Im übrigen symptomatische Therapie. Spezifisch wirkt das synthetische Vasopressin-Analogon **DAV Ritter**® (Desamino-(D-arg^8)-vasopressinindiacetat), bei welchem die Aminogruppe des Cysteins entfernt und das L-Arginin durch das D-Arginin ersetzt wurde. Dadurch wird bei intranasaler Anwendung eine wesentliche Verlängerung der Wirkungsdauer erreicht, während die Wirkung auf die Gefäße bei üblicher Dosierung verringert wird. Eine intranasale Gabe von 0,1–0,2 ml gibt eine antidiuretische Wirkung über 5–12 Stunden. Weitere Mittel: **Vasopressin-Spray**® [Sandoz] 1–6 × tägl. oder Schnupfpulver **Piton**® [Organon], **Pituigan**® [Henning]. Individuelle Einstellung. Die i.m. Therapie kommt nur für die ersten Tage in Frage: **Pitressin-Tannat**® in öliger Lösung *5 E i.m.* Die Wirkung hält dann für 2–5 Tage an. Diätetisch vorwiegend vegetabilische Kost, möglichst salzarm.

Chlorpropamid (ein Sulfanylharnstoff, s. dort) hat in Dosen von 250 bis maximal 500 mg/24 Std. eine analoge Wirkung (**Diabetoral**®, **Chloronase**®). Nachteile sind der evtl. Blutzuckerabfall (bei 500 mg oder mehr) und manchmal die Alkoholintoleranz.

Das Antiepileptikum *Carbamazepin,* **Tegretol**® (in Dtschl. **Tegretal**®), 3–4 × 1 Tabl. à 200 mg, hat häufig einen deutlichen Effekt. Es kann nötigenfalls mit Chlorpropamid kombiniert werden. Die Chlorothiazid-Derivate zeigen eine viel geringere Wirkung und sind heute nicht mehr angezeigt.

Hyperthyreose

Bis heute sind drei Ursachen bekannt:

a) *Toxisches Adenom* (sogenannter heißer Knoten),

b) *Struma basedowificata,*

c) *Genuiner Basedow* mit einer wahrscheinlich durch den LATS-Faktor (long acting thyroid stimulator) bedingten Stimulation der Thyreoidea.

Die klinischen Symptome sind allgemein bekannt. **Der Praktiker muß vor allem bei allen Fällen von Vorhofflimmern und -flattern an die Möglichkeit einer Hyperthyreose denken,** die bei Herzdekompensation oft übersehen wird.

Screening-Test: Bei allen Verdachtsfällen (auch denjenigen, bei denen z.B. durch eine **übermäßige Jodeinnahme,** wie z.B. bei *Cholezystographie,* i.v. *Pyelogrammen* oder einer Behandlung mit **Mexaform**® oder **Enterovioform**®, ferner bei Herzpatienten noch oder während einer *Amiodaron-,* **Coradarone**®-Behandlung führt man zuerst den **TSH-Test** durch (Laborkosten in der Schweiz z.Z. SFr. 34,—). Liegen die gefundenen Werte im Normbereich, d.h. zwischen 5–37 mE/l so sind keine weiteren Teste nötig. Liegen die Werte darunter oder darüber dann erst sind weitere Teste zur Abklärung nötig, *(T3 und T4)* und bei Verdacht auf heiße Knoten das *Scintigramm.* Das **Photomotogramm,** eine sehr einfache und billige Methode eignet sich v.a. *zur Überprüfung des therapeutischen Effektes.*

Bevor mit der Therapie begonnen wird, sollte (Notfälle ausgenommen) der Fall immer mit einem *Spezialisten konsiliarisch besprochen* und ein *individueller Therapie-Plan festgelegt werden.* Spontanremissionen sind vor allem beim genuinen Basedow beim Jugendlichen und im Klimakterium häufig, so daß sich bei nicht allzu schweren Fällen ein Zuwarten, d.h. eine Behandlung mit Thyreostatika, lohnt und nicht sofort zur Operation oder sogar Radiojod-Behandlung gegriffen werden sollte. Radiojod, das zu genetischen Schäden führen kann, sollte nach meiner Auffassung erst nach dem 35. Altersjahr angewendet werden.

Hyperthyreose

Therapie: Hierfür bestehen heute die folgenden drei Möglichkeiten:

I. Hemmung der Schilddrüsenhormon-Synthese.

II. Operative Behandlung (vor allem für das *toxische Adenom*, ferner die Knotenstruma und große diffuse Struma.

III. Radio-Jod-Behandlung.

Hemmung der Trijodthyroninsynthese [Thyreostatika]

Es handelt sich immer um eine *Langzeitbehandlung* von $1^{1}/_{2}$–2 Jahren.

a) *Organische Thyreostatika: Thiourazilpräparate, Thiamazol, Carbimazol,* Blockierung der intrathyreoidalen Hormonsynthese auf fermentativem Wege.

Nebenwirkungen: Bei der Anwendung der Thiourazilpräparate sollten wöchentlich die Leukozyten kontrolliert werden, da Leukopenien und selten *Agranulozytosen* vorkommen können. Diese Granulozytopenien sind aber bei den heute verwendeten Präparaten selten, $2^{0}/_{00}$. Häufiger kann es zu *Exanthemen* und u.U. auch zu *Drugfieber* kommen. In solchen Fällen gelingt es evtl., die Therapie doch noch weiterzuführen, wenn man auf ein anderes Präparat wechselt.

Gegenindikationen: Substernale Struma (Gefahr der Kompression durch die Volumenzunahme!). *Toxisches Adenom* (hier kein Erfolg).

Zusätzliche Kombination mit Laevothyroxin: Soll immer durchgeführt werden, um die TSH-Produktion des Hypophysenvorderlappens zu hemmen und die Schilddrüsenvergrößerung zu verhindern, z.B. täglich 0,1 mg **Eltroxine**®, **Laevoxin**® oder **L-Thyroxin**® [Henning]. Überwachung des Halsumfangs.

b) **Cave Perchlorate!!** (z.B. Kaliumperchlorat). *Viel zu gefährlich,* da **tödliche aplastische Anämien** (eigene Beobachtungen) auftreten können und die übrigen Mittel viel harmloser sind.

Praktische Durchführung der Behandlung

Leichte Fälle ohne starke Abmagerung und Tachykardie: *Thiouracile.*

Methylthiourazil (**Thiomidil**® [Wander], **Thyreostat**® [Herbrand], **Methyocil**® [Kwidza, Wien], **Methylthiouracil**® [ACO] usw.), in folgender Dosierung: *0,3g tägl. d.h. 3× 4 Tabl. zu 0,025 g ambulant während 10–14 Tagen, dann Kontrolle des Grundumsatzes und Reduktion der Dosis je nach dem Erfolg auf 0,2 (–0,1) g tägl. während weiterer 14 Tage.* Ist das Photomotogramm normal geworden, was in solchen Fällen gewöhnlich nach 3–4 Wochen der Fall ist, so ist es meistens vorteilhaft für weitere 8 Monate eine *Erhaltungsdosis* (= ED) von 2–4 Tabl. (2–4 × 0,025 g) tägl. weiter zu verabreichen. (Lkz.-Kontrolle, da selten Agranulozytose.)

Bei Unverträglichkeit: Gibt man das stärkerwirkende *Methimazole* = **Tapazole**® [Lilly], **Favistan**® [Asta] oder **Mercazole**® [Schering]. Die Dosierung beträgt je nach dem T3/T4-Test und Ansprechen 40–60 mg tägl. *Carbimazol* (**Carbimazol** [Henning] Tabl. à 10 mg, **Neo-Mercazole**® [Brit. Schering], **Neo-Thyrostat**® [Herbrand]). ED 5–30 mg (Tabl. à 5 mg). Auch bei diesen Präparaten ist die Überwachung des Blutbildes (*Agranulozytosen*) wichtig. ED hier für *Carbimazol* 5–20, für *Methimazol* 10–20 mg.

Hyperthyreose

Bewährt hat sich nach BÜRGI (Solothurn) für das *Methimazole* folgende Dosierung: Drei Wochen 3 × 3 Tbl. à 500 mg tgl., dann je 3 Wochen 3 × 2, 3 × 1, dann 2 × 1 bis zu einem Jahr. Dann kann die Therapie meist abgestellt werden.

Lithium bleibt für die Patienten mit allergischen Reaktionen reserviert.

Pp. *Lithiumazetat*, **Quilonorm**® Tbl. à 536 mg. Es führt zu raschem Abfall des Hormonspiegels (T4, T3). *Dosierung*: 3 × 1 Tbl. bei regelmäßiger Kontrolle des Li-Serumspiegels der zwischen 0,5–1,0 m Val/l liegen soll. Wirkt auch bei akuten Fällen sehr gut. Cave bei Nierenschädigung! (BÜRGI, H., F. ENZEMANN: Schweiz. med. Wschr. 108 [1978] 1850).

Schwere Fälle: Ausgesprochene Tachykardie, Abmagerung, schwer pathologischer Jodtracer und hoher T3/T4-Test.

1. *Bettruhe*: Während leichte Fälle u. U. ambulant behandelt werden können ist bei schweren unbedingt Bettruhe am Platz. Bei diesen schweren Fällen wird man häufiger nach der medikamentösen noch eine operative Behandlung anschließen müssen. Hier beginnt man besser mit dem stärker wirkenden *Methimazol* (**Tapazole**®, **Favistan**), **Mercazole**® 60–120 mg oder *Carbimazol* s. o. 30–60 mg täglich.

   3wöchentliche Kontrolle des Photomotogramms und sukzessive Reduktion des *Thyreostatikums*. Langsames Ausschleichen, um Rezidive zu verhindern.

2. *Betablocker*: Zweckmäßig wird man zur Unterstützung der Behandlung in der ersten Zeit *β-Blocker* und Analoge verabreichen, z. B. **Inderal**®, in Dtschl. **Dociton**®, 2–(3) × 40 mg tägl., sind von sehr guter Wirkung. *Keine Beta-Blocker bei Herzinsuffizienz vor der Digitalisierung!* Zusätzlich wirkt bei aufgeregten Patienten **Phenobarbital**, 3 × 0,1 g (oder **Valium**® à 10 mg) sehr günstig.

3. *Bei Herzdekompensation*: Digitalisierung, vor allem wenn Vorhofflimmern vorhanden ist, z. B. **Digilanid**® [Sandoz] i.v. 1–2 ml, dann in den folgenden Tagen 1 bis 2 × tägl. 1 ml. Evtl. auch ein Versuch der Regularisierung durch **Chinidintherapie** (Näheres siehe Herzkapitel: Vorhofflimmern S.114). Oft führen schon die *Beta-Blocker* zum Ziele. Im Notfall *Kardioversion*.

4. *Diät*: Bei allen Hyperthyreosen ist eine vorwiegend **laktovegetabilische Kost** mit relativ wenig Fleisch und Eiweiß am Platz.

   Bei extremer Abmagerung: Eine kalorienreiche und schlackenarme Kost. Bei Durchfällen in den ersten Tagen *Tinctura opii* 3 × 10 Tropfen tägl., dann allmähliches Ausschleichen.

5. *Operative Behandlung*: Diese ist in den schweren Fällen nach einer Vorbehandlung mit den obigen Mitteln oft nicht zu umgehen. Auch die schweren toxischen Fälle überstehen heute den Eingriff viel besser, wenn sie präoperativ eine Behandlung mit Thyreostatika erhalten, wobei die Operation gewöhnlich nach 3–4 Wochen angeschlossen werden kann. Mortalität heute 0,1%, bei Rezidiv-Operationen höher.

   Manchmal drängt sich die Operation auch aus ästhetischen Gründen besonders bei Frauen auf, weil durch die Behandlung mit den obigen Thyreostatika die Schilddrüse evtl. erheblich zunimmt.

   Weitere Indikationen sind: Hyperthyreosen mit großer knotiger Struma. Hyperthyreosen mit substernaler Struma. *Toxisches Adenom!* Ferner Tracheakompression mit Stridor. Ferner bei Vorliegen einer *Gravidität*, s. u.

Hyperthyreose

Kontraindikationen: Schwerer Exophthalmus, Herz- und Lungenkrankheit.

Jodvorbehandlung vor der Operation: Auch heute noch wird von vielen Chirurgen die *Lugoltherapie* als Vorbehandlung für die Operation verwendet, um die Blutungsgefahr während der Operation, die bei diesen hyperämischen Strumen sonst sehr groß ist, möglichst herabzusetzen (sog. „Plummern").

Man beginnt mit 3×5 Tropfen und steigt tägl. um 1 Tropfen bis auf 3×10 Tropfen tägl. Beginn 8 Tage vor dem Operationstag bei gleichzeitigem Absetzen der Thyreostatika mit dem Einsetzen der Jodbehandlung.

LABHART (Klinik der inneren Sekretion. 2. Aufl. Springer, Berlin 1971) empfiehlt ein etwas anderes Vorgehen für die Operationsvorbereitung, das sich noch besser bewährt haben soll: Nachdem der Grundumsatz sich weitgehend normalisiert hat, wird das Thyreostatikum weiter gegeben und gleichzeitig eine Tagesdosis von 20-50 mg *Jod* ($= 8-20$ gtt. der *Sol. Iodi aq. fortis*, Ph. H.) während einer Woche verabreicht und darauf für 1-2 Wochen das Jod allein weiter gegeben, dann Operation.

6. *Radio-Jod-Behandlung*: Diese Methode hat vor allem in den letzten Jahren viele Anhänger gefunden. Sie beruht darauf, daß die normale Schilddrüse und noch stärker die hypertrophische Schilddrüse das Jod sehr stark anzureichern vermag. Verwendet wird das *Isotop* ^{131}J mit einer Halbwertszeit von 8 Tagen. In etwa 30% kommt es zum bleibenden, in 8% zu einem transitorischen Myxödem, das eine Dauertherapie mit Schilddrüsenpräparaten verlangt. Die bei uns häufige „Struma nodosa basedowificata" reagiert außerdem schlechter, und schließlich ist die Frage evtl. *Spätschäden* noch nicht restlos geklärt. *Indiziert scheint sie heute vor allem bei älteren Personen*, die sich gegen alle Thyreostatikabehandlungen als resistent erweisen und bei denen eine Operation z. B. wegen des Herzens ein zu großes Risiko in sich bergen würde, ferner beim toxischen Adenom. Bei letzterem ist die Operation aber vorzuziehen. *Eine absolute Kontraindikation besteht bei schwangeren Frauen*, da auch die kindliche Thyreoidea geschädigt wird. *Kontraindiziert* ist sie ferner *bei Frauen unter 35 Jahren* (evtl. Mutation der Nachkommen). Die Durchführung der Behandlung muß einem Spezialisten überlassen werden. Die Hauptwirkung tritt nicht vor einem Monat und meistens erst nach 4 Monaten voll ein. Deshalb benötigen diese Fälle vom 8.-10. Tage an (nicht vorher, um den ^{131}J-Einbau nicht zu stören!) *noch eine zusätzliche Behandlung mit Thyreostatika für 6 Wochen*.

Indikationen für die Radiojodbehandlung:

a) Frauen über 35 Jahre
b) Rezidive nach Strumektomie
c) Maligne Ophthalmopathie, s. u.

Zur Sedation anfänglich *Beta-Blocker* s. o. sowie *Phenobarbital* und *Diazepam* (**Valium**®). Die Patienten werden in der ersten Zeit von Kindern isoliert. Heute scheint sich auf Grund der erschreckend hohen Zahl von Myxödemen die *fraktionierte Verabreichung des Radiojods, verteilt auf 3-4 Einzeldosen im Abstand von 4-6 Monaten, immer mehr durchzusetzen*, da dann Überdosierungen viel seltener sind.

Bei einer Vorbehandlung (fraktionierte ^{131}J-Verabreichung) mit Thyreostatika müssen diese für 3 Wochen sistiert und durch Valium und Phenobarbital ersetzt werden, damit sich das ^{131}J an die Thyreoideazellen fixieren kann.

Exophthalmus

Dosierung: Die fraktionierte Verabreichung hat sich am besten bewährt, dies wird auch von REINWEIN betont (Erkrankungen der Schilddrüse in: Rationelle Thp. in der Inneren Medizin. Thieme, Stuttgart, 1980, S. 209).

Reinwein hebt folgende Grundsätze hervor:

1. *Bei akutem Verlauf kleinere* Dosen verwenden.
2. *Je mehr Komplikationen* (Herzinsuffizienz, Diabetes) desto *größer* die Dosis.
3. *Endokrine Opthalmopathie*: Je schwerer, um so kleiner die Dosis.
4. *Struma*: Je größer die Struma, desto höher die Dosis. Bei Knoten-Struma höhere Dosen als bei diffusen.

Als Richtwert für die 1. Radiojoddosis

a) *Hyperthyreose ohne Struma* 2–4 mCi

b) *Hyperthyreose mit großer diffuser Struma* 4–8 mCi

c) *Knotenstruma*: 5–10 mCi

d) *Solitäre Adenome* (heiße Knoten) wenn Operation nicht möglich: 6–12 mCi

Therapie-Kontrolle: Alle 6 Wochen (T_3, T_4). Nach 4–6 Monaten (Thyreostatika 3 Wochen vorher absetzen!) genaue Bestimmung der Schilddrüsenfunktion. Falls immer noch stark hyperthyreot, Wiederholung der ^{131}Jod-Applikation, sonst noch zuwarten. Einige Fälle brauchen bis zu drei Kuren.

Nach unserer Ansicht und derjenigen zahlreicher anderer Autoren ist aber *die therapeutische Anwendung des ^{131}J bei Jugendlichen und Patienten im Fortpflanzungsalter* (*praktische Grenze bei 35 Jahren je nach dem Fall*) kontraindiziert. Die zahlreichen Mitteilungen über einwandfrei festgestellte persistierende *Chromosomen-Aberrationen*, die sich in den Leukozyten z.B. schon nach der i.v.-Gabe von 5 mCi Jod nachweisen lassen, sprechen eben doch dafür, daß vermehrt Gen-Mutationen auftreten können. Maligne Entartungen der Thyreoidea nach ^{131}J-Behandlung wurden bis jetzt nur bei Kindern gesehen. Leukosen sind nicht häufiger.

Behandlung des malignen Exophthalmus: Bei jedem schweren Exophthalmus ist die Gefahr einer *Verstärkung durch die Thyreostatika* gegeben, indem hierdurch die Sekretion des TSH-Hormons gesteigert wird. *Deshalb* bei den *malignen Formen absolute Indikation zur Radiojod-Behandlung*. Bei schweren progredienten Formen Schutz der Kornea vor Austrocknung mit *Vaseline*, Schlafen in sitzender Stellung (um ein retrobulbäres Ödem zu vermeiden), feuchte Kammer mit Plastikschale! Dazu sofort zusätzlich:

Prednisontherapie: 2 mg/kg anfangs i.v. tgl. bis zur Besserung des Zustandes, dann langsamer Abbau auf ED von $^1/_2$–$^1/_4$ mg/kg und tiefer, nicht vor 10 Monaten völlig ausschleichen. Plötzliches Absetzen ist gefährlich. Geht ein extremer Exophthalmus unter der Behandlung mit Radiojod und den obigen Maßnahmen nicht zurück, so kommt die operative Behandlung zur lokalen Entlastung in Frage. *Prednisontherapie* mit *Saluretika* kombinieren (tägl. 1–2 **Lasix**® à 40 mg).

Bei *malignem Exophthalmus ohne andere Hyperthyreose-Symptome* ist nur die *Prednison* (Cortison)-Therapie anzuwenden, **cave Operation**, da sonst akute Exazerbation durch das Ansteigen der TSH-Sekretion.

Thyreotoxische Krisen:

Sind lebensgefährlich und verlangen sofortiges Eingreifen. Treten am häufigsten durch massive Ausschwemmung nach *Thyreoidektomien* auf, ferner im Anschluß an einen *akuten Infekt* bei vorbestehender Hyperthyreose.

Therapie: *β-Rezeptoren-Blocker* (z.B. *Propanolol* **Inderal**®, in Dtschl. **Dociton**®; s. Herzkapitel) in einer Dosis von 3 × 40 mg tägl. wirken rasch und sicher. Bei Herzinsuffizienz oder Asthma mit großer Vorsicht anzuwenden.

Guanethidin (**Ismelin**®), bei latenter oder manifester Herzinsuffizienz vorzuziehen. Dieser spezifische Sympathikusblocker (s. Hypertonie-Kapitel) hat sich sehr bewährt. *Dosierung:* 50–100 mg tägl., später eine ED von 25–75 mg je nach Wirkung. Wird ausgezeichnet toleriert. Die *Beta-Blocker* sind bei Herzinsuffizienz zu gefährlich.

Flüssigkeitsersatz: Exsikkose ist eines der Kardinalsymptome der thyreotoxischen Krise. Der Flüssigkeitsbedarf von bis 5 Liter ist unter Elektrolytkontrolle zu decken.

Intravenöse Injektion von 4–6 ml **Endojodin**® [Bayer]. Lugolsche Lösung wirkt hier oft zu langsam. Ist kein Endojodin vorhanden, dann als Ersatz *150 mg Lugol* in der ersten Infusion, dann 1000 mg/Infusion (Lugol ist keimfrei). Dazu tägl. 2 Amp. i.v. oder i.m. des injizierbaren Thyreostatikums **Favistan** [Asta] à 100 mg plus 50 mg Prednisolon, z.B. **Ultracorten-H**®. Wichtig ist in allen Fällen die *Thromboseprophylaxe* (Antikoagulantien).

Sauerstoff durch Nasensonde.

Serumkalzium: In gewissen Fällen muß die schwere *Hyperkalzämie* bei Hyperthyreose besonders behandelt werden (zwei eigene Beobachtungen).

Hibernation: Wenn keine Besserung eintritt, kann diese in extremen Fällen lebensrettend wirken (2 eigene Beobachtungen).

Hyperthyreosen während der Schwangerschaft: Kommt es zu einer Gravidität, wirkt sich diese eher günstig auf die Hyperthyreose aus. Eine symptomatische Therapie der Hyperthyreose der Schwangeren ist anzustreben. Die Diagnose ist schwierig laboratoriumsmäßig zu stellen. Zu beachten sind besonders die physiologischerweise erhöhten PBJ- und T_4-Werte. Der Radiojodtest darf nicht durchgeführt werden. Wenn symptomatische Therapie nicht genügt: *Operation. Radiojod ist kontraindiziert* wegen Schädigung der kindlichen Schilddrüse. *Thyreostatika*, wenn sie nötig sind, in *möglichst kleiner Dosis* (nicht über 40 mg *Methimazol*, 30 mg *Carbimazol*) und kombiniert mit L-Thyroxin 0,1 mg tägl., um keine Schädigung des Foetus durch zu starke Hemmung der eigenen Hormonsynthese zu induzieren. Das Plasmajod darf nicht unter 8,0 $\gamma\%$ gesenkt werden. Eine teratogene Wirkung ist bis jetzt nicht bekannt.

Toxisches Adenom: Diagnose u.U. schon palpatorisch vermutbar. Beweis durch die *in allen Fällen von Hyperthyreose* durchzuführende *Szintigraphie* oder den *Stimulationstest*. Häufig ist das T_3 isoliert erhöht. Eine Ophthalmopathie spricht immer gegen ein Adenom!

Therapie: Wenn möglich, *Operation!* Die *Radiojodbehandlung* ist bei weichen Adenomen erlaubt, da man hohe Dosen geben muß, wodurch gesundes Thyreoideagewebe durch Randstrahlen zerstört wird. Vorbehandlung mit Thyreostatika ante operationem, die aber hier weniger gut wirken, da das Adenom alles Jod an sich reißt. Ferner

Myxödem

2 Wochen *Trijodthyronin* (0,05–0,1 mg/Tag), um das normale Schilddrüsengewebe vor der ^{131}J-Verabreichung stillzulegen, beginnend 1 Tag vor der ^{131}J-Behandlung.

Hypothyreose/Myxödem

Die im *Kindesalter zu beobachtenden Hypothyreosen* sollten so früh als möglich diagnostiziert werden (primäre Hypoplasien oder Aplasien der Thyreoidea). Dies kann heute sehr einfach erfolgen, indem für diesen Screening-Test *ein eingetrockneter Tropfen Blut auf einem Spezialpapier genügt, um den T4-Gehalt zu bestimmen* (Laboratorien in allen größeren Universitäts-Frauenkliniken, z.B. Bern und Zürich). Man fand bei Massenuntersuchungen an Neugeborenen (FISCHER, D., 1980) 1 Fall auf 4200, in der Schweiz 1/3500. Es handelt sich also um eine häufige Störung, die, wenn sie unerkannt und unbehandelt bleibt, zu irreparablen Schäden des Gehirns führt (s. „Leading article", Brit. med. J.: 281 [1980] 1) die bei *Frühbehandlung* mit T 4 vermieden werden können. Sonst bleibt die Gehirnentwicklung zurück und kann nicht mehr eingeholt werden.

Den *primären Hypothyreosen* liegen kongenitale Störungen wie *Hypoplasie oder Aplasie der Schilddrüsen* zugrunde. Sie werden hauptsächlich im frühkindlichen Alter diagnostiziert. Bedingt zu den primären Hypothyreosen gehört der *endemische Kretinismus*. Dieses Syndrom von Kleinwuchs, Oligophrenie und Schwerhörigkeit sowie neurologischen Störungen muß allerdings nicht auch mit einer manifesten Hypothyreose vergesellschaftet sein.

Die *erworbenen Formen* entstehen als Folgestadium einer *Thyreoiditis*, vor allem bei einer Autoimmunkrankheit, sowie nach *Strumablutung* und *therapeutisch* nach nuklearmedizinischer oder chirurgischer *überschießender Thyreoideaverkleinerung*. Zu den sekundären Hypothyreosen werden auch die hypophysären und suprahypophysären Formen (besonders auch im Rahmen eines Sheehan-Syndroms) gezählt. Die Diagnose einer Hypothyreose wird in Praxis und Klinik viel zu selten gestellt. Die typischen Hautveränderungen fehlen häufig, und *man denke bei allen unklaren Fällen mit schwerer Adynamie, ausgesprochener Müdigkeit und evtl. Ödembildung sowie Kälteempfindlichkeit an die Möglichkeit einer Hypothyreose und kontrolliere Jod-Tracer, Plasmajod*, T_3- und **T_4-Test,** *Reflexzeit (ASR)* und TSH-Test! *PBI-Normalwert* bei Thyroxin-Thp 6–8. Immer auch die **Thyreoidea-Antikörper** bestimmen lassen. Der tägliche Normalbedarf für T_4 beträgt 60–120 µg, für T_3 20–60 µg. *Da im Körper ca. 30% des T_4 in T_3 umgewandelt werden, genügt es vollkommen, T_4 zu substituieren.* Die teuren Mischpp. sind nicht nötig.

Therapie: Die Behandlung besteht in T_4-Substitutionstherapie. Eine gleichmäßige, gute Substitution kann mit *L-Thyroxin = Tetrajodthyronin* (**Eltroxin**® [Glaxo], **Euthyrox**® [Merck]; **L-Thyroxin 50** [Henning] (sowie 100 und 150) in Skand. **Levaxin**® [Nyegaard]) erreicht werden. Zur Kontrolle kann sowohl Photomotogramm, Serum-Cholesterin als auch Plasmajod verwendet werden, im Gegensatz zur Substitution mit Präparaten, welche *Trijodthyronin* enthalten (**Cynomel**®, **Thybon**® und *Thyreoidea siccata*), bei denen das Plasmajod für die Kontrolle nicht verwertet werden kann. Bei postoperativen Fällen besteht manchmal gleichzeitig eine parathyreoprive Tetanie (Behandlung s.d.), die dann ebenfalls therapeutisch angegangen werden muß.

Myxödem

L-Thyroxin: Beginn mit 12,5–25 µg tgl., je nach Verträglichkeit alle 2 Wochen um 12,5 µg steigern bis zur normalen tgl. ED von 200–250 µg (= 0,2–0,25 mg).

Hypothyreose mit Fettsucht: Hier ist die Behandlung mit den *Thyreoidea*-Präparaten gleichzeitig mit einer entsprechenden Diät zu kombinieren (siehe unter Fettsucht).

Hypothyreose mit Diabetes: Diese Fälle sollten nur in einer Klinik stationär eingestellt werden, da mit der Besserung der Thyreoideafunktion der Insulinbedarf stark ansteigt und der Diabetes oft sehr labil wird.

Kindliche Hypothyreose: Hier ist der *frühzeitige Therapiebeginn* und eine sorgfältige Dosierung sehr wesentlich für die normale Entwicklung der Kinder. Unbedingt endokrinologisch geschulten Pädiater beiziehen, siehe S. 489 oben.

Herzkomplikationen: Besonders bei älteren Leuten ist eine langsame Steigerung der Substitutions-Dosis innert 3–6 Wochen sehr wesentlich, da es sonst durch die hier häufige *Koronarsklerose* zu *Angina pectoris* und *Herzinfarkt* und durch die Herz-Mehrbelastung zu *Herzinsuffizienz* kommen kann! – Kommt es zum Auftreten von Beschwerden, so reduziert man die Thyroxindosis etwas, fährt aber mit der Behandlung fort und setzt zusätzlich mit der entsprechenden Herztherapie ein.

Myxödem-Koma

Symptome: Schwere Hypothermie, Bradykardie, Hypotonie, Ödeme und Bradypnoe mit Hyperkapnie, evtl. Perikarderguß, blasse verdickte rauhe, trockene Haut.

Hier muß man viel energischer eingreifen:

1. **L-Thyroxin-inj.**® [Henning]: In den **schweren Fällen** gibt man am 1. Tag als Bolus 500 µg L-T_4 i.v. in die Tropfinfusion. Am 2. Tag 100 µg L-T_4 i.v. Als Notlösung kann man auch **Thybon-forte**®-Tabletten oder ein anderes T_3-Präparat zerstoßen und durch einen Nasen-Magenschlauch eingeben. Dosis 100 µg T_3 in den ersten Stunden. In **leichteren Fällen** lieber vorsichtiger 50 µg in den ersten 24 Std. und allmählich innert 3 Tagen auf täglich 100 µg steigern. **Monitor-Kontrolle!** (Gefahr von Kammerflimmern etc.).

2. *Wärmezufuhr*: Körpertemperatur durch elektrisch geheizte Bettdecke, Wärmeflaschen usw. allmählich auf normale Werte aufheizen. (Rektale Temperaturenmessung!)

3. *Hydrocortison*: 150–200 mg i.v., innerhalb 2–3 Stunden Glucosespiegel beachten, dann weiter *Ultracorten-H*. i.m. 25 mg/12stündlich.

4. *Antibiotika-Abschirmung*: Da gar keine Resistenz gegen Infekte, z.B. **Cloxacillin**.

5. *Gegen die Atemstörung*: Vorsicht mit Sauerstoff, bei Hyperkapnie *Respirator*-Beatmung, Kontrolle des Astrup.

6. *Initiale Hypovolämie*: 1000–1500 ml **Macrodex**®. Bei Hypoglykämie plus Glukose. Überwachung des ZVD.

7. *Elektrolytkontrolle* und evtl. -Substitution.

8. Evtl. *Digitalisierung*.

Struma

Thyreoiditis

1. *Akute Thyreoiditis suppurativa*: Diese Fälle sind selten, führen rasch zur Einschmelzung und können durch alle möglichen Erreger (häufig Koli) ausgelöst werden.

   Therapie: Gezielte *Antibiotika*, operative *Drainage*.

2. *Chronische bis subakute, nicht eitrige Thyreoiditis*: Die lymphoide *Struma Hashimoto* ist eine Autoimmunerkrankung, indem sich durch Einbruch von Kolloidmassen der Struma in die Blutbahn bei vereinzelten Patienten Antikörper gegen das Thyreoideaglobulin entwickeln, wobei es unter ihrer Einwirkung zu einer chronischen destruktiven Entzündung der Drüse kommt. Bei solchen Patienten lassen sich im Blut Auto-Antikörper gegen Thyreoideagewebe nachweisen (Präzipitationstest). Sicherung der Diagnose durch Probeexzision.

   Therapie: *Prednison*, beginnend mit 1 mg/kg tägl., nach Rückgang der Erscheinungen allmählicher Abbau auf eine Erhaltungsdosis von 15–20 mg während mehrerer Monate; dann kann die Behandlung, wie wir in eigenen Fällen gesehen haben, häufig völlig abgesetzt werden. In seltenen Fällen kommt es nachher zu Myxödembildung, dann muß oral $L-T_4$ verabreicht werden. So in einem unserer Fälle (Krankenschwester), der heute tägl. 200–400 µg $L-T_4$ benötigt. Über Erfolge mit Antimetaboliten liegen noch keine größeren Serien vor. Häufig genügt nach den Erfahrungen der Mayo Clinic die alleinige Verabreichung von 200 µg L-Thyroxin (T_4) pro die ohne Steroide.

3. *Riesenzellen-Thyreoiditis* (Typ de Quervain): In gewissen Fällen, vor allem bei hohem Fieber, handelt es sich vielleicht um eine Infektion mit dem Mumpsvirus.

   Therapie: Cortison-Therapie wie oben, aber die Dosis kann gewöhnlich schon nach 2–3 Wochen reduziert werden. Rascher Rückgang von Fieber und Schmerzen.

4. *Riedelsche Struma*: Operation nur, wenn Kompression der Trachea, und nachher Substitutions-Therapie, evtl. kombiniert mit Kortikosteroiden (s. o.).

Struma endemica

Vor der Jodprophylaxe eine häufige Erscheinung. Die zusätzlich nötige tägl. Joddosis beträgt in Endemiegebieten ca. 100 γ pro Tag, was am besten durch Jodierung des Kochsalzes zu erreichen ist (20 mg Kaliumjodid auf 1 kg NaCl). Bisher wurde oft nur mit 5–10 mg/kg jodiert. Vor der Prophylaxe zeigten 50% der Schulkinder eine Struma, heute nur noch 4%! In der Schweiz verdanken wir diesen großen Fortschritt Kollege EGGENBERGER. – *Klinische Abklärung* der Struma auf Spezialklinik (Szintigramm usw.).

Therapie der Struma: In den meisten Fällen *Jodtherapie* tägl. 100–150 γ, bei Kindern höhere Dosierung, 500–1000 γ, während mehreren Monaten, am besten in Form der jodhaltigen Schokoladetabletten (1 Tabl. = 1000 γ [1 mg] anorg. Jod). In schweren Fällen *Operation*. Bei mäßigen Strumen empfiehlt sich als kontinuierliche Therapie die Verabreichung von *L-Thyroxin* tägl. 0,2 mg, wodurch die Produktion des TSH-Hormons des Hypophysenvorderlappens gehemmt wird. Diese Behandlung ist zugleich die beste Prophylaxe gegen eine evtl. maligne Entartung. ASTWOOD u. Mitarb. (J. Amer. med. Ass. 174 [1960] 459) sahen mit 0,18 g pro Tag in $^2/_3$ der Fälle eine Rückbildung. Bei 16% dieser Patienten kam es zu milden Zeichen einer Hyperthyreose. Das Photomotogramm muß also von Zeit zu Zeit kontrolliert werden. Auch bei der durch *Antiovulantien* oder *Lithium* (Depressionsbehandlung) bedingten Struma gibt man die gleiche Dosis. SCHMIDT, K.J. u. Mitarb. (Dtsch. med. Wschr. 105 [1980] 1015–1018) sahen in Ulm bei einer L_4-Langzeitbehandlung der primär-blanden Strumen von 3 Jahren bei 77% der Patienten eine deutliche Verkleinerung.

Selten ist die *Struma bei der sog. Jodfehlverwertung*, welche klinisch als Hypothyreose imponiert. *Therapie*: $L\text{-}T_4$ = (**Laevoxin**®, **Eltroxin**®, **Euthyrox**®, **L-Thyroxin**).

Struma maligna

Verdacht bei raschem, evtl. infiltrativem Wachstum, ferner bei sog. *kalten Knoten* im Szintigramm. Nadelbiopsie. 1% aller Karzinome, in Strumaendemiegebieten häufiger.

Prophylaktisch: Röntgenbestrahlungen der Thymus-, Hals- oder Nackengegend bei Kindern vermeiden.

Therapeutische Maßnahmen: Wenn möglich, sofortige Operation mit Röntgennachbestrahlung. Testung mit Radiojod zur Feststellung der evtl. Jodaufnahme des Tumors und von Metastasen. Bei guter Jodaufnahme Behandlung mit Radiojod (^{131}J durch einen Spezialisten), die manchmal gute Remissionen ergibt. Hierbei ist es aber wegen der starken Affinität des normalen Thyreoideagewebes zum ^{131}J sehr wesentlich, daß vorher möglichst viel Drüsengewebe operativ entfernt wurde. 50–500 mCi ^{131}J.

In allen Fällen erhalten die Patienten anschließend eine **hochdosierte L-Thyroxin (T_4)-Therapie,** mittlere Tagesdosis 200 µg, maximal 350–400 µg/Tag. Die Dosierung richtet sich nach dem negativen TRH-Test, soll aber nicht unter 150 µg/Tag liegen. Das Hormon hat auch eine direkte hemmende Wirkung auf den Tumor, wie wir bei inoperablen Fällen mehrfach feststellen konnten. Mit dieser **Dreier-Thp.** (Op. + T_4 + Rtg.) erreichte man in Bonn beim papillären Ca eine *Überlebensrate* von 83% (o), 78% (o) nach 5 Jahren; für das follikuläre 75% (o) und 77% (o). Eine schlechte Prognose hat das *anaplastische Karzinom*, nach 5 Jahren nur 18% (s. H.J. BIERSACK u. Mitarb.: Dtsch. med. Wschr. 106 [1981] 390–395).

Bei inoperablen und bereits metastasierten, nicht jodempfindlichen Fällen *Röntgenbestrahlung* und bei Sarkomen *Hochvolt-Therapie* und Dauertherapie mit $L\text{-}T_4$ (s.o.) tägl. 300–600 µg wodurch manchmal das Wachstum für längere Zeit abgebremst werden kann. Sarkome zeigen im Gegensatz zu den Karzinomen einen viel bösartigeren Verlauf.

Zytostatika: Unter 21 Patienten mit metastasierendem Schilddrüsen-Ca, die chirurgisch und strahlentherapeutisch ausbehandelt und progredient waren, sprachen in Essen noch 8 mit einer Voll- oder Teilremission auf eine kombinierte Behandlung mit *Doxorubicin*, **Adriamycin**® und *Bleomycin* an. Histologisch handelte es sich in 50% um anaplastische Karzinome (BENKER, G. u. Mitarb.: Dtsch. med. Wschr. 102 [1977] 1908–1913).

Tetanie

Kretinismus

Der endemische Kretinismus kommt vor allem in Kropfendemiegebieten vor und beruht auf Jodmangel der Mutter, der zu einer kongenitalen Athyreose führt (fötale Hypothyreose). Seit der Einführung der Jodprophylaxe in der Schweiz (1922) ist der endemische Kretinismus praktisch verschwunden. Den Eltern fällt meistens als Frühsymptom die Schwerhörigkeit der Kinder auf. Siehe auch S. 490.

Therapie: 1. *L-Thyroxin* (s.o.), wenn eine Hypothyreose besteht. 2. *Hörtraining*.

Die Behandlung mit L-Thyroxin (T_4) und das *Hörtraining* sollen möglichst früh beginnen. Damit lassen sich die schweren Entwicklungsstörungen verhindern, nicht aber die kongenital erfolgte Entwicklungsschädigung des Zerebrums. *Bei einem vollausgebildeten Kretinismus des Erwachsenen ist die Verabreichung von Schilddrüsenhormon unserer Auffassung nach kontraindiziert*, da die Patienten hierdurch oft in schwere psychische Konflikte geraten und u. U. aggressiv oder sogar suizidal werden können.

Dosierung: Bei Kindern: 25–50 µg (Pp. siehe oben) *L-Thyroxin* je nach Verhalten des Photomotogramms, des eiweißgebundenen Jods (Plasmajod!) und des T_4.

Tetanie und hypokalzämische Syndrome

Hypoparathyreoidismus mit den typischen *neurovegetativen Störungen* (Chvostek, Trousseau), *ektodermalen Störungen* (Nägel-Querfurchen, Haarausfall, Katarakt, Zähne [Schmelz], Hautpigmentation) und der evtl. *Periostose*.

Chemische Blutveränderungen: Hypokalzämie (neg. Sulkowitsch), hohe Phosphatwerte, normale oder erniedrigte alkalische Phosphatase, bei Hypokalziurie und Hyperphosphaturie. *Beweis* vor allem durch den *Cortison-Test* (Kalzium fällt hier nicht ab).

Ursachen der parathyreopriven Tetanie:

a) *Strumektomie*, evtl. sekundäre Atrophie durch Gefäßprozesse infolge der Vernarbung 3–4 Monate nach der Operation. Postoperativ bei Parathyreoidea-Adenom.

b) *Strumitis*, pluriglanduläre Unterfunktion.

c) *Kongenitale Aplasie*.

d) *Idiopathische Form* (Atrophie?).

e) *Pseudohypoparathyreoidismus* (rundes Gesicht, kurze Finger, lange Zeigefinger): Nichtansprechen auf das normal produzierte Hormon an den Erfolgsorganen.

Therapie *des Hypoparathyreoidismus*:

A. Akuter Anfall: *Kalziumglukonat* 10%, 20 ml i.v. Wiederholt sich der Anfall nach 1–2 Stunden, so muß erneut injiziert werden und dann evtl. Anschluß einer Dauertropfinfusion von 300 ml einer 2%igen *Ca-gluconicum*-Lösung (Trousseau muß negativ werden!).

Schwere Anfälle: Hier empfiehlt sich nach LABHART (Klinik der inneren Sekretion. 2. Aufl. Springer, Berlin 1971) die i.v. Gabe eines wasserlöslichen *Vitamin-D*-Präparates (z. B. **Vi-De-Hydrosol**® [Wander] in der Dosis von 30–120 mg (= 1,2 Mio. bis 4,8 Mio. E). Steht dieses nicht zur Verfügung, so kann auch Vitamin D p.o. gegeben werden, 15–75 mg am 1. und 5–10 mg vom 2. Tag an (15 mg = 600000 E). In diesen akuten Fällen kann auch das **AT 10**® [Merck] oder **Calcamin**® [Wander], d. h. eine Dosis von 5–10 mg, verabreicht werden, doch tritt die Wirkung dann viel langsamer ein.

B. Chronische Fälle:

1. *Medikamentös*: **AT 10**® [Merck] 0,5% – **Calcamin**® [Wander] 0,2% 5–10–30–60 Tropfen der Lösung tägl. p.o. je nach Verhalten des Blutkalziums. In jedem Fall sollte eine *völlige Normalisierung des Serumkalziumspiegels* angestrebt werden, nur so sind Komplikationen zu vermeiden (Katarakt). Während der *Schwangerschaft* tritt anfänglich ein stark erhöhter Bedarf an **Calcamin**® oder **AT 10**® auf, in späteren Monaten springt evtl. die fötale Parathyreoidea in geringem Maße kompensatorisch ein.

2. *Diät*: Hohe Kalziumeinnahme, niedrige Phosphateinnahme.

    a) 3 × 1 Teelöffel *Calcium gluconicum* tägl. (Tagesangebot 2000–2500 mg Ca^{++}) **Calzium-Sandoz forte**® (1 Tabl. = 50 mg Ca^{++}). Verbot von Milch, Käse, Eigelb und Blumenkohl.

    b) *Aluminiumhydroxyd* (**Alucol**®, **Aludrox**®) 5–10 g p.o. tägl., um das Phosphat zu binden, das anorganische Serumphosphat sollte unter 5 mg% abfallen. Genügt dies nicht, dann Vitamin D_3 **Vigrantol**® (1 ml = 0,5 mg) Tagesdosis 1,5–2 mg = 60000 bis 80000 IE.

3. *Therapie der Hypothyreose*, wenn vorhanden, siehe dort.

4. *Prophylaxe bei evtl. Operationen solcher Patienten*: Vor der Operation Verabreichung von *Vitamin D* sowie *Kalziumglukonat* i.v., da sonst evtl. Gefahr für das Auftreten eines Hirnödems besteht.

5. *Bei Weiterbestehen einer postoperativen Tetanie trotz Normokalzämie* denke man an die Möglichkeit einer **Hypomagnesiämie** (Mg-Kontrolle im Serum!) und verabreiche evtl. 50 mg *Magnesium oxydatum* p.o.; bei tiefen Serum-Mg (unter 1 mg%) eine i.v. Infusion von 2 mval/kg innert 4 Stunden (E. RITZ).

Übrige Tetanieformen

1. *Rachitogene Tetanie*: In der Heilungsphase der Rachitis (Vitamin-D-Therapie) oder schon früher kann es zu einem Anstieg der Phosphate und einer relativen Alkalose kommen, so daß jetzt evtl. Krämpfe auftreten.
   Therapie: *Kalziumglukonat* i.v.

2. *Hyperventilationstetanie*: Anstieg des pH durch Abatmung des CO_2, hierdurch erhöhte Krampfbereitschaft. Meist liegt bei dieser Form eine Neurose mit hysteriformen Zügen vor. Die psychotherapeutische Behandlung ist deshalb sehr wichtig (Abneigung gegen den Ehepartner, unbefriedigende Arbeitsverhältnisse usw.).

Therapie:

a) *Psychotherapie*.

b) Im Anfall in einen Plastiksack atmen lassen, wodurch die forcierte CO_2-Abgabe unterbrochen wird und die Alkalose wieder zurückgeht.

c) *Kalziumglukonat*: 10%, 20 ml i.v. *Diazepam*, **Valium**® 10–20 mg i.v. oder i.m. *In schweren Fällen*: *Promazin*, **Prazine**® [Wyeth] (in Dtschl. **Protactyl**® [Wyeth] 50 mg i.v. oder i.m. oder ein anderes Neuroplegikum wie z. B. *Chlorpromazin* usw. Dagegen darf das stärker wirkende **Halopéridol**® [Le Brun, Janssen] 1 Amp. i.v. oder i.m. nur gegeben werden, wenn sofortige Hospitalisation erfolgt.

d) *Prophylaxe*: 1–3 **Luminaletten**® (0,015 g) sowie **Belladenal**® [Sandoz], 1–2 Tabl. tägl., oder *Chlorpromazin* (2–3 × tägl. 25 mg), in leichteren Fällen **Librium**® [Roche] 3 × 5–10 mg tägl., abends zum Schlafen 20–30 Tropfen **Sanalepsi**® [Sapos].

3. *Magentetanie*: Wiederholtes Erbrechen, z. B. in der Schwangerschaft oder bei Pylorusstenose.

   Therapie: Beseitigung des Pylorushindernisses, wenn nötig Beruhigung mit *Chlorpromazin* (**Largactil**®, **Megaphen**®) 1–3 × tägl. 25 mg i.m. oder als Suppositorien zu 50 mg. **Kalziumglukonat** 10%, 20 ml i.v. Bei gleichzeitiger Hypochlorämie NaCl-Infusionen. Gegen das Erbrechen wirkt am besten *Perphenazin* (**Decentan**® [Merck], **Trilafon**® [Schering] USA), 5 mg i.m. oder als Suppositorien à 8 mg.

4. *Phosphatretention bei Niereninsuffizienz (eklamptische Urämie)*: Häufig im Schlußstadium von Urämien, kombiniert mit Hypokalzämien, s. auch S. 439.

   Therapie: *Kalziumglukonat* 10%, 20 ml i.v., evtl. Tropfinfusion einer 2%igen Lösung 200–300 ml. Zur Beruhigung *Chlorpromazin* (**Largactil**®, **Megaphen**®). 25–50 mg als Injektion oder Suppositorien 2–3 × tägl. In schweren Fällen *Phenobarbital* 0,2 g i.m. oder evtl. *Aprobarbital* = **Somnifen**® 2–3 ml i.v. *Am besten wirkt die künstliche Niere*. **Alucol**® als Phosphatbinder 5–10 g tägl. p.o.

5. *Enterogene Tetanie* (z. B. bei Sprue, Zöliakie, Pankreasfibrose, Dünndarmresektion): Resorptionsstörung für Kalzium oder erhöhter Kalziumverlust mit den Folgeerscheinungen einer Hypokalzämie, Hypophosphatämie, Hypoproteinämie und einer Erhöhung der alkalischen Serumphosphatase durch vermehrten Kalziumabbau mit Osteoporose.

   Therapie: *Kalziumglukonat* i.v., kombiniert mit *Vitamin-D*-Therapie; siehe Osteoporose.

6. *Ca-ausfällende Gifte* (Oxalate, Fluoride, moderne Entkalkungsmittel „Vel" usw.): Hier kann es durch schwerste Hypokalzämien zu bedrohlichen Tetanien kommen. Verabreichung von *Kalziumglukonat* in sehr hohen Dosen i.v.

7. *Bei Hirnstammläsionen* (hypoparathyreotischer Kretinismus Schüpbachs; konstitutionelle hypoparathyreoidäre Tetanie; neurogene Tetanie).

   Therapie: *Kalziumglukonat* i.v. und Sedativa.

8. *Neugeborenentetanie*: Vor allem bei Überfütterung mit Kuhmilch, wobei die Phosphate ansteigen.

9. *Hyperkaliämische Tetanie*: Je nach Ursache evtl. künstliche Niere und u. U. *Hydrocortison* i.v. verabreichen, 100–150 mg tägl.

10. *Hypomagnesiämische Tetanie*: Wenn Serum-Mg tiefer als 1 mg% (normal 1,7–3,1), sehr selten, siehe S. 495, 5).

11. *Hypoproteinämische Tetanie*: z.B. bei Lipoidnephrose, weil dadurch weniger Ca und Mg gebunden werden könen (ebenfalls relativ selten). Plasmakonserven.

Hyperparathyreoidismus

Beim primären Hyperparathyreoidismus soll in erster Linie kausal behandelt werden, d.h. die inadäquate Produktion von Parathormon muß eingeschränkt werden. Beim *sekundären Hyperparathyreoidismus* ist in erster Linie das Grundleiden zu behandeln. In zweiter Linie sollen nur die vom sekundären Hyperparathyreoidismus induzierten Symptome angegangen werden (s. dazu LABHART, A.: Klinik der inneren Sekretion, 2. Aufl. Springer, Berlin, 1971, S. 977.)

Dem *primären Hyperparathyreoidismus* liegen meistens *Parathyreoideaadenome* zugrunde, die am häufigsten solitär auftreten, sich manchmal auch in versprengtem Gewebe, z.B. im Mediastinum finden. Gelegentlich findet man nur eine *Hyperplasie* eines Teils der Nebenschilddrüse. Die *Kardinalsymptome* sind: *Hyperkalzämie, tiefer*

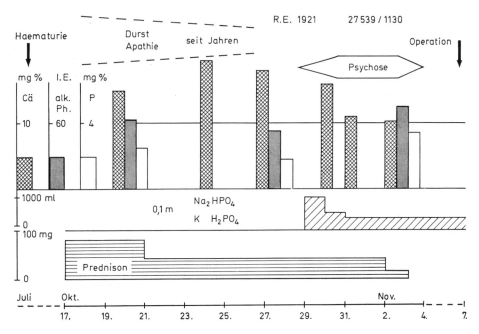

Abb. 88. *Akuter Hyperparathyreoidismus* (47jähr. Frau): Man beachte das fehlende Ansprechen der Hyperkalzämie auf Prednison und die kalziumsenkende Wirkung der 0,1 m Na₂HPO₄-KH₂PO₄-Infusionen.

Hyperparathyreoidismus

Serumphosphatspiegel, gesteigerte Kalzurie und Hyperphosphaturie. PTH im Blut stark erhöht. Das *Skelett* ist in ca. 15% befallen (subperiostale Resorptionsherde an den Phalangen!), die *Ostitis fibrosa cystica* ist eine Rarität. *Magengeschwüre* kommen bei 15% der Fälle von Hyperparathyreoidismus vor. Klinisch wichtig sind die larvierten Grenzfälle, die sich vor allem in einer *Nephrolithiasis* (5% aller Nierensteinpatienten haben primären Hyperparathyreoidismus als Grundleiden) äußern. Deswegen sind Kalziumkontrollen in Serum und Urin bei Nierensteinen unerläßlich. Nephrolithiasis kommt bei 70%, psychische Störungen bei 50% vor und Hypertonien sind häufig (13 von 40 Patienten von ROSENTHAL, F. D. und S. ROY: Brit. med. J. 1972/IV, 396), ebenso Gicht.

Selten ist der akute Hyperparathyreoidismus mit schwerer *Hyperkalzämie, Exsikkose, Kollaps, hohen Temperaturen* und Urämie. Ein unstillbares Durstgefühl ist für schwere Hyperkalzämien typisch. Charakteristisch ist der in Abb. 88 aufgeführte Fall.

Therapie des Adenoms: Operative Entfernung (Röntgenbestrahlung sinnlos). Das Auffinden des Adenoms ist sehr schwierig und sollte in die Hand eines hierfür speziell geübten Chirurgen gelegt werden. Wichtig ist die Nachbehandlung der postoperativen hypokalzämischen Phase, siehe Tetanie.

Therapie des akuten Hyperparathyreoidismus (Steigerung der Diurese, Hemmung der Rückresorption).

1. Reichliche Flüssigkeitszufuhr, Infusion, 3000–4000 ml physiol. NaCl-Lösung pro 6–12 Stunden i.v. **Keine Thiazide!!** Da hierdurch das PTH noch stärker wirksam wird und die *Hyperkalzämie-Gefahr* erhöht! Nierenfunktion überwachen.
2. Eine Ca- und phosphatarme Kost, Verbot von Milchprodukten.
3. **Alucol®** [Wander], d.h. kolloidales *Aluminium-* und *Magnesiumhydroxyd* (3:1), tägl. 10 g (Hemmung der Phosphatresorption). Dtsch. Präparat **Aludrox®** [Asche].
4. *Schwere Hyperkalzämie*: Behandlung siehe Elektrolyt-Kapitel, S. 82.
5. Operation (s. o.) sobald der akute Zustand behoben ist.

Paraneoplastischer Hyperparathyreoidismus: Dieser kommt auch bei Malignomen anderer Organe vor, die evtl. ein Nebenschilddrüsenhormon produzieren, wie z. B. *Bronchus-Ca, Leber-Hämangiom, Hypernephrom, Hodgkin, Darm-Ca.* (Lit. s. WAHL, A. R. und H. D. RÖHR: Dtsch. med. Wschr. 98 (1973) 565–568). Man suche vor allem bei älteren Patienten deshalb auch immer nach einem Malignom. Die klinischen Symptome sind sonst die gleichen wie bei der genuinen Form. Neben den obigen Maßnahmen sind hier die Zytostatika bei den akuten Fällen wesentlich.

Sekundärer Hyperparathyreoidismus bei Niereninsuffizienz: Soll schon in den Initialstadien durch *Bekämpfung der Phosphat-Stauung* bekämpft werden. Hemmung der Phosphat-Resorption durch **Alucol®**, **Aludrox®** p.o. Dazu *Bekämpfung der Hypokalzämie*, 5–10 g Kalziumkarbonat p.o. täglich. *Vitamin* D_3 $^1/_2$–5 mg (20000–200000 IE) tägl. p.o. aber Kontrolle des Serum-Ca! (Der Phosphorspiegel muß aber vorher normalisiert sein! sonst Gefahr von extraossären Kalkablagerungen). Bei Dialysepatienten kann die Kalziumbilanz durch erhöhtes Ca in der Dialyseflüssigkeit (>3 mval/l) vermieden werden.

Morbus Addison

Als Ursache einer Nebennierenatrophie kommen in erster Linie die Tuberkulose, in zweiter Linie *Metastasen* und selten eine Autoimmunerkrankung in Frage. Über den relativ häufigen *sekundären Addisonismus* nach Behandlung mit *Kortikosteroiden* siehe Cortisonkapitel, S. 555. Seltener ist ein *Morbus Sheehan* oder das totale Fehlen nach operativer Entfernung. Die klinischen Symptome sind allgemein bekannt. Wir erwähnen hier nur die Pigmentation der Mundschleimhaut, die Adynamie, die Hypotonie und den niedrigen Blutzucker. Entscheidend sind der ACTH-Test, Thorn-Test, die 17-Ketosteroide und in fortgeschrittenen Fällen auch das Verhalten des Serumkaliums.

Chronischer Morbus Addison

Therapie

1. *Cortisonazetat,* **Cortison Ciba**®: Tgl. 25 mg – max. 50 mg (= 1–2 Tbl.). Meistens liegt die nötige Dosis bei beidseitigem Ausfall bei $37^1/_2$ mg (1 Tbl. morgens, 1 Tbl. Nm.). Ist noch eine teilweise Funktion der Nebennieren erhalten, so gibt man $^1/_2$ der Dosis = 12,5 mg tägl.

2. *Mineralokortikoide Wirkung:* q–a-*Fluorocortisol, Fludrocortison* = **Florinef**® [Squibb], **Scherofluron**® [Schering].

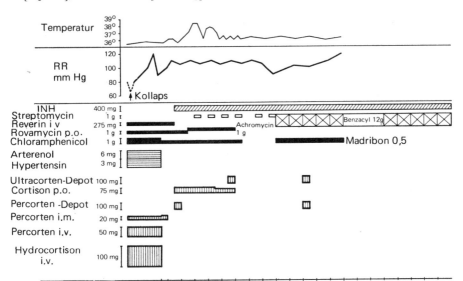

Abb. 89. *Schwerste Addisonkrise nach Operation mit konsekutivem Infekt* (K.S., 45jähr. Frau, KG 100420/61): Morbus Addison (Tbc) seit 10 Jahren bekannt. Curettage wegen Menorrhagien ohne entsprechende Erhöhung der Substitutionsdosis und ohne antibiotische Abschirmung. Dekompensation 8 Tage nach Eingriff, Erbrechen und Kreislaufkollaps. Allmähliche Erholung nach Kreislaufstimulation und hochdosierter intravenöser Applikation von *Kortikosteroiden* und *Antibiotika.* Weiterhin *Tuberkulostatika* wegen subakuter Augentuberkulose.

Addisonkrise

Dosierung: 1–2 Tabl. zu 0,1 mg tägl. morgens. Die Kriterien für eine richtige Einstellung des Patienten sind ein normaler, weder erniedrigter noch erhöhter Blutdruck, das Fehlen einer orthostatischen Komponente, ferner eine gute Muskelkraft und guter Allgemeinzustand. Kontrollen von Serum-Na, -K, Urea sowie Blutzucker.

3. *Bei interkurrenten Infekten*: Sofortige Erhöhung der *Cortisondosis* und Antibiotikaabschirmung. Bei mittleren Infekten genügen 37,5–50 mg *Cortison* täglich. Bei schweren Infekten tägl. *Hydrocortison* 100–150–300 mg in die Infusion.

4. *Bei noch aktiver Nebennierentuberkulose*: Verdachtsmomente sind: erhöhte Temperatur und BSR, Nachtschweiße und das evtl. gleichzeitige Vorliegen einer aktiven Nieren- oder Genitaltuberkulose. Hier ist die obige Substitutionstherapie unbedingt mit einer *Tuberkulose-Chemotherapie zu kombinieren*. Näheres siehe Tuberkulose-Kapitel, S. 708, analog der Miliar-Tbc.

5. *Zusätzliche Maßnahmen bei Unfällen und chirurgischen Eingriffen (Gallenblase, Magen usw.)*: Am Abend vor der Operation Infusion von 100 mg *Hydrocortison* i.v. und während des Operationstages 150 mg *Hydrocortison* als Tropfinfusion. Am folgenden Tag noch 100 mg, dann 75 mg und am 3. Tage noch 50 mg, um dann wieder mit der Normaldosis von 25 mg *Cortison* p.o. weiterzufahren (s. Abb. 89).

6. *Zusätzliche körperliche Belastung*: Bergtouren, Schwimmen usw. erfordern eine Steigerung der Cortison-Dosis auf das 2 bis 3fache.

7. *Wichtig ist, daß jeder Addisonpatient einen Personalausweis mit der Diagnose bei sich führt*: Auf diesem sind neben der Diagnose auch der Name und die Adresse des behandelnden Arztes und Ratschläge für die Therapie anzugeben, im Falle daß der Patient durch einen Unfall oder eine schwere interkurrente Erkrankung das Bewußtsein verlieren sollte. Dasselbe gilt für die *Sheehan-Patienten*.

Akute Addisonkrise

Eine solche tritt beim Addisonpatienten hauptsächlich beim Hinzukommen eines schweren Infektes (Abb. 89) oder Traumas oder einer Operation (Stresswirkung) in Erscheinung. Ferner bei einem unter chronischer *Kortikosteroidtherapie* stehenden Patienten mit atrophischer Nebenniere, wenn auch hier ein akuter Stress (Operation, Unfall, Infektion) hinzutritt.

Therapie

1. *Sofortige Hydrocortisonzufuhr*: 200 bis evtl. 300 mg **Solu-Cortef®** 24 Std., wobei am besten als Initialstoß 100 mg i.v. gegeben werden. Wenn dies nicht möglich ist, dann i.m. Der Rest von 100–200 mg als Tropfinfusion in 24 Std. In Notfällen kann bis zum Anschluß der i.v. Tropfinfusion ein i.m. Depot verabreicht werden. *Zufolge der kurzen Halbwertzeit ist das Hydrocortison der Infusion fraktioniert alle zwei Stunden beizufügen!*

2. *Flüssigkeits-Zufuhr*: Man richtet sich nach dem ZVD! Physiologische *NaCl*-Lösung plus evtl. *Glukose*-Lösung (je nach Blutzucker). Bei Schock **Rheo-Makrodex®**.

3. *Bei Abfall des systolischen Blutdrucks unter 80 mm*, **Alupent®**-Infusion: 4–8 mg/

/500 ml und Tropfenzahl so einstellen, daß der systolische Druck nicht unter 100 mm abfällt, um eine tubuläre Schädigung der Niere zu vermeiden.
4. *Antibiotikaabschirmung*: 6 Millionen E *Penicillin* i.m. oder je nach der vorliegenden Infektion ein *Breitspektrum-Antibiotikum* (**Achromycin**®, **Reverin**®, **Urfamycin**® usw.).
5. *Aldosteron*: Dieses ist beim Einhalten der obigen Maßnahmen im allgemeinen gar nicht nötig und heute noch sehr teuer, 1–2 mg **Aldocorten**® [Ciba-Geigy], i.m.
6. *Stündliche Kontrolle und fortlaufende Protokollierung von Puls, Respiration, Temperatur ZVD und Blutdruck. Diurese und Körpergewicht überwachen.*

Morbus Cushing

Hier liegt eine übermäßige Produktion von Glukokortikoiden, seltener durch einen Nebennierentumor, häufiger durch eine Nebennierenhyperplasie bei basophilen Hypophysenadenomen, einem Chorionepitheliom oder in 60–70% eine primäre Störung im Hypothalamus vor. Vereinzelte Fälle sind durch **maligne Tumoren** (z.B. Bronchus-, seltener Thymus-, Pankreas-, Prostata-Karzinom, mit *gleichzeitiger Hypokaliämie*!), welche „ACTH" sezernieren, bedingt. Sekundär kann ein Cushingoid durch Überdosierung oder eine langdauernde Behandlung mit ACTH oder Kortikosteroiden ausgelöst werden.

Diagnose: Entscheidend ist die Urinausscheidung des *freien Cortisols, das in 99% der Fälle pathologisch erhöht ist*, während die Exkretionsraten der 17 Hydroxysteroide (17-OH-CS) nur in 61% oberhalb des Normalbereichs lagen (W. TENSCHERT u. Mitarb.: Schweiz. med. Wschr. 111 [1981] 70–73). Wichtig ist ferner der *Metopiron-Test*. Wesentlich für die Lokalisation ist das *Retropneumoperitoneum*.

Therapie: Bei Nebennierenrindentumor Exstirpation, bei Nebennierenrindenhyperplasie totale, beidseitige Adrenalektomie mit anschließender *Substitutionstherapie* (siehe Morbus Addison). Alle anderen Behandlungen sind sehr fragwürdig und bringen nur in seltenen Fällen Erfolg. Für inoperable Fälle kommt evtl. ein Versuch mit dem *DDT-Derivat* o, p-DDD in Frage, *Mitotane*, **Lysodren**® [Calbio Pharm., California], siehe LUBITZ, J.A. u. Mitarb.: J. Amer. med. Ass. 223 [1973] 1109.

Dosierung: Tabl. à 500 mg, Beginn mit 8–10 g in 3–4 Einzeldosen, bei starken Nebenerscheinungen (Anorexie, Erbrechen, Schwindel, Durchfälle) Reduktion der Dosis. Wirkung tritt erst ca. nach 2 Monaten Behandlung ein. Auf evtl. *Addisonismus* achten, der evtl. behandelt werden muß!

Zur *präoperativen Vorbehandlung* evtl. den adrenostatischen Enzymblocker *Aminogluthethimid*, **Elipten**® 750–1000 mg tägl. (evtl. Nebenerscheinungen Anorexie, Nausea, Exantheme). Die Patienten befinden sich dann für die Operation in einer besseren Ausgangs-Situation. Operation nur durch ein Spezialistenteam.

Postoperative Überwachung und Substitutions-Therapie: siehe Morbus Addison-Kapitel, S. 499.

Hypophysen-Adenome: siehe Hypophysen-Tumor (S. 483), Implantation von ^{90}-Yttrium, ^{192}Ir.

Diese Behandlung kommt auch für die zentralen Formen in Frage. *Hypertonie- und Diabetes-mellitus-Therapie*, siehe dort.

Aldosteronismus (Conn-Syndrom)

Eine seltene Erkrankung, die gewöhnlich auf dem Vorhandensein eines Aldosteron produzierenden Adenoms der Nebenniere beruht und die sich klinisch durch folgende Hauptsymptome auszeichnet: *Hypokaliämie*, Hypernatriämie, Alkalose, H_2O-Retention, ausgeprägte Muskelschwäche und *Hypertonie*. Daneben existieren normokaliämische Formen, die am besten durch Bestimmung des nach kochsalzarmer Diät (3–4 g tägl.) und aufrechter Körperposition sich erniedrigenden Plasma-Reninspiegels erfaßt werden können (siehe CONN u. Mitarb.: J. Amer. med. Ass 193 [1965] 200). Selten kann ein analoges Bild durch ein Malignom anderer Genese ausgelöst werden.

Auch ein *idiopathischer Aldosteronismus* kann das gleiche Bild hervorrufen. Differentialdiagnose durch: Angiographie, Phlebographie und ^{131}J-Cholesterol-Scintigraphie (s. Conn: Hypertension. Hrsg. J. Genert, E. Koin. Springer, Berlin 1972). MACH, R. S. (Schweiz. med. Wschr. 106 [1976] 161–164) hat besonders auf den „*Hyperaldostéronisme idiopathique avec oedème*" hingewiesen. Es handelt sich dabei um eine besondere Tendenz zur Na-Retention; in andern Fällen um eine durch den Mißbrauch von Saluretika erzeugte Aldosteron-Überproduktion mit dadurch hervorgerufenen Ödemen. Selbst habe ich solche Fälle v. a. beim Mißbrauch von **Lasix**® als „Abmagerungsmittel" bei Frauen gesehen. Man soll also hier, sofern wirklich Ödeme bestehen, Spirolactone und keine Saluretika verabreichen.

Therapie

1. *Operation* und Exstirpation des Tumors unter reichlicher Kaliumzufuhr. *Adrenalektomie* auf der verdächtigen Seite, wenn keine Besserung, dann vorsichtig andere Seite explorieren und operieren.

2. *Spironolakton*: Wenn Operation unmöglich und immer bei der idiopathischen Form, zur Hemmung der Aldosteronwirkung (siehe Ödemkapitel, S. 109), 200–400 mg tägl.

Adrenogenitales Syndrom

Allen Formen im engeren Sinne liegt eine Minderproduktion von Cortisol bei gleichzeitiger Überproduktion von androgenen Steroiden und ACTH-Hypersekretion zugrunde. Die Störung tritt wegen eines *Defektes in der Steroid-Synthese-Enzymkette* auf. Neben der „klassischen" kongenitalen Form gibt es eine erworbene Form und ein adrenogenitales Syndrom bei Nebennierenrindentumor. Bei der Frau ist eine Virilisierung typisch, beide Geschlechter zeigen eine Vermehrung der 17-Ketosteroide. In der Fraktionierung sind es hauptsächlich Androsteron und Aetiocholanolon.

Therapie

a) *Kongenitales adrenogenitales Syndrom*

Das *Cortisol* bewirkt eine Hemmung der ACTH-Produktion des Hypophysenvorderlappens, normalisiert durch die verminderte ACTH-Ausschüttung die vorher stark erhöhte Androgenproduktion und ersetzt zugleich die bei dieser Krankheit herabgesetzte Cortisolproduktion. *Dosierung*: Man läßt sich hierbei von der 17-Ketosteroidausschüttung im Urin leiten, die das untengenannte Maß nicht überschreiten soll. Noch stärker ACTH-hemmend wirkt das *Dexamethason* ($^1/_5$ der *Prednisondosis*). Dosierung nach PRADER (in A. Labhart: Klinik der inneren Sekretion. 2. Aufl. Springer, Berlin 1971):

Alter (Jahre)	Prednison (mg/Tag, p.o.)	17-Ketosteroide (mg/Tag)
unter 2	3– 7	0,3– 1,5
2–6	3–10	2 – 4
über 6	5–25	8 –15

Klitorisexstirpation: Wenn möglich schon beim Kleinkinde.

b) Beim *erworbenen adrenogenitalen Syndrom* durch einen Nebennierenrindentumor: operative Entfernung.

Phäochromozytom (Brenzkatecholamin-Produktion)

Ein meist gutartiger Tumor des chromaffinen Gewebes, der durch Produktion adrenergischer Substanzen zu *fixer Hypertonie* und vor allem zu *paroxysmalen hypertensiven Krisen* führen kann. Der Tumor kann in der Nebenniere oder auch im Bereiche der sympathischen Ganglien liegen. Diagnose durch *Katecholamin*-Bestimmung im Urin, siehe auch Hypertonie-Kapitel, S. 189. Die Trias *Hypertonie, Hypermetabolismus, Hyperglykämie* bei jungen Leuten muß den Verdacht auf ein Phäochromozytom lenken. Typisch sind ferner anfallsweise auftretende Kopfschmerzen mit Tachykardie.

Diagnose-Sicherung: Erhöhte *Vanillinmandelsäure-* und Normetanephrin-, Metanephrin-, bzw. Adrenalin-, Noradrenalin-Ausscheidung im Urin.

Therapie: Operative Exstirpation des Tumors, nach präoperativer Vorbereitung mit *β-Rezeptoren-Blockern*, z. B. *Propranolol* (**Dociton®**). Postoperativ kommt es meist zu schweren *hypotensiven Krisen*, die mit Noradrenalin-Tropfinfusionen kombiniert mit Hydrocortison (ohne Cortison ungenügende Wirkung der Adrenalinpp.) während 5–6 Tagen in absteigender Dosierung behandelt werden. Für die *hypertonischen Krisen* hat sich das **Regitin®**, 5 mg i.m. (*α-Rezeptoren-Blocker*), am besten bewährt. Wenn keine Wirkung innerhalb 5 Minuten, dann langsam 5 mg i.v., wenn nötig, später 10 mg. In schweren Fällen wiederholt *Phentolamin* (**Regitin®**) 5–10 mg i.m., je nach Wirkung mehrmals täglich. Als Dauermedikation **Dibenzyline®** (*Phenoxybenzamin*) 20–150 mg tägl. p.o. ein *α-Rezeptoren-Blocker*.

Cave *Clonidin* (**Catapresan**®) und *Guanethidin* bei Phäochromozytomen, da sie zur Ausschüttung von Brenzkatecholaminen mit bedrohlicher Hochdruck-Krise führen können!

Klimakterium virile

Normalerweise erst im höheren Alter auftretend, kann sich diese Involution evtl. schon in den 40–50er Jahren einstellen, häufig kombiniert mit Depressionen und Abnahme der Aktivität und Leistungsfähigkeit. Oft genügt die psychisch stimulierende Wirkung des *Thymoleptikums* **Tofranil**® [Ciba-Geigy], das aber wie die Thymoplegika durch den Fortfall von Spannungsmomenten wirkt.

Dosierung: Beginn 1 Drag. zu 25 mg morgens und mittags, später evtl. Steigerung auf je 2 Drag.

Man hüte sich bei rein psychischen Potenzstörungen vor einer unkritischen Anwendung von Androgenen, da sie eine Hodenatrophie bewirken. Beim echten Klimakterium *Hormonbestimmung* mittels Radioimmunoassay: Bei echtem K. v. ist das Testosteron erniedrigt, das LH (Luteinisierungshormon) erhöht! In diesen Fällen kann eine Substitution mit *Mesterolon*, **Proviron**® [Schering] Tbl. à 25 mg durchgeführt werden, 25–50 mg/Tg, kontinuierlich. *Mesterolon hat keinen Feedback-Mechanismus deshalb Dauerbehandlung ungefährlich.*

Hypogonadismus und Kastration

Zur Bekämpfung der Ausfallserscheinungen bei Hypogonadismus oder bei völligem Fehlen der Gonaden infolge operativer Entfernung oder traumatischer Zerstörung beider Hoden benötigen die Betreffenden ca 75 mg *Methyltestosteron* pro Woche.

Kryptorchismus s. S. 394.

Hyperinsulinismus

Eine durch gesteigerte Insulinproduktion (meistens Inselzelladenome, seltener Karzinome) hervorgerufene schwere Hypoglykämie, die sich klinisch gelegentlich in Hyperhidrose oder in durch Hypoglykämie bedingten Ohnmachtsanfällen, evtl. in Krämpfen äußert. Typisch ist in vielen Fällen das Auftreten in den frühen Morgenstunden. Nicht selten handelt es sich um *mesenchymale Tumoren* anderer Organe (Sarkome, Fibrome), die ähnliche protrahierte Hypoglykämien provozieren.

Untersuchungen: Insulinspiegel im Blut bestimmen, der stark erhöht ist. *Fastenkur* führt zu einem eklatanten Abfall des Blutzuckers schon nach 24 h. *Sonogramm* des Pankreas, *Computertomographie.* Angiogramm gewöhnlich sinnlos (BÜRGI).

Therapie: Wenn möglich operative Entfernung der Adenome (Insulome), was aber nicht immer gelingt. In solchen Fällen kann ein Versuch mit Diazoxid (**Eudemine**® [ALLEN u. HANBURYS, London] **Mutabase**® [Schering], **Hypertonalum**® gemacht werden. Die Dosierung ist variabel und schwankt etwa zwischen 150–400 mg täglich. Nebenerscheinungen sind erheblich. Unter anderem müssen gleichzeitig zur Vermeidung von Hypertonie und Na-Retention Saliuretika gegeben werden. Literatur: Brit. med. J. 4 (1972) 417–418. Seltener geht der Hyperinsulinismus von einem Ca. aus, evtl. kombiniert mit einem *Hyperglukagonismus* (Exsudative Psoriaris, Diabetes mellitus, Gewichtverlust, Hb-Abfall). Blut-Glukagonspiegel bestimmen. Als Zytostatikum wirkt hier ausgezeichnet das *Streptozotocin*: 500 mg/m2 1.–5. Tag tgl. Dann Wiederholung je nach Verträglichkeit alle 5–6 Wochen, total 5 Kuren. Kann zur vollen Ausheilung kommen.

Diabetes mellitus

S. FANKHAUSER

In der Abklärung der *Ätiologie und Pathogenese* des Diabetes mellitus ist man heute einen Schritt weiter gekommen. *Wir wissen, daß der* **jugendliche Insulinmangeltyp** *vom* **erwachsenen, nicht ketotischen Typ** *nicht nur klinisch, sondern auch pathogenetisch getrennt werden muß.* Während beim *Erwachsenentyp nach wie vor die Vererbung die Hauptrolle spielt* und das Übergewicht sowie Infektionen, Streßsituationen etc. auslösende Faktoren darstellen, scheint beim jugendlichen Typ die Vererbung unterschiedlich zu verlaufen. Einige Zwillinge verhalten sich in bezug auf das Auftreten eines Diabetes mellitus bei diesem Typ nur zu 50% konkordant, beim Erwachsenentyp zu 90%. *Man nimmt an, daß beim jugendlichen Typ noch ein exogenes Moment dazukommen muß,* damit überhaupt ein Diabetes mellitus auftritt. Gewisse **Virusinfektionen,** wie *Coxsackie B, Röteln oder Mumps, gehen dem Manifestwerden eines Diabetes voraus. Beim frisch entdeckten* **jugendlichen Diabetiker** *fanden sich hohe Antikörpertiter gegen solche Viruserkrankungen.* Ferner lassen sich oft kurz nach Auftreten des Diabetes gegen **Inselzellen gerichtete Antikörper** nachweisen. Beim Erwachsenentyp findet man weder Hinweise für Virusinfektionen noch Inselzell-Antikörper. Zusammen mit den pathologisch-anatomischen Befunden, wobei bei jugendlichen Diabetikern nach Manifestwerden der Erkrankung eine Insulitis nachgewiesen werden kann, *nimmt man heute an, daß durch eine Virusinfektion eine Schädigung der Beta-Zellen entsteht, welche von einer* **Auto-Immun-Reaktion** *gefolgt wird, die schließlich zur Zerstörung der Beta-Zelle führt.* Ein weiterer Befund, der die beiden Diabetestypen unterscheidet, ist die **Häufung gewisser HLA-Typen,** *z. B. D/DR 3 und DR 4 bei jugendlichen Diabetikern.* Offenbar sind diese Typen besonders disponiert, auf gewisse Virusinfektionen mit einer Auto-Immun-Reaktion der Inseln zu reagieren.

Sofern weitere Untersuchungen diese Befunde bestätigen und besser dokumentieren, ergibt sich daraus die Möglichkeit, die besonders disponierten *Individuen aus diabetisch belasteten Familien mit den Antigenen HLA-D/DR 3 und DR 4 gegen in Frage*

Diabetes-Typen

kommende Virusinfektionen zu impfen. Dadurch könnte das Auftreten eines juvenilen Diabetes verhindert werden.

Der bisher als juvenil bezeichnete Diabetes, der heute Typ I genannt wird, ist übrigens nicht homogen: Es gibt Untergruppen, die sich sowohl klinisch, als auch immunologisch unterscheiden. Die Abklärung dieser Gruppierungen ist noch im Fluß. Ferner gibt es jugendliche Diabetiker, die nicht insulinabhängig sind und sich wie ältere Erwachsene verhalten: der sogenannte MODY-Typ (Maturity Onset Diabetes of the Young).

Neue Klassifizierung des Diabetes mellitus

Ein Expertenkomitee der WHO hat 1980 die folgende neue Klassifizierung vorgeschlagen, die wahrscheinlich allgemein akzeptiert werden dürfte:

A. *Klinische Typen:*

1. *Diabetes mellitus:*

   Typ I = insulinabhängiger Typ

   Typ II = nicht insulinabhängiger Typ

   a) ohne Übergewicht

   b) mit Übergewicht

   Weitere Typen: *Pankreopriver Diabetes, Diabetes bei Endokrinopathien, medikamentös-induzierter Diabetes, genetische Syndrome* etc.

2. *Verminderte Glucosetoleranz* (bisher subklinischer Diabetes mellitus)

   a) ohne Übergewicht

   b) mit Übergewicht

3. *Schwangerschaftsdiabetes.*

B. *Statistische Risikoklassen*: normale Glukosetoleranz, aber erhöhtes Risiko, einen Diabetes zu entwickeln.

Früher oder potentiell verminderte Glucosetoleranz (bisher potentieller Diabetes).

Obschon auch die neue Klassifizierung nicht ganz zu befriedigen vermag, ist die Einführung der Bezeichnung „verminderte Glukosetoleranz" anstelle von subklinischem oder latentem Diabetes offenbar berechtigt. Es hat sich gezeigt, daß lange nicht alle Individuen mit einer bisher als suspekt bezeichneten Glukosetoleranz schließlich einen Diabetes mellitus entwickelten.

Für die *Diagnostik* bzw. die Abgrenzung des eigentlichen manifesten Diabetes mellitus von der „verminderten Glukosetoleranz" hat die WHO ebenfalls neue Kriterien vorgeschlagen, deren Einführung aber noch verfrüht erscheint. Zur Zeit verwenden wir immer noch die Kriterien, die 1971 von der Schweizerischen Diabetes-Gesellschaft zusammen mit der Gesellschaft für klinische Chemie empfohlen wurden. Dabei verwenden wir jetzt die Bezeichnung „verminderte Glukosetoleranz" anstatt „Verdacht auf Diabetes".

Grundlagen der Diabetesbehandlung

Eine Behandlung eines Diabetikers muß selbstverständlich rasch beginnen, sobald die Diagnose gestellt ist. Dies gilt insbesondere für die Diät, während für den Einsatz von oralen Antidiabetika und Insulin spezielle Indikationen zu beachten sind.

Wo soll die Behandlung durchgeführt werden?

Bei der großen Mehrzahl der Erwachsenen-Diabetiker kann die Einstellung **ambulant** *in der Praxis des Arztes, evtl. in einem Ambulatorium erfolgen.* Dies gilt auch für Fälle mit Blutzuckerwerten bis 400 mg% (22 mmol/l), sofern der Allgemeinzustand gut ist, wenn keine signifikante Azetonurie und keine Infektion vorliegen, zudem muß der Patient kooperativ sein. Es muß die Möglichkeit bestehen, ihn in der Praxis ausführlich zu instruieren und ihn anfänglich 1 bis 2-täglich zu kontrollieren. Die ambulante Behandlung hat den Vorteil, daß die Einstellung in Bezug auf Eßgewohnheiten, Tagesablauf, körperliche Tätigkeit etc. von Anfang an an die häuslichen Verhältnisse angepaßt werden kann, zudem ist sie wesentlich billiger. Auch eine Umstellung auf Insulin kann bei stabilen Diabetikern sehr oft ambulant durchgeführt werden.

Eine **Spitalbehandlung** *ist in der Regel beim neu entdeckten Insulinmangel-Diabetiker (Typ I) indiziert, ferner beim Erwachsenen-Diabetiker (Typ II), wenn eine schwerere Infektion, eine Ketose, ein reduzierter Allgemeinzustand vorliegt.* Der Beginn einer Insulintherapie ist vor allem beim Typ I nicht immer einfach, die Instruktion ist sehr aufwendig, es kann nicht zum voraus gesagt werden, wie groß der Insulinbedarf sein wird.

Welches ist das Behandlungsziel?

Als erstes versuchen wir eine möglichst vollständige Beschwerdefreiheit und volle Arbeitsfähigkeit anzustreben. Ferner müssen wir versuchen, die Spätkomplikationen des Diabetes möglichst hinauszuschieben und zu mildern. Dies kann auf die Dauer nur durch eine gute Einstellung des Stoffwechsels erreicht werden. **Es besteht heute kein Zweifel mehr darüber, daß eine gute Einstellung des Blutzuckers der wichtigste Faktor für die Beeinflussung der Spätkomplikationen ist.**

Als **gute Einstellung** kann ein **Nüchtern-Blutzucker von 110 mg% (6,1 mmol/l)** und ein **Blutzuckerwert 2 Std. nach den Mahlzeiten von 140 mg% (7,8 mmol/l)** betrachtet werden. Dieses Ziel kann bei stabilen Typ-II-Diabetikern, die nur mit Diät oder mit Diät und oralen Antidiabetika behandelt sind, unter günstigen Umständen erreicht werden.

Häufig müssen wir uns mit einer „*befriedigenden Einstellung*" zufrieden geben, d. h., der Urin bleibt während des ganzen Tages zuckerfrei, *der Blutzucker übersteigt nie 180 mg% (10 mmol/l), auch postprandial nicht*. Bei über 65 Jahre alten Patienten können noch etwas höhere Blutzuckerwerte toleriert werden. Beim insulinbehandelten Patienten gilt im Prinzip dasselbe Ziel, es ist aber besonders bei den labilen jugendlichen Patienten kaum erreichbar. Als minimales Ziel versuchen wir bei diesen Patienten Blutzuckerwerte, die 250 mg% (14 mmol/l) nie überschreiten, eine Glukosurie, die nicht über 20 g pro 24 Std. beträgt und Freiheit von Hypoglykämien zu erreichen.

Schulung

Stoffwechselkontrolle

Eine Behandlung bei einem manifesten Diabetiker ohne einen gewissen, dem Alter und der Intelligenz des Patienten angepaßten Grad von **Selbstkontrolle** sollte heute nicht mehr durchgeführt werden. *In erster Linie verlangen wir von den meisten Diabetikern eine regelmäßige*:

a) **Kontrolle des Urins** *mittels Clinitest oder Teststreifen.* Je nach Art des Diabetes soll der Patient 1–3mal täglich den Urin kontrollieren, die Resultate in ein Kontrollheft eintragen und bei jedem Arztbesuch vorweisen. Das **Kontrollheft** gestattet eine wertvolle Einsicht in die tägliche Einstellung. Eine quantitative Glukosebestimmung im mitgebrachten 24-Std.-, evtl. 2-mal-12-Std.-Urin stellt eine wertvolle und oft notwendige Ergänzung zur Untersuchung von Einzelproben dar.

b) **Selbstkontrolle mittels zu Hause durchgeführter Blutzuckerbestimmung** ist heute ebenfalls möglich. Dies ist bei insulinbehandelten Diabetikern oft notwendig, wenn sie labil oder sonst schwer einstellbar sind oder wenn nächtliche Hypoglykämien vermutet werden. Einerseits können *Teststreifen* verwendet werden, bei welchen die Blutzuckerkonzentration semiquantitativ abgelesen werden kann (**Hämoglukotest 20 bis 800**). Andere Teststreifen können in einen Apparat eingeführt werden, welcher die ebenfalls semiquantitative Messung etwas objektiver erlaubt (**Reflomat, Dextrometer, Glukocheck, Eytone**). Eine weitere Möglichkeit besteht darin, daß der Patient zu Hause einen Blutstropfen zu irgendeiner gewünschten Tageszeit entnimmt, in ein Reagensröhrchen einführt, welches eine stabilisierende Lösung enthält, und die Proben am nächsten Tag in die Praxis des Arztes zur photometrischen Bestimmung bringt. Diese **Glukoquantmethode** erlaubt ausführliche Tages- und Nachtprofile und ist genauer als die ersterwähnten Methoden mit den Teststreifen. Je nach dem Charakter des Patienten und seines Diabetes wird man der einen oder anderen Methode den Vorzug geben.

Eine ausschließliche *Blutzuckerbestimmung in der Praxis des Arztes* genügt heute für viele Patienten immer noch, besonders für diejenigen, die mit Diät allein oder oralen Antidiabetika behandelt sind. Jedoch darf man sich nicht damit begnügen, nur Nüchtern-Blutzucker zu bestimmen.

Eine neue Möglichkeit, sich über die Langzeiteinstellung des Diabetes ein Bild zu verschaffen, besteht in der Bestimmung des *glykosylierten Hämoglobins*, des $HB\ A_1$ oder $HB\ A_{1C}$. Der große Vorteil besteht darin, daß die Konzentration dieses Hämoglobins die während der letzten Wochen bestehende Blutzuckereinstellung reflektiert und nicht durch kurzfristige Änderungen modifiziert wird.

Zur Langzeitkontrolle des Diabetikers gehört selbstverständlich eine regelmäßige, gute klinische Untersuchung, u. a. die Blutdruckmessung. Die Zielorgane der Spätkomplikationen müssen mindestens 1mal jährlich untersucht werden: Funduskontrolle, Nierenfunktion, periphere Arterien, Nervensystem, Herz etc.

Schulung des Diabetikers

In den letzten Jahren hat sich die Überzeugung durchgesetzt, *daß die ausführliche Information und Schulung des Diabetikers von eminenter Bedeutung ist.* In der Schweiz war CONSTAM der erste, der dies schon vor vielen Jahren eingesehen und auch praktisch durchgeführt hat. Wir konnten uns selber davon überzeugen, daß Diabetiker, die über die Komplikationsmöglichkeiten ihrer Stoffwechselstörung gut orientiert sind, seltener und nur während kürzerer Zeit hospitalisiert werden müssen. Vom volkswirtschaftlichen Standpunkt aus bedeutet dies eine wesentliche finanzielle Einsparung, dazu kommt die Verminderung des Erwerbsausfalls.

Wesentlich ist, daß der Patient nicht nur fragmentarisch über gewisse Aspekte des Diabetes orientiert wird. Er muß auch etwas über Ursachen und Entstehung seiner Stoffwechselstörung wissen, damit er die Zusammenhänge und den Sinn der Kontrollen begreift. Ein *minimales Instruktionsprogramm*, welches je nach Alter und Intelligenz des Diabetikers, sowie dem Diabetestyp angepaßt wird, lautet folgendermaßen:

1. Was ist Diabetes?
2. Diabetes-Diät, Bedeutung der einzelnen Nahrungsmittel.
3. Selbstkontrolle (Urintest).
4. Verhalten bei Entgleisungen.
5. Insulin.
6. Hypoglykämien.
7. Blutzuckersenkende Medikamente.
8. Akute Komplikationen.
9. Körperliche Tätigkeit.
10. Fußpflege.

Der Aufwand für die Instruktion ist beträchtlich, bei einem **jungen Patienten,** der mit Insulin eingestellt werden muß, *werden bis zu 10 Stunden benötigt.* Bei **älteren Patienten** ohne Insulin *reduziert sich dies auf z.B. 5 Std.*, wobei besonders die *Diätbesprechung viel Zeit braucht.* Wichtig sind Diätrepetitionen, nachdem der Patient zu Hause bereits Erfahrungen gesammelt hat. Dabei müssen mindestens der Ehepartner und evtl. noch andere Familienmitglieder miteinbezogen werden.

Wer kann die Schulung durchführen?
Sofern der Hausarzt des Diabetikers dafür ausgebildet und eingerichtet ist, wirkt dies wohl am besten. Eventuell besitzt er eine ausgebildete und motivierte Hilfsperson in der Praxis, die ihm dabei helfen kann. Wenn der Hausarzt aber aus zeitlichen und anderen Gründen nicht in der Lage ist, dem Patienten die nötige Information zu vermitteln, sollte ein Patient unbedingt an eine kompetente Stelle überwiesen werden. *Es ist heute nicht mehr zu verantworten, besonders junge und mittelalterliche Patienten nicht von den Vorteilen einer Schulung profitieren zu lassen* und z.B. mit oralen Antidiabetika zu behandeln, weil die Diätbehandlung nicht richtig durchgeführt wird. Der Patient kann entweder an einen entsprechend *eingerichteten Spezialarzt*, an *eine Beratungsstelle einer Diabetes-Gesellschaft*, an *ein Ambulatorium* oder an eine *Diätassistentin eines Spitals* überwiesen werden, es sollten heute genügend Schulungsmöglichkeiten bestehen. Ferner sind die Diabetes-Gesellschaften auch bereit, den Arzt zu Händen des Patienten mit Literatur und Information zu versorgen. Damit der Patient

Diät

genügend motiviert ist, muß der Hausarzt jedenfalls die Schulung in irgendeiner Form unterstützen. Bei gut instruierten Diabetikern sollte ein Coma diabeticum nicht mehr vorkommen, wenn die Fußpflege gut geübt wurde, sollte auch die Gangrän sehr selten werden.

Diät

Prinzipien der Diätbehandlung

1. **Die Diät ist die Grundlage jeder Diabetesbehandlung.** Mehr als die Hälfte aller Erwachsenen-Diabetiker können mit Diät allein behandelt werden.
2. Die Bezeichnung Diabetes-Standard-Diät sollte nicht mehr verwendet werden. *Die Zahl der Kohlehydrate und der Gesamtkalorien richtet sich in erster Linie 1. nach dem Gewicht, 2. nach dem Alter, 3. nach der körperlichen Aktivität (Beruf), 4. nach dem Diabetestyp und 5. müssen auch noch die Eßgewohnheiten des Patienten berücksichtigt werden.*
3. Der weitaus häufigste Diabetestyp ist der *Erwachsenen-Diabetes*. $^3/_4$ bis $^4/_5$ dieser Patienten sind übergewichtig, wenigstens zu Beginn der Erkrankung. Da das Übergewicht die wichtigste auslösende Ursache des Diabetes darstellt, sollten alle diese Patienten mit einer **Reduktionsdiät** behandelt werden. Für die initiale Einstellung bedeutet dies, daß sie nicht mehr als 1000 bis 1500 Kal. (4000–6300 kJ) erhalten sollten. **Das wichtigste Behandlungsziel bei diesem Diabetestyp ist das Erreichen des Soll-Gewichts.**
4. *Der untergewichtige, häufig insulinbedürftige Patient soll genügend Kalorien erhalten, damit er ebenfalls sein Idealgewicht erreichen kann.* Das heißt, die Insulindosis richtet sich nach den benötigten Kalorien. Bei bereits vorhandenem Normalgewicht wird die benötigte Kalorienzahl zuerst geschätzt (nach den unter 2 erwähnten Kriterien) und anschließend, z.B. nach Wiederaufnahme der Arbeit, dem Bedarf angepaßt. Initial ist es auch bei diesen Patienten besser, eine eher knappe Kalorienzahl zu verordnen, z.B. bei einem nicht arbeitenden Patienten maximal 1500 bis 1800 Kal. (6300–7500 kJ).
5. Grundsätzlich sollten vor allem die **Kohlehydrate auf 3 Haupt- und 3 Zwischenmahlzeiten verteilt werden.** Die einzelnen Hauptmahlzeiten dürfen nicht zu viele Kohlehydrate enthalten.
6. Die Anteile von Kohlehydraten, Fett und Eiweiß von den Gesamtkalorien werden meist wie folgt gewählt:

KH:	45–50%	der Gesamtkalorien
Fett:	35%	
Eiweiß:	15–20%	

Im Gegensatz zu der früher üblichen, starken Reduktion der Kohlehydrate (40% der Gesamtkalorien) hat es sich gezeigt, daß ein Anteil von 50% KH und mehr die Glukosetoleranz eher bessert. Zudem werden Diätformen mit mehr Kohlehydraten besser eingehalten. **Der Anteil der Fette sollte nicht über 35% betragen, wegen der ohnehin verstärkten Tendenz des Diabetikers zu Atherosklerose.** Bei hochkalorischer Ernährung, z.B. bei Schwerarbeitern, kann der Fettanteil bis 40% erhöht werden.

7. Bei der **Art der zugeführten Fette** sollten *vorwiegend pflanzliche* und weniger tierische Produkte berücksichtigt werden. Das Verhältnis der mehrfach ungesättigten zu den gesättigten Fettsäuren sollte mindestens 1:1, besser 2:1 betragen. Cholesterinhaltige Nahrungsmittel müssen je nach Höhe des Serumcholesterins zusätzlich reduziert werden. Cholesterin und Triglyceride werden beim Diabetiker in wesentlichem Maß durch das Gewicht und die Einstellung des Diabetes beeinflußt, das Fett in der Diät hat nur einen partiellen Einfluß.

8. Bei den *für den Diabetiker speziell propagierten Nahrungsmitteln* ist Vorsicht geboten. Grundsätzlich sollte man mit möglichst wenig von diesen Produkten auszukommen suchen, jedenfalls muß der Gehalt an Kohlehydraten und Kalorien deklariert sein, damit sie im Gesamtdiätplan einberechnet werden können. Bei einer Reduktionsdiät muß auch der Fettgehalt bekannt sein.

9. *Alkohol*: Gut vergorener, nicht gesüßter Wein kann in beschränkten Mengen erlaubt werden, wenn der Kaloriengehalt berücksichtigt wird (1 g Alkohol enthält 7 Kalorien).

10. Eine **faserreiche Kost** wirkt sich günstig auf den Kohlehydratstoffwechsel aus: Die Blutzuckerwerte sind eher tiefer, es kann unter Umständen Insulin gespart werden. Fasern sind vor allem im Vollkornbrot, Roggenbrot, Kartoffeln, Salaten und zahlreichen Gemüsesorten enthalten. Daneben kann zusätzlich Kleie verordnet werden.

Welche Diabetiker können mit Diät allein behandelt werden? (Abb. 90)

Wir behandeln *alle neu diagnostizierten Diabetiker vom Typ II, die sich in einem guten Allgemeinzustand befinden, kein oder nur wenig Azeton und keine schwere Infektion aufweisen, vorerst nur mit Diät*. Dies gilt sowohl für übergewichtige als auch normalgewichtige Patienten, auch wenn die Blutzuckerwerte anfänglich bis 400 mg% (22 mmol/l) betragen. In den weitaus meisten Fällen wird sich als Folge der eingeschränkten Kalorien (1000 bis 1500 Kal. / 4000–6300 kJ) und Kohlehydraten eine rasche Besserung der Blutzuckerwerte einstellen, so daß sich zusätzliche Maßnahmen, wie Verabreichung von oralen Antidiabetika oder Insulin erübrigen. Der *Hauptvorteil der reinen Diätbehandlung besteht darin, daß der Patient die Besserung seiner Symptome, wie Durst, Müdigkeit etc. und das Blauwerden des Clinitests erlebt und nur der Diät zuschreiben kann*. Er wird dadurch motiviert, die Diät auch weiterhin einzuhalten.

Nur wenn sich nach 1–2 Wochen keine genügende Besserung einstellt, werden entweder orale Antidiabetika oder Insulin verordnet.

Praktisches Vorgehen beim Verordnen einer Diabetes-Diät

Diabetes-Gesellschaften, Pharmazeutische Firmen und Spitäler stellen die verschiedensten Diätschemen zur Verfügung:

Bei frisch entdeckten Fällen vom Typ II kann in der Praxis zuerst ein *qualitatives Diätschema* verabreicht werden. Es müssen nur die Kohlehydrate abgewogen werden, die Verordnung von Fett und Eiweiß ist semiquantitativ.

Diät

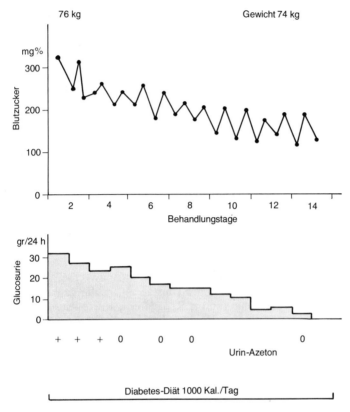

Abb. 90. Behandlung eines frisch entdeckten Typ II Diabetes mit Diät allein (♂ K. O., 1931). Seit 4 Wochen zunehmender Durst, Polyurie, Abmagerung. Auftreten einer Balanitis. Der Hausarzt stellt einen Blutzucker von über 400 mg% fest und hospitalisiert den Patienten. Guter Allgemeinzustand, Urinazeton nur schwach positiv, deshalb Behandlung ausschließlich mit einer 1000 Kal. Diabetesdiät ohne orale Antidiabetika. Rasche Besserung der Blut- und Urinzuckerwerte, Entlassung mit Blutzuckerwerten unter 200 mg%. Dank guter Instruktion und gewissenhaftem Befolgen der Diät (später 1500 Kal.) ist der Patient 5 Jahre später immer noch zuckerfrei im Urin, ohne orale Antidiabetika.

> Beispiel eines Tages-Menü-Plans für Diabetiker mit Übergewicht und leichter körperlicher Tätigkeit

[Entspricht 1200 Kal. = 5040 kJ (140 g KH)].

Morgenessen: Kaffee, Tee nach Belieben
           1 dl Milchdrink oder $^1/_2$ Becher Natur- oder Diätjoghurt
           1 Stück Ruch-, Graham-, Vollkornbrot = 40 g
  oder 1 Stück Soja-, Kleiebrot = 60 g
  oder 2 Stück Knäckebrot = 25 g
           ca. 40 g Käse ($^1/_4$-, $^1/_2$-, $^3/_4$-Fett)

oder   ca. 90 g Quark, Hüttenkäse, Schinken, magere Wurstwaren, 1 Ei, evtl. 1 Teelöffel Diätkonfitüre zusätzlich.

2. *Frühstück (Znüni)*: Obst nach Jahreszeit, alle Sorten mit Schale und Stein gewogen
ca. 70–90 g Ananas, Apfel, Banane, Birne
oder   ca. 100–125 g Beeren: Brombeeren, Erdbeeren, Johannisbeeren
oder   ca. 80–100 g Steinobst: Aprikosen, Kirschen, Pfirsiche, Zwetschgen usw.
oder   ca. 130–150 g Citrusfrüchte: Grapefruit, Mandarinen, Orangen
oder   ca. 250–300 g Melone
oder   1 Diät- oder Naturjoghurt
oder   1 dl Apfel- oder Orangensaft naturrein

Mittagessen: Bouillon natur oder mit Ei-, Fleisch-, Gemüseeinlagen, ca. 100 g Fleisch, Fisch, Geflügel, Kaninchen, Wild
oder   2–3 Eier für Eierspeisen ohne Mehl
oder   80–100 g Käse ($^{1}/_{4}$-, $^{1}/_{2}$-, $^{3}/_{4}$-Fett) für Käsespeisen, Salate
40 g dunkles oder 30 g weißes Brot
oder   100 g Kartoffeln
oder   25 g rohe Teigwaren, roher Reis
Gemüse ca. 150–200 g (Erbsen, Schwarzwurzeln nur ca. 80 g)
1 Teelöffel = 5 g Öl (Sonnenblumen-, Distel-, Maiskeimöl), Butter oder Margarine
Obst, Saft, Joghurt wie 2. Frühstück
oder   1 Diätflan, 1 Diätglace, 1 Diätquark.

Vugu (Zvieri) wie 2. Frühstück.

Abendessen: Kaffee, Tee nach Belieben plus 1 dl Milchdrink oder $^{1}/_{2}$ Becher Diät-, Naturjoghurt
im übrigen wie Mittagessen, warm oder kalt zubereitet
wenn kein Gemüse oder Salat und kein Obst, kann man zusätzlich 20 g dunkles oder 30 g Sojabrot nehmen.

Spätimbiß: wie 2. Frühstück.

Dazu erhält der Patient eine **Liste**, auf welcher die *unbeschränkt erlaubten Nahrungsmittel* und *die freien* (kohlehydratarmen) *Gemüsesorten*, die *kohlehydratreicheren Gemüsesorten* (bis 150 g pro Mahlzeit erlaubt), die *Obstportionen* **sowie alle verbotenen Speisen und Getränke angegeben sind.**

Ältere Patienten und solche mit leichteren Diabetesformen können mit dieser qualitativen Diät weiterbehandelt werden, allerdings muß durch zusätzliche Beratungen und Abgaben von Nahrungsmitteltabellen die Möglichkeit geschaffen werden, die Diät abwechslungsreich zu gestalten. Sie hat den Vorteil, daß sie auch von nicht sehr intelligenten Diabetikern verstanden wird.

Bei der Mehrzahl der Insulin- und Tablettenpatienten sowie bei anspruchsvolleren Diabetikern, bei welchen eine optimale Einstellung wichtig ist, geben wir ein **quantitatives Diätschema** ab. In der Schweiz sind die von der *Firma Novo zur Verfügung gestellten und von der Schweizerischen Diabetes-Gesellschaft geprüften Diätschemen nach Teuscher sehr verbreitet*. Dabei müssen nicht nur die Kohlehydrate, sondern auch die Fette und Eiweiße abgewogen werden. Die quantitative Diät beruht auf dem sog. „Wertesystem". Die Patienten erhalten für jede Mahlzeit eine bestimmte Anzahl von

Broteinheiten

Brot-, Gemüse-, Obst-, Milch-, Eiweiß- und Fettwerten zugeteilt. Der „Wert" entspricht einer kleinen Nahrungsmittelportion, die jeweils 10 g Kohlehydrate, bzw. *Eiweiß oder Fett liefert.* Dabei enthält ein Milchwert neben 10 g Kohlehydrate zusätzlich 7 g Eiweiß und 7 g Fett, ein Eiweißwert neben 10 g Eiweiß im Durchschnitt noch 5 g Fett (Fleisch, Käse, Eier). Die Kohlehydrate sind in 4 verschiedenen Gruppen von Nahrungsmitteln enthalten: Brot-, Obst-, Gemüse- und Milchwerte. Die Gruppierung hat eine Bedeutung, weil der Blutzucker z.B. nach Genuß von Brotwerten relativ rasch, nach Einnahme von Gemüsewerten deutlich langsamer ansteigt.

In der folgenden Tabelle sind einige Beispiele von Brot-, Gemüse- und Obstwerten angeführt. Nahrungsmittel aus derselben Gruppe sind untereinander austauschbar. **In Deutschland und Österreich werden Broteinheiten verwendet, die 12 g Kohlehydrate enthalten.**

Mit Hilfe von ausführlichen Nahrungsmittel-Austausch-Tabellen kann sich der Patient abwechslungsreiche Mahlzeiten zusammenstellen, wobei die Menge der Kohlehydrate, Fette und Eiweiße der einzelnen Mahlzeiten konstant bleibt.

Tabelle 16. Beispiele von Nahrungsmittel-Äquivalenten
(Nach Constam G. R., Nahrungsmitteltabellen für Zuckerkranke)

1 Brotwert (10 g KH) entspricht		1 Broteinheit (12 g KH) entspricht
20 g	Vollkornbrot	25 g
16 g	Weißbrot	21 g
12 g	Knäckebrot D	15 g
50 g	Kartoffeln	60 g
10 g	Teigwaren	12 g
10 g	Reis	12 g
1 Gemüsewert (10 g KH) entspricht		
80 g	Karotten, roh	100 g
175 g	Bohnen, frisch, roh	200 g
70 g	Erbsen	85 g
1 Obstwert (10 g KH) entspricht		
80 g	Apfel, frisch	100 g
100 g	Orangen	120 g
60 g	Birnen, frisch	75 g
170 g	Melonen mit Schale	200 g

Diätplan für eine 1200 Kal. (5040 kJ) Diabetesdiät
(145 g, KH, 65 g Eiweiß, 45 g Fett)

	Brot-werte	Gemüse-werte	Obst-werte	Milch-werte	Eiweiß-werte	Fett-werte
Frühstück	2			1	1	$1/2$
Vormittagsimbiß			1			
Mittagessen	2	1	1		$1 1/2$	$1/2$
Nachmittagsimbiß			1			
Abendessen	2	1	1	$1/2$	$1 1/2$	$1/2$
Spätimbiß			1			

Dieses Diätsystem hat sich fast überall durchgesetzt. Es setzt eine etwas anspruchsvollere Diätinstruktion voraus, auch haben ältere Patienten gelegentlich Mühe, das „Wertesystem" zu begreifen. Es sind vorgedruckte Diätschemen für zahlreiche Stufen von 1000 bis 3000 Kalorien (4200–12 600 kJ) erhältlich, dabei ist es relativ leicht, Korrekturen anzubringen, indem bei gewissen Mahlzeiten Werte dazugezählt oder abgezogen werden.

Leider sind die *praktischen Resultate der Diätbehandlung oft enttäuschend*.

Es gibt zahlreiche Gründe für das Versagen einer Diätverordnung, sie liegen oft z.T. beim Patienten, z.T. aber auch beim Arzt. Beim Arzt sind es oft Zeitmangel, Mangel an praktisch-diätetischen Kenntnissen, eine fehlende Überzeugung betreffend der Wirksamkeit der Diätbehandlung oder eine mangelhafte Zusammenarbeit mit einer Diätassistentin. Beim Patienten liegt es häufig an einer fehlenden Motivation, an einer ungenügenden Instruktion einer ihm angepaßten Diät, an einer fehlenden Instruktion der Familie und der Umgebung des Diabetikers oder an einem Mangel an Repetitionen. Trotzdem darf man nicht nachlassen, viel Zeit und Energie für diesen aufwendigsten Teil der Diabetesbehandlung zu verwenden.

Orale Antidiabetika

In der Verwendung der oralen Antidiabetika ist man heute zurückhaltender geworden. Einerseits hat die sog. *UGDP-Studie* in den USA gezeigt, daß es keinen Vorteil hat, orale Antidiabetika zu verabreichen, wenn eine befriedigende Einstellung des Diabetes mit Diät allein möglich ist. Es wurde sogar vermutet, daß das Risiko kardiovaskulärer Komplikationen bei mit Sulfonylharnstoffen behandelten Diabetikern größer sei als unter einer alleinigen Diätbehandlung. Diese Vermutung konnte allerdings bis heute nicht bestätigt werden. Andererseits sind bei mit *Biguaniden* behandelten Diabetikern relativ viele Fälle von *Lactat-Azidose* beobachtet worden, die in ca. 50% tödlich verliefen. In der Folge wurden gewisse Biguanide in verschiedenen Ländern verboten, z.B. das Phenformin.

Ein weiterer Grund, weniger orale Antidiabetika zu verwenden, sind die *verbesserten Möglichkeiten*, dem Patienten eine gute *Diätinstruktion* zukommen zu lassen.

Ganz allgemein sollten heute keine oralen Antidiabetika verabreicht werden, wenn nicht vorher während genügend langer Zeit versucht worden ist, eine Einstellung mit Diät allein zu erreichen.

In bezug auf den Zeitpunkt, wann orale Antidiabetika eingesetzt werden sollen, und bezüglich der Reihenfolge halten wir uns an das folgende Schema (Abb. 91):

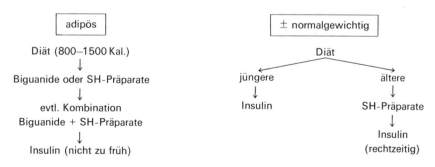

Abb. 91. *Behandlung der Erwachsenen-Diabetes*

Sulphonylharnstoffe

Tabelle 17. *Am häufigsten verwendete Sulfonylharnstoffe*

Regeln für die Verwendung der Sulfonylharnstoffe

1. *Beginn der Behandlung mit einer morgendlichen Dosis* eines mittellang wirkenden Präparates, z. B. *Tolbutamid* oder *Glibornurid*. *Steigern auf maximal 2mal 1 Dosis, Hauptdosis immer morgens*. Die erwähnten Präparate haben eine gute therapeutische Breite, Nebenwirkungen sind selten.
2. *In den ersten 4 Wochen Blutzucker 2mal wöchentlich messen*. Der *tiefste Wert ist nachmittags zwischen 14 und 16 h* zu erwarten. *Bei Blutzuckerwerten unter 100 mg% (5,5 mmol/l) Präparat absetzen*.
3. *Auslaßversuch 4 Wochen nach Beginn der Therapie*. Häufig genügt jetzt eine alleinige Diätbehandlung.
4. Das *Einhalten einer strengen Diabetesdiät* ist eine Bedingung für den Erfolg der Therapie mit oralen Antidiabetika.
5. *Vor Beginn der Therapie Kontrolle der Nieren- und Leberfunktion*.
6. *Hypoglykämien*, die evtl. atypisch verlaufen können, beachten, besonders bei den stärker wirksamen Präparaten, wie *Chlorpropamid* und *Glibenclamid*.
7. *Keine gleichzeitige Verabreichung von Insulin und Sulfonylharnstoffen*.
8. Bei gleichzeitiger Verabreichung von anderen Medikamenten mögliche *Interferenzen beachten*, z. B. mit *Dicumarin-Präparaten*.

Tabelle 18. *Am häufigsten verwendete Sulfonylharnstoffe*

Generischer Name	Handelsname	mg/ Tablette	mittlere Tagesdosis	maximale Dosis	biologische Halbwertszeit (h)
Tolbutamid	**Artosin**® **Rastinon**®	500/1000	0,5–1,5 g	2,0 g	4–8
Tolazamid	**Norglycin**® **Tolinase**®	100/250	0,25–0,5 g	1,0 g	8–10
Carbutamid	**Invenol**® **Nadisan**®	500	0,5–1,0 g	1,5 g	40
Azetohexamid	**Dimelor**®	500	0,25–1,0 g	1,5 g	5
Chlorpropamid	**Chloronase**® **Diabinese**® **Diabetoral**®	100/250	0,1–0,5 g	0,5 g	36
Glibornurid	**Glutril**® **Gluborid**®	25	25–75 mg	100 mg	8
Glibenclamid	**Daonil**® **Euglucon**®	2,5/5	2,5–15 mg	15 mg	4–8
Glipizid	**Glibenese**®	5	5–15 mg	20 mg	3–5
Gliclazid	**Diamicron**®	80	80–160 mg	240 mg	10

Sulfonylharnstoff
Wirkungsmechanismus:
1. *Freisetzen von gespeichertem Insulin im Akutversuch.*
2. *Die Beta-Zelle wird für den Glukosereiz zur Freisetzung von Insulin sensibilisiert.* Diese Wirkung ist verantwortlich für den Langzeiteffekt.

Indikation zur Anwendung von Sulfonylharnstoff-Präparaten.

a) **Mit Diät nicht einstellbarer** *(adipöser) oder nicht-adipöser Erwachsenen-Diabetes, sofern keine Indikation für die Anwendung von Insulin vorliegt.*

b) **Mit Biguaniden nicht einstellbare,** *adipöse Diabetiker.*

Kontraindikationen:

Insulinmangeldiabetes (Typ I)
Nieren- und Leberinsuffizienz
Akute Komplikationen wie Gangrän, schwere Infektionen, größere Operationen
Gravidität.

Nebenwirkungen:

1. **Hypoglykämiegefahr** muß besonders beachtet werden. Hypoglykämien kommen häufiger bei Präparaten mit langer Halbwertszeit (*Chlorpropamid, Carbutamid*) und den etwas stärker wirksamen *Glibenclamid* und *Glipizid* vor. Die **Symptomatologie ist häufig atypisch:** *Kopfschmerzen, Verwirrtheit, Schwindel, vorübergehende neurologische Ausfälle, aber kein Schwitzen!* Gelegentlich werden Patienten mit der *Fehldiagnose Apoplexie* ins Spital eingewiesen, nach Verabreichung von genügend Glukose normalisiert sich das neurologische Bild wieder.

Besonders ältere Leute sind hypoglykämiegefährdet, wenn sie ihre Nahrung nicht regelmäßig zu sich nehmen. Die Dosierung der SH-Präparate hat deshalb vorsichtig und einschleichend zu erfolgen, unter häufiger Kontrolle des Blutzuckers. *Hypoglykämien unter Sulfonylharnstoffen dauern oft sehr lange, am besten wird eine Infusion mit Glukose über mehrere Stunden verabreicht.*

2. **Andere Nebenwirkungen** sind seltener: Magendarmbeschwerden, *Exantheme*, *Agranulozytosen, Thrombozytopenien,* Leberschäden. Ferner kann nach Alkohol ein *antabusähnlicher Effekt* beobachtet werden mit einem Flush. Diese Nebenwirkung ist vor allem bei *Chlorpropamid* bekannt. Bei den in mg dosierten Präparaten der 2. Generation von Sulfonylharnstoffen (*Glibornurid, Glibenclamid, Glipizid*) fehlt dieser Antabuseffekt.

3. **Interferenzen:**
Eine Beeinflussung der blutzuckersenkenden Wirkung der Sulfonylharnstoffe kann durch folgende Medikamente erfolgen:

Nebenwirkungen

Medikament	Verstärkung des blutzuckersenkenden Effekts
Salizylate	+
Phenylbutazon	+
INH, Ethionamid	+
Sulfonamide	+
Dicumarine	+
Probenecid	+
(Chloramphenicol), Thioamphenicol	+
Alkohol	+
Propranolol	+

Der Mechanismus ist je nach Medikament unterschiedlich, häufig handelt es sich um eine Hemmung des Abbaus oder der Ausscheidung oder um eine Verdrängung der Antidiabetika aus der Plasma-Eiweiß-Bindung.

Beim Alkohol und bei den Beta-Blockern handelt es sich um eine Hemmung der Glukoneogenese bzw. der Glykogenolyse. Die Interferenzen sind z. T. stärker bei den Präparaten der 1. Generation als bei denjenigen der 2. Generation, z. B. bei Phenylbutazon und den Dicumarinen. (2. Generation = *Glibornurid, Glibenclamid, Glipizid*.)

Zur praktischen Anwendung der zahlreichen Sulfonylharnstoffe ist noch folgendes zu bemerken: *In der Regel kommt man mit 2 Präparaten aus*: z.B. zu Beginn mit den etwas **schwächer wirkenden** *Tolbutamid* oder *Glibornurid*. Es ist vorsichtiger, mit der schwächsten Dosis zu beginnen, oft genügt eine Tablette morgens, obschon die Halbwertszeit eine ungenügende 24-Std.-Wirkung erwarten läßt. Je nach Wirkung kann die Dosis dann langsam gesteigert werden. Bei ungenügendem Effekt der Maximaldosis dieser initial verwendeten Präparate kann ein etwas **stärker wirksames Antidiabetikum** wie *Glibenclamid* oder *Glipizid* versucht werden. Bei einem Teil der Patienten kann damit ein Erfolg erzielt werden. Ein nochmaliger Wechsel auf ein weiteres SH-Präparat hat bei ungenügendem Effekt keinen Sinn mehr.

Ganz allgemein haben wir *heute die Tendenz, die Präparate der 2. Generation zu bevorzugen, sie weisen weniger Nebeneffekte auf*. Präparate mit langer Halbwertszeit, wie *Carbutamid* oder *Chlorpropamid*, sind wegen größerer Hypoglykämiegefahr und allgemein häufigeren Nebenwirkungen weniger zu empfehlen.

Die Sulfonylharnstoffe haben in der Regel eine zeitlich begrenzte Wirkung. Der Grund besteht darin, daß die Funktion der Betazelle bei zahlreichen Diabetikern über Jahre langsam abnimmt. Eine noch partiell funktionstüchtige Betazelle ist die Voraussetzung, daß die SH-Präparate überhaupt wirken. Besonders nicht-adipöse Typ-II-Diabetiker, die frühzeitig relativ hohe Dosen von SH-Präparaten zur Einstellung des Diabetes benötigen, neigen zu einer frühzeitigen „Erschöpfung" der Betazellen. Man nennt sie auch *Sekundärversager* der Sulfonylharnstoff-Therapie. Nach einer Studie aus Boston betrug die Häufigkeit nach einer 7- bis 9jährigen Behandlung mit *Tolbutamid* oder *Chlorpropamid* 15–18%.

Es ist sehr wesentlich, daß diese mit SH-Präparaten oft nur noch knapp und unbefriedigend eingestellten Patienten *rechtzeitig auf Insulin umgestellt* werden. **Eine Umstellung sollte erfolgen, wenn der Urinzucker oft positiv ist und die Blutzuckerwerte nicht unter 180 mg% (10 mmol/l) gehalten werden können.**

Für viele Patienten bedeuten die Sulfonylharnstoffe ein sehr wertvolles therapeutisches Hilfsmittel. Bei richtiger Indikationsstellung und kritischer Überwachung der

Therapie stellen diese Präparate immer noch einen wichtigen Teil der Diabetesbehandlung dar.

Biguanide

Wirkungsmechanismus:

1. *Verzögerung der Glukoseresorbtion* aus dem Darm.
2. *Verbesserung der Glukoseverwertung* in der Peripherie.

Indikation: Manifeste, **übergewichtige Erwachsenen-Diabetiker,** bei welchen mit Diät allein keine genügende Blutzuckersenkung erreicht werden kann. Ferner kommen Biguanide als Kombinationspräparate mit Sulfonylharnstoffen in Frage. Zusätzlich zu einer Insulinbehandlung sollten Biguanide nicht verwendet werden.

Vorteile: *Fördern den Appetit nicht* (im Gegensatz zu den SH-Präparaten). Keine Hypoglykämiegefahr.

Nachteile: *Geringere blutzuckersenkende Wirkung* als SH-Präparate. Häufige Nebenwirkungen.

Nebenwirkungen: In ca. $^1/_3$ der Fälle treten gastrointestinale Nebenwirkungen, wie Inappetenz, Nausea, Durchfälle, Blähungen usw. auf. Zum Teil können diese Nebenerscheinungen durch Absetzen des Präparates und wieder langsames Einschleichen mit einer niedrigeren Dosis beseitigt werden. Bevor man wieder beginnt, muß sichergestellt werden, daß es sich nicht um Frühsymptome einer Lactat-Azidose handelte. Die **Hauptgefahr** besteht in der **Lactat-Azidose.** Sie kann durch Kumulation des Präparates bei **eingeschränkter Nierenfunktion** oder *bei Überdosierung* entstehen. Die beobachteten Fälle von Lactat-Azidose verliefen in ca. 50% tödlich. Sie wiesen **fast alle eine eingeschränkte Nierenfunktion auf.** Die Vorzeichen einer beginnenden Lactat-Azidose sind ähnlich wie die oben erwähnten Nebenwirkungen der Biguanide! **Bei eingeschränkter Nierenfunktion müssen diese Präparate deshalb sofort abgesetzt werden.**

Kontraindikationen:

1. **Eingeschränkte Nierenfunktion!**
2. **Gefahr einer Verminderung der Nierenfunktion** bei *Herzinsuffizienz, Diuretikatherapie, hohem Alter.*
3. **Zustände mit Gewebshypoxie,** wie *respiratorische Insuffizienz, Anämie, periphere Durchblutungsstörungen.*
4. **Leberschäden.**
5. **Alkoholiker,** undisziplinierte Patienten.
6. *Konsumierende Krankheiten.*

Bei strenger Beachtung aller Kontraindikationen bleiben praktisch nur noch *adipöse Diabetiker für eine Biguanidbehandlung übrig, die keine Zweiterkrankung und keine Komplikationen aufweisen.*

Insuline

Präparate:

Generischer Name	Handelsname	Tagesdosis	biologische Halbwertszeit (h)
Buformin	**Silubin retard**®	100–400 mg	3
Metformin	**Glucophage**®	500–3000 mg	3
	Glucophage forte®	850 mg 1–3 × tägl.	

Unter *Metformin* wurden *weniger Lactat-Azidose-Fälle beobachtet, deshalb geben wir heute diesem Präparat den Vorzug.*

Insulintherapie

Indikationen zur Insulintherapie

1. **Insulinmangel-Diabetes des Jugendlichen und des Erwachsenen (Typ I).**
2. **Erwachsenen-Diabetes (Typ II),** sobald eine befriedigende Einstellung mit Diät und oralen Antidiabetica nicht mehr möglich ist.
3. *Adipöser Erwachsenen-Diabetes:* Erst *nach intensiven Bemühungen,* mit Diät eine *Gewichtsreduktion* zu erreichen.
4. **Progredient verlaufende Komplikationen des Diabetes:** *Gangrän, Retinopathie, Nephropathie, Neuropathie, auch wenn die Blutzuckerwerte unter oralen Antidiabetika unter 180 mg% (10 mmol/l) liegen.*
5. **Vorübergehend bei größeren Operationen, schweren Infektionen** und zusätzlichen Erkrankungen.
6. In der **Schwangerschaft.**

Welche Insulinpräparate sollen verwendet werden?

In Bezug auf die *Wirkungsdauer* unterscheiden wir:

1. *Kurzwirkende Insuline:* **Actrapid**®, **Leo Neutral**®, **Altinsulin**®. Wirkungsdauer ca. 5 bis 8 Std., 3–4 Dosen täglich notwendig. Indikationen: Rasche Korrektur einer Hyperglykämie, i.v. Therapie, Einstellung im Spital, Nachspritzen bei Entgleisungen des Diabetes, *Zusatz zur Depotinsulindosis, wenn z. B. morgens oder abends postprandiale Blutzucker-Spitzen beseitigt werden müssen.*
2. *Intermediäre Depot-Präparate:* Diese Insuline müssen in der Regel 2mal täglich injiziert werden. **Rapitard**® mit einer Wirkungsdauer von 18 bis 20 Std. kann gelegentlich auch 1mal täglich verabreicht werden. **Monotard**® [Novo], **Leo Retard**® und **Leo Mixtard**® sind reine Schweineinsuline, die eine Wirkungsdauer von ca. 22 Std. aufweisen. Je nach Art des Diabetes können sie 1- oder 2mal täglich verwendet werden.
3. *Langwirkende Insuline:* Das **Ultralente**® wird relativ selten verwendet, bei einer *Therapie mit 1 Injektion täglich genügt das Insulin* **Lente**® *meistens.*

Bei der *Wahl des Insulin-Präparates* mußte bis vor wenigen Jahren der *Reinheitsgrad* berücksichtigt werden. Heute handelt es sich bei den auf Tab. 19, S. 521 dargestellten

Präparate

Tabelle 19. *Übersicht über die am häufigsten verwendeten Insuline*

Insuline	Tierspezies (R = Rind, S = Schwein)	Reinheitsgrad*	Wirkungsmaximum (h)	Wirkungsdauer (h)	Verzögerungsprinzip, Zusammensetzung
1. Kurzwirkende Insuline					
Altinsulin (Höchst, Horm)	R oder S	C	1–2	6–8	
Novo Actrapid®	S	MC	½–2	6–8	
Leo Neutral®	S	RI			
2. Intermediäre Depot-Präparate					
Komb-Insulin®	R oder S	C	1½–4	9–14	Surfen (²/₃ Depot-Insulin, ¹/₃ Alt-Insulin)
MC-Insulin Novo Semilente®	S	MC	3–4	9–14	Insulin-Zink-Suspension von amorphem Insulin
Depot Insulin Höchst®	R oder S	C	2–6	10–16	Surfen
Insulin Mixtard Leo®	S	RI	1½–8	12–20	Protamin (70% NPH-Insulin, 30% Normalinsulin)
HG-Insulin Höchst®	R oder S	C	3–7	12–18	Humanglobin
Depot-Insulin „Horm"®	R	C	3–6	12–18	Protamin (Insulin-Zink-Protaminat und kristallines Insulin)
MC-Insulin Rapitard®	S 25% R 75%	MC	1½–6	12–22	Kristalle (75% Rinderinsulinkristalle +25% Actrapid)
MC-Insulin Monotard®	S	MC	4–8	14–22	Kristalle (30% amorphes Insulin, 70% kristallines Insulin)
Insulin Retard Leo NPH®	S	RI	4–7	16–20	Protamin (Protamin-Insulinkristalle)
3. Langwirkende Präparate					
MC-Insulin Novo Lente®	S 30% R 70%	MC	4–8	24	Kristalle (30% Semilente, 70% Ultralente)
Long-Insulin Höchst®	S	C	3–8	18–26	Surfen (amorph/kristallin)
MC-Insulin Novo Ultralente®	R	MC	6–10	36	Kristalle (Insulin-Zink-Suspension von kristallinem Insulin)

* C = Gelchromatographiert, MC = Monocomponent, RI = „rare immunogenum"

Indikationen

Präparaten entweder um *hochgereinigte Insuline*, die keine Verunreinigungen wie Proinsulin mehr enthalten. Sie sind deshalb mit der Bezeichnung MC (= Monocomponent) bzw. R.I. (= rare immunogenum) versehen. Oder die Präparate sind *gelchromatographiert*, d.h. ebenfalls sehr rein, aber mit einer noch leicht stärkeren Antigenität.

Hingegen spielt die *Tierspezies*, von welcher die Insuline gewonnen werden, noch eine gewisse Rolle. Reines **Schweineinsulin**, *welches sich vom menschlichen Insulin nur durch eine Aminosäure unterscheidet, weist heute nur noch eine sehr geringe, praktisch zu vernachlässigende Antigenität auf.* Nach Behandlung mit Schweine-Präparaten können meist keine oder nur noch sehr geringe Mengen von Insulin-Antikörpern festgestellt werden. Dementsprechend sind auch Komplikationen der Insulintherapie, wie sie früher beobachtet wurden, wie Allergie, Insulinresistenz (antikörperbedingt) und Lipodystrophie, praktisch verschwunden. *Rinderinsulin weist auch in der hochgereinigten Form noch eine geringe Antigenität auf,* die entstehenden Antikörper sind aber in zu geringer Quantität vorhanden, um praktisch eine Rolle zu spielen. Da wir aber nicht mit Sicherheit wissen, ob nicht Insulin-Antikörper, welche im Blut mit Insulin zusammen als Immun-Komplexe zirkulieren, doch Spätkomplikationen verschlimmern können, ziehen wir es vor, möglichst keine Antikörper entstehen zu lassen.

> *Indikationen für die Verwendung von Schweineinsulinpräparaten:*
> 1. Erstbehandlung bei Diabetikern, die früher nie Insulin erhalten hatten. Das heißt diese Patienten erhalten *Monotard, Leo Retard* oder *Mixtard*, evtl. *2mal Semilente*, ferner bei Bedarf *Actrapid*.
> 2. Bei seltenen Fällen von antikörperbedingter Insulinresistenz, Allergie oder Lipodystrophie.

Bei Diabetikern, die früher oder in der letzten Zeit mit Rinderinsulin oder gemischten Präparaten (*Rapitard, Lente*) behandelt wurden, spielt es keine wesentliche Rolle, ob Rinder- oder Schweineinsulin verabreicht wird. Meist sind bereits Antikörper vorhanden, die auch bei Wechsel auf Schweineinsulin nicht ganz verschwinden.

> **Beginn einer Insulintherapie** (kann ambulant oder stationär erfolgen):
> 1. **Bei nicht zu hohen Blutzuckerwerten** versucht man zuerst, wenigstens beim **Erwachsenen-Diabetes, mit 1 Dosis täglich:** z.B. *Monotard* oder NPH Insulin (*Leo Retard*) 12 bis 16 E. **1- bis 2täglich wird die Dosis um 4 Einheiten erhöht, bis eine befriedigende Einstellung erreicht ist.**
> 2. Bei zu hohen Blutzuckerwerten am Vormittag und tiefen Werten nachmittags oder abends kann morgens ein rasch wirkendes Insulin zugesetzt werden.
> 3. Die Erhaltungsdosis kann zwischen 12 und 60 E variieren, im Mittel beträgt sie ca. 30 E täglich. **Bei stabilen Tagesprofilen können bis 60 E täglich in einer Dosis verabreicht werden, bei höherem Bedarf ist es ratsam, 2 Dosen täglich zu injizieren.**
> 4. **Bei Spital-Patienten** kann die initiale Einstellung durch Nachspritzen von *Actrapid*, 3mal täglich vor den Mahlzeiten, beschleunigt werden.

Durchführung

> **Indikation zum Übergehen auf 2 Injektionen täglich:**
> 1. **Kinder und jugendliche Diabetiker** (sofern sie nicht mit 1 Dosis ein ausgesprochen stabiles Profil aufweisen).
> 2. **Instabiles Tagesprofil** mit zu tiefen Werten nachmittags, zu hohen am nächsten Morgen oder ganz allgemein bei Labilität.
> 3. **Insulinbedarf über 60 E täglich.**
> 4. **Sportler oder Patienten mit unregelmäßiger körperlicher Aktivität** (Anpassung an wechselnde Bedürfnisse leichter).
>
> *In der Regel benötigt man* **morgens** $^2/_3$ **bis** $^3/_4$ *der Tagesdosis.* Trotz Überlappung hat es sich gezeigt, *daß auch Lente oft mit Vorteil 2mal täglich injiziert werden kann.* Die **abendliche Lentedosis** *ist günstig zum Unterdrücken des Blutzuckeranstieges morgens zwischen 6 und 9 Uhr.*

3 Injektionen täglich, z. B. morgens und mittags *Actrapid*, abends ein Depot-Präparat, sind selten notwendig. Wir wenden dies gelegentlich bei besonders labilen Insulinmangel-Diabetikern an.

Instruktion des Insulin-Patienten

Ein gut instruierter Diabetiker kann sich in allen Lebenslagen, auch auf Auslandreisen, zurechtfinden.

> Unter anderem muß er *folgende Regeln beachten:*

1. **Immer 1 Ampulle rasch wirkendes Insulin für Notsituationen aufbewahren.**
2. **Labile, zu Hypoglykämien neigende Patienten haben zu Hause** zusätzlich **1 Ampulle Glukagon.**
3. **Insulin nie weglassen!** Auch nicht wenn der Patient an einem Morgen wegen einer **akuten Magen-Darm-Störung** nichts essen kann. In der Regel soll er sich **in dieser Situation** $^2/_3$ **der üblichen Morgendosis injizieren,** dazu **Actrapid**®, je nach Clinitest. Bei 2% Urinzucker und positiver Azetonprobe zusätzlich 20% der Tagesdosis als *Actrapid*. Der **Clinitest muß alle 2 bis 3 Std. wiederholt werden.** Die *Actrapid-Dosis* wird wiederholt, bis Urinzucker und Azeton deutlich abnehmen. Bei 3+ Azeton muß sie evtl. verdoppelt werden.

   Selbstverständlich muß in diesen Situationen auch der Arzt verständigt werden. Ausführlichere Schemen zur Behandlung dieser Notfallsituationen sind im Leitfaden für Zuckerkranke von G. Constam u. W. Berger, 9. Aufl. 1981, sowie in den meisten Instruktionsbroschüren für Patienten enthalten.
4. **Entgleisungen des Diabetes:** Hier muß die Insulindosis angepaßt werden. *Wenn z. B. der Clinitest während 2 Tagen 2% Glukose aufweist, soll die Depotdosis um 10% der Tagesdosis erhöht werden. Bei zusätzlichem 2+ bis 3+ Azeton zusätzlich* **Actrapid**®, *10 bis 20% der Tagesdosis.*
5. Bei **Hypoglykämien** ohne erkennbare Ursache wird die *Depot-Dosis am nächsten Tag um 10% gesenkt.* Bei sportlicher Betätigung sind je nach Fall und Intensität der körperlichen Betätigung spezielle Anweisungen notwendig.

Komplikationen

Schwierigkeiten mit der Einstellung des Insulin-Patienten

1. **Hypoglykämien:** Durch eine sorgfältige Einstellung und Instruktion des Patienten sollten sie wenigstens zum Teil vermieden werden können. Oligo- oder sogar asymptomatische Hypoglykämien nachts dürfen nicht übersehen werden. Bei Verdacht empfiehlt sich ein Tages- und Nachtprofil, welches der Patient selber durchführen kann (Glucoquant). *Bei vermehrter körperlicher Anstrengung ist eine entsprechend vermehrte Kalorienzufuhr notwendig, wenn die Insulindosis nicht gesenkt wurde.* Auch Stunden nach Anstrengungen können sich noch Hypoglykämien bemerkbar machen.

    Diagnose: Rasche semiquantitative Glukosebestimmung mittels **Hämoglucotest**® oder **Dextrostix**®.

    Therapie: Sofortige und genügende Glukosezufuhr. *Bei Bewußtlosigkeit Einführen von 2 Stück Würfelzucker zwischen Zähne und Wange durch die Angehörigen, bis zur Auflösung des Zuckers.* Glukagon 1 mg s.c., i.m. oder i.v., 20 ml, 20–40% Glukose i.v. und mehr, bis der Patient erwacht.

2. **Ansteigender Insulinbedarf:** Die häufigsten Ursachen sind im **Verhalten des Patienten selber** zu suchen: *Paraphagie*, Unregelmäßigkeiten im täglichen Verhalten mit nicht erkannten Hypoglykämien und anschließender Gegenregulation (Somogyi-Phänomen), Fehler in der Injektionstechnik, falsch aufbewahrtes oder verfallenes Insulin. Ferner können **Infektionen**, *Streßsituationen* (auch psychische), endokrine Störungen zum Anstieg des Insulinbedarfs führen. Eine zu wenig bekannte Ursache stellt die *Abnahme der Insulinempfindlichkeit bei länger dauernder schlechter Einstellung mit Blutzuckerwerten über 300 mg% (16 mmol/l) dar. In dieser Situation muß die Insulindosis gesteigert werden, nötigenfalls über 100 E täglich, bis der Blutzucker unter 200 mg% (11 mmol/l) sinkt.* Insulin-Antikörper kommen heute nur noch selten als Ursache einer hohen Insulindosis vor, vor allem bei Patienten, die früher mit damals noch weniger gut gereinigtem Insulin behandelt wurden. Schließlich kann noch an eine Abnahme der Insulinrezeptoren gedacht werden, z.B. bei Adipositas.

    Die Therapie ergibt sich meist, wenn es möglich ist, die Ursache abzuklären. Ein Wechsel des Insulinpräparates nützt meistens nichts. Schweineinsulin wirkt nur besser, wenn ein deutlich erhöhter Antikörpertiter vorliegt.

3. **Labiler Diabetes:** Die Ursache ist selten endogen (ausgeprägte Insulinempfindlichkeit), wesentlich häufiger exogen gelegen. Die Gründe sind z.T. die gleichen wie für den ansteigenden Insulinbedarf. Zum Beispiel müssen latente Hypoglykämien gesucht und verhindert werden, *häufig hilft eine Reduktion der Insulindosis.*
    Wenn weder im Verhalten des Patienten noch in der Art der Einstellung Ursachen für die starken Blutzuckerschwankungen gefunden werden, ist eine *Überweisung an einen Diabetologen* indiziert. Sogenannte uneinstellbare Diabetiker können heute unter Umständen mit einer subkutanen oder intravenösen Dauer-Insulin-Infusion, welche an ein Insulin-Dosiergerät angeschlossen ist, eingestellt werden („Insulinpumpe"). Es handelt sich allerdings vorläufig noch um eine temporäre, höchstens einige Monate dauernde Maßnahme.

Coma diabeticum

Notmaßnahmen in der Praxis: Rasche Diagnostik: Mit Hilfe des **Hämoglukotests 20–800 (Böhringer)** oder des **Tränen-Glukosetests nach** BERGER. Der letztere Test besteht darin, daß das Ende eines **Testape®**-Streifens *in den unteren Konjunktivalsack eingelegt wird, bis er auf einer Länge von 2–3 mm feucht ist.* **Wenn bereits eine kräftig grüne bis blaugrüne Verfärbung auftritt, beträgt der Blutzucker** sehr wahrscheinlich **über 600 mg% (33 mmol/l).** Wenn die 1. Teststreifen-Reaktion negativ oder nur schwach positiv ist, wird der Streifen ein 2. Mal, evtl. ein 3. Mal eingelegt. Das Reizsekret enthält mehr Glukose. **Wenn die 2. und 3. Reaktion ein deutliches Grün bis Blaugrün ergeben, beträgt der Blutzucker zwischen 300 und 600 mg% (16,5–33 mmol/l).**

Wenn die Diagnose Koma oder Präkoma durch diese Maßnahmen gesichert ist, muß der **Patient möglichst rasch ins Krankenhaus.** Eine Injektion von Insulin ist nicht zu empfehlen, wenn der Transport ins Spital höchstens eine halbe Stunde beansprucht. Hingegen ist eine **Infusion mit physiologischer NaCl-Lösung** indiziert, besonders wenn eine deutliche Exsikose und Hypovolämie bestehen. Die rasche Behandlung der Exsikkose ist mindestens so wichtig wie diejenige der Hyperglykämie.

Maßnahmen bei der Ankunft im Spital (Intensiv-Pflegestation)

1. **Rasche klinische Untersuchung:** Besteht eine Exsikkose? Anzeichen von Azidose (Kussmaulsche Atmung)? Zeichen von Schock?

2. **Wiederholung der Notfalldiagnostik** (vgl. oben). Zusätzlich muß Urin gewonnen werden zur Prüfung der Azeton-Reaktion. Die Ketose kann noch besser mit Hilfe der **Plasma-Azeton-Reaktion (1 Tropfen Plasma auf eine Tablette Acetest®)** oder mit dem **Ketostix®**-Streifen *in der Tränenflüssigkeit beurteilt werden.*

3. Parallel dazu: **Einführen eines Venenkatheters,** wenn möglich zur Messung des *Zentralvenendrucks. Notfall-Blutentnahmen* für Blutzucker, Elektrolyte, Harnstoff etc.; Beginn mit einer *Infusion* mit physiologischer NaCl-Lösung.

4. **Insulin: initial 16 E i.m. (Actrapid®, Altinsulin®** oder **Leo Neutral®.** Anschließend mit der Infusionspumpe 4 E/h als i.v. Dauerinfusion. Schwerere Fälle: Deutliche Ketoazidose, Blutzucker über 600 mg% (33 mmol/l): **Zusätzlich 8 E Actrapid rasch i.v., in der Dauerinfusion 8 anstatt 4 E pro Std. i.v.**

5. *Arterielle Blutgasanalyse und pH-Messung.*

6. *Verabreichung von Sauerstoff,* außer wenn pO_2 über 80 mm Hg.

7. *Blasenkatheter.*

8. *Magenschlauch bei Bewußtlosigkeit*

9. *EKG, wenn möglich Monitor*

10. *Eventuell Blutkultur* und Verabreichen eines *Antibiotikums.*

Zur Insulindosierung: *Die kontinuierliche Applikation von kleinen Dosen nach einer Initialdosis von 16 (bis 24) E hat sich nach W. Berger (Internist 22 [1981] 219–228)*

Dosierung

bei den meisten Fällen bewährt. Falls der Blutzucker in den ersten 2 Std. weniger als 10% abfällt, wird die Dosis von 4 auf 8 bzw. von 8 auf 16 E/h erhöht. Eine Dosis von 8 E/h oder mehr ist nur selten nötig, vor allem bei besonders schweren Fällen mit ausgeprägter Azidose und zusätzlichen Infektionen. Das Insulin kann z.B. in einer Dosis von 50 E auf 500 ml NaCl 0,9% mit einer Pumpe verabreicht werden. Wegen der initialen Insulinabsorbtion am Glas werden die ersten 50 ml aus dem Infusionsschlauch verworfen.

Sobald der Blutzucker unter 300 mg% (16,5 mmol/l) abfällt, wird Glukose 5% verabreicht, dazu weiterhin Insulin in der Dauerinfusion, 2 bis 6 E/h.

Flüssigkeit: Bei einem *pH unter 7,2 verabreichen wir meist eine gut konservierbare,* **hypoosmolare Coma-diabeticum-Lösung** *mit* $^1/_3$ *NaCl 0,9%,* $^1/_3$ *Na-Bikarbonatlösung (*$^1/_6$ *molar, 14 g/l) und* $^1/_3$ H_2O. Nach **Besserung der Azidose** *kann meist bald auf NaCl-Lösung übergangen werden:* bei einem *Serum-Na über 145 mval/l als 0,45%-Lösung,* bei einem *tieferen Serum-Na als 0,9%-Lösung*. Die **Infusionsmenge** beträgt in der Regel *in der 1. Std. 1 Liter, in der 2. bis 3. Std. ein weiterer Liter,* dann richtet sich die Geschwindigkeit des Flüssigkeitsersatzes nach dem *Zentralvenendruck,* dem Alter, der Nierenfunktion und dem Grad der Exsikkose. **In den ersten 12 Std. benötigt man meist 4 bis 6 Liter, maximal 10% des Körpergewichts.** Bei tiefem Blutdruck muß evtl. ein Plasmaexpander *oder Albumin* zugeführt werden.

Die **Kaliumsubstitution** *hat frühzeitig zu erfolgen,* eine *Kontrolle des Serum-K alle 2 Std.* zusammen mit dem *Natrium* und dem *Blutzucker* ist in 2-stündlichen Abständen indiziert.

Kalium: Serum-K (mval/l)	zu verabreichende Menge K (mval/Std)	
	Blut pH < 7,1	> 7,1
< 3	30	20
3 – 3,9	20	15
4 – 4,9	15	10
5 – 5,9	10	5
> 6	0	0

Azidose-Korrektur: Eine *Verabreichung von Bikarbonat ist nur bei einem pH unter 7,2, nach einigen Autoren nur bei Werten unter 7,1 notwendig.* Bikarbonat kann nach der Formel „Menge in mval = base excess (mval) × Körpergewicht (kg) × 0,1 (als 1,39% $NaHCO_3$ in 2 h)" verabreicht werden. Eine *vollständige Korrektur des Basendefizits ist zu vermeiden.* Die Insulintherapie allein führt bereits durch Verminderung der Ketose zu einer Säure-Basen-Korrektur.

Weitere Maßnahmen:

1. **Phosphatsubstitution:** Sie ist nicht ungefährlich und nur bei intakter Nierenfunktion sowie bei einem Serum-P unter 1,5 mg% indiziert. BERGER empfiehlt 1–2 g (= 33–66 mmol) Phosphor als isotonische, gepufferte Na-Phosphatlösung als gleichmäßige i.v. Infusion während 8 Std.

2. **Prophylaxe von thromboembolischen Komplikationen:** Eine niedrig dosierte s.c. oder i.v. Heparinverabreichung mit 10000 bis 15000 E pro 24 Std. ist empfehlenswert.

Zu beachten ist ferner die Gefahr von Herz-Kreislauf-Komplikationen, besonders bei älteren Personen, außerdem die Infektions- und Dekubitusgefahr.

Besonderheiten des hyperosmolaren hyperglykämischen Komas (Abb. 92)

Das hyperosmolare hyperglykämische Koma ist in den letzten 10–15 Jahren relativ häufiger geworden, während die Anzahl der ketoacidotischen Fälle dank der verbesserten Instruktion der Diabetiker eher abgenommen hat.

Es handelt sich fast immer um Patienten mit einem Typus-II-Diabetes, d.h. ältere Personen, bei welchen der Diabetes nur mild auftrat oder überhaupt nicht bekannt war. Als auslösende Momente findet man oft Infektionen, langdauernde und ungenügend kontrollierte Verabreichung von Diuretika, Kortikosteroide und Zufuhr von großen Glukosemengen (z.B. im Spital).

Klinisch imponiert vor allem die Exsikose, gefolgt von einer zunehmenden Bewußtseinstrübung; die Patienten werden oft wegen Verdacht auf Apoplexie eingewiesen. Die Diagnose ist einfach, wenn man daran denkt, die Hyperglykämie kann sehr ausgeprägt sein, Blutzuckerwerte von 1200 bis 1500 mg% (66–80 mmol/l) sind keine Seltenheit. Das Plasmaaceton ist negativ, das Urinaceton negativ oder schwach positiv, und die Blutgasanalyse zeigt keine metabolische Acidose.

Eine sofortige Behandlung ist besonders wichtig, da die Prognose im allgemeinen schlechter ist als beim ketoacedotischen Koma. Die Gründe dafür sind vor allem im höheren Alter, in den oft vorhandenen kardiovaskulären Komplikationen, wie Herzinsuffizienz, Koronarsklerose oder Niereninsuffizienz zu suchen.

Therapie

1. Möglichst *rasches Einlegen eines zentralen Venenkatheters* zur Verabreichung von Flüssigkeit unter Kontrolle des Zentralvenendruckes.
2. *Art der Flüssigkeit:* zuerst NaCl-Lösung 0,9%.

    Nach Erhalt des Resultates der Serum-Natrium-Bestimmung:
    - Natrium erniedrigt oder normal: weiterhin NaCl 0,9%
    - Serum-Natrium mehr als 145 mval/l: NaCl 0,45%.

    Die Flüssigkeitsmenge richtet sich, wie dies bei der Therapie des ketoacidotischen Komas beschrieben wurde, nach dem Zentralvenendruck, der Diurese und dem Grad der Dehydrierung. Der Ersatz des Flüssigkeitsdefizits, welches bis 15 Liter betragen kann, erstreckt sich meist über 2–3 Tage. Die Kontrolle des Serumnatriums, zusätzlich zum Kalium, anfänglich 2stündlich, später 4stündlich, ist wichtig.

3. *Insulin:* In der Regel wie beim ketoacidotischen Koma 16 Einheiten initial i.m., dann 4 Einheiten pro Stunde in der Dauerinfusion. Eine höhere Dosierung dürfte kaum je notwendig sein, ausgenommen in Fällen mit Infektionen oder besonderen Streßsituationen. Unkomplizierte Fälle sind oft sehr empfindlich auf Insulin; wenn kein Infekt oder keine zusätzliche Erkrankung vorliegt, kann auf die Initialdosis

Hyperosmolares Koma

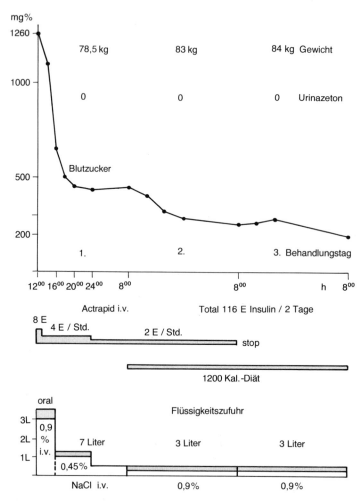

Abb. 92. *Hyperosmolares Praecoma diabeticum* (♂ H. J. 1908)
Seit 2 Wochen zunehmender Durst, Polyurie, Abmagerung. Bei Eintritt somnolent, stark exsikkotisch. Osmolarität im Serum 380 mosm/kg. Hb 19,2 g%. Urin- und Plasmaazeton negativ. Arterielles pH 7,4. Behandlung mit niedriger Insulindosis und NaCl-Lösung, z. T. 0,45%, z. T. 0,9%. Dazu KCl i.v. und Flüssigkeit per os. Nach 2 Tagen benötigt der Patient nur noch Diät und Flüssigkeitsbehandlung, kein Insulin mehr. Blutzucker nach 3 Tagen unter 200 mg%.

von 16 Einheiten verzichtet werden. Einige solcher Patienten konnten wir sogar ohne Insulin, nur mit adäquater Flüssigkeits- und Elektrolytsubstitution allein erfolgreich behandeln. Dies illustriert die Rolle der Dehydrierung für das Entstehen der Hyperglykämie. Eine nicht zu rasche Korrektur der Hyperglykämie und damit der Hyperosmolarität wird von den Patienten meist besser ertragen, die Gefahr des Hirnödems ist geringer.

Diabetes und Schwangerschaft

Einer Diabetikerin sollte heute nicht mehr von einer Schwangerschaft abgeraten werden, sofern sie kooperativ ist und nicht fortgeschrittene Spätkomplikationen aufweist, vor allem keine schwere Retinopathie oder Nephropathie. Dank der Fortschritte auf diesem Gebiet ist die perinatale Mortalität der Kinder diabetischer Mütter in guten Zentren auf 3 bis 6% gesunken. *Dank der neuen Erkenntnisse über die Vererbung des Diabetes ist zudem die Möglichkeit, daß das Kind einer diabetischen Mutter ebenfalls einen Diabetes mellitus entwickelt, kleiner als 5%.*

Bei der **Behandlung einer schwangeren Diabetikerin** sind folgende Punkte besonders zu beachten:

1. Die **besten Resultate werden in spezialisierten Zentren** bei enger Zusammenarbeit zwischen erfahrenem Internisten bzw. Diabetologen, und Gynäkologen erzielt. Eine Überweisung an ein solches Team ist in der Regel indiziert.

2. Eine **optimale Einstellung des Blutzuckers** während der ganzen Schwangerschaft ist besonders wichtig. *Die Blutzuckerwerte sollten während des ganzen Tages 160 mg% (9 mmol/l) nie übersteigen.* Um dieses Ziel zu erreichen ist auch bei leichten Diabetesfällen eine Insulintherapie notwendig.

3. **Ärztliche Kontrollen** haben häufig, d. h. anfänglich 2wöchentlich, später wöchentlich zu erfolgen.

4. Die **Insulindosis** kann anfänglich sinken oder gleich bleiben, *später steigt sie, gelegentlich bis auf das Doppelte.* Bei Dosen über 40 E pro Tag oder bei Einstellungsschwierigkeiten müssen 2 Dosen pro Tag verabreicht werden. Wenn damit kein gutes Resultat zu erreichen ist, muß die Einstellung mit der „Insulinpumpe" erwogen werden.

5. **Entgleisungen des Diabetes** müssen *möglichst rasch, evtl. stationär korrigiert werden.*

6. **Diät:** *Meist werden 300 Kal. (1250 kJ) und 30 g Eiweiß pro Tag zusätzlich benötigt. Die Gewichtszunahme darf bis 10 kg betragen.*

7. Es besteht ein **erhöhtes Risiko,** *Ödeme, eine Hypertonie und ein Hydramnion* zu entwickeln.

8. Eine **frühzeitige Hospitalisation**, *ca. 1 Woche vor der Entbindung ist indiziert.* Der Entbindungstermin wird je nach Art und Dauer des Diabetes, nach evtl. Komplikationen und nach der Reife des Kindes auf die 35. bis 39. Woche geplant.

9. Da es sich um Risiko-Kinder handelt, hat ein **erfahrener Prädiater** *bei der Geburt anwesend zu sein.*

Zur Therapie diabetischer Spätkomplikationen

1. **Diabetische Neuropathie:** Bei Schmerzen *Carbamacepin* (**Tegretol**®) 2–3 × 1 Tabl. pro Tag. Ferner Vitamin B 12 1000 µg anfänglich täglich, später 1–2 × pro Woche.

   Wichtig: Bei neuropathischen Läsionen an den Füßen besonders gute Fußpflege, orthopädische Einlagen, Entfernen von Hyperkeratosen.

2. **Periphere arterielle Zirkulationsstörungen:** Prophylaxe durch gute Fußpflege, Gehübungen, evtl. gefäßchirurgische Behandlung (s. auch Arteriosklerose S. 185).

3. **Diabetische Nephropathie:** *Gute Einstellung der meist bestehenden Hypertonie.* Behandlung von Harnwegsinfekten. Bei Anstieg des Serumkreatinins auf 6 mg% und mehr: Besprechung mit dem Nephrologen wegen Möglichkeit der Nierentransplantation. Die Hämodialyse hat sich bei den Diabetikern als schwierig erwiesen. Eine Behandlung mit kontinuierlicher Peritonealdialyse kommt eher in Frage.

4. **Diabetische Retinopathie:** Rechtzeitige Konsultation des Ophthalmologen wegen der Möglichkeit einer Behandlung mit Fotokoagulation.

5. **Angina pectoris: Aufpassen bei der Verwendung von Beta-Blockern bei Diabetikern mit Insulinbehandlung. Hypoglykämiesymptome können durch Beta-Blocker gemildert oder aufgehoben werden!** Am ehesten können kardioselektive Präparate verwendet werden: *Atenolol* (**Tenormin**®) oder *Metoprolol* (**Lopresor**®).

6. *Tuberkulose* s. S. 687.

Literatur

1. J. Ph. Assal, E. R. Froesch: Die Therapie des Diabetes mellitus, in A. Labhart: Klinik der inneren Sekretion. Springer, Berlin 1978.
2. Der Internist 22 (1981) Heft 4 (Thema: Diabetes mellitus).
3. H. Mehnert, K. Schöffling: Diabetologie in Klinik und Praxis. Thieme, Stuttgart 1974.
4. WHO Expert Committee on Diabetes Mellitus. Technical Report Series 646, WHO, Geneva 1980.
5. G. R. Constam, W. Berger: Leitfaden für Zuckerkranke, 9. Aufl., Schwabe, Basel 1981.
6. G. Riva, F. E. Schertenleib, A. Teuscher: Diabetes, Wegweiser für Zuckerkranke. Huber, Bern 1975.

Adipositas

Die Adipositas ist in vielen Ländern mit guter wirtschaftlicher Basis bald eine der häufigsten „Krankheiten". In Mitteleuropa und USA ist heute ca. $^1/_3$ der Bevölkerung übergewichtig (Lancet 1974/I, 17). – Craig in USA schreibt: „Obesity is fast becoming one of our nation's leading killers," und *„We literally dig our graves with our teeth".* Doch es bleibt jedem freigestellt, sein Leben so einzurichten, wie er es für gut hält, denn um Omar Khayyam zu zitieren: *„Fat people die happy." –*

In allen Fällen von Adipositas sollten endogene Formen zuerst ausgeschlossen werden, d. h.:

1. Organische Läsion des Hypothalamus,

2. Morbus Cushing,

3. Hypogonadismus,

4. Dystrophia adiposogenitalis,

5. Laurence-Moon-Biedl-Syndrom,
6. Prader-Labhart-Willy-Syndrom,
7. Hypothyreoidismus,
8. Adipositas dolorosa (Dercum's Disease).

Eine Erhöhung des Körpergewichts um 10–15% über das theoretische Sollgewicht (einfachheitshalber Gew. in kg = cm über 100 cm der Körperlänge) kann noch als erlaubt gelten. Auf Grund neuer Studien setzt sich heute die Auffassung, daß das **Idealgewicht, 10% unter dem Sollgewicht** liegen sollte, immer mehr durch. *Bei 170 cm also z. B. 70 − 7 = 63 kg. Sobald krankhafte Veränderungen, wie Hyperlipidämie, Koronarsklerose, Hypertonie, Diabetes u.a., vorliegen, sollte man auf dieses Idealgewicht drängen.* Bei Gesunden und körperlich Trainierten wird man je nach dem Einzelfall (Pykniker) individuell entscheiden.

1. *Konstitutionelle Form*: Oft familiär, evtl. kombiniert mit einem erniedrigten Grundumsatz, u. U. aber auch hypophysär bedingt. Der Fettansatz betrifft bei diesen Formen oft nur den Stamm oder beschränkt sich auf Brust, Oberarm, Hüften oder Oberschenkel. Im Gegensatz zur gewöhnlichen Mastfettsucht ist die konstitutionelle Form am schwersten zu beeinflussen.

2. *Exogene Form*: Es besteht ein Mißverhältnis zwischen Nahrungsaufnahme und benötigter Energiemenge, verbunden mit einem verminderten Bewegungsantrieb (evtl. psychisches Moment: „Kummerspeck"). Hier sind therapeutisch gute Erfolge zu erzielen.

3. *Mischform* (1 und 2): Diese ist vielleicht am häufigsten, z. B. erniedrigter Grundumsatz und zu reichliche Nahrungszufuhr, diese Fälle sprechen ebenfalls recht gut an.

Therapeutische Maßnahmen

Eine Gewichtsabnahme kann praktisch vor allem durch folgende prinzipielle Maßnahmen erzielt werden:

1. *Herabsetzung der täglichen Kalorienmenge* und zusätzliche Zufuhr von Ballaststoffen (Zellulose, Agar, Methylzellulose). Die Reduktion der Kalorienmenge ist die wichtigste Maßnahme. Siehe die unten angeführten Diätvorschriften und Präparate.

2. *Verminderung des Appetits*: Amphetaminpp. und ihre Derivate (**Dexedrin**®) sind heute nicht mehr erlaubt! Gefahr von Herzkomplikationen sowie der *Amphetaminsucht*. Erlaubt sind dagegen die *Biguanide* und das ausgezeichnete harmlose *Mazindole* (**Teronac**®, **Sanorex**®), siehe unten bei „Schwere Fälle". Ferner **Regenon retard**®.

3. *Verminderte NaCl-Zufuhr und Reduktion der Trinkmenge*: Ist vor allem bei Patienten mit der häufig zu beobachtenden Tendenz zu NaCl- und H_2O-Retention zu empfehlen. Keine *Saluretika* wegen der erhöhten Thrombosegefahr dieser Patienten. Gefahr der provozierten Ödeme durch sekundären Hyperaldosterinismus! Siehe dort.

Adipositas

4. *Steigerung der Körperbewegung*: Ist in allen Fällen günstig, aber die Wirkung wird im allgemeinen überschätzt und oft auch durch das nachfolgende Hungergefühl wieder aufgehoben.
5. *Choriogonadotropin (HCG-)*-Kur, s. u.
6. *Ileum-Bypass*: Für völlig resistente Fälle ausnahmsweise, s. u.

Leichte Fälle

Besteht nur ein Übergewicht von 5–7 kg: Dann rät man dem Patienten, das Nachtessen für einige Wochen (außer sonntags) wegzulassen, an dessen Stelle 1 Tasse Milchkaffee und 1 Apfel (nicht am Familientisch!) für sich allein einzunehmen. Führt dies nicht zum Ziel oder handelt es sich um ausgeprägtere Fälle, dann:

Verbot von Fetten (einschl. Würste und Speck). Einschränkung der Brotmenge auf eine halbe Brotscheibe tägl., strikte Reduktion der Kohlenhydrate (Teigwaren, Mehlspeisen, Kartoffeln). Ernährung vorwiegend mit gegrilltem *Fleisch* (statt mit Öl mit reinem Paraffin bestreichen, das geschmacklos und unverdaulich ist) und *Salat*. Als Suppen sind Bouillon und Gemüsebouillon gestattet. Kaffee und Tee mit künstlichem Süßstoff ist frei zu jeder Mahlzeit. Als Milch „Magermilch" oder „Buttermilch".

Diätbeispiel

Zum Frühstück: 1 Ei, $^1/_2$ Scheibe Brot mit etwas Konfitüre, ohne Butter. Kaffee oder Tee mit etwas Milch, eine Frucht.

Mittagessen: Gemüsebouillon oder Bouillon, keine anderen Suppen, eine halbe Grapefruit. Grilliertes Fleisch mit grillierten Tomaten und grünem Salat. Als Dessert nur Früchte, aber keine Trauben und Bananen. Als Gemüse zum Fleisch dürfen alle KH-armen Gemüse gegeben werden. Nur mit wenig Fett zubereiten.

Zum Vieruhrtee: Nichts oder eine Frucht.

Nachtessen: Kaltes Fleisch mit Salat, ein Glas Joghurt; oder Eiersalat (2 Eier) mit grünem oder Tomatensalat; oder „Birchermüsli" (ohne Rahm!) und Früchte. Kein Brot, keinerlei Teigwaren und Kartoffeln.

Völliges Verbot, zwischen den Mahlzeiten etwas zu essen. Streng verboten sind Bonbons, Schokolade, Confiserie sowie alle Backwaren. Ferner Bier, konzentrierte Alkohole (Whisky!); erlaubt evtl. Diabetikerbier (KH-arm). Kein Salatöl, sondern *Salate mit reinem Paraffinöl zubereiten!* (Paraffinum liquidum *purissimum*!).

Zusätzlich tägl. *Spaziergänge* von 1–2 Std., Reiten usw. Genaue tägl. Gewichtskontrolle morgens nüchtern. Nimmt der Patient trotzdem nicht ab, so sollte man einen *Obsttag* einschalten: 1500 g Obst und dazu nichts anderes als etwas ungesüßten Tee oder, wenn die Früchte nicht gut vertragen werden, pro Woche einen *Milchtag*, d. h. 1 Liter entrahmte Milch, verteilt auf den ganzen Tag und verdünnt mit Tee oder Kaffee. Solche Obst- oder Milchtage sind besser als reine Fastentage, da diese durch das gesteigerte Hungergefühl am folgenden Tag meistens wieder illusorisch werden. Die Gewichtsabnahme sollte pro Woche $^1/_2$–1 kg nicht übersteigen, da sonst evtl. Schwächegefühl und Arbeitsunlust auftreten. Wichtig ist es, daß in der Kost tägl. 60–70 g *Eiweiß* enthalten sind, damit keine Proteinverarmung auftritt.

Mittelschwere Fälle

Sehr bewährt hat sich uns hier die folgende *Antoine-Diät* (vgl. Aufstellung S. 533) mit einer tägl. Kalorienzahl von rund 700–800 Kal. Auch hier kein Fett und Öl verwenden – Salate mit reinem *Paraffinöl* zubereiten.

Zusätzlich kann bei dieser und bei der schweren Form von Adipositas (s. unten) mit Vorteil noch folgendes Präparat gegeben werden: **Dispo**® [Aristopharm], $^1/_2$ Std. vor dem Essen 1–2 gehäufte Eßlöffel 3 × tägl. zusammen mit 1 Glas Wasser (füllt durch starke Quellung den Magen und ruft so ein gewisses Sättigungsgefühl hervor). In Dtschl. **Sodener Komma-Brief** [Much]. Wenn kein Erfolg, dann den Appetit-Zügler *Mazindole*, s. u. oder die *HCG-Kur nach Gianoli* s. u.

Antoine-Diät (Nach Dr. med. Pierre Antoine)

Montag: Gemüsetag (600–700 Kal.)
Frühstück: 50 g Milch, Kaffee, 30 g Brot, 5 g Zucker.
Mittags: 1 Teller Suppe, Gemüse: Karotten, Spinat, Kohl, Rotkraut oder ähnliches.
Abends: 1 Portion Spargeln, dazu ein weiteres Gemüse, 20 g Brot, 20 g Käse.
Vor dem Schlafen: 1 Tasse Tee mit Zitrone.

Dienstag: Fleischtag (800 Kal.)
Frühstück: Kaffee, 5 g Zucker, 50 g Milch, 30 g Brot.
Mittags: Bouillon mit 50 g geh. Suppenfleisch, 100 g Kalbsbraten mager, Salat, 1 Apfel.
Abends: 100 g Schinken mager mit einigen Pfeffergurken, 100 g Poulet, Salat, 1 Apfel.

Mittwoch: Eiertag (700 Kal.)
Frühstück: Kaffee, 5 g Zucker, 50 g Milch, 1 weiches Ei.
Mittags: 3 Spiegeleier, 1 Apfel oder Melone.
Abends: 2 harte Eier, 30 g Brot, Salat, 1 Apfel.

Donnerstag: Milchtag (1200 Kal.)
Frühstück: 1 Tasse Tee, 5 g Zucker, 50 g Milch, 30 g Brot.
Mittags: 500 g Milch, 1 Kartoffel, 20 g Brot, 20 g Käse.
Abends: 500 g Milch, 1 Kartoffel, 5 g Butter, 1 Apfel.
Vor dem Schlafen: 1 Tasse saure Milch.

Freitag: Fischtag (700 Kal.)
Frühstück: 1 Tasse Tee, 5 g Zucker, 50 g Milch, 30 g Brot.
Mittags: 1 Tasse Bouillon, 100 g gek. Fisch, 20 g Brot, Salat, 1 Birne.
Abends: 1 Sardine, Tomatensauce, 1 Forelle, 1 gek. Kartoffel, 1 Apfel.
Vor dem Schlafen: 1 Tasse Tee mit Zitrone.

Samstag: Obsttag (700 Kal.)
Frühstück: 1 Tasse Kaffee, 5 g Zucker, 50 g Milch, 30 g Brot.
Mittags: 300 g Obst (ohne Bananen und Nüsse), 20 g Brot, 20 g Käse.
Abends: Wie mittags, andere Früchte.
Sonntag: Freier Tag.

Schwerere Fälle

Hier ist die strenge Reduktion der tägl. Kalorienzahl auf 600 nötig. Sehr gut hat sich uns die folgende strenge „*Schweden-Diät*", vgl. S. 534 bewährt (in schwedischen Kliniken häufig verabreicht, da man in Skandinavien gerne viel und gut ißt). Medikamentös evtl. **Silubin retard**® [Grünenthal] 400–600 mg tägl. oder **Glucophage**®

Diät

Schwedische Abmagerungsdiät (600 Kalorien)

Frühstück	Mittagessen	16 Uhr	Nachtessen
Sonntag:			
Konservierte Aprikosen ohne Zucker Magermilch Kaffee oder Tee	Gekochter Lauch Rohe geriebene Karotten Apfel Magermilch	Kaffee oder Tee (ohne Milch und Zucker) 1 Zwieback	Grapefruit Kalbfleisch Gemüse Hagebuttensuppe
Montag:			
Apfelkompott Magermilch Kaffee oder Tee	Kalbssulze Rote Rüben (Randen) Gemüse Grapefruit Magermilch	Kaffee oder Tee 1 Zwieback	Klare Bouillon mit Blumenkohl Gekochter Fisch Gemüse Orange
Dienstag:			
Konservierte Stachelbeeren Magermilch Kaffee oder Tee	Fisch in Gelee Kartoffeln Rohe geriebene Karotten mit Orange Magermilch	Kaffee oder Tee 1 Zwieback	Klare Bouillon mit Spargeln Kalbfleisch gekocht Lauch Fruchtsalat
Mittwoch:			
Gekochte Pflaumen Magermilch Kaffee oder Tee	Gekochter Blumenkohl mit Tomatensauce Heringsalat Magermilch	Kaffee oder Tee 1 Zwieback	Rindskraftbrühe Karotten Spinatpüree Orange
Donnerstag:			
Heidelbeerenkompott Magermilch Kaffee oder Tee	Gemüseteller mit rohem und gekochtem Gemüse Magermilch	Kaffee oder Tee 1 Zwieback	Klare Bouillon Kalbfleisch grilliert Pilze Kartoffeln Grapefruit
Freitag:			
Konservierte Stachelbeeren Magermilch Kaffee oder Tee	Fleischklößchen Spinat Grapefruit Magermilch	Kaffee oder Tee 1 Zwieback	Klare Bouillon Fisch grilliert Aprikosenkompott Magermilch
Samstag:			
Gekochte Pflaumen Magermilch Kaffee oder Tee	Fisch und Gemüse im Topf Magermilch	Kaffee oder Tee 1 Zwieback	Weißkohlsuppe Frikadelle Bratapfel

[Specia] 3000 mg tägl., siehe oben. *Mazindole,* **Teronac**® [Wander, Bern, Tabl. à 1 und 2 mg], **Sanorex**® [Sandoz]: Ein neuer ausgezeichneter und harmloser Appetit-Zügler.

Dosierung: Tabl. à 1 und 2 mg, Beginn mit 1 mg morgens für 1–2 Tage, dann steigern auf 2 mg und evtl. 2×2 mg, in resistenten Fällen bis maximal 3×2 mg tägl. *Nebenerscheinungen:* Nimmt den Appetit und führt evtl. zu Nausea. Mittlere Dosis liegt je nach Wirkung und Nebenerscheinungen bei 1 Tabl. à 2 mg bis 2×2 mg tägl.

Überempfindliche Patientinnen benötigen gelegentlich sogar nur $^1/_2$ Tbl. tgl. Dazu gibt man kalorienarme Kost. Eine Abmagerung von 1 kg pro Woche genügt.

Leider vertragen v. a. *nervöse Frauen* das Präparat evtl. nicht, indem sie über *Zittern* und *Nervosität* sowie über *Schlaflosigkeit* klagen. Manchmal wird dann 1 mg morgens n. d. E. noch toleriert und übt doch einen gewissen Effekt aus.

Kontraindikationen: Glaukom, Herzrhythmusstörungen; Hypertonie, Ulcus pepticum.
Regenon retard® (Diaethylpropion) [Temmler]: 1 Tbl. 2 Std. v. d. Mi. E.
Ponfluran® [Servier] **retard** à 60 mg. 1 Kaps. tägl. Ein weiteres gutes Pp.

Läßt sich die Kur zu Hause nicht durchführen, da der Patient zu wenig Disziplin zeigt, so gehört er in eine Klinik.

Völlige Hungerkur

In den letzten Jahren setzt sich zur raschen Gewichtsreduktion immer mehr die völlige Hungerkur durch, *die aber nur klinisch durchführbar ist.* Während 2 Wochen erhält der Patient *gar keine Nahrung.* Er trinkt nur reines Brunnenwasser und erhält täglich 50 mval = *3,5 g Kaliumsalze* (z. B. als **Kaliglutol**®, **Kalinor**®) und *2 g Kochsalz.* Die Gewichtsabnahme pro Woche erreicht ca. 6–8 kg. Es ist erstaunlich, wie gut die Patienten diese drastische Maßnahme durchstehen. Nach völliger Hungerkur kann noch 4–6 Wochen lang eine hypokalorische Diät eingehalten werden. Wir haben in letzter Zeit bei einigen Patienten 40 g Eiweiß in Form von gekochtem Hühnerei, 70 mval K, 70 mval Na, 800 mg Ca, z. B. als Bouillon und 3×1 Protovit gegeben. Die Patienten waren bei völligem Wohlbefinden. Dann kann mit der S. 533 u. 534 wiedergegebenen Diät weitergefahren werden. Prophylaktische *Antikoagulantien-Therapie!* Die Patienten stehen auf und sollen täglich *2–3 Lit. Mineralwasser* (NaCl-freies) trinken.

HCG-Abmagerungskur

Choriogonadotropin (HCG-Kur plus 500 Kalorien-Diät: „Gianoli-Diät")

Nach Simeons, modifiziert von A. C. GIANOLI (Gynäkol. Rundschau 12 [1972] 279–290). Das in der Plazenta gebildete HCG mobilisiert das Fett der Mutter. Ernährt man einen Fettsüchtigen unterkalorisch mit nur 500 Kalorien tägl. und injiziert gleichzeitig täglich 125 IE humanes Choriogonadotropin i. m., so kommt es zu einer rascheren Mobilisation des Fettdepots, und er nimmt tägl. 400 g ab. Das Hungergefühl verschwindet. Dauer der Kur wenn möglich 30 Tage. Die Kur kann nach 1–2 Monaten Pause mehrere Male wiederholt werden.

Diätschema nach Gianoli:

Frühstück: Tee oder Kaffee ohne Zucker in jeder gewünschten Menge. Nur ein Suppenlöffel voll Milch ist erlaubt in 24 Stunden. Saccharin darf verwendet werden.

Präpubertätsform

Mittagessen:	1) 100 g Kalbfleisch, Rindfleisch, Hühnerbrust, frischer weißer Fisch, Hummer oder Scampi. Vor dem Kochen muß alles sichtbare Fett sorgfältig entfernt und das Fleisch muß roh gewogen werden. Zum Kochen oder Grillieren darf kein zusätzliches Fett verwendet werden. Salm, Aal, Thon, getrockneter oder gedörrter Fisch ist nicht erlaubt.
	2) Ein Gemüse kann aus folgenden Sorten gewählt werden: Spinat, Kohl, Zichorie, grüner Salat, Tomaten, Sellerie, Fenchel, Zwiebeln, rote Radieschen, Gurken oder Spargel.
	3) Ein Toast (Roland Toast, Melba Toast) oder ein Grissini.
	4) Ein Apfel oder eine Orange oder eine Handvoll Erdbeeren oder eine halbe Grapefruit, andere Früchte sind nicht erlaubt.
Nachtessen:	Wie am Mittag mit den entsprechenden Auswahlmöglichkeiten.

Der Saft einer einzigen Zitrone pro Tag ist zusätzlich erlaubt. Salz, Pfeffer, Essig, Senf, Knoblauch, Basilikum, Petersilie, Thymian, Majoran usw. ist zum Würzen gestattet. Nicht aber Öl, Butter oder Salatsaucen.

Tee, Kaffee und zuckerfreie Mineralwasser sind die einzigen erlaubten Getränke. Diese dürfen in jeder Menge und zu jeder Tageszeit getrunken werden (1 bis $1^1/_2$ Liter Flüssigkeit pro Tag).

Nach Beendigung der Injektionskur muß die 500-Kalorien-Diät noch weitere zwei Tage lang durchgeführt werden. Nachher kann der Patient essen was er will, muß sich aber jeden Morgen weiterhin wiegen. Nimmt der Patient an einem Tag mehr als 1 kg zu, so soll die nächste Mahlzeit übersprungen werden.

Während den ersten zwei Tagen der Monatsregel sollen keine Injektionen verabreicht werden.

Die HCG-Kur hat sich uns bei zahlreichen Fällen sehr bewährt.

Operatives Anlegen eines Ileum-Bypass

Diese Operation bleibt für völlig resistente Fälle reserviert und sollte nur ausnahmsweise angewendet werden. (Endzu-Seit-Anastomose zwischen dem oberen Jejunum und dem distalen Ileum). Es kommt bis zu tgl. 20 Stühlen(!), ist also z. B. für Opernsängerinnen nicht zu empfehlen. – Ausgeprägte Avitaminosen (analog der Sprue) müssen durch parenterale Vitaminzufuhr vermieden werden (s. dort).

Präpubertäts-Adipositas (Pseudo-Fröhlich-Syndrom)

Auf dieses Krankheitsbild kann hier nicht näher eingegangen werden. Für die nähere Differenzierung s. PRADER (Schweiz. med. Wschr. 85 [1955] 737).

Meistens handelt es sich um eine psychische Störung, wobei, wie PRADER schreibt, „ein unnatürliches Verhältnis zwischen Mutter und Kind eine entscheidende Rolle spielt (over-protective mother). Als Folge verkümmern diese Kinder emotionell, sind unzufrieden, mißmutig und finden nur noch im Essen eine Befriedigung". Manchmal spielen auch konstitutionelle Faktoren eine Rolle.

Klinisch steht die Adipositas und eine verzögerte Pubertät mit unterentwickelten Testes und Geschlechtsmerkmalen im Vordergrund.

Therapie
1. *Diätetische Behandlung*: s. Adipositas, S. 532 ff.
2. *Biguanide* oder *Mazindole* (siehe oben unter Adipositas). Oder **Regenon retard**®.
3. *Psychotherapie* (vor allem der Mutter!).
4. *Streng kontraindiziert sind Androgene*. Gestattet und ohne schädliche Folgen ist eine Behandlung mit *Choriongonadotropin* (die wir in 32 Fällen mit „Erfolg" und ohne jede andere Nebenerscheinung anwandten), doch ist es immer schwer zu beurteilen, ob dieses Hormon oder nur die normale Sexualausreifung zur Umstellung führte.

Dosierung: siehe Kapitel *Kryptorchismus*, S. 394.

Magersucht, Asthenie

Es ist bei jeder stärkeren Abmagerung vorerst die evtl. kausale Ursache abzuklären:
1. *Exogene Form*: Verminderte Kalorienaufnahme infolge schlechter Ernährung (schwierige soziale Verhältnisse), mangelnde *Eiweiß*- und *Fett*zufuhr usw. *Laxantienabusus!* (oft plus Hypokaliämie).
2. *Psychische Nahrungseinschränkung oder -abstinenz*: Beginnende Schizophrenie, ferner *Anorexia mentalis*.
3. *Stoffwechselerkrankungen*: Diabetes mellitus, Addisonsche Krankheit, Morbus Sheehan, Hyperthyreose.
4. *Mangelnde Darmresorption*: Achylie, Pylorusstenose, Sprue, Darmamyloid, Magen-Kolonfistel, chronische Enteritis, Morbus Crohn.
5. *Neoplasien*: Vor allem zu Beginn eines Karzinoms des Magens, Pankreas, der Niere (Hypernephrom) und des Ösophagus, ferner bei chronischen Leukämien und anderen Hämoblastosen.
6. *Infektiöse Leiden*: Vor allem bei Lungen- und Nierentuberkulose, Inappetenz infolge chronischer eitriger Sinusitis, Pyelitis usw.
7. *Vergiftungen* (Arsen, Thallium, chronische Kohlenwasserstoffvergiftung usw.), nicht selten ist auch ein Nikotinabusus vorhanden oder eine beginnende Alkohol-Zirrhose.

Therapeutisches Vorgehen
a) In allen Fällen muß zuerst eine *genaue Untersuchung und evtl. klinische Abklärung* des Patienten stattfinden: Grundumsatz, Abklärung eines evtl. Malignomverdachtes,

Anorexia mentalis

Infektabklärung und u. U. auch eine psychiatrische Kontrolle. Nicht zu vergessen ist die Magensaftaushebung und die Stuhluntersuchung nach Probekost. Laxantienabusus ausschließen. Evtl. Magen-Darm-Passage.

b) *Kausale Therapie*: Je nach der vorliegenden Ursache.

c) *Appetitanregende Mittel*: In leichten Fällen genügt evtl. *Tinct. amara* 3 × 20 Tropfen $^1/_4$ Std. vor dem Essen, ferner *Vinum Condurango* 3 × 20 ml. Eine günstige Wirkung durch die nachfolgende Hypoglykämie zeigt u. U. der Traubenzucker (2 Eßlöffel **Dextropur**® oder **Dextromed**® $1^1/_2$ Std. vor dem Essen). Eine günstige Wirkung haben oft auch kleine Dosen Arsen (*Liquor Fowleri*): Beginn 1 Tropfen tägl. in etwas Wasser und jeden 3. Tag steigend um 1 Tropfen bis auf tägl. 1 × 7 Tropfen. Diese Dosis während 2–3 Wochen beibehalten und nachher wieder langsam absteigend ausschleichen.

d) *Insulinmastkur*: Ergibt nach unseren Erfahrungen die besten Erfolge. Je nach Empfindlichkeit (gerade schwere Magersuchtfälle sind oft empfindlich) Beginn mit 5 E und evtl. Steigen bis 10 E (selten bis 15 E) 3 × tägl. $^3/_4$ Std. vor den Hauptmahlzeiten. Durch die Hypoglykämie und leichte psychische Umstimmung wird der Appetit in sehr vielen Fällen angeregt. Bei dieser Behandlung muß natürlich eine kalorienreiche Diät (s. unten) verabreicht werden. Zeigt z. B. bei chronischen Tuberkulosefällen und evtl. auch bei Altersformen oft eine schlagartige Wirkung.

e) *Anabole Steroide*: Haben u. U. bei der senilen Kachexie und bei der Anorexia mentalis eine günstige Wirkung, z. B. das *Metandienon* = **Dianabol**® [Ciba-Geigy], tägl. 5–10 mg p.o.

f) *Kalorienreiche Kost: Prinzip*: Die kalorienreiche Kost muß sehr schmackhaft und auch äußerst verlockend zubereitet werden. Wichtig ist tägliche Abwechslung. Günstig sind auch kleine Zwischenmahlzeiten mit Rahm, Butter und Zucker. Wenn möglich, tägl. 1–2 dl Rahm als Zusatz zu Kompott und zum Kaffee. Butterzusatz zu Gemüsen und Teigwaren. Viel Zucker, evtl. mit Zitronensaft in Crèmes und Kompott, Ovomaltine, Malzpräparate, kalorienreiche Nachspeisen. Nach jeder Hauptmahlzeit $^1/_2$ Std. Verdauungsruhe.

g) *Schlundsondenernährung*: Evtl. künstliche Ernährung durch Nasensonde, bringt in resistenten Fällen manchmal einen schlagartigen Erfolg, wobei der Appetit sich nachher wieder spontan einstellt. Als Nahrung dann Milch mit Ovomaltine, Eiern und Rahm, 2000 Kal. pro Tag (siehe bei Anorexia mentalis).

Anorexia mentalis

Vorwiegend bei Frauen und bei jungen Mädchen und seltener bei Jünglingen in der Pubertätszeit. Die endokrinen Funktionen können sekundär gestört sein. Dies erschwert oft die Diagnosestellung. Nicht selten handelt es sich um Patienten, die dadurch das Mitleid und die Aufmerksamkeit der Eltern oder der Umgebung auf sich lenken wollen. Manchmal spielen auch sexuelle Konflikte eine Rolle.

Aufklärung der Eltern. Oft handelt es sich um eine allzu *autoritäre Mutter* und einen *Vater, der sich nicht durchzusetzen weiß!* Psychiater beiziehen (siehe S. 442).

Wichtig ist die Isolierung (von den Eltern, vom Arbeitsplatz usw.) durch die Überführung in eine Klinik.

Die Mahlzeiten müssen genau überwacht werden, da solche Patienten oft äußerst raffiniert vorgehen, um eine Nahrungsaufnahme vorzutäuschen.

Therapie

Die Prognose hat sich seit der Einführung der Psychopharmaka sehr gebessert. Mit Rezidiven ist in $1/3$ der Fälle nach Absetzen der Psychopharmaka zu rechnen. Die Patienten sprechen dann aber auf eine erneute Behandlung in der Regel wieder an. Das folgende Schema hat sich auch an unserer Klinik sehr bewährt.

1. *Chlorpromazin* (**Largactil®, Megaphen®**): 1. Tag 300 mg z. B. 6× 50 mg p.o. und sofern nötig steigern auf 600 mg/Tag (ausnahmsweise bis 1600 mg). Kommt es dadurch zu evtl. Parkinsonismus, so kombiniert man mit *Antiparkinsonmitteln*, z. B. **Artane®**, **Akineton®**, 3–4 × 1 Tbl. (siehe Parkinsonismus). Einnahme muß kontrolliert werden, evtl. Injektion.

2. *Insulin-Kur* s. o., je 10 E. $1/2$ h. v. d. E. bis zu evtl. 40–60 E. pro die.

3. *Bettruhe*, Besuche anfänglich verbieten.

4. *Nahrungszufuhr:* Bedrohliche Fälle: Plasma- (und Blut)transfusion, um Hypoproteinämie rasch zu beheben. *Übrige Fälle*: Beginn mit Milch-Diät, z. B. 3× tägl. 500 ml Milch mit 30 g Ovomaltine; 3 Eier, 30 g **Dextropur®** oder **Dextromed®**, Saft einer halben Zitrone und einer Orange. Wenn nötig durch Nasensonde, die aber bei Chlorpromazin-Therapie gewöhnlich nicht mehr nötig ist. Allmählicher Übergang auf Normalkost und Steigerung auf 4000 Kalorien/Tag.

Gicht (Podagra)

Untersuchungen mit markierter Harnsäure zeigen, daß man zwei Arten unterscheiden muß, eine *metabolische* Form mit vermehrter Produktion und einen *renalen* Typ mit verminderter Ausscheidung. Durch die Retention kommt es dann allmählich zu Uratablagerungen, vor allem in den Gelenken, aber auch zu Harnsäuretophi unter der Haut, in den Schleimbeuteln und Sehnen und evtl. in den Ohrmuscheln. 90% der Gichtpatienten sind Männer. Wichtig ist die Behandlung der Erkrankung vor dem Auftreten der Hirn- und Nierengefäßschädigung. In 15–20% kommt es auch zu einer Nephrolithiasis (Uratsteine).

Therapie des akuten Anfalls

1. *Bettruhe*, nur bei starken Schmerzen.
2. *Hochlagerung* der befallenen Extremitäten, Einpacken in Watte.
3. *Medikamentös* wirken im akuten Anfall sehr günstig:

   a) *Cortisontherapie*: Parenteral ebenfalls in vielen Fällen gut wirksam, z. B. die injizierbaren *Prednisolonpräparate* **Ultracorten-H®** [Ciba-Geigy], **Meticortelon solubile®** [Schering], **Solu-Dacortin®** in Dtschl. **Solu-Decortin®** [Merck] usw., 50 bis 75 mg i.v. oder *Dexamethasonacetat* = **Decadron®** [MSD], **Fortecortin** [Merck], **Millicorten®** [Ciba-Geigy], $1/5$ dieser Dosis.

Gicht

b) **Irgapyrin**® [Ciba-Geigy]: 1 Ampulle à 3 ml tief i.m., nie oberflächlich und nie medial, da sonst Abszesse und Dauerschädigungen des Ischiadikus auftreten können. Immer lateral oben an der typischen Stelle spritzen. Ist der Anfall weniger schwer, so genügt auch:

c) *Phenylbutazon* = **Butazolidin**® [Ciba-Geigy]: p.o. 1 g innerhalb 24 Std., während 3 Tagen, oder die neue galenische Form **Butacote**®.

d) *Indometazin* (**Indocid**® in Dtschl. **Amuno**®): hat eine gute Wirkung auf den akuten Anfall. (Nebenerscheinungen siehe Polyarthritis-Kapitel).
Dosierung: Im Anfall 50 max. 100 mg alle 4 Std. bis zum Rückgang der Schmerzen, dann 15–50 mg alle 8 Std. für einige Tage.

e) *Colchicin-Pp.* sind heute (starke Nebenwirkungen) kaum mehr nötig. Wir kamen in den letzten Jahren ohne dieselben aus. Pp. **Colchineos Houde**®, 3 mg i.v. oder ein orales Pp. (**Colchicum-Dispert**®) $^1/_2$ mg jede Stunde p.o. bis zum Auftreten von Durchfällen, nicht über 8 mg (Haarausfall).

B. Behandlung im Intervall

1. *Hemmung der Harnsäure-Synthese:* Allopurinol (**Zyloprim**®, **Zyloric**®, **Bleminol**®, **Urosin**®), ein Xanthin-Oxydasehemmer. Gute Wirkung vor allem bei der Knotengicht. Vorteil, daß die Harnsäure-Ausscheidung nicht gesteigert wird, so daß es auch keine Nephrokalzinose oder Steinbildung auslöst. Darf deshalb auch bei gestörter Nierenfunktion verabreicht werden! *Sehr gut auch bei hochdosierter Zytostatika-Therapie mit großem Zellzerfall* (Leukosen!), um die Gefahr der Nierenblockade zu vermeiden. Der Harnsäurespiegel sollte auf 5,5 mg% gesenkt werden. Die Tophi sollten sich im Verlaufe der *jahrelangen Therapie* (zusammen mit den *Urikosurika*) allmählich völlig zurückbilden.

Dosierung: Leichte Fälle 200–400 mg täglich, schwere Fälle 600–(800) mg. Genügend Flüssigkeit. Zu Beginn kann es ebenfalls zur Auslösung akuter Anfälle kommen. Tabl. à 100 mg.

2. *Harnsäureausscheidung stimulierende Mittel, Urikosurika:*
Benzbromaron = **Uricovac**® (Dtschl.), **Desuric**® (Schweiz) [Labaz], das beste Urikosurikum zur *Behandlung im Intervall*. *Dosierung*: Anwendung der minimal wirksamen Dosis, i.d.R. 1 Tablette pro Tag; gleichzeitige Alkalinisierung des Urins und ausreichende Diurese besorgen. Vorsicht bei erhöhter Uratausscheidung im Urin oder Steinanamnese, gleichzeitig dazu immer 3–8 g **Uralyt-U**® (ein Zitratkomplex-Salz) verabreichen bis der Urin alkalisch wird, um den *Ausfall der Urate in den Harnwegen zu verhüten* (Nierensteine). Diese Probenecidtherapie muß aber dauernd weitergeführt werden. Kontrolle des Harnsäurespiegels. Bei nicht sehr ausgeprägten Fällen kann die Dosis, nach Verschwinden der Ablagerungen, auf 0,5–0,75 g tägl. reduziert werden. Zahlreiche Patienten werden so vollkommen anfallsfrei, und die Tophi resorbieren sich innerhalb Jahresfrist oft weitgehend.

Acidum acetylosalicylicum: **Aspirin**®: Wirkt vor allem günstig auf die sekundären, durch die Ablagerungen ausgelösten arthritischen Symptome.

Dosierung: 1–3 g tägl. zusammen mit der gleichen Menge *Natriumbikarbonat*.

3. *Diät*: Bei gleichzeitiger *Probenecidtherapie* kann nahezu eine Normalkost verabreicht werden. Verboten sind aber wegen ihres Kernreichtums (hoher Gehalt an Nukleinsäuren) die folgenden Fleischsorten: Nieren, Bries, Kaviar, Zunge, Lunge, Leber, Milz, Würste und Sardinen. Die in den Pflanzen enthaltenen Purine, wie im Tee, Kaffee und Kakao, sind harmlos.

4. *Bekämpfung eines evtl. Übergewichtes* (Adipositas): Wichtig ist in allen Fällen auch die Reduktion eines evtl. Übergewichtes durch eine kalorienarme Diät. Liegt bereits eine Nierenschädigung vor, so muß u. U. die Eiweißmenge reduziert werden. Kontrolle des *Lipidstatus* und evtl. Behandlung, s. dort.

5. *Genügende Flüssigkeitszufuhr*: $1^1/_2$–2 Liter pro Tag, um das Ausfallen von Uraten zu vermeiden.

6. *Therapie der chronischen arthronotischen Veränderungen*: Siehe Kapitel Arthronose, S. 464. Die Bäderbehandlung löst zu Beginn oft einen Anfall aus. Prophylaxe mit *Phenylbutazon* = **Butazolidin**® (3 × 0,2 g tägl. für 3–4 Tage und evtl. länger).

7. *Feuchtigkeit und Kälte sind zu meiden.*

8. *Nephrolithiasis*: Die Steine lassen sich oft durch eine konsequente **Uralyt**®-U-Therapie auflösen (s. o.), der Harn-pH muß zwischen 6,5–7,5 liegen. Also nie vorzeitig operieren!

9. *Hyperlipoproteinämie* (meist Typ IV): Ist bei Gicht häufig und verlangt entsprechende Behandlung, s. S. 182.

Porphyria acuta intermittens und Porphyria variegata

Hereditäre Stoffwechselstörung, bei der meistens durch eine unbekannte Ursache plötzlich große Mengen Porphobilinogen gebildet werden, das v. a. für die nervöse Substanz sehr giftig ist. Auslösend wirken sehr oft *Schlafmittel*; cave ferner *Sulfonamide*, *Pyrazolonpräparate* und *Anästhetika* (*Procain*). Schubauslösend wirkt auch *Griseofulvin* (*Porphyria cutanea tarda* s. S. 543), *Pyrazinamid* (Tuberkulostatikum), evtl. *Östrogene* und *Progesteron*, ferner *Meprobamat*. Keine *Pentothal*-Narkose! Cave ferner *Pyramidon*, *Phenylbutazon*, *Phenacetin*, *Indometacin* sowie Arsen, Blei und Methylchlorid. *Vorsicht mit Sprays*, da die darin enthaltenen *Halogenkohlenwasserstoffe* evtl. gefährlich sind (MOESCHLIN).

Prophylaxe: *Verbot aller obigen Präparate.* – Erlaubt sind nur *Tinctura Valeriana*, *Chloralhydrat*, *Paraldehyd* und im Notfall evtl. *Morphiumderivate* (Cave *Pethidin* und andere synthetische Derivate!) und als Antipyretikum *Acidum acetylosalicylicum*. Auch *Chlorpromazin* (**Largactil**®, **Megaphen**®), Diazepam (**Valium**®), **Serpasil**® sind als Beruhigungsmittel harmlos.

Therapie im akuten Schub

a) *Vermeidung aller zusätzlichen Noxen* (s. oben), bei der speziellen Gruppe von Frauen, die bei der Menses Exazerbationen aufweisen, bewährt sich die *Dauer-Verabreichung* eines *Antikonzeptivums* der Progesteron-Reihe.

Porphyria

b) *Forzierte Diurese*: Wurde von uns erstmals bei der Porphyrie mit Erfolg angewendet, um das pathologische Pigment möglichst rasch zu eliminieren. Siehe *Mannitol-Lasix®-Diurese*. Die Urinmenge sollte die ersten 24 Stunden 8–12 Liter erreichen. Elektrolyte überwachen (Kalium!). Technik siehe Nieren-Kapitel, S. 380.

c) *Glukose-Therapie*: (s. auch Abb. 93).

d) *Gegen die intensiven Schmerzen*: Wenn nötig, **Dilaudid**® und *Morphium*, dazu zur Beruhigung *Chloralhydrat* 2 g tägl. als Klysma oder evtl. *Paraldehyd* 2–4 g, ferner *Chlorpromazin* 3 × tägl. 25 mg, in schweren Fällen bis total 150 mg/Tag oder *Diazepam* (**Valium**®) sowie Reserpin (**Serpasil**®) 1 mg pro Dosis.

e) *Gegen die starke Obstipation*: Neostigminbromid = **Prostigmin**® [Roche], 1–2 Ampullen zu 0,5 mg s.c. tägl. + Einlauf mit Seifenwasser rektal. **Prostigmin**® soll in gewissen Fällen vielleicht auch einen direkten günstigen Effekt auf die Porphyrinausscheidung ausüben. Daneben nur *pflanzliche Abführmittel* erlaubt (**Pursennid**®, **Agiolax**®).

f) *Medikamentös*: Kalziumglukonat 10% tägl. 20 ml i.v., noch besser **Calcibronat**® [Sandoz], ein Bromkalziumlactobionat, 1 Ampulle zu 10 ml i.v. 2 × tägl., da zugleich etwas beruhigend.

Alkalitherapie (zur psychotherapeutischen „Aufhellung" des dunklen Urins): *Natr. bicarb.* bis zu 20–40 g tägl., bis Urin alkalisch: bewirkt nur eine Entfärbung des Urins, sonst keine Wirkung, da Porphyrinproduktion nicht verändert.

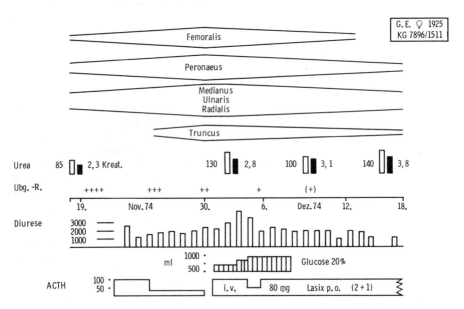

Abb. 93. (Fall G. E., 49j. Schwedin). Schwere **Tetraplegie bei einer akuten Porphyrie**. Es bestand gleichzeitig eine vorbestehende schwere Nierenschädigung (siehe die Harnstoff- und Kreatininwerte), was den schweren Verlauf erklärt. Der Zustand besserte sich auffallend nach dem Einsetzen der *intensiven Glukose-Therapie* verbunden mit einer *forcierten Diurese mit Furosemid*. Die Erkrankung begann erstmals mit 25 Jahren. Der Uroporphyrinwert zu Beginn betrug 2520 Gamma! ACTH war hier völlig wirkungslos.

Vitamine: Vor allem Vitamin B₁, B₂ und *Nikotinsäure*. *Leberpräparate* i.m. alle 2 Tage eine Injektion (Wirkung fraglich).

g) *Bei den oft schweren hebephrenoiden psychotischen Schüben*: Evtl. muß man die Patienten internieren. Als *Psychopharmaka*: **Serpasil**® [Ciba-Geigy] i.v. 0,5–1 mg, 1–2–3 × tägl., sowie *Chlorpromazin* 3 × 25–50 mg täglich. Auch **Melleril**® ist erlaubt.

h) *Schwer paralytische Fälle*: evtl. Tracheotomie, Absaugen und nötigenfalls künstliche Beatmung.

Therapie im Intervall

a) *Prophylaktisches Verbot der gefährlichen Medikamente* (s. oben).

b) *Verhinderung von Schwangerschaften bei Frauen* (orale *Antikonzeptiva*).

c) *Evtl. Röntgenkastration*, wenn bei der Menses immer wieder Schübe auftreten.

d) *Reichlich Flüssigkeit*, künstliche Zufuhr von *Vitamin-B-Komplexen* (z. B. **Becozym**® [Roche], in Dtschl. **BVK** [Roche], **Polybion**® [Merck], **Polyvital**® [Bayer], **Besican**® [Nyegaard], **Becompar**® [Philips-Chem.]), Hefepp. Hohe Dosen KH u. Proteine hemmen die Porphobilinogen-Synthese.

d) *Reichlich Flüssigkeit*, künstliche Zufuhr von *Vitamin-B-Komplexen* (z. B. **Becozym**® [Roche], in Dtschl. **BVK** [Roche], **Polybion**® [Merck], **Polyvital**® [Bayer], **Besican**® [Nyegaard], **Becompar**® [Philips-Chem.]), Hefepp. Hohe Dosen KH u. Proteine hemmen die Porphobilinogen-Synthese.

e) *Vorsicht bei Narkosen*: Cave **Pentothal**® und Pethidin-Derivate, kein **Dolantin**®!

Porphyria cutanea tarda hereditaria

Kommt v. a. bei Männern vor. Auf der Haut Blasenbildung u. Krusten, Pigmentierung. Im Urin Uroporphyrin III, kein Porphobilinogen. Starke Eiseneinlagerung in der Leber kann zu Pigmentzirrhose führen. *Griseofulvin* wirkt auslösend!

Therapie

1. *Alkoholabstinenz* sehr wesentlich! (oft Äthyliker).

2. *Aderlässe*: Periodisch jeden Monat 500 ml, bringt oft eine verblüffende Besserung (Verminderung der Eisenspeicherung). Reinfusion des Plasmas um eine Hypoproteinämie zu verhüten.

3. **Cholestyramin**®-*Therapie*:

   Diese Spezialform scheint günstig auf die tägliche Verabreichung von 12 g **Cuemid**® [Merck, Sharp and Dohme] od. **Quantalan**® zu reagieren. Es bindet das Porphobilinogen nicht, wohl aber das Kopro- und Uroporphyrin. Günstiger Einfluß auf Photosensibilität und Hauterscheinungen.

4. *Harnalkalisierung* dauernde mit **Uralyt U**® 6–10 g täglich p.o. (Urin pH muß 7,2–7,5 erreichen!). Dadurch kommt es zu einer vermehrten Ausscheidung.

5. *Lichtschutz*: Tragen eines Hutes, lange Ärmel. Schutzsalben für die belichteten Stellen (Gesicht, Hände) wie **Ultrazeazon**®, **Delial**® usw.

Hämochromatose

Das Eisen kann im Organismus praktisch nicht mehr ausgeschieden werden. So kann es prinzipiell entweder durch eine allzu starke Resorption oder durch eine dauernde schwere Hämolyse sowie infolge gehäufter Transfusionen (Hämoglobin-Eisen) zum Auftreten einer Hämochromatose kommen.

A. *Primäre hereditäre Hämochromatosen*: Hier erfolgt durch einen auch heute noch unbekannten Mechanismus eine über den Bedarf hinausgehende Eisen-Resorption.

B. *Sekundäre Hämochromatosen*: In diesem Fall ist eine andere Grundkrankheit die Ursache. Seltener tritt eine solche Form, z. B. bei *Leberzirrhosen* (Alkohol oder Hepatitis chron.), in den Spätstadien in Erscheinung. Häufiger sind sekundäre Formen durch *gehäufte Transfusionen*. Hier kommt es durch das weitgehende Fehlen der Erythropoese und der dadurch bedingten Unmöglichkeit, das aus dem Zerfall der zugeführten fremden Erythrozyten frei werdende Eisen wieder zu verwerten, ebenfalls zu einer Eisenspeicherung (z. B. bei aplastischen Anämien und beim Marchiafava). Bei hereditären Anämien mit pathologisch gesteigerter Eisenresorption und vermehrtem Hämoglobin-Abbau (*sideroachrestische Anämien, homozygote Thalassaemia major*, gewisse *hämolytische Anämien*) kann es ebenfalls zu schweren sekundären Hämochromatosen kommen (Lit.: MOESCHLIN, S., U. SCHNIDER: New Engl. J. Med. 269 (1963) 57).

Therapie

A. *Primäre Form*: Prophylaktisch ist es sehr wesentlich, besonders eisenhaltige Speisen (Blutwürste; Leber) zu vermeiden. *Verboten sind Bratpfannen und Kochgeschirre aus Eisen!* Darin zubereitete Speisen enthalten evtl. bis zu 200–400 mg Eisen pro Portion. Verboten sind auch Wein und vergorene Obstsäfte. Ein Liter Rotwein enthält evtl. bis zu 100 mg Eisen.

1. *Gehäufte Aderlässe*: Man beginnt mit alle 14 Tage durchgeführten Aderlässen von 300 ml und verkürzt allmählich, nachdem sich das Knochenmark auf eine erhöhte Erythrozytenproduktion eingestellt hat, das Intervall auf alle 8 Tage. Die zu entnehmende Menge darf dabei zwischen 250 bis (500) ml betragen. Das Hämoglobin sollte dabei nicht unter 9,5–10 g abfallen, sonst muß das Intervall zwischen den Blutentnahmen verlängert werden. So gelingt es, große Eisenmengen aus dem Körper herauszubringen. Beim Auftreten einer Hypoproteinämie empfiehlt es sich, das sterile Plasma nach Abzentrifugieren der Erythrozyten zu reinfundieren.

Wesentlich ist es, mit der **Venesectio fortzufahren, bis das zirkulierende Transferrin nur noch zu 30–40% gesättigt ist,** damit das in die Pfortader resorbierte freie Fe sich wieder an das Protein binden kann und nicht als freies Fe die Leber, das Myokard etc. schädigt! – Die so behandelten Patienten haben eine viel bessere Prognose (Bomford, A., R. Williams: Ann. Int. Med. 45 [1976] 611).

Wesentlich ist der frühzeitige Beginn mit der Behandlung, bevor eine schwere Leberschädigung und Zeichen einer portalen Hypertension vorliegen! – In allen Fällen sind deshalb alle Familienmitglieder (Serum-Eisen-Spiegel und evtl. durch Belastung mit radioaktivem Eisen LIBC und TIBC) genau zu kontrollieren.

2. *Eisenchelat-Therapie* (**Desferal**® [Ciba-Geigy]): *Desferrioxamin-B* hat hier (außer bei schwer anämischen Fällen) keinen Sinn, da durch die Aderlässe viel mehr Eisen eliminiert werden kann, denn 500 ml Blut enthalten rund 250 mg Eisen.

B. *Sekundäre Formen*: Behandlung des Grundleidens. Vermeiden von allzu häufigen Transfusionen. Die Therapie der Wahl ist hier bei den schweren Formen das *Desferrioxamin-B*. Siehe auch *Thalassämie*.

Desferrioxamin-B, **Desferal**® [Ciba-Geigy]: Ampullen à 500 mg zur i.m. Injektion (oder als i.v. Tropfinfusion). *Dosierung*: 500–1000 mg tägl. i.m.

Wirkung: Es handelt sich um eine eisenbindende und sehr gut tolerierte Substanz, die das Eisen an sich reißt und es dann aus dem Körper in einer löslichen Form (Ferrioxamin) durch die Niere ausscheidet. Durch die Injektion von täglich 1000 mg können zu Beginn bis zu 35 mg und auf längere Sicht bis zu 6 bis 12 mg Eisen täglich mit dem Urin eliminiert werden (siehe Abb. 94). Diese leider noch kostspielige Behandlung vermag aber z.B. bei *aplastischer Anämie* und *Thalassaemia major* lebensrettend zu wirken, da hierdurch die vorher schließlich tödlichen sekundären Hämochromatosen verhindert werden können. Die Behandlung muß aber täglich oder 2tägig kontinuierlich weitergeführt werden. Bei der *sideroachrestischen Anämie* evtl. besser die Aderlaß-Therapie.

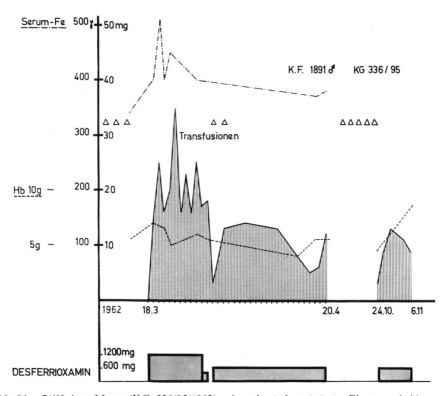

Abb. 94. 71jähriger Mann (KG 336/95/1962) mit *aplastischer Anämie*. Eisenausscheidung während stationärer und ambulanter Behandlung mit 1200 bzw. 600 mg *Desferrioxamin-B* (**Desferal**®) pro Tag erreichte Maximalwerte von 39 mg. Während 35 Tagen wurden 750 mg Eisen ausgeschieden.

ACTH, Cortison und Cortisonderivate

ACTH und Cortison

Diese Steroide stellen heute neben den Antibiotika wohl die größte medizinische Entdeckung der letzten 35 Jahre dar. Interessanterweise wurde das Hydrocortison schon 1937 von KENDALL isoliert, aber klinisch nicht beachtet. Erst durch die Untersuchungen von HENCH (Mayoklinik) über den Einfluß der Gravidität auf die Polyarthritis rheumatica 1941–1947 und dessen Versuche mit Schwangerenurin gelang es schließlich 1947, aus dem Urin das *„Compound E"* als Cortison zu identifizieren. Damit fand dieses Präparat erstmals Eingang in die Klinik. In den verflossenen 30 Jahren haben sich bestimmte Indikationen herausgeschält, und durch chemische Substitutionen der Grundsubstanz konnten auch Präparate mit weniger ausgeprägten Nebenwirkungen gefunden werden.

Wirkungsmechanismus

Bevor wir auf die verschiedenen Indikationen und die heute zur Verfügung stehenden Präparate eingehen, müssen wir zuerst einige Hauptpunkte des Wirkungsmechanismus dieser Stoffe rekapitulieren, um auch die evtl. Nebenwirkungen zu verstehen.

Das ACTH wird vom Vorderlappen der Hypophyse gebildet und erreicht auf dem Blutwege die Nebenniere, wo es die Produktion und Ausschüttung von Cortisol (Hydrocortison) und parallel dann auch von 17-Ketosteroiden anregt (s. Abb. 95). Dabei erreicht die normale Tagesproduktion von Hydrocortison beim Erwachsenen etwa 25 mg. Bei allen „Stresswirkungen" (SELYE), wie Fieber, Verletzungen, Operationen, Transfusionsschock usw., wird bei intakter Hypophyse die ACTH-Produktion gesteigert und damit – bei normaler Nebennierenfunktion – auch die ins Blut abgegebene Hydrocortisonmenge. Bei schweren Traumen kann die Tagesproduktion bis zu 150 mg und mehr erreichen. Normalerweise wird die Hauptcortisolmenge ($^2/_3$) von morgens 4 Uhr bis 12 Uhr gebildet.

Die ACTH-Wirkung ist also immer indirekt und setzt eine intakte und leistungsfähige Nebenniere voraus. ACTH ist deshalb bei Patienten mit einer Nebenniereninsuffizienz wirkungslos! (wie dies die Abb. 96 zeigt). Neben der Cortisolproduktion bewirkt das ACTH in der Nebenniere auch die Bildung von 17-Ketosteroiden, die im Urin ausgeschieden werden und klinisch eine genaue Messung der Nebennierentätigkeit ermöglichen (erweiterter Thorntest). Das ausgeschüttete Hydrocortison führt im Blut zu einem Abfall der Eosinophilen (einfacher Thorntest). Auf diese Weise läßt sich

ACTH und Cortison

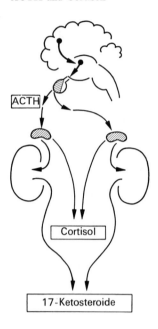

Abb. 95. Schema der ACTH-Wirkung. Diese ist immer eine indirekte durch Stimulation der Nebennierenrinde und setzt also eine intakte Nebennierenfunktion voraus.

durch die Injektion von 20 Einheiten ACTH i.v. an Hand der Eosinophilen feststellen, ob bei einem Patienten eine normale Nebennierenfunktion vorliegt oder nicht (z.B. Addison: fehlender Abfall der Eosinophilen, kein Ansteigen der 17-Ketosteroide im Urin).

Folgen der künstlichen Zufuhr von ACTH oder von Cortisonpräparaten für die Hypophyse und Nebenniere [s. Abb. 96]

Aus dem vorher Gesagten wird klar, daß eine fortgesetzte Zufuhr von ACTH zu einer Hypertrophie der Nebenniere führt, während umgekehrt eine längere Verabreichung von Cortison oder Prednison durch Bremsung des Hypophysenvorderlappens eine Inaktivitätsatrophie der Nebenniere hervorruft. Gleichzeitig wird durch alle 3 Mittel auch die Tätigkeit des Hypophysenvorderlappens, d.h. die Möglichkeit bei einem erhöhten Stress mit einer vermehrten ACTH-Ausschüttung zu reagieren, herabgesetzt. Es ist dies die Folge eines allgemein gültigen Gesetzes, daß bei einem Überangebot von künstlich zugeführten Hormonen das entsprechende Produktionsorgan seine Tätigkeit herabsetzt oder sogar vollkommen einstellt und so sekundär atrophiert (Feed back).

Aus diesen Gründen sollte also eine prolongierte Cortison- oder Prednisontherapie immer nur ganz allmählich abgebaut werden, um der atrophisch gewordenen Nebenniere Zeit zur Regeneration zu geben. Oder noch besser beendigt man die Behandlung, indem man während 3 Tagen je 10 E ACTH i.m. verabreicht. Hierdurch wird die herabgedrosselte Nebennierentätigkeit wieder angeregt. Spezielle Maßnahmen werden nötig, wenn ein unter chronischer Cortison- oder Prednisonverabreichung stehender Patient eine schwere Operation oder ein größeres Trauma erleidet und seine Nebennieren dem

Wirkung

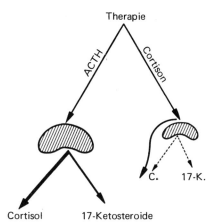

Abb. 96. ACTH-Therapie führt zur Hypertrophie der Nebenniere, Cortison zu einer Atrophie derselben mit Rückgang der Cortisol- und 17-Ketosteroid-Produktion.

vermehrten Bedarf an Cortison nicht mehr nachkommen können (**funktioneller Addisonismus**). Hier hilft nur die sofortige Zufuhr großer Hydrocortisonmengen, um dem sonst eventuell auftretenden schweren Versagen der Nebennieren mit Blutdruckabfall usw. zu begegnen. Wir werden auf diesen speziellen Punkt noch zurückkommen, s. S. 555.

Therapeutische Wirkungen

In der folgenden Tabelle 20 sind die therapeutischen Wirkungen zusammengestellt. Eine nähere Besprechung erübrigt sich, da diese Wirkungen heute allgemein bekannt sind.

Tabelle 20

1. **Entzündungshemmend**	Exsudation Vernarbung Fieber Schmerz
2. **Antiallergisch**	Entzündungshemmung, Verminderung der AK-Produktion, Zerstörung der „Thymozyten".
3. **Antischock** 4. **Antitoxisch**	Nur Cortison oder Prednison verabreichen. ACTH wirkungslos, da „funktioneller" Addisonismus
5. **Substitutionstherapie**	Morbus Simmonds (Hypophyse) Morbus Addison (Nebennieren)
6. **Hemmung der ACTH-Produktion** durch Cortison oder seine Derivate (Prednison)	Adrenogenitales Syndrom
7. **Hemmung des Tumorwachstums** (v. a. retikuloendotheliale)	

Nebenwirkungen

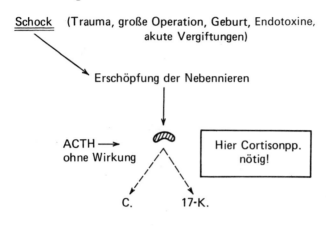

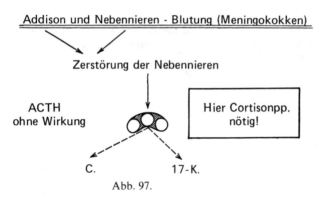

Abb. 97.

Nebenwirkungen des ACTH und des Cortisons (Cushingoid)

Tabelle 21

Na-Retention	Akne
K-Ausscheidung	Entzündungshemmung (Infektanfälligkeit)
H_2O-Retention	Euphorie
Blutdrucksteigerung	Psychische Störungen (Klimakterium)
Ca-Ausscheidung	Teilweiser Ausfall der Kopfhaare
Hyperglykämie	Hautatrophie
Appetit-Steigerung	*Blut*: Eosinopenie
Fettansatz, rote Striae	Lymphopenie
Hirsutismus	

Wir werden auf die Besprechung dieser einzelnen Punkte noch zurückkommen. Aus diesen Nebenwirkungen ergeben sich für jede längere – oder bei Verwendung hoher Dosen auch über kürzere – Zeit durchgeführte Behandlung mit ACTH und *Cortison* die folgenden prophylaktischen Maßnahmen (Tabelle 22), die aber bei den neuen Deri-

Nebenwirkungen

Tabelle 22. *Prophylaktische Maßnahmen bei der ACTH- oder Cortison- und Hydrocortison-Therapie*

1. *Normalkost* plus *Saluretikum* (z. B. 1 Tabl. **Navidrex**®) und zusätzlich 3 × 1 Tabl. **Aldactone**® tägl. zur Na-Ausschwemmung und K-Anreicherung.
2. *Täglich 2 g Kalium citricum* p.o. oder z. B. **Kaliglutol**®, **Kalinor**®
3. *H_2O-Einschränkung* (nicht über 1000 ml, Gew.-Kontrolle)

Bei *Prednison* und *Prednisolon*-Derivaten bei der üblichen Dosierung nicht nötig!

4. *Blutdruckkontrolle*
5. *Urin- und evtl. Blutzuckerkontrolle* (vor allem bei Leuten über 40 Jahren!)
6. *Evtl. Abschirmung mit Antibiotika bei Infektionsgefahr!*
7. *Tägliche Beinmassage und Gymnastik* zur Thromboseprophylaxe (evtl. Antikoagulantien).
8. *Evtl. Antazida bei Hyperazidität.*

Bei allen Präparaten!

Tabelle 23. *Eigenschaften und Nebenwirkungen der Cortisonderivate (Prednison, Prednisolon, Dexamethason, Triamcinolon, Betamethason, Paramethason) bei niedriger Dosierung*

Antientzündliche Wirkung	+ + +	keine Na-Retention
Antiallergische Wirkung	+ + +	schwache H_2O-Retention
Hemmung der Lymphopoese	+ +	keine Blutdrucksteigerung
Hemmung der Nebennieren	+ + +	keine K-Verluste
Eosinophilenabfall	+ + +	keine N-Verluste
17-Ketosteroid-Abfall	+ + +	geringerer Gewichtsanstieg
Magenbeschwerden in ca. 10% (oft durch Antazida plus Belladonna zu vermeiden)		
Ulcus-pepticum-Rezidive	+ +	
Thrombosegefahr	+ +	

Bei Dauerdosen über 30 mg Prednison
(oder über 10 mg Triamcinolon
oder über 6 mg Dexamethason
oder über 3 mg Betamethason
oder über 12 mg Paramethason
oder über 20 mg Fluocortolon) eventuell:

Cushingoid
Hypokaliämie
Blutdruckanstieg
Hirsutismus, rote Striae
psychische Störungen und mangelnde Konzentrationsfähigkeit
Akne
Osteoporose
evtl. Steroiddiabetes
teilweiser Ausfall der Kopfhaare

Linsentrübungen und Kataraktbildung (Therapie mehr als vier Jahre)
Pankreatitis (eine sehr seltene Komplikation)

Klinische Komplikationen

vaten wie *Prednison, Prednisolon, Dexamethason, Triamcinolon* und *Betamethason* wegfallen oder nur noch bei extrem hohen Dosen zu beachten sind (s. u.), da dort gewisse Nebenwirkungen fehlen oder viel weniger ausgeprägt sind.

In der weiteren Entwicklung hat man sich nun bemüht, diese Nebenwirkungen durch chemische Abänderung der ursprünglichen Präparate herabzusetzen, und dies ist mit der Auffindung des *Prednisons* und *Prednisolons* in hervorragender Weise geschehen, wobei diese Präparate gegenüber dem *Cortison* gleichzeitig eine 4–5× größere therapeutische Wirksamkeit aufweisen. Die Weiterentwicklung im *Dexamethason* ($^1/_5$ der *Prednisondosis*), *Triamcinolon* ($^1/_3$ der *Prednisondosis*) und *Betamethason* ($^1/_{10}$ der *Prednisondosis*) brachte eigentlich nur die Möglichkeit einer weiteren Dosisreduktion, aber keine verbesserte Wirkungsweise, mit Ausnahme der beim *Triamcinolon deutlich weniger starken Neigung zur Wasserretention und zum Fettansatz*, wodurch dieses Präparat heute für die Fälle mit einer *Dauertherapie* eine bevorzugte Stellung einnimmt.

Die Kontraindikationen dieser Präparate sind deshalb heute nicht mehr so ausgedehnt wie für das frühere ACTH und *Cortison* (s. Tabelle 24).

Tabelle 24

Kontraindikationen der Behandlung mit Kortikosteroiderivaten

1. *Ulkuskrankheit.*
2. *Gewisse Infekte* (evtl. mit Abschirmung). Cave bei chron. Amöbiasis.
3. *Diabetes mellitus* (evtl. plus 3–5fache Insulindosis).
4. *Morbus Cushing.*
5. *Schwere Osteoporose.*
6. *Schwangerschaft* (vor allem in den ersten vier Monaten), Mißbildungen? Wachstumshemmung.
7. *Ausgedehnte Thromboseneigung* (hier nur unter gleichzeitiger Antikoagulantientherapie).
8. *Vorsicht bei Hypertonie* (zusammen mit Antihypertensiva aber gestattet).
9. Auftreten einer *Steroid-Myopathie* und *-Neuropathie.*
10. *Katabole Wirkung* (Abfall der Serumproteine und des Myoglobins).

Besprechung der klinischen Nebenwirkungen und Komplikationen

Mineralokortikoide Wirkung

Beim *Prednison* und *Prednisolon* ist nur bei einer sehr hohen Dosis oder einer über längere Zeit durchgeführten Behandlung mit mittleren oder kleinen Dosen mit einer solchen Wirkung zu rechnen. Bei 60 mg und darüber (Leukämie) kommt es regelmäßig zum Cushingoid, ebenso bei den entsprechenden Dosen des *Dexamethasons* ($^1/_5$ der Prd.-Dosis), *Triamcinolons* ($^1/_3$) und *Betamethasons* ($^1/_{10}$). Im folgenden seien einfachheitshalber die *entsprechenden Prednisondosen* aufgeführt. (Siehe auch S. 566, Tab. 28.)

a) *Erwachsene*: Über 40 mg: schon nach 2–3 Wochen, 12,5–15 mg: nur bei langdauernder Therapie und *vor allem bei Frauen nach der Menopause!* 7,5 mg: keine.
b) *Kinder*: Schon bei 10–20 mg deutliche cushingoide Wirkung bei längerer Therapiedauer.

Tabelle 25. *Hyperkortisonismus („Cushingoid") bei ACTH, Cortison oder Derivaten (ACTH = wie Cortison, da Wirkung via Cortisonausschüttung)*

	mineralkortikoide Wirkung	glukokortikoide Wirkung	Cushing Schwellendosis
Synacthen	+ + +	+ +	15 EH = 0,15 mg
Cortison	+ + +	+ +	50
Prednison	(− +)	+ + +	10–12,5
Prednisolon			
Dexamethason	+ −	+ + +	2
Betamethason	+ −	+ + +	1
Triamcinolon	−	+ + +	3–4
Fluorhydrocortison	+ + + +	+	mineralokortikoid

Adipositas

Eine mäßige Gewichtszunahme tritt in vielen Fällen auf und kann durch Reduktion der Kohlenhydrate und des Fettes und evtl. durch Verabreichung von **Silubin retard**® 3× 1–(2) Drag. à 100 mg täglich beeinflußt werden. Geringgradig ist sie beim Triamcinolon.

Diät: vorwiegend Fleisch, Gemüse und Früchte.

Osteoporose

Eine solche ist vor allem bei Frauen nach der Menopause und Männern über 50 Jahren zu befürchten, wenn gleichzeitig ein Cushingoid auftritt. In diesen Fällen flache Matratze, Adipositas reduzieren, siehe oben. Man kann ferner versuchen, den Kalkansatz durch die *anabolen Androgene* zu fördern, z. B. **Dianabol**® [Ciba-Geigy] tägl. 2× 5 mg während 10 Tagen, dann eine Erhaltungsdosis von 1 × 5 mg. Bei Dauertherapie und alten Leuten soll diese Kombinationstherapie die Regel sein. Man kann sie auch durch eine alle 3 Wochen durchgeführte i.m. Injektion, z. B. **Deca-Durabolin**®, ersetzen.
Die Osteoporose ist auch deutlich geringer bei der **intermittierenden Verabreichung** (doppelte Dosis jeden 2. Tag +1 Tag Pause).

Glukokortikoide Wirkung

Die folgende Abb. 98 zeigt ein typisches Beispiel, wie bei einer älteren Frau mit Mamma-Ca durch die *Prednisontherapie* ein bisher latenter Diabetes ausgelöst wird, der dann auf *Carbutamid* gut anspricht.
Die Abb. 99 zeigt ein weiteres Beispiel der Provokation dieser relativ harmlosen Altersform bei einem latenten Insulinmangel eines 74jährigen Mannes, der auf *nur 10 mg*

Hyperglykämie

Tabelle 26. *Diabetogene Wirkung der Cortisonpräparate*

1. *Bei jüngeren Leuten*

analog   { Juveniler Diabetes
           { Akromegalie

Merkmale: { Schlechter AZ
              { Azidose
              { Insulineffekt gut

2. *Bei 40–50 und mehr Jahren*

analog   { Cushing
           { „Achard-Thièrs"-Syndrom

Merkmale: { Relative Insulinresistenz
              { Gutartiger Verlauf
              { Glykosurierückgang beim Fasten ohne Azidose
                Ansprechen auf orale Antidiabetika

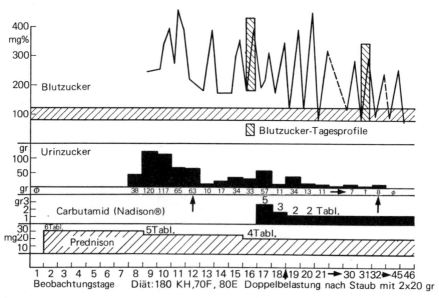

Abb. 98. *Schwere Mammakarzinose* (F. B., 75jähr. Frau, KG 77033/56): Aktivierung eines ßatenten Altersdiabetes durch *Prednisontherapie* mit gutem Ansprechen auf *Carbutamid* (**Nadisan**®).

Prednison täglich mit schwerster Hyperglykämie von 300 mg% und einer Glykosurie von bis tägl. 10% reagierte. Typisch ist auch hier das Fehlen der Azidose und das sehr gute Ansprechen auf die Reduktion der Kohlenhydrate sowie auf die *Sulfonylharnstoffe*. Der Patient brauchte später weder *Carbutamid* noch Diät und zeigte eine normale STAUB-Kurve. Zwei Jahre später wurde dann aber doch der latente Insulinmangel als leichter Altersdiabetes manifest, der wiederum auf **Nadisan**® gut ansprach.

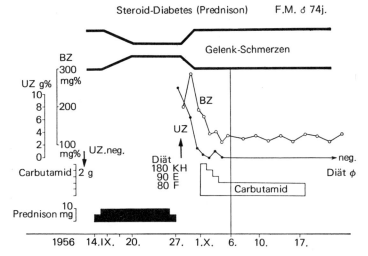

Abb. 99. 74jähr. Mann mit schwerer Koxarthrose und leichter Hypertonie, wo es durch die relativ sehr kleine Dosis von 10 mg *Prednison* täglich, während 12 Tagen, zu einer starken Glykosurie und einem Blutzucker von maximal 300 mg% kam *(Altersdiabetes)*. Rasche Kompensation innerhalb einer Woche mit Diät und *Carbutamid* (**Nadisan®**) und Weglassen des *Prednisons*.

Schließlich zeigt Abb. 100 die typische Verschlimmerung eines schon bestehenden, bekannten Diabetes unter der Steroidtherapie bei einem Patienten mit akuter Leukämie. Die Insulindosis mußte auf die fünffache Menge erhöht werden. Es gelang aber so, den Diabetes zu kompensieren und eine 6 Monate dauernde Leukämieremission zu erzielen.

Akuter Addisonismus [Nebennierenatrophie]

Wie wir eingangs erwähnten, führt eine langdauernde Behandlung mit *Cortison* oder seinen Derivaten durch die Hemmung der Hypophysenvorderlappentätigkeit zu einer Atrophie der Nebennieren. *Tritt bei solchen Patienten nun ein plötzlicher, zusätzlicher schwerer Stress auf:*

a) Operation c) Schock
b) Unfall d) schwerer akuter Infekt (z. B. Pneumonie, Meningitis),

so kann es zu einem relativen Addisonismus mit schwerstem Kollaps kommen. **Hat die Behandlung nur 7 Tage (auch bei hohen Dosen) gedauert oder betrug die Tagesdosis auch bei langer Therapie nicht über 7,5 mg Prednison, so tritt kein Addisonismus auf.** In allen anderen Fällen sind folgende Vorsichtsmaßnahmen zu beachten:

1. *Eine Behandlung mit Cortison oder seinen Derivaten ist nur langsam abzubauen,* damit man der Nebennierenrinde Zeit läßt, ihre Tätigkeit allmählich aufzunehmen. Bei täglich 7,5 mg Prednison setzt die Produktion wieder ein.

   Bei 2,5 mg täglich normalisiert sich die Cortisol-Produktion (s. WESTERHOF u. Mitarb.: Brit. med. J. 4 [1970/II] 534–537).

Addison

2. Nach einer langdauernden Kortikosteroidtherapie soll *vor dem völligen Absetzen des Mittels 3–4 Tage lang tägl. 10 mg ACTH i.m. verabreicht werden* (Anregung der atrophischen Nebennieren!). Das langsame Ausschleichen der Cortisonpp. ist aber besser, da das ACTH seinerseits den Vorderlappen der Hypophyse hemmt.

3. *Alle Patienten mit einer Kortikosteroid-Dauertherapie müssen auf die Gefahren beim Auftreten eines evtl. zusätzlichen Stress aufmerksam gemacht werden* und ihren Arzt bei einer solchen Notfallsituation sofort benachrichtigen!

4. *Ist die Kortikoidtherapie jahrelang weitergeführt worden* (PCP, LE etc.), *so muß man evtl. mit einem Dauerschaden der Nebenniere rechnen*, d. h. der Patient verhält sich wie ein **Addison-Kranker** und braucht dauernd eine Substitutionstherapie. Solche Fälle werden heute immer häufiger.

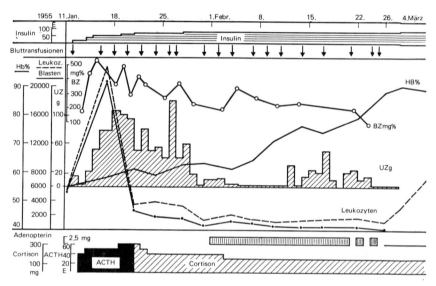

Abb. 100. *Akute Leukoblastenleukämie, Diabetes* (W. H., 66jähr. Mann, KG 72405/55): ACTH- und später *Cortisonbehandlung* einer akuten Leukoblastenleukämie mit Diabetes mellitus. Sehr schöne Remission. Typisch ist hier die nötig werdende Erhöhung der Insulindosis von 20 auf 80 E pro Tag unter der *Cortisonbehandlung*. Die Remission dauerte mit einer tägl. Erhaltungsdosis von 15 mg *Prednison* und 1 mg *Adenopterin* 6 Monate.

Therapie

Bei zusätzlicher Stressreaktion am gleichen Tag sofort 150–200 mg *Hydrocortison* i.v., 2. Tag 100 mg, 3. Tag 50 mg. Beim Unterlassen dieser Maßnahme, z. B. bei der Operation eines Rheumatikers, der unter einer Cortison-Dauertherapie steht, kann ein tödlicher Kollaps und Schockzustand nach der Operation auftreten. Ein schwerer Addisonismus kann bei solchen Patienten auch durch einen Transfusionszwischenfall ausgelöst werden wie in dem folgenden Beispiel (s. Abb. 101).

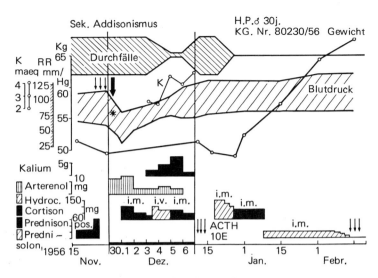

Abb. 101. 30jähr. Mann mit *genuiner Sprue*, der während 2 Wochen mit *Prednison* behandelt wurde. Nach plötzlichem Absetzen der Behandlung kam es 7 Tage später durch eine Bluttransfusion mit schwerstem Schüttelfrost zu einem plötzlichen akuten Versagen der Nebenniere mit *schwerstem Kollaps*, da es unterlassen wurde, die atrophisch gewordene Nebenniere durch ACTH wieder anzuregen. Der lebensbedrohliche Zustand konnte durch Dauertropfinfusionen mit *Noradrenalin* (**Arterenol**®) nicht behoben werden und sprach erst auf i.v. Applikation von *Hydrocortison* an. Die Sprue heilte dann zufolge dieser parenteralen *Cortisontherapie* (siehe Spruekapitel) rasch aus.

Gefahr der Ulkuskrankheit

Die Cortisonpräparate steigern die HCl-Produktion und bewirken durch ihre antientzündliche Wirkung eine verzögerte Heilung von evtl. Schleimhautläsionen. Die Hauptgefahr besteht beim Vorhandensein einer früheren Ulkuskrankheit (Rezidive), seltener treten sie bei früher nicht ulkuskranken Fällen auf, hier besonders bei hyperaziden Patienten. Dabei kann es zu den folgenden Komplikationen kommen: 1. Blutung, 2. Perforation (evtl. stumm).

Prophylaxe: Bei allen Patienten mit einer *potentiellen Ulkusgefahr*:

1. *Antazida*: z. B. *Aluminium*- und *Mg-hydroxyd*, **Alucol-Gel**® [Wander] (3 × 2 Kaffeelöffel tägl.) **Aludrox**® [Asche] oder eines der anderen Antazida plus **Bellafolin**® [Sandoz] (3 × 10 Tropfen tägl. vor jeder Hauptmahlzeit). Günstig sind auch Kombinationspräparate, z. B. **Alutan**® [Siegfried] 3 × tägl. 1 Kapsel. Siehe auch S. 287.

2. *Besteht eine Hyperazidität* oder handelt es sich um einen *früheren Ulkus-Patienten*, so gibt man besser den stärker wirkenden Histamin-Antagonisten *Cimetidin*, **Tagamet**®, 3 × 1 Tbl. tagsüber und 2 Tbl. vor dem Schlafen, später Reduktion (siehe Magen-Ulkus S. 288).

3. *Röntgenkontrolle.*

Infektions-Gefahr

4. *Kontrolle der Hb-Reaktion im Stuhl.* Ergibt sich der begründete *Verdacht für das Vorliegen eines Ulkus, so sollte die Kortikoidtherapie sofort abgesetzt werden.*

Eine *Weiterführung dieser Therapie ist nur bei vitalen Indikationen,* d. h. z. B. akute rheumatische Pankarditis, Lupus erythematodes disseminatus, lebensbedrohliches Asthma bronchiale, akute Hämoblastosen usw., *zu verantworten.*

Auch wenn es sich um einen Patienten mit einem früheren Ulkus handelt, darf die Kortikosteroidtherapie nur ausnahmsweise beim Versagen aller anderen therapeutischen Möglichkeiten oder bei vitalen Indikationen, und auch dann nur unter Berücksichtigung aller Vorsichtsmaßnahmen (zusätzliche Verabreichung von **Tagamet**® s.o.) und genauer regelmäßiger Überwachung des Patienten, *durchgeführt werden.*

Die untenstehende Abb. 102 zeigt ein typisches Beispiel einer 52jähr. Frau, bei der plötzlich eine Magenperforation ohne vorausgegangene Ulkusanamnese mit schwerstem Schock auftrat. Dank der sofortigen *Hydrocortisontherapie* während der Operation und einer intensiven Abschirmung mit *Antibiotika* heilte dieser Fall glücklicherweise gut aus.

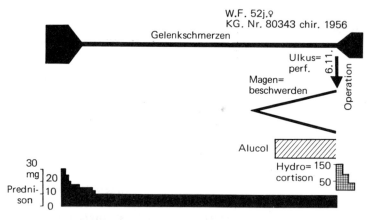

Abb. 102. 52jähr. Frau mit *schwerer chronischer Polyarthritis,* die während 11 Monaten täglich 10 mg *Prednison* einnahm. In den letzten 2 Monaten leichte Magenbeschwerden, worauf ganz plötzlich ein heftiger Oberbauchschmerz mit schwerstem Kollaps auftrat, der durch ein *perforiertes Magenulkus* ausgelöst wurde. Operation 6 Std. nach dem Ereignis unter dauernder zusätzlicher Abschirmung mit *Antibiotika* und Verabreichung von *Hydrocortison* i. v. während der ersten 3 Tage. Komplikationsloser postoperativer Verlauf.

Gefahr der Infektionsbegünstigung

Diese Gefahr wurde früher überschätzt. In der Regel dürfen die *Kortikosteroide* auch bei Infekten angewandt werden, aber nur, wenn gleichzeitig eine intensive Abschirmung mit *Antibiotika* erfolgt! Ja, *bei gewissen Infekten ist die Verabreichung der Cortisonderivate sogar lebensrettend* (Miliar- und Meningitis-Tbc; Meningitis meningococcica; schwerer toxischer Typhus usw.). Man kann dadurch die gefährliche *Herxheimersche Reaktion* zu Beginn der Chemotherapie überbrücken und die Toxineinwirkung dämpfen.

Psychische Vdg.

Vorsicht ist vor allem bei folgenden Infekten am Platz: Cave Kontakt mit Varizellen.

a) *Infekte im Bereich des Peritoneum*: Colitis ulcerosa, Cholezystitis, Morbus Crohn. Hier kann evtl. eine Perforation ausgelöst werden, die anfänglich symptomlos verläuft. Deshalb in solchen Fällen immer zusätzlich Abschirmung mit *Tetracyclin* oder Ampicillin.

Perforationssymptome: Hier **oft fehlende Temperatursteigerung**, aber Pulsanstieg, Kollaps. Häufig fehlt auch der Schmerz (sog. **stumme Perforation**).

b) *Pemphigus und Dermatitis exfoliativa*: Hier ist die *Kortikosteroidbehandlung* sicher indiziert, aber es kann dabei zu einer evtl. anfänglich unerkannten Staphylokokkensepsis kommen, deshalb Vorsicht und nur kombiniert mit Abschirmung: z.B. *Ampicillin* (**Penbritin**®, **Amblosin**®, **Binotal**®); oder bei schweren infizierten Fällen: *Erythromycin* mit *Novobiocin*.

Bei *Varizellen* und *Herpes corneae* interne Cortisontherapie sofort abbrechen!

c) *Intraartikuläre oder intrabursale Injektionen* (z.B. bei Arthronosen): Evtl. Gefahr der eitrigen Arthritis oder subkapsulären Phlegmone durch das Einschleppen von Hautkeimen (Talgdrüsen). Deshalb vorsichtshalber bei intraartikulärer Injektion von *Cortisonderivaten* immer 50 000 E *Penicillin* prophylaktisch dazugeben.

d) *Tuberkulose*: Die Gefahr einer Tbc-Aktivierung besteht nur dann, wenn gleichzeitig keine Abschirmung mit *Tuberkulostatika* erfolgt. Vorsicht bei früheren Tuberkulose-Erkrankungen und evtl. Abschirmung. Die Harmlosigkeit, ja der sogar sehr günstige Einfluß zeigt sich am eindrücklichsten bei der Kombinationstherapie (*Kortikosteroide* plus *Tuberkulostatika*) der Meningitis und Miliaris tuberculosa.

e) *Pilzsuperinfekte*: Besonders bei Agranulozytosen und Leukämien, wenn *Antibiotika* mit *Kortikosteroiden* kombiniert verabreicht werden. Gefahr der Pilzinvasion, siehe Leukämiekapitel. Besonders begünstigend ist die Kombination mit *Breitspektrums-Antibiotika* (Tetrazykline) bei *immunosupressiven Zuständen* (Zytostatika etc.). Harmloser ist *Amoxicillin*, **Clamoxyl**® oder *Cloxacillin*, **Orbenin**® und bei Gefahr gramnegativer Superinfektionen *Thioamphenicol*, **Urfamycin**®.

Psychische Störungen

a) *Euphorie*: Bei einigen Patienten kann die *Cortisontherapie* durch eine gewisse euphorisierende Wirkung (vor allem wenn dadurch auch gleichzeitig unangenehme Krankheitserscheinungen aufgehoben werden) zu einem klinischen Bilde führen, das fast einer gewissen „Cortisonsucht" entspricht. Es ist dann gerade beim *Asthmapatienten* oft schwierig zu entscheiden, ob er dieses Medikament nun wirklich infolge seiner Grundkrankheit weiter benötigt oder ob schon eine gewisse Suchttendenz vorliegt.

b) *Schlaflosigkeit*: Eine relativ häufige Nebenerscheinung, die aber durch Sedativa leicht zu bekämpfen ist.

c) *Schwere psychische Störungen* sind selten, treten aber bei höheren Dosen und einer prolongierten Verabreichung bei psychopathischen Individuen gelegentlich auf. Besonders gefährdet sind stark schizoide Typen und Frauen im Klimakterium.

Beobachtet werden vor allem: *Angstzustände, schizoide Schübe, Suizidalität, Aufre-*

gungszustände. Therapeutisch muß man in solchen Fällen die *Kortikosteroide* evtl. abstellen und *Sedativa* verabreichen. Günstig wirkt hier vor allem *Chlorpromazin* (**Largactil®, Megaphen®**).

Eventuelle Sensibilisierung auf Kortikosteroide

Von verschiedenen Seiten ist die Ansicht vertreten worden, daß durch eine chronische Verabreichung dieser Präparate auch Sensibilisierungen, z. B. *arthritische Beschwerden, Lupus-erythematodes*-ähnliches Bild und eventuell eine *Periarteriitis nodosa* ausgelöst werden können. Persönlich lehnen wir eine solche Auffassung ab. Der hier abgebildete Fall (s. Abb. 103) stellt eine typische Täuschung dar. Die PCP kann eben auch spontan in einen LE oder eine Periarteriitis übergehen, es bleibt eine rein akademische Frage, ob man dann schon im Beginn von einem LE-Syndrom sprechen will oder nicht. Diese Fälle würden ja sonst enorm zugenommen haben, da heute die *Kortikosteroide* sehr ausgedehnt verwendet werden, was aber sicher nicht der Fall ist. Es dürfte sich hier mehrheitlich um eine Resistenzentwicklung gegenüber den *Kortikosteroiden* handeln. **Das Triamcinolon aber kann sichere Gelenkschwellungen auslösen,** die nach dem Sistieren des Medikaments sofort wieder verschwinden. Drei eigene Beobachtungen (siehe auch: WELLES, R.: Lancet 1958/II, 498).

Linsentrübungen [Katarakt], Glaukom

Bei einer über 4 Jahre dauernden Behandlung mit Kortikosteroiden kann es zum Auftreten einer hinteren subkapsulären Katarakt kommen. Bei einer Dauertherapie daher jährliche Kontrollen durch einen Augenarzt (CREWS, S.J.: Brit. med. J. 1963/I, 1644). Vorsicht bei *Glaukomdisposition, Druckkontrolle.*

Steroid-Myopathie

Vor allem bei hohen Dosen und Langzeittherapie. Betroffen sind vor allem Rücken-, Becken- und Oberschenkel-Muskulatur. *Prophylaktisch* tägliche Übungstherapie (Treppensteigen, Turnen). Medikamente sind wirkungslos. Absetzen der Steroid-Therapie bringt langsame Besserung.

Haut-Atrophie

Aufgefallen ist uns dieselbe vor allem bei jahrelanger Therapie (Lupus erythematodes, Morbus Crohn etc.). Sie kann sehr unangenehm sein und besonders an den Unterschenkeln bei Verletzungen leichter Art zu schweren Einrissen und Ulzerationen führen. **Prophylaktisch:** Tragen von guten Strümpfen, am besten Stiefeln, sorgfältigste Pflege der kleinsten Verletzungen! Evtl. *Übergang auf Immunosupressiva.* Bei Sistieren der Kortikosteroide regeneriert sich die papierdünne Haut und das subkutane Bindegewebe ungefähr innert einem Jahr.

Dosierung

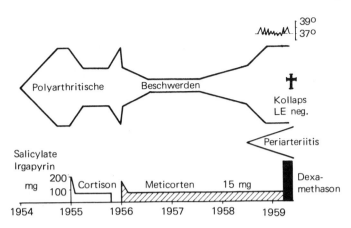

Abb. 103. *Primär chronische Polyarthritis mit terminalem Übergang in Periarteriitis nodosa* (E. F., 47jähr. Frau, KG 93108/59): Dieser Fall wirft die ganze Problematik dieser Mesenchymerkrankung auf. Wir haben auch vor der Cortisonära 3 Fälle gesehen, bei denen eine primär chronische Polyarthritis schließlich in eine Periarteriitis nodosa überging. Der Nachweis von LE-Zellen war bei der obigen Patientin immer negativ, so daß es sich kaum um einen primären Lupus erythematodes gehandelt haben dürfte. Histologisch fand sich eine *generalisierte Periarteriitis* mit Bevorzugung der *Koronarien* und *Nierenarterien*. Ursächlich kamen hier für beide Erkrankungen vielleicht die schweren superinfizierten Bronchiektasen in Frage. Einen kausalen Zusammenhang der Periarteriitis mit der Kortikosteroidtherapie halten wir *nicht* für wahrscheinlich, sonst wären solche Fälle heute viel häufiger geworden.

Katabole Wirkung

Zeigt sich vor allem bei der *Langzeittherapie* in einem Abfall des Serumeiweiß und *Atrophie der Muskulatur*. Am stärksten ausgeprägt ist diese katabole Wirkung beim **Dexamethason**, das deshalb nie für die Langzeittherapie verwendet werden sollte!

Besprechung der Dosierung (siehe Tab. 27, S. 562)

Tägliche oder intermittierende [alle 2 Tage] Verabreichung

Nach den Untersuchungen von HARTER u. Mitarb. (New Engl. J. Med. 269 [1963] 591, die wir voll bestätigen können, ist es bei intelligenten und zuverlässigen Patienten sicher viel besser, die therapeutisch nötige Menge (ED) als intermittierend alle 2 Tage verabreichte doppelte Dosis zu verabfolgen. *Es zeigte sich, daß die Wirkung der 48-Stunden-Dosis genügend lange anhält, daß es aber zu weniger Nebenerscheinungen und zu einer geringeren Atrophie der Nebennieren kommt!* Bei unzuverlässigen Patienten ist die tägliche Verabreichung vorzuziehen.

Cave Kombination mit Phenobarbital (Luminal®) und Hydantoin-Pp.: Durch die Stimulation der Lebermitochondrien werden die Kortikosteroide dann allzu rasch abgebaut! Dosis muß dann z. B. bei Epileptikern erhöht werden.

Dosierung

Tabelle 27

I. Die gebräuchlichsten Prednison- und Prednisolondosierungen

1. *Schwerste Fälle*: Beginn mit 2 mg/kg pro die, z.B. 120 mg (6× 4 Tabl. zu 5 mg), allmählich abbauen (z. B. *schwere akute Polyarthritis, Pancarditis rheum., mäßiges Asthma, Erythrodermie* usw.)

   Beim Lupus erythematodes disseminatus beginnt man mit 3 mg/kg pro die (s. dort), ebenso bei schwerem Asthma.

   Für die noch höhere Stoßtherapie bei *Leukosen* s. dort.

   Auch bei schweren *Schockzuständen* gibt man evtl. bis zu 3 mg/kg.

2. *Mittlere Fälle*: Beginn mit 1 mg/kg pro die, d.h. 60–75 mg tägl. (6× 2 Tabl.), dann nach Eintreten der Wirkung ganz langsam auf die Erhaltungsdosis zurückgehen, d.h. z.B. alle 2 Tage 2,5 mg weniger.

3. *Erhaltungsdosis*: Kleinste Dosis, welche bei Dauertherapie noch die Krankheitssymptome genügend einzudämmen vermag.

   a) *Erwachsene*:
   A. *Asthma, Ekzem* und *chron. Polyarthritis*: gewöhnlich 15–20 mg, d.h. 3(-4) × 5 mg, evtl. nur 10 mg, d.h. 2 × 5 mg, selten genügen 5–7,5 mg täglich.

   B. *Lupus erythematodes disseminatus*: nicht unter 35–40 mg tägl., Versuch ED-Dosis durch kombinierte IST-Therapie (s. S. 165 f. auf 15–20 mg oder hier besser auf 6–8 mg *Triamcinolon* (**Delphicort®, Ledercort®**) zu reduzieren.

   C. *Hämoblastosen und andere Neoplasien*: nicht unter 20 mg tägl.

   b) *Kinder*:
   Hier reduziert man die Dosis entsprechend dem Körpergewicht, z.B.: A: $^1/_3$ mg, B: $^1/_2$ mg; C: $^1/_3$ mg pro kg.

II. **Dexamethason**: $^1/_5$ der Prednisondosis!

III. **Triamcinolon**: $^1/_3$ der Prednisondosis! (In den meisten Büchern zu hohe Dosis erwähnt!)

IV. **Betamethason**: $^1/_{10}$ der Prednisondosis!

Es entsprechen demnach 20 mg *Triamcinolon* in ihrer therapeutischen Wirkung 60 mg *Prednison*. Siehe ferner unsere Ausführungen und **Äquivalenz-Tabelle 28** auf S. 566.

Klinische Applikationsmöglichkeiten und Erwähnung einiger Präparate

1. *ACTH = Corticotrophin*: 1 E = 1 mg. **Synacthen®** = *synthet. ACTH*: 100 E = 1 mg.

   Klinik: I.v. Tropfinfusion über 8 Std. 25–50 E tägl. *am wirksamsten*, **Synacthen®** [Ciba-Geigy] Trockenamp. zu 0,25 mg = 25 E. Nachts Infusion abbrechen.

   Praxis: I.m. ACTH, initial 50–100 E tägl., am besten in Form der Depotpräparate: **Synacthen Depot®** [Ciba-Geigy], Ampullen (2 ml) à 1 mg pro ml, = 100 E ACTH pro ml; oder **Depot-Acethropan®** [Hoechst]; oder **Cortrophin-Z®** (mit Zinksalzen) [Organon]. **Cortrophin prolongatum®** [Pharmacia], **ACTH-Depot** [Schering], **ACTH-Retard®** [Sanabo]. *Erhaltungsdosis* 50–100 E = 0,5–1 mg **Synacthen Depot®** alle

Cortison-Derivate

2-3 Tage i.m. Initialdosierung für Kinder: bis 1 Jahr 5-10 E, bis 5 Jahre 10-25 E, bis 12 Jahre 25-50 E, 1 × tägl. i.m. Depotpräparate eignen sich heute auch für die *Dauertherapie*.

2. *Hydrocortison*: Für Notfälle i.v. in **Tropfinfusion**, entspricht dem physiologischen Cortisol der Nebenniere und zeigt eine sofortige Wirkung (50-100-150-[500] mg pro die). Bleibt im Blut nur ca. 1 Std. wirksam! Bei schwersten Leberschäden (beginnendes Coma hepaticum) das einzig wirksame Präparat, da die geschädigte Leber die Derivate nicht mehr in das aktive Cortisol umwandeln kann.

   Präparate: Hydrocortisonum acetylatum (DCI) = **Solu-Cortef**® [Upjohn], **Hydrocortison** [Hoechst]. Die Äquivalenz-Dosis beträgt die fünffache Menge des Prednisons.

3. *Cortison*: Wird heute praktisch nur noch zur Ersatztherapie (Morbus Sheehan und Morbus Addison) in Tagesdosen von $25-37^1/_2$ mg verwendet (Tabl. zu 25 mg).
   Pp.: **Cortison** [Ciba].

4. *Prednison* (= *Dehydrocortison*), *Prednisolon* (= *Delta-Hydrocortison*): Ist von 5× stärkerer Wirkung als das *Cortison*.

   a) *Perorale Therapie*: Wird gut resorbiert, Tabl. zu 5 mg. **Dosierung:** s. Tab. 27.

   b) *Parenterale Therapie:*

   Prednisolonazetat (1 ml = 25 mg) (z. B. **Dacortin**®, in Dtschl. **Decortin-H**® [Merck], **Hostacortin-H**® [Hoechst], **Meticortelonacetat**® [Schering] in Dtschl. **Scherisolon**®, **Nisolone**® [Lepetit], **Ultracortenol**® [Ciba-Geigy] [Trimethylazetat]), *spaltet deutlich langsamer Prednison ab als das Succinat. Eignet sich deshalb vor allem für intraartikuläre, i.m.* und *intrabursale* Injektionen, da es durch langsame Abspaltung eine Dauerwirkung während 2-3 Tagen entfaltet. *Es eignet sich aber nicht für Fälle, in denen eine rasche Wirkung erwünscht* ist, also cave bei akutem Asthma bronchiale, Schock usw. und auch nicht für die i.v. Therapie. Dagegen erweist es sich als sehr gut für die *intrapleurale Injektion* bei Pleuritis; 100 mg alle 3-4 Tage oder *intraartikulär* 5-20 mg (plus 50000 E *Penicillin* wegen Infektionsgefahr), oder i.m. 50 bis 100 mg mit Depotwirkung für ca. 48 Std. *Prednisolon-Na-tetrahydrophthalat,* **Ultracorten-H**® [Ciba-Geigy], *-succinat* = **Solu-Dacortin**®, in Dtschl. **Solu-Decortin**® [Merck] oder **Urbason**® [Hoechst] zeigen im Gegensatz zum Azetat eine sehr rasche Wirkung, praktisch wie das *Hydrocortison*, deshalb sehr vorteilhaft für *Schocktherapie, akute schwere Asthmaanfälle* usw. (5mal wirksamer als *Hydrocortison*). Dosierung deshalb je nach Indikation 50-75, evtl. bis zu 150 mg i.v.

   Methyl-Prednisolon = 6-α-methyl-Prednisolon: Hat eine stärker antiphlogistische Wirkung als das Prednisolon, Dosierung ca. $^3/_4$ der *Prednison-Dosis*. Pp.: **Urbason**® [Hoechst], Tabl. à 4 mg, ferner **Medrol**® [Upjohn] in Dtschl. **Medrate**®, etc.

5. *9-α-Fluorhydrocortison* = *Fluoroxycortonum aceticum*: Wird infolge seiner starken mineralokortikoiden Wirkung als Erhaltungstherapie bei *Morbus Addison* und *Adrenalektomie* verwendet, tägl. 0,1-0,3 mg, meist kombiniert mit *Cortison*.

   Präparate: **Florinef**® [Squibb], **Fludrocortone**® [Merck-Sharp], **Scherofluron**® [Schering]. Daneben wird es vor allem als Salbe und Lotion zur lokalen Anwendung benutzt.

Derivate

6. *Dexamethason* = 9-α-fluoro-16-α-methyl-Prednisolon:

   Präparate: **Decadron**® [Merck-S.D.], **Deltafluorène**® [Lepetit], **Fortecortin**® [Merck], **Deronil** [Schering], in Dtschl. **Dexa-Scheroson**®, **Millicorten**® [Ciba-Geigy], **Oradexon**® [Organon]. Tabl. zu 1 mg im Handel und verschiedene injizierbare Formen. Diese Präparate zeigen eine ungefähr fünfmal stärkere Wirkung als die Prednisolonpräparate, können also entsprechend niedriger dosiert werden, zeigen aber nach unseren Erfahrungen keine geringeren Nebenwirkungen als die Prednisonpräparate und sind auch preislich nicht vorteilhafter. Ja, sie zeigen vielleicht nach unseren Erfahrungen eher etwas mehr Nebenwirkungen im Sinne eines stärkeren *Hirsutismus* und einer evtl. sehr ausgeprägten *Wirkung auf die Talgdrüsen* (Akne). Dazu kommt eine in gewissen Fällen von uns beobachtete Begünstigung einer Hypoproteinämie durch ihren besonders ausgeprägten *katabolen Effekt*, so daß sie sich *weniger für eine Dauertherapie eignen als für die initiale Stoßtherapie*, wo sie durch ihre fehlende Wasserretention und ihren starken antientzündlichen Effekt deutliche Vorteile zeigen (s. Abb. 104). Die Hemmung der Nebenniere ist durch die Fluorierung am stärksten ausgeprägt, ebenso die *katabole Wirkung*, vor allem bei Langzeittherapie (Abb. 104).

7. *Triamcinolon* = 9-α-fluoro-16-α-hydroxy-Prednisolon: Wirkt ungefähr dreimal stärker als *Prednison* und kann entsprechend niedriger dosiert werden. Tabl. zu 2 und 4 mg. Es hat gegenüber den *Prednison-Prednisolon*-Präparaten eine noch weniger ausgeprägte H_2O-retinierende Wirkung und den großen Vorteil einer geringeren Gewichtszunahme. Dagegen ist der Hirsutismus etwas ausgeprägter.

   Es ist deshalb gerade für eine Dauertherapie, z. B. bei Polyarthritis, Asthma, Hämoblastosen und Nephrose, nachdem man die Erhaltungsdosis ermittelt hat, dem Prednison oder Prednisolon vorzuziehen! Leider ist es aber im Preis teurer, und deshalb beginnt man auch in diesen Fällen besser mit dem *Prednison* und fährt nachher mit $^1/_3$ der für das *Prednison* ermittelten Erhaltungsdosis weiter. Nicht $^2/_3$ oder mehr, wie dies in einzelnen Arbeiten angegeben wird. Wir haben durch genaue *Testserien bei der PCP und beim LE* gesehen, daß die *Äquivalenzdosis* ziemlich genau $^1/_3$ der Prednisondosis entspricht.

   Präparate: **Adcortyl**® [Squibb], **Kenacort**® [Squibb] (in Dtschl. **Volon**® [Squibb/Heyden]), **Ledercort**® [Lederle] (in Dtschl. **Delphicort**® [Lederle]), **Triamcinolon** [Specia].

8. *Betamethason* = 9-α-fluoro-16-β-methyl-Prednisolon: Wirkt ca. 10mal stärker als *Prednison*.

   Präparate: **Celestone**® [Schering Corp.], **Betnelan**® [Glaxo], Tabl. à 0,5 mg. Hat einen *besonders starken antientzündlichen Effekt* und ist wie das Dexamethason mehr für die initiale Stoßtherapie geeignet als für die Dauertherapie, da seine Nebenwirkungen (Cushingoid) und sein kataboler Effekt ebenso ausgeprägt sind wie z. B. beim Dexamethason. (In Deutschland **Celestan**® [Byk-Essex]).

   Celestone®-**Chronodose**® [Schering] (in Dtschl. **Celestan**®-**Depot** [Byk-Essex]): Eine „Solu-Suspension" von 3 mg Betamethasonnatriumphosphat und 3 mg Betamethasonazetat zur intraartikulären, i.m. und intrabursalen Injektion (Amp. à 1 ml). *Dieses Präparat stellt für den praktischen Arzt einen großen Fortschritt dar*, vor allem für die Dauerbehandlung des *chronischen Ekzems,* der *Bursitis,* des *Heufiebers* und

Neuere Präparate

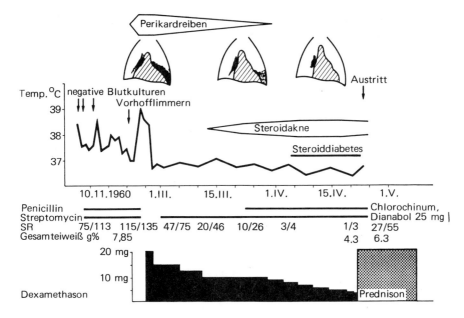

Abb. 104. *Rheumatische Pankarditis bei Marfansyndrom* (G. M., 32jähr. Mann, KG 96082/60): Die rheumatische Pankarditis mit schwerem Allgemeinzustand, hohem Fieber, Herzdilatation und Insuffizienzerscheinungen reagiert sofort sehr günstig auf *Dexamethason* allein. Der Patient entfiebert 12 Std. nach der ersten Dexamethasoninjektion, die Herzerweiterung, die Lungenstauung und Pleuraergüsse sowie das Perikardreiben und die Rhythmusstörung bilden sich in den folgenden Wochen zurück. Als Nebenerscheinung der Kortikosteroidtherapie kommt es zum Auftreten einer schweren Akne und eines Diabetes mellitus. Außerdem entwickelt sich trotz Verabreichung eines anabol wirkenden *Testosteronderivates* (**Dianabol**®) eine Hypoproteinämie, wie wir dies beim *Dexamethason* mit seiner ausgeprägten katabolen Wirkung gelegentlich sahen, die sich unter *Prednison* wieder korrigiert.

evtl. auch der *PCP*, sowie der *Arthrosen* (siehe unsere eigenen Erfahrungen: Ärztl. Fortbild. 5 [1957] 1–8). Viele unserer Patienten spritzen sich selbst. Dosierung je nach Fall 2× pro Woche 1 Amp. i.m. à 1 ml. Bei akuten Schüben (Bursitis, Arthrosis etc.) 2 ml. Durch die langsame Resorption und die benötigte kleine Dosis zeigt es auffallend wenig Nebenwirkungen.

Betamethasondipropionat (**Aldecine**® [Schering USA]). Eine Inhalations-Lösung zur Behandlung des *Asthma bronchiale*, die praktisch nicht resorbiert wird und rein lokal auf der Bronchialschleimhaut wirkt, also **keine Nebenwirkungen der Cortison-Therapie zeigt**. Ein großer Fortschritt (s. S. 254 im Asthmakapitel). Gleichwertig **Becotide**® [Glaxo].

9. *Paramethason* (**Haldrone**® [Lilly]), **Monocortin**® [Grünenthal] (6-α-fluoro-16-α-methyl-Prednisolon), Tabl. à 1 und 2 mg. Dabei entsprechen 2 mg ungefähr der Wirkung von 5 mg *Prednison*. Hat gegenüber den anderen Derivaten keine besonderen Vorteile.

Äquivalenztabelle

Salben und Lotionen (*Hydrocortison-, Prednisolon-, Triamcinolon-* und *Dexamethason-Salbe*): Sind in sehr zahlreichen, im Handel vertriebenen Präparaten vorrätig. Sie zeigen vor allem bei lokaler Anwendung (wodurch relativ hohe Konzentrationen zur Einwirkung kommen) bei *Augen- und Hautaffektionen,* ferner bei *Pruritus ani* und beim *Ekzem* eine sehr günstige Wirkung.

Zum Schluß geben wir noch eine **Äquivalenztabelle** der sich entsprechenden therapeutischen Dosen der verschiedenen Präparate (Tabelle 28).

Erwähnt sei hier, daß andere Autoren (z. B. H. BETHGE sowie W. KAUFMANN und W. WINKELMANN) eine andere Äquivalenzdosis für das *Triamcinolon* (**Delficort®, Kennacort®, Ledercort®**) angeben. Unsere Relation beruht auf der *eigenen klinischen Austestung der Wirkung bei gut eingestellten PCP und LE Fällen,* bei denen es sich immer wieder zeigte, daß man mit einem *Drittel der Prednisondosis auskam.*

Tabelle 28. **Äquivalenztabelle der verschiedenen Kortikosteroide**

---

25 E   ACTH i.v. (Tropfinfusion, bei erhaltener Nebennierenfunktion und genügender Zeit stärkste Wirkung), analog 0,25 mg wäßriges Synacthen®.
50 E ($=^1/_2$mg) Synacthen® Depot oder anderes Depot-Pp. i.m. (langsamer Abbau, weniger zerstört)
150 mg Cortison p.o. oder i.m.
100 mg Hydrocortison i.v.
 40 mg Prednisolonazetat i.m. (langsamer abgebaut)
 36 mg 6-α-Methylprednisolon
 30 mg Prednison oder Prednisolon p.o.
 30 mg Prednisolon-Na-succinat i.v. oder i.m.
 12–15 mg Paramethason
 10 mg Triamcinolon p.o.
  6 mg Dexamethason p.o.
  3 mg Betamethason p.o.

Klinische Indikationen der Therapie mit ACTH, Cortison und seinen Derivaten

Die Gruppierung der Indikationen kann nach sehr verschiedenen Gesichtspunkten erfolgen. Aus praktischen Gründen ist vielleicht eine Gruppierung, die sich gleichzeitig nach der Dringlichkeit und den Erfolgsaussichten einer Therapie richtet, am zweckmäßigsten. In der folgenden Aufstellung (Tabelle 29) sind diejenigen Erkrankungen aufgeführt, die auf Grund der heutigen Erfahrungen eine dringliche Indikation für diese Therapie darstellen (S. Moeschlin: Schweiz. med. Wschr. 86 [1956] 81).

Wir gehen hier nicht auf die speziellen therapeutischen Maßnahmen der angeführten Krankheitsbilder ein, dies geschieht in den jeweiligen Spezialkapiteln. Es soll hier nur eine Übersicht über die wichtigsten Indikationen gegeben werden.

Bei diesen dringlichen Indikationen ist im allgemeinen die in Tabelle 27 (S. 562) auf-

Tabelle 29

I. Therapie der Wahl, d.h. dringliche Indikationen

Akute rheumatische Polyarthritis (obligat bei Perikard- oder Herz-Beteiligung)
Lebensbedrohliches Asthma bronchiale
Quinckesches Ödem, Herxheimer
Akute Erythrodermie
Akute rheumatische Bursitis
Chorea minor
Erworbene, hämolytische Anämie, schwere Thrombozytopenie
Schwere Agranulozytose
Akuter Pemphigus bullosus (plus Abschirmung!)
Akuter Lupus erythematodes disseminatus
Frühstadium der Periarteriitis nodosa
Akute, nicht eitrige Thyreoiditis
Augenerkrankungen, allergische und z.T. entzündliche *Ösophagus-Verätzungen*
Substitutionstherapie (Sheehan, Simmonds, Addison)
Meningokokken-Menigitis und andere septische Meningitiden
(Waterhouse-Friderichsen-Syndrom)
Meningitis-Tbc
Miliar-Tbc
Morbus Behcet

---

geführte Dosierung für die schweren Fälle anzuwenden, mit Ausnahme der 7 letzten angeführten Krankheitsbilder, wo die kleinere Dosierung entsprechend der in Tabelle 27 als „Mittlere Fälle" aufgeführten genügt. Dabei ist in außerordentlich schweren Fällen, sofern die Nebennieren noch funktionsfähig sind (also nicht bei schwerem Schock oder Infekt, wo die Nebennieren weitgehend funktionsunfähig sind), die i.v. ACTH-Infusion am wirksamsten. Sie kann aber heute in vielen Fällen durch die p.o. Therapie oder, wenn dies wegen Erbrechen oder größter Dringlichkeit unmöglich ist, durch die i.v. Injektion von *Prednisolonsuccinat* oder *-phthalat* (**Solu-Dacortin®**, in Dtschl. **Solu-Decortin®**, **Ultracorten-H®** usw.) ersetzt werden oder, wenn nicht eine Sofortwirkung nötig ist, durch die *Prednisolonazetate* (**Dacortin®**, in Dtschl. **Decortin®-H**, **Meticortelon®**, **Ultracortenol®** usw.).

Auch hier gilt die Regel, daß man bei diesen dringlichen Indikationen besser mit einer hohen Initialdosis beginnt und dann nach Erreichen eines guten therapeutischen Effektes die Dosis allmählich abbaut und auf eine Erhaltungsdosis zurückgeht. Diese schwankt von Krankheitsbild zu Krankheitsbild und von Fall zu Fall. So wird man beim *Lupus erythematodes* die Erhaltungsdosis anfänglich nicht unter *35–40 mg Prednisolon* senken, bei den rheumatischen Formen aber evtl. bis auf 7,5–15–25 mg herabgehen können.

Im allgemeinen kann hier mit der mittleren Dosierung begonnen werden (siehe Tabelle 27) mit Ausnahme des *Asthma bronchiale* und der *akuten Dermatitis*, wo immer mit einer hohen Dosis von 1–3 mg Prednison/kg/Tag begonnen werden muß.

Bei schwerem Schock und fulminanten Infekten ist das sofort wirkende *Prednisolonsuccinat* oder *-phthalat* (**Solu-Dacortin®**, **Solu-Decortin®**, **Ultracorten-H®**) oder *Hydrocortison i.v.* vorzuziehen, Näheres siehe in den einzelnen Spezialkapiteln.

Weitere Indikationen

Tabelle 30

II. Fakultative, aber meist positive Indikationen

Bedrohliche Formen der Hepatitis epidemica
Hepatitis chronica agressiva
Schwere chronisch progressive rheumatische Arthritis, Arthrosen (akuter Schub)
Therapieresistentes chronisches Asthma bronchiale
Schwere akute Dermatitis
Serumkrankheit
Dermatomyositis im akuten Stadium
Schwerer Schock
Toxische Tbc-Formen
Fulminante Infekte   ⎫
Schwere Vergiftungen ⎬   kurze Überbrückungstherapie
                       ⎭
Juvenile Lipoidnephrose
Colitis ulcerosa, Ileitis terminalis
Sprue
Guillain-Barré-Syndrom (hier ACTH-Infusionen!) oder Injektionen.

Als *kurze Überbrückungstherapie* kommt sie vor allem für den schweren Schock sowie für fulminante Infekte (siehe auch KINSELL: Rocky Mount. med. J. 50 [1953] 560), hier vor allem für die *Meningokokkensepsis des Kleinkindes*, evtl. für schwere andere fulminante Infekte, z.B. die *Miliartuberkulose, Meningitis tuberculosa, Typhus* und toxische Tuberkuloseformen, in Frage, außerdem auch für schwere Vergiftungen in den ersten 3–4 Tagen.

In allen diesen Fällen ist es aber wichtig, daß ein Cortisonderivat und nicht ACTH zugeführt wird! Denn auch hier handelt es sich ja um einen „*relativen Addisonismus*" mit Darniederliegen der Nebennierenfunktion.

Synthese: Wenn man die evtl. Nebenerscheinungen und Gefahren dieser Steroide

Tabelle 31

III. Begrenzte oder relative Indikationen

Generalisierter Pruritus
Hämoblastosen: Lymphat. L. (VAP), ak. myel. L. (COAP), Hodgkin (COPP), Myelom (MP)
Hormonresistentes Mamma- oder Prostatakarzinom
Nephrose des Erwachsenen
Schwerer Lungen-Boeck
Initiale Leberzirrhose (Spätformen kontraindiziert)
Impfenzephalitis, allerg. Enzephalitiden
Masernenzephalitis (Rubeola, Varizellen)
Akute periphere Fazialisparese
Akuter Schub einer multiplen Sklerose (nur als ACTH-Tropfinfusion oder evtl. ACTH i.m.)
Sklerodermie
Schlangenbiß
Leberhämangiom und andere Hämangiome
Lokale Anwendung: Pruritus ani et vulvae
                    Lokalisiertes Ekzem
                    Gewisse Augenaffektionen

kennt, so können uns diese Mittel bei vielen Erkrankungen sehr wesentliche therapeutische Hilfe leisten. Vor allem die sehr wirksamen Derivate, wie *Prednison, Prednisolon* und *Triamcinolon*, haben eine sehr große Bereicherung des therapeutischen Vorgehens auch für den Praktiker gebracht, welche wir heute auf keinen Fall mehr missen möchten.

Man muß sich aber immer bewußt sein, daß es sich nicht um eine spezifische Therapie, sondern um eine symptomatische handelt. Trotzdem haben diese Mittel uns gerade bei einzelnen, vorher schwer zu beeinflussenden Krankheitsbildern einen wesentlichen Schritt vorwärts gebracht.

Antibiotika und Chemotherapeutika

Im folgenden Abschnitt sollen vorerst die wichtigsten Prinzipien der Chemotherapie sowie ihre Nebenwirkungen kurz gestreift und zusammengefaßt werden und dann folgt ein Überblick über die bis heute erprobten Mittel. Dieses Gebiet hat sich in den letzten 30 Jahren ungeheuer entwickelt, so daß es für den praktischen Arzt heute schwierig geworden ist, den Überblick über diese so wichtigen therapeutischen Mittel zu bewahren.

Voraussetzungen für die Wirksamkeit dieser Mittel

Alle diese Mittel kommen nur dann richtig zur Wirkung, wenn die folgenden Voraussetzungen erfüllt sind:

1. *Vorhandensein normaler humoraler und zellulärer Abwehrkräfte*, denn alle diese Mittel üben meist nur eine *bakteriostatische Wirkung* aus, und die endgültige Vernichtung muß durch die körpereigenen Abwehrkräfte erfolgen. Deshalb ist ihre Wirkung, z. B. bei Agranulozytosen, Leukämien, wo die Abwehr durch das Fehlen der normalen Granulozyten gestört ist, sowie bei mangelnder Antikörperproduktion (z. B. bei chronisch-lymphatischen Leukämien, bei Agammaglobulinämien) oder bei toxischen Schädigungen des RE-Systems (Äthyliker usw., wo z. B. die normale Phagozytose der Pneumokokken durch die Alveolarzellen weitgehend fehlt) oft mangelhaft.
2. *Die Erreger müssen gegenüber den betreffenden Antibiotika empfindlich sein* (evtl. primäre oder sekundäre Resistenzentwicklung).
3. *Das Antibiotikum muß die betreffenden Erreger in genügend hoher Konzentration erreichen* (schwierig z. B. bei Abszessen, eingekapselten Herden usw.).

Allgemeine Regeln bei Anwendung dieser Mittel

1. *Gezielte Anwendung: Antibiotika sollten nur gezielt verwendet werden, d.h. wenn ein bestimmter Infekt diagnostiziert oder äußerst wahrscheinlich ist.* Auf keinen Fall dürfen Patienten mit unklaren banalen fieberhaften Erkrankungen schon von vornherein mit Antibiotika behandelt werden, bevor eine nähere Untersuchung und Beobachtung von 1–2 Tagen verstrichen ist. Wird dies nicht beachtet, so können

Anwendungs-Regeln

dadurch für den Patienten und den Arzt schwerwiegende Folgen eintreten (Resistenzentwicklung, Verschleierung der Grundkrankheit usw.). Eine Ausnahme bilden funktionelle *Agammaglobulinämien, Agranulozytosen* und natürlich alle *lebensbedrohlichen Infektionen*.

2. *Wenn möglich Erregernachweis* oder Einleitung der entsprechenden diagnostischen Maßnahmen (z. B. Kulturen mit Urin, Eiterproben, Sputum, Blut usw.), bevor diese durch die Anwendung der Antibiotika gestört werden.

3. *Bei schwerwiegenden Infekten sollte, wenn möglich, gleichzeitig eine Resistenzprüfung eingeleitet werden. – Antibiogramm.*

4. *Prophylaxe und Bekämpfung der Resistenzentwicklung.*

Primäre Resistenz (z. B. Staphylokokken). Ihr kann nur durch eine sehr hohe Konzentration des Antibiotikums (z. B. *Penicillin*) begegnet werden oder durch Wahl eines anderen Antibiotikums, gegen das noch keine Resistenz vorliegt (z. B. die halbsynthetischen penicillinase-resistenten Penicilline).

Sekundäre Resistenz: Eine solche ist immer dann zu befürchten, wenn mit einer längeren Behandlung zu rechnen ist (z. B. Empyeme, Pyurien).

Wichtig sind in diesen Fällen die folgenden Prinzipien:

a) *Immer zwei Mittel gleichzeitig verabreichen*: In allen diesen Fällen sollte von Anfang an eine *kombinierte Antibiotikatherapie* durchgeführt werden, da damit:

1. die *Resistenzentwicklung verzögert* oder sogar verhindert wird;

2. auch eine *Potenzierung der chemotherapeutischen Wirkung erfolgt* (vorausgesetzt allerdings, daß keine antagonistische Wirkung vorliegt), indem sich durch die verschiedenen Angriffspunkte der einzelnen Mittel die Wirkung derselben summiert oder häufig sogar potenziert.

b) *Wechsel der Zweierkombination nach 5–7 Tagen, um eine Resistenzentwicklung nach Möglichkeit zu verzögern:* Es genügt, dabei ein Mittel zu wechseln.

Antagonismus und Synergismus

Neben der klinisch häufigsten Summation oder Potenzierung bei der Verwendung einer Kombination verschiedener Antibiotika gibt es leider auch Beispiele dafür, daß bei gewissen Erregern die gleichzeitige Verabreichung von 2 Mitteln antagonistisch wirken kann.

Der in vielen Lehrbüchern zitierte Spruch: „*Bakteriostatische und bakterizide Antibiotika dürfen nicht miteinander kombiniert werden*", ist leider oder glücklicherweise *klinisch nicht immer richtig*. Man merkt sich besser die *klinisch gesicherten Antagonismen* (s. u.) und die *optimalen Synergismen*:

Antagonismus (Siehe auch Abb. 105)

Antagonistisch wirkend und deshalb nicht zu verwenden ist bei Kokkeninfekten die folgende Kombination: Tetracycline plus Penicillin (d.h. *Tetracyclin, Chlortetracyclin* und Derivate) kann sich z.B. bei Pneumokokkenpneumonien sehr ungünstig auswirken! Dies gilt auch für die halbsynthetischen Penicilline, siehe Editorial: Brit. med. J. 1966/I, 811. Ferner die *Cephalosporine* evtl. in Kombination mit den *halbsynthetischen Penicillinen*.

Synergismus oder Verbreiterung des Wirkungsbereiches

1. Penicillin + Streptomycin
   Penicillin + Sulfonamide
   Penicillin + Sulfonamide + Streptomycin
2. Tetracycline + Streptomycin
3. Tetracycline + Oleandomycin
4. Ampicillin + Sulfonamide

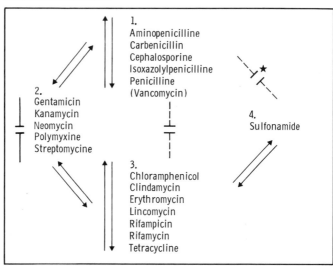

Abb. 105. Antibiotika-Kombinationen: Nach einem freundlicherweise von der Firma Sandoz AG in Basel zur Verfügung gestellten Schema vom Autor E. LANG, Wien, das wir bestens verdanken.

5. Ampicillin + Nitrofurantoin
6. Ampicillin + Gentamicin
7. Erythromycin + Streptomycin
8. Erythromycin + Sulfonamid
9. Erythromycin + Ampicillin (im Gegensatz zum Schema, Abb. 105)
10. Erythromycin + Gentamicin
11. Gentamicin + Cefalotin oder Thioamphenicol

Nebenwirkungen und toxische Erscheinungen

Hier sollen nur die allgemeinen, bei der Therapie mit Antibiotika möglichen Komplikationen besprochen werden. Für die spezifischen Nebenwirkungen und evtl. toxischen Erscheinungen der einzelnen Präparate sei auf die betreffenden Abschnitte verwiesen.

1. *Gefahr der Zerstörung der normalen Schleimhautflora*: Dadurch können pathogene Keime, vor allem Pilze und resistente, hämolytische Staphylokokken, die Schleimhäute überwuchern und zu schweren Krankheitserscheinungen führen. Besonders erhöht ist diese Gefahr bei *Agranulozytosen, Leukosen* oder schwer *kachektischen Patienten*, ferner bei *Frischoperierten* (besonders abdominale Eingriffe) sowie bei der gleichzeitigen Verabreichung von hohen *Kortikosteroid*-Dosen (Hämoblastosen).

Prophylaxe: Verabreichen von 3 × 1 Yoghurt täglich vermag die Verträglichkeit für die Antibiotika deutlich zu steigern und verhindert vielfach (v. a. bei den Breitspektrum-A.) das Auftreten von Komplikationen.

Mögliche Komplikationen:

a) Schwerer *Soor* (Candida albicans): *Glossitis, Pharyngitis, Ösophagitis, Enteritis, Proktitis, Vulvitis, Vaginitis.*

b) *Soor des Respirationstraktes* evtl. mit *Pilzpneumonie.*

c) *Pyozyaneus- und Proteusüberwucherung*, als *Stomatitis* und *Harnwegsinfektionen.* Seltener im Intestinum.

d) *Haemophilus influenza-Pharyngitis* (z. B. bei *Penicillin*).

e) *Staphylococcus-aureus-haemolyticus-Superinfektionen*: Seltene, aber sehr gefährliche Superinfektionen: vor allem bei *Tetracyclinpräparaten*, aber auch bei *Penicillin* mit gegen diese Präparate resistenten Stämmen. Äußert sich klinisch am häufigsten als *schwere Enteritis* mit plötzlichen schwerem Kollaps und profusen Durchfällen.

Man kann folgende Formen unterscheiden:

A. *Benigne Fälle*, ohne irgendwelche toxischen Erscheinungen. Hier genügt es, die Antibiotika abzusetzen oder, wenn es die Grundkrankheit erfordert, das Mittel zu wechseln.

B. *Fälle mit Staphylokokken und Koli im Stuhlausstrich:* Relativ ungefährlich. Prophylaktisch 2 g *Erythromycin* p.o. oder eines der halbsynthetischen *penicillinaseresistenten Penicilline* (s. dort).

C. *Fälle mit reiner Staphylokokkenflora im Stuhl und schwer toxischen Erscheinungen:* Sehr *gefährlich!* In solchen Fällen sofort die folgende **Therapie:**

I. *Spezifisch* **gegen Staphylokokken** *wirkende Präparate:*

Cloxacillin (**Orbenin**®, in Dtschl. **Gelstaph**®) 2 g pro die, bei Resistenz *Methicillin* (**Celbenin**®, in Dtschl. **Cinopenil**®) alle 4 Std. 1 g intravenös als Tropfinfusion. *Cephalosporine* (**Keflin**®, in Dtschl. **Cephalotin**®), *Gentamicin* siehe S. 596, **Garamycin**®, **Refobacin**®, **Sulmycin**®.

II. *Gegen die schwere* **Dehydratation:** Infusionen; in bedrohlichen Fällen mit profusen Durchfällen benötigt man bis zu 8000 ml in 24 Std. Elektrolytkontrolle und evtl. Korrektur (Na, K).

f) *Staphylokokkenfurunkulose* (vor allem bei *Penicillin* allein und bei längerer Anwendung) ebenfalls durch resistente Staphylokokken.

Therapie: Absetzen des *Penicillins*, evtl. *Erythromycin* oder *Cloxacillin*.

2. *Ausfall der vitaminsynthetisierenden Darmflora:* E. coli., A. aerogenes usw., wodurch es zu einem *Mangel* von B_1, B_2, Nikotinsäure, Folsäure, usw. kommen kann.

Klinische Symptome: Rhagaden der Mundwinkel, *Stomatitis, Glossitis.* Eigentliche Avitaminosen sind nur bei langdauernder Therapie möglich, und in solchen Fällen sollte *prophylaktisch* ein *Vitamin-B-Mischpräparat* injiziert werden, z. B. **Becozym**® [Roche] (in Dtschl. **BVK** [Roche], **Polybion**® [Merck]), **Besiccan**® [Nyegaard], **Becompar**® [Philips-Chem. Oe.] 2× 2 ml i.m. tägl.

3. *Überempfindlichkeits- und toxische Erscheinungen durch die Antibiotika selbst:* Siehe in den folgenden einzelnen Spezialkapiteln.

4. *Vorsicht bei Niereninsuffizienz:* Man richtet sich nach den Kreatininwerten und reduziert entsprechend den Angaben in der Tab. 15, siehe Nieren-Kap. S. 386. Wenn man nicht durch ein Antibiogramm gezwungen ist, gilt auch die Regel: Bei Niereninsuffizienz Antibiotika verwenden wie *Ampicillin, Cefalotin, Oxacillin, Erythromycin, Doxacyclin, Rifampicin,* da diese auch bei einer erniedrigten renalen Clearence kurze Halbwertzeiten aufweisen.

Prophylaktische Anwendung der Antibiotika und Chemotherapeutika, d. h. sogenannte „Abschirmung"

Die prophylaktische Anwendung ist wegen der Gefahr der Resistenzentwicklung besonders streng zu handhaben.

Die folgenden Indikationen können aber nach unserer Auffassung ohne weiteres verantwortet werden:

1. *Chirurgische Eingriffe.*
2. *Haut-, Weichteil- und vor allem Gelenkverletzungen, Knochenbrüche.*

3. *Zahnextraktionen* (Granulome), vor allem bei Polyarthritis rheumatica, Nephritis, Endokarditis, Myokarditis.
4. *Alle schweren Leukopenien und Agranulozytosen.*
5. *Streptokokkenprophylaxe bei der Polyarthritis rheumatica* (Dauer-Prophylaxe).
6. *Rezidivierende Zystopyelitiden* (in Rotation).
7. *Gammaglobulinmangelzustände* (z. B. chronisch-lymphatische Leukämien) bei evtl. Eingriffen oder beim Auftreten von Superinfektion auslösenden Virusinfekten (Grippe) bei Pneumonie-Gefährdeten (*Silikose, Morbus Boeck* etc.).
8. *Bronchiektasen, stenosierende Bronchitis chronica.*

Übersicht der gebräuchlichsten Chemotherapeutika und Antibiotika

Sulfonamide

Die Sulfonamide sind auch heute im Zeitalter der Antibiotika noch sehr wertvolle Mittel. Sie haben den großen Vorteil einer recht guten Verträglichkeit, und durch die heutigen neuen Präparate, die viel langsamer ausgeschieden und azetyliert werden, konnte die Dosierung stark reduziert werden, was gerade bei Schwerkranken und bei Kindern einen wesentlichen Vorteil darstellt.

Bakteriologisches Spektrum: Die Wirkung ist relativ gut gegen Pneumokokken und Koli. Gegen einzelne andere Erreger (Streptokokken, Meningokokken) sind sie hauptsächlich in Kombination mit gewissen *Antibiotika* von deutlich potenzierender Wirkung, oft vielleicht mehr durch eine Resistenzverzögerung.

Hauptindikationen: Diese sind heute noch pulmonale Kokkeninfektionen, weiter die häufig durch gramnegative Bakterien hervorgerufenen Cholangitiden, ferner in Kombination mit *Ampicillin* und Analogen bei Harnwegsinfekten. Außerdem als Dauerprophylaxe gegen die Streptokokkenansiedlung im Nasen-Rachen-Raum bei Polyarthritis rheumatica und bei immer wieder rezidivierenden Entzündungen durch Bronchiektasien. Ferner als wichtiges Kombinationsmittel bei Meningokokken-Sepsis, Hämophilus-influenzae-Meningitis.

Verabreichung: Gewöhnlich genügt die orale Therapie, bei Kindern am besten als Sirup. Bei Unverträglichkeit oder Schwerkranken können die verschiedenen Präparate gewöhnlich auch als Na-Salz i.v. verabreicht werden. Da die Lösungen meistens stark alkalisch sind, besser nicht i.m., weil es sonst zu Nekrosen oder Abszessen kommen kann.

Dosierung: Wichtig ist in allen Fällen eine hohe Anfangsdosis zur raschen Erzielung eines hohen Blutspiegels und dann eine meistens niedrigere Erhaltungsdosis, um diesen Spiegel aufrechtzuerhalten.

Nebenwirkungen: *Exantheme* treten bei längerer Verabreichung in ca. 10% auf. Seltener sind *Agranulozytosen* und *Thrombozytopenien*. Das *Stevens-Johnson-Syndrom*

Sulfonamide

wurde vor allem bei den Langzeit-Sulfonamiden gelegentlich beobachtet. Vorsicht bei Niereninsuffizienz (hoher Blutspiegel), hier *Dosisreduktion*! Bei Serumkreatinin über 2,5 mg% sind SA kontraindiziert! Auch das **Bactrim**®! Siehe Tab. 15, S. 386.

Heute gebräuchliche Präparate

Wichtig ist es zu wissen, daß einige der Langzeitpräparate schlecht in den Liquor diffundieren (z. B. *Sulfadimethoxin*, **Madribon**®), und deshalb ist es bei *eitrigen Meningitiden* sehr wesentlich, ein sehr gut in den Liquor diffundierendes Präparat wie *Sulfafurazol* (z. B. **Gantrisin**®) zu verabreichen, das aber eine kurze Eliminationszeit hat.

a) **Pp. mit kurzer Eliminationszeit:** *Sulfisoxazol = Sulfafurazol* **Gantrisin**® [Roche]. Tabl. zu 0,5 g; Amp. mit 0,4 g/ml. Suspension 10%ig = 0,1 g/ml.

Dosierung: p.o. 2–4 Tabl. alle 4–6 Std.; oder i.v. 5 ml (= 2 g) alle 4–6 Std. Kinder: Suspension $^1/_2$–1 Teelöffel/10 kg Gewicht alle 4–6 Std.

b) **Pp. mit langsamer Eliminationszeit:** Wir führen anschließend eine kleinere Auswahl der langwirkenden Präparate an, welche für die gewöhnlichen Indikationen die rasch ausgeschiedenen oder azetylierten Präparate verdrängt haben. *Sulfaphenazol* (**Orisul**® [Ciba-Geigy]): Tabl. zu 0,5 g, Sirup 10%.

Dosierung: 1.Tag 4 Tabl. = 2 g, dann tägl. 2 Tabl. = 1 g. Kinder bis zu 2 Jahren anfänglich 0,05 bis 0,07 g/kg, dann reduzieren auf die Hälfte.

Sulfadimethoxin (**Madribon**® [Roche]): Tabl. zu 0,5 g, Ampullen 500 mg/5 ml, Tropfen 200 mg/ml.

Dosierung: Erwachsene: Initialdosis 2 Tabl. oder 2 Ampullen. Erhaltungsdosis alle 24 Std. zu verabreichen: 1 Tabl. oder Ampulle. Kinder: Initialdosis 2 Tropfen oder 0,2 ml Ampullenlösung pro kg Körpergewicht, $^1/_2$ Tabl. pro 10 kg Körpergewicht. Erhaltungsdosis 1 Tropfen oder 0,1 ml Ampullenlösung pro kg Körpergewicht, $^1/_4$ Tabl. pro 10 kg Körpergewicht. Die Ampullenlösung wird üblicherweise tief i.m. oder langsam i.v. injiziert. Verträglichkeit und Wirkung sind sehr gut. Die *Diffusion in den Liquor ist schlecht, so daß es für meningeale Infektionen ungeeignet ist*.

Sulfamethoxypyridazin = **Lederkyn**® [Lederle], **Myasul**®, **Midikel**® [Parke, Davis] (in Dtschl. **Davosin**®), **Sulfurene**® [Specia]: Tabl. zu 0,5 g, Sirup mit 0,25 g/5 ml, ferner **Sulfdurazin**® [Asta]. Analog wirkend **Sulfa-Perlongit**® [Ingelheim].

Dosierung: Erwachsene 1.Tag 1–2 g, dann tägl. 0,5 g weiter. Bei Kindern ein bis zwei Kfl. pro 10 kg, ED $^1/_2$ Kfl. pro 10 kg. Man gebe bei diesen Präparaten immer genügend Flüssigkeit.

Eine gute Kombination stellt das **Bactrim**® [Roche] dar, in welchem Sulfamethoxazol **Gantanol**® mit *Trimethoprim*, einem Pyrimidinderivat, im Verhältnis 5:1 gemischt ist. Trimethoprim blockiert die Synthese von Bakterienkoenzymen und potenziert die Wirkung von Sulfonamiden. Das Spektrum ist ähnlich den Sulfonamiden, wobei von großem Interesse ist, daß das Mittel eine langsamere Resistenzentwicklung zeigt (Kombination). Es eignet sich überdies gut für die *Langzeitbehandlung* von *chron. Bronchitiden* und *Harnwegsinfekten. Dosierung*: 2 × 2 Kaps. tägl. Bei Langzeitbehandlung wählt man besser die *forte Kapseln*, dann genügen z.B. beim Bactrim tgl. 2 + 1 Kps. Blutbildkontrolle (Folsäurehemmer)! Analoge Mischungen finden sich im

Penicilline

Eusaprim® [Wintrobe], **Maderan**® [Ciba], **Tibirox**® [Roche] und zahlreichen anderen Präparaten.

Vorsicht bei gestörter Nierenfunktion: Bei einem Kreatinin von über 2,5 mg/100 ml darf **Bactrim**® oder **Eusaprim**® nicht verabreicht werden!

Nebenwirkungen: Die Nebenwirkungen der heutigen Präparate sind sehr gering, Ein Ausfallen der neueren Sulfonamide bei saurem Urin kommt praktisch nicht mehr vor, ebenso ist die Innenkörperbildung nur minimal, und damit sind auch die hämolytischen Erscheinungen sehr selten geworden. Am häufigsten kommt es vor allem bei langdauernder Therapie evtl. zu Sensibilisierungen (drug-fever, Exantheme von rubeoliformem und skarlatiniformem Charakter). Sehr selten sind heute Agranulozytosen und auch die Periarteriitis nodosa.

Weitere *Chemotherapeutika* siehe im Tuberkulose-Kapitel unter Tuberkulostatika.

Penicilline

Das Penicillin ist auch heute immer noch das wichtigste Antibiotikum für die Behandlung bakterieller Infekte geblieben, es verdankt dies vor allem einer sehr guten Verträglichkeit bei einem Minimum an Nebenwirkungen.

Bakterielles Spektrum: Es beschränkt sich auf grampositive und -negative Kokken und z. T. grampositive Bakterien (Tetanus usw.), Spirochäten und gewisse Aktinomyzesarten. Das Problem der *penicillinresistenten Staphylokokken* ist heute durch die Schaffung der *penicillinase-resistenten* **halbsynthetischen Penicilline** zu einem großen Teil überwunden worden. Die übrigen Kokken und auch die Spirochäten zeigen im allgemeinen keine Entwicklung einer Resistenz, *wenn von Anfang an genügend intensiv dosiert wird* (Meningokokkenmeningitis, Go, Lues usw.).

Nebenwirkungen und evtl. toxische Erscheinungen der Penicillinpräparate

1. *Vernichtung der normalen Schleimhautflora und Staphylokokkenenteritis*: Siehe Einführungskapitel, S. 574.

2. *Vitamin-B-Ausfall,* siehe S. 575.

3. *Überempfindlichkeitsreaktionen. Wichtigster Grundsatz*: Jeder Patient muß vor Verabreichung von *Penicillin* befragt werden, ob er schon früher Überempfindlichkeitsreaktionen gegenüber *Penicillin* zeigte. War dies der Fall oder treten plötzlich allergische Erscheinungen auf, so darf der Patient unter keinen Umständen je wieder *Penicillin* erhalten, da sonst *tödliche anaphylaktische Schockerscheinungen auftreten können!* Allergische Reaktionen können auch durch die neuen *halbsynthetischen Penicilline* ausgelöst werden!

   a) *Intralumbale oder subokzipitale Toxizität des Penicillins*: So harmlos das *Penicillin* sonst ist (z. B. 50–100 Millionen E i.v. in 24 Std. gut verträglich), **so gefährlich kann es für das zentrale Nervensystem sein. Es sollte daher für die intralumbale Injektion** nie höher als 10 000 E pro Injektion dosiert werden und nicht mehr als 2000 E pro ml. Innerhalb 24 Std. sollte die Totaldosis von 20 000 E nicht überschritten werden, da sonst nervöse Reizerscheinungen und evtl. Dauerschädigungen (Caudaequina-Syndrom) auftreten können. Bei hohen Dosen, z.B. 100 000 E, kann es zu schweren **Krämpfen** und innerhalb $^1/_2$ Std. zum **Exitus** kommen. **Cave hohe i.v. Penicillindosen bei Urämie**, die das gleiche Syndrom auslösen können. **Max. Dosis hier 10 000 E am 1. Tag, dann Stop.**

b) *Allergische Erscheinungen* treten bei langdauernder Verabreichung in 5–10% der Fälle auf. Sie äußern sich vor allem als:

I. „**Drug fever**".

II. **Hautexantheme**: Am häufigsten skarlatiniform oder morbilliform (seltener als Dermatitis exfoliativa generalisata).

III. **Anaphylaktischer Schock**, evtl. bei primärer Idiosynkrasie oder häufiger durch Sensibilisierung. Diese letztere Komplikation ist die *gefährlichste*. Unter Tausenden mit *Penicillin* behandelten Patienten sah ich selbst nur ein einziges Mal einen Fall mit schwerstem Schockzustand und Lungenödem, der nach 10 Min. ad exitum kam. HUBER (Dtsch. med. Wschr. 79 [1954] 1120) hat einen tödlichen Fall mit Gehirnödem und Diapedeseblutungen veröffentlicht.

IV. **Periarteriitis nodosa**: Solche Fälle sind von RICH (Sensitivity reactions to drugs. Blackwell, Oxford 1958) mitgeteilt worden. Diese Komplikation ist aber sehr selten.

V. **Nicolan-Syndrom**: Sehr seltene, meist tödliche Komplikation. In 25 Jahren sahen wir einen Fall. Tritt nur bei der i.m. Injektion der kristallhaltigen Suspensionen auf. Es kommt zu *arteriellen Verschlüssen* im Bereiche der Beingefäße und evtl. lokal mit *gangränösen* Veränderungen. Bei der Obduktion fand man Thromben mit Kristall-Einschlüssen (P. STIEHL u. Mitarb.: Schweiz. med. Wschr. 101 [1971] 377–378). Die Therapie ist symptomatisch.

VI. **Agranulozytosen**: Solche sind nur bei den halbsynthetischen Pp., z.B. *Methicillin*, selten beobachtet worden.

c) *Austestung der Penicillin-Überempfindlichkeit*: Eine sichere Methode gibt es noch nicht. Der Konjunktivaltest (1 Tropfen einer Penicillin-Lösung 1:100) fällt leider auch bei Überempfindlichkeit nicht immer positiv aus. Der Hauttest (i.c. Hautquaddel mit einer Verdünnung von 1:1000) **kann tödlich sein!** Der *indirekte Degranulationstest der Basophilen* nach SHELLEY (J. Amer. med. Ass. 184 [1963] 171 ergibt nur in ca. 50% ein positives Resultat.

So bleibt eine **sorgfältige Anamnese** *noch immer das wichtigste Kriterium! Jeder Patient, der einmal mit allergischen Erscheinungen auf Penicillin reagierte, darf unter keinen Umständen je wieder Penicillin erhalten!!*, da er sonst evtl. an einem tödlichen Schock zugrunde gehen kann. – **Warnkarte für Brieftasche mitgeben! Warnkarte am Spitalbett** des Patienten!

Prophylaxe und Therapie der allergischen Erscheinungen:

1. Prophylaxe:

a) *Alle Patienten, die irgendwie einmal mit allergischen Erscheinungen auf Penicillin*

Penicillin-Allergie

reagierten sind anzuweisen, sich strikte nie mehr dieses Antibiotikum applizieren zu lassen, da dies lebensgefährlich sein kann. Warn-Karte mitführen!

b) **Jeder Patient sollte vor der Anwendung von Penicillin genau nach evtl. früheren Reaktionen befragt werden, und im Zweifelsfalle ist ein anderes Antibiotikum zu verwenden!** Siehe auch vorhergehende Seite unter c.

c) *Verwendung penicillinfreier Vakzine* bei Sensibilisierten! Cave *Penicillin*-Zahnpasta oder *Penicillin*-Tabletten bei Überempfindlichkeit!

d) *Sofortiges Absetzen des Penicillins* bei Auftreten von allergischen Erscheinungen.

e) Verwendung des *Antihistamin-Penicillins = Clemizol-Penicillinum* (**Megacillin**® [Grünenthal], **Prevecillin**® usw.) bei allen allergisch disponierten Patienten (eine molekulare Verbindung von *Penicillin* mit einem *Antihistaminikum*). Scheint sich nach jahrelanger Anwendung auch in Skandinavien zu bewähren.

f) *Verbot von Hauttesten* bei Verdacht auf Überempfindlichkeit, da selbst dadurch Todesfälle auftreten können.

2. **Therapie:**

a) **Bei Schockerscheinungen:**

1. *Penicillinase* (z. B. **Neutrapen**® [Riker]). Sofortige Injektion von 800000 E 1 Amp. tief i.m. Bei schwerem Schock empfiehlt es sich, 800000 E i.v. zu geben und gleichzeitig 800000 E i.m. (Kann auch prophylaktisch z. B. vor der Verabreichung einer vielleicht Spuren Penicillin enthaltenden Vakzine gegeben werden.) Bei Depotpenicillin muß die Injektion evtl. nach 3–4 Tagen wiederholt werden. Wird aus Kulturen von *B. cereus* gewonnen. Leider kann vereinzelt auch die *Penicillinase* zu anaphylaktischen Erscheinungen führen.

2. *Hydrocortison* 500 mg i.v. (nur bei schweren Fällen nötig) oder 150 bis 250 mg *Prednisolon* i.v. (z. B. **Ultracorten-H**®, **Solu-Dacortin**®, in Dtschl. **Solu-Decortin**® usw.).

3. *Bei schwerem Kollaps*: Sofort *Adrenalin* $^1/_2$ mg i.v., dann *Noradrenalin*(**Arterenol**®) Tropfinfusion 10 mg/500 ml i.v.

4. *Antihistaminika*: Nur in Kombination mit *Adrenalin* und *Cortisonpräparaten*.

b) **Bei schweren Hautreaktionen:**

Penicillinase wie oben, dazu *Prednison* p.o. Beginn mit 120 mg tägl., dann sukzessive reduzieren.

Penicillin-Anwendungsarten

1. **Wasserlösliches krist. Penicillin (Penicillin G):** Für eine kurzfristige Einwirkung oder wiederholte Zugabe zu *Infusionen, Spülflüssigkeiten* oder zur *lokalen Anwendung* (intrapleural, intraartikulär).

Infusionen: 1 bis evtl. 70 (–100) Mio. E pro die erlaubt. *Vorsicht bei Niereninsuffizienz.*

Lokal (intrapleural, intraperitoneal usw.): 3–8 Mio. E.

Für Spülflüssigkeiten: 1–2 Mio. E.

Intraartikulär: 50 000–100 000 E.

2. **Depot-Penicilline:** Zur Erzielung eines langdauernden, wirksamen Blut- oder eines dauernden Ausscheidungsspiegels im Urin, ferner in großen Dosen zur Erzielung eines hohen Liquorspiegels.

    a) *Procain-Penicillin in wasserlöslicher Suspension*: Hat den Vorteil, daß durch die Procainverbindung die Injektion fast schmerzfrei ist. Initialdosis *600 000* bis *1 Mio. E für die Durchschnittsfälle*. Der Penicillinspiegel bleibt ca. 24 Std. wirksam, die Injektion muß also tägl. wiederholt werden. Sehr zahlreiche Pp. im Handel.

    Für schwere Infekte mindestens *3–6 Mio. E* tägl. bis zum Abfall der Temperatur. Wesentlich sind hohe Dosen auch bei allen Infekten, die ältere oder in ihrer Abwehr reduzierte Patienten betreffen.

    b) *Benzathin-Penicillin-G* (z. B. **Benzathin-Leo®** [Leo] oder **Penadur-LA®** [Wyeth], in Deutschland **Tardocillin®** [Bayer], in Skand. **Benapen®** [Glaxo]), **Cefazolin (Gramaxin®, Kefzol®)**: Wird sehr langsam resorbiert und zeigt deshalb eine langdauernde Wirkung von ca. 14 Tagen Dauer. Injektionsdosis ca. 1,2–2 Mio. E i.m. Günstig z. B. bei *Polyarthritis rheumatica, Nephritis*, zur *Abschirmung gegen Streptokokken* usw.

    Nachteile: Injektionsstelle etwas schmerzhaft (Kinder), Nachwirkung bei Sensibilisierung oder bei Übergang auf *Tetracycline* (wobei die bakteriostatische Wirkung evtl. durch gegenseitigen Antagonismus aufgehoben wird, solange beide Mittel zusammen im Blute kreisen).

3. **Orale Penicilline:** Sie sind vor allem bei der Behandlung von Kindern wichtig geworden. Ferner für die Abschirmung von Leukämien und für die Patienten, die unter Antikoagulantien stehen (Herzinfarkt, Embolien usw.), um hier die Blutungsgefahr durch Injektionsstiche zu vermeiden.

    Phenoxymethyl-Penicillin (**Penicillin V**): Gegen Säuren (Magen) relativ resistent im Gegensatz zum gewöhnlichen *Penicillin G*, doch ist es ebenfalls penicillinaseempfindlich, eignet sich also nicht für Staphylokokken. Für diese greife man zum oralen *Cloxacillin* (s. u.).

    Pluscillin® [Bayropharm], Tabl. zu 500 000 E.

    Stabicillin® [Vifor, Genf]: Tabl. zu 500 000 E und 1 Mio. E.

    Beromycin® [Boehringer]: Tabl. zu 200 000 E = 130 mg. Susp. 1 ml = 30 000 E.

    Fenoxypen® [Novo]: Tabl. à 200-, 400- und 800 000 E sowie Mixtur 5 ml = 150 000 E.

    Anwendung und Dosierung: Erwachsene 1–2× tägl. 1 Tabl. zu 500 000 E (z. B. **Stabicillin forte®**), Kinder 3× tägl. 1 Tabl. zu 100 000 E, Säuglinge und Kleinkinder 6× tägl. ¼ Tabl. zu 100 000 E.

    Bei schweren Infektionen, z. B. Pneumonien usw., gibt man die doppelte oder dreifache Dosierung.

    Die 1. Dosis soll auf den nüchternen Magen gegeben werden, um eine rasche Resorption zu gewährleisten, später ist dies nicht mehr nötig. Um die Nachtruhe nicht zu stören, können die 5. und 6. Dosis zusammen gegeben werden.

Synthetische Pc.

Prophylaktisch: Hier genügt bei Erwachsenen die einmalige tägliche Einnahme einer Tablette zu 500 000 E, bei Kindern die Hälfte dieser Dosis.

4. **Halbsynthetische Penicilline.** Die Isolierung des eigentlichen Penicillinkerns ermöglichte es, durch den Einbau künstlicher Seitenketten die halbsynthetischen Penicilline herzustellen. Die zahlreichen Präparate können nach ihren Eigenschaften in drei Gruppen eingeteilt werden: *die säurefesten Penicilline*, die sich besonders für die orale Penicillintherapie eignen, *die penicillinase-resistenten Penicilline*, besonders gegen die penicillinase produzierenden resistenten Staphylokokkenstämme wertvoll, und *die Breitspektrum-Penicilline*, die zusätzlich gegen eine Anzahl von gramnegativen Erregern wirksam sind.

a) *Die* **säurefesten** *halbsynthetischen Penicilline:*

Phenoxyäthyl-Penicillin = **Phenethicillin**. Sein Wirkungsbereich deckt sich mit demjenigen des *Penicillin G* und des *Penicillin V*. Wie letzteres, ist es durch seine Säurefestigkeit für die orale Penicillintherapie bestimmt. Mit dem *Phenethicillin* werden aber höhere Serumspiegel erreicht als mit dem *Penicillin V*, was allerdings nicht mit einer höheren antibakteriellen Aktivität gleichzustellen ist. *Phenethicillin* wird durch die Staphylokokkenpenicillinase zerstört, obschon es dagegen etwas resistenter ist als das Penicillin G oder V.

Broxil [Beecham]. *Dosierung*: 125–250 mg vier- bis sechsstündlich. Bei Bedarf kann die Einzeldosis bis auf 500 mg gesteigert werden. Tabl. zu 125 und 250 mg; Sirup zu 125 mg in 5 ml.

Weitere Präparate: **Alpen**® [Schering], **Chemipen**® [Squibb], **Maxipen**® [Pfizer-Roerig], **Pen 200** [Pfizer], usw.

b) *Die* **penicillinase-resistenten** *halbsynthetischen Penicilline:*

Ihr besonderer Vorteil liegt in ihrer **Resistenz gegen die Staphylokokken-Penicillinase.** Sie sind daher ganz besonders gegen resistente Staphylokokken indiziert. Bei Allergie zeigt sich kein Unterschied.

Dimethoxybenzamido-Penicillin = **Methicillin**. Nicht für die orale Therapie geeignet. Methicillin ist besonders gegen resistente Staphylokokken indiziert. Superinfektionen durch gramnegative Erreger, besonders durch Pseudomonas aeruginosa, sind beobachtet worden. Da der Serumspiegel innerhalb der ersten vier Stunden relativ rasch abfällt, ist unbedingt auf eine in regelmäßigen Abständen wiederholte Verabreichung des Antibiotikums zu achten. Führt ganz selten zu *Agranulozytosen*, s. o.

Celbenin® [Beecham], **Cinopenil**® [Hoechst]. *Dosierung*: Bei Erwachsenen vierstündlich 1 g i.m. Reduktion der Dosis auf 1 g sechsstündlich bei Eintreten der gewünschten Wirkung. Säuglinge bis 5 kg Körpergewicht: 500 mg pro Tag auf vier Injektionen verteilt. Säuglinge von mehr als 5 kg Körpergewicht und Kinder bis 12 Jahre: 100 mg/kg täglich auf vier Injektionen verteilt. **Celbenin**® kann auch intravenös gegeben werden. In Infusionslösungen von saurem pH wird es inaktiviert. *Analoge Präparate:* **Belfacillin**® [Astra].

Methyl-Phenylisoxazolyl-Penicillin und Chlorophenyl-Methylisoxazolyl-Penicillin = = **Oxacillin** *und* **Cloxacillin**. Ebenfalls besonders gegen resistente Staphylokokken indiziert. Diese Derivate wirken etwas stärker als Methicillin und werden meistens oral verabreicht. Diffusion in Liquor und Pleura ist nicht sehr gut.

Orbenin® [Beecham]. *Dosierung*: 500 mg per os alle 6 Stunden nüchtern eine Stunde vor den Mahlzeiten. Intramuskulär: 250 mg alle 4 bis 6 Stunden. Intravenös: 500 mg alle 4 bis 6 Stunden. **Orbenin**® kann auch einer Infusionslösung beigegeben werden. Kinder bis zu 2 Jahren: $^1/_4$ der Dosis für Erwachsene. Kinder von 2 bis 10 Jahren: die Hälfte der Dosis für Erwachsene. Kapseln zu 250 mg, Flaschen-Ampullen zu 250 mg (in 5 bis 10 ml aqua dest. auflösen), und Sirup 125 mg in 5 ml für die Pädiatrie.

Weitere Präparate: Deutschland: *Cloxacillin* = **Gelstaph**®, **Staphobristol**®; *Oxacillin* = **Cryptocillin**®, **Stapenor**®. Skand.: **Ekvacillin**® [Asta], **Micropenin** [Kabi]; **Prostaphlin**® [Bristol], **Resistopen**® [Squibb].

c) **Breitspektrum-Penicilline**

Gegen grampositive Kokken ist ihre Aktivität um weniges geringer als diejenige des *Penicillin G*. Hingegen haben sie gegen gramnegative Erreger eine Wirkung, die mit derjenigen der *Tetracycline* und des *Chloramphenicols* verglichen werden kann. Sie sind aber gegen *Penicillinase* nicht resistent und daher gegen resistente Staphylokokken wirkungslos. Evtl. Kreuzresistenz 2 mit Cephalosporinen.

Nebenwirkungen: Ampicillin ist oral gut verträglich. Selten wurden gastrointestinale Störungen beschrieben. In einigen Einzelfällen sind *aplastische Anämien* gesehen worden.

Aminobenzyl-Penicillin = **Ampicillin** = **Penbritin**® [Beecham]. *Dosierung*: für Erwachsene: 250 mg alle 6 Stunden. Im Bedarfsfall kann die Dosis bis 500–750 mg alle 4 Stunden erhöht werden. Kinder bis 2 Jahre: 62,5–125 mg sechsstündlich. Kinder von 2 bis 10 Jahren: 125–250 mg alle sechs Stunden. *Weitere Präparate*: **Polycillin**® [Bristol], **Amblosin**® [Hoechst], **Binotal**® [Bayer], **Penbristol**® [Dt. Bristol], **Penbrock**® [Dt. Beecham]. Analog wirkt **Hetacillin** = **Penplenum**® [Bristol], nur oral verabreichbar. **Amfipen**® [Mykofarm, Delft] oral, intrathekal und parenteral verabreichbar (weniger Exantheme).

Indikationen: Haemophilus influenzae, empfindliche Staphylokokken, Streptokokken, Diplococcus pneumoniae, Neisseria catarrhalis, E. coli, B. proteus.

Amoxycillin B.P. Clamoxyl® [Beecham]: wird *im Darm noch besser resorbiert* als Ampicillin. Wirkt ebenfalls auf gramnegative und auch auf Mischinfektionen mit grampositiven Erregern. *Dosierung*: 3 × 375–750 mg tägl. Kinder: 25–50 mg/kg tägl. in 3 Einzel-Dosen. Handelsformen: Kaps. à 375 mg, Sirup: 4 ml = 100 mg, Tropfen: 1 ml = 100 mg.

Nebenerscheinungen: Exantheme in 25%, evtl. etwas Darmbeschwerden. Cave bei Penicillinempfindlichkeit (Literatur s.: J.W. HARDING u. Mitarb.: Practitioner 9 [1972] 363–368). Für resistente Staphylokokken *wirkungslos*!

Ciclacillin (**Ultracillin**®), ähnliches Wirkungsspektrum wie Ampicillin, jedoch mit viel weniger allergischen Nebenerscheinungen, nur ca. 5% im Gegensatz zum Ampicillin.

Carbenicillin (α-Carboxybenzylpenicillin = **Pyopen**® [Beecham], **Microcillin**® [Bayer]. Wirkt weniger stark als das Ampicillin, aber besserer Effekt für Pseudomonas und Proteus. Vor allem für *Zystopyelitis*. Kann nur parenteral verabreicht werden. Tagesdosis: 6 g bis max. 30 g (Sepsis) i.v. 2–4 stdl. od. als Tropfinfusion.

Streptomycin

Geopen® [Pfizer] in Dtschl. **Carindapen®** [Pfizer], *Carindacillin*, ein orales Breitspektrum-Penicillin. Es ist chemisch der Indanylester des *Carbenicillins* und dadurch magensäurestabil. Nach Resorption erfolgt durch Hydrolyse die Freisetzung des wirksamen *Carbenicillins*. Tabletten zu 500 mg.

Indikationen: Wirkungsspektrum entspricht demjenigen des *Carbenicillin* (**Pyopen®**), s. o., mit entsprechend strengen Indikationen. Besonders geeignet bei resistenten Pseudomonas-/Proteus-Infekten der Harnwege. Kontraindiziert bei bekannter Penicillinallergie.

Dosierung: In der Regel 4× 1 Tabl. à 500 mg/die, evtl. 4× 2 Tabl. Infekte, die eine höhere Dosierung als 4 g/die erfordern, sollten parenteral (**Pyopen®**) behandelt werden.

Ampicillin-Oxacillin-Kombinationen: Haben keinen großen Sinn, z. B.: **Ampiclox®**.

Streptomycin

Aus Actinomyzeten (z. B. Streptomyces griseus) gewonnen. Hat heute sehr an Bedeutung verloren, wird aber bei der Behandlung der Tbc. (s. d.) immer noch in Kombination mit andern Tuberkulostatika verwendet.

Bakterielles Spektrum: Vor allem gramnegative Bakterien und Kokken, weniger grampositive, hier aber evtl. additive Wirkung (siehe oben).

Diffusionsverhältnisse: Nach i.m. Gabe rasche Resorption; ist ein therapeutischer Spiegel noch bis ca. 9–12 Std. nachweisbar, so genügt im allgemeinen 1 Injektion pro 24 Std. Die Diffusion in den Liquor ist bei normaler Liquorschranke mangelhaft bei Entzündungen der Meningen etwas besser.

Intralumbal darf Streptomycin nicht angewandt werden, weil toxische Reizerscheinungen auftreten (evtl. Akustikus-Lähmung).

Eine gute Diffusion zeigt es in Pleura-, Perikard-, Aszites- und Gelenkhöhlen; ferner wird durch die Ausscheidung in Galle und Urin dort ein hoher wirksamer Spiegel erzielt.

Nebenwirkungen und toxische Erscheinungen

Das *Streptomycin* hat eine toxische Wirkung auf den Vestibularis und Akustikus und kann bei langdauernder Anwendung zu einer völligen Atrophie der beiden Nerven führen. Das *Dihydrostreptomycin* zeigt eine mehr elektive schädigende Wirkung auf den Akustikus, weniger auf den Vestibularis. Die geringste toxische Wirkung zeigt heute wohl das **Streptothenat®**, d. h. ein Präparat, das neben dem *Streptomycin* noch *Pantothenat* enthält und dadurch die Toxizität vermindern soll (Literatur siehe Zusammenstellung von SIEVERS (Med. Klin. 55 [1960] 809).) In USA wird diese Ansicht jedoch bestritten. Selten ist das Auftreten eines *neuromuskulären Blocks*, sowie die auffallende *Potenzierung ganglienblockierender Mittel*, wodurch es vor allem bei Pyelonephritiden zum *Kollaps* kommen kann. Therapeutisch dann sofort: *Neostigmin* 1–1,5 mg plus 0,6 mg *Atropin* i.v.

Allergische Reaktionen sind häufig bei der Zubereitung von Lösungen (Dermatitis, Konjunktivitis), treten aber relativ selten auf, und zwar als *Exanthem*, *Drug-fever* oder ganz selten als Thrombozytopenie oder Agranulozytose.

Resistenzentwicklung: Wenn es allein verabreicht wird, entwickelt sich auffallend rasch eine Resistenz, und zwar um so ausgesprochener, je kürzer das Teilungsintervall der betreffenden Bakterien ist. So können Kolibazillen schon nach 3 Tagen vollkommen resistent werden, während die sich langsamer teilenden Tbc-Bazillen bei alleiniger Behandlung mit *Streptomycin* frühestens nach 4–6 Wochen eine Resistenzentwicklung aufweisen. (Näheres siehe Übersicht im Tuberkulose-Kapitel.)

Verabreichungsart: Subkutan sollte es wegen seiner Reizerscheinungen besser nicht angewandt werden. Das heutige **Streptothenat**® kann aber ohne weiteres neben der i.m. Applikation i.v. verabreicht werden, z. B. in die Infusion.

Dosierung: Erwachsene 0,5–2 g, sie soll aber nicht über 20 mg/kg Körpergewicht pro die betragen. Routinedosis 1 g tägl., Minimaldosis 0,5 g. Kinder 30–40 mg/kg Körpergewicht bei längerer Verabreichungsdauer bei Kokkeninfekten. Besser nur kurzdauernd anwenden, 5–6 Tage, wegen Resistenzentwicklung. (Bei Tuberkulose immer nur kombiniert verwenden!). Bei kurzdauernden Infekten kann man beim Erwachsenen ruhig auf 40 mg/kg des **Streptothenat**® oder der Mischpräparate gehen; *große Vorsicht bei Störung der Nierenfunktion*. Als Zusatz zu Lösungen (i. pl. oder als Spülung usw.) besser nicht über 200 mg pro ml, um lokale Reizerscheinungen zu verhüten.

Schwere Fälle: Anfänglich tägl. 2 g i.m. oder i.v. für einige Tage, dann tägl. 1 g und später als Optimum 3× pro Woche 1 g, kann so monatelang weiter gegeben werden.

Gebräuchlichste Streptomycinpräparate

1. **Pantothenate:** Mischungen von *Pantothenat-Streptomycin* mit gewöhnlichem *Streptomycin* oder *Dihydrostreptomycin*, z. B. **Streptothenat**® [Grünenthal]. Es enthält 20% *Streptomycin-Pantothenat*. Nach unseren Erfahrungen und denjenigen der Literatur ist es heute das am wenigsten toxische Präparat; oder dann das ebenfalls sehr wirksame **Didrothenat**®: 20% *Dihydrostreptomycin-Pantothenat* + 80% *Dihydrostreptomycinsulfat*. Amerikanische Autoren fanden eine größere Toxizität. Die Verträglichkeit beider Präparate ist gut, praktisch treten Akustikusschäden bei kurzer Verabreichung nur selten auf. Die Dosis darf für kurze Zeit evtl. bis auf 3 g tägl. gesteigert werden. Bei längerer Gabe aber die ersten 2 Wochen nicht über 1 g tägl. und später nicht über 3× wöchentlich 1 g. Bei längerer Behandlung (Tbc!) regelmäßige Audiogramm-Kontrollen. Schweden: **Streptothenat**® (1 g/4 ml).

2. **Andere Mischstreptomycine:** Je 50% *Dihydrostreptomycin + Streptomycin*, z. B. **Ambocin**®, **Stellamycin**® usw. Sehr gute Verträglichkeit, geringe Toxizität. Doch weisen diese Präparate bei längerer Anwendung eine deutlich höhere Toxizität auf als die Thenate.

3. **Streptomycin:** Gewöhnliches *Streptomycin* wird i.m. appliziert. Die Dosis beträgt 1 g tägl., nicht zu überschreiten wegen Toxizität auf Vestibularis beim Erwachsenen, und bei tägl. Anwendung nicht allzulange zu verabreichen. In diesen Fällen dann immer auf **Streptothenat**® übergehen.

4. **Dihydrostreptomycin:** Sollte heute allein nicht mehr verwendet werden, da es viel zu gefährlich für den Akustikus ist.

Tetracycline

Die verschiedenen Derivate zeigen untereinander eine weitgehende Ähnlichkeit und gehören heute zu den wichtigsten Breitspektrum-Antibiotika.

Bakterielles Spektrum: Dieses erstreckt sich sowohl auf die *grampositiven* wie auf die

Nebenwirkungen

gramnegativen Erreger. Sie sind auch noch bei erworbener *Streptomycin-* oder *Penicillinresistenz* dieser Erreger wirksam. *Tetracycline* zeigen noch eine deutliche Wirkung bei *Rickettsien* und größeren Viren (*Psittakosis*), nicht aber gegen kleinere Viren. Unwirksam sind sie gegen Proteus, Pseudomonas und heute auch gegen zahlreiche Staphylokokken. Gegen die Tuberkelbakterien erweist sich nur das *Oxytetracyclin* (**Terramycin**®) in Kombination mit anderen Tuberkulostatika als schwach wirksam. *Resistenzentwicklungen* sind seltener als beim *Streptomycin* und *Chloramphenicol*. *Mit anderen Tetracyclinpräparaten zeigt sich aber eine gekreuzte Resistenz.* Auch hier kann durch eine Kombinationstherapie die Entwicklung einer Resistenz verzögert werden.

Nebenwirkungen und toxische Erscheinungen: Gelegentlich kommt es zu Reizerscheinungen bei vermehrten Darmentleerungen, evtl. zu Durchfällen und Erbrechen. Bei längerer Anwendung besteht durch Vernichtung der normalen Schleimhautflora die Gefahr der Überwucherung mit Pilzen oder anderen pathologischen Keimen, worunter der Staphylococcus aureus haemolyticus der gefährlichste ist. Als Folge davon kann es eventuell zu schwersten Durchfällen mit Kollaps kommen, worauf wir im Übersichtskapitel Seite 511 näher eingegangen sind. Bei hohen Dosen *Tetracyclin* (3–4 g tägl.) kann es zu Todesfällen durch Azotämie und beim *Chlortetracyclin* zu schweren hepatorenalen Schädigungen kommen. *Vorsicht deshalb auch bei gestörter Nierenfunktion, da evtl. selbst durch therapeutische Dosen toxische Blutspiegel auftreten können.*

Cave Tetracyclin bei Schwangeren, Säuglingen und Frühgeburten sowie Kleinkindern bis zu 2 Jahren: Da sich die *Tetracycline* in den Zähnen und Knochen ablagern und hier zu Wachstumsstörungen führen wie Braunfärbung und Schmelzdefekte, sowie Mißbildungen der Zähne und Verzögerung des Knochenwachstums, sollten *Tetracycline* bei Schwangeren und Säuglingen *nur bei vitaler Indikation* verabreicht werden.

Heute werden die früheren Tetracycline immer mehr durch die neuen niedriger dosierbaren Pp. wie **Ledermycin**®, **Vibramycin**® und **Minocin**® verdrängt.

Diffusionsverhältnisse und Resorption: Die Präparate werden sowohl p.o. wie i.m. rasch und gut resorbiert. *Die Liquorkonzentration liegt wesentlich unter der Blutkonzentration, deshalb eignen sich die Tetracycline weniger für die Meningitisbehandlung.* Sehr gut ist der Spiegel in Galle, Urin und Fäzes. Die Diffusion in die serösen Höhlen erreicht nur $^1/_3$–$^1/_2$ der Serumkonzentration.

Dosierung: In der Mehrzahl der Fälle genügt die orale Verabreichung. Ist diese unmöglich, so benützt man die *i.m. injizierbaren Präparate* oder die *i.v. Präparate*, s. u. Orale *Initialdosis* für Erwachsene mindestens *1 g tägl.,* in schweren Fällen 2–3 g, verteilt auf 24 Std. Dann ED von 1,0 g. (Beim *Demethylchlortetracyclin* [**Ledermycin**® [Lederle]] entsprechen in der Wirkung 600 mg je 1000 mg der übrigen Präparate.) Durch die langsamere Resorption der *Tetracycline* (**Achromycin**®, **Tetracyn**®, **Hostacyclin**® usw.) bei der *i.m. Applikation* kann niedriger dosiert werden als peroral, normal *200–400 mg* pro die. Diese ist deshalb sehr vorteilhaft und der *i.v.* Injektion überlegen, bei der der Blutspiegel relativ rasch wieder abfällt. Für die i.v. Injektion wählt man das gut verträgliche **Reverin**®, **Terravenös**® oder **Vibravenös**®, das ebenfalls niedriger dosiert wird.

Gebräuchlichste Tetracyclinpräparate

Die 6 gebräuchlichsten Präparate sind heute *Chlortetracyclin* (**Aureomycin**®), *Tetracyclin* (**Achromycin**®, **Tetracyn**®, **Hostacyclin**®), *Oxytetracyclin* (**Terramycin**®), die alle drei in ihrer Wirkung ungefähr gleichwertig sind. Dazu kommen das *Pyrrolidino-Methyltetracylin* (**Reverin**®), das i.v. gegeben werden kann, und die neuen oralen Präparate *Demethylchlortetracyclin* (**Ledermycin**® = **Declamycin**® USA), sowie *Doxycyclin* (**Vibramycin**®), *Minocyclin* (**Minocin**®), die alle eine stärkere Wirkung zeigen und niedriger dosiert werden können. Das **Vibramycin**® steht heute an erster Stelle.

1. *Tetracyclin* (**Achromycin**® [Lederle], **Hostacyclin**® [Hoechst], **Tetracyclin**® [Bayer], **Tetracyclin**® [Vitrum] usw.): Nicht auf den leeren Magen einnehmen. Vorher etwas essen und mit dem Medikament reichlich Flüssigkeit trinken. Sehr vorteilhaft ist die Einnahme zusammen mit 1 Glas Yoghurt (Milchsäure). Bei oraler Unverträglichkeit gibt man das Präparat i.m.

Oral: Kapseln und Dragées zu 50, 100 und 250 mg. Sirup 125 mg/5 ml. Tropfen 100 mg/ml.

Tagesdosis 0,1 g pro 8 kg Körpergewicht, entspricht 12,5–20 mg pro kg Körpergewicht. Minimaldosis 1 g tägl. In schweren Fällen Anzahl der Verabreichungen vermehren, pro Dosis nie mehr als 250 mg, bis auf tägl. 2–3 g. Kinder erhalten oral proportional eine etwas geringere Dosis, z. B. bei 20 kg Körpergewicht 4–5mal 50 mg tägl., da sie häufiger Unverträglichkeitserscheinungen aufweisen.

Intramuskulär: Tiefe i.m. Injektion, nur wenn oral nicht vertragen.

Tagesdosis für Erwachsene 200–300 mg = 100 mg alle 8–12 Stunden. Bei hartnäckigen Fällen 4–6mal 100 mg i.m.

Trockenampullen zu 100 mg mit 2 ml H$_2$O dest. oder physiologischer NaCl auflösen, nur 24 Stunden haltbar.

Intravenös: gibt man mit Vorteil das für die Venenwand sehr gut verträgliche Tetracyclin-Derivat **Reverin**® s. u.

2. *Pyrrolidino-Methyltetracyclin* (**Reverin**® [Hoechst]): Ampullen zu 275 mg für die i.v. Injektion, sollte bei Infusionen nur in den Schlauch injiziert werden, da es sonst evtl. zerfällt, von guter Verträglichkeit und Wirkung.

Dosierung: 1–2 Ampullen pro die i.v.; bei schweren Sepsisfällen evtl. 3–4 Ampullen tägl. Zeigt eine gute Diffusion in die verschiedenen Körperhöhlen, aber geringe Ausscheidung im Darm.

3. *Chlortetracyclin* (**Aureomycin**® [Lederle]): Ist heute durch das besser verträgliche *Tetracyclin* und *Demethylchlortetracyclin* weitgehend verdrängt worden.

Oral: *Pastillen* zu 15 mg. Anzuwenden bei Erkrankungen der Mund- und Rachenschleimhaut (grampositive, gramnegative und bakterielle Mischinfektion). *Alle 1–2 Std. 1–2 Pastillen* je nach Schwere des Falles.

Tropfen: 1 ml = 20 Tr. = 100 mg. Verabreichung 1 g tägl. = 4 × 250 mg mit viel Fruchtsaft oder anderen säuerlichen Flüssigkeiten.

Sirup (Chlortetracyclin Calcium): 125 mg pro 5 ml (1 Kfl.).

Kapseln zu 50, 100 und 250 mg. Minimaldosis für Erwachsene 1 g pro die in 4 Dosen zu 250 mg.

Intramuskulär: Keine i.m. Applikation.

Intravenös: Heute für i.v. Gabe durch **Reverin**® (s. o.) überholt.

Oxytetracyclische

4. *Oxytetracyclin* (**Terramycin**® [Pfizer]).

Oral: *Kapseln* zu 50, 100 und 250 mg. Wie *Tetracyclin*, siehe dort. *Tropfen* und *Sirup* wie **Achromycin**®.

Intramuskulär: Trocken-Ampullen zu 100 mg, *200–400 mg tägl.* in einzelnen Dosen von 100 mg anzuwenden; bei Kindern 10 mg/kg Körpergewicht.

Ferner **Terramycin-Depot**® [Pfizer], Amp. zu 250 mg (Erw.) und 100 mg (Kd.), Wirkung ca. 24 Std.

Intravenös: z. B. **Terravenös**® [Pfizer], Amp. à 250 mg, 1–2 Amp. i.v.

5. *Demethylchlor-Tetracyclin* = **Ledermycin**® oder **Declamycin**® [Lederle] in USA, wurde aus einem Mutationsstamm des Streptomyces aureofaciens gewonnen und ist bis auf eine fehlende Methylgruppe am 2. Kohlenwasserstoffring chemisch identisch mit dem *Chlortetracyclin*. Seine Vorteile sind vor allem: *Höherer und länger anhaltender Blutspiegel* durch bessere Resorption und verlangsamte Ausscheidung durch die Niere, daher ist auch eine niedrigere Dosierung möglich, was andererseits wieder eine bessere Verträglichkeit ergibt. Im übrigen entspricht es in seiner Wirkung weitgehend dem *Tetracyclin*.

Dosierung: Kapseln zu 300 mg und 150 mg. *Tagesdosis*: 600 mg = 2 × 1 Kapsel tägl. resp. 4 × 1 Kapsel. Besondere Vorsicht bei gestörter Nierenfunktion, da es durch seine langsamere Ausscheidung evtl. zu allzu hohen toxischen Blutspiegeln führen könnte.

6. *Doxycyclin*: Ein wertvolles Pp. = **Vibramycin**® [Pfizer], **Vibravenös**® [Pfizer]. *Bakt. Spektrum*: Entspricht weitgehend denjenigen der Tetracycline. Eine deutlich höhere Wirksamkeit zeigt Doxycyclin jedoch gegen Staphylokokken, Streptokokken (besonders Enterokokken) E. coli. Kreuzresistenzen gegenüber dem Tetracyclin können nachgewiesen werden. Die besondere Resistenzprüfung auf Doxycyclin ist jedoch zweckmäßig, da sich dieses bei Staphylokokken und Koli, die auf Tetracycline und andere Breitspektrum-Antibiotika resistent waren, als noch wirksam erwies.

Resorptions- und Diffusionsverhältnisse: Rasche Resorption bei oraler Verabreichung. Maximale Serumkonzentration nach 2 Std., gefolgt von einem eher langsamen Abfall: Halbwertszeit: 22 Std. Relativ hohe Gewebskonzentrationen werden in der Niere und Lungen erreicht. Ausscheidung vor allem durch die Galle, darum **darf es als einziges Tetracyclin-Pp. auch bei Niereninsuffizienz gegeben werden.**

Indikationen: Die gleichen wie für die übrigen Tetracycline.

Nebenwirkungen: Die orale Verträglichkeit ist gut. Leichte Unverträglichkeitserscheinungen wie Nausea, Erbrechen und Diarrhöe kommen vor.

Präparat: **Vibramycin**® [Pfizer], Kaps. à 100 u. 200 mg, Sirup à 10 mg/ml. **Vibravenös**® [Pfizer], Ampl. à 100 mg.

Dosierung: Beim Erwachsenen: 1. Tag: 2 Kaps. à 100 mg in einer einzigen Dosis, folgende Tage: 1 Kaps. à 100 mg täglich. In schweren Fällen 200 mg in einer einzigen Dosis während der ganzen Behandlungsdauer. Beim Kind: 1. Tag: 4 mg/kg in einer einzigen Dosis, folgende Tage: 2 mg/kg täglich. **Vibravenös**®. *Dosierung*: Gleich wie bei der oralen Applikationsform.

7. *Minocyclin*, **Minocin**® [Lederle]. Gleiche Wirkung und Dosierung, als Tbl. à 100 mg, ferner **Minocin**® **intravenös** sowie Sirup.

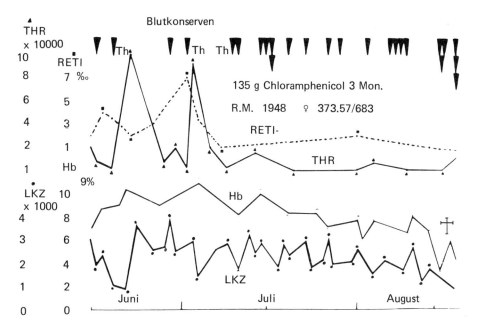

Abb. 106. *Schwere tödliche Chloramphenicol-Aplasie* des Knochenmarks bei 18jähriger Arzt-Tochter, die während 3 Monaten für eine chronische Zystopyelitis 135 g *Chlorampenicol* erhalten hatte und uns mit schwerer Panzytopenie eingewiesen wurde. Exitus trotz Cortison, anabolen Hormonen und Transfusionen 6 Monate nach Beginn der Chloramphenicol-Verabreichung. Die Latenzzeit und der evtl. letale Verlauf innert 6–8 Monaten ist charakteristisch für diese traurigen Fälle *(heute 1 Fall pro 20000 Behandelte!)*. **Chloramphenicol darf heute nicht mehr verabreicht werden.** An seiner Stelle gibt man das gleich gut wirksame aber viel harmlosere *Thioamphenicol* (**Urfamycin**®).

Chloramphenicol

Chloramphenicol **kann auch schon nach Dosen von 10–40 g zu tödlichen aplastischen Anämien führen!** Hauptgefahr bei *Kindern und Frauen vor allem bei langer hochdosierter Verabreichung.* So z. B. bei *Bronchiektasen* (so sahen wir 2 tödliche Fälle durch den gleichen Hausarzt mit je 200–300 g), *Pyelonephritiden,* hier besonders gefährlich, da Kumulation durch verzögerte Ausscheidung. Wir sahen innerhalb eines Jahres (1968) 5 tödliche Fälle, von denen 4 vom Hausarzt behandelt wurden. Ein Fall betraf eine eigene Patientin, die zufolge eines schweren penbritinresistenten Typhus abdominalis total 45 g Chloramphenicol erhielt. Die tödliche aplastische Anämie entwickelte sich erst ein halbes Jahr später. Solche Mitteilungen mehren sich in der letzten Zeit in erschreckendem Maße in allen Ländern. In der Regel 1 Fall auf 20000 Behandelte. Näheres siehe: S. MOESCHLIN: Klinik und Therapie der Vergiftungen. 6. Auflage, Thieme, Stuttgart 1980, S. 539. Siehe auch Abb. 106.

Die WHO berichtet 1981 sogar über **tödliche aplastische Anämien durch Chloramphenicol-Augentropfen!**

Thiamphenicol

Das *Thiamphenicol* (**Urfamycin®**) ist im *Gegensatz zum Chloramphenicol relativ harmlos.* Es wurde bisher bei über 30 Millionen Patienten in England, Frankreich, Holland, Italien und der Schweiz verabfolgt, ohne daß eine einzige aplastische Anämie beobachtet wurde! *Ganz im Gegensatz zum ursprünglichen* Chloramphenicol, *das heute nicht mehr verwendet werden darf!* –

Bakterielles Spektrum: Wirksam vor allem gegen *gramnegative Bakterien* und die größeren Virusarten und *Rickettsien*, ferner Pneumokokken, *Lymphogranulome inguinale*. Seine bakteriostatische Wirkung steht dem *Chloramphenicol* keineswegs nach!

Diffusion: Rasche Resorption nach oraler Gabe, schnelle Diffusion in den *Liquor 30–50%* des Serumspiegels, ebenso in die Pleura- und Peritonealflüssigkeit. Mittlere Konzentration in *Galle, Urin* und *Fäzes*.

Resistenzentwicklung: Erfolgt relativ *rasch*, deshalb *Thiamphenicol immer kombiniert* mit anderen synergistisch wirkenden Antibiotika (z. B. *Streptomycin, Tetracycline, Sulfonamide, Gentamicin*) anwenden.

Nebenerscheinungen und Toxizität

Es besteht eine sehr gute Verträglichkeit von seiten des Magen-Darm-Kanals. Gelegentlich treten *leichte Verdauungsstörungen* (Meteorismen, evtl. Durchfälle) auf, aber viel seltener als bei den Tetracyclinen. Ausnahmsweise können auch Nebenerscheinungen durch *Verdrängung der normalen Darmflora* auftreten (siehe einleitendes Kapitel).

Drug-fever und *Exantheme* sind äußerst selten.

Bei allen Patienten kommt es zu einem vorübergehenden Ansteigen des Serum-Eisens durch die Blockierung des Fe-Einbaus in das Haemoglobin-Molekül (Hemmung der Mitochondrien-Proteinsynthese und der Ferrochelatase). *Im Gegensatz zum Chloramphenicol, das die DNA-Synthese hemmt,* bewirkt das *Thiamphenicol nur eine Hemmung der Messenger-RNA* an den *Ribosomen*. Es ist deshalb auch ein gutes *Immunosuppressivum* (s. IST-Kapitel), z. B. beim *Lupus erythematodes* s. dort und Abb. 46. Die Entgiftung des *Thiamphenicols* erfolgt nicht über die Glukuronsäure, deshalb fehlt auch das bei Chloramphenicol bei Säuglingen beobachtete Gray-Syndrom.

Reversible zytopenische Wirkung: Das Thioamphenicol kann, wie wir in Übereinstimmung mit den Angaben der Literatur feststellen konnten, bei einem Teil der Patienten Zytopenien, v.a. *Thrombozytopenien* u. *Leukopenien*, die aber im Gegensatz zum Chloramphenicol immer reversibel sind, auslösen. Bei *gestörter Nierenfunktion* ist aber für die Dosierung große Vorsicht am Platz. So sahen wir unter 12 solchen Fällen ein Abfallen der Thrombozyten bis zu 8000, die nur langsam wieder anstiegen. *Also kurze Behandlung und* **vorsichtige Dosierung bei gestörter Nierenfunktion!** – Mit seltenen Ausnahmen (Sepsis, Typhus usw.). Sollte es nicht länger als 5–7 Tage verabreicht werden. Dosierung bei Niereninsuffizienz entsprechend dem Kreatinin.

„*Zytostatische Wirkung*": Es hat, wie wir an anderer Stelle ausführten, einen deutlichen IMS (immunosuppressiven) Effekt und es eignet sich daher beim LE evtl. als ausgezeichnetes zusätzliches Mittel für eine kurze Stoßtherapie, s. dort.

Haarausfall (reversible Alopezie): Von keiner anderen Seite wurde bisher auf die Hemmung des Haarwachstums und die dadurch ausgelöste evtl. Alopezie hingewiesen (MOESCHLIN u. Mitarb.: Schweiz. med. Wschr. 104 [1974] 384–387). Auch aus diesen Gründen soll das Präparat wenn möglich nicht länger als 5–7 Tage verabreicht werden.

Urfamycin® (*Thiamphenicol*) [Zambon Mailand]; in den übrigen Ländern unter dem gleichen Namen im Handel (Vertretung in der Schweiz: [Inpharzam], Lamone, in Dtschld. gleiche Firma in München, in Österreich [Gerot Pharmaz. Wien.]

Trockenampullen-Flaschen: à 500 und 750 mg + 5 ml Amp. physiolog. Lösung (vor dem Gebrauch in die Amp. Flasche einspritzen, 1 ml = 100 oder 150 mg).

Parenteral verwende man eine 10%ige Lösg.

Intravenös eine 5%ige Lösg., ebenso *intrapleural* u. *intraperitoneal*.

Kapseln à 500 mg, Sirup à 25 mg/ml, Flaschen à 60 ml à 1,5 g Palmitat.

Dosierung: Erwachsene Anfangsdosis 50 mg/kg = 3 g als Anfangsdosis, verteilt auf 4 × 1 Injektion à 750 mg oder 3 × 2 Kapseln à 500 mg/24 Std. Vom 2. Tag an 1,5–2 g tägl. Bei Typhus abdom. und andern schweren Salmonellosen bleibt man einige Tage auf 3 g tägl.

Bei *Kleinkindern*: 20–30 mg/kg i.m. oder i.v. Oder peroral vom Sirup gleiche Dosis, verteilt auf 3 Tagesportionen. In septischen Fällen darf man auf 50 mg/kg steigern.

Dauer der Behandlung: Wenn möglich nur 5 Tage, um Anämien und Leuko- und Thrombozytopenien zu vermeiden (die aber immer reversibel sind, s.o.). Bei Salmonellosen bis zur Sanierung.

Spezielle Indikationen: Typhus, gramnegative Sepsis, Peritonitis, Meningitis, Superinfektionen bei Hämoblastosen, Lymphogranuloma inguinale, Rickettsiosen.

Vorsicht: Bei *Nieren-Affektionen* mit deutlich herabgesetzter Clearence, s. Tab. 15, S. 386.

Erythromycin

Wird aus dem Stamm „Streptomyces erythreus" gewonnen. In seiner Wirkung und sehr guten Verträglichkeit steht es dem *Penicillin* sehr nahe.

Präparate: **Ilotycin**® [Lilly], **Erythrocin**® [Abbott], **Erycinum**® [Schering], **Erythromycin**® [Upjohn], **Ilosone**® [Lilly].

Bakterielles Spektrum: Ähnlich dem *Penicillin* grampositive Kokken und Bakterien sowie gramnegative Kokken. Es wirkt auch gegen Staphylokokken und meist auch dann, wenn sie resistent gegen Tetracycline geworden sind.

Resistenzentwicklung: Verhält sich ähnlich wie beim *Streptomycin*, d.h. relativ rasch, daher kombinieren z.B. mit *Sulfonamiden, Gentamicin, Ampicillin*.

Diffusion: *Diffundiert schlecht* in den Liquor, nur 5–10% der Serumkonzentration. Auch die Diffusion in die Pleura- und Peritonealflüssigkeit ist nicht so gut wie bei den anderen Antibiotika.

Nebenwirkungen und toxische Erscheinungen: Sehr geringe Nebenerscheinungen. Nur in hohen Dosen kann es evtl. Diarrhöe auslösen. Drugfever und Exantheme sind eine große Seltenheit.

Oleandomycin

Wichtigste Indikationen: Eines der bestverträglichen Antibiotika zur Kombinationstherapie bei grampositiven und -negativen Kokken, ferner zur Abschirmung bei Hämoblastosen. Bei schweren Infekten immer mit andern kombinieren, da allein relativ rasche Resistenzentwicklung.

Dosierung:

Oral: Dragées à 100, 250 u. 500 mg. *Erwachsene 1–2 tägl.*, verteilt auf 4–6 Dosen. Bei schweren Infektionen Erhöhung auf *1,6–3,0 g pro die* (Staphylokokkensepsis). *Kinder: 10 mg* bzw. *15 bis 20 mg/kg alle sechs Stunden.*

Paediatrie: Flasche mit 2,4 g kristallisiertem **Ilotycin**®. Herstellen einer 4%igen Suspension mit 45 ml Wasser unmittelbar vor Gebrauch. Ergibt 60 ml Suspensionen mit 2,4 g Substanz. 5 ml ist 1 Teelöffel = 200 mg. *Tropfen:* Flasche mit 1 g **Ilotycin**®. Herstellen einer 10%igen Suspension mit 6 ml H$_2$O (ergibt 1 g Substanz/10 ml). 1 Tropfen = 5 mg.

Parenteral, intramuskulär (tief intragluteal, nie s.c.!): Ampullen zu 10 ml mit 0,05 g/ml. Pro Dosis nicht über 300 mg injizieren. Tagesdosis: 1–1,2 g.

Intravenös: Ampullen zu 250 mg und 1 g Trockensubstanz *Erythromycin*. Auflösen in mindestens 10 resp. 20 ml H$_2$O. Zur Auflösung darf nur Aq. dest. und kein anderes Lösungsmittel verwendet werden. Die Ausgangslösung darf dann aber mit der Tropfinfusion gemischt werden. *Dosis 24 Std. für Erwachsene: 1–2 g*, langsam i.v. infundiert als Tropfinfusion. *Kinder: 10–12 mg/kg Körpergewicht* alle 6 Std.

Oleandomycin

Ein Antibiotikum aus dem Streptomyces-antibioticus-Stamm, welcher 1947 isoliert wurde. Handelspräparat: *Triazetyloleandomycin* = **Wytrion**® [Wyeth], Kapseln à 250 mg, Suspension (1 Kfl. = 125 mg). In Deutschl. **Oleandocyn**® [Pfizer].

Bakterielles Spektrum: Es ist vor allem sehr wirksam gegen grampositive Erreger, besonders Kokken, und auch gegen gewisse gramnegative Stäbchen (Neisser, Brucellagruppe und Haemophilus influenzae). Deutlich wirksam ist es auch gegen die größeren Viren wie Rickettsien und Psittakosis. Unwirksam aber gegen Salmonella, Shigella und Tbc. Von den Koli-, Proteus- und Pseudomonas-Erregern sprechen nur einige auf *Oleandomycin* an.

Gekreuzte Resistenz: mit *Erythromycin* und *Spiramycin*.

Diffusion: In den Liquor diffundiert es schlecht, d.h. nur ca. 5–10% der Serumkonzentration. Die Liquorwerte sind also therapeutisch ungenügend. Gute Konzentration in Urin, Galle und Stuhl.

Nebenwirkungen und Toxizität: Es verursacht gelegentlich etwas Nausea und Erbrechen und kann durch Veränderung der normalen Schleimhautflora die gleichen Erscheinungen wie die übrigen Breitspektrum-Antibiotika auslösen.

Dosierung:

Oral: *Erwachsene:* Anfangsdosis nicht unter *2 g tägl.* In schweren Fällen 3 g, verteilt auf 4–6 Einzeldosen. *Kinder: 30–50 mg/kg pro Tag*, in 6stündlichen Dosen.

Parenteral (bei Unmöglichkeit oraler Verabreichung): 1–2 g tägl., am besten verteilt auf 3 Einzeldosen von 500 mg oder mehr i.v. (mit 10 ml physiologischer NaCl-Lösung oder 5%iger Traubenzuckerlösung) oder als Zusatz zu Infusionen.

Indikation: Der *Hauptvorteil des Oleandomycins scheint uns in der Kombinationsbehandlung mit Tetracyclinen zu liegen*, da es schon in kleinen Dosen deren Wirkung deutlich zu potenzieren oder die Resistenzentwicklung zu verzögern vermag, z. B. bei Staphylokokken.

Kombination mit Tetracyclin: Sigmamycin® [Pfizer].

Eine klinisch ausgezeichnete Kombination ($^1/_3$ *Oleandomycin* plus $^2/_3$ *Tetracyclin*). Es zeigt eine sehr gute Wirkung bei Pneumokokken-Pneumonien, ferner bei Streptokokken- und auch bei Staphylokokkeninfektionen. Durch seine additive, potenzierende und resistenzverzögernde Wirkung kann es niedriger dosiert werden und ist trotz seines Preises eines der beliebtesten antibiotischen Präparate geblieben.

Nebenwirkungen und Toxizität: Siehe oben.

Bakterielles Spektrum und Indikationen: Synergistische Wirkung bei Staphylokokken, Streptokokken, Pneumokokken, Diphtheriebazillen, Listeria monocytogenes, Bacillus subtilis. *Inaktiv gegen Coli, Salmonella, Shigella, Pseudomonas und Pilze!* Klinisch sehr günstig bei Mischinfekten (Bronchiektasen) und Pneumonien, Sinusitiden usw.

Diffusion: **Sigmamycin®** wird rasch resorbiert und diffundiert gut in die Gewebe. Hohe Konzentration in Galle und Urin, dagegen *unwirksame Konzentration im Liquor!*

Dosierung: Kapseln (der Mischung) zu 250 mg und 50 mg. Ampullen zu 250 und 500 mg, 1%ige Lösung herstellen.

Oral: Tagesdosis 1 g, in schweren Fällen 2 g.

Intravenös: Von der 1%igen, unmittelbar vor Gebrauch hergestellten Lösung alle 12 Std. 500 mg = 50 ml langsam injizieren (5 Min. pro 100 mg). (1%ig = 10 ml Aqua dest. für je 100 mg **Sigmamycin®**). Für i.v. Tropfinfusion Verdünnung auf 0,1% = 1 mg pro ml.

Säuglinge und Kleinkinder: Bei leichteren Infektionskrankheiten 10–20 mg/kg Körpergewicht, in schwereren Fällen 30–50–60 mg/kg Körpergewicht. In 4 Teildosen zu verabreichen.

Für Kinder gibt es orale Suspensionen mit Geschmackskorrigentien; Flaschen zu 60 ml mit 1,5 g **Sigmamycin®**. 1 Teelöffel = 5 ml = 125 mg.

Cephalosporine

Sehr wertvolle, aus dem *Cephalosporium acremonium* gewonnene und in der Folge halbsynthetisch weiter entwickelte Antibiotika. Ihr Grundgerüst (7-*amino-Cephalosporansäure*) ist der Penicillinsäure verwandt. Formen: *Cefalotin, Cefaloridin, Cefalexin, Cefacetril, Cefradine*. Ihr Wert beruht 1. auf dem *relativ breiten Wirkungsspektrum* bei gleichzeitiger Penicillinase-Resistenz und *bakterizider Wirkung auf viele, auch gramnegative Keime*, 2. auf der fehlenden Kreuzallergie mit Penicillin und 3. auf der *sehr guten Verträglichkeit*.

Bakt. Spektrum: Umfaßt die Mehrzahl der grampositiven Keime, insbesondere Staphylokokken (auch penicillinresistente). Im Bereich der gramnegativen Erreger ist die Wirkung der Cephalosporine mit der des Ampicillins vergleichbar.

Obwohl die Cephalosporine chemisch mit Penicillin verwandt sind, sind sie gegen Penicillinase resistent. Gewisse Keime produzieren eine Cephalosporinase, welche

Cefalotin

imstande ist, einen Ring des Grundgerüstes zu sprengen. Dazu gehören Aerobacter aerogenes, Proteus, Enterokokken und E. coli.

Resistenzentwicklung: langsam.

Kreuzresistenz gegen Methicillin ist beschrieben worden.

Resorptions- und Diffusionsverhältnisse: Mit Ausnahme des *Cefalexin* und des *Cefradine* werden die halbsynthetischen Cephalosporine oral kaum resorbiert. Die Übrigen *parenteral verabreichen*, maximale Serumkonzentration 30–60 Min. nach i.m. Injektion. Halbwertszeit: 90 Min. Die Diffusion in die Gewebe und die Pleurahöhle ist gut, in das ZNS und den Liquor dagegen schlecht. Einzig das *Cefacetril* (**Celospor**® [Ciba-Geigy]) diffundiert gut in den Liquor, z.B. für *Influenzabazillen-Meningitis*! Die Ausscheidung erfolgt fast vollständig durch die Nieren, vor allem durch glomeruläre Filtration. Dadurch werden hohe Urinkonzentrationen erreicht. Bei schlechter Nierenfunktion steigt die Halbwertszeit jedoch auf 20 Std. an. **Vorsicht!** s. Tab. 15, S. 386.

Indikationen: 1. Penicillinempfindliche Infektionen bei Patienten mit Penicillinallergie. 2. Harnwegsinfektionen mit empfindlichen gramnegativen Erregern (Resistenzprüfung sehr wichtig!) 3. Infektionen mit Penicillin-G-resistenten Staphylokokken.

Nebenwirkungen: Sehr gute Verträglichkeit bei allgemeiner und lokaler Verabreichung. Allergische Reaktionen wurden in Einzelfällen beobachtet, doch besteht keine Kreuzsensibilisierung gegenüber Penicillin. Bei mit 6 g täglich behandelten Patienten wurde eine reversible Zylindrurie festgestellt, bleibende Nierenschäden wurden jedoch nicht beobachtet. Auch bei herabgesetzter Nierenfunktion wurde diese nicht verschlechtert, die Dosis muß aber in solchen Fällen (verzögerte Ausscheidung) reduziert werden. Evtl. positiver Coombs-Test.

Präparate: Cefalotin: **Keflin**® [Lilly], in Dtschl. **Cephalotin**®, *Cefaloridin*: **Ceporin**® [Glaxo], **Keflodin**® [Lilly]; *Cefacetril*: **Celospor**® [Ciba], *Cefradine*: **Eskacef**® [SKF], letzteres parenteral und oral.

Dosenangaben:Cefalotin = **Keflin**®: Beim Erwachsenen: 0,5–1 g alle 4–6 Std. i.v. oder i.m. (tief in einen großen Muskel injizieren). *Cefaloridin*: 0,5–1 g tief i.m. alle 8 Std., bei schweren Infekten alle 6 Std. Intravenöse Applikation: gleiche Tagesdosen wie für intramuskuläre Applikation. Bei hochsensiblen Erregern reichen Mengen von 0,5–1,5 g tägl. unter Umständen aus. Zur Dauertropfinfusion wird die gesamte Tagesdosis der über den Tag i.v. zuzuführenden Flüssigkeitsmenge zugesetzt. Beim Kind: Für beide Antibiotika: 50 mg/kg i.m. auf mehrere Einzelgaben verteilt.

Cefalexin, **Keflex**® [Lilly], **Ceporex**® [Glaxo]: Ein halbsynthetisches Pp. *Es hat den großen Vorteil, daß es oral verabreicht werden kann.* Weiteres Oralpräparat: **Eskacef**® [SKF].

Seine Indikationen sind die gleichen wie für die parenteralen Pp. Es ergibt bei den gewöhnlichen Harnzuckerbestimmungen falsch-positive Resultate, nicht aber mit den **Tes Tape**®-*Streifen*. *Nebenwirkungen*: Seltene gekreuzte Allergie mit Penicillin, also bei Penicillinüberempfindlichkeit Vorsicht (4,6% dieser Allergiker). Selten gastrointestinale Erscheinungen (Diarrhöe), selten Exantheme. *Dosierung*: Erwachsene 1–4 g tägl., z.B. 4× 1 Kaps. à 250 mg alle 6 Std., bei schweren Infekten evtl. bis zu 4× 4 Kaps. = 4 g. Bei höheren Dosen besser parenterale Pp.. s.o. Kinder 25–50 mg/kg verteilt auf 4 Dosen.

Cefaclor-Monohydrat **Ceclor**® [Lilly]: Gehört zur gleichen Gruppe. Eignet sich vor allem für **Infekte des Respirationstraktes**, da es sehr wirksam gegen *Haemophilus influenzae, Streptococc.pneumon., Escheria coli* und *Proteus mirabilis* ist.

Nebenerscheinungen: Allergische Reaktionen selten, Durchfälle (häufig), Übelkeit, vereinzelt auch SGOT und SGPT-Anstieg. *Dosierung*: Übliche Tagesdosis 20 mg/kg = 3× 2 Kps. à 250 mg, bei schweren Infekten 3× 1 Kps. à 500 mg. Kinder: Sirup mit 125 und 250 mg pro Meßlöffel. 2 J. 3× $^1/_2$ (à 125 mg) u. 6 J. 3× 1 ML; 10 J. 3× 1 ML à 250 mg. *Immer plus 3 Yoghurt tgl.!*

Celospor® [Ciba], *Cefacetril*, ein Derivat der 7-Aminocephalosporansäure. Für i.m. (Xylocainzusatz!) und i.v. Applikation.

i.v.: Vial zu 15 ml mit 1 g Trockensubstanz und Vial zu 50 ml mit 4 g Trockensubstanz.

i.m.: Vial mit 500 mg Trockensubstanz (+ Amp. mit 1,5 ml 2%iger Lidocain-Lösung) und Vial mit 1 g Trockensubstanz (+ Amp. mit 2,5 ml 2%iger Lidocain-Lösung).

Indikationen: Siehe oben. Sehr wesentlich für Hämophilus-Meningitis, da einziges Cephaloridin-Derivat, das Liquorschranke gut passiert.

Dosierung: 2–12 g/die, 4–6 stdl. oder in Infusion, bei gramnegativen Keimen nicht weniger als 4 g tägl. (bei intakter Nierenfunktion).

Bei *stabiler Niereninsuffizienz* erhält man brauchbare *Schätzwerte der Halbwertzeiten durch Multiplikation der Serumkreatininkonzentration mit der Zahl* 1,5 *oder durch Division der Harnstoffkonzentration durch die Zahl* 14. (Spring, P. u. Mitarb.: Schweiz. med. Wschr. 103 [1973] 783–788)

Colistin: Ein gutes, dem *Polymyxin* nahe verwandtes Antibiotikum, das 1950 in Japan aus filtrierten Kulturen von Bacillus colistinus gewonnen wurde. Sein Wirkungsspektrum ist relativ schmal und beschränkt sich im wesentlichen auf gramnegative Keime wie Salmonellen, Shigellen, Escherichia, Pseudomonas und Hämophilus. Dafür zeigt es hier aber eine ausgezeichnete, sehr rasche bakterizide Wirkung. Seine Toxizität ist ausgesprochen gering. Beim Kleinkind diffundiert es recht gut in den Liquor, was hingegen beim Erwachsenen nicht mehr der Fall sein soll. Es besteht eine gekreuzte Resistenz mit dem *Polymyxin*. Verbindungen von *Colistin* mit Antibiotika der *Penicillingruppe* zeigen eine additive Wirkung, solche mit den *Tetracyclinen* eine synergistische.

Indikationen: Gastro-intestinale und urogenitale Infektionen, Meningitiden mit gramnegativen Erregern (E. coli, B. pyocyaneus, usw.), Sepsis mit gramnegativen Erregern.

Präparate: **Colistin®** [Grünenthal], i.m., i.v. (Infusion), oder p.o.

Dosierung: 3–6 Mio E (100–300 mg) verteilt auf 3 Einzeldosen täglich, während 7 bis 12 Tagen.

Colimycin® [Bellon] wird vom Verdauungstrakt nur in sehr geringen Mengen aufgenommen. Deshalb bleibt die orale Applikationsform den gastro-intestinalen Infektionen vorbehalten, während bei Urogenitalinfektionen und allgemeinen Infektionen die parenterale Anwendung die richtige ist. Per os werden 100 000–150 000 E/kg/24 Std. in 3–4 Gaben verabreicht. Intramuskulär beträgt die Durchschnittsdosis 50 000 E/kg/24 Std. verteilt auf 3–4 Injektionen. Tabl. zu 250 000 E und 1 500 000 E. Ampullen zu 500 000 und 1 000 000 E. **Colimycin®** *soll nicht intravenös gegeben werden.*

Cycloserin: Siehe Tuberkulostatika, Seite 702.

Fucidinsäure: Ein aus dem Fucidium coccineum isoliertes Antibioticum, dessen Grundgerüst durch ein Steroid charakterisiert ist.

Gentamicin

Bakteriologisches Spektrum: Grampositive Kokken, vor allem *Staphylokokken* (auch penicillinasebildende) sowie Diphtheriebakterien. Gramnegative Kokken: *Meningokokken und Gonokokken*. Resistenzentwicklung relativ rasch, deshalb resistenzverzögernde Kombinationstherapie notwendig.

Resorptions- und Diffusionsverhältnisse: Nach oraler Gabe relativ gut resorbiert. Maximale Serumkonzentrationen nach 2 bis 4 Std. Halbwertszeit 4 bis 6 Std. Die Diffusion in den Liquor ist ungenügend. *Ausscheidung vorwiegend über die Galle*, im Urin nur Spuren.

Indikationen: Verschiedene Kokkeninfekte, *vor allem Staphylokokken*. Wegen recht guter Gewebskonzentrationen wurden bei *Pneumonien, Furunkeln* und *Osteomyelitiden* gute Wirkungen gesehen. *Kontraindiziert* ist es bei Urogenitalinfekten (kein wirksamer Spiegel).

Nebenwirkungen: Bei einem Teil der Patienten werden Schmerzen in der Magengegend, Brechreiz und, seltener, Diarrhoen beobachtet. Steroidartige Nebenwirkungen wurden nicht beschrieben.

Präparat: **Fucidine**® [Löwens Pharma], Tabl. à 250 mg, Suspension à 40 mg/ml. *Dosierung*: Die orale Gabe ist die Applikationsart der Wahl. Beim Erwachsenen: 3 × 2 Tabl. = 1,5 g, bei schweren Infektionen 3 × 4 Tabl. = 3 g in 8stündigen Intervallen. Beim Kind: 20–30 mg/kg.

Fumagillin: Aus „Aspergillus fumigatus", mit guter Wirkung gegen *Amöben* (*Entamoeba histolytica*), ist wasserunlöslich und führt, oral verabreicht, zu evtl. Nebenerscheinungen von seiten des Magens und zu Durchfällen und Leukopenien. Der klinische Effekt ist aber demjenigen der *Tetracycline* nicht überlegen. *Präparate:* **Fumidil**® [Abbott], **Fugillin**® [Upjohn], **Phagopedin** [Sigma].

Gentamicin

Wichtiges aus Micromonospora purpurea isoliertes Antibiotikum, verwandt mit den Oligosaccharid-Antibiotika (Neomycin, Kanamycin, Paromomycin). Ähnliches antibakterielles Spektrum wie diese und gemeinsam mit ihnen die schlechte intestinale Resorption und das Problem der *Neuro- und Nephrotoxizität*.

Bakteriologisches Spektrum: In erster Linie *Pyocyaneus* (*Pseudomonas aeruginosa, B. pyocyaneus*), Klebsiellen, Aerobacter aerogenes und E. coli, in zweiter Linie die Proteusgruppe, Salmonellen und Shigellen sowie Staphylokokken (auch penicillinresistente). *Gute Wirkung bei Influenza-Meningitis und bei Brucellosen* s. dort.

Resistenzentwicklung: Nur langsam. *Gekreuzte Resistenz gegen*: Neomycin, Paromomycin und Streptomycin, jedoch z. T. nur einseitig, d. h. gegen letztere resistente Keime können auf *Gentamicin* noch empfindlich sein, aber nicht umgekehrt.

Gentamicin wirkt in niederen Konzentrationen bakteriostatisch, und schon bei wenig erhöhten Konzentrationen bakterizid.

Diffusionsverhältnisse: Resorption, Ausscheidung. Nach oraler Gabe praktisch nicht resorbiert, nach *intramuskulärer Injektion* jedoch rasch: Max. Serumkonzentrationen schon nach 1 Std.

(Halbwertszeit 60–90 Min.). Diffusion in den Liquor bei leichteren Meningitisfällen genügend, bei schweren ist außerdem die intrathekale Gabe nötig. Ausscheidung zu 60% in aktiver Form im Urin.

Im alkalischen Milieu ist Gentamicin mehrfach wirksamer als im sauren, weshalb **der Urin alkalinisiert werden soll (Optimum pH 7,8).**

Indikationen: Harnwegsinfektionen mit gramnegativen Erregern, die auf andere Antibiotika resistent sind. Bei *Pyocyaneusinfektionen* (s. S. 636, 641) *das Mittel der Wahl!* Gramnegative Meningitiden und Sepsis. Staphylokokkeninfektionen (auch penicillinresistente). Siehe Z. Novotny u. S. Moeschlin: Schweiz. med. Wschr. 102 [1972], 24–29.

Nebenwirkungen: Das Präparat zeigt eine selektive Neurotoxizität gegenüber dem *N. IV* und *VIII*. Bei der empfohlenen Dosierung, die etwa $^1/_5$ bis $^1/_{10}$ derjenigen der Oligosaccharid-Antibiotika beträgt, wurden Vestibularschädigungen selten beobachtet und konnten *fast stets auf zu hohe Serumkonzentrationen infolge mangelnder Ausscheidung bei Niereninsuffizienz* oder zu hoher Dosierung zurückgeführt werden, z. B. durch wiederholte Gentamicinbehandlung und bei Gesamtdosen von über 4,5 g, ferner bei *Vorbehandlung mit Streptomycin, Kanamycin, Neomycin.*

Nephrotoxische Reaktionen mit Rest-N-Anstieg und Proteinurie wurden v. a. bei Patienten mit vorbestehenden Nierenerkrankungen beobachtet, selten bei Normalen.

Dosierung bei Nierenschädigung: Siehe S. 386, Tab. 15, Nieren-Kapitel.

Kombinationen: Synergistische Wirkung bei Kombination mit *Ampicillin* (**Penbritin**®, **Amblosin**®, **Binotal**) und *Tetracyclin*-Pp.

Präparat: **Garamycin**® [Schering Corp. USA], **Refobacin**® [Merck], Amp. à 80 mg (40 mg/ml). **Sulmycin**® [Byk-Essex] *Anwendung auf 7–10 Tage beschränken, dann keine Nebenwkg.*

Dosierung: Die *intramuskuläre Verabreichung ist die Applikationsart der Wahl!* Beim *Erwachsenen*: 2–3 × 40 mg täglich, während 7–10 *Tagen*; bei schweren Fällen bis max. 240 mg/die. Beim *Kind*: 1 mg/kg täglich, in 3 Einzeldosen, 8stdl. Verabreichung. *Intravenös*: 1 mg/ml phys. NaCl oder Glukose, z. B. 3 × 70 mg tägl. in je 100 ml NaCl bei 70 kg.

Bei *Pyocyaneusmeningitis beim Kleinkind* (nach Meningozelenoperationen etc.): zur intramuskulären zusätzlich noch eine *tägliche intrathekale oder intraventrikuläre Dosis* von 0,1–0,5 mg/kg. Bei *gramnegativer Sepsis* (bei guter Nierenfunktion) *maximal* 5 mg/kg/die.

Lincomycin

Ein aus *Streptomyces lincolnensis* gewonnenes Antibiotikum, das **nur auf grampositive Erreger einwirkt.** Es erreicht vor allem im Knochenmark hohe Spiegel ($^1/_3$ des Blutes, Penicillin nur $^1/_{10}$ der Serumkonzentration) und wird deshalb **vor allem für Osteomyelitiden** verwendet. Die Ausscheidung erfolgt durch Urin, Galle und Stuhl. Eine Kreuzresistenz ist nicht bekannt. Die Resistenzentwicklung erfolgt nur langsam.

Indikationen: Grampositive Erreger, vor allem Streptokokken, Staphylokokken und Pneumokokken bei pulmonalen Infekten. Ferner **Osteomyelitis, Otitis media, septische Arthritis,** Meningitis, Harnwegsinfekte.

Weitere Antibiotika

Nebenerscheinungen: Gastrointestinale Beschwerden, evtl. Durchfälle. Vorsicht bei Leberschädigungen, kontraindiziert bei Gravidität. Bei approx. 10%, kommt es neben Durchfällen zu der Entwicklung von **pseudomembranösen Kolitiden**.

Präparate: **Lincocin**® (Upjohn), **Albiotic**®, **Cillimycin**®.

Dosierung: 6stdl. 0,5 g p.o. oder 8stdl. 600 mg i.m.

Eine verbesserte Wirkung hat *Clindamycin* = **Sobelin**®, das noch besser resorbiert wird, aber noch in 20% gastroenterale Nebenwirkungen (Durchfälle) zeigt. *Dosierung*: 6stdl. 150–300 mg p.o.

Beide Antibiotika sollten nach unserer Auffassung **nur noch in Notfällen gebraucht werden,** da sie in 10% zu schweren, evtl. **tödlichen pseudomembranösen Kolitiden** führen können (Lit. s.: B. MEYER, P. GEERING: Schweiz. med. Wschr. 108 [1978] 1787 bis 1790).

Weitere, weniger gebräuchliche Antibiotika

Bacitracin: Aus Kulturfiltraten von „Bacillus licheniformis", wird heute hauptsächlich noch lokal verwendet.

Nebenwirkungen: Wird oral praktisch nicht resorbiert und ist bei oraler Verabreichung in täglichen Dosen von 80000–120000 E deshalb harmlos. *Bei i.m. Verabreichung* muß man wegen seiner *stark nephrotoxischen Wirkung* sehr vorsichtig sein und den Urin und die Urinmengen laufend überwachen. Es kann vom 2. und 3. Tag an zu *tubulären Schädigungen* mit Rest-N-Anstieg, Albuminurie und Schädigung der Konzentrationsfähigkeit kommen, die am 7. Tag gewöhnlich einen Kulminationspunkt erreichen. Daher täglich Flüssigkeitszufuhr von mindestens 2,5 l, der Urin sollte dabei dauernd neutral oder alkalisch, *aber auf keinen Fall sauer sein* (zusätzliche Verabreichung von Natriumbikarbonat). Die Nierenschädigung kann sich im Verlaufe von 7–9 Wochen wieder langsam zurückbilden.

Indikationen: Haut- und Schleimhautinfekte, Pyodermien (Dermatologie, Ophthalmologie). Intern sollte es heute nicht mehr verwendet werden.

Kontraindikationen: Alle Patienten mit einer vorbestehenden Nierenschädigung.

Präparate: **Bacitracin**® [Pfizer], Trockenampullen zu 50000 E. **Bacitracin**® [Upjohn], Ampullen zu 2000 und 10000 E. Vorsicht!, s. oben. *Lokale Anwendung* als Salben, Tropfen und Puder. In Dtschl. **Bacitracin**® [Heidelberger Pharma].

Carbomycin

Aus Streptomyces halstedii, hat sich klinisch nicht durchzusetzen vermocht.

Clotrimazol (Bayer b 5097) **Canesten**® [Bayer]: Ein sehr *gutes lokales Mittel* gegen *Pilzinfektionen* (G.B. Roemer, K. Matz: Dtsch. med. Wschr. 97 [1972] 1878–1885). *Lokal*: Creme 1%ig, Lösung 1%ig, und Vaginal-Tabl. *Oral*: Dosierung etc. siehe unter „Moniliasis", S. 623.

Nebenerscheinungen und Toxizität sind gering, bei hohen Dosen kommt es vor allem zu Unverträglichkeiten von seiten des Magens mit Nausea und Erbrechen.

Kanamycin

Ein Antibiotikum (aus einer Streptomycesart), das dem Neomycin sehr nahe steht und wegen seiner Toxizität klinisch nicht mehr verwendet werden sollte.

5-Fluorocytosin

Zeigt eine deutliche Wirkung gegenüber verschiedenen *Pilzen*. (Siehe SCHOLER, H. J.: Chemotherapie von Mykosen innerer Organe. Schweiz. med. Wschr. 98, Nr. 16, [1968] 602–611).

Wirkungsmechanismus: Einbau in die RNS der Pilze ergibt fungistatischen Effekt. Beim Säuger dagegen ist Cytosin kein Metabolit, deshalb 5-Fluorocytosin auch kein Antimetabolit. Zeigt leider eine sehr rasche Resistenzentwicklung schon nach 36–48 Std.

Indikationen: Candidiasis, Cryptococcosis und Chromomycosis.

Nebenerscheinungen: Nausea, evtl. Erbrechen, Vorsicht bei *Leberaffektionen*, da es schon normalerweise zu SGOT- und SGPT-Anstieg führen kann. Sonst wird es bis zu 100–200 mg/kg/Tag verteilt auf 4 Tagesdosen auch bei bis zu 3-monatiger Verabreichung im allgemeinen gut toleriert. Gelegentliche Leuko- u. Thrombozytopenie.

Verabreichung und Dosierung: **Ancotil**® [Roche] Tbl. à 0,5 mg, tägl. 100–200 mg/kg KG verteilt auf 4 Dosen (Halbwertszeit 4–8 Std.). Bei Harnwegsinfekt 100 mg/kg. *10%ige Salbe* zur lokalen Anwendung.

Intrathekale Anwendung: 10 ml einer 1%igen Lösung zweimal pro Woche (da der Titer lange hoch bleibt), wird gut ertragen und ist bei Mykose-Meningitiden mit der oralen oder i.v. Verabreichung zu kombinieren.

Abschließende Angaben über klinischen Wirkungsbereich und Indikationsbereich stehen noch aus. Die besten Resultate ergeben sich (dort wo das Pp. noch p.o. eingenommen werden kann) in der *Kombination mit Amphotericin-B* (s. S. 620). [Persönliche Mitteilung von H. J. SCHOLER].

Nalidixinsäure

Analgetisch und antipyretisch wirksames Chemotherapeuticum. Es stellt einen *sehr großen Fortschritt für die Behandlung der infektiösen Pyelonephritiden dar*.

Bakteriologisches Spektrum: Gramnegative Erreger mit Ausnahme von Pyocyaneus (Pseudomonas aeroginosa).

Resistenzentwicklung: Eher rasch, sollte daher nur kombiniert verabreicht werden. Keine Kreuzresistenzen bekannt.

Resorptions- und Diffusionsverhältnisse: Wird aus dem Verdauungstrakt rasch resorbiert (max. Serumkonzentration nach 2 Std., Halbwertszeit 90 Min.). In Folge der starken Eiweißbindung sind therapeutisch ausreichende und wirksame Blut- und Gewebskonzentrationen nicht zuverlässig erreichbar. Elimination überwiegend durch den Urin. Maximum der Ausscheidung nach 3 bis 5 Std; infolge der raschen Ausscheidung ist ein Verabreichungsintervall von 6 Std. erforderlich.

Indikationen: Hauptindikationen sind Harnweginfektionen mit gramnegativen Erregern, Blaseninstillationen prophylaktisch oder bei Proteusinfektionen bei Patienten mit Dauerkatheter. Heute eines der wichtigsten oral verabreichbaren und mit andern Antibiotika kombinierbaren Chemotherapeutica bei Nierenaffektionen.

Nebenwirkungen: Meist harmlose Nebenerscheinungen wie Übelkeit, Brechreiz, Exantheme werden bei etwa 40% der Patienten beobachtet. Bei ihrem Auftreten ist das Absetzen des Medikamentes nicht nötig. Bisher ungeklärt sind in Einzelfällen beobachtete Reaktionen: Reversible Leukopenie, pathologische Leber- und Nierenfunktionsproben, Depressionen des Atemzentrums. Nalixidinsäure kann im Urin unter Umständen eine Pseudoglykosurie hervorrufen.

Kontraindikationen: Patienten mit Leberstörungen. Es wird empfohlen, das Präparat im ersten Drittel der Schwangerschaft sowie bei Neugeborenen der ersten 4 Lebenswochen nicht zu verabreichen.

Neomycin

Präparat: **Negram**® in Dtschl. **Nogram**® [Winthrop], Tabl. à 500 mg. Suspension à 60 mg/ml.
Dosierung: Beim *Erwachsenen* 4× 1 g tägl. p.o. in 5stündigen Intervallen für 10–14 Tage, dann evtl. 2 g täglich. *Kinder*: 60 mg/kg in 4 Einzeldosen.

Neomycin

Ein Antibiotikum aus Streptomyces fradiae. Wird nur noch zur Darmsterilisation bei Magen-Darm-Blutungen mit gleichzeitiger Leberschädigung (Zirrhose), ferner bei *Leberkoma* (Bekämpfung der Ammoniakbildung im Darm) und vor *Operationen* verwendet, da es praktisch oral nicht resorbiert wird. Parenteral ist es infolge seiner **Nebenwirkungen und Toxizität** auf den N. cochlearis und vestibularis, ferner durch seine nephrotoxische Wirkung (Nephrose mit evtl. Rest-N-Steigerung, Albuminurie) viel zu gefährlich und wird heute nur noch *lokal* (Haut, Darm, Konjunktiven) verwendet. Gekreuzte Resistenz zu *Kanamycin*.

Präparate: **Neomycin-sulfat**® [Upjohn], **Néomycine**® [Medial] Tabl. à 0,25 g, **Bykomycin**® [Byk-Gulden], **Myacyne**® [O. W. G.-Chemie] usw.

Indikation und Dosierung:

1. *Darmsterilisation*: 1 g *Neomycin* alle 4 Std., 6× vor der Operation. Tagesdosis nicht über 6 g. Im Handel: Tabl. zu 0,25 und 0,5 g.
2. *Darmsterilisation* zur Verhütung der evtl. lebensgefährlichen Ammoniakvergiftung bei *Leberkoma*, bei schweren *Darmblutungen*, bei *Zirrhosen* (Ösophagusvarizen): Hier genügen 4 g *Neomycin* tägl.
3. *Lokale Anwendung*: Für *Augen- und Hautinfekte* bei Resistenz gegen Staphylokokken, Proteus und Pyozyaneus.
4. *Cave i.m. Anwendung, da zu toxisch.*

Nitrofurantoin

Furadantin® [Boehringer, Pharmacia], **Furadoine**® [Oberval], **Fua Med**® [Med, Berlin], **Ituran**® [Promonta]. Ein Hydantoinderivat und kein Antibiotikum. Bewährt gegen *Kolibakterien bei Zystididen* sowie bei *Proteusinfektionen*. Nitrofurantoin wird schlecht vertragen und bewirkt Appetitlosigkeit, Nausea und Erbrechen. Es hat sich vor allem in der Kombination mit *Ampicillin, Sulfonamiden, Streptomycin* oder *Tetracyclinen* bei Harnwegsinfekten sehr gut bewährt. Soll nie allein, sondern nur in Kombination verabreicht werden.

Evtl. toxische Wirkungen: Bei chronischem Gebrauch (vor allem bei allzu hoher Dosierung, 200 mg tägl.) kann es zu einer gemischt sensorischen und motorischen **Polyneuritis** kommen. Bei Auftreten von Parästhesien sofort abbrechen! Häufiger ist *Drugfever*, selten sind allergische *Lungeninfiltrate* und *Pleuritis*. Vorsicht bei Niereninsuffizienz (hoher Blutspiegel!).

Dosierung: Tabl. à 50 mg. Für kurze Dauer 200–300 mg tägl. Für langdauernde Therapie genügen in Kombination tägl. 100 mg. Bei Auftreten von Polyneuritis (Sehnen-Reflexe bei chron. Verabreichung kontrollieren; nach Parästhesien fragen) sofort absetzen.

Novobiocin

Aus Streptomyces niveus mit saurem Charakter. Handelspräparate: **Albamycin®**, [Upjohn], **Cathomycin®** [Merck-Sharp] und **Inamycin®** [Hoechst].

Bakterielles Spektrum: Wirksam vor allem gegen grampositive, wenig gegen gramnegative Bakterien mit Ausnahme von Proteus. Bedeutung hat es vor allem durch seine deutliche Wirkung gegen *Staphylococcus aureus* erlangt. Zufolge seines billigen Preises ist es bei Staphylokokkeninfekten in der Praxis und im Krankenhaus den teuren halbsynthetischen Penicillin-Derivaten oft vorzuziehen.

Resistenzentwicklung: Diese tritt gerade bei Staphylokokkeninfekten der Harnwege relativ rasch auf, und *Novobiocin darf deshalb nur in Kombination mit anderen Mitteln (Tetracycline, Ampizillin, Oleandomycin, Streptomycin, Erythromycin)* verwendet werden. Keine gekreuzte Resistenz.

Diffusion: p.o. wird es rasch resorbiert und diffundiert gut in das Pleuraexsudat und Aszitesexsudat, doch *praktisch nicht in den Liquor*. Gute Konzentrationen auch in der Galle sowie im Stuhl und Urin.

Nebenwirkungen und Toxizität: Zeigt relativ eine sehr geringe Toxizität. Bei Verabreichungen von bis zu 1 Woche und länger kann es häufig zu Urtikaria oder zu Exanthemen führen. Gelegentlich tritt ein gelbes Pigment im Serum auf, das aber ohne Bedeutung ist. In verschiedenen Fällen wurde eine Eosinophilie und leider auch *Leukopenie* beobachtet, *so daß bei längerer Verabreichung unbedingt regelmäßige Leukozytenkontrollen und Differenzierungen durchgeführt werden sollten*. Die heutigen gereinigten Präparate zeigen keine nephrotoxische Wirkung mehr.

Dosierung: Erwachsene: 1–2 g, z.B. 500 mg alle 12 Std. oder in schweren Fällen alle 6 Std. Nach Besserung des Infektes evtl. während einiger Tage mit 1 g weiterfahren. Kinder: 15–30 mg/kg tägl. Bei schweren Infekten 30–45 mg/kg tägl.

Indikationen: **Hauptindikationen sind Staphylokokkeninfekte**, z.B. bei Grippepneumonien, Staphylokokkensepsis usw. Vor allem auch durch seine potenzierende Wirkung in Kombination mit *Tetracyclinpräparaten, Ampicillin, Erythromycin* und *Sulfonamiden*. Ferner gewisse empfindliche Proteus-Urininfekte. Sinnlos bei Koli, Salmonellen. Pseudomonas s.o.

Nystatin

Aus Streptomyces noursei, das zahlreiche Pilzarten und Hefen in ihrem Wachstum hemmt. Wird speziell gegen Moniliasis verwendet.

Präparate: **Mycostatin®** [Squibb], **Moronal®** [Heyden].

Dosierung: 3× 1–2 Dragées tägl., 1 Dragée = 500 000 E, Näheres siehe im Kapitel Pilzinfektionen, Seite 623.

Paromomycin

(**Humatin®** [P.D.]). Aus einem Streptomyces-Stamm gewonnenes Breitspektrum, das sich vor allem bei Darminfekten zu bewähren scheint, da es nur sehr wenig resorbiert wird.

Dosierung: 2 g p.o. tägl.

Indikationen: Akute und chronische Enteritiden, Dauerausscheider von Salmonellen und Shigellen.

Paromomycin

Polymyxin B

Ursprünglich aus Bacillus polymyxa gewonnen.

Bakteriologisches Spektrum: Nur indiziert bei *Pyozyaneusinfekten* (z. B. *Pseudomonas aeruginosa*), wo es lebensrettend wirken kann. Bei anderen gramnegativen Erregern ebenfalls eine gute Wirkung. Es sollte aber wegen seiner Neuro- und Nephrotoxizität nur ausnahmsweise verwendet und dann besser mit anderen Mitteln, wie *Ampicillin, Tetracyclinen* usw., kombiniert werden. Eignet sich auch bei *Leberkoma* zur Darmsterilisation.

Diffusion: Parenteral verabreicht rasche Resorption, gute Ausscheidung im Urin. Oral wird *Polymyxin nicht resorbiert*. Praktisch zeigt es keine Diffusion in den Liquor, muß deshalb nötigenfalls i.l. (Pyozyaneus-Meningitis) injiziert werden.

Nebenwirkungen und Toxizität: Heute darf nur noch das *Polymyxin B* verwendet werden, da die anderen (A, C–D) noch toxischer sind. *Wirkt neurotoxisch*, sollte deshalb nie länger als 2–3 Tage verabreicht werden (Parästhesien, Schwindel. Ataxie usw.). Daneben *stark nephrotoxisch*: Albuminurie und evtl. Tubulusschädigung. Die Hauptgefahr besteht bei Patienten mit gestörter Nierenfunktion, da hier der Blutspiegel zu hoch ansteigt. Jene Untersuchungen haben gezeigt, daß es mit einer gewissen Sicherheit bei Nierengesunden gegeben werden darf, wenn man die Dosis nicht über 2,5 mg/kg und Tag steigert.

Kontraindikationen: Für alle Patienten mit *gestörter Nierenfunktion*, außer wenn das Medikament hier evtl. lebensrettend wirken kann. Dann gibt man es besser nur für kürzere Zeit, 2 oder 3 Injektionen, und setzt darauf die Therapie ganz ab.

Präparate: **Polymyxin-B-Sulfat** [Pfizer], **Aerosporin**® [Burroughs Wellcome Ltd.], **Polymyxin-B-Novo**®.

Dosierung:

a) *per os:*

Erwachsener: 400–500 mg/die, auf 3–4 Dosen verteilt.

Säugling: 50 mg/die, auf 3–4 Dosen verteilt.

Da *Polymyxin*, per os gegeben, nicht resorbiert wird, eignet es sich in dieser Applikationsform nur zur Behandlung enteraler Infekte.

b) *intramuskulär:*

1,5–2,5 mg/kg/die auf 3–4 Injektionen verteilt. Der wirksame Blutspiegel wird in 30 Min. erreicht, der maximale Blutspiegel nach 2 Stunden. Die Injektion ist schmerzhaft und soll zusammen mit *Procain* verabreicht werden.

c) *intravenös:*

Dosis: 200 mg/die, in 2000 ml phys. NaCl-Lösung.

d) *intralumbal:*

1–5 mg/die, je nach Alter (siehe Pyozyaneusmeningitis). Man benützt dazu eine Lösung von 0,5 mg *Polymyxin*-B/ml.

e) *Lokal:* 0,1 bis 1%ige Lösung. Tagesdosis maximal 20 mg. Die Salben enthalten in 1 g: 2 mg.

Besonders zu beachten: I.m. und i.l. *nur bei schwersten Pyozyaneusinfekten* und nicht länger als 3–5 Tage, am besten in Kombination mit einem *Tetracyclinpräparat*.

Pristinamycin

Gehört mit Staphylomycin und Mithramycin zur Peptolidgruppe (zyklische Polypeptide, die aus „Streptomyces pristinae spiralis" gewonnen werden und deren zwei Einzelkomponenten synergistisch wirken).

Bakteriologisches Spektrum: Vorwiegend grampositive Kokken, deutliche Wirkung aber auch auf die gramnegativen Gonokokken. In geringen Konzentrationen bakteriostatisch, in höheren bakterizid. Sehr **gute Wirkung auf Staphylokokken**!

Resistenzentwicklung: Deutlich langsamer als bei Erythromycin. Kreuzresistenz besteht gegen die Peptolid-Antibiotika, ferner mit Staphylomycin, sowie partiell mit Erythromycin und Oleandomycin.

Diffusionsverhältnisse: Bei täglichen fraktionierten oralen Dosen im therapeutischen Bereich werden stets Serumkonzentrationen erreicht, welche für Staphylokokken genügen. Da jedoch nur 10% des Präparates im *Urin* ausgeschieden werden, bestehen ungenügende Urinkonzentrationen. Keine Diffusion in den *Liquor*!

Verabreichungsart: Nur peroral! Dies ist bei schweren Sepsisfällen leider ein großer Nachteil, evtl. Verabreichung durch liegende **Nasen-Sonde**!

Indikationen: Schwere *Staphylokokkeninfektionen* (Sepsis, Endokarditis, Enterocolitis, Osteomyelitis, besonders bei Resistenz gegen andere Antibiotika). Relative Indikationen sind Enterokokkeninfektionen, Pertussis und Gonorrhöe. Bei der letzteren kann man, da das Pp. gegen Spirochaeta pallida unwirksam ist, die Gefahr einer „nur anbehandelten" Syphilis vermeiden.

Nebenwirkungen: Sehr gute Verträglichkeit *peroral*, insbesondere keine Zerstörung der Darmflora beobachtet. Intestinale Symptome (Nausea, Erbrechen, Durchfälle) und Exantheme bei ungefähr 10% der Patienten.

Präparat: **Pyostacine**® [Specia], Tabl. à 250 mg. *Dosierung*: Bei *Erwachsenen* 2–3 g/die p.o., auf 3–4 Tage verteilt; in schweren Staphylokokkenfällen: bis 4 g/die. Bei *Kindern*: 50–100 mg/kg.

Rifamycin, Rifampicin, siehe Tuberkulostatika S. 698.

Ristocetin

Mischung von *Ristocetin A* und *B*, die aus „*Nocardia lurida*" gewonnen wurde. Auch dieses Mittel hat sich gegen resistente Staphylokokken- und Enterokokkeninfektionen als wertvoll erwiesen, ist heute aber durch die neuen halbsynthetischen penicillinaseresistenten Penicilline überholt. Es kann nur als Infusion i.v. verabreicht werden und führt gerne zu Thrombophlebitiden. *Eine Resistenzentwicklung konnte bisher nicht beobachtet werden.*

Nebenerscheinungen und toxische Wirkungen: Bis jetzt wurden neben der erwähnten, durch lokale Reizerscheinungen bedingten Phlebitis vor allem Eosinophilien und als ernstere Komplikationen *Thrombopenien, Leuko- und Neutropenien* (PESTEL: Presse méd. 68 [1960] 109) 6 von 80 behandelten Fällen) beobachtet (Lit. siehe auch WEBER: J. Amer. med. Ass. 168 [1958] 1346). Die Leukozyten sollten also immer täglich kontrolliert werden. Die Leukopenie tritt in den mitgeteilten Fällen 15 Tage nach Beginn der Behandlung mit 42 bzw. 44 g *Ristocetin* allmählich in Erscheinung und normalisiert sich nur langsam. Dabei kommt es zu Durchfällen und evtl. allergischen Erscheinungen wie Drug-fever und Exanthem. Die hämatologischen Komplikationen scheinen sehr von der Dosis abzuhängen und vor allem wieder vom Blutspiegel, der hier bei nierengeschädigten Patienten evtl. viel zu hoch ansteigt. Daneben kommen auch Nieren- und Akustikusschäden vor.

Spiramycin

Kombinierte Anwendung: Es empfiehlt sich nach den bisher vorliegenden Erfahrungen, das *Ristocetin* mit dem *Erythromycin* zu kombinieren.

Indikationen: **Resistente Staphylokokken- und Enterokokken-Infekte.**

Dosierung: Ampullen mit lyophilisierter Lösung von **Spontin**® [Abbott] zu 0,5 g. Die Dosierung hängt von der Schwere der Infektion ab. Nach PESTEL gibt man bei Pneumokokken- und Streptokokkeninfekten 25 mg/kg tägl., bei Staphylokokken 25–50 mg/kg pro die und bei Endokarditis mit resistenten Erregern oder bei Mischinfektionen evtl. sogar bis zu 75 mg/kg pro die. Es ist vorteilhaft, die Tagesdosis auf 2–3 Infusionen im Abstand von 8–12 Std. zu verteilen. Praktisch ist eine i.v. Infusion mit 5%iger Glukose-Lösung mit 0,5 g **Spontin**® pro 500 ml zu empfehlen. Infusionsgeschwindigkeit 2 ml/min. Sterile Lösungen sind im Kühlschrank bis zu 1 Monat haltbar. Nach Ansprechen soll die Dosis auf 25 mg/kg pro die reduziert werden.

Spectinomycin

Ein aus *Streptomyces spectabilis* isoliertes Antibiotikum, für das sich 95% der *Gonokokken* als empfindlich erwiesen haben. Sein großer Vorteil liegt in der Möglichkeit der Behandlung mit einer einmaligen Injektion. Für andere Infekte hat es keine Bedeutung. Vorläufig ist es wesentlich teurer als das Penicillin. Bis jetzt sind keine toxischen Nebenerscheinungen beobachtet worden. Als Nebenerscheinung wurde gelegentlich Urtikaria beobachtet.

Spectinomycin (**Stanilo**®, **Trobicin**®): Bei *Gonorrhoe* verabreicht man bei Männern 3 g i.m., bei Frauen 4 g als einmalige Injektion. Näheres siehe Gonorrhoe-Kapitel S. 643).

Spiramycin

Ein oral und rektal gut resorbierbares und klinisch gut wirksames Antibiotikum aus „Streptomyces ambofaciens", mit *deutlichem Effekt gegen grampositive Erreger und auch gegen Amöben.* Ein weiterer Vorteil liegt darin, daß die Darmflora nicht vernichtet wird. Hervorzuheben ist auch seine gute Verträglichkeit. *Es ist bisher im deutschen Sprachgebiet zu wenig beachtet worden und ist vor allem bei erworbener Resistenz gegen andere Antibiotika wertvoll.* Ferner sehr gut zur Abschirmung bei chronischen Infekten und zur Kombinationsbehandlung. Es entspricht in seiner Wirkung ungefähr dem *Erythromycin*. *Gekreuzte Resistenz* mit *Erythromycin* und *Oleandomycin*.

Nebenerscheinungen und Toxizität: Sie sind sehr gering, gelegentlich Nausea und Durchfälle, evtl. Drug-fever und Exanthem.

Präparate: **Rovamycine**® [Specia] Tabl. zu 0,25 g und **Selectomycin**® [Grünenthal], Kapseln zu 0,25 und Tabl. zu 0,1 g.

Dosierung: Beim Erwachsenen 2–3 g tägl. p.o. in 3–4 Einzeldosen. Kinder 50–100 mg/kg.

Staphylomycin

Ein im Jahre 1954 aus einem der Streptomyces virginiae verwandten Streptomycesstamm isoliertes Antibiotikum. Das Wirkungsspektrum kann mit demjenigen des *Erythromycins* verglichen werden und umfaßt die grampositiven Erreger. Hauptvorteil des *Staphylomycins* ist seine **Wirksamkeit gegen Staphylokokken,** die gegenüber andern Antibiotika resistent sind. Die Resorption durch den Magen-Darm-Trakt ist gut. Die Ausscheidung erfolgt hauptsächlich durch die Galle und den Urin. Die Verträglichkeit ist ausgesprochen gut, was für gewisse Autoren ein Vorteil gegenüber anderen Antibiotika wie *Vancomycin* und *Ristocetin* sein soll. Es besteht sehr wahrscheinlich eine gekreuzte Resistenz mit dem *Pristinamycin*, das übrigens einen fast identischen Indikationsbereich hat wie *Staphylomycin*.

Indikationen: Infektionen durch grampositive Erreger, besonders aber durch gegenüber anderen Antibiotika resistente Staphylokokken: Staphylokokkensepsis, Staphylokokkenenteritis (bes. nach Antibiotikatherapie), Staphylokokkenpneumonie, Osteomyelitis, usw. Es ist evtl. auch bei *Methicillin*-Resistenz noch wirksam (2 eigene Fälle).

Anwendung und Dosierung: **Staphylomycin**® [R.I.T.]. Beim Erwachsenen 2,0 g tägl. als Anfangsdosis. Sobald eine merkliche Besserung eintritt, Übergang auf eine Erhaltungsdosis von 1,0 g tägl. Bei Kindern Anfangsdosis 50 mg/kg pro Tag, dann Übergang auf die Erhaltungsdosis von 25 mg/kg pro Tag. Dragées zu 250 mg. Außerdem gibt es *Staphylomycin*-Puder und -Salbe sowie „pro instillatione" zur lokalen Applikation. Kann leider nicht parenteral verabreicht werden.

Tyrothricin

Aus Bacillus-brevis-Filtraten hergestellt. Es enthält 2 verschiedene Polypeptide: *Gramicidin* (ca. 20%), das mehr auf grampositive, und *Tyrocidin* (ca. 80%), das mehr auf gramnegative Bakterien wirkt. *Es soll nur für oberflächliche Behandlung angewandt werden.*

Parenteral wirkt es stark toxisch und hämolytisch und darf deshalb *nie parenteral* verabreicht werden.

Hauptindikation: Oberflächentherapie als höchstens 0,5‰ Lösung zur eventuellen Blasenspülung oder als Salben (z. B. **Tyrosolvin**® 0,25 mg/g Salbe) in der Ophthalmologie, Otologie und Dermatologie.

Vancomycin

(**Vancocin**® [Lilly], in Dtschl. **Vancomycin**®). Ein aus „*Streptomyces orientalis*" gewonnenes Antibiotikum, das nicht nur eine bakteriostatische, sondern direkt bakterizide Wirkung gegen Staphylokokken entfaltet. Im Vergleich zu allen übrigen Antibiotika bisher einzigartig ist das völlige Fehlen einer Resistenzentwicklung der Staphylokokken, was es neben den halbsynthetischen penicillinase-resistenten *Penicillinen* zu einem wertvollen Mittel im Kampfe gegen schwere Staphylokokkeninfekte macht. Aus dem gleichen Grunde ist auch eine gekreuzte Resistenz nicht bekannt. Ein Nachteil ist der hohe Preis.

Diffusion: *Vancomycin* diffundiert gut in die serösen Höhlen, doch schlecht in die Meningen, bei entzündeten Meningen ist die Diffusion aber besser. In der Galle, im Stuhl und Urin kommt es ebenfalls zu sehr wirksamen Konzentrationen.

Nebenwirkungen und Toxizität: Evtl. lokale Reizerscheinungen von seiten der Vene, gelegentlich kommt es zu Urtikaria, Drug-fever und Exanthemen, häufig zu Nausea

Vancomycin

Als toxische Nebenerscheinungen kann es zu **Akustikusschädigungen** führen (1 Fall unter 18 behandelten Fällen). Die Hauptgefahr hierfür besteht bei gestörter Nierenfunktion, da der Blutspiegel dann zu hoch ansteigt.

Indikationen: Schwere Staphylokokkeninfektionen, z. B. Sepsis. So berichten GERACI und HEILMAN (Proc. Mayo Clin. 31 [1956] 654) aus der Mayo Clinic über 18 Staphylokokken-Endokarditisfälle mit 12 geheilten Patienten! KIRBY (Antibiot. Ann. 1957/57, 107) konnte von 33 Staphylokokkensepsis-Fällen 20 zur Heilung bringen, obschon sie zum Teil erst in desperatem Zustand zur Behandlung kamen. Selbst konnten wir ein **Staphylokokkenempyem,** dessen Erreger auf die vorherigen Spülungen und i.pl. Applikationen von anderen Antibiotika im Ausstrich nicht verschwanden, durch die zweimalige Injektion von je 500 mg im Abstand von 4 Tagen zur Ausheilung bringen! – Heute ist es vor allem noch wertvoll für die seltene, aber doch schon vorkommende *Resistenz von Staphylokokken gegen die penicillinaseresistenten Penicilline*! Ferner zur Instillationsbehandlung solcher Empyemfälle.

Dosierung: 0,5 g alle (6–8) Std., d. h. total 2 g pro Tag als 2–4malige Infusion von je 20–30 Min. Dauer und mit $^1/_2$ g in 200 ml 5%iger Glukose. Bei Kindern total 40 mg/kg tägl. in 10 ml. Trockenampullen zu 500 mg im Handel. Bei Empyemen 0,5–1 g tägl. intrapleural injizieren.

Viomycin: Siehe Tuberkulostatika, Seite 702. Cave, **stark nephrotoxisch!**

Infektionskrankheiten

In diesem Kapitel werden nur diejenigen bakteriell oder durch ein Virus bedingten Erkrankungen besprochen, die nicht schon in den einzelnen Abschnitten, d. h. bei Besprechung von Lungen, Herz, Leber und Nieren, aufgeführt sind. Die Behandlung jeder Infektionskrankheit gliedert sich in:

1. *Eine wenn möglich spezifische Behandlung*, d. h. in eine gegen die Erreger selbst chemotherapeutisch gerichtete Behandlung oder die evtl. mögliche *Immunotherapie* (z. B. Diphtherie).
2. *Eine allgemeine, d.h symptomatische Behandlung*, die sich gegen das Fieber und die evtl. Organsymptome richtet und die auch eine Hebung der allgemeinen Abwehrkräfte zum Ziele hat.

Prophylaxe bei Tropen-Reisen

Impfungen unbedingt durchführen (s. u.). Kein ungekochtes Wasser trinken, außer verschlossenes Mineralwasser. Keine gewaschenen, d. h. *nur schälbare Früchte; kein Salat!* Große *Vorsicht mit Eis* (oft gefrorenes Flußwasser!), das Hepatitis und Amöben übertragen kann. Das gleiche gilt für Gefrorenes (Glace). Hier nur die versiegelten, konfektionierten Fabrikpackungen verwenden. *Zähne* nur mit Mineralwasser oder evtl. mit Wein putzen (gilt schon südlich von Rom). Große Reinlichkeit und sorgfältige Körperpflege. *Vorsicht auch bei kleinen Verletzungen*; sorgfältig desinfizieren und mit Schnellverband abdecken. Sofern Sie sich infizieren, sofort *Ampicillin*. Sehr wesentlich ist eine gezielt zusammengestellte **Reise-Apotheke** (s. u.).

Gutes Schuhwerk **(Schlangen)**, Plastikstrandschuhe oder Gummipantoffeln (**Botriocephalus** am Süßwasser). **Sexuelle Kontakte:** Sehr gefährlich, da Lues, Go u. a. venerische Krankheiten bei einheimischer Bevölkerung (inkl. Hepatitis B) sehr verbreitet und virulenter sind. Sofern trotzdem das Risiko eingegangen wird, dann nur mit **Kondom** und nachträglicher Chemoprophylaxe (s. dort). *Lepraprophylaxe*: Tempel etc. nie barfuß betreten (Nylonsocken), keine Tätovierungen vornehmen lassen (Inokulation).

Reise-Apotheke für die Tropen

Schwere Durchfälle ohne Fieber: **Reasec**® [Cilag] 1 OP, S. 3 × 2 Tabl. tägl. für ein paar Tage oder **Carbenthren**® [Ciba-Geigy] 1 OP, S. 2 × tägl. 2–3 Tabl. Wenn keine Wirkung, dann **Bactrim**® [Roche], 1 OP, S. 1. Tag Initialstoßdosis von 4 Tabl., dann weiter 2 × 2 Tabl.

Gegen schwere fieberhafte **Enteritis** und **Salmonellosen** und Dysenterie: *Thioamphenicol* (**Urfamycin**®) 2 OP à 12 Kaps. à 250 mg, S. 1. Tag 3× 2 Kaps., dann 4× 1 Kaps.

Gegen Amöben: *Metronidazol* (**Clont**®, **Flagyl**®) Tabl. à 500 und 250 mg, S. 10 Tage lang tägl. 2400 mg, dann $^1/_2$ Dosis.

Zur **Choleraprophylaxe** in endemischen Gebieten: **Minocin**® 2 OP, S. 2× 1 Tabl. tägl. Sehr wesentlich da Impfung ungenügender Schutz, s. dort (S. 630).

Malariaprophylaxe: (Näheres siehe S. 608!)

a) *Afrika und Vorderer Orient:* Chloroquin oder *Amodiaquin,* **Nivaquine**® [Specia] C Tabl. à 100 mg, S. tägl. 1 Tabl. (Sonntag keine) vom Vortag der Abreise an bis und mit 4 Wochen nach Rückkehr.

b) *Südostasien und tropisches Südamerika:* **Fansidar**® [Roche] Tabl. à 500 mg **Sulfadoxin** + 25 mg *Pyrimethamin.* S. 2 Tabl. 1 Tag vor der Abreise, dann 2 Tabl. alle 14 Tage und 14 Tage nach Rückkehr.

Schlafkrankheit-Prophylaxe: Nur für *Zentralafrika* in den mit dem Trypanosoma verseuchten Gebieten nötig. *Suramin* (**Germanin**®, **Bayer 205**®, **Moranyl**® [Specia]. Vor Abreise 1 g einnehmen, Schutzwirkung dauert 3 Monate, dann evtl. Wiederholung.

Chagas Krankheit (Südamerika)-**Prophylaxe:** Vor Abreise 0,2 g *Pentamidin* (**Lomidin**® [Specia]) i. m.; gibt einen Schutz für 6 Monate.

Gegen Insekten: Mücken-Netze, **Kik**®-[Geigy]-Spray und flüssig oder **No-Pic**® [Kaloderma], **Neocid**®-Spray [Geigy].

Lungenentzündungen, Infizierte Wunden: *Ampicillin* (**Amblesin**®, **Binotal**®, **Penbritin**®) 2 OP, S. bis zur Entfieberung 3 × 4 Tabl. a 250 mg, dann 4 × 1 Tabl. weiter.

Für Hautverletzungen: *Desinfektionsmittel* (z. B. **Merfen**®), *Verbandmaterial. Schere, Pinzette.*

Weitere Mittel: *Schlafmittel* (1 OP **Valium**® à 10 mg, **Temesta**® à 2,5 mg, **Mogadon**® etc.)
Schmerzmittel (**Treupel**®, **Baralgin**®)
Abführmittel
Sonnenschutzmittel
Sonnenbrille (dazu evtl. Reservebrille für Brillenträger!)
Evtl. Reserve-Zahnprothese.

Evtl. eigene nötige Pharmaka: Hypertonie-, Herz-Mittel etc. in den Tropen oft nicht erhältlich. *Alcacyl* Tbl., *Bactrim, Sandosten-Calcium* Tbl., *Itinerol* oder *Marzin* (Reisekrankheit), *Lyspafen* (Durchfälle) und *Intosan-Gel. Kondome* (s. o.).

Impfungen für die Tropen

a) *Pockenimpfung* (s. dort), wahrscheinlich in Zukunft unnötig. Für *Abessinien, Nepal* und *Pakistan* vielleicht noch zu empfehlen, da in abgelegenen Orten noch sporadische Fälle auftreten könnten (s. P.-Kap.).

b) *Gelbfieber:* 10 Jahre wirksam vom 10. Tage nach der Impfung an (Afrika, Süd- u. Zentralamerika).

c) *Cholera:* Schützt nicht vollkommen, deshalb + Minocin-Prophylaxe, s. o.

d) *Gammaglobulin*-Injektionen gegen *Hepatitis A.:* 10 ml i. m., sollte nach 3 Wochen wiederholt werden. Ampulle mitnehmen. Gilt nicht nur für Tropen, sondern auch für Mittelmeer und Vorderasien (s. bei Hepatitis).

e) Impfung passive gegen *Hepatitis-B* mit Hyperimmunglobulin (HB$_s$-AK), siehe S. 329.

f) *Polio-Impfung*: Falls lange zurückliegend (7 Jahre und mehr), wiederholen mit oralem Impfstoff, da z.B. in Afrika noch endemisch.

g) *Tetanus*: Für alle Länder, „Injection de rapel".

Allgemeine therapeutische Verhaltensregeln bei infektiösen Erkrankungen

1. **Isolierung:** Aufklärung der Angehörigen über die evtl. Ansteckungsmöglichkeiten (z.B. Angina oder Grippe). Einzelzimmer, separates Geschirr, das z.B. getrennt vom übrigen Familiengeschirr im Badezimmer oder im Zimmer des Patienten gewaschen wird. Mund-Nasenschutz (evtl. improvisiert mit Handtuch).

2. **Unbedingte Bettruhe** *während der fieberhaften Phase* und wenn möglich 1 bis 2 Tage länger bei schwereren Erkrankungen. Ausnahmen sind ältere Leute; hier ist es bei leichteren Erkrankungen evtl. besser, die Patienten früh wieder aufstehen zu lassen oder von Anfang an eine sitzende Stellung (Sofa, Stuhl usw.) zu gestatten, solange keine hohen Temperaturen vorliegen.

3. **Lagerung des Patienten:** Bei allen Erkrankungen der Luftwege: Hochlagerung des Oberkörpers, d.h. in halbsitzender Stellung. Mit Vorteil spannt man ein doppelt zusammengelegtes Leintuch quer über das Bett, das man mit Sicherheitsnadeln festmacht und auf diese Weise auch besser anspannen kann. Damit erübrigt sich ferner das allzu häufige Wechseln der Leintücher. Bei Schwerkranken sind Gummiringe, Wasserkissen usw. nicht zu vergessen.

4. **Körperpflege:** Wichtig sind tägliche Abwaschungen des ganzen Körpers, wenn der Patient diese Hygiene nicht mehr selbst besorgen kann, um Wundliegen und Hautinfekte zu vermeiden. Sie heben auch das Allgemeinbefinden des Patienten. Selbstverständlich ist ferner bei starken Schweißen der häufige Wechsel der Wäsche, der Leintücher und das Abfrottieren des durchnäßten Patienten.

   Mundpflege: Bei Schwerkranken ist vor allem der Bekämpfung des *Soors* durch tägliches Auswaschen des Mundes mit 10%iger Borax-Glyzerinlösung, Gurgeln mit Eibischlösung, Salbeitee, **Odol**®, besondere Beachtung zu schenken. *Gefährdet sind vor allem Patienten, die unter hohen Cortisondosen oder einer intensiven Chemotherapie stehen!* Sehr günstig auch **Gumox**® [Astra], Solubletten für Mundbad.

   Gesäß: Besondere Beachtung muß das Pflegepersonal der Haut und Analgegend nach der Defäkation widmen (kalte Abwaschung, sorgfältiges Trocknen, evtl. mit Föhn, und sorgfältiges Einpudern). Tägliche Abwaschungen der Haut der Gesäßgegend mit Franzbranntwein usw. und sorgfältige Lagerung vermögen oft die Entwicklung eines Dekubitus zu verhüten.

5. **Verhalten gegenüber dem Fieber:** Das Fieber ist eine Abwehrmaßnahme des Körpers, die nur dann bekämpft werden sollte, wenn es allzu hoch ansteigt und so evtl. für den Kreislauf oder die Gehirnzellen (42°) gefährlich wird, oder wenn der Patient

dadurch dauernd sehr mitgenommen wird. Temperaturen über 40,5° können für den Organismus evtl. schädlich werden, und in solchen Fällen sollte man eingreifen. Ausgesprochene Hyperthermien können z. B. bei *Grippe, Malaria, Typhus, Dysenterie* usw. vorkommen. Oft genügen in solchen Fällen die folgenden einfachen Maßnahmen:

Waden- oder Beinwickel: Körpertemperatur vor- und nachher kontrollieren. Temperatur des Wassers nicht über 15°, Umschläge alle 2–3 Min. wechseln und so lange weiterfahren, bis die Hyperpyrexie auf ca. 38,5° abgefallen ist. Diese Maßnahmen haben auch bei Patienten mit getrübtem Sensorium eine sehr günstige Wirkung.

Abreibungen mit Essigwasser (1 Eßlöffel pro 1 l H₂O): Temp. 20–25°. Abwaschungen des ganzen Körpers erfrischen den Patienten und wirken günstig auf die Vasomotoren.

Leichte Ganzpackungen: Wirken für kurze Zeit, 10–15 Min. angewendet, temperatursenkend und anregend auf Kreislauf und Atmung. Über längere Zeit angewandt, 1–2 Std., führen sie zu einer Wärmestauung und können für Schwitzkuren benützt werden. Man hüllt den ganzen Körper des Patienten bis zum Hals in ein mit lauwarmem Wasser benetztes Leintuch, das man vorerst über ein Wolltuch gebreitet hat, und läßt nur Arme und Kopf frei. Der Patient bleibt zugedeckt für 10–15–30 Min. in dieser Packung. Will man die Packung als Schwitzprozedur verwenden, so beläßt man ihn 2 Std. darin und frottiert nachher den ganzen Körper mit vorgewärmten trockenen Tüchern tüchtig ab.

Brustwickel: Gleiche Prozedur, wobei man aber die Packung rund um den Thorax appliziert und je nach der beabsichtigten Wirkung für 15 Min. oder 1¹/₂–2 Std. beläßt.

Schwitzkuren: Bei gewöhnlichen Erkältungen, vor allem bei banalen Pharyngo-Tracheobronchitiden, ein gutes altes Volksmittel. Vielleicht gelingt es dadurch manchmal, den Ausbruch einer Erkrankung zu verhindern. Am harmlosesten ist wohl hierfür die Kombination von Salizylpräparaten wie *Acidum acetylosalicylicum* oder *Calcium acetylosalicylicum* 0,5–1,0 g zusammen mit der Einnahme von einem Liter heißem Lindenblüten- oder Pfefferminztee. Nachher völliges Zudecken mit warmen Decken oder Daunenkissen, wobei darauf zu achten ist, daß auch die Hände unbedingt unter die Decke gehören. Anschließend kräftiges Abfrottieren mit vorgewärmten trockenen Frottiertüchern. *Kontraindiziert sind aber diese Schwitzkuren bei allen Erkrankungen, die zu einem Vasomotorenkollaps neigen* (Typhus, toxische Grippe usw.), oder bei Patienten in einem sehr schweren Allgemeinzustand oder mit schlechtem Herzen.

Antipyretika: Sind im allgemeinen nur dann indiziert, wenn man bei schweren Hyperpyrexien mit den physikalischen Maßnahmen (Wickel, Packungen) nicht zum Ziele kommt, oder wenn durch langdauerndes hohes Fieber der Allgemeinzustand des Patienten allzu schwer mitgenommen wird. Am harmlosesten sind noch kleine Dosen Salizyl, z. B. *Calcium acetylosalicylicum* 0,5 g, oder ein anderes Derivat, d. h. 1 Tabl., die man in einem Glas Wasser auflöst und nur schluckweise trinken läßt, wenn das Fieber steigt. Durch die verzettelte Einnahme kann man allzu brüske Schweißausbrüche und Temperaturstürze vermeiden. Treten abendlich hohe Temperaturen auf, die den Schlaf des Patienten stören (vor allem bei Kindern wichtig!), so gibt man abends ein **Treupel-Suppositorium**® [Treupha und

Homburg](= Phenacetin 0,5 + Acid. acetylosalicylicum 0,25 + Codein. phosphoric. 0,02) zu 1 g für Erwachsene, für Kinder die kleineren Suppositorien mit $^1/_4$ dieser Dosierung. In schweren Fällen darf man ruhig evtl. gegen und nach Mitternacht nochmals 1 Suppositorium verabreichen. Für Kleinkinder, 1–2 Jahre, ist das *Phenacetin* besser nicht zu verwenden (Zyanose,) und hier eignen sich *Salizyl*-Kindersuppositorien (z. B. **Alcacyl**® [Wander] 0,125 g), als Beruhigungsmittel kleine Dosen *Phenobarbital* (**Luminaletten**®).

6. **Schlafmittel**: In zahlreichen Fällen kann man sie durch Bekämpfung des Fiebers (**Treupel**®) oder der Schmerzen umgehen, doch kann man vielfach gerade durch die kombinierte Anwendung von Analgetika und Schlafmitteln einen besseren Effekt erzielen: **Valium**®, **Mogadon**® (**Mogadan**®), genügen meistens, Barbiturate nur selten nötig.

7. **Analgetika**: In leichten Fällen genügt häufig das oben erwähnte **Treupel**® in Form von Tabl. oder Suppositorien (zu 0,25 g für Kinder und 1 g für Erwachsene). In schweren Fällen das *Novaminsulfon* (**Novalgin**® [Hoechst]), ein sehr gutes Mittel. Nur wenn man mit diesen Mitteln nicht zum Ziele kommt, soll man zu den *Morphiumderivaten* (z. B. **Dilaudid**®, **Eukodal**® usw.) oder synthetischen Ersatzmitteln, z. B. *Pethidinum hydrochloric.*, **Dolantin**®, **Dolosal**® usw., greifen, doch muß man sich hier immer bewußt sein, daß man diese Präparate, um keine Suchtgefahr heraufzubeschwören, nie über längere Zeit geben sollte.

8. **Ernährung**: Im allgemeinen haben fieberhafte Patienten keinen großen Hunger und verlangen von sich aus nach einer flüssigkeitsreichen und leichten Kost mit viel Früchten. Haben die Patienten Appetit und wünschen sie Fleisch, so kann man ihnen dies ruhig in leicht verdaulicher Form (grilliert oder gekocht) geben, wenn nicht eine Kontraindikation von seiten einer Nieren- oder Leberaffektion vorliegt. Bei lange andauernden Erkrankungen und darniederliegendem Appetit muß die Kost vor allem genügend kalorienreich sein. Hier gelingt es durch Zusatz von reichlich Traubenzucker in den Tee und Sirup mit Zitronensaft, ferner in Form von Fruchtsaft-Quark-Zucker-„Cocktails", im Mixer zubereitet, oder in Form von schmackhaften Cremen und Kompotten mit geschlagenem Rahm, das nötige Minimum an Kalorien zuzuführen. Bei chronischen Erkrankungen bewähren sich hier evtl. auch kleine Dosen von Insulin, siehe im Kapitel Magersucht, S. 538.

9. **Stuhlgang**: Hierauf ist namentlich bei hochfieberhaften Kranken zu achten und entsprechend durch Einläufe oder eine fördernde Diät sowie Laxativa nachzuhelfen.

Protozoen und andere größere Erreger

Malaria

Ist wieder stark im Zunehmen begriffen, WHO (1976) 20 Mio. Fälle. Tritt jetzt (80/81) auch wieder in Indien, Nepal, Türkei auf.

Es sind die folgenden Formen bekannt:

1. *Malaria quartana* (Plasmodium malariae),

Malaria

2. *Malaria tertiana* (Plasmodium vivax oder ovale),

3. *Malaria tropica* (Plasmodium falciparum).

Die schwerste Form ist die *Tropika*. Wird bei uns nach Europa evtl. durch Fluggäste, die sich in Zentralafrika angesteckt haben, mitgebracht, kann sich aber hier nicht weiter verbreiten. Früher war die *Quartana* in Europa und bis zum Ende des letzten Jahrhunderts auch in der Schweiz relativ häufig (Aarelauf zwischen Bielersee und Solothurn, Linthebene, Rhonedelta); ferner Elsaß, Polen. Heute mit Ausnahme von Süditalien und Griechenland in Europa praktisch verschwunden. Die Behandlung der Tropika muß so rasch als möglich erfolgen (vor dem 9. Tage der manifesten Erkrankung!), da sie sonst meistens tödlich verläuft. Siehe Abb. 107.

Nachweis: Blutuntersuchung, evtl. dicker Tropfen, Sternalpunktat.

Prophylaxe: Schutz vor Mücken (Netze, Insektizide). Medikamentöser Schutz mit einer der folgenden 3 Stoffgruppen:

Chlorochin (**Resochin**® [Bayer] und **Aralen**® [Winthrop]): *Erwachsene und Kinder über 10 Jahre*. Einleitung: 1. Woche zweimal je 0,5 g, z. B. Di u. Fr. je 2 Tabl., dann weiterhin einmal wöchentlich 0,5 g (2 Tabl.). *Kinder unter 10 Jahren* 1 Tabl. wöchentlich. Die Tropika kann hierdurch völlig unterdrückt werden, die Tertiana nur während der Anwendungsdauer. Nach Rückkehr 4 Wochen weiter einnehmen. **Resistente Tropika-Stämme sind heute in Südostasien und Südamerika häufig!**

Total sollten nach WHO von den Bewohnern dieser Gebiete tägl. *nicht über 100 mg Resochin eingenommen werden* (Optikus), bei 600 mg/Woche also nicht länger als 3–4 Jahre. Bei der **Fansidar®-Prophylaxe** in **Resistenzgebieten** der Tropica **(Mittlerer Osten ab Indien, Nepal, Kambodscha! (Kampuchea), Südost-Thailand, Burma, West-Iran, Südamerika, einschließlich Panama!)** Beschränkung der Einnahme auf 6 Monate und ab 7. Monat Übergang auf 2 Tbl. **Camoquin**® pro Woche! (Schweiz. Tropeninstitut, 4051 Basel).

Therapie

1. *Patienten, die aus Afrika kommen:*

a) *Akutes Stadium und Initialbehandlung der chronischen Form*: Die zuverlässigsten Mittel sind auch hier heute die Derivate der *4-Amino-Chinolinreihe* (**Resochin**®, **Aralen**®). Tabl. zu 0,25 g (Abb. 107).

Dosierung: Tertiana, Quartana und Tropika nach EARLE: 1 g Initialdosis (4 Tabl.), gefolgt von 3 Tabl. (0,75 g) nach 8 Std. und 2 Tabl. (0,5 g) tägl. an 2 folgenden Tagen. *Bei schwersten Fällen* evtl. i.v. Verabreichung. 1. Tag $2 \times$ 0,25–0,5 g i.v., dann p.o.

Kinderdosierung: 0–1 J.: 1 Tabl. + nach 6 Std. 1 Tabl.
2–5 J.: 2 Tabl. + nach 8 Std. 1 Tabl.
6–10 J.: 3 Tabl. + nach 8 Std. 1 Tabl.
11–15 J.: 4 Tabl. + nach 8 Std. 1 Tabl.

Bei neuerdings resistenten Tropika-Fällen ist **Fansidar**® [Roche] überlegen, eine Kombination von *Sulfadoxine* (**Fanasil**®) und *Pyrimethamine* (**Daraprim**®). Amp. (2 ml) zu 200 mg Sulfadoxine + 10 mg Pyrimethamine pro ml. Tabl. zu 500 mg + 25 mg.

Malaria

Dosierung: 0,12 ml/kg KG i.m. oder 2–3 Tabl. als Einzeldosis. Kinder 6–12 J. 1 Tabl., 2–6 J. $^1/_2$ Tabl. Wie beim **Resochin**® keine Wirkung auf die Gametozyten!

b) *Sanierungsbehandlung*:

Tropika: Anschließend an die obige Behandlung nach Ansprechen und Entfieberung unbedingt Zerstörung der Gametozyten durch *8-aminochinolin* (**Primaquine**® [Bayer]) 1 Tabl. à 0,015 g tägl. für 3 Tage.

Tertiana und *Quartana*: Hier ebenfalls Nachbehandlung mit tägl. 1 Tabl. **Primaquine**® während 14 Tagen, da sonst eine große Rezidivgefahr besteht.

2. **Patienten mit resistenter Malaria aus Asien (s. o.) und Südamerika**

(nach K. MARKWALDER: Phnom Penh. Schweiz. Ärzteztg. [1981] 929–930).

a) **Nicht vorbehandelte Pat.** mit weniger als 5% befallenen Erythrozyten **Fansidar**®-Einzeldosis (Erw. 3 Tbl., 9–14 j. 2 Tbl., 4–8 j. 1 Tbl. unter 4 J. $^1/_2$ Tbl.) + **Chinin-Sulfat** 30 mg/kg/die aufgeteilt in 8std. Dosen, **für 10 Tage** p.o.

Wenn keine Besserung ab 4. Tag plus Tetracyclin: Erw. 4× 250 mg tgl., 2–5 j.: 125 mg 4× tgl. *Sofern Verschlechterung sofortige Hospitalisation.*

b) **Guter AZ**, pos. Tropica trotz korrekter Fansidar-Prophylaxe oder kürzlicher Therapie: **Chinin-Sulfat p.o.** + **Tetracyclin** (3 g tägl. für 10 Tage).

c) **Schlechter AZ** und über 5% Erythrozyten befallen, fehlendes Ansprechen auf a oder b oder Rückfall darnach dann *Hospitalisation*.

d) **Spitalbehandlung schwerer Fälle**:

Chinin hydrochlorid *per Infus. 30 mg/kg 24 h* aufgeteilt in 8 stündl. 10 mg/kg (max. 600 mg) in 300–500 ml physiol. NaCl über 2–4 Std. *Bei extremen Fällen* Dosis eher reduzieren, 20 mg/kg/24 h, bei Niereninsuffizienz 5–10 mg/kg/24 h. Dazu *Tetracyclin* p.o. oder i.v. (z.B. Reverin). Sobald AZ es erlaubt, orale Therapie. **Gesamtdauer der Komb.-Behandlung 10 Tage.**

– **Renale Funktion** *muß genau überwacht werden (Urea und Kreatinin)*, da häufig durch falciparum geschädigt.

– Bei **Gravidität** überwiegt die Sorge um die Mutter!

– Treten trotzdem Versager auf, Rücksprache mit Tropeninstitut (via Hoffmann La Roche Basel) welches (z.Z. noch nicht im Handel) **Mefloquin**®, das sehr aktiv ist, abgeben kann.

Bei **Schwarzwasserfieber**: Schwere Hämolyse mit Nierenschädigung. *Cortison-Therapie* (2 mg Prednison/kg) plus forcierte Sorbitol-Lasix-Diurese, s. Nierenkapitel.

Bei **Enzephalitis**: Cortison-Therapie, gleiche Dosierung.

Leishmaniosen

Leishmaniosen

Bei uns in Europa selten, in Spanien und Nordafrika häufiger.

1. *Kala-azar* (tropische Splenomegalie).

   Erreger; *Leishmania Donovani*. Wird durch die Sandfliege übertragen.

   Vorkommen: Mittelmeerländer (Mallorca), Nordafrika, Südamerika, Asien.

2. *Orientbeule* (Hautleishmaniose).

   Erreger: *Leishmania tropica*.

   Vorkommen: Vor allem in Vorderasien, Westafrika, Südamerika.

3. *Leishmania brasiliensis*.

   Vorkommen: Peru und Brasilien.

   Schwerere Form mit Neigung zu chronisch fortschreitendem Verlauf (Lymphknoten, Schleimhaut und Haut).

Therapie

a) *N-methylglucamin-Antimoniat* **Glucantime®** [Specia]: Ampullen zu 5 ml mit 1,5 g, d.h. eine 30%ige Lösung.

Dosierung: 0,1 g/kg i.m. an 10–15 aufeinanderfolgenden Tagen, nach 2 Wochen Pause kann die Kur evtl. vorsichtig wiederholt werden. Wenn kein Erfolg, dann Versuch mit *Pentamidin*.

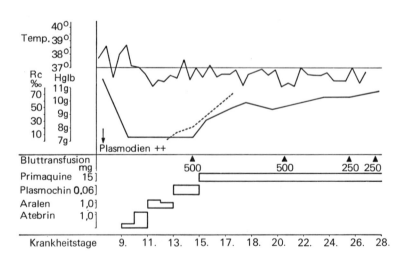

Abb. 107. *Malaria tropica* (H.K., Frau, 1900, KG 79802/56): Verhalten von Temperatur, Hämoglobin und Retikulozyten unter der Therapie. Krankheitsbeginn 1 Woche vor Hospitalisation nach Rückkehr aus Afrika, wo die Patientin „Elefanten gejagt" hatte, ohne aber eine Prophylaxe gegen „Mücken und Plasmodien" durchzuführen. – Bei der Einlieferung schwerer AZ, soporös, war anfänglich zu Hause als Typhus verkannt worden.

b) *Neo-Antimosan* **Fuadin**® [Bayer] (dreiwertiges Antimonpräparat), Ampullen zu 3,5 und 5 ml. 1 ml = 8,5 mg Sb^{III} (= 6,3%ige Lösung).

Dosierung: Kur von 10–20 Injektionen i.m. ca. alle 2 Tage, beginnend mit 3,5 ml, von der 2. Injektion an je 5 ml.

c) *Diamidine*: Bei antimonresistenten Fällen: *Pentamidin* (**Lomidin**® [Specia]) i.m., 4%ige *frisch zubereitete Lösung*. 8–15 Injektionen zu je 2 mg/kg in zweitägigen Abständen.

Hat keine toxischen Nebenerscheinungen wie das *Stilbamidin*, das nicht mehr gebraucht werden sollte.

d) Bei resistenten Fällen evtl. *Suramin*: **Germanin**®, **Moranyl**®: *Dosierung* siehe Trypanosomiasis.

e) *Bei resistenten Fällen*: Versuch mit *Chlorochin* (**Resochin**®) plus *Streptomycin* und in schwierigen Fällen mit *Amphotericin B* (siehe Pilzkapitel).

Trypanosomiasis

1. *Schlafkrankheit* (Trypanosoma gambiense, Trypanosoma rhodesiense).
   Vorkommen: tropisches Afrika.
2. *Chagaskrankheit* (Trypanosoma cruzi). Diese Form ist viel therapieresistenter.
   Vorkommen: Südamerika.

Chemoprophylaxe: Bei Aufenthalten in Endemiegebieten (Ingenieure, Touristen, Expeditionen usw.) gibt 0,2 g *Pentamidin* (**Lomidin**® [Specia]) i.m. für 6 Monate Schutz.

Therapie:

Frühfälle:

1. *Suramin*: **Germanin**® = **Bayer 205**®, **Moranyl**® [Specia]. Nur wirksam, bevor das Gehirn befallen ist, deshalb frühzeitige Behandlung.

   Prophylaxe: Erwachsene: 1 g, Kinder: 0,3–0,75 g, Säuglinge: 0,15–0,2 g. Schutzwirkung für ca. 3 Monate, da es sehr lange im Körper bleibt.

   Dosierung für manifeste Fälle: 10%ige Lösung i.v., Initialdosis bei Erwachsenen 1–1,5 g, Kinder 0,2–0,75 g, Säuglinge 0,15–0,2 g. Während 3 Tagen je eine Injektion, Wiederholung nach 5 Tagen. Gesamtinjektionszahl 5–10, evtl. Wiederholung nach 3 Monaten.

Schwere fortgeschrittene Fälle:

2. *Pentamidin* (**Lomidin**® [Specia]): 2 mg/kg in 2tägigen Abständen, total 8 Injektionen. Kontrolle des Heilerfolges durch Elektroenzephalogramm und Untersuchung des Liquor cerebrospinalis, nach 6 Monaten erneute Kontrolle. Zunahme der Eiweißwerte deutet auf einen noch aktiven Prozeß.

Toxoplasmose

3. *Kombinationstherapie von Suramin und Tryparsamid.*
Dosierung: 3–5 Injektionen von 1 g **Germanin**®. Anschließend 5–10 Injektionen von 2 g **Tryparsamid**® in je 5tägigen Abständen.

4. *5wertige As-Derivate*: **Arsobal**® [Specia]. Seine Giftigkeit ist durch die Mischung mit BAL herabgesetzt. *Dosierung*: 3 mg/kg i.v. als Infusion an vier aufeinanderfolgenden Tagen, Wiederholung nach einer 14tägigen Pause. Noch weniger toxische Wirkung haben: **Melarsen-W**® oder **Trimelarsan**®. *Dosierung*: 3–5 mg s.c. Injektion an drei aufeinanderfolgenden Tagen, Wiederholung nach einer Woche Pause.

Toxoplasmose (Toxoplasma gondii)

Eine viel häufigere Erkrankung, als man für gewöhnlich annimmt. Die Toxoplasmose ist eine der häufigsten Ursachen für Totgeburten und Mißbildungen. In unseren Breiten ist das Drüsenfieber relativ oft eine Toxoplasmose. In seltenen Fällen führt es auch zu einer *chronischen Hepatitis*. Näheres über die Klinik siehe MOHR (Dtsch. med. Wschr. 89 [1964] 1373; 1400), BACHMANN u. Mitarb.: (Helv. med. Acta 29 [1962] 74; 156), RHOMBERG (Schweiz. med. Wschr. 94 [1964] 533) und JOST (Schweiz. med. Wschr. 27 [1972] 953). Bei *Myokarditis* immer danach suchen.

Diagnostisch wichtig sind der *Dye-Test*, die *Komplementbindungsreaktion* und der *Hauttest*. Der Dye-Test bleibt das ganze Leben positiv. Eine aktive Erkrankung liegt nur vor, wenn der Titer auf das 6–8fache ansteigt und die KBR vorübergehend (2.–6. Monat) positiv wird. Der Hauttest wird erst vom 3. Monat an positiv und bleibt es dann das ganze Leben lang. Ein negativer Hauttest bei positivem Dye-Test weist also mit großer Wahrscheinlichkeit auf eine frische Erkrankung hin.

Übertragung durch infizierte Tiere oder intrauterin. Häufiger vielleicht durch ungekochtes Fleisch (Beefsteak tartare)! Schwangere sollten jeden Kontakt mit Tieren meiden. Auch die von Kindern gehaltenen Goldhamster sind eine häufige Ansteckungsquelle, ferner alle Haustiere, speziell *Katzen*, Hunde und Meerschweinchen.

Therapie:

a) *Zweierkombinationstherapie*: *Pyrimethamin* (**Daraprim**® [Wellcome] = ein Malariamittel): Tabl. à 25 mg. 1. Tag 3 × 25 mg, 2. Tag 3 × 25 mg, 3. Tag 2 × 25 mg, dann tägl. als ED während 5 Wochen je 1 Tabl., d. h. 25 mg. *Vorsicht!* Man achte auf eine sich eventuell entwickelnde Anämie, Leukopenie oder Thrombozytopenie. Dazu ein *Sulfonamid*, z. B. **Orisul**® [Ciba-Geigy] oder **Trisulfon**® [Streuli] oder hohe Dosen *Sulfisoxazol*, **Gantrisin**® [Roche], 6 g tägl. Durch diese Behandlung werden aber die Dauerzysten nicht vernichtet.

b) *Erythromycin*: MICHEL u. Mitarb. (Schweiz. med. Wschr. 85 [1955] 488) berichten über sehr gute Resultate bei einem Patienten mit 1,2 g tägl. p.o. Es betraf dies einen schweren Fall mit Enzephalo-Meningitis, Iritis, Pneumonie und hepatorenalem Syndrom. Deshalb kann auch *Erythromycin* in hohen Dosen, 3 g tägl., versucht werden.

Schwangere: *Pyrimethamin* (**Daraprim**®) nicht vor dem 4. Monat der Gravidität verabreichen, da sonst evtl. Abort. *Sulfonamide* und *Erythromycin* vorher erlaubt. In der Frühgraviditätsphase *Spiramycin* (**Rovamycin**®) 2 g/die.

Amöbiasis (Entamoeba histolytica)

Bei uns meistens eingeschleppt aus den Mittelmeerländern, verläuft im allgemeinen gutartig.

Bei der akuten Amöbenruhr, der Amöbenhepatitis und dem Amöbenleberabszeß ergibt das *Metronidazol* (**Clont**® [Bayer], **Flagyl**® [Specia]) die besten Resultate (POWELL), dann folgt die ebenfalls gute Kombination von *Chlorochin* plus *2-Dehydroemetin*. Als weiteres Mittel kommt auch das *Niridazol* (**Ambilhar**®) [Ciba] in Betracht (siehe Bilharziose), das aber mehr Nebenwirkungen zeigt.

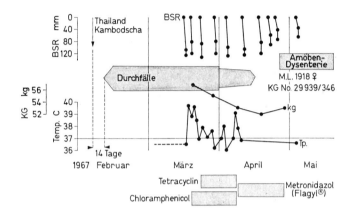

Abb. 108. *Amöben-Dysenterie* (M.L., 50jährige Frau): 14 Tage nach Rückkehr aus Südostasien traten Durchfälle auf. Einen Monat später Eintritt mit Fieber bis 39,6°. Nur mäßige Besserung auf Tetracyclin und Chloramphenicol. Neuer Fieberschub unter Therapie, darauf Umstellung auf Metronidazol. Prompte Entfieberung. Sistieren der Durchfälle.

Therapie:

I. Gewebsamöbizide für die schweren Fälle. Leberabszeß und akute Amöbenruhr.

Metronidazol (**Clont**® [Bayer], **Flagyl**® [Specia]): Ursprünglich für die Trichomonas vaginalis entwickelt, erwies es sich bei *hoher Dosierung als ausgezeichnetes Mittel für alle Formen der Amöbiasis*. Es wird sehr gut vertragen und zeigt *keine toxischen Nebenwirkungen* (siehe Abb. 108). (Kann auch mit *Emetin* kombiniert werden.) Bei Leberabszessen immer mit Tetracyclin kombinieren (Mischinfektion).

Dosierung: 30 mg/kg, d.h. 3× tägl. 800 mg! (Tabl. à 500 mg und 250 mg) d.h. total 2400 mg täglich während 10 Tagen, dann weiter 10 Tage $^{1}/_{2}$ Dosis. **Clont**®, **Flagyl**® ist auch bei Leberabszessen wirksam, wenn kein Erfolg, Übergang auf: **Dehydroemetin**® Roche, Basel, plus *Tetracyclin* (**Achromycin**®), da dann gewöhnlich eine Superinfektion vorliegt.

Dosierung: 0,12 g *2-Dehydroemetin* i.m. 1. und 2. Tag, dann 0,006 g/die während 8 Tagen. Abszesse können vom 3. Tage an punktiert werden. Hohe BSR und eventuell

Leukozytose nach Abschluß der Kur weisen auf Mischinfektion oder Nekrosen hin. Diese Fälle müssen *chirurgisch* angegangen werden.

Nebenerscheinungen der *Emetintherapie*: Gastrointestinale Störungen, Muskelschwäche, Dyspnoe, Myokardschädigung (EKG-Veränderungen). *Emetin*-Präparate sind *kontraindiziert* bei Herzaffektionen, Nierenstörungen und bei älteren Leuten.

Niridazol **Ambilhar**® [Ciba-Geigy], zeigt ebenfalls eine gute Wirkung, siehe im folgenden Abschnitt über Bilharziosis, 3× 500 mg p.o. tägl. während 1 Woche.

II. Kontaktamöbizide für die leichteren Fälle.

Wirken nur oberflächlich im Darm. Es empfiehlt sich, dieselben mit einem *Tetracyclin*-Präparat täglich 1 g zu kombinieren, z. B. *Tetracyclin* (**Achromycin**®).

Chlorochin (**Resochin**® [Bayer], **Aralen**® [Winthrop]). Oral: Tägl. 2 × 0,5 g für 2 Tage, dann weiter 1 × tägl. während 2–3 Wochen.

Nebenerscheinungen: Kopfschmerzen, Pruritus, gastrointestinale und psychische Störungen, Sehstörungen.

Alle diese Mittel können auch mit **Clont**®, **Flagyl**® oder **Dehydroemetin Roche**® kombiniert werden. *Dauerausscheider*: 2–3 Monate lang tägl. 500 mg **Furamide**® [Boots].

Rückfälle sind bei den chronischen Fällen häufig. Cave *Cortisonp*. bei *latenter Amöbiasis*, die ein schweres Rezidiv eventuell mit Generalisation auslösen können.

Ein absolut sicheres Mittel gibt es heute noch nicht. – Sehr oft sind wiederholte Behandlungen mit dem gleichen oder einem anderen Mittel nötig. Zwischen den abwechselnden Behandlungsphasen sollten Ruhepausen von 7–10 Tagen Dauer eingeschaltet werden. Siehe auch *Fumagillin* S. 596.

Lambliasis (Lamblia intestinalis)

Meistens harmlose Saprophyten, können aber gelegentlich Beschwerden von seiten der Gallenwege verursachen.

Nachweis im frischen Duodenalsaft. Wenn nicht *sofort* untersucht wird, gibt man gleich 2–3 Tropfen *Formalin* hinzu, weil sie sonst sehr rasch verdaut werden und nachher nicht mehr nachweisbar sind.

Therapie:

Acranil® [Bayer]: Tabl. zu 0,1 g. Erwachsene 3× 0,1 g, Kinder 4–8jähr. 2× 0,1 g, Kinder unter 4 Jahren 1 × 0,1 g tägl., während 5 Tagen. Es tritt hierauf eine grünlichgelbliche Verfärbung der Haut auf, die aber wieder verschwindet und harmlos ist.

Trichomoniasis

Trichomonas vaginalis. Urethritis beim Mann, *Kolpitis* bei der Frau. Immer beide Partner behandeln. Gleiche Therapie wie bei Lambliasis, s. oben. **Flagyl**® [Specia]. Heute durch *Schwimmbäder* stark verbreitet!

Filariosis

Eine der häufigsten Tropenkrankheiten (Zentral- und West-Afrika, Kamerun etc. Onchozerhose 20 Mio., lymphatische Filariose 250 Mio.). In den letzten Jahren häufig bei Tropenhelfern, Missionaren, selten bei Touristen. (Lit. D. STÜRCHLER, A. DEGREMONT: Schweiz. med. Wschr. 106 [1976] 682–688).

Prophylaxe: Bei Reisen in gefährdete Gebiete: *Diäthylcarbamazin* (**Hetrazan**® [Lederle], **Banocid**® [Wellcome], **Notezin**® [Specia]) 1 Tabl. à 0,1 g zweimal monatlich.

Therapeutische Dosen: *Diäthylcarbamazin* (wie oben) 1. Tag 0,05 g, 2. Tag 0,1 g, 3. Tag 0,2 g usw. bis zu einer Tagesdosis von 0,4–0,5 g steigern, sofern es vertragen wird, und 10 Tage auf dieser Dosis bleiben. Dann 1 Monat Pause und Wiederholung 1–2mal.

Nebenerscheinungen: Die zerfallenden Filarien können zu schweren allergischentzündlichen Reaktionen führen, die man mit *Cortisonpräparaten, Antikoagulantien* und *Antihistaminika* mildern kann.

Gewisse geschlechtsreife Formen (Onchocerca) bleiben vom *Diäthylcarbamazin* unbeeinflußt. Hier kombiniere man es mit einem Harnstoffderivat, z. B. **Suramin Germanin**®, **Moranyl**® [Specia], **Antrypol**® [I.C.I.]. Dosis: 0,5–1 g i.v. pro Woche während 8–12 Wochen. *Vorsicht*, bei Albuminurie abbrechen!

Bilharziosis

Nimmt in der ganzen Welt durch die künstlichen Bewässerungsanlagen stark zu. Der Zwischenwirt ist eine Süßwassermolluske.

Immer genaue Darm- (Kolon) und Blasen- (Zystokopie, Rö.-Darstellung der ableitenden Harnwege, i.v. Pyelogramm) Abklärung. Vor allem bei Rückkehrern aus Arabien, Libanon, Indonesien danach suchen.

Therapie:

a) *Niridazol*, **Ambilhar**® [Ciba-Geigy]: Tabl. à 500 mg für Erwachsene und 100 mg für Kinder. Das neue Mittel der Wahl zur Behandlung der *Bilharziose* und der *Dracunculose*. Auch bei der *Amöbiasis* wirksam. Gleich wirksam für alle 3 Schistosoma-Arten (*haemotobium, mansoni* und *japonicum*). Wirkt auf die Ovarien und Hoden der geschlechtsreifen Formen in der Peripherie, unwirksam auf die reifen Larven in den Lebergefäßen. Die Darm- und Blasen-Symptome verschwinden rasch.

Nebenwirkungen: Hemmung der Spermiogenese beim Mann. Gravidität der Frau unbeeinflußt. Bei gestörtem Abbau, z. B. durch splenoportalen Hochdruck der Spätfälle, kann es zu *epileptiformen Krämpfen* kommen. Selten Erregungs- und Angszustände. Bekämpfung mit *Diazepam* (**Valium**®).

Dosierung: *Schistosomiasis urogenitalis*: 5–7 Tage 25 mg/kg **Ambilhar**® täglich = 3 Tabl. à 500 mg täglich p.o. ergeben nahezu 100% Heilung.

Schistosomiasis intestinalis: Bei Erwachsenen mit gleicher Dosis gute Erfolge, bei Kindern weniger rasch, hier ist eine 2. Behandlung 2–3 Wochen nach der ersten nötig.

b) Organische Derivate des dreiwertigen Antimons, nämlich *Sb-dimercapto-Bernsteinsäuresalze* (**Astiban**® [Roche]). *Dosierung*: 5 i.m. oder i.v. Injektionen zu 4,5 ml einer 10%igen Lösung, d. h. je am 1., 3., 5. und 6. Tag, die fünfte Spritze je nach Verträglichkeit zwischen dem 8.–15. Tag. Gesamtdosis maximal 2,5 g. Bei Sch. japonica war bis jetzt nur **Astiban**® wirksam.

Trichinose (Trichinella spiralis)

Nachweis: Evtl. in den genossenen Fleischresten, Biopsie erst von der 4. Woche an positiv, Kutanprobe nicht vor der 3. Woche, aber dann in 90% positiv. Komplementbindungsreaktion positiv ab 16.–28. Tag in 96%.

Therapie: Ein sicher wirksames Mittel gibt es bis heute nicht. Die schweren allergischen Erscheinungen (Fieber, Eosinophilie usw.) kann man durch Cortisonpräparate, *Prednison*, vermeiden. Beginn mit 1 mg/kg pro die und dann allmählich auf eine Erhaltungsdosis von $^1/_2$ mg/kg abbauen und nach 3–4 Wochen ausschleichen. Das einzige die Larven beeinflussende Medikament, *Thiabendazol* (**Mintezol**®, **Minzolum**® [Merck, Sharp & Dohme] ist durch den ausgelösten Zerfall der Larven (anaphylaktische Reaktionen!) nicht ungefährlich. Oral 2 × 1–1,5 g tägl. (doch immer plus Cortison und Vorsicht), für 2–8 Tage.

Mykosen

An spezifischen Antibiotika stehen uns heute vor allem fünf PP. zur Verfügung: *Griseofulvin, Amphotericin B, 5-Fluorocytosin* (s. S. 599) u. *Clotrimazol* (S. 599). Neu ist *Ketocanazol*, **Nizoral**® [Janssen] ein orales Breitspektrums-Antimykotikum. *Tagesdosis* 200 mg strikt jeden Morgen 1 Jahr lang bei Systemmykosen, 400 mg bei Vulvovaginal-Mykosen (H.P.R. Seeliger, Würzburg 1981).

Oberflächliche Mykosen (Fadenpilze): *Griseofulvin*, **Likuden**® [Hoechst]. *Dosierung*: Erwachsene 2–4 × 1 Tabl. à 0,25 g tägl., bei Kindern die Hälfte dieser Dosis. Ferner mit doppelter Wirksamkeit **Likuden**®**-M**, **Fulcin**® **forte** [I.C.I.], in Dtschl. **Fulcin**®**S**. und **Grisovin**®**-FP** [Glaxo] (Tabl. zu 125 mg). Die Medikation muß über Wochen und bei Befall der Haare und Nägel über Monate fortgeführt werden. *Nebenerscheinungen*: Verdauungsstörungen, Kopfschmerzen, evtl. Leukopenien und Hautexanthem. Cave Prophyrieanlage!

Tiefe Mykosen: *Amphotericin B* = **Fungizone**® intravenous [Squibb]

Wirkungsmechanismus: Schädigung von Zytoplasmamembranen des Pilzes (und von Lysosomenmembranen des Wirts!).

Mykosen

Spektrum: Alle wichtigen „systemischen" Pilzkrankheiten (Candidiasis = Moniliasis, Kryptokokkose, Aspergillose, Mukomykose, Histoplasmose, südamerikanische Blastomykose). Selbst sahen wir 5 schwere Fälle von *Lungenmoniliasis*, drei bei Leukosen, zwei bei Morbus Hodgkin, die auf Amphotericin B ausheilten.

Dosierung

Herstellung der Infusionslösung: Aufnahme des trockenen Pulvers mittels 10 ml sterilem Wasser, danach Verdünnung mit Glukose 5% bis auf Konzentration von 0,1 ,g Wirkstoff/ml Lösung (= 100 I.E.), pH 5,0–5,5; wenn Glukoselösung niedrigeren pH hat, Neutralisation mit auf Packungsprospekt angegebener Pufferlösung; keine anderen Verdünnungsmittel, da sonst Präzipitation; *vor Licht schützen!*

Dosierung: Einschleichend von ca. 0,10 mg/kg bis auf 1 (bis 1,5 (!)) mg/kg 1 × täglich oder 1,5 mg/kg (!) jeden 2. Tag, über Wochen bis wenige Monate; Cave Gesamtdosis über 5 g und Harnstoff-Stickstoff über 50 mg%. *Intrathekal:* 0,5 mg/Dosis, jeden 3. Tag (zusammen mit *Hydrocortison*).

Toxische Wirkungen

Akut: Fieber, Schüttelfrost. Nausea, Erbrechen.

Chronisch: Dosisabhängige Verminderung der Konzentrationsfähigkeit und Clearence der Niere; auch mögliche Reversibilität dosisabhängig. Dosierung nach Harnstoff und Kreatinin richten! Dazu Anämie, Elektrolytverluste. (Kaliumkontrollen!)

Prophylaxe

Salicylate, Antihistaminika, Antiemetika, *Corticosteroide*, Heparin.

Häufigste Mykosen

1. *Aktinomykose* (Actinomyces israeli [bovis]): In unseren Breiten die häufigste Pilzerkrankung der inneren Organe und *Nocardiosis* (z. T. durch aerobe Aktinomyzeten, z. B. Madurafuß).
2. *Aspergillose*: Vorkommen in Europa, USA (selten).
3. *Blastomykose*: Vorkommen in USA (20% der Bevölkerung in den Endemiegebieten), Kanada, Südamerika häufig, bei uns sehr selten.
4. *Kokzidioidomykose*: Selten
5. *Histoplasmose*: Vorkommen in Nord- und Südamerika, Europa seltener.
6. *Moniliasis* (Candida albicans) = Candidiasis, vgl. Abb. 109: Relativ sehr häufig als Folge der *Antibiotika-* und *Cortisonstoßtherapie* (s. dort), vor allem bei kombinierter Anwendung und speziell bei gleichzeitiger Granulozytopenie (Agranulozytose, Leukämie) und Immunsuppression.
7. *Sporotrichose*: Vorkommen in Europa, Amerika (weniger häufig als die Aktinomykose).
8. *Cryptococcus neoformans*: Beginn in Lunge, dann evtl. *Meningoenzephalitis* (s. u.).
9. *Geotrichose* (Geotrichum): Eine seltene Erkrankung des Darmes oder der Lungen.
10. *Dermatomykosen*.

Aktinomykose

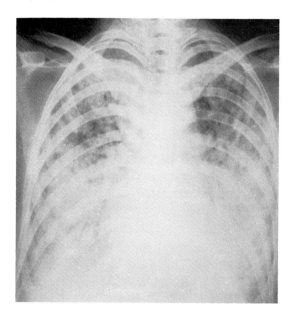

Abb. 109. *Typische akute letale Candida-Infektion* (Moniliasis) der Lungen bei einer akuten (sich in Remission befindenden) lymphatischen Leukämie, die durch eine infolge Ureterstein-Einklemmung nötig gewordene, hochdosierte Antibiotika-Behandlung in Kombination mit Kortison und vorausgegangener zytostatischer Behandlung aufgetreten war.

Daneben kommen noch zahlreiche seltene andere Pilzerkrankungen vor, für die wir auf die spez. Handbücher verweisen.

Aktinomykose (Actinomyces israeli)

Es gibt zahlreiche Typen, die auch in ihrer Empfindlichkeit auf Antibiotika z.T. verschieden sind, daher wenn immer möglich Resistenzprüfung. Am besten bewährt hat sich eine Zweierkombinationstherapie von:

a) *Sulfonamiden* und *Penicillin*: z.B. **Gantrisin**® [Roche] (Sulfafurazol). *Tagesdosis*: 8–10 g während 2–3 Monaten plus *Penicillin* tägl. 6 Mio. i.m.

b) Zweierkombination von *Oleandomycin* (**Wytrion**®) 2 g tägl. oder *Erythromycin* 3 g (Pp. siehe dort) plus **Supronal**®, wie oben, hat sich uns ebenfalls gut bewährt.

c) *Streptomycin*: Hat nur einen Sinn bei meningitischer Beteiligung sowie bei schlechtem Ansprechen der obigen Kombinationen. Es wird dann als 3. Mittel dazugegeben. *Dosierung*: **Streptothenat**® tägl. 2 g i.m. für einen Monat, dann 1 g 2. und 3. Monat.

d) *Tetracycline*: Sind vereinzelt wirksam (Dosis 3 g tägl.), aber den obigen Kombinationstherapien meistens unterlegen.

e) *Chirurgische Therapie*: Sollte, wenn möglich, immer mit der chemotherapeutischen Behandlung kombiniert werden.

f) *Röntgentherapie*: Diese ist heute überholt.

Nocardiose: Hier sind die *Sulfonamide* deutlich wirksamer als das *Penicillin*. Bei Infektionen des Zentralnervensystems versuche man das *Amphotericin B* (Dosierung siehe oben).

Aspergillose

Gleiche Therapie wie Blastomykose, in ernsteren Fällen am besten *Amphotericin B* plus evtl. chirurgische Behandlung. Die durch den gleichen Pilz hervorgerufene *schwarze Zunge* spricht oft auf Pinselungen mit einer 10%igen *Salizylsäurelösung* in 9%igem Alkohol und nachherigen Spülungen mit 10% *Natriumbikarbonatlösung* gut an.

Blastomykose

Nordamerikanische Form: **Stilbamidin**® plus *Amphotericin B*.

a) **Stilbamidin**® [May und Baker]: Zuerst 50 mg i.v., dann am 2. Tag 100 mg, am 3. Tag 150 mg in 5%iger Glukoselösung. Totale Therapiedauer ein Monat, s. a. SCHÖNBACH u. Mitarb. (J. Amer. med. Ass. 146 [1951] 1317). Maximale Totaldosis 4,5–6 g.
Weniger toxisch ist *Hydroxystilbamidin*.

b) *Amphotericin B*: Erweist sich heute in resistenten Fällen als am wirksamsten, Dosierung s. oben.

Südamerikanische Form: Sulfonamide plus *Amphotericin B* (siehe oben).

c) *Sulfonamide*: In der Regel nur bei der Südamerikaform, aber dort sehr gut wirksam. Dosierung s. unter Aktinomykose.

d) *Tetracycline* (*Chlortetracyclin* oder *Tetracyclin*, Pp. s. dort): In gewissen Fällen bei hoher Dosierung, 3 g tägl., erfolgreich.

Kokzidioidomykose

In disseminierten Fällen erweist sich evtl. das *Amphotericin B* als wirksam, dazu evtl. chirurgische Therapie (Lobektomie).

Histoplasmose (Histoplasma capsulatum):

Verläuft meistens benigne. Diagnose hauptsächlich durch den Histoplasminhauttest oder die Komplementbindungsreaktion. Leichte Fälle heilen spontan ab, schwere Fälle (= nur 1% der endemischen Erkrankung) unter *Amphotericin B*. Dosierung siehe oben, bis total evtl. ca. 90 Infusionen in 4 Monaten.

Moniliasis (Candida albicans) = **Candidiasis**:

a) *5-Fluorocytosin* [Roche], siehe S. 599.

b) *Amphotericin B* (s.o.) war in fünf eigenen Fällen (Lungen) erfolgreich. Auch SEABURG und DESCOMB (J. Amer. med. Ass. 188 [1964] 509) sahen bei 16 Fällen positive Resultate.

c) *Nystatin*: **Mycostatin**® [Squibb], in Dtschl. **Moronal**® [Squibb/Heyden], 3 × 1 bis 2 Dragées tägl. (Dragées zu 500000 E); in *schweren Fällen* (Lunge) 6–(16) Mio. E tägl. per os. Gewonnen aus *Steptomyces noursei*, also auch ein Antibiotikum mit fungistatischer und fungizider Wirkung.

d) *Pentamidin* (**Lomidin**®): WOLF u. Mitarb. (Lancet 1955/I, 991) und STENDERUP u.

Cryptococcus

Mitarb. (Lancet 1956/I, 20) sahen in schweren Fällen sehr gute Erfolge. *Dosierung:* Pentamidin 2 × 200 mg tägl. i.m.

e) **Canesten**® [Bayer] ein *Tritylimidazol*-Derivat. *Oral* anwendbar, Kaps. à 500 mg. *Dosierung: Erwachsene* 3 × 20 mg/kg/Tag, d. h. 8–12 Kaps. tägl. *Kinder* pro kg doppelte Dosis. Nebenwirkung: Übelkeit, Erbrechen. *Lokal* als 1%ige Lösung oder Crème sowie als Vaginal-Tabl.

f) **Nizoral**®: siehe S. 620. Täglich 200(–400 mg) oral.

Sporotrichose

Gute Wirkung von *Natrium-* und *Kalium jodatum*: i.v. $^1/_2$%ige Lösung, mit 2 × 5 ml beginnend und auf 2 × 10 ml ansteigend. Evtl. auch oral verabreichbar: Gesättigte Lösung von *Natrium-* oder *Kalium jodatum* mit 30 ml Wasser oral 3 × 5 Tropfen tägl., langsam ansteigend auf 3 × tägl. 20–100–300 Tropfen. Auf Jodismus achten!
Für disseminierte Fälle ist das *Amphotericin B* am wirksamsten.

Cryptococcosis (Torulosis)

Cryptococcus Neoformans = *Torula histolytica*

Hefeartiger Pilz, große Schleimkapsel. In der Schweiz ca. 1 Fall pro Jahr, doch werden wohl zahlreiche Fälle nicht erkannt. In USA 1952–1963 für 800 Todesfälle verantwortlich. Infektkette ungeklärt. Spore ubiquitär in Erde; Reproduktionsformen vor allem in Vogelmist; Taube als Vektor.

Klinik: Beginn mit Lungenbefall, Prädilektionsalter 30–50 Jahre, Männer 2 × häufiger befallen. Hämatogene Streuung führt vor allem zu *Meningoenzephalitis* mit insiduösem Beginn; Hirndrucksymptomatik; neurologischen Ausfallserscheinungen. Liquor u. U. Pilzreinkultur; Zucker tief, kein Absinken der Chloride wie bei der Tuberkulose. Fehldiagnose häufig: Hirntumor? Zwei eigene Fälle, siehe Abb. 110.

Bedeutung prädisponierender Faktoren wie Defektimmunopathie oder maligne Hämoblastose unklar, nur in 30–50% der Fälle vorhanden.

Therapie:

5-Fluorocytosin (s. S. 599) kombiniert mit *Amphotericin B* (*Dosierung:* siehe oben). Evtl. Anlegen eines *Ommaya-Reservoirs*.

Geotrichosis

(z. B. Geotrichum candidum u. a.)

In milden Fällen erweisen sich *Jodide*, *Neomycin* und *Nystatin* als wirksam. In schweren Fällen versuche man *Amphotericin B*. Dosierung s. o.

Dermatomykosen

(Trichophyton, Epidermophyton, Microsporum, Tinea pedis usw.): Neben der Lokalbehandlung zeigt hier *Griseofulvin* eine gute Wirkung, Pp. und Dosierung s. o. *Lokal* haben sich *Econazol-Nitrat*, **Pevaryl**® [Cilag] 1%iger Puder und Salbe ferner die *Undecylensalbe* **Desenex**® [Wallace und Tiernan] bewährt.

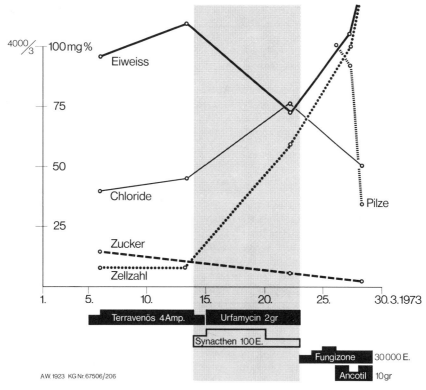

Abb. 110. *Primäre Pilz-Meningoenzephalitis durch Kryptokokken* bei 51j. Frau ohne prädisponierende Faktoren. Exazerbation durch ACTH-Behandlung, da man die Diagnose nicht gestellt hatte. Im Tuschepp. des Liquors zahlreiche Pilze. Beachte den *Verlauf der Liquorwerte, Tiefstwerte für Zucker, Normalwerte der Chloride.* Unter der antimykotischen Therapie vorübergehende klinische Besserung und Abfall der Pilzzellen im Liquor, doch die Patientin kam an der schweren Enzephalitis ad exitum (siehe Publikation von B. SELZ und Z. NOVOTNY: Schweiz. Med. Wschr. 106 (1976) 1238–1242).

Bakterielle Erkrankungen

Typhus abdominalis (Salmonella typhi)

Der Typhus abdominalis ist dank der allgemein wesentlich verbesserten Hygiene sehr stark zurückgegangen, kommt aber vereinzelt oder in kleineren Epidemien immer noch gelegentlich vor, wie es erneut die Ereignisse in Zermatt (1963), England (1964) Deutschland (1974) gezeigt haben. Häufig wird er in Mitteleuropa durch Bazillenträger (Saisonarbeiter) aus den Mittelmeerländern eingeschleppt oder von Reisenden dort erworben.

Typhus abdominalis

Prophylaxe: In südlichen Breiten (Mittelmeer, Kleinasien usw.) sollte man aus Vorsicht besser weder Milch noch Wasser ungekocht genießen und sich zweckmäßiger an Mineralwasser und Weine halten. Zu vermeiden sind in gefährdeten Gegenden vor allem *Früchte*, ferner *alle nicht schälbaren Früchte* und *jedes Eis* (nur konfektionierte „Glaçen"), *kein Salat*! Die Zähne sollten nur mit Mineralwasser geputzt werden.

Impfung: In Kriegszeiten oder beim Antritt von Orientreisen usw. zu empfehlen. S.c. 0,5 ml der Phenol-*Mischvakzine*, dann erneut nach 7 Tagen 1 ml. Die *orale Impfung* ist nicht so sicher, wird aber in Südamerika sehr viel verwendet, z. B. **Taboral**® [Berna] vom „Schweiz. Serum- und Impfinstitut", *Dosis*: 3 × 2 Dragées.

Therapie

Das beste Mittel ist heute das *Thiamphenicol*. Anfänglich erlebte man sehr häufig Rezidive, da durch die Frühbehandlung und die ununterbrochene Chemotherapie die Antikörperbildung ausblieb. Bei resistenten Stämmen am besten die Kombinations-Therapie mit *Ampicillin* (**Amblosin**®, **Binotal**®, **Penbritin**®) plus *Thiamphenicol*. *Leider kommt es bei der Behandlung mit Ampicillin allein häufig zu Resistenzentwicklung.* (Gefahren des Chloramphenicols, siehe S. 589). *Ampicillin-Dosis für Kinder* von 6 bis 12 Jahren 0,75 g alle 6 Std., unter 6 Jahren 0,5 g alle 6 Std. Eine gute Wirkung zeigt auch *Gentamicin* = **Garamycin**®, **Refobacin**®. Seitdem das ungefährliche *Thiamphenicol* (**Urfamycin**®) eingeführt wurde, **soll das gewöhnliche Chlorampenicol auf keinen Fall mehr verwendet werden!**

Das **Eusaprim**® [Wellcome], **Bactrim**® [Roche] hat nach unseren eigenen Untersuchungen *bei den Salmonellosen vollkommen versagt!* Dies im Gegensatz zu verschiedenen Mitteilungen in der Literatur. Auch bei Dauer-Ausscheidern sahen wir keinen Effekt.

Kombinationstherapie mit Thiamphenicol und Ampicillin

a) *Behandlung der Frühfälle*

Um schwere Herxheimer Reaktionen zu verhüten, am 1. Tag Einzeldosis von je 0,5 g *Thiamphenicol* und *Ampicillin*, am 2. Tag je 0,5 g alle 4 Stunden bis zur Normalisierung der Temperaturen. Fünf Tage nach völliger Entfieberung Pause von 5 Tagen, um die Immunisierung nicht zu stören und eine Resistenzentwicklung der Keime zu vermeiden. Dann weiterhin 12 Tage lang täglich je 2 g. Die Entfieberung erfolgt in schweren Fällen häufig erst nach 8–9 Tagen.

b) *Schwere toxische Spätfälle:* Siehe Abb. 111.

Hier ist die Gefahr für das Auftreten einer Herxheimerschen Reaktion mit Kreislaufkollaps besonders groß, und man verabreicht vorsichtshalber mit der Initial-Dosis von je 2 × 0,25 g der beiden Pp. am ersten Tag gleichzeitig *Prednison* $^1/_2$ mg/kg, d. h. 4–6 × 5 mg p.o., um die Wirkung der freiwerdenden Toxine herabzusetzen, und steigert dann die Dosis der beiden Pp. bei guter Verträglichkeit am 2. Tage auf je 1 g, 3. Tag auf 3 g, wobei man die *Prednisondosis* jeden Tag um $^1/_2$ Tabl. reduziert, um die evtl. Gefahr einer „stummen Darmperforation" zu vermeiden. Bei allen *schwer toxischen Fällen* die Cortisondosis für kürzere Zeit, d.h. einige Tage auf 2–3 mg/kg erhöhen, siehe Ausführungen S. 560 (fulminante Infekte) und Sepsis-Kapitel S. 640c.

Typhus abdominalis

c) *Gentamicin®* (**Garamycin®**, **Refobacin®**) Dosierung s. S.596; mit *Ampicillin* = **Penbritin®** kombinieren. Gentamicin nur für evtl. resistente Fälle.

Pflege des Patienten: Diese ist besonders bei schwerkranken Fällen sehr wichtig. Bei peinlicher Sauberkeit ist eine Ansteckung nicht zu befürchten.

Mundpflege: Täglich gurgeln mit Eibischlösung, Auspinseln des Pharynx mit Borax-Glyzerin.

Dekubitus vermeiden durch Luft und Wasserkissen, tägliches Abreiben der druckgefährdeten Stellen mit Spirit. camphorat. oder Franzbranntwein.

Diät: Alles in pürierter Form, es soll eine leicht verdauliche, aber kalorienreiche Kost sein, d.h. wenig Zellulose. Mehlspeisen, Fleisch und Eier, Cremen usw. Fein gehackte grüne Salate sind gestattet. Fruchtsalate und Früchte sind nur beim Fehlen von Durchfällen erlaubt, doch können tägl. Zugaben von ausgepreßtem Zitronensaft gegeben werden.

Schockbekämpfung: Siehe Schock-Kapitel S.173.

Komplikationen

Die früher so gefürchteten Komplikationen des Typhus sind heute vor allem bei der Frühbehandlung der Fälle praktisch verschwunden, doch kommen sie bei Spätfällen gelegentlich noch vor.

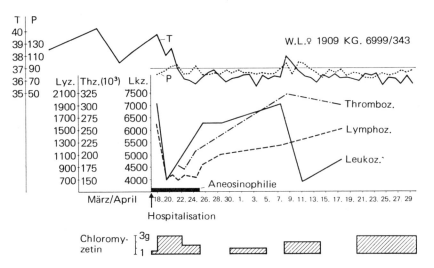

Abb. 111. *Typhus abdominalis* (54jährigen Frau, KG 69999/343): Erkrankte 8 Tage nach der Rückkehr von einem einwöchigen Ferienaufenthalt in Zermatt mit Unwohlsein, Temp. über 39°, Verwirrtheit und Kopfschmerzen. 3 Tage später Durchfälle. Weiterdauern des Fiebers. Bei der Aufnahme hochfebrile Pat., leicht verwirrt, leichte Splenomegalie. Aneosinophilie bei normaler Leukozytenzahl. Unter *Chloramphenicol* und Infusionen Entfieberung nach 4 Tagen. Nach 3 Wochen erneuter Temperaturanstieg, der auf weiteren *Chloramphenicolstoß* prompt reagiert. Nach der vierten antibiotischen Kur 3 bakteriennegative Stühle, darauf Entlassung in gutem AZ.

Salmonellosen

a) *Darmblutung*: Wiederholte Transfusionen. Bei schwerkranken Patienten immer vorsorglicherweise schon vorher die Blutgruppe bestimmen lassen und Konserve bereithalten. Im Notfall bis zum Eintreffen der Blutkonserve sofort Blutersatz (**PPL**®, **Macrodex**®, **Physiogel**® usw.). Eisblase auf Abdomen.

Therapeutisch ferner ε-*Aminokapronsäure* (s. Hämorrh. Diath., S. 19), *Tinctura opii* 3× 20 Tropfen tägl. für 2 Tage, um den Darm ruhigzustellen. Nahrung für 1–2 Tage sistieren, nur etwas Flüssigkeit und i.v. Infusionen; dann wieder Breie usw.

b) *Perforation*: Diese ist heute ebenfalls sehr selten geworden. Bei gutem Zustand des Patienten sofortige Operation nach prophylaktischer Gabe eines *Tetracyclinpräparates*, z.B. **Achromycin**® 400 mg i.m. oder **Reverin**® 275 mg (gegen die Mischinfektion der Perforation, Peritonitis). Bei schweren toxischen Fällen wartet man evtl. besser ab, bis sich der Schock und die Infektion durch die konservative Therapie gebessert haben, d.h. **Achromycin**® tägl. 2× 200 mg i.m., *Thioamphenicol* 2–3 g weiter und gegen den Schock Plasma i.v. 300 ml, zusammen mit 150–200 mg *Hydrocortison*.

c) *Pneumonie, Otitis usw.*: Oft durch Superinfektion mit anderen Erregern (Pneumokokken, Staphylokokken) bedingt. Deshalb sollte man in solchen Fällen immer zusätzlich ein *Tetracyclinpräparat* (1–2 g tägl.) verabreichen. Evtl. Antibiogramm.

d) *Osteomyelitis typhosa*: Hier evtl. zusätzlich operative Behandlung.

e) *Phlebitis* (siehe Kap. Thrombose): *Heparin* ist besser nicht zu verwenden.

Dauerausscheider:

Das Problem der Sanierung der Bazillenträger ist auch heute noch nicht restlos gelöst, leider versagen meistens auch die neuen *Breitspektrum-Penicilline*. Auch die Cholezystektomie hat keinen Sinn mehr. Sehr oft verschwinden die Bazillen aber spontan 3–4 Wochen nach Beendigung der Kur.

Folgende Methoden versprechen heute teilweise einen Erfolg:

1. *Breitspektrum-Penicilline*: s.o. bei Resistenz. Stoßtherapie von acht Tagen mit 250 mg alle 6 Stunden.
2. *Neomycin*: Tägl. 3 g während 5 Tagen. *Gentamicin* 2× 80 mg tägl. i.m. für 5 Tage.

Weitere Methoden sind zweifelhaft. **Bactrim**® versagte bei unseren Fällen vollkommen.

Übrige Salmonellosen

Die Salmonellosen nehmen heute in allen Ländern immer mehr zu. Ihre Verbreitung wird durch den zunehmenden Gebrauch „konfektionierter" Nahrungsmittel sehr begünstigt (Poulets, Eierpulver, Streichwürste, Saucen, tiefgefrorene Speisen, Fertig-Salate etc.) und durch den zunehmenden Reiseverkehr (Fluglinien) und den internationalen Austausch von Nahrungsmitteln stark begünstigt. Sie stellen heute neben der Hepatitis epidemica das Hauptkontingent der klinisch eingewiesenen Infektionsfälle dar. –

Therapie: Gewöhnlich genügt das *Ampicillin*. Bei A, B (Resistenz) evtl. plus *Thiamphenicol* (**Urfamycin**®), wie beim Typhus. Bei den übrigen genügt eine Dosis von 6×

Salmonellosen

0,25 g täglich und so weiter, bis zu total 4 fieberfreien Tagen. Bei Resistenz Kombination mit *Thioamphenicol*, gleiche Dosierung wie beim Typhus. Für schwere Fälle evtl. *Gentamicin* (s. o.).

a) *Paratyphus A* (Salmonella paratyphi) = ähnlich dem Typhus abdominalis, aber milder im Verlauf. (Hier besser *Thiamphenicol* (**Urfamycin®**) plus *Ampicillin*).

b) *Paratyphus B* (Salmonella Schottmuelleri), meist akuter, hochfiebriger Beginn, aber raschere Entfieberung (Abb. 112), evtl. aber fast gleicher Verlauf wie beim Typhus abdominalis. (Auch hier in schweren Fällen Kombinations-Therapie).

c) *Paratyphus C* (Salmonella Hirschfeldii): *Ampicillin*.

d) *Salmonella cholera suis* (suipestifer). Bei Kindern evtl. gefährliche toxische Form, bei Erwachsenen mehr das Bild einer schweren akuten Gastroenteritis.

e) *Salmonella typhi murium* (Breslau). In seltenen Fällen auch schwerer typhöser Verlauf, meistens aber nur als akute Gastroenteritis.

f) *Salmonella enteritidis* (Gärtner), ähnlich Salmonella typhi murium. Hier häufig mit einer *Nephrose* und einem Anstieg des Rest-N kombiniert. Man denke bei ungeklärten akuten Nierenschäden mit Hyposthenurie und Azotämie immer an diese Möglichkeit. Häufig als „Anstaltsinfektion".

g) Dazu kommen heute sehr zahlreiche aus Übersee eingeschleppte Stämme *Panama, Bangkok* etc.

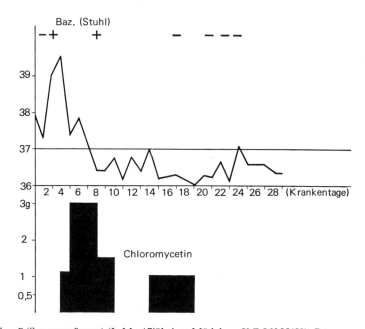

Abb. 112. *Paratyphus B* (SCHOTTMÜLLER) (L.M., 17jähriges Mädchen, KG 86055/58): Prompter Abfall auf *Chloramphenicol*. Zweiter Stoß nach einem Intervall. Patientin kann nach 4 Wochen bazillenfrei entlassen werden. Heute sollte anstatt des *Chloramphenicols* das ungefährliche *Thioamphenicol* (**Urfamycin®**), das die gleiche Wirksamkeit zeigt, verwendet werden.

Cholera

Botulismus

Keine Infektionskrankheit, sondern eine Vergiftung durch die mit Botulinus infizierten Fleischwaren (Würste, Schinken, Konserven) oder Gemüsekonserven (Erbsen, Bohnen usw.) durch das darin gebildete Botulinustoxin.

Prophylaxe und Therapie: Siehe S. MOESCHLIN: Klinik und Therapie der Vergiftungen, 6. Aufl. Thieme, Stuttgart 1980, S. 567–578.

Cholera asiatica (Vibrio cholerae)

Prophylaxe: Schutzimpfung nicht immer wirksam, eine evtl. spätere Erkrankung verläuft aber leichter. 0,5 ml s.c., nach 7 Tagen 1 ml. Immunitätsdauer $^1/_2$ bis 1 Jahr. Inkubation sehr kurz, so daß zu uns verschleppte Fälle selten vorkommen (1973!). Bei Ausbruch einer Epidemie hat sich die Tetrazyclin-Prophylaxe am besten bewährt, z.B. tägl. 1 Kapsel **Vibramycin®** verhindert die Ansteckung. Sauberkeit, abgekochtes Wasser, Zähneputzen mit Mineralwasser, kein Salat, keine ungeschälten Früchte, Verbot von Eis, sind die wichtigsten Maßnahmen.

Therapie:

1. *Bekämpfung des schweren Wasser-, Plasma- und Kochsalzverlustes:* Genaue Kontrolle von Hämatokrit, Gesamteiweiß, Alkalireserve und der Elektrolyte (Na, K, Cl, Ca). Die Rehydratation und der Ausgleich des NaCl- und K-Verlustes benötigen sehr große Mengen, desgleichen der Plasmaverlust, siehe Elektrolyt-Kapitel, S. 76 bis 78. Zu Beginn oft 1500 ml/15 Min! mit mval/l Na 135, K 15, HCO_3 40, Cl 100.

    Magenschlauch genügt in vielen Fällen (2 Teile *NaCl-Lösung* + 1 Teil *Natriumbikarbonat-Lösung*) 1 Liter pro 2–4 Stunden. Regel: gleiche Menge zuführen wie Verlust pro 24 Std., evtl. bis zu 20 Liter/24 Std.! Pro Liter Stuhl ca. 15 mval Kalium, bei Kindern 8–12 mval.

2. *Kortikosteroide:* setzen die Toxinwirkung herab. Am besten *Hydrocortison* in die Tropfinfusion, täglich 150–200 mg oder ein injizierbares *Prednisolonderivat* (**Ultracorten-H®**, usw., s. Cortison-Kapitel, S. 562) 75 mg tägl., dann allmählich abbauend. Nicht oral, da in diesen Fällen nicht resorbiert.

3. *Bei schwerem Schock: Hydrocortison* i.v. 100–300 mg tägl. in die Infusion und evtl. *Alupent-Infusion*, siehe Näheres im Kap. *Schock*, S. 174).

4. *Chemotherapie:* Über den Wert der Chemotherapie liegen widersprechende Nachrichten vor. Die *Sulfonamide* haben nach den Beobachtungen der letzten Epidemien versagt. Dagegen scheint das *Thiamphenicol* eine gewisse Wirkung zu entfalten, ebenso das *Streptomycin.* Die besten Resultate zeigen *Tetracycline*, 39 behandelte Fälle und 38 Kontrollen zeigten eindeutige Unterschiede in bezug auf Durchfälle, Wasserverlust und das Verschwinden der Erreger im Stuhl. Hierbei ist wohl am besten die orale und i.v. Behandlung zu kombinieren.

Dauerausscheider: Ebenfalls *Tetracycline*, z. B. **Achromycin**®: *Dosierung*: 1. Tag 3 g, 2. Tag 2 g, dann weiter 1 g tägl. für 10 Tage.

Lepra

Eine in Mitteleuropa nur noch sehr seltene Erkrankung. In der Schweiz (Wallis) war sie im letzten Jahrhundert noch endemisch, auf den Lofoten und in SE-Europa kommt sie auch heute noch sporadisch vor. Durch den großen Flugverkehr ist eine Einschleppung aus Endemiegebieten möglich, wodurch in den letzten Jahren namentlich auf dermatologischen Stationen vermehrt Fälle gesehen wurden. Auch heute rechnet man in Asien und Afrika noch mit ungefähr 10 Mio Leprösen (WHO 1976). *Inkubationszeit*: Diese beträgt wahrscheinlich ca. 3–4 Jahre. *Prophylaxe für Touristen*: Tempel nie barfuß sondern nur mit Nylon-Socken betreten! (Sputum u. kleine Fuß-Verletzungen!). *Keine Tätowierungen* vornehmen lassen (Inokulation).

Therapie:

1. *Sulfone*: Leiten sich gewöhnlich vom *Diaminodiphenyl-sulfon* ab, das auch heute noch Verwendung findet (**Promin**®, **Diazon**®, **Dapson**® und **Sulphetron**®). Täglich 0,2–0,3 g, Sonntag Pause. Jeden Monat 1 Woche Pause. Jahrelange Behandlung. Es sprechen vor allem Frühfälle an.

Nebenerscheinungen: Heinzsche Innenkörper, Hämolyse (prophylaktisch Eisen).

2. *Neue und weniger toxische Derivate*: Thioureapräparat **Ciba 1906**®. Täglich 0,5 g p.o. und alle 2 Wochen um 0,5 g steigend bis zum Erreichen einer ED von 3 g. Jahrelange Behandlung ist auch hier notwendig.

3. *Iminophenazin*-Farbstoff, **Lampren**® [Ciba-Geigy]. Normale Dosis 300 mg p.o. pro Woche, hat sich ebenfalls als sehr gutes Mittel neuerdings bewährt.

Leprareaktionen: Hohes Fieber, Schmerzen, Neuralgien, usw., treten bei der Behandlung häufig auf. Die Chemotherapie kann dann evtl. nur kombiniert mit *Kortikosteroidpräparaten* weitergeführt werden.

Pertussis (Bordetella pertussis u. parapertussis)

Cave Impfung bei schon ausgebrochener Pertussis, da die Krankheit evtl. schwerer verläuft! –

Prophylaxe: Die aktive Impfung erfolgt am besten mit der amerikanischen Mischvakzine*, z. B. **Cutter** [Berkeley, Calif.]. Die Wirksamkeit ist nicht vollständig, aber verschafft bei Kleinkindern doch einen weitgehenden Schutz oder eine Abschwächung bei einer späteren Infektion. 3 Injektionen im Abstand von je 1 Woche. Antikörper in genügender Menge sind erst nach der 3. Impfung zu erwarten. Schutzdauer ca. 1 bis 2 Jahre. Einmalige Revakzination nach 1–2 Jahren ergibt wieder einen weitgehenden

---

* Vorteilhaft z. B. mit der kombinierten Vakzine (Diphtherie, Pertussis, Tetanus) vom Serum- und Impfinstitut, Bern; DPT Behringwerke.

Pertussis

Schutz. *Wesentlich ist diese Schutzimpfung vor allem bei schwächlichen Kindern und Säuglingen (vom 3. Lebensmonat an), ferner in Kinderheimen.* Bei besonders gefährdeten Kindern (Frühgeburten, Status nach Masern usw.) empfiehlt sich evtl. prophylaktisch auch die zusätzliche Verabreichung von *Gammaglobulin*, siehe unten.

Therapie:

1. *Chemotherapie*: Die Chemotherapie ist nur im Frühstadium wirksam. (Dieses kann man klinisch, mit Ausnahme von Geschwisterinfektionen, gar nicht erkennen.) Die Endotoxine werden damit nicht beeinflußt. Trotzdem soll sie in allen Fällen durchgeführt werden, da dadurch die früher häufigen pneumonischen Komplikationen nur noch sehr selten auftreten.

   Tetracycline. Dosierung: 30 mg/kg Körpergewicht täglich. Bei Kindern in Form von Sirup oder Tropfen. Bei 1–2jährigen wegen der Hemmung des Knochenwachstums nicht anzuwenden, oder dann nur für 6 Tage, z. B. als **Vibramycin®**, das niedriger dosiert wird (siehe dort). *Ampicillin* hat die gleiche Wirkung.

2. *Für schwere Fälle*: Chemotherapie mit *Gammaglobulintherapie* kombinieren. Innerhalb 48 Stunden 3 Injektionen von je 20 ml Pertussis-Hyper-Immunserum oder 2,5 ml von der Gammaglobulin-Fraktion. Bei *rachitischen* Kindern ist die Gabe hoher Dosen sehr wichtig.

3. *Symptomatische Therapie*: gegen die Hustenanfälle.

a) *Leichtere Fälle*: Ein sehr gutes Mittel ist das französische **Rectoquintyl®** [Lelong], d.h. Suppositorien, die orthoameisensaures Äthyl, Eukalyptol, Thymianol und Natriumkampfersulfonat enthalten. Wirkung: Antispastisch durch die Ameisensäurekomponente, gleichzeitig sedativ und sekretionsfördernd durch die aromatischen Öle.

Dosierung: Säuglinge und Kinder bis zu 2 Jahren: 2–3 halbe Kindersuppositorien tägl., wenn nötig kann auch höher dosiert werden. Kinder von 2–6 Jahren: 2–5 Kindersuppositorien tägl., Kinder von 6–10 Jahren: 2–3 Suppositorien für Erwachsene tägl., Erwachsene: 3–4 Suppositorien für Erwachsene tägl.

b) *Schwere Anfälle*: Ein sehr gutes Mittel bei schweren Anfällen ist immer noch das **Bromoform** Ph. H 3× X (X = Alter des Kindes) Tropfen tägl. in etwas Milch. Bei Erwachsenen 3× 20 Tropfen tägl. Genügt dieses Mittel nicht, dann ist folgende Mischung zu empfehlen:

Rp.	Chlorali hydrati		
	Stront. bromat. aa	2,0	Kleinkinder 2–3× tägl. 1 Kaffeelöffel
	Tinct. Op. benz.	1,0	Erwachsene 2–3× tägl. 1 Eßlöffel
	Sirup. simpl.	20,0	je nach Bedarf
	Aq. dest. ad	100,0	

4. *Enzephalitis*: **Kortikosteroide** plus *Antibiotika*-Abschirmung ermöglichen heute bei sofortigem Eingreifen häufig, auch diese gefährliche Komplikation zu überwinden, siehe Masern-Enzephalitis, S. 681.

Dysenterie

Shiga-Kruse-Ruhr (Shigella dysenteriae), Typ I und II, schwere Verlaufsform.
Shigella dysenteriae, Typ III bis VII, gutartige Form.
Flexnerruhr (Shigella flexneri), Gruppe B, häufiger leichter Sommerdurchfall.
Sommerruhr (Shigella boydii), Gruppe C, vor allem in Asien.
E-Ruhr: Häufigste Form (Shigella sonnei, Sonne-Duvalbakterium).

Therapie: Die beste Behandlung ist heute diejenige mit *Tetracyclinpräparaten* (**Achromycin®**, **Aureomycin®**) oder *Thiamphenicol* (**Urfamycin®**), in schweren Fällen kombiniert.

Dosierung: Hohe Anfangsdosis 3–4 g, jeden Tag um 1 g zurückgehend bis zur Erhaltungsdosis von 1 g, bis zum Verschwinden der Bakterien im Stuhl. Dauer 6–10 Tage.

E-Ruhr: Orales *Streptomycin* = **Streptomagma®** [Wyeth].

Dosierung: 0–1 J. 250 mg tägl., 1–5 J. 500 mg, 5–10 J. 750 mg, 10–15 J. und Erwachsene 1000 mg tägl. verteilt auf 6 h Einzeldosen und während 5 Tagen.

Listeriose (Listeria monocytogenes)

Wird durch einen ubiquitären Schmutzkeim, der vor allem in Säugetieren und Vögeln vorkommt, auf den Menschen übertragen. Beim Menschen verursacht diese nicht so seltene Infektion (Näheres siehe Übersicht meines Mitarbeiters ENDER, M.: Helv. med. Acta 30 (1963) 461) folgende Krankheitsbilder:

1. *Meningoenzephalitis* (häufigste und gefährlichste Form): 200–2000/3 Zellen mit vorwiegend mononukleären Formen im Liquor.
2. *Septische Granulomatose* mit typhösem Verlauf, wobei Leber, Milz, Lungen und evtl. das ZNS miliare Granulome und Nekrosen aufweisen. Evtl. als Tbc verkannt.
3. *Granulomatosis infantiseptica* des Fötens: Führt zu Abort oder zu meist tödlicher Erkrankung beim Neugeborenen.
4. *Anginös-septische Form* unter dem klinischen Bilde einer „*Mononucleosis infectiosa*".
5. *Okulär-glanduläre Form* mit Konjunktivitis, Parotitis und Lymphknotenschwellungen.
6. *Zerviko-glanduläre Form* (evtl. als Tbc verkannt).
7. *Graviditäts-Listeriose*: Evtl. symptomlos oder mit Zystitiden, Schüttelfrösten und häufigem Abort.

Diagnose: Kultureller Nachweis aus Blut oder Liquor, Tonsillenabstrich, Drüsenpunktat, Lochien, usw. Die serologischen Reaktionen (KBR, Listerien-Widal) sind nicht streng spezifisch.

Prognose: bei den Formen 1 und 3 sehr ernst, bei den übrigen gut.

Therapie: MACNAIR (Lancet 1968/I, 16) berichtet 1968 erstmals über sehr gute Erfolge mit *Ampicillin* bei 2 Fällen. *Dosierung: Ampicillin* (**Amblosin®**, **Binotal®**, **Penbritin®**) 1 g parenteral alle 4 Std. bis zur Entfieberung, dann alle 6 Std., dazu *intrathekal* 50 mg *alle 6 Std.* für 7 Tage, dann 25 mg für weitere 5 Tage. Dies scheint uns die Zukunftstherapie zu werden. Falls kein Erfolg: Täglich 3 g *Tetracyclin* plus *Sulfonamide*, z. B.

Sulfisoxazol, **Gantrisin**® 12 g/die (kein *Sulfadimethoxin*, **Madribon**®, das schlecht in den Liquor diffundiert!), dazu hohe Dosen *Penicillin* 30–40 Mio. E i.v. Anfänglich am 1. und 2. Tag auch intrathekal je 10 000 E. Bei den septischen Fällen plus *Prednison*. 1. Tag 1 mg/kg, dann $^1/_2$ mg/kg weiter. CHRIST u. Mitarb. (Dtsch. Arch. klin. Med. 207 [1961] 223 sah in 3 von 4 Fällen der 1. Gruppe Heilung durch die Kombination von *Penicillin* mit *Sulfonamiden*. Auch *Gentamicin* soll wirksam sein.

Diphtherie (Corynebacterium diphtheriae)

Meistens als *Rachendiphtherie* auftretend, seltener als isolierte Nasen-, Konjunktival-, **Vaginal- oder Wunddiphtherie**. Heute sind Epidemien selten, *können aber plötzlich und bösartig wieder auftreten*, wie 1974 in der Ostschweiz (s. T. WEGMANN u. Mitarb.: Schweiz. med. Wschr. 107 [1977] 455–464). Die *prophylaktische Impfung bleibt daher sehr wesentlich*.

Bei allen Verdachtsfällen immer sofort *Rachenabstrich* einsenden; ferner besonders bei Kindern, mit der Therapie *sofort* beginnen, um ja keine Zeit zu verlieren.

Prophylaxe: *Aktive Immunisierung* kein völliger Schutz, aber die Erkrankung tritt doch seltener und in leichterer Form auf. *Impfung* vom 6. Monat an, 2 Injektionen. Immunität beginnt ca. 2–3 Wochen nach der 2. Injektion. Evtl. Wiederholung nach 2–3 Jahren zu empfehlen. Am besten mit dem *Aluminiumhydroxyd* (Formoltoxoid), z. B. **Di Anatoxal**® [Berna], **Diphtherie-Impfstoff**® [Behringwerke]. Besser kombinierter Impfstoff **DPT**® [Behring] oder [Eidg. Serum- und Impfinstitut, Bern].

Kinder bis zu 7 Jahren: 2 × 0,5 ml s.c. im Abstand von 3–5 Wochen
Kinder von 7–16 Jahren: 2 × 0,3 ml s.c. im Abstand von 3–5 Wochen
Erwachsene: 2 × 0,2 ml s.c. im Abstand von 3–5 Wochen

Passivprophylaxe: Bei begründetem Verdacht auf Exposition (Kinder) 1000–3000 E Serum i.m., das durch die Antikörper für 2–3 Wochen einen Schutz ergibt. Immer mit Schutzimpfung kombinieren.

Therapie: *Heutiges Prinzip: Hohe Serum-Dosen plus Penicillin plus Prednison bei toxischen Fällen!*

1. *Serum*: Im Verdachtsfall, noch bevor das Resultat eintrifft, immer 5000–10 000 E spritzen. Bei den sicheren schweren Fällen sofort 10 000 E. *i.m.*, sofern am folgenden Tag nicht wesentlich besser, nochmals 10 000–20 000 E. Bei ganz schweren, toxischen Fällen bis zu 60 000 E Gesamtmenge! *Bei Kindern in schweren Fällen 500 E pro kg Körpergewicht*, bei sehr toxischer Verlaufsform sogar bis 1000 E/kg.

   I.v. Verabreichung: Da bei der i.m. Verabreichung der Antitoxinspiegel nur langsam ansteigt (48 Std.), empfiehlt es sich, in schweren Fällen immer $^1/_5$ der Serumdosis *i.v.* zu verabreichen, aber nur wenn eine Stunde nach der i.m. Injektion keinerlei Reaktionen aufgetreten sind.

   Gefahr der Anaphylaxie: Braucht am 2. und 3. Tag noch nicht befürchtet zu werden, sofern die 1. Injektion gut ertragen wurde. Hatte der Patient schon früher einmal Serum erhalten, so empfiehlt sich eine vorherige *Konjunktivalprobe*: Ein Tropfen

Diphtherie

einer Serumverdünnung 1:10 in den unteren Konjunktivalsack einträufeln. Eine positive Reaktion zeigt sich als starke Rötung nach 25–30 Min. Ist zuverlässiger als die *Kutanprobe*. *Bei allen positiven Proben auf keinen Fall i.v. verabreichen!*
Man gibt dann in Abständen von je 15 Min. $^{1}/_{2}$, 1 und 2 ml des Serums *s.c.* und darauf erst die ganze Menge *i.m.*, nachdem man 15 Min. vorher ein *Antihistaminikum*, z. B. *Antazolin* **Antistin**® (1 ml) oder *Thenalidin-Ca* (**Sandosten-Calcium**® 10 ml i.v.) verabreicht hat.

Bei Serum-Schock: Sofort 1 mg *Adrenalin* i.m., evtl. $^{1}/_{2}$ mg langsam i.v. und 100 bis 150 mg *Hydrocortison* i.v.

Serumkrankheit: *Prednison* 1. Tag 40 mg, 2. Tag 30 mg und dann allmählich abbauen. *Calcium* 20 ml 20% i.v. *Antihistaminika*, s. o.

2. *Penicillin- und Streptomycintherapie*: 6 Mio. E i.m. plus 2 g **Streptothenat**® pro die für die schweren Fälle. Bei Kindern die Hälfte der Dosis. Das *Penicillin* hat nur eine unterstützende Wirkung, indem es die weitere Toxinbildung abstoppt. *Lokal*: Sprayen des Rachens mit einer Penicillinlösung 1:1000.

3. *Cortisontherapie*: Für alle schweren toxischen Fälle. Im Notfall sofort *Hydrocortison* i.v. (Erwachsene 150–200 mg, Kinder 3 mg/kg) oder *Prednison*, Erwachsene 60 mg am 1. Tag, 40 mg am 2. Tag, dann langsame Reduktion, Kinder 2 mg/kg.

4. *Bei Krupp* (das erste Anzeichen ist gewöhnlich der inspiratorische Stridor): *Intubation oder Tracheotomie*. Im Notfall *Koniotomie* evtl. mit Taschenmesser.

5. *Schocktherapie*: siehe spez. Kapitel S. 174. Bei schwersten Fällen *Alupent-Tropf*.

Therapie der Diphtheriekomplikationen

a) *Diphtherieneuritis*: Während der paralytischen Phase Bettruhe. *Strychnin* tägl. $2 \times$ 1 mg. *Vitamin B_1* i.m. oder i.v. (z. B. **Benerva**®, **Betaxin**® usw.) tägl. 50–100 mg. *Cortisontherapie*: Sollte zusätzlich in den Anfangsstadien durchgeführt werden. In der Rekonvaleszenz physikalische Therapie: aktive und passive Bewegungstherapie, Massage, Bäderbehandlung. Badekur in hierfür speziell eingerichteten Zentren (in der Schweiz Leuk, Rheinfelden, Bad Ragaz oder Schinznach; Österreich Bad Gastein; Dtschld. Baden-Baden, Wiesbaden).

b) *Schlucklähmung*: Nur teelöffelweise Nahrung zuführen, in schweren Fällen Ernährung durch Nasenkatheter. $3 \times$ tägl. 500 ml Milch mit je 2 Eßlöffeln Ovomaltine und 2 geschlagenen Eiern und dem Saft einer halben Zitrone.

c) *Diphtherie-Myokarditis*: Das Wichtigste scheint ebenfalls die Kombination der *Cortisonpräparate* mit der obigen Therapie zu sein. Bei schwerem Blutdruckabfall auch hier *Noradrenalin* (**Arterenol**®). *Digitalis-* und *Strophanthinpräparate* haben meistens keinen Sinn und sollten nur im äußersten Notfall gegeben werden.

Behandlung der Diphtheriebazillenträger

Wichtig sind die lokalen Maßnahmen. Tägl. *Penicillinspray* und Gurgeln mit *Penicillinlösung* 1:1000. Einträufeln von $^{1}/_{2}$–1 ml *Penicillin* 1:1000 in jedes Nasenloch $2 \times$ tägl. Dazu tägl. 2 Mio. E *Penicillin* plus 2 g **Streptothenat**®. Wenn kein Erfolg, dann Versuch mit *Tetracyclin*, tägl. 3 g bei Erwachsenen, bei Kindern 50 mg/kg tägl., für 8 Tage. (Nicht bei 1–2jährigen!)

Pyozyaneus

Die Abgrenzung von avirulenten Diphtheriestämmen hat keinen großen Sinn, da sich durch bestimmte Bakteriophagen jederzeit auch avirulente Stämme in pathogene umwandeln können.

Pyozyaneusinfektionen (Pseudomonas aeruginosa, Bacillus pyocyaneus)

Der Pyozyaneusbazillus ist meist resistent gegen *Streptomycin, Tetracycline* und *Sulfonamide (Sulfadiazin)*, Er ist immer resistent gegen *Penicillin, Erythromycin* und *Spiramycin*. Der Erreger ist empfindlich auf *Polymyxin-B* und *Colistin* und besonders auf *Gentamicin* (**Garamycin®, Refobacin®**). Evtl. Kombination mit Ampicillin und Thiamphenicol. In septischen Fällen zusätzlich Prednison! *Pseudomonas-Meningitis*: S. 641.

a) *Applikationsart und Dosierung von Gentamicin* (**Garamycin®, Refobacin®**): s. S. 596: Nie länger als 7–10 Tage verabreichen, um Schädigungen (Vestibularis, Niere) zu vermeiden!

Bei Sepsisfällen des Erwachsenen: Täglich 3× 60 mg intramuskulär (Vorsicht bei Nierenschädigung); in schwersten Fällen bis maximal 240 mg/die! In *Meningitisfällen* zusätzlich *intrathekal oder intraventrikulär* 0,1–0,5 mg/kg, da die Diffusion in den Liquor ungenügend ist.

Bei Kindern: 1 mg/kg i.m. verteilt auf 3 Einzeldosen pro Tag, 8stdl. Bei Meningitis zusätzlich intrathekal oder intraventrikulär wie oben.

Wenn kein Erfolg oder Resistenz, dann Versuch mit *Polymyxin-B* oder *Colistin*.

b) *Applikationsart und Dosierung von Polymyxin-B* siehe S. 602. Man vergesse nie die nephro- und neurotoxischen Eigenschaften des *Polymyxin-B*.

c) *Applikationsart und Dosierung von Colistin* (**Colimycin®, Colistin®** [Grünenthal]). s. auch S. 533. *Colistin* wird oral nicht resorbiert und soll nur bei enteralen Infekten per os verabreicht werden. *Colistin* darf mit *Tetracyclinen* kombiniert werden.

Intramuskulär: (nicht intravenös!) 50000 E/kg/die auf 3–4 Dosen verteilt, d.h. ca. 3 Mio. E beim Erwachsenen. Die maximale Konzentration wird in 30–60 Min. erreicht und bleibt während 6–7 Std. erhalten.

Intrapleural und intraperitoneal: 500000–1000000 E in 25–50 ml phys. NaCl-Lösung.

d) *Ampicillin* und *Thiamphenicol* verstärken die Wirkung der beiden anderen Antibiotika. *Carbenicillin* (**Pyopen®**) u. *Carindacillin* (**Geopen®, Carindapen®**) s. S. 583.

Bakterielle Meningitiden

Alle Meningitiden mit Ausnahme der Virusformen können heute optimal mit der Chemotherapie angegangen werden. Bei Fällen mit Meningismus sind deshalb folgende Punkte zu beachten:

Meningitis

1. Sofortige *Lumbalpunktion* mit bakteriologischer Untersuchung plus Antibiogramm.
2. Bei bereits trübem Liquor sofortiger Beginn der Chemotherapie vor dem Eintreffen des bakteriologischen Resultates. Gerade bei Meningo- und Pneumokokkenmeningitiden sind die Bakterien häufig im direkten Ausstrich nicht zu finden und gehen oft auch kulturell nur schlecht an.
3. In schweren, eitrigen Fällen sofort *Penicillin* i.m., am ersten und zweiten Tag evtl. intralumbal. Bei kleinen Kindern ist dies u. U. nicht nötig, da hier die Diffusion durch die entzündeten Meningen sehr rasch erfolgt.

Intralumbale Injektionen:
Bei intralumbaler Injektion beachte man bei besonders toxischen Präparaten (z. B. *Polymyxin*) eine genügende Verdünnung. Die totale Liquormenge beträgt bei Säuglingen 50, Kleinkindern 80, 10–15jährigen 100 und beim Erwachsenen 130 ml. Man muß also das Präparat entsprechend verdünnen, und man kann dies z. B. am besten dadurch erreichen, daß man bei genügendem Liquordruck das Medikament durch Aspiration von Liquor mit diesem vermischt und sukzessive reinjiziert.

4. Evtl. Resistenzbestimmung.
5. *Epileptische Anfälle:* Können vor allem bei Kindern ausgelöst werden. Sie verschwinden nach Heilung der Meningitis. Selten treten sie als Spätfolgen (*Narbenbildung*) bei zu spät behandelten Fällen auf. Therapie im Anfall: *Valium* i.v., siehe *Epilepsie-Kapitel*, S. 411.

Meningitis epidemica (meningococcica) und Meningitis pneumococcica

Diagnose

a) Lumbalpunktion.

b) Nasen-Pharynx-Abstrich, aber Resultat nicht abwarten, sofortige Behandlung.

c) Blutkultur, fortlaufende Blutdruck- und Puls-Kontrolle!

Heutige Therapie der Wahl

Penicillin oder *Amoxycillin*, **Clamoxyl**®. Kann wegen *Überempfindlichkeit gegen Penicillin* dieses Mittel nicht verabreicht werden, so kombiniert man *Tetracyclin* und *Gentamicin*. Bei *schwerem, septischem Bild* oder bei *Kleinkindern Penicillin, kombiniert mit Cortisonderivaten* (*Prednison, Prednisolon, Dexamethason*) (s. Abb. 113). *Penizillin nie mit Tetrazyklin kombinieren! Antagonismus,* s. im Penizillinkapitel!

1. *Penicillin:* a) *Intralumbal:* Beim *Erwachsenen* 10000 E, gelöst in 5 ml (d. h. 2000 E pro ml), nie darüber, da sonst Schädigung des Rückenmarks. *Kinder:* 1–2jähr. 2000 E, 2–5jähr. 3000 E, 5–10jähr. 5000 E, 10–20jähr. 10000 E. 2. Injektion nach 12 Std. Nachher nicht mehr nötig, da unterdessen der Spiegel im Liquor genügend angestiegen ist. Viele Autoren vertreten heute die Meinung, die i.l. Applikation von Penicillin sei unnötig. Selbst sahen wir aber immer wieder ein rascheres Ansprechen; die Liquor-Konzentration ist dann von Anfang an doch viel höher.

b) *Erwachsene* 20 Mio. E am 1. und 2. Tag, in Tropfinfusion, wenn Patient durch Erbrechen ausgetrocknet ist und Gefahr einer Nierenschädigung droht. Dann

Meningococcen

weiter 5 Mio. tägl. bis zur Entfieberung und bis zum Klarwerden des Liquors. Zur völligen Sanierung noch 5 Tage weitergeben. *Kinder*: Immer hoch dosieren! I.m. oder i.v. tägl. 5 Mio. E.

2. *Amoxycillin*, **Clamoxyl**®: Hat den Vorteil, daß es bei Verdacht auf *Haemophilus influenzä* auch für diesen Erreger wirksam ist.

3. *Bei Penicillinunverträglichkeit*: *Tetracyclin* und *Gentamycin* zu kombinieren, z.B. **Achromycin**® i.m. oder **Reverin**® i.v., alle 24 Std., 250 mg beim Erwachsenen, da so trotz nicht intensiver Diffusion ein hoher Liquorspiegel erzielt werden kann. Bei Säuglingen 40 mg/kg und bei Kleinkindern 20 mg/kg, bis zum Klarwerden des Liquors. Dazu *Gentamicin* (**Garamycin**®, **Refobacin**®) Erwachsene 3 × 80 mg i.m. oder in Tropfinfusion, bei Kindern 1 mg/kg pro Tag in drei Einzeldosen verteilt.

Wichtig ist in allen Fällen die Kontrolle der Diurese. Die Urinmenge darf beim Erwachsenen nicht unter 600–800 ml absinken, da sonst evtl. die Gefahr des Auskristallisierens des *Sulfonamids* in den Nierentubuli eintritt. *Deshalb entsprechende Infusionen vor allem bei bewußtlosen und exsikkotischen (Erbrechen!) Patienten!*

4. *Cortisonpräparate*: In den schwer septischen Fällen mit Koma und evtl. Kollaps am besten *Hydrocortison* in die Tropfinfusion. 1. Tag 3 mg/kg = 200 mg beim Er-

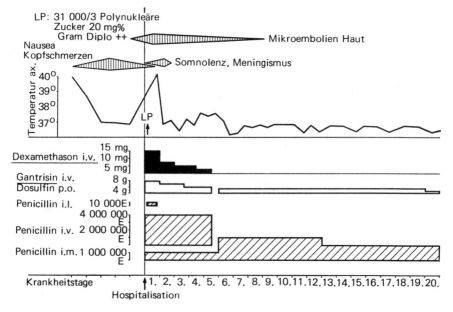

Abb. 113. *Typische schwere Meningokokkenmeningitis* (58jähr. Mann, KG 97181/60): Prodromi seit 5 Tagen. Hospitalisation wegen Meningismus mit „Purpura" (Haut-Mikroembolien!) und zunehmender Somnolenz. Im Lumbalpunktat 31000/3 polynukleäre Zellen, im direkten Ausstrich gramnegative Diplokokken nachweisbar. Entfieberung und Aufhellung des Bewußtseins innerhalb Stunden unter hohen Dosen *Penicillin* i.v. und i.m. sowie 10000 E intralumbal (nie höher!) und *Kortikosteroiden* i.v. (*Dexamethason*). Allmähliches Abblassen der Hauteffloreszenzen.

wachsenen, 2. Tag 150 mg, 3. Tag 50 mg. An Stelle des Hydrocortisons kann auch *Prednisolonsuccinat* (z. B. **Solu-Dacortin**®, in Dtschl. **Solu-Decortin**®, **Ultracorten-H**®) verwendet werden. 1. Tag 1 mg/kg = 60 mg beim Erwachsenen, Kinder unter 3 Jahren doppelte Dosis/kg! 2. Tag $^1/_2$ mg/kg = 30 mg beim Erwachsenen, 3. Tag $^1/_4$ mg/kg = 15 mg beim Erwachsenen.

Absolut notwendig und lebensrettend ist die Verabreichung eines Kortikosteroidpräparates in der obigen Dosierung pro kg Körpergewicht bei Kindern unter 2 Jahren mit Meningokokkensepsis oder Meningokokkenmeningitis, da hier sehr oft zu der toxischen Schädigung der Nebenniere noch ein weitgehender Funktionsausfall durch Blutungen hinzukommt (*Waterhouse-Friderichsen Syndrom*, s. Abb.114). *Schocktherapie*, siehe dort.

5. *Weiterbestehen eines schlechten AZ und evtl. von Temperaturen trotz Besserung des Liquors*: Weist auf *Verwachsungen, Abszeßbildung* oder das Vorliegen eines *Ventrikelempyems* hin. In solchen Fällen zuerst subokzipitale Punktion plus *Penicillin*. Wenn diese keinen eitrigen Liquor ergibt, Konsultation eines Hirnchirurgen und Ventrikelpunktion plus *Penicillininstillation*. Bei Herdsymptomen und negativem Ergebnis des Ventrikelpunktates evtl. Operation. So haben wir in einigen Fällen doch noch eine Heilung erzielt.

6. *Andere Komplikationen*: Häufig ist bei den perakuten Fällen eine *Hautpurpura* (Hautmetastasen), seltener eine *Endokarditis* oder *Osteomyelitis*.

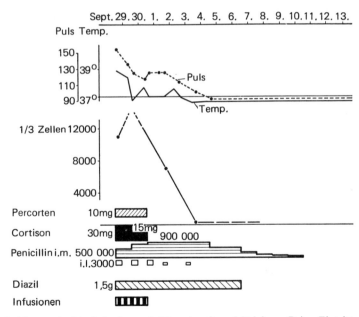

Abb. 114. *Meningokokkenmeningitis* bei einem 9 Monate alten Mädchen. Beim Eintritt schwerster Kollapszustand, ante mortem! – Auf Kombinationstherapie von *Cortison* und *Antibiotika* Rückkang des Kollapszustandes, nach 8 Tagen geheilt entlassen. Bei Kindern unter 2 Jahren ist die Kombination der antibiotischen Therapie mit den *Kortikosteroiden* absolutes Gebot!

Eitrige Meningitiden

7. *Prophylaxe*: Bei Ansteckungsgefahr (Meningokokkenträger) in Kinderheimen, Kasernen usw. tägl. *Sulfonamidverabreichung*. Von den neuen, niedrig dosierbaren Präparaten wie *Sulfaphenylpyrazol, Sulfamethoxypyridazin* usw. genügen hierfür 0,02 g/kg pro die während 6 Tagen. Bei Sulfonamid-resistenten Meningococcen *Rifampicin* 10 mg/kg in zwei Dosen pro Tag.

8. *Suche der Ausgangsherde bei Pneumokokken- und Streptokokkenmeningitis*: Genaue Untersuchung in bezug auf eine evtl. *Sinusitis, Mastoiditis* oder *Otitis*. Manchmal entsteht die Infektion auch durch eine traumatisch erworbene *Liquorfistel*.

9. *Prognose*: In den Frühfällen gut, in Spätfällen fraglich bis schlecht.

Übrige eitrige Formen

a) *Gonokokken* (sehr selten) und *Streptokokken*: Gleiche Therapie wie oben.

b) *Enterokokken*: Je nach der Resistenzprüfung Therapie wie oben, aber hier sehr *hohe Penicillindosen*, evtl. als Tropfinfusion i.v. tägl. bis zu 100 Mio. E *Penicillin*. Dazu 3 g **Streptothenat**® oder **Didrothenat**® i.m., evtl. auch das weniger wirksame *Doxycycline* anfänglich 200 mg tägl. p.o., kombiniert mit 3 g **Streptothenat**® i.m., *Gentamicin* (**Garamycin**®, **Refobacin**®). siehe ferner Kapitel Sepsis lenta (Enterokokken), S. 163.

c) **Staphylokokken**: *Gilt auch für -Sepsis!*

α) **Penicillinase-negative**: 40–60 Mio. *Penicillin-G* (z.B. **Benzathin-Leo**®, **Tardocillin**) plus *Probenecid* (**Benemid**®, **Probecid**®) 1–2 g tägl. Bei Sepsis und Osteomyelitis über mehrere Wochen.

β) **Penicillinase-positive**: Am wirksamsten die neuen *penicillinaseresistenten, halbsynthetischen Penicilline* = 1. *Methicillin* und 2. *Oxacillin* und *Cloxacillin*, ferner *Cephalotin*. In *schweren Fällen* Kombination mit *Kortikosteroiden* (s.o.). Immer *Resistenzprüfung!*

1. *Methicillin*: **Celbenin**® [Beecham], **Belfacillin**® [Astra], **Cinopenil**® [Hoechst].

   Dosierung: Alle 4 Std. 1 g i.m. während 3 Tagen, dann 1 g alle 6 Std. bis zur Heilung. Kinder: Vom 10. Lebenstag bis zu 12 Jahren 100 mg/kg/Tag verteilt auf 4 Einzeldosen pro Tag i.m. Evtl. Kombination mit *Streptomycin* 2 g i.m. tägl. bei Erwachsenen.

2. *Oxacillin* und *Cloxacillin*: **Orbenin**® [Beecham], **Gelstaph**® [*Dt. Beecham*], **Ekvacillin**® [Astra] 500 mg p.o. alle 4–6 Std. Oder *Fluxloxacillin*, **Floxapen**® 6–8 g/Tag (6stdl. i.v. oder als Infusion), mit 2 g i.v. beginnen.

3. *Cephalosporine*: Sind gegen die Penicillinase resistent! (Näheres S. 593), z.B. *Cefalotin* = **Keflin**® [Lilly], *Cefacetril* = **Celospor**® [Ciba], (0,5)–1 g alle 4–6 Std. tief i.m. oder i.v., oder das weniger wirksame *Cefaloridin* = **Keflodin**® [Lilly], **Ceporine**® [Glaxo] 0,5–1 g tief i.m. alle 6 Std. oder hier besser ganze 24 Std.-Menge = 4–6 g in die Tropfinfusion zur kontinuierlichen Verabreichung. *Beim Kind*: 50 mg/kg KG i.m. tägl. auf mehrere Einzelgaben verteilt. Können vorteilhaft mit *Streptomycin* kombiniert werden.

4. Bei evtl. Resistenz oder Penicillinüberempfindlichkeit gebe man *Gentamicin* (**Garamycin**®, **Refobacin**®), doch *nur bei guter Nierenfunktion* (s. S. 596), sonst lieber:

Gramnegative Meningitiden

5. *Staphylomycin*, siehe Antibiotika-Kapitel. Dieses Präparat zeigte uns in einigen schweren Fällen, die auf *Methicillin* nicht ansprachen, eine promte Besserung. Das *Staphylomycin* weist eine gekreuzte Resistenz mit dem ebenfalls wertvollen *Pristinamycin* (s. Antibiotika-Kapitel, S. 604) auf. Beide sind **nur oral anwendbar!**
6. *Vancomycin* (**Vancocin**® [Lilly], in Dtschl. **Vancomycin**) bewährt sich vor allem lokal bei evtl. Abszessen (siehe *Vancomycin*, S. 605), Pleuraempyemen usw.
7. *Novobiocin* (**Albamycin**® [Upjohn], **Cathomycin**® [Merck Sharp], **Inamycin**® [Hoechst]): Diffundiert nicht in den Liquor! Ergibt aber in Kombination mit andern *Antibiotika* bei anderweitigen Staphylokokkeninfektionen eine recht gute Wirkung siehe Antibiotika-Kapitel, S. 601.

d) **Gramnegative Bakterien, Influenzabakterien** (H. influenzae): Beste Resultate mit der Dreierkombination: *Thiamphenicol* plus *Sulfonamid* plus *Ampicillin* plus *Kortikosteroide* (s.o.). (Bei Penicillin-Überempfindlichkeit **Celospor**®) siehe Abb 115.

1. *Cefacetril*: **Celospor**®, dieses liquorgängige Mittel ergibt ebenfalls sehr gute Resultate bei diesen *gramnegativen Meningitiden* (Influenza, Meningokokken). Dosierung für den Erwachsenen: 4 × 3 g tägl. i.v. Eventuelle Kombination mit **Urfamycin**®.
2. *Thioamphenicol*, **Urfamycin**®:
Dosierung: Beim Erwachsenen: *Thiamphenicol* (**Urfamycin**®) 3 g tägl. bis zum Klarwerden des Liquors, dann noch 2 g für 2 Tage und 1 g für weitere 4 Tage. *Sulfonamide* siehe oben, *Ampicillin* 200 mg/kg/Tag als Tropfinfusion oder in 4 Dosen i.v. Bei Penicillin-Überempfindlichkeit *Streptomycin* 3 g die ersten 2 Tage und dann 1–2 g bis zur Normalisierung des Liquors.

Bei Säuglingen und Kleinkindern: Hier muß höher dosiert werden: *Thiamphenicol* 100–200 mg/kg, nach Klarwerden des Liquors 5 mg/kg für weitere 5 Tage. *Sulfonamide* s. oben. Breitspektrumpenicillin *Ampicillin* (**Amblosin**®, **Binotal**®, **Penbritin**®). Kinder bis 2 Jahre 125 mg alle 6 Stunden, 2–10 Jahre 125–250 mg. Bei Penicillin-Überempfindlichkeit *Streptomycin* 50 mg/kg.

e) *Coli*. Kommt praktisch nur bei Säuglingen vor. Gleiche Therapie wie bei den Influenzabakterien (*Thiamphenicol* plus *Sulfonamide* plus *Streptomycin* oder *Celospor* s.o.). Die Prognose ist hier sehr ernst, da die Krankheit meistens zu spät erkannt wird.

Versuchen kann man auch *Tobramycin* (**Obracin**®). Bei *Erwachsenen*: 3 × 80 mg/Tag i.m., i.v. oder als Infusion, Initialdosis 80 mg. Bei *Kindern*: 160 mg/m2 pro Tag verteilt auf 3 Dosen.

f) **Pyozyaneus. (Pseudomonas)** nach operativen Eingriffen an den Meningen oder am Gehirn. Prognose immer sehr ernst, so daß man Behandlungsschäden eventuell in Kauf nehmen muß.

1. *Gentamicin* (**Garamycin**®, **Refobacin**®): Heute das Mittel der Wahl. Dosierung siehe *Pyozyaneus-Kapitel* S. 636 und *Gentamicin*, S. 596. *Carbenicillin* s. S. 583.

Ferner *Azlocillin* (**Securopen**®) 200 mg/kg/Tag als Infusion oder auf 3 Dosen verteilt. Initialdosis 5 g als Kurzinfusion in 30 Min. plus *Tobramycin*, **Obracin**® 3 × 80 mg i.v. oder i.m., oder als Infusion (initial 80 mg).

Haemophilus

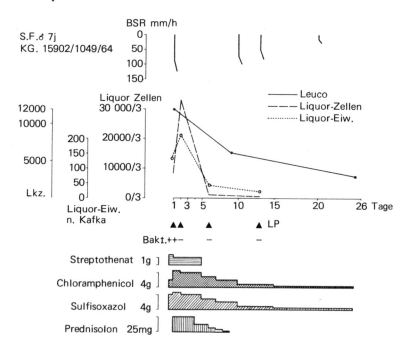

Abb. 115. *Haemophilus-influenzae-Meningitis* (7jähr. Knabe, KG 15902/1049). Akuter Beginn mit rasenden Kopfschmerzen, Temp. bis 40°, Somnolenz, etwas später Erbrechen und Bauchschmerzen. 2 Tage später Hospitalisation als „toxische Enteritis mit Meningismus". Im Status extremer Meningismus, Somnolenz, chron. Tonsillitis (RA: H. influenzae!). Leukozytose mit sehr starker Linksverschiebung. Liquor trüb, 8500/3 Zellen (davon 96% polynukleäre), im direkten Ausstrich massenhaft gramnegative Stäbchen, Kultur: H. influenzae. Unter der hier unbedingt nötigen, extrem hochdosierten Therapie mit *Chloramphenicol*, *Sulfonamiden*, *Kortikosteroiden* und *Streptomycin* nur allmähliche Erholung. Als Folge der schweren Erkrankung bleiben häufig Dauerschäden zurück, hier Vestibularisausfall bds. und Schwerhörigkeit links. Heute würde man an Stelle des *Streptomycins* das **Celospor**® verwenden.

2. Kombination von *Polymyxin-B* und *Colistin* bei Resistenz auf *Gentamicin* (Siehe S. 602 u. 596). *Ampicillin* und *Thioamphenicol* verstärken die Wirkung.

Polymyxin-B: passiert die Blutliquorschranke nicht, so daß es *intralumbal* angewandt werden muß. Dosis (Lösung von 0,5 mg/ml phys. NaCl):

Erwachsene: 5 mg/die; Kind: 2 mg/die; Säugling: 1 mg/die.

Diese Dosis ist jeden Tag während 3 Tagen, dann alle 2 Tage, bis zu einer Gesamtzahl von 12–15 Injektionen zu applizieren.

Colistin: passiert die Blutliquorschranke und wird deshalb i.m. appliziert.

Dosis: Erwachsene: 3–6 Mio. E/die, auf 3–4 Dosen verteilt.
Kind: 2–4 Mio. E/die, auf 3–4 Dosen verteilt.
Säugling: $^1/_2$–1 Mio. E/die, auf 3–4 Dosen verteilt.

Der Therapieerfolg wird beurteilt an: Fieberabfall, Besserung des Allgemeinzustandes.

Abnahme der Liquorzellzahl, Abnahme der polynukleären Leukozyten im Liquor, Besserung des bakteriologischen Befundes im direkten Liquorausstrich und in der Kultur.

Kortikosteroide können gleichzeitig appliziert werden. Sie erschweren jedoch die Beurteilung des Behandlungserfolges.

g) *Proteus und Friedländer.* Sehr selten. Gleiche Therapie wie bei Influenzabazillen, s. oben.

h) *Tbc-Meningitis*, s. S.711.

Gonorrhoe

Praktisch nur durch sexuellen Kontakt erworben. Hat durch die heutige sexuelle Liberalisierung wieder stark zugenommen. Die „resistenten" Stämme sind nur dosisabhängig, deshalb bei positivem Abstrich oder Verdacht sofort genügend hoch dosieren. Bei Homosexuellen chron. Proctitis häufig als Infektquelle.

Therapie der Wahl: *Penicillin-G*

Männer: Sofort während 2 Tagen je 5 Mio. IE *Penicillin-G* i.m. Dazu 1 g Probenecid (**Benemid**®) p.o., um den Spiegel zu erhöhen.

Frauen: Hier während 3 Tagen gleiche Therapie.

Bei Allergien auf Penicillin:
Erythromycin: 1. Tag 3 g, dann 2 g für 7 Tage.
Tetracyclin: **Vibramycin**® 1. Tag 3 Tabl., 2.–7. Tag je 1 Tabl.
Thioamphenicol: **Urfamycin**® 1. Tag 3 g, 2. und 3. Tag je 2 g.

Einmalbehandlung: Bei Reisenden, Matrosen, Strichjungen, Prostituierten *Spectinomycin* (**Trobicin**®, **Stanilo**®), Männer 3 g, Frauen 4 g als einmalige i.m. Injektion (Heilungsquote ca. 95%).

Kontroll-Untersuchungen:

1. Kontrolle nach 3 Tagen
2. Kontrolle nach 10 Tagen } sofern noch positiv, Wiederholung der Kur
3. Bei Frau *nach Menses!* } evtl. mit anderen Präparaten.
4. Partner immer auch behandeln!

Häufig sind die „Versager" Reinfektionen!

Möglichkeit der *Lues-Superinfektion* immer überprüfen! *Lues-Reaktionen* nach 1 Monat und $1/2$ Jahr überprüfen, da evtl. stumme Infektion durch die Frühbehandlung. Wesentlich auch bei Homosexuellen.

Tollwut (Rabies, Lyssa)

Impfbehandlung nach Infektionsexposition

1. Lokale Wundbehandlung bei Gefahr einer Tollwutinfektion

In allen Fällen empfohlene Behandlung

a) **Erste Hilfe:**

Sofortige Reinigung mit Seife oder einem Detergens, dann spülen mit Wasser.

b) **Ärztliche Behandlung:**

Fachgemäße Reinigung der Wunde. Gründliche Behandlung mit Seifenlösung. 20% und/oder quaternären Ammoniumverbindung (z.B. **Desogen®, Zephirol®**). (Nach Wundreinigung mit Seife sind vor dem Gebrauch einer quaternären Ammoniumverbindung alle Seifenspuren wegzuspülen, da die Seife die Wirksamkeit dieser Verbindung aufhebt.)

Wenn nötig: Tetanusprophylaxe, Antibiotika und andere Mittel zur Bekämpfung weiterer Infektionen.

Kein primärer Wundverschluß!

Zusätzliche örtliche Behandlung bei schwerer Infektionsexposition

Örtliche Anwendung von Tollwutserum, pulverförmig oder flüssig.

Infiltration der Wundumgebung mit **Tollwutserum.**

Bei jeder schweren Exposition und bei jeder Bißverletzung durch ein nicht provoziertes Wildtier sind *zusätzlich zur Impfung Tollwutserum* anzuwenden. Nach Ansicht des Expertenausschuß der WHO ist dies gegenwärtig die beste spezifische Methode der Tollwutprophylaxe beim Menschen nach Infektionsexposition. Die Erfahrung zeigt, daß die Impfung in Fällen von schwacher Exposition genügt.

Tollwutserum oder dessen **Globulinfraktion:** 40 IE/kg oder 20 IE/kg des Antitollwut-Humanimmunglobulins. Mit einem Teil ist die Wunde zu umspritzen, Rest i.v. verabreichen.

Impfung mit **Lyssavac Berna:** Tollwutimpfstoff, inaktiviert, lyophilisiert. Abgetötetes, auf humanen Diploidzellen gezüchtetes inaktiviertes Lyssavirus: **Tollwut-HDC-Vaccine®**, Behringwerke; oder **Vaccin rabique®** inactivé, Mérieux. Die Impfung umfaßt nach den letzten **Empfehlungen der WHO** 17 Injektionen, wodurch in 95% der Fälle ein genügender Impfschutz erreicht wird. Die *Serokonversion* muß anschließend bestimmt werden.

Das **Ausmaß der Serokonversion** kann entweder in sog. Neutralisationstitern oder in internationalen Antikörper-Einheiten pro ml (IE/ml) angegeben werden. Aufgrund der heutigen Erfahrungen liegt eine protektive Serokonversion bereits dann vor, wenn der Serum-Neutralisationstiter mindestens 1:10 beträgt, was durchschnittlich etwas mehr als 0,5 IE/ml entspricht. Es handelt sich dabei um Minimalwerte. Titer von 1:50 bis 1:200 sind als durchschnittlich, solche von mehr als 1:200 als überdurchschnittlich gut zu betrachten.

– *Prophylaktisch oder therapeutisch geimpfte Personen.*

Erfolgreich Immunisierten (prä- oder postexpositionell) muß nach einer möglichen

2. Allgemeine spezifische Behandlung

Art der Infektionsexposition	Zustand des (geimpften oder nicht geimpften) Tieres		Behandlung
	im Augenblick der Exposition	während der 10 folgenden Tage	
Lecken			
a) bei intakter Haut	tollwütig	⟶	keine
b) bei Haut mit Erosionen oder Kratzern oder bei Schleimhaut	gesund ⟶	klin. Tollwutsymptome oder durch Labor bestätigte Tollwut	Impfbehandlung bei Auftreten der ersten Tollwutsymptome beim beißenden Tier
	Tollwutverdachtssymptome →	gesund ⟶	sofortige Impfbehandlung. Wenn Tier nach 5 Tg. ⌀ Spt. Abbruch der Therapie
	tollwütig, entkommen, getötet oder unbekannt	⟶	sofortige Impfbehandlung
Bißverletzungen			
a) schwache Exposition	gesund	klinische Tollwutsymptome oder durch Labor bestätigte Tollwut	Impfbehandlung bei Auftreten der ersten Tollwutsymptome beim beißenden Tier
	Tollwutverdachtssymptome	gesund	sofortige Impfbehandlung. Wenn Tier nach 5 Tg. ⌀ Spt. Abbruch der Behandlung
	tollwütig, entkommen, getötet oder wildlebend (Fuchs, Wolf, Schakal, Fledermaus usw.)		sofortige Impfbehandlung Sofortige *Serumanwendung*, dann Impfbehandlung.
b) Schwere Exposition multiple Bißverletzungen im Gesicht, am Kopf, an den Fingern oder am Hals	gesund	klinische Tollwutsymptome oder labormäßig bestätigte Tollwut	*Sofortige Serumanwendung*. Impfbehandlung bei Auftreten der ersten Tollwutsymptome beim beißenden Tier
	Tollwutverdachts-Symptome	gesund	*Sofortige Serumanwendung*, dann Impfbehandlung. Wenn Tier am 5 Tg. ⌀ Spt. Abbruch der Therapie
	tollwütig, entkommen oder unbekannt		*Sofortige Serumanwendung*, dann Impfbehandlung
	wildlebend (herrenloser Hund, Fuchs, Wolf, Schakal, Fledermaus)		*Sofortige Serumanwendung*, dann Impfbehandlung.

Tollwut

Tollwutinfektion sofort eine *Auffrischimpfung* verabreicht werden. Gleichzeitig ist der Antikörpertiter serologisch zu überprüfen. Sollten wider Erwarten keine neutralisierenden Antikörper nachgewiesen werden können, muß eine *vollständige Impfserie*, bestehend aus 17 täglichen Injektionen, gefolgt von 3 Auffrischimpfungen 10, 20 und 90 Tage nach Abschluß der ersten 17 Injektionen verabreicht werden. *Beruflich exponierte Personen* sollten jährlich 1 Auffrischimpfung erhalten.

– *Nicht geimpfte Personen*

Der Tollwutexposition eines nicht prophylaktisch (oder noch nie therapeutisch) Geimpften wird folgendermaßen begegnet:

1. Verabreichung von homologem *Immunglobulin* (20 IE/kg Körpergewicht) oder von heterologem *Tollwutserum* (40 IE/kg Körpergewicht) und

2. gleichzeitige Verabfolgung der *vollständigen Impfserie*, bestehend aus 17 täglichen Injektionen, mit nachfolgenden 3 Auffrischimpfungen 10, 20 und 90 Tage nach Abschluß der ersten 17 Injektionen.

Mit der Verabreichung von spezifischem Anti-Tollwut-Immunglobulin oder Pferde-Serum wird die Neutralisation des in den Körper eingedrungenen Tollwutvirus angestrebt. Dabei ist zu beachten, daß zu hohe Dosen die aktive Immunisierung beeinträchtigen können. **Eine serologische Überprüfung des Impflings ist unbedingt notwendig, weil erst beim Auftreten von genügend hohen Titern mit einer Unterdrückung der Tollwutinfektion gerechnet werden kann.**

Applikation des Impfstoffes

Lyssavac Berna wird subkutan (Oberarm oder Oberschenkel) appliziert. Impfungen in die Bauchhaut sind mit dieser modernen Vakzine nicht mehr notwendig.

Es ist nicht möglich, an dieser Stelle auf die durch die Tollwut-Impfung möglichen Nebenreaktionen einzugehen, da sie in den allermeisten Fällen unbedeutend sind und im Hinblick auf das, was eine erfolgreiche Impfung erbringt, nämlich den Schutz vor einer tödlich verlaufenden Infektion, überhaupt an Gewicht verlieren.

Expositionsgefährdeten Personen muß unbedingt empfohlen werden, sich prophylaktisch gegen Tollwut impfen und ihren Impfschutz serologisch überprüfen zu lassen.

Vorsichtsmaßnahme: Skarifikationstest und Konjunktivaltest, Bereitstellung von 1 mg Adrenalin. evtl. Desensibilisierung siehe Diphtterie-Kap. [Lit.: WHO Expert Committee on Rabies, fifth report, WHO Technical Report Series No. 321, 1966; Lit.; Keller; Tollwutprobleme in: Therapeut. Umschau 1974, H. 6) u. Schweiz. med. Wschr. 110 (1980) 630–637].

Pasteurellosis

Eine ebenfalls von Tieren (z. B. von toten Vögeln) übertragene akute abszedierende Erkrankung der Lymphknoten, die klinisch häufig als *Pseudo-Appendizitis*, seltener als *Ileus* oder Darminvagination verläuft. Primär eine Rhinopharyngitis, 14 Tage später oft Bauchschmerzen. Knaben viel häufiger befallen.

Diagnose: Nachweis des Bazillus in den exzidierten Lymphknoten. Titeranstieg im Blut von 1:200 ist beweisend. Intrakutan-Reaktion (Antigen vom Institut Pasteur, Paris, beziehbar) kann nach 24 Std. abgelesen werden.

Therapie: Krankheit heilt nach Appendektomie meist spontan ab. Als Antibiotika gibt man am besten eine Dreierkombination von *Thioamphenicol, Streptomycin, Tetracyclin* je 1 g täglich.

Pest (Yersinia pestis)

Biologisch variierende Typen I bis III. Verläuft klinisch in verschiedenen Formen:

a) Bubonenpest,
b) Lungenpest,
c) septische Form.

Der Erreger kann im Punktat der Bubonen, in exzidierten Drüsen sowie evtl. im Sputum oder Blut am besten kulturell nachgewiesen werden. Zum Tierversuch eignen sich Ratten und Meerschweinchen.

Im Blut ab 9. Tag Pest-Widal evtl. positiv.

Infektion durch infizierte Säugetiere und Keimträger (Ratten), durch Flohstiche sowie evtl. direkte Ansteckung von Mensch zu Mensch und durch Inhalation von Läusefäzesstaub.

Prophylaxe: Rattenprophylaxe! Aktive Immunisierung mit lebender, nicht pathogener Vakzine. Der Schutz tritt nach 5 Tagen ein. Allgemeine *Sulfonamid-Prophylaxe* während Epidemiezeiten, bei Einzelfällen für die Ärzte und Schwestern. Dosis: Anfänglich 2, dann tägl. 1 Tabl. zu 0,5 g der langwirkenden *Sulfonamid-Präparate Sulfaphenazon* (**Orisul**®), *Sulfadimethoxin* (**Madribon**®), oder *Sulfamethoxypyridazin* (**Myasul**® [P.D.] in Dtschl. **Davosin**®; **Lederkyn**® [Lederle]), siehe Sulfonamidkapitel.

Therapie:

Tetrazykline wirken meistens sehr gut. Bei der Lungenpest, die viel schwerer verläuft eine *Dreierkombination*, d.h. zusätzlich *Streptomycin* (**Strepothenat**®) am 1. Tag 2 g dann tgl. 1 g und Thioamphenicol (**Urfamycin**®) 1. u. 2. Tag je 3 g, dann 2 g und weiter 1 g bis zur Entfieberung.

Brucellosen

1. Morbus Bang (Brucella abortus).
2. Maltafieber (Brucella melitensis). Siehe Abb. 116.
3. Schweinebang des Menschen (Brucella suis).

In der Schweiz und Deutschland kommen vor allem Brucella abortus vor, Brucella suis selten, Brucella melitensis wurde nur gelegentlich eingeschleppt (Schafherden).

Am schwersten verläuft der Schweinebang des Menschen, dann das Maltafieber und etwas leichter die Bangsche Krankheit.

Tonsillitis

Heutige Therapie der Wahl: Die *besten Resultate* erzielt man heute, wie wir erstmals nachweisen konnten (Z. NOVOTNY u. S. MOESCHLIN: Schweiz. med. Wschr. 102, (1972) 24–29) mit *Gentamicin*. Drei akute Fälle, die wir so behandelten (s. Abb. 116) entfieberten innerhalb von 5–7 Tagen und zeigten keine Rezidive.

Dosierung: Bei guter Nierenfunktion Beginn mit zweimal tägl. 80 mg Gentamicin (**Garamycin**®, in Dtschl. **Refobacin**®). Entfieberung gewöhnlich innerhalb von 6–8 Tagen. Nach 14 Tagen reduziert man die Dosis auf die Hälfte. Totale Behandlungsdauer 3 Wochen.

Bangkomplikationen: **Arthritis, Spondylitis,** Enzephalomyelitis, Endokarditis, Pleuropneumonie usw. gleiche Behandlung wie oben. Dazu evtl. orthopädische Maßnahmen (Gipshülse, Gipsbett).

Angina und Tonsillitis

Meistens durch Streptococcus heamolyticus ausgelöst, evtl. aber auch durch verschiedene Viren (Coxsackie: Angina herpetiformis), selten auch andere Erreger.

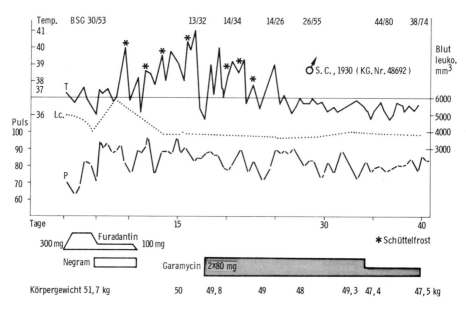

Abb. 116. *Akute Brucellose bei spanischem Gastarbeiter:* (S. C. 41jähriger Mann, KG 48692, *Brucella melitensis* „Maltafieber"). Seit 2 Wochen Fieber mit Gelenk- und Gliederschmerzen. Leukopenie von 4000 dann 1200. Beim zweiten Schub septische Tp. und Schüttelfröste (s. Kurve). *Blutkulturen* auf Brucella melitensis positiv. Auf **Gentamicin** 2 mal tägl. 80 mg entfiebert der Patient innert sieben Tagen. Die Dosierung wird nach 19 Tagen auf die Hälfte reduziert und nach 26 Tagen ganz abgesetzt. Kein Rezidiv. Völlige Ausheilung dieser sonst viel therapieresistenteren Maltaform. Zwei weitere Fälle sprachen ebensogut an.

Die *Angina Plaut-Vincent* ist häufig eine Komplikation des Drüsenfiebers (Mononucleosis inf.), wobei es in den vergrößerten Tonsillen zu einer Mischinfektion mit fusiformen Stäbchen, Spirillen, Strepto- und Staphylokokken kommt (s. S. 73).

Therapie:

Akute Angina: Chemotherapie nur für die schweren Fälle nötig. Hier *Penicillintherapie* tägl. 2 Mio. E während 10 Tagen i.m. oder einfacher oral *Penicillin-V* (**Stabicillin forte®, Pluscillin®**) tägl. 2 × 1 Tabl. zu 500 000 E. *Bei Kindern* sollte die *Penicillinabschirmung* mit $^1/_2$ der obigen Dosis immer durchgeführt werden, da hier die Polyarthritis rheumatica eine relativ häufige Komplikation (siehe dort) darstellt. Aus diesem Grunde ist auch die *protrahierte Penicillinabschirmung* während 10 Tagen! außerordentlich wichtig. Urinkontrollen!

Plaut-Vincent: *Tetracyclin-pp.*: Zum Beispiel **Vibramycin®**, **Minocin®**, **Klinomycin®**. *Streptomycin* (**Streptothenat®**) 2 g tägl. i.m. 1. und 2. Tag, dann 1 g für 5 Tage.

Symptomatisch: Bei starken Schmerzen **Xylocain viskös®** [Vifor] u. [Pharma Stern] 2%ig per os.

Tonsillitis chronica: Häufig als Streuquelle der Toxine bei Polyarthritis, Nephritis, Myokarditis usw. (evtl. hoher Antistreptolysintiter). In solchen Fällen Tonsillektomie, wenn dies unmöglich evtl. Abschirmung mit langdauernden *Penicillin*-Depotpräparaten (**Penadur LA®**, **Tardocillin®** 1200 [Bayer]1,2 Mio. alle 14 Tage), welches die sicherste Methode darstellt. Ebenfalls gut, aber nicht so sicher (Lit. siehe Polyarthritis rheumatica) und relativ kostspielig ist die orale *Penicillin*-Dauerprophylaxe, tägl. 1 Tabl. zu 500 000 E, oder die billige mit langsam eliminierten *Sulfonamiden*, z.B. *Sulfadimethoxin*: Erwachsene jeden Sonntag 2,0 g = 4 Tabl., Kinder 1,0 g = 2 Tabl., über viele Jahre. Bei *Tonsillektomie* immer Penicillin-Abschirmung.

Scarlatina (Streptococcus haemolyticus, Gruppe A)

Der Scharlach wird durch die Streptococcus-haemolyticus-Gruppe ausgelöst, in den meisten Fällen durch den Typ A, selten C oder G. Die Krankheit tritt als Infektionskrankheit bei *Kindern und Erwachsenen*, ferner durch Superinfektion als Wund-, Verbrennungs- und Wochenbettscharlach auf.

Nachweis: Durch die Typisierung im Nasen- und Rachenabstrich sowie durch das *Auslöschphänomen*.

Therapie: Die Therapie der Wahl ist das *Penicillin*. Dadurch sind die früher gefürchteten Komplikationen wie *Otitis*, *Nephritis*, *Arthritis* und *Lymphadenitis* sehr selten geworden. Bei Penicillin-Allergie *Tetracyclin*.

Da bei einer sofortigen Behandlung mit *Penicillin* die Immunisierung unterbrochen wird oder überhaupt nicht eintreten kann, haben wir seit 1954 ein spezielles Therapieschema, d.h. eine verspätete *Penicillinanwendung*, entwickelt, das die Immunisierung nicht unterbricht. Es kommt dabei, wie wir in mehrfachen Kontrollen feststellen konnten, zu einem deutlichen Ansteigen der Schutzkörper, was für später (z.B. Schwangerschaft, bei welcher diese Antikörper teilweise auch auf das Neugeborene

Sepsis

übergehen) von Vorteil ist. Seitdem wir diese Methode anwenden, haben wir keinen einzigen Fall der sonst bei sofortiger *Penicillin* Verabreichung so häufigen Rückfälle (return cases) oder eine spätere Neuerkrankung mehr erlebt. Beim Verschwinden der Antikörper gegen Streptokokken vom Typus A in der ganzen Bevölkerung könnte es sonst evtl. später zu schweren Pandemien kommen, z. B. in Kriegsverhältnissen usw. Unabhängig von uns hat auch DYSTERDIEK (Berl. Ges. Bdz. (1957), Heft 16) darauf hingewiesen. Scharlach-Komplikationen haben wir seit der Einführung dieses Schemas nicht mehr gesehen.

Therapieschema: Beginn der *Penicillinbehandlung* am 5. Tag, vorausgesetzt natürlich, daß kein septisches Bild oder Komplikationen vorliegen.

Dosierung: Erwachsene: 1. Dosis (erst am 5. Krankheitstag) 3 Mio. E *Penicillin* i.m. oder *Phenoxymethyl-Penicillin* 3 g p.o. Dann genügen mit Ausnahme septischer Fälle tägl. weiter 1 Mio. E i.m. oder 1 Mio. E (600 mg) *Penicillin-V* p.o. während total 10 Tagen. *Kinder*: 30000 E *Penicillin*/kg vom 5. Tage an.

Therapie der Komplikationen: Hier gibt man hohe Dosen *Penicillin*, 3–12 Mio. E, kombiniert mit **Amblosin**®, **Binotal**® oder **Penbritin**® 1–2 g tägl. Bei Einschmelzung chirurgische Behandlung.

Nephritis: Siehe Nephritiskapitel, S. 357.

Erysipel

Wird in der Regel durch *Streptococcus pyogenes* (Typ A) hervorgerufen. Beschränkt sich im allgemeinen auf die Haut oder Schleimhaut, greift selten in die Tiefe und kann dann zu Phlegmonen und Abszessen führen. Ausgangspunkt ist meistens eine Hautverletzung (Ulcus cruris, Nasenschleimhaut sowie Wunden bei Säuglingen).

Therapie der Wahl: *Penicillin* i.m. 1. Tag 3 Mio. E, nach der Entfieberung nach 4 Tagen weiter je 1 Mio. E, um ein Rezidiv zu verhüten.

Phenoxymethyl-Penicillin: In der Praxis ist die p.o. Therapie mit diesen Präparaten einfacher (**Pluscillin**®, **Stabicillin forte**®), tägl. 2× 1 Tabl. zu 500000 E. Auch *Ampicillin*-Präparate können verwendet werden (**Amblosin**®, **Binotal**® u. a.).

Andere wirksame Medikamente: Nur bei Resistenz oder Überempfindlichkeitserscheinungen gegen *Penicillin* indiziert. In diesen Fällen *Sulfonamide*, z. B. die Langzeitsulfonamide (**Orisul**®, **Bayrena**®, **Madribon**® usw. 1. Tag 2 Tabl., dann 1 Tabl. tägl.) oder *Tetracycline* z. B. **Vibramycin**® tägl. 1 Tabl. oder **Minocin**® (**Klinomycin**®) 1. Tag 3 Tabl., dann 2× 1 Tabl. für 4 Tage.

Sepsis

Häufigste Formen

1. *Endocarditis septica und Sepsis lenta* (Streptococcus viridans, Enterokokken usw. siehe unter Endokarditiskapitel Herzkrankheiten, S. 161).

2. *Puerperalsepsis*: Ausgehend von einem infizierten Uterus (post partum, Abort), der hämatogen streut (oft mit sept. Phlebitis der Beckenvenen). Verschiedene Erreger sowie Mischinfektionen möglich, siehe auch gramnegative Sepsis.

3. *Thrombophlebitis purulenta* mit septischer Aussaat (am häufigsten Staphylo-, Strepto-, evtl. Pneumokokken oder Anaerobier).

Weitere Sepsisfälle, ausgehend von pyämischen Herden (Verletzungen, Furunkel, Sinusitis, Otitis, Abszesse, Gallenempyeme, Prostatitis, Adnexitis usw.).

4. *Gramnegative Sepsis* (siehe S. 652).

Therapie:

1. *In allen Verdachtsfällen sofort 2–3malige Blutkultur vor Beginn der Chemotherapie!* Am wichtigsten bei Staphylokokken, da heute namentlich in Spitälern zu einem sehr hohen Prozentsatz gewöhnlich gegen *Penicillin* und *Tetracyclin* resistente Erreger vorliegen. Am besten während des Schüttelfrostes oder auf dem Höhepunkt des Fiebers. Manchmal ergeben die Kulturen aus dem Sternalpunktat mehr positive Ergebnisse. Man spritzt das ganze aspirierte Material direkt in einen Bouillonkolben, den man für 24 Std. in den Brutschrank stellt und erst dann weiterverimpft. Sehr bewährt haben sich bei uns die **Vacutainer-Castaneda**®-Fläschchen [Becton, Dickinson – France, B.P. 4 Pont-De-Claix-38 (Vertretung: G.A. Flaigg AG, 4002 Basel)].

2. *Resistenzprüfung*: Immer sofort anordnen.

3. *Chemotherapie*: Immer gezielt je nach dem vorliegenden Erreger und dem Resultat der Resistenzprüfung, am besten in Form einer Zweier- bis Dreierkombinationstherapie.

   Staphylokokken: Die Mittel der Wahl sind die penicillinaseresistenten *Penicilline*, *Methicillin* u. *Cloxacillin* (**Celbenin**®, **Cinopenil**®, **Gelstaph**®, **Orbenin**®) 1 g alle 4 Stunden i.m. bis zur Entfieberung, dann 1 g alle 6 Stunden. In schweren Fällen (Agranulozytose, Leukosen) muß man evtl. auf 2–3 g alle 4 Std. erhöhen oder kombinieren mit *Cefalotin* (**Keflin**®, **Cephalotin**®) 1 g alle 4 Std. oder das vielleicht noch bessere **Celospor**®, 4stdl. 2 g oder *Gentamicin* (**Garamycin**®, **Refobacin**®), s. S. 596. Weitere Mittel siehe S. 640, c unter *Staphylokokken-Meningitis*, dort ausführlich.

4. *Sanierung der evtl. Eintrittspforte oder des streuenden Herdes*: Diese Maßnahme ist sehr wesentlich! Genaue Untersuchung der Sinus, evtl. Duodenalsondierung (Gallenwege als Herd), Untersuchung der Adnexen, Prostatamassage (Sekret), Tonsillen, Zahngranulome usw.

5. *Unterstützung der allgemeinen Abwehrkräfte*: Kleine Bluttransfusionen, Vitaminpräparate. Bei Immundefekten (Leukosen, IST- und Zytostatika-Patienten) gebe man *Immunglobuline*. (Z.B. **Intraglobin**® [Biotest]: hat eine Halbwertszeit von 17 Tagen u. wird i.v. verabreicht. Dosis: 1–3 ml/kg 1–2 × monatlich, je nach Schwere des Infektes.

6. *Kortikosteroide*: Bei schweren toxischen Fällen evtl. Kombination der Antibiotikatherapie (aber nie ohne diese Abschirmung) mit kleinen Dosen *Prednison*, *Dexamethason* oder *Triamcinolon* (Meningokokken- und Staphylokokkensepsis, Tbc-Sepsis Landouzy usw.), um die schweren, toxischen Wirkungen zu blockieren und

Gramnegative Sepsis

dem Körper Zeit zu geben, seine Abwehrkräfte zu mobilisieren. (Näheres siehe Cortisonkapitel, S. 568). Eventuell lebensrettend bei gramnegativer Sepsis, Typhus, Staphylokokken, u.a.

7. *Schock-Thp.*: In schweren Fällen bei bedrohlichem Blutdruckabfall *Alupent-Tropf*, 5 mg in Infusion und Tropfenzahl je nach Blutdruck einstellen. Einzelheiten siehe Kap. *Schock*, S. 173ff.

Gramnegative Sepsis

Unter gramnegativer Sepsis wird ein Zustand der Bakteriämie mit gramnegativen Bazillen verstanden, der durch *Fieberanstieg, Blutdruckabfall* und *Oligurie* charakterisiert ist. *In 50% beginnt die Erkrankung mit einem Schüttelfrost, der Schock ist in 40% der Fälle vorhanden. Bei allen unklaren Schockfällen muß man immer an diese Möglichkeit denken!* Am 2. und 3. Tage kommt es in 50% der Fälle zur Oligurie und in 45% zu einer metabolischen Azidose. (69% Hypophosphatämie!).

Die gramnegative Sepsis nimmt seit Beginn der Antibiotika-Aera (51% betreffen Antibiotika-Vorbehandelte!) ständig zu. Sie ist in 70% *der Fälle eine Spitalinfektion*, kommt bei Männern und Frauen sowohl auf medizinischen wie chirurgischen Kliniken gleich häufig vor.

Gefährdet sind vor allem Frauen zwischen 20 bis 50 Jahren und Männer über 50 Jahren, ferner prädisponieren *Diabetes mellitus, Niereninsuffizienz, Zirrhose, Neoplasien, Hämoblastosen* und *Agranulozytosen* (Zytostatika!) zu dieser Komplikation.

Eintrittspforten: a) *Urogenitaltrakt*: 70% (in ³/₄ aller Fälle nach Operationen, Katheterismus und Zystoskopien. b) *Gastrointestinaltrakt*: 20% meist postoperativ. c) *andere*: 10% (v.a. Pseudomonas) Verbrennungen, Auge, Lunge, Venen.

Infektionsquellen: Operationen, urologische Manipulationen, Instrumente, Dauerkatheter, verunreinigte Lösungen.

Erreger: E. coli 28%, A. aerogenes 28%, Pseudomonas 18%, Paracolobactrum 8%, Proteus sp. 5%, andere Gramnegative 3%, Mischinfektionen 10%.

Prognose: Immer sehr ernst, die Letalität beträgt auch heute noch immer ca. 45%.

Diagnose: Vor allem, wenn die unter „Eintrittspforten" angegebenen Momente vorliegen, denke man immer beim Auftreten eines *schweren Zustandsbildes* an diese Möglichkeit! **Toxisches Blutbild, Leukozytose,** *kalte Extremitäten,* **Hyperventilation** mit respiratorischer Alkalose, **Oligurie** und die typische **Hypophosphatämie** sowie eine evtl. **Verbrauchs-Koagulopathie** (letzteres Symptom nicht obligat), d.h. gleichzeitiger Abfall aller Gerinnungsfaktoren, erhärten die Diagnose. (*Blutkulturen* und *Antibiogramm* anlegen, aber Resultat nicht abwarten!).

Therapie: Die bakteriologischen Resultate können nicht abgewartet werden, der Patient muß bei Verdacht des Vorliegens einer solchen Komplikation (Antibiotika-Vorbehandlung, vorausgegangener Eingriff, Schock etc.) sofort behandelt werden!

Die gezielte Behandlung dieser früher meistens letal verlaufenden Infektion hat sich in den letzten Jahren in erfreulicher Weise weiter entwickelt. Wir stützen uns hier v.a. auf: A. Eijsten u. R. Lüthy: Schweiz. med. Wschr. 110 [1980] 1563–1566.

1. **Antibiotika der ersten Wahl:** *Clindamycin*, **Dalacin**® [Upjohn] halbsynthetisches 7-Chloro-Lincomycin, am besten kombiniert mit einem Amino-Glykosid. Zuverlässig gegen Anaerobier, Resistenzen eventuell bei Bacteroides fragilis und den Clostridien der „Nicht perfringens-Spezies" zu erwarten. Da mit *Clindamycin* gelegentlich schwere eventuell tödliche **pseudomembranöse Kolitiden** (die durch das „Clostridium difficile" hervorgerufen werden) auftreten können, *sollte das Präparat nicht oral sondern i.v. verabreicht werden*. Tritt sie trotzdem einmal auf, so muß das Mittel sofort abgesetzt werden und *Vancomycin* für 7–10 Tage verabreicht werden, 4 × 125–500 mg pro Tag.

    Dosierung: **Dalacin-C-phosphat**® Amp., 2 ml à 0,3; 4 ml à 0,6. Täglich 2–4 × 300 bis 600 mg (Max. D. 2,4 g/Tag) als Kurzinfusion (nie direkt i.v.!). Bei Nierenstörungen ist eine Dosis-Reduktion unnötig.

    Kombination mit: *Gentamycin*, **Garamycin**®, **Refobacin**® 80 mg alle 12 Std. i.m. oder 2 × 1 g i.v. tgl., Nierenfunktion beachten! eventuell Dosis-Reduktion.

2. **Antibiotika der zweiten Wahl:**

    a) *Metronidazol*, **Flagyl**® (s. auch bei Amöben) 3 × 250–750 mg als Kurzinfusion p.o. oder rektal. Bei Nierenstörung braucht Dosis nicht reduziert zu werden. Sehr gute Wirkung auch auf „*Bacteroides fragilis*". Gute Passage der Gehirn-Schranke. Auch hier mit einem Aminoglykosid kombinieren. (*Gentamycin* s. oben).

    b) *Cefoxitin*, **Mefoxitin**® ein den Cephalosporinen verwandtes halbsynthetisches Mittel. *Resistent gegen die β-Laktamase*. Neben einem breiten Spektrum auf aerobe und anaerobe Erreger einschließlich „*Bacteroides fragilis*". Deshalb vor allem für schwere Mischinfektionen sehr geeignet. *Dosierung:* Maximaldosis von 12 g/Tag als Kurzinfusion 4 × tgl. 1–3 g. Bei Niereninsuffizienz ist eine Dosis-Reduktion erst ab Kreatinin-Clearane-Werten 10 und 30 ml/Min. nötig. Gut verdünnen, gerne lokale Phlebitis. Allergische Reaktionen (Haut, Eos.) in 5%.

    c) *Thiamphenicol*, **Urfamycin**®: Wirkt v.a. in Kombination mit *Clindamycin*, **Dalacin**® ferner mit *Gentamycin* oder *Cefoxitin* deutlich potenzierend. *Dosierung* s. S. 590.

3. *Schock-Behandlung*: S. 173. Kortikosteroide (Hydrocortison, in hohen Dosen lebensrettend) **Solu Cortef**® 300–500 mg initial i.v., dann alle 4–5 Std. 200–300 mg! Senkung der Letalität auf 90%, CHRISTY u. Mitarb. (Amer. J. Med. 50 [1971] 77).

4. *Heparin-Gabe* bei *Verbrauchs-Koagulopathie*: Initial 5000 E *Heparin* i.v., dann 500–1000 E pro Stunde in Dauertropf, s. S. 174.

5. *Chirurgisch*: Inzision und Drainage von evtl. Abszessen.

6. *Dialyse*: Bei Oligurie von beträchtlichem Ausmaß sollte frühzeitig und evtl. mehrmals hämo- oder peritonealdialysiert werden.

Lues

Spirochätosen

1. *Lues* (Spirochaeta pallida).
2. *Frambösie* (Treponema pertenue).
   Vorkommen: Tropengegenden.
3. *Pinta* (Treponema carateum).
   Vorkommen: Mittel- und Südamerika.
4. *Febris recurrens*
   Vorkommen: Mittelmeerländer, Afrika, Asien und Amerika. In verschiedenen Variationen verbreitet.

Therapie: Therapie der Wahl in allen Fällen *Penicillin* in hohen Dosen 6–9 Mio E täglich. Auch *Streptomycin* und *Tetracyclin* zeigen eine deutliche Wirkung, sind aber dem *Penicillin* unterlegen und können so evtl. die Diagnose verschleiern.

Lues (Syphilis, Spirochaeta pallida)

Die Lues zeigt nach einem vorübergehenden Rückgang in den letzten Jahren vor allem durch die häufige Infektion der Homosexuellen und Bisexuellen eine erneute Zunahme. Das Mittel der Wahl für alle Stadien ist heute das *Penicillin*. Die primären und sekundären Luesfälle sollten einem erfahrenen Dermatologen überwiesen werden, und nur die späteren Manifestationen, wie die Mesaortitis und Neurolues, fallen in den Bereich des Internisten und Neurologen. Siehe Mesaortitis, S. 231 und Neurolues, S. 422. Die Zahl der serologisch falsch Negativen nimmt zu, so daß der Nelson-Test immer wichtiger wird. Bei Penicillin-Allergie Tetracycline.

Therapie der Primär- und Sekundärlues: *Benzathin-Penicillin* (**Tardocillin®**, **Penicillin Leo®**) 2 Injektionen à 1,2–1,5 Mio I. E. bds. i.m. und nach 10 Tagen Wiederholung, wodurch für 4 Wochen ein wirksamer Spiegel garantiert wird. Verwendet man *Penicillin-G* (z.B. *Procain-Penicillin G*), so muß für 3 Wochen tägl. 1,5 Mio. i.m. gespritzt werden.

Bei Allergie: *Erythromycin* 1. Tag 3 g, dann tägl. 2 g für 1 Monat. Oder Tetrazykline (**Vibramycin®**) 1. Tag 3 Tabl., 2. Tag 2 Tabl., dann tägl. 1 Tabl. à 100 mg für 1 Monat.

Die *Sero-Reaktion* sollte nach 6–9 Monaten negativ werden. Ist dies nach $1/2$ Jahr nicht der Fall, so wiederholt man die Kur nach vorheriger Durchführung der *Lumbalpunktion*. Bei der **Sekundärlues** muß die Reaktion nach 1 Jahr negativ ausfallen.

Leptospirosen

In Europa am häufigsten die

1. *Leptospira grippotyphosa* (Feldfieber, Erntefieber).
2. *Leptospira pomona* (Schweinehüterkrankheit).
3. *Leptospira canicola* (Hundeseuche).

4. *Leptospira ictero-haemorrhagica* (Morbus Weil).

Es gibt noch zahlreiche andere Typen, die aber seltener sind.

Therapie der Formen 1–3: *Tetracyclinpräparate* (**Aureomycin**®, **Achromycin**®) oral 1. Tag 3 g, 2. Tag 2 g, 3. Tag und weiter 1 g; oder die neuen niedrig dosierbaren, z. B. **Vibramycin**®: 1. Tag 2 Tabl., dann tägl. 1 Tabl. Die Entfieberung tritt gewöhnlich innerhalb 2 × 24 Std. ein. Die Therapie sollte dann noch 5 Tage weitergeführt werden.

Morbus Weil: Diese Form verläuft mit einer schweren *Hepatitis* und *Nephritis* und wird bei uns hauptsächlich durch den Rattenurin (von Dauerausscheidern) übertragen, z. B. beim Baden im warmen Sommer (Umgebung von Zürich, Limmat-, Aare- und Rheingebiet usw.) durch kleine Hautverletzungen erworben. Seltener sind Infektionen durch von Ratten verunreinigte Eßwaren. Die Behandlung gestaltet sich hier viel schwieriger. Größere Erfahrungen liegen aus den Zuckerplantagen von Jamaica vor.

Tetracyclinpräparate (**Aureomycin**®, **Achromycin**®, **Reverin**®) wie oben, nur hier besser parenteral, da meistens Erbrechen, 4 × 200 mg tägl. i.m. Evtl. wäre eine Kombination mit *Streptomycin* zu empfehlen, da es in der Veterinärmedizin gute Erfolge gezeigt hat, d. h. tägl. 2 g **Streptothenat**® i.m. oder in die Tropfinfusion. Auch das *Penicillin* hat in sehr hohen Dosen (10 Mio. E tägl.) schon Erfolg gebracht, doch sind die Versager relativ häufig. Bei Nierenbeteiligung Tetracyklin und Streptomycin-Dosis dem Kreatinin-Spiegel anpassen! s. Tab. 15, S. 386.

Weil-Nephritis: Hier tritt in schweren Fällen immer auch eine ausgesprochene *Hypochlorämie* und *evtl. Hyponatriämie* in Erscheinung. Deshalb ist die NaCl-Zufuhr evtl. 30–40 g (= 500–700 mval) tägl., unter Kontrolle des Chlorspiegels sehr wichtig. Überwachung auch der übrigen Elektrolyte (siehe Kap. Nephritis).

Weil-Hepatitis: zusätzl. gleiche Behandlung wie bei schwerer Hepatitis epidemica (s. dort).

Pneumonie: Gleiche Behandlung wie gewöhnlicher Weil.

Milzbrand (Anthrax)

Penicillin in hohen Dosen zeigt eine gute Wirkung.

Dosierung: Tägl. 6 Mio. E während einer Woche, bei meningitischer Beteiligung zusätzlich tägl. 2 × 10000 E i.l. während einer Woche. Ungefähr die gleiche Wirkung zeigen *Tetracyclinpräparate* in hohen Dosen (**Aureomycin**® und **Achromycin**®), tägl. 3 g während 6–7 Tagen. Bei *Sepsis* oder *Lungenmilzbrand* 30–40 Mio. E *Penicillin* als Tropfinfusion.

Rotz (Malleomyces mallei)

Gefährdet sind vor allem Leute, die mit rotzkranken Pferden oder anderen Tieren in Kontakt kommen.

Therapie: Zweierkombination von *Streptomycin* (**Streptothenat**®) 2 g tägl. zusammen

Tetanus

mit *Tetracyclinpräparaten* (**Achromycin**®) 2 g tägl. oder *Thioamphenicol* 2 g tägl. hat eine sehr gute Wirkung.

Tularämie (Pasteurella tularense)

Vorkommen: Europa (Schweden, Polen, Ungarn), Amerika, Asien.

Ansteckung: Meistens durch Hasen oder Kaninchen, selten durch andere Tiere.

Therapie: Die beste Behandlung ist eine Zweierkombination von *Streptomycin* und einem *Tetracyclinpräparat* tägl. je 2 g während einer Woche, dann 1 Woche je 1 g. Kann auch mit *Thiamphenicol* (**Urfamycin**®) kombiniert werden, siehe Pest S. 583. *Tetracycline* sollten nie allein verabreicht werden, da sonst häufig Rezidive auftreten.

Bartonellosis

Oroya-Fieber. Bis jetzt nur im Nordwestteil von Südamerika beobachtet.

Therapie: *Thioamphenicol*, 1. Tag 3 g, 2. Tag 2 g, und dann weiter 1 g für 2–3 Wochen, plus *Streptomycin* 2 g tägl. bis zur Entfieberung, dann 1 g tägl. ist die spezifische Behandlung. Gut wirkt auch *Penicillin* (3–6 Mio. E tägl.) plus *Streptomycin* wie oben.

Tetanus (Clostridium tetani)

Die Infektion erfolgt meistens durch verunreinigte Wunden, sehr selten durch i.m. Injektionen, in USA nicht selten durch verunreinigtes Heroin bei Süchtigen.

Prophylaxe: *Einen sicheren Schutz gibt heute nur die kombinierte aktive und passive Immunisierung.*

a) *Aktive Schutzimpfung*: z. B. **Tetanus-Anatoxal**® [Schweiz. Serum- und Impf-Institut, Bern], 3× 0,5 ml s.c. (fern von der Serum-Antitoxininjektionsstelle) im Abstand von 2–4 Wochen. Bei suspekten Verletzungen „injection de rappel" 0,5 ml, wodurch der Antikörpertiter innerhalb von 24 Std. wieder stark ansteigt. Andere Präparate: **Tetanol**® [Behring], **Tetanus Adsorbat**® [Serotherap. Inst. Wien].

b) *Humanes Antitetanus-Globulin*: Sofortige Injektion von 500 E i.m. Dieses Präparat (s. u.) gibt für 4–5 Wochen einen passiven Antitoxin-Schutz im Serum, während das durch Immunisierung von *Tieren* gewonnene Tetanusantitoxin viel zu rasch abgebaut wird und *leider keinen sicheren prophylaktischen Schutz ergibt*.

c) **Kombination von a und b ist heute bei allen verschmutzten Wunden ein Gebot, wodurch die beste Prophylaxe erzielt wird.**

Prognose: Die Letalität beträgt auch heute noch 20–30%, wobei vor allem die Fälle mit einer kürzeren Inkubation, d. h. von weniger als 7 Tagen, eine sehr ernste Prognose zeigen, ferner diejenigen Fälle, bei denen das Intervall zwischen dem Auftreten der

Rigidität und dem ersten Erscheinen der „Reflexspasmen" zwei oder weniger als zwei Tage beträgt. Eine ernste Prognose haben auch alle Fälle mit hohen Temperaturen.

Behandlung des Tetanus: Jeder Tetanusfall gehört in Spitalbehandlung, wobei hierfür ein speziell eingespieltes und mit der Behandlung des Tetanus vertrautes Personal vorhanden sein sollte.

1. *Operative Entfernung des Bakterienherdes*: Infiltration der Wunde mit 10000 E Tetanusserum, dann Exzision des nekrotischen Gewebes und evtl. Fremdkörpers, gegebenfalls Amputation verstümmelter Glieder.

2. *Chemotherapie*: Tägl. 3 Mio. E *Penicillin* plus *Streptomycin* 2 g zur Beeinflussung der Mischinfektion oder um eine Superinfektion zu verhüten. Die Tetanuserreger selbst werden durch diese Mittel wahrscheinlich nur wenig gehemmt.

3. *Humanes Antitetanus-Globulin*: Ist heute auch für die Behandlung der manifesten Erkrankung deutlich überlegen. Nur wenn es nicht zu beschaffen ist, greift man zum früher verwendeten tierischen Serum.

   Präparate: **Tetuman**® [Serum- und Impf-Inst., Bern], Packg. à 250 E/ml und à 500 E/ml. Ferner **Hyper-Tet**® [Cutter], **Tetanus-Hyperimmun-Globulin** [Behringwerke].

   Dosierung: Bei schweren Fällen genügen 1000 E i.m. Bei i.v. Anwendung ist Vorsicht geboten.

4. *Aktive Impfung: Bei jeder frischen Verletzung* mit Tetanus-Adsorbat-Impfstoff (**Te-Anatoxal**® [S.I. Bern], **Tetanol**® [Behringwerke]):

   a) *wenn mit Sicherheit früher regelrecht aktiv geimpft* (d. h. 2 oder 3mal 1 ml in Intervallen von 6–8 Wochen): **Wiederauffrischungs-Impfung** mit 1 ml. „Injection de rappel".

   b) *Wenn keine regelrechte Impfung vorausgegangen*: **Aktive Schnellimpfung:** 4–5malige subkutane Injektion von zuerst 1 ml, dann 0,5 ml Anatoxal in Abständen von 48 Stunden (zur Schnellimpfung eignet sich der Adsorbat-Impfstoff besser, da er neben der relativ sofortigen Wirkung auch eine protrahierte hat). Kinder gleiche Dosis.

   Die passive Impfung mit Pferde-Antitoxin (Serum) ist heute verlassen. Dagegen sind 250 Einheiten *menschliches Tetanus-Immunglobulin* (**Tetuman**® s. o.), **Hyper-Tet**® [Cutter] oder **Tetagam**® (Hyperimmunglobulin) [Behringwerke] zu verwenden, wenn es sich bei Ungeimpften um Bißverletzungen, Laborinfektionen oder um Verletzungen handelt, die bei landwirtschaftlichen Arbeiten auf gedüngtem Boden erfolgten. Gleichzeitig aktive Schnellimmunisierung, wie oben.

5. *Tracheotomie: In allen Fällen, bei denen deutliche Krämpfe auftreten, soll schon prophylaktisch die Tracheotomie durchgeführt werden*, damit im Falle einer Dyspnoe oder Apnoe (Glottiskrampf) sofort künstlich beatmet werden kann. Diese Maßnahme ist in schweren Fällen außerdem wesentlich, um die Tracheal- und Bronchialtoilette zu erleichtern. Der Patient ist so auch für den evtl. späteren Anschluß an den Respirator vorbereitet. Peinliche Asepsis bei allen Trachealeingriffen, um die Superinfektion mit den gefährlichen resistenten Spitalstaphylokokken zu vermeiden.

Tetanus

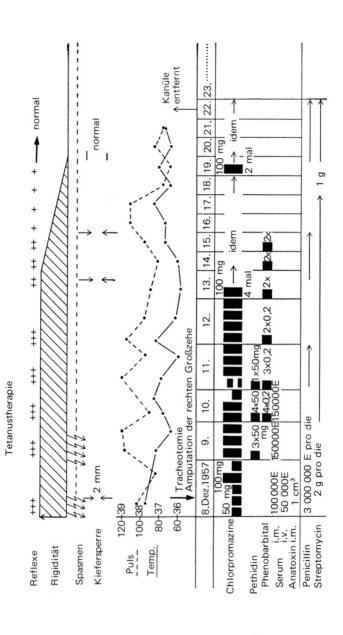

Abb. 117. *Tetanus* (A. V., 18jähr. Mann, KG 80728/56): Zwei Wochen vorher Nagelverletzung an der rechten Großzehe beim Fußballspiel. 3 Tage vor der Aufnahme Kiefersperre, Opisthotonus, Nackenstarre, brettharte Bauchdecken, allgemein gesteigerter Muskeltonus, Hyperreflexie und Muskelkrämpfe. Behandlung siehe Kurve. In den ersten 2 Tagen nahmen die Krämpfe an Zahl und Intensität eher noch zu, ließen sich aber in der Folge mit *Chlorpromazin* und kleinen Dosen von *Phenobarbital* (**Luminal**®) völlig unterdrücken. Heilung innerhalb von 2 Wochen.

6. *Chlorpromazin*: Beim Auftreten von Krämpfen genügt auf Grund unserer Erfahrungen (siehe GERSTER und MOESCHLIN (Dtsch. med. Wschr. 86 [1961] 890) und dort aufgeführte andere Autoren) in zahlreichen Fällen das *Chlorpromazin* allein (s. Abb. 117). Wir geben *Chlorpromazin* in regelmäßigen 2–8stündlichen Intervallen 25 oder 50 mg i.m. Wenn sich diese Therapie als zu wenig wirksam erweist, schreitet man je nach dem Schweregrad zu den unter 7, 8 und 9 besprochenen Verfahren. *Diazepam* (**Valium**®) i.v. 10–20 mg und Wiederholung je nach Bedarf. Leichte Fälle 1–4 mg/kg pro Tag, verteilt auf 3–4 stündlichen Einzeldosen und in Kombination mit den übrigen Sedativa.

7. *Sedierung und teilweise Hibernation für Fälle mit schweren Krämpfen und Hyperthermie*: Anwendung des folgenden „Cocktails" (nach ROSSI (Schweiz. med. Wschr. 84 [1954] 1329):

Chlorpromazin
(**Largactil**®, **Megaphen**®)   1 ml = 25 mg
Promethazin (**Atosil**®, **Phenergan**®)   1 ml = 25 mg   ⎫
Pethidinum hydrochloricum   ⎬ davon 3stündlich 1 ml
(**Dolantin**®, **Dolosal**®)   1 ml = 50 mg
Aqua dest.   1 ml   ⎭

Beim Kind ist die Dosis auf 0,02 ml/kg Körpergewicht zu reduzieren. Die Dosierung ist individuell von Fall zu Fall zu handhaben, am besten richtet man sich nach dem Auftreten leichter Krämpfe und Zuckungen. Sobald diese wieder erscheinen, muß erneut injiziert werden. Das Zimmer soll verdunkelt werden.

8. *Leichtere Fälle*: Die schmerzhaften Muskelspasmen können durch Verabreichung des Relaxans *Diazepam*, **Valium**®, tägl. 3 × 10–20 mg, günstig beeinflußt werden. Dazu „Cocktail" wie oben.

9. *Schwere Fälle: Vollkurarisierung und künstliche Beatmung mit dem Engströmapparat. Tubocurarin-d-hydrochlorid* (= **Tubocurarin**® [Abbott], **Tubarin**® [Wellcome], **Intocostrin-T**® [Squibb], **Curarin** [Asta]): 5 mg in den Tropfer der Dauerinfusion spritzen, in den schweren Fällen benötigen die Patienten je nach Krämpfen alle 5–15 Min. die gleiche Dosis für die ersten Stunden, später weniger. Totaldosen pro die 100–300 mg (s. Abb. 118).

10. *Cortisonverabreichung*: Wie bei anderen Toxineinwirkungen kann durch die zusätzliche Verabreichung von *Kortikosteroiden* die Wirkung des Tetanustoxins auf die Nervenzellen herabgemindert werden; so sank z. B. die Mortalität beim Puerperaltetanus unter *Prednison* von 62 auf 25%. *Dosierung*: 1. und 2. Tag *Prednison* je 1 mg/kg pro die, dann weiter $^1/_2$ mg bis zum Abklingen der Erscheinungen und nun langsames Ausschleichen. Darf nur zusammen mit *Antibiotika*-Abschirmung verabreicht werden (s. o.). *Intralumbale Injektion*: SEYFFERT und WILBRANDT (Dtsch. med. Wschr. 89 [1964] 1218) sahen in 2 Fällen eine auffallende Besserung nach Injektion von 25 mg in Form einer Kristall-Susp., die nach 2 Tagen wiederholt werden mußte.

11. *Ernährung*: Während der schweren Phase kann die Ernährung fast nur auf parenteralem Wege erfolgen. I.v. Dauertropfinfusion mit *Glukose* und physiologischer NaCl-Lösung. Kontrolle der Elektrolyte und der Alkalireserve. Pro Tag sollten anfänglich 2000 Kal., später bis zu 4000 Kal. zugeführt werden, da der Grundum-

Gasbrand

satz erhöht ist. Versuch der Sondenernährung, eventuell Gastrostomie. Beim Erwachsenen nicht mehr als 3000 ml Flüssigkeit i.v. (wegen der Gefahr der Überlastung des Herzens), dazu 1000 ml s.c.

12. *Sauerstoff-Überdruck-Kammer*: Periodische Anwendung zeigt wie beim Gasbrand ausgezeichnete Resultate, so daß in den leichteren Fällen sogar auf die übrigen Mittel verzichtet werden konnte.

13. *Pflege*: Diese hat durch ein speziell geschultes Personal zu erfolgen. Tägl. Umlagerung, Bronchialtoilette, Okklusivverband der Augen, um Hornhautschädigung zu verhüten.

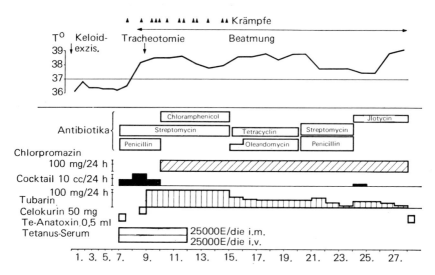

Abb. 118. *Schwerster Tetanus nach einer Verletzung* (R.H., 18jähr. Mann, KG 96664/60): Bei diesem bedrohlichen Fall mußte der Patient tracheotomiert und künstlich beatmet werden. Auch hier konnte die **Tubarin**®-Dosis durch das *Chlorpromazin* reduziert werden.

Gasbrand (Clostridium-Arten, C. perfringens etc.)

Durch infizierte, meist tiefere Wunden, seltener durch Injektionen (Morphinisten). *Diagnose*: Braune Marmorierung der Haut in der Umgebung. Typisches Knistern durch subkutane Gasbildung, Röntgenbild, rasche und heftige Ausbreitung der Schmerzen, hohe Temperatur, rascher Puls. Bakterieller Nachweis kommt zu spät.

Therapie:

1. *Genaueste Wund-Ausschneidung und breite Eröffnung* und Spaltung der Muskulatur, in verschleppten Fällen evtl. hohe Amputation.

2. *Tetracyclinpräparate*: z. B. **Reverin**® 3–4 × 1 Amp. à 275 mg i.v., kombiniert mit

Bactrim forte® tgl. 2 × 1 plus hohe Dosen *Penicillin*, 70–100 Mio. E i.v. in 24 Std.! *Kein Gentamicin*, da rasche *Resistenzentwicklung*.

3. *Sauerstoff-Überdruck-Kammer*: 2–3 Std. pro Tag bei 2 Atm., soll auch in verzweifelten Fällen noch helfen. Heute wohl das beste Mittel.
4. *Gasbrand-Serum*, polyvalentes, in hohen Dosen, obschon seine Wirkung fraglich ist. 10000 E i.v. (vorher Konjunktival-Sensib. Test s. Diphtherie) + 40000 E i.m.
5. *Gleichzeitige Tetanus-Prophylaxe* s. o.

Legionärskrankheit

Das tragische Ereignis am Kongreß der „American Legion" von 1976 in Philadelphia, an dem von 4000 daran teilnehmenden Kriegsveteranen deren 149 (rund 4%) an einer rätselhaften Krankheit mit Fieber, Husten und Lungenentzündung starben, löste seinerzeit eine Panik aus. Wie groß war dann die Überraschung, als man nach langen Untersuchungen entdeckte, daß der Erreger: *Legionella pneumophila* schon seit 1947 als ein in Erde, Schlamm und Wasser vorkommendes ubiquitäres Bakterium bekannt war. Erst die „moderne Errungenschaft" der **Raumklimatisierung** hat ihn eigentlich *zu einem für den Menschen gefährlichen pathogenen Erreger werden lassen*. Er siedelt sich hier *vor allem in den feuchten Belägen der Kühltürme und -anlagen an, ferner in Duschen, Kühlwasseranlagen* usw. Gefährlich wird er vor allem als **Aerosol**, wenn er *aus solchen Klimaanlagen mit dem Luftstrom in die Raumluft ausgeblasen und eingeatmet wird!* – Ferner durch Einatmen der staubigen Luft von *Baustellen mit Erdarbeiten*.

Klinik: Die Erkrankung beginnt meistens akut mit schwerem Krankheitsgefühl, Fieber bis 39!, wie bei einer akuten Grippe und typischen Gelenk, Muskel- und Kopfschmerzen. Man findet eine erhöhte BSR und typisch *erhöhte CPK-Werte* (Myositis), ferner die Zeichen einer Bronchitis und *Pneumonie* mit Leukozytose und toxischer Granula. Es kann zu Enzephalitis und Rhabdomyolyse kommen. *Mortalität*: Heute noch 3–4%.

Nachweis: Es handelt sich um gramnegative Stäbchen, die mit der Dieterle-Färbung (Sputum) und mit Kulturen nachgewiesen werden können. Sofortiges Einsenden des Sputums in Verdachtsfällen. Die Komplementbindung und Antikörper steigen erst nach 1–2 Wochen deutlich an, fallen also zu Beginn inaktiv aus. Es gibt verschiedene Typen (1–4) und anologe Erreger ALLO.

Therapie:

1. *Vor Beginn der Therapie Sputum u. Blut sicherstellen* (s. o.).
2. **Erythromycetin 4 g tgl.** ist die Therapie der Wahl! – Tetracycline sind weniger wirksam. Gegen Penicillin u. Cephalosposine verhalten sich die Legionellen völlig refraktär!
3. **Rifamycin** erweist sich bei Überempfindlichkeit gegen Erythromycetin oder bei Resistenz ebenfalls als wirksam.
4. Siehe im übrigen Pneumonie-Kp. S. 235.

Rickettsiosen

Literatur

O. GÜNTHER: Dtsch. med. Wschr. 105 (1980) 1101–1102.
G. RIVA: Schweiz. med. Wschr. 110 (1980) 1714–1720.

Kleinere Erreger und Viren und vermutliche Viruserkrankungen, Rickettsiosen

Eine Krankheitsgruppe, die immer größere Bedeutung erlangt.

1. *Typhus exanthematicus* = *Fleckfieber* (Rickettsia prowazeki).

    Vorkommen: Vorwiegend Rußland, Balkanstaaten und Asien. Spätrückfälle noch nach 20–50 Jahren möglich (Brill-Zinssersche Krankheit). Wird durch den Kot der Kleiderläuse übertragen.

    Prophylaxe: Bekämpfung der Kleiderläuse durch gute hygienische Verhältnisse und Anwendung von Kontaktgiften (DDT-Präparaten).

    Schutzimpfung: möglich und speziell in Kriegsverhältnissen unbedingt nötig.

2. *Wolhynisches Fieber* (5-Tage-Fieber, Rickettsia quintana). Spätrückfälle noch bis zu 15–20 Jahren möglich.

3. *Murines Fleckfieber* (Rickettsia mooseri).

    Vorkommen: Mexiko, Mandschurei, USA. Wird vorwiegend durch Rattenflöhe übertragen.

4. *Rocky Mountain Spotted Fever* (Rickettsia rickettsi).

    Vorkommen: USA, vorwiegend in den Bergregionen des Westens, sowie Mexiko und Anden, d. h. dort, wo sich Holzböcke (eine in Wäldern vorkommende Zeckenart) vorfinden. Eine Verschleppung durch Flugzeuge wäre also für später auch für Mitteleuropa durchaus möglich.

5. *Tsutsugamushifieber* (Rickettsia tsutsugamushi).

    Vorkommen: Vor allem in Japan, Indien.

6. *Q-fever* (Q-Fieber): Eine ebenfalls durch eine Rickettsie (*R. burneti*) vom Tier (Schafe, Kühe, Ziegen und andere Säugetiere) auf den Menschen durch Zecken oder ihre Exkremente oder das Fleisch der Tiere übertragene Erkrankung, die in Mittel- und Südeuropa heute sehr verbreitet ist. Die Infektion erfolgt vor allem als „Staubinhalation" (Straßen, Ställe, Stroh, Pelze usw.), siehe auch MOESCHLIN und KOSZEWSKI (Schweiz. med. Wschr. 80 [1950] 929). Klinisch sind die starken Kopfschmerzen, eine leichte Milzschwellung und das Auftreten von „*atypischen Pneumonien*" (Viruspneumonie) mit relativer Bradykardie und Penicillinresistenz charakteristisch. Die Diagnose wird durch das Ansteigen des Komplementtiters im Blut gesichert.

    Komplikationen: sind hier nicht selten. Am häufigsten kommt es zu *Thrombophlebitis*, *Epididymitis*, *Myokarditis*, seltener zu *Enzephalitis* und *Pankarditis*. Typisch ist der folgende Fall, Pat. G. H., 44jähriger Mann (Abb.119):

Q-fever

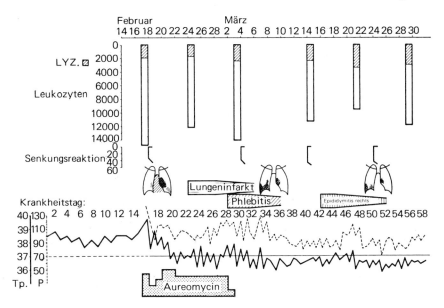

Abb. 119. *Typisches Q-fever mit Komplikationen* (Fall G. H., 44jähr. Mann): Akute Erkrankung mit Abgeschlagenheit, Gelenkschmerzen, Stirnkopfschmerzen und Temperaturen bis 39°. Teilweise Entfieberung auf **Aureomycin**®. Komplementtiter am 19. Tag 1:160 + + + +. Trotz der *Tetracyclinbehandlung* Auftreten einer *Phlebitis* mit *Lungeninfarkt*, am 43. Tage *Epididymitis* rechts. Typisch ist in diesem Falle das späte Auftreten der Epidymitis mit erneutem Fieberanstieg (in zwei anderen Fällen am 26. und 28. Tage).

Befund: Schweres Krankheitsbild, Patient blaß, zyanotisch, Respiration 36, Puls 144, Temp. 39,6 °C, Blutdruck 120/85 mm Hg, ausgedehnte, linksseitige zentrale Pneumonie, Leukozyten 14 800, Linksverschiebung von 28% Stabkernigen bei 76% Neutrophilen, mäßig toxisch mit 12,5% Lymphozyten. SR 34/48, später 53/56. Unter **Aureomycin**®-Behandlung Entfieberung am 20. Krankheitstage, s. Abb. 129. Im EKG Sinustachykardie und *Myokardschädigung*. Die Pulsfrequenz bleibt hoch, und man denkt vorerst an das Vorliegen einer Myokarditis. Am 22. Krankheitstag typische *Lungenembolie* mit *Lungeninfarkt* und leichtem *hämorrhagischem Erguß*. Am 28. Krankheitstage tritt die *Phlebitis* dann auch klinisch deutlich in Erscheinung (V. saphena magna li.). Therapie mit **Tromexan**®. In der Folge rasche Entfieberung, Rückgang der Phlebitis, ordentliches Allgemeinbefinden. Im Blutbild leichte lymphatische Reaktion (s. Kurve). Die Komplementbindung auf Q-fever (Hygiene-Institut Zürich, Prof. Mooser) wird am 19. Tage positiv 1:160 + + + + und bleibt dann weiterhin auf diesem Titer während der ganzen Erkrankung. Am 43. Krankheitstage Auftreten einer schmerzhaften *Schwellung des rechten Nebenhodens*, die sich innerhalb einer Woche allmählich zurückbildet. Subfebrile Temperaturen s. Kurve. Tierversuch auf Tbc mit dem Gesamturin fiel negativ aus, alle Untersuchungen auf Go. negativ. Die Myokardschädigung bildete sich nach Abklingen des Lungeninfarktes allmählich zurück. Entlassung am 58. Krankheitstage in gebessertem Allgemeinzustand, SR noch erhöht auf 27 mm, keine Zeichen der Phlebitis mehr, Nebenhoden noch etwas vergrößert, aber nicht mehr schmerzhaft.

Therapie der Rickettsiosen: Sprechen sowohl auf **Tetracycline** wie auf **Thiamphenicol** an. *Therapie der Wahl* heute z. B. *Tetracyclin* p.o. 2 g tägl. (alle 6 Std. 0,5 g) bis zum

Ornithose

Fieberabfall, dann noch 3 Tage Erhaltungsdosis von tägl. 1 g. Beim *Typhus exanthematicus* entfiebern die Patienten gewöhnlich innerhalb drei Tagen, die Behandlung sollte aber unbedingt während 3 Wochen weitergeführt werden, um Rückfälle zu vermeiden.

Ornithose (Psittakose)

Ist heute in Europa sehr verbreitet und wurde ursprünglich durch Papageien und Wellensittiche eingeschleppt. Die erste Beobachtung beim Menschen stammt von dem Schweizer J. RITTER (1879). Das Virus (Miyagawanella psittacii) ist heute aber auch bei Hühnern, Enten, Tauben, Fasanen, Kanarienvögeln, Finken, Spatzen usw. verbreitet und wird von diesen Vögeln direkt oder durch Kot und Urin auf den Menschen übertragen (Lit. siehe meine Mitarbeiter MEYER und GENEWEIN: Helv. med. Acta 24 [1957] 427). Klinisch muß man die atypische, aber wahrscheinlich häufigere *chronische, subfebrile „grippöse" Form* mit einer sich über lange Zeit hinziehenden *chronischen Bronchitis*, hoher Senkung und evtl. positivem Wassermann (früheres WaR-pos. Lg.-Infiltrat von HEGGLIN (Schweiz. med. Wschr. 22 [1941] 578), s. Abb. 120) von dem *akuten pneumonischen Typus* (s. Abb. 121) unterscheiden.

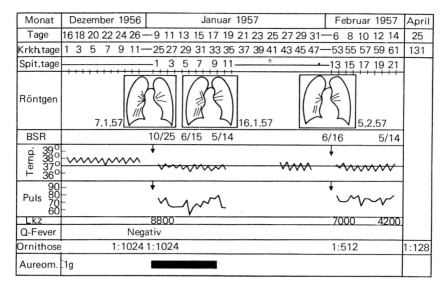

Abb. 120. *Sogenannte atypische grippöse Form der Ornithose (Psittakose).* (K.L., 43jähr. Frau, KG 81053/57): Erkrankt mit starken bitemporalen Kopfschmerzen, Rückenschmerzen und Katarrh der oberen Luftwege. Temperatur zwischen 37,3–38 °C. Nach 10 Tagen allmähliches Nachlassen der subjektiven Beschwerden. Patientin erholt sich aber nie völlig, es kommt zu Anstrengungsdyspnoe, weiteren subfebrilen Temperaturen und auffallender Müdigkeit. Im Röntgenbild vermehrte Hiluszeichnung rechts. Komplementbindungsreaktion 1:1024, sinkt nach Abheilung auf 1:128. Im Gegensatz zu anderen Fällen war die Senkung hier praktisch nicht erhöht.

Ornithose

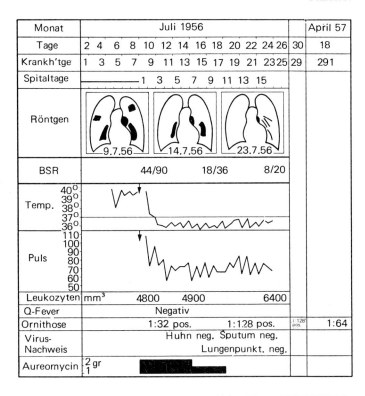

Abb. 121. *Typische pneumonische Form der Ornithose* (A.M., 30jähr. Mann, KG 78754/56): Patient ist im Nebenberuf Züchter von Wellensittichen und erkrankte akut mit bandförmigen Kopfschmerzen, Frösteln, zu dem sich nach 3 Tagen Reizhusten und Temperaturen bis zu 40,2° gesellten. Leichter Meningismus. Einweisung am 8. Krankheitstage, pneumonische Befunde beiderseits. Prompte Entfieberung auf **Aureomycin**®. Komplementtiteranstieg von 1:32 auf 1:128. Ohne Behandlung mit *Tetracyclinpräparaten* erfolgt die Entfieberung spontan erst am 12. bis 13. Tage.

Diagnose: Diese kann durch den *Anstieg des Komplementtiters* (mindestens 2 Titerstufen; steigt erst ungefähr vom 10. Tage an deutlich an) gesichert werden (Einsenden von 10 ml Nativblut). Schwieriger ist der Virusnachweis (Maus). Klinisch muß man vor allem bei einer *atypisch verlaufenden Pneumonie* (*Penicillin*-Resistenz, *fehlende Leukozytose* und evtl. *Bradykardie*) an diese Erkrankung denken.

Therapie: Die Mittel der Wahl sind die Antibiotika der *Tetracyclingruppe*, d.h. z.B. *Tetracyclinhydrochlorid* (**Achromycin**®) oder *Chlortetracylin* (**Aureomycin**®), beginnend mit 2 g und dann nach Entfieberung noch 1 g weiter während 5–6 Tagen. Oder **Vibramycin**® 1. Tag 2 Tabl., dann tägl. 1 Tabl. Ein typischer Fall ist in Abb. 121 dargestellt.

Pocken

Variola (Pocken)

Wird durch ein relativ großes Virus hervorgerufen. Inkubationszeit 12–13 Tage. *Mortalität* bei Ungeimpften noch immer über 50%! Deshalb war eine systematische *Impfung*, wie die aus Indien, usw., wiederholt durch Flugzeuge (London, Düsseldorf), ferner durch Schiffe (Stockholm usw.) eingeschleppten Epidemien 1961, 1963 und 1972 (Jugoslawien) erneut eindrücklich gezeigt hatten, früher *unbedingt nötig!*

Heute ist, dank den Bemühungen der WHO und dem allgemeinen Impfzwang in gefährdeten Gebieten seit 1977 (Oktober in Somalia) kein einziger Fall mehr beobachtet worden, so daß in **Friedenszeiten in Europa und USA, Kanada, auf die Impfung verzichtet werden kann.** Selbst habe ich in Nepal in einem abgelegenen Tal (1976) noch einen sicheren Fall beobachtet und war froh, daß ich revakziniert war. Von dort (Pakistan, Zentral-Asien, Abbessinien), ferner aus dem Innern von Südamerika könnten wohl v. a. beim Einstellen der Impfung plötzlich wieder Epidemien ausbrechen, speziell in Kriegs- oder Katastrophenzeiten. – Die Möglichkeit eines Tier-Reservoirs für das Virus kann auch heute noch nicht ausgeschlossen werden (Affen in W-Afrika, Lancet 1978/II, 560).

So würde ich **auf alle Fälle empfehlen, daß sich ein Teil des Spitalpersonals, ferner das Laborpersonal und die Reisenden, die nach Zentral-Asien oder Abbessinien und Somalia, ferner nach Zentral-Afrika und Süd-Amerika reisen, auch heute noch gegen Pocken impfen lassen.**

Diagnose: Das klinische Bild und der Verlauf sind die wichtigsten Kriterien, da die Labordiagnose Zeit braucht und evtl. im Stich läßt. Die Hautläsionen treten akut auf und zeigen von der Makula bis zur Entwicklung der Papula und Vesikula ganz bestimmte Zeitabläufe (2–3 Tage). Der Ausschlag beginnt am oberen Teil des Körpers und schreitet nach unten fort. *Haarboden* und Gesicht sind fast regelmäßig befallen, ebenso *Hand- und Fussinnenflächen*! *Sicherung der Diagnose* durch Untersuchung des Blasen- und Pustelinhaltes auf das Virus, Überimpfung auf Hühnerembryo; Komplement-Fixations- und Präzipitationstest können bei Geimpften evtl. täuschen.

Prophylaxe: Vakzination; auch im Inkubationsstadium noch möglich, doch nur in den ersten Tagen. **Cave Vakzination bei Patienten mit einem Gammaglobulinmangelsyndrom!** Wir sahen dadurch bei einem auswärts geimpften Patienten mit **chronisch lymphatischer Leukämie** eine über Handbreite **bis auf den Humerus reichende schwere Nekrose** und hämatogene Dissemination in Schleimhäuten und Lunge. Kontraindiziert ist die Vakzination auch bei *Gravidität*, außer bei Lebensgefahr, da es zu Abort oder Mißbildungen kommen kann. *Cave bei disseminiertem Ekzem!*

Vakzinationsmodus: Primäre Impfung: am besten als Kind zwischen 1–3 Jahren, Erwachsene nur vom 17. Jahr an. Kinder zwischen 3 und 17 Jahren sollten einer primären Impfung nur unterzogen werden, wenn dies unbedingt nötig ist, da hier die Gefahr der Vakzinations-Enzephalitis am größten ist. Muß man sie z. B. in Epidemiezeiten doch einer primären Vakzination unterziehen, so gibt man am besten vorher die *abgetötete Vakzine*, 1–1,5 ml subkutan (z. B. **Vaccine Antigen**) [Behringwerke] und erst nach 14 Tagen die kutane Impfung mit der lebenden Vakzine. Oder was auch einen ziemlich sicheren Schutz gewährleistet: *man spritzt, wenn die Situation rasches Handeln verlangt, am Tage der Impfung 1 ml hyperimmunes spezif. Gammaglobulin i.m.,* z. B. **Vacuman Berna®** [Schweiz. Serum-Inst., Bern] Dies gilt auch für Fälle mit langem

Impfintervall. Sehr wesentlich sind hohe Dosen bei der seltenen *postvakzinalen Enzephalitis*.

Revakzination: Die Vakzination schützt nur für ca. 3 Jahre, es muß daher bei gefährdeten Personen (Flugreisen, Spitalpersonal etc.) alle 3 Jahre revakziniert werden. Dadurch verhütet man auch unangenehme Impfreaktion.

Die flüssige Vakzine darf für die Revakzination nicht mehr benützt werden. Das Ausbleiben einer Reaktion nach der Revakzination mit flüssigem Impfstoff beruht auf der großen Temperaturempfindlichkeit dieses Impfstoffes. Für die *Revakzination* ist deshalb nur der *trockene, lyophilisierte Impfstoff* zu verwenden. Nur dieser Impfstoff hat eine konstante Viruskonzentration. Nach einem 3- oder mehrjährigen Impfintervall gibt er in 90% eine positive Reaktion, die den Impfling wieder für ca. 3 Jahre schützt.

Tritt vor dem 4. Tage nach der Impfung nur ein Knötchen auf, so muß die Impfung nach dem 7. Tag wiederholt werden, da dann nur eine allergische Reaktion vorliegt. Die Impfung mit dem lyophilisierten Impfstoff ist etwas komplizierter, da der pulverförmige Impfstoff zuerst mit dem mitgelieferten Lösungsmittel aufgelöst werden muß. Dieser Impfstoff ist auch teurer. Es hat aber gar keinen Sinn, *scheinbare Revakzinationen* durchzuführen.

Therapie bei überstarken Vakzinationsreaktionen: Neben den *Kortikosteroiden* (nur mit Antibiotikaabschirmung: *Methicillin* oder *Cloxacillin*, da Staphylokokken!) kleine Dosen **Butazolidin**® (3× 200 mg tägl.). Bei *Impfenzephalitis* Kortikosteroide (siehe Masernenzephalitis) plus hohe Dosen hyperimmunes, d. h. *spezifisches Gammaglobulin* (s. o.). **Vacuman Berna**®.

Spezifische Virus-Chemotherapie: *Cytosin-Arabinosid* (**Alexan**®) ergibt nach verschiedenen Mitteilungen (M. S. HOSSAIN u. Mitarb.: Lancet 1972/II, 1230) bei den D.N.A. Virusinfektionen Herpes Zoster, Varicellen und Variola gute Resultate. *Dosierung*: i.m. oder i.v. oder als s.c. Infusion 60 mg/m²/Tag über 2 Tage, dann $1/2$ der Dosis für weitere 2 Tage. Selbst sahen wir einen schönen Erfolg bei einer sehr schweren Varizellen-Pneumonie, s. u. Abb. 122 u. 123.

Chemotherapie der Variola-Mischinfektion: Verhütung schwerer Superinfekte durch eine kombinierte Abschirmung mit *Methicillin* (**Celbenin**®, **Cinopenil**® usw.) alle 6 Stunden 1 g plus *Erythromycin* 4× 250 mg tägl., dazu kleine Dosen ($1/2$ mg/kg) *Prednisolon*, was die Prognose deutlich verbessert. Ob sich das „virusspezifische" *Metisazone*, **Marboran**® [Wellcome], das in Indien gewisse Erfolge zeigte, bewähren wird, muß noch abgewartet werden.

Varizellen (Windpocken)

Der Erreger ist ein Virus, das auch den *Herpes zoster* hervorruft.

Inkubationszeit: Rund 15 Tage. Eine Immunisierung ist bis jetzt nicht sicher gelungen.

Verlauf: Gewöhnlich gutartig, in seltenen Fällen kommt es zu gangränösen Bläschen oder eitrigen Sekundärinfektionen. Gefürchtet und lebensgefährlich ist die schwere virusbedingte, meistens doppelseitige Varizellenpneumonie (interstitielle Form), s. Abb. 122 und Abb. 123.

Komplikationen: Pneumonie, Meningitis, *Meningoenzephalitis* (siehe Abb. 124), Otitis Nephritis, Orchitis, selten eine Osteomyelitis.

Varizellen

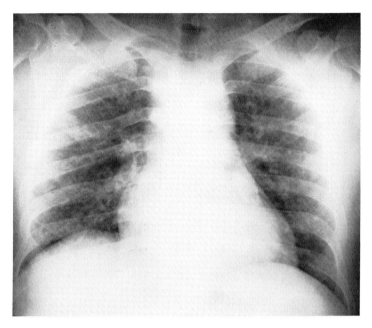

Abb. 122. Interstitielle Varizellen-Pneumonie (43jähr. Italiener, KG 68822/604/73): Der Mann wurde von seinem Kind angesteckt und durch die schwere nekrotisierende Form bestand zuerst Verdacht auf eine echte Variola, die durch das Fehlen der Effloreszenzen in den Hand- und Fußflächen, ferner durch die schubweise aufgetretenen Blasen und den negativen Nachweis im Blaseninhalt (Prof. H. LÖFFLER, Basel) ausgeschlossen werden konnte. Der Patient war soporös und schwebte anfänglich in akuter Lebensgefahr. Auf Cytosinarabinosid Besserung innerhalb Tagen, Entfieberung am 4. Behandlungstag und Entlassung nach 14 Tagen, siehe Abb. 123.

Therapie:

a) Chemotherapie: *Cytosin-Arabinosid*, **Alexan**®, wirkt hier spezifisch, es bleibt aber für die schwer toxischen Fälle (nekrotisierende Form) und für die interstitielle Pneumonie reserviert. So war es in dem folgenden Falle (Abb. 122 und 123) lebensrettend. Dosierung s. o. bei *Variola*. (Lit.: PIERCE L. E., R. B. JENKINS: Lancet 1973/I, 21–24; HOSSAIN u. Mitarb.: Lancet 1972/II, 1230.) Kontrollstudien ergaben neuerdings keinen sicheren therapeutischen Effekt, was wir aber aufgrund der Erfahrung bei schweren Fällen bezweifeln. Es ist vielleicht so, daß man nicht allzu früh beginnen sollte, um die Immunisierung nicht zu stören. Gegen die *Sekundärinfektionen: Tetracycline* sowie *Thiamphenicol, Streptomycin* oder **Sigmamycin**®.

b) Cave *Kortikosteroide*, die evtl. das Krankheitsbild aktivieren können. Sehr wesentlich sind sie aber bei der Behandlung der *Enzephalitis* (s. o.), die ja auf einer Antigen-Antikörperreaktion beruht (s. Abb. 124), am besten **Synacthen**®-**Depot**. Auch hier hat sich das *Cytosin-Arabinosid* neuerdings bewährt. Steht der Patient beim Ausbruch der Varizellen schon unter Kortisonpp. dann weiterführen plus orales Antibiotikum (z. B. **Vibramycin**).

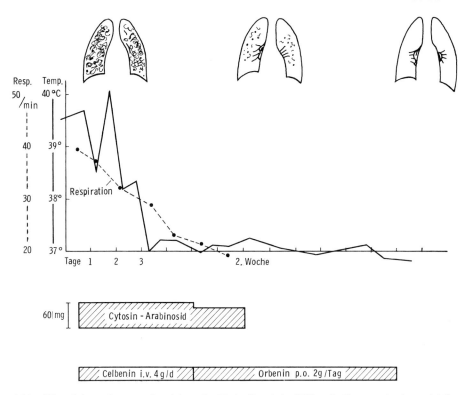

Abb. 123. Sehr *schwere nekrotisierende Varizellen* bei 43jähr. Italiener mit *interstitieller Varizellen-Pneumonie*. Der deletäre Zustand des Patienten besserte sich deutlich unter der Therapie mit *Cytosin-arabinosid* (**Alexan**®). Vgl. das zugehörige Thoraxröntgenbild Abb. 122!

Herpes zoster (s. S. 425)

Coxsackie-Virus

Vorwiegend Gruppe B, evtl. Gruppe A, sehr viele Untergruppen. Nachweis in Stuhl, Liquor, seltener im Blut. Nach 14 Tagen evtl. Antikörper im Blut durch positive Komplementbindungsreaktion nachweisbar.

1. Bei Kindern vor allem *Herpangina* (zahlreiche Bläschen im Rachen),
2. beim Erwachsenen *Myalgien* (Bornholm), *Pleurodynie*, *Meningitis serosa* mit Fieber, evtl. *Myokarditis* und *Perikarditis*.

Therapie: Symptomatisch, Analgetika (z. B. *Novaminsulfon*, **Novalgin**® i.v.), keine spezifische Therapie bekannt. In einigen Fällen von Pleurodynie erschien uns die Wirkung der *Cortisonpräparate* einen günstigen Einfluß auf die subjektiven Symptome auszuüben.

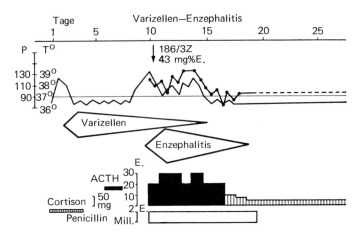

Abb. 124. *Varizellenenzephalitis* (10jähr. Knabe, KG 72087/54): 10 Tage nach Beginn der Erkrankung Eintritt mit Fieber bis 39°, Puls 120, schwer soporös. Mäßiger Meningismus. Totale Fazialisparese links, fehlende PSR und ASR, Babinski bds. vorhanden. Liquor: 186/3 Zellen, davon 39% Mononukleäre. Nonne und Pandy pos. Ges.-Eiw. 43 mg%. Liquorzucker 77 mg%. ACTH während 7, *Cortison* während 14 Tagen, siehe Kurve. Bleibt 5 Tage tief komatös, beginnt dann erstmals zu sprechen. Zurückgehen aller neurologischen Zeichen bis auf die zentrale Fazialisparese, die bestehenbleibt. Solche Fälle verliefen vor der *Kortikosteroidära* oft tödlich.

Virus-Pneumonien ungeklärte, siehe Thoraxkapitel, S. 243.

Grippe (Influenza)

Der Erreger ist ein Virus, das in verschiedenen Stämmen, z.B. A und B, vorkommt und bei der letzten Pandemie von 1957 als ein in bezug auf seine antigenen Eigenschaften differenter A-Stamm „*Typus Singapore*" auftrat. Noch nicht geklärt ist die Rolle des Haemophilus influenzae, der meistens das Grippevirus begleitet. Vielleicht tritt eine Erkrankung erst auf, wenn beide Erreger zusammenwirken. Jede Grippepandemie, die sich bisher in Abständen von 30–40 Jahren fast über die ganze Welt ausbreitete, ist dadurch gekennzeichnet, daß die Virulenz der Erreger der Epidemie im Verlaufe allmählich oder plötzlich zunimmt. So entfallen die schweren und tödlich verlaufenden Fälle gewöhnlich auf den absteigenden Ast einer Epidemie oder auf eine zweite und bösartigere Welle. Neu ist der A-„*Typus Hongkong*" (1968), der meist gutartig verläuft, aber evtl. mit Durchfällen und Neuritiden einhergeht (Typus A_2, und die 1972/73 aufgetretene Variante A_2 „*London*"), und eine auffallende Müdigkeit hinterläßt. Die WHO verfolgt dauernd das Auftreten und die Antikörperverhältnisse. 1979–1981 standen im Vordergrund die Stämme A/USSR = A/Brazil, A-Texas und bei uns vor allem der B/Hongkong. Durch den **großen Flugverkehr** erfolgt heute eine **sehr rasche Ausbreitung jeder Epidemie.** *Bei einem Tiefstand der betreffenden Antikörper ist das Auftreten einer Epidemie sehr wahrscheinlich.*

Grippe

Prophylaxe: Eine 1–(2)*malige Impfung* (im Abstand von 8 Tagen) mit je 0,5 ml schützt in einem hohen Prozentsatz gegen die Erkrankung (cave bei Empfindlichkeit gegen Eiereiweiß!) oder gegen schwerere Verlaufsform. Selten wird man den Impfstoff gegen den spezifischen Stamm verwenden können; man muß sich auf die Misch-Vakzine (z. B. [Lilly], [Behringwerke], [Asta]) beschränken. Der Impfschutz tritt erst nach ungefähr 14 Tagen ein und dauert 6–12 Monate. Wichtig ist in Pandemiezeiten vor allem die Impfung des Spitalpersonals (s. Abb. 125), ferner evtl. besonders gefährdeter Gemeinschaften wie Rekrutenschulen usw. Wesentlich ist die sofortige Absonderung der Erkrankten. Zu impfen sind ferner vor allem die in bezug auf ihre Lungenfunktion besonders gefährdeten Individuen, wie **schwere Silikosen, schwere Asthmatiker, Lungen-Boeck, Status nach Pneumektomien** usw., da hier die pneumonischen Komplikationen häufiger und viel gefährlicher sind, ebenso bei **Mitralstenosen**. Bei **chronischen lymphatischen Leukosen** mit symptomatischer Agammaglobulinämie sollte jeden Herbst geimpft werden. *Hier erreicht man durch die zweimalige Impfung im Abstand von 3 Monaten einen besseren Impfschutz.*

Adamantanamin-hydrochlorid = **Symmetrel**® [Geigy-Ciba], eine antiviral gegen A, A-1, A-2 (Asia), C und Parainfluenza aber nicht gegen B wirksame Substanz scheint sich zur Prophylaxe zu bewähren, doch müssen weitere Untersuchungen abgewartet werden. Hemmt das Eindringen der Viren in die Zellen.

Dosierung: **Erwachsene** morgens und mittags vor der Mahlzeit 1 Kapsel à 100 mg oder 2 Teelöffel des Sirups (10 mg/ml). Wenn eine rasche Wirkung erwünscht ist, Beginn mit 200 mg (= 2 Kapseln). *Kinder:* 1.–9. Lebensjahr morgens und mittags 3 mg/kg vor der Mahlzeit, doch nicht über 150 mg Totaldosis täglich (1 Teelöffel Sirup = 50 mg, $^1/_2$ = 25 mg). Vom 9. Jahr an morgens und mittags je 2 Teelöffel Sirup (100 mg) oder 1 Kapsel (100 mg).

Nebenerscheinungen: Magenbeschwerden; Schwindel; Benommenheit. Die letzten beiden Symptome treten u. a. bei älteren Leuten auf. Cave bei Schwangerschaft.

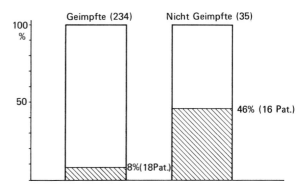

Abb. 125. Anzahl der Grippeerkrankungen 1957/1958 der Geimpften und Nichtgeimpften des Spitalpersonals (Bürgerspital Solothurn). Unter den Nichtgeimpften erkrankten praktisch die Hälfte, unter den Geimpften nur 8%. Wesentlich ist die frühzeitige Impfung.

Komplikationen

Therapie der unkomplizierten Grippe

Die Behandlung der unkomplizierten Form ist allgemein bekannt und bedarf keiner besonderen Erwähnung. Bei allzu hohem Fieber gibt man etwas *Acidum acetylosalicylicum* (**Aspirin**®) oder *Calcium acetylosalicylicum* (**Alcacyl**®), 0,5 g, sowie reichlich Flüssigkeit als Tee oder Zitronensaft. Bekämpfung des sehr starken Hustenreizes siehe Pneumonie, S. 236. Die Kranken entfiebern in der Regel innerhalb 3, seltener innerhalb 5–6 Tagen. Wichtig ist es, daß die Patienten zwei fieberfreie Tage (mit Ausnahme ältere Leute, die man besser schon am ersten fieberfreien Tag heraussetzt) im Bett verbleiben und auf keinen Fall schon in der initialen Virusphase mit Antibiotika behandelt werden, um das Auftreten von resistenten Stämmen zu vermeiden. Eine Ausnahme bilden nur diejenigen Fälle, bei denen sich schon innerhalb der ersten 24 oder 48 Stunden die gefürchtete Superinfektion mit *Staphylococcus aureus* einstellt, d. h die unten besprochenen Laryngo-Tracheo-Bronchiolitis-Fälle mit schwerem toxischem Bild und rasch sich entwickelnder Dyspnoe, Zyanose und exspiratorischem Stridor, ferner eventuelle pneumonische Frühkomplikationen. *Verdächtig ist in beiden Fällen das Ansteigen des Pulses und der Respiration, die sonst bei der unkomplizierten Grippe in der Regel nicht wesentlich verändert sind.* Von verschiedenen Seiten (American Medical Association und British Medical Association) wird auch hervorgehoben, daß **normale Grippefälle auf keinen Fall hospitalisiert werden sollten.** Gerade *in den Spitälern bilden Superinfektionen mit resistenten Staphylokokken heute eine besondere Gefahr.* Aus dem gleichen Grunde sollte es auch vermieden werden, Grippepatienten in großen Sälen (z. B. in Rekrutenschulen) gemeinsam zu behandeln, da sich hier die Gefahr der gegenseitigen Superinfektion mit Staphylokokken wesentlich erhöht. Gripperezidive sind häufig. Die Rekonvaleszenz zieht sich bei auffallender Müdigkeit und Resistenzschwäche evtl. sehr in die Länge, und die Arbeitsaufnahme sollte nicht zu früh erfolgen.

Therapie der Grippekomplikationen

Die Hauptgefahr besteht im Auftreten der Komplikationen a, b und c. Ein prognostisch ernstes Zeichen sind schwere Leukopenien und eine Hämoptoe.

Die hauptsächlichsten Grippekomplikationen

a) *Hämorrhagische oder fibrinöse Laryngo-Tracheo-Bronchiolitis* (evtl. mit Krupp). Am häufigsten Staphylococcus aureus, evtl. Mischinfektion.

b) *Multiple, nekrotisierende, hämorrhagische Bronchopneumonien* (evtl. mit Hämoptoe).

c) *Lobäre Pneumonien* (häufig Pneumokokken, evtl. Staphylo- oder andere -kokken).

d) *Lungenabszesse und Empyeme* (häufig Mischinfektionen).

e) *Toxischer Kreislaufkollaps* (häufig durch Staphylokokkentoxine).

f) *Myokarditis* (evtl. durch Grippevirus selbst), vor allem 2. und 3. Woche.

g) *Sinusitiden* (häufig durch Staphylo- oder andere -kokken).

h) *Neuralgien.*

Das Grippevirus zerstört das schützende Flimmerepithel des Respirationstraktes und wirkt so als Schrittmacher für die Superinfektion mit allen möglichen pathogenen

Bronchiolitis

Erregern, unter denen die Staphylokokken im Vordergrund stehen und durch ihre Ferment- und Toxineinwirkung eine *hämorrhagische, fibrinöse Exsudation* auslösen. Besonders gefährlich wirken sich deshalb die heute zu 50% gegen Penicillin und in 17% gegen Tetracycline resistenten Superinfektionen mit „Spital"-Staphylokokken aus.

Schwere, zum Teil tödliche Kreislaufkollapsanfälle kamen vor allem 1918 und vereinzelt bei den späteren kleinen Epidemien vor, ebenso *Frühtodesfälle* (innerhalb den ersten 24 Std.) *unter dem Bilde eines entzündlichen hämorrhagischen Lungenödems, das manchmal geradezu an eine Hämoptoe erinnert.* Heute wissen wir, daß diese Kollapstodesfälle, ferner die hämorrhagischen Lungenkomplikationen sowie die perakuten schweren fibrinösen Tracheobronchiolitiden und schwersten toxischen Pneumonien häufig durch die Superinfektionen mit den gefährlichen Staphylokokken (Staphylococcus aureus) bedingt sind und seltener primär durch die toxische Wirkung des Grippevirus.

Perakute Laryngo-Tracheo-Bronchiolitis

(Primäre Viruspneumonie oder Superinfektion z. B. mit Staphylococcus aureus haemolyticus)

Kann als Frühkomplikation trotz sofort einsetzender Behandlung schon in den ersten 12 Std. der Grippeerkrankung zum Tode führen, häufiger tritt sie als Spätkomplikation am 2. oder 3. Tag der Erkrankung auf (s. Abb. 126). *Man erkennt sie sofort an der schweren Zyanose und exspiratorischen Dyspnoe des Patienten (R 40–70) bei gleichzeitigem Einsetzen von Lungenblähungen* und diffusem Auftreten von feinblasigen, feuchten Rg über der ganzen Lunge, am *starken Pulsanstieg* (140–160) und anfänglich am evtl. durch den O$_2$-Mangel bedingten *Blutdruckanstieg,* dem bald ein schwerer Kollaps (s. Abb. 127) mit evtl. Exitus folgt.

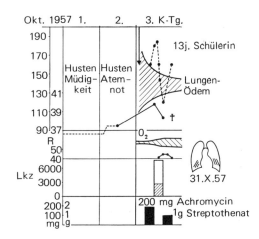

Abb. 126. *Tödl. membr. Grippe-Tracheo-Bronchiolitis* (K. K., 13jähr. Mädchen, KG 84773/57): Dieser Fall zeigt, wie bei schweren Staphylokokkensuperinfektionen oder bei ausgesprochen schweren Grippevirusfällen die Erkrankung manchmal so rasch verläuft, daß man mit den therapeutischen Maßnahmen nicht rechtzeitig genug einzugreifen vermag. Zum Glück sind diese Fälle aber relativ selten.

Grippe-Pneomonien

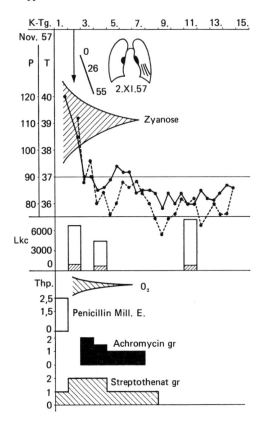

Abb. 127. *Schwere Grippebronchiolitis* (W. L., 36jähr. Hausfrau, KG 84797/57): Schwerste toxische Zyanose (Staphylococcus aureus), Leukopenie. Unter der Kombinationstherapie von **Achromycin**® und **Streptothenat**® sowie unter *Sauerstofftherapie* heilte die schwere fibrinöse Tracheobronchiolitis gut ab. Das vorher zu Hause verabreichte *Penicillin* war vollkommen wirkungslos gewesen.

Grippepneumonien

Können als *Frühkomplikation* (*Virus*) oder als *Superinfekt* durch verschiedene Kokken (häufig Staphylococcus aureus haemol.) fleckförmig oder lobulär und lobär auftreten (Abb. 128) und neigen sehr zu Nekrosen und Abszeßbildungen.

A. *Antibiotika*: Am besten haben sich nach unseren Erfahrungen (1957, 1966, 1971, 1973) *Dreierkombinationen* zusammen mit *Kortikosteroiden* bewährt. *Penicillin ist kontraindiziert und erhöht die Gefahr der Staphylokokken-Superinfektion!*

1. **Nicht bedrohliche Fälle:** Ein *Tetracyclinderivat* (**Vibramycin**®, **Minocin**®, **Klinomycin**®) plus *Thiamphenicol* (**Urfamycin**®) plus *Novobiocin* (**Albamycin**®). Sobald der Patient entfiebert, ersetzt man das Thiamphenicol mit einem *Sulfonamid*. Bei Kindern gibt man die Antibiotika als Sirup, z. B. **Minocin-Sirup**® (**Klinomycin**®-Sirup) und **Urfamycin-Sirup**®. Immer mit *Kortikosteroiden* kombinieren, s. u.

2. **Bedrohliche Fälle:** Da hier evtl. eine lebensgefährliche Superinfektion mit Staphylokokken (s. oben) vorliegt, sofortiger Beginn mit *Methicillin*, z. B. **Cinopenil**®, **Celbenin**®, **Belfacillin**® alle 4 Std. 1 g i.m., nach Temperaturabfall alle 6 Std. weiter für 4–5 Tage. Gabe in *Dreier-Kombination*, d. h. *Methicillin* plus *Gentamicin*

(**Garamycin**®, **Refobacin**®), z. B. 2–3mal 80 mg tägl. plus *Thiamphenicol* (**Urfamycin**®) 1. Tag 3 g, dann 2 g weiter. Immer kombiniert mit *Kortikosteroiden*.

B. *Kortikosteroide*: Durch ihre zusätzliche Verabreichung gelingt es, die schweren toxischen Nebenwirkungen auf Nebenniere (Addisonismus) und Kreislauf weitgehend aufzuheben. So sah PLAZA DE LOS REYES (Lancet 1957/II, 278) in Santiago bei 365 schweren Grippenpneumonien ohne *Cortisonpräparate* eine Mortalität von 22%, während die kombiniert mit *Cortison* (100 mg) behandelten Fälle sich auffallend rasch besserten. Wir konnten diese Erfahrungen 1957 und 1972 voll bestätigen (Abb. 128).

Prednison: 1. Tag 1–2 mg/kg p.o.; dabei initial sofort $^1/_2$ der Tages-Dosis geben. Kleinkinder 1–3 mg/kg pro die. In schweren Fällen als *Prednisolonphthalat* oder *-succinat* i.m. (**Ultracorten-H**®, **Solu-Dacortin**®, in Dtschl. **Solu-Decortin**®, usw., siehe Cortison-Kapitel) oder in die Infusion verteilt auf 3 Tagesdosen.

C. *Schockbekämpfung*: Gegen den hier vorliegenden toxisch bedingten schweren relativen Addisonismus sind die rasch wirkenden und hoch zu dosierenden Präparate *Hydrocortison* oder *Prednisolonsuccinat* besonders wichtig. Sie können vor allem bei den schweren, durch Superinfektionen mit Staphylokokken oder anderen Kokken (Strepto-, Pneumokokken) bedingten Schockzuständen evtl. lebensrettend wirken.

Dosierung und Präparate: Näheres siehe Cortisonkapitel, S. 568, und Schockkapitel,

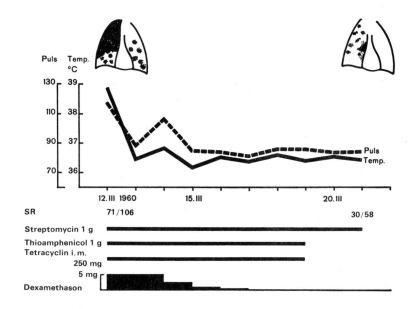

Abb. 128. *Grippepneumonie* (F. W., 38jähr. Frau, KG 96739/60): Rasche Heilung einer schwer toxischen lobären Grippepneumonie mit multiplen, beiderseits bronchopneumonischen Herden. Der anfänglich toxische Zustand bildet sich unter *Kortikosteroiden* (*Dexamethason*) zusammen mit einer Dreierkombination von *Breitspektrum-Antibiotika*, wie sie in diesen Fällen zu empfehlen ist, innerhalb zwei Tagen zurück. Die Lungeninfiltrate verschwinden nur langsam.

Sauerstoff-Thp.

S. 171, *Hydrocortison* 100–150–200 mg i.v. oder *Prednisolonsuccinat* 75 mg i.v. Bei Kleinkindern bis zu 3 mg/kg pro die. Nach der Überwindung der toxischen Phase wieder allmählich abbauen. Diese Präparate dürfen aber immer nur kombiniert mit den Antibiotika gegeben werden.

D. *Bei Blutdruckabfall*: **Alupent**®- (5 mg/500 ml), wenn wirkungslos **Dopamin**®-, s. dort. *Infusion* (siehe Schock-Kapitel, S. 175). Draußen in der Praxis Versuch mit *Metaraminol*, **Aramin**®.

Cave zu viel oder zu rasche i.v. Infusion von Flüssigkeit im Hinblick auf die hier besonders *große Gefahr des Lungenödems!* (Pulmonaler Überdruck.)

E. *O_2-Inhalationen*: Gegebenenfalls mit Überdruckbeatmung. Die Patienten sind eventuell von der O_2-Zufuhr so abhängig, daß schon beim Wechseln der Flaschen Bewußtlosigkeit auftreten kann! Also Reserveflasche bereitstellen und periodische Kontrolle. Die Überwachung dieser Patienten verlangt ein gut aufeinander eingespieltes Team und eine enge Zusammenarbeit mit dem Anästhesisten. Kontrolle der CO_2- und O_2-Werte im Blut. (Verlegung auf Intensivpflege-Station), s. **Lungen-Schock** Kap. S. 244).

F. *Prophylaktische Tracheotomie*: In *bedrohlichen Fällen* sowie bei allen Patienten mit *schwerer exspiratorischer Dyspnoe*, ferner auch bei allen Verdachtsfällen von *Larynxödem*. Diese Maßnahme kann lebensrettend wirken durch Vermeidung eines sonst eventuell tödlichen Krupp oder durch das wiederholte Absaugen der Fibrinmassen und des Sekretes (Tracheal- und Bronchialtoilette).

G. *Netzmittel*: Wirken günstig, s. **Tacholiquin**®- (**Alevaire**®-) Inhalationen, S. 247.

H. *Trypsin-Inhalationen*: Bei schweren Fällen **Trypure**® [Novo] evtl. 1–2× tägl. mit 2 ml = 10 mg als Aerosol-Inhalation, um die Ablösung der fibrinösen Ausgüsse zu erleichtern.

Übrige Komplikationen

Empyem, Lungenabszeß, Myokarditis, eitrige Perikarditis, siehe die Therapie in den betreffenden Spezialkapiteln.

Wie uns die Epidemien 1957 und 1973 gezeigt haben, sind wir heute gegenüber den schweren Komplikationen der Grippe in einer viel besseren Ausgangslage als 1918. Trotz den großen Fortschritten gelingt es aber auch jetzt beim Auftreten schwerer Superinfektionen der Atemwege, vor allem durch Staphylokokken, nicht, alle Fälle zu retten. *Es ist deshalb ein dringliches Erfordernis, daß der praktische Arzt seine Grippepatienten wachsam verfolgt und im Falle des Auftretens einer Lungenkomplikation sofort eingreift. Bei den schweren toxischen Fällen und vor allem beim Vorliegen einer schon vorbestehenden reduzierten Lungenreserve* (Asthma, Boeck, Silikose, Tuberkulose, schweres Emphysem, Lungenresektion, Herzfälle) *besteht Lebensgefahr, und solche Patienten sind besser sofort zu hospitalisieren* und prophylaktisch mit *Tetracyclinpräparaten* plus *Novobiocin* abzuschirmen. Alle derartigen Fälle sollten zu Beginn der Epidemie prophylaktisch geimpft werden.

Hepatitis A und B Siehe Leberkapitel S. 327.

Parotitis epidemica

Der Mumps verläuft beim Kind im allgemeinen harmlos und hinterläßt eine langdauernde Immunität. Es ist wesentlich, daß gerade Knaben vor der Pubertät mit dieser Erkrankung in Kontakt kommen, da hier die Infektion nach der Pubertät in einem hohen Prozentsatz zur Orchitis führt, die, wenn sie beidseitig auftritt, eine dauernde Sterilität bewirkt. Jünglinge sollten daher vor dem Auftreten der Pubertät und vor allem vor dem Wehrdienst geimpft werden.

Schutzimpfung: Mumps-Lebend-Impfstoff [Merck, Sharp & Dohme] ergibt nach den ersten Berichten bei 97% der 1mal geimpften Kinder einen zweijährigen Schutz. *Achtung bei Überempfindlichkeit auf Eiereiweiß*, Hühner, Hühnerfedern oder Neomycin. *Cave bei Gravidität.*

Komplikationen:

1. **Orchitis:** Dies ist weitaus die häufigste Komplikation und tritt nur nach der Pubertät in ca. $^1/_3$ der Fälle auf. Sie hinterläßt, wenn beidseitig auftretend, meistens eine Sterilität (Azoospermie).

a) *Prophylaxe:* Bei geschlechtsreifen Männern gibt man sofort täglich 2 mg *Stilböstrol*, um die Spermiogenese abzustellen. Bei genügend frühzeitiger Verabreichung sollen auch *Gammaglobuline* (Dosierung siehe Masern) günstig wirken (5–10 ml).

b) *Bei Ausbruch einer Orchitis:* Hochlagerung, Eisbeutel. *Wichtig ist die sofortige kombinierte Anwendung von Stilböstrol und Kortikoiden! Stilböstrol* 5 mg i.m., um ein Übergreifen auf den anderen Hoden zu vermeiden, ferner *Prednison oder Prednisolon p.o.* 1 mg/kg pro die bis zum Abklingen der Schwellung, dann weiter $^1/_2$ mg/kg pro die bis zum 14. Tag, darauf jeden Tag um $^1/_2$ Tabl. abbauen.

So kann nach unseren Erfahrungen in der Mehrzahl der Fälle die Obliteration der Tubuli und damit die spätere Azoospermie verhütet werden. Evtl. mit *Gammaglobulin* (siehe oben) zu kombinieren.

Gegen die heftigen Schmerzen zu Beginn *Anästhesie des Samenstrangs* mit 10 ml einer 1–2%-igen **Procain®-Novocain®**-Lösung.

2. **Enzephalitis:** Gleiche Therapie wie bei Masernenzephalitis (S. 681). Ein hoher Titer von z. B. 1 : 180 spricht für Parotitis, ein Titer von nur 1 : 20 für eine früher durchgemachte Parotitis und für eine andere Ätiologie der Enzephalitis. Auch hier mit *Gammaglobulinen* kombinieren.

Erythema exsudativum multiforme

Eine häufig durch Mykoplasma oder durch ein Virus, seltener medikamentös hervorgerufene, fieberhafte Erkrankung mit ausgedehnten anulären Hauteffloreszenzen, welche im Zentrum allmählich abheilen und an der Peripherie weiterschreiten. Klinisch zeigt die Erkrankung eine hohe Senkung, eventuell Eosinophilie und Leukozytose. Nicht so selten kann es ähnlich wie bei den Varizellen auch zu einer schweren Lungen-

Erythema exsudativum

beteiligung kommen (s. Abb. 129), gelegentlich beobachtet man auch Gelenkschwellungen, ferner Schleimhautbeteiligung (Dermatitis pluriorificialis).

Therapie:

1. *Kortikosteroide*: Die Mittel der Wahl sind heute *Cortisonderivate*, wobei man die hohe Dosierung (s. Cortisonkapitel) wählt, z. B. *Prednison* 1–2 mg/kg pro die. Die Therapie darf nur langsam ausgeschlichen werden (siehe Abb. 129), da es sonst zu Rezidiven kommen kann. Im allgemeinen sollten die *Cortisonpräparate* nicht vor drei Wochen völlig abgesetzt werden.

2. *Antibiotikaabschirmung*: Diese ist sehr wichtig, weil sich sonst auf den offenen Hauteffloreszenzen, namentlich durch die Begünstigung der *Cortisonwirkung*, eine Superinfektion (vor allem mit Staphylokokken) einstellen kann. Es sind auch Fälle mit tödlichem Verlauf (Staphylokokkensepsis) beobachtet worden. *Erythromycin* plus *Novobiocin* je 2 g pro die. Kommt es bei evtl. Resistenz trotzdem zu einem schweren Infekt, dann Übergang auf *Methicillin* oder *Cloxacillin*, siehe Penicillinkapitel.

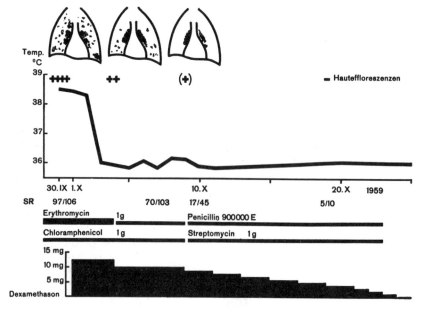

Abb. 129. *Erythema exsudativum multiforme mit Lungenbeteiligung* (M. H., 37jähr. Frau, KG 94384/59): Schweres Krankheitsbild mit ausgedehnten Hauteffloreszenzen und toxischem AZ. Unter *Kortikosteroiden* (*Dexamethason*) mit *Antibiotika*-Abschirmung tritt nach 72 Std. eine kritische Entfieberung ein. Die Hauteffloreszenzen blassen innerhalb 10 Tagen fast vollständig ab, wobei sich die Lungenveränderungen gleichzeitig ebenfalls zurückbilden. Die Senkung normalisiert sich rasch. Evtl. lag hier eine Mykoplasma-Infektion vor (s. dort).

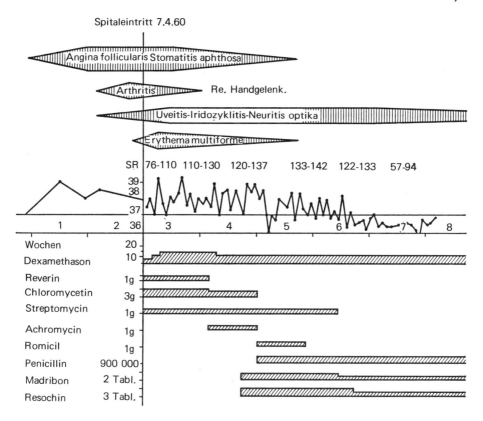

Abb. 130. *Morbus Behçet* (G. R., 25jähr. Frau, KG 97154/60): Deutliche Wirkung einer hochdosierten Behandlung mit *Dexamethason*. Erkrankte akut mit Angina und Fieber und Ulzerationen der Mundschleimhaut, Schwellung des Handgelenks, und dann mit einer schweren, zur völligen Erblindung führenden Uveitis und Neuritis des N. opticus sowie einem Erythema multiforme, z. T. mit Bläschenbildung. Man beachte auch die sehr hohe Senkung und die relative hohe Temperatur. Die Abschirmung wurde hier zur Verhütung von sekundären Infektionen (Staphylokokken) durch die Hautläsionen durchgeführt und nach Abklingen derselben abgesetzt. Nach 8 Wochen konnte die Patientin wieder grobe Schriften lesen und sich auf der Straße frei bewegen. Jede Reduktion der ED unter 30 mg *Prednison* oder der Versuch, es ganz abzusetzen, führte in den letzten 5 Jahren (1965) zu einem prompten schweren Rezidiv der Uveitis! 1968 schweres *Enzephalitis*-Rezidiv. Weitere Dauertherapie mit *Triamcinolon*. 1972 Exitus an einer Sepsis, ausgehend von Unterschenkelgeschwüren.

Morbus Behçet

Eine sehr schwere und prognostisch wegen der möglichen Erblindung bisher meist ungünstig verlaufene Erkrankung, deren Genese noch unklar ist, aber am ehesten auf ein Virus bei besonderer Hyperergie des Organismus zurückzuführen ist. Klinisch typisch sind bläschenförmige *Schleimhaut- und Hautulzerationen* sowie evtl. *Gelenk-*

Masern

schwellungen und eine schwere *Uveitis* sowie *Neuritis der Nervi optici* (s. Abb. 130 und 131) mit *Meningoenzephalitis*.

Therapeutisch konnten wir die sonst dauernde Erblindung in drei Fällen durch eine hochdosierte *Kortikosteroidtherapie* (*Dexamethason* 15 mg tägl. oder 75 mg *Prednison -olon* tägl.) wieder rückgängig machen. Nach Zurückgehen der Erscheinungen allmähliche Reduktion auf eine ED von nicht unter 30–40 mg *Prednison* während mindestens 8–12 Monaten. Zu Beginn, solange offene Hautläsionen bestehen, unbedingt zusätzliche *Antibiotikaabschirmung*, um eine Superinfektion (Staphylokokken) zu verhüten (s. Abb. 130), z. B. mit *Erythromycin* plus *Methicillin* usw. Zusätzliche *Immunosuppression* ist ohne Effekt.

Reitersches Syndrom

Klinisch charakterisiert durch Bevorzugung des männlichen Geschlechts (90%), leichte oder schwere Enteritis, nach ca. 14 Tagen Urethritis, meist Mono- oder Oligoarthritis, Konjunktivitis oder Uveitis, Hauterscheinungen, Balanitis und Tendenz zu Rückfällen. Die Pathogenese (Virus?) ist noch unklar.

Therapie: Spricht gut auf die *Kortikosteroidtherapie* an. Beginn mit der hohen Dosierung, siehe Cortisonkapitel, S. 562, oder tägl. 0,5 mg *Stilböstrol* p.o. für 3 Wochen.

Morbilli (Masern)

Eine Viruserkrankung, die auf die heutigen Antibiotika nicht anspricht. Die Inkubationszeit bis zum Erscheinen des Exanthems beträgt 14 Tage, bis zum Temperaturbeginn 9–11 Tage.

Schutzimpfung:

a) Mit einer *inaktivierten Vakzine* ([Lederle]-Lab., Pearl River, N. Y,). die in den USA

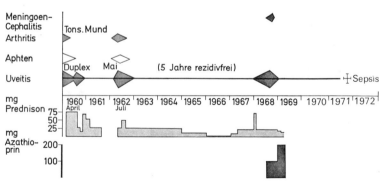

Abb. 131. *Morbus Behçet*, gleicher Fall wie in Abb. 130. Langzeitverlauf. Man beachte die sich wiederholenden Schübe der Uveitis und die typische Meningoenzephalitis mit Koma. Im Gegensatz zu früher ist aber diese Patientin dank der Dauertherapie nicht total erblindet.

schon in großen Serien mit Erfolg ausprobiert worden ist. Impfung kann schon im 3./4. Lebensmonat erfolgen, verteilt auf 3 Impfdosen im Abstand von je 1 Monat. Vakzine des Schweiz. Serum- und Impfinstitutes, Bern.

b) Mit der *abgeschwächten lebenden aktiven Vakzine*: Darf nicht vor dem 9. Lebensmonat durchgeführt werden, da es zu einer abgeschwächten Masernerkrankung kommt. Man gibt gleichzeitig an einer entfernten Injektionsstelle *Gammaglobulin*, um die Reaktion abzuschwächen oder führt 1–3 Monate vorher eine Impfung mit abgetöteter Vakzine durch. Präparat: **Moraten**® [S.I. Bern], **Masern-Lebend-Impfstoff** [Behringwerke], 0,5 ml s.c. oder i.m.

Therapie: Der Ausbruch oder der Verlauf einer schon begonnenen Erkrankung kann bei gefährdeten Personen durch Verabreichung von *Gammaglobulin* verhindert oder abgeschwächt werden. **Moruman Berna**®.

Dosierung: 0,2 ml pro kg Körpergewicht, i.m. Schutzdauer 2–3 Wochen.

a) *Kömplikationen*: Otitis media, Bronchopneumonie, Bronchiolitis sind immer Superinfektionen. Abschirmung und Therapie wie bei Grippe, z.B. mit *Tetracyclin* oder *Erythromycin*. Bei Staphylokokkensuperinfektion evtl. eine Dreierkombination von *Methicillin*, *Ampicillin* (kein *Streptomycin*, um Tbc nicht zu verschleiern!). Die *Enzephalitis* tritt meistens nach Ablauf der Erkrankung d.h. 6–7 Tage später, auf und ist wahrscheinlich wie bei anderen Virusenzephalitiden eine durch das Virus ausgelöste Autoimmunerkrankung.

Enzephalitistherapie: Sofort hohe Dosen *Prednison* oder *Prednisolon*. *Erwachsene*: 3 mg/kg pro die bis zum Eintreten der Besserung. (*Triamcinolon* $1/3$, *Dexamethason* $1/5$ dieser Dosis.) Im Falle von Nausea und Brechen besser parenteral als *Prednisolon-succinat* oder *-phalat* i.v. in gleicher Dosierung. Näheres siehe Cortisonkapitel (siehe auch Abb. 124, Varizellenenzephalitis, S. 670). Bei *Kindern*: nicht unter 30 mg am 1. Tag. Bei Besserung langsamer Abbau und vorsichtiges Ausschleichen erst in der 2. Woche. Dazu evtl. *Gammaglobulin* i.m. 2–3 ml pro kg Körpergewicht innerhalb 24 Std. In sehr *schweren Fällen*: ACTH-*Tropfinfusion*: Erwachsene: 1. Tag 50 E, 2. Tag 40 E, 3. Tag 30 E. Weiter je nach Verlauf der Krankheit, nach Eintreten der Besserung Umstellung auf *Cortisonderivate* p.o. Bei *Kindern* 2 E pro kg pro die i.v. Dazu immer *Abschirmung* mit Antibiotika, z.B. *Penicillin*.

b) *Nachkrankheiten*: Gefährlich ist vor allem die Superinfektion mit *Tuberkulose*, da durch die Masern die Antikörper gegen Tbc vollkommen verschwinden (Negativwerden der Mantouxprobe, deshalb genaue Nachkontrolle bei Erwachsenen und Kindern). Weitere ernstere Komplikationen sind Superinfekte mit *Pertussis*, *Diphtherie* oder *Scharlach*. In allen diesen Fällen gebe man unbedingt *Gammaglobulin* und leite die entsprechende spezifische Therapie ein.

Rubeola

Mononucleosis (Drüsenfieber): Ein T-Zell-Immun-Syndrom, s. S. 73.

Rubeola

Die Inkubationszeit beträgt gewöhnlich 18 Tage. Bei Kindern verläuft die Krankheit gutartig, bei Erwachsenen evtl. schwer. Gefährlich ist vor allem die Erkrankung von Schwangeren in den ersten 12 Schwangerschaftswochen, da dies in einem großen Teil zu Mißbildungen oder anderen schweren Schädigungen des Fötus führt (*Katarakt, Herzfehler, Taubheit*). Zu angeborenen Mißbildungen kommt es in den ersten beiden Monaten in ca. 40–80%.

Ein sicherer Schutz durch Gammaglobulin, Rekonvaleszentenserum usw. ist bis jetzt nicht erwiesen. *Impfung*: Gibt den besten Schutz.

Komplikationen: Infektkarthritis, oft dem Exanthem vorausgehend oder als Spätkomplikation, seltener *Angina, Bronchopneumonie, Otitis* und *Enzephalitis*.

Prophylaxe: Seit 1969 steht ein Lebendimpfstoff zur Verfügung. Es handelt sich um den abgeschwächten Virusstamm „Cendehill" aus Belgien, der auf Kaninchennieren gezüchtet wird. (Hersteller: „R.I.T.", Genval, B.), in der Schweiz unter dem Namen **Ervevax**® [Dr. Hirzel Zürich] erhältlich, in Deutschland Impfstoff von [Röhm u. Haas].

Empfohlen wird die individuelle Impfung nicht-schwangerer Frauen im gebärfähigen Alter und die systematische Impfung aller Mädchen zwischen 12 und 16 Jahren, die noch keine Rubeola durchgemacht haben.

Kontraindikation: Gravidität oder Schwangerschaft in gleicher Familie, da das Virus auch auf den Embryo übergeht.

Therapie: Rekonvaleszentenserum und Gammaglobulin sind für diese Fälle wirkungslos.

Enzephalitis (meist 5–8 Tage nach Rubeola): Gleiche Therapie wie bei der Varizellen- und Masernenzephalitis, siehe dort (*Kortikosteroide!*), S. 681.

Mißbildungen: Eine Rubeola in den ersten 3 Schwangerschaftsmonaten ist zufolge der Häufigkeit der auftretenden Mißbildungen ein Grund zur Unterbrechung der Schwangerschaft. Prophylaktisch sollte man den Rubeolakontakt von Mädchen möglichst fördern, damit die Erkrankung nicht später während der Schwangerschaft auftritt. Hier empfiehlt sich die alte Familienregel, bei Erkrankungen eines Kindes gleich alle Kinder zusammen ins gleiche Bett zu legen! Ferner sind Schließungen der Schulen usw. zu vermeiden, um die Kontaktkette nicht künstlich zu unterbrechen. *Prophylaktisch* bei allen Frauen (s.o.), die keine Röteln durchmachten, die Impfung. (Postpartal oder unter Ovulationshemmerschutz, evtl. Spirale).

Poliomyelitis acuta epidemica

Seit der allgemeinen Durchführung der *oralen Impfung* sind in der Schweiz und auch in anderen durchgeimpften Ländern Erkrankungen nur noch bei ungenügend und nicht Geimpften gesehen worden. Bei Reisen nach *Afrika* und *Südamerika Revakzination!*

Poliomyelitis

Erreger: Virus vom Typ I, II oder III. Bei uns in der Schweiz III selten, I häufiger.

Nachweis: a) *Blut:* Neutralisationstest, b) *Stuhl:* Erregernachweis, c) *Liquor:* Versuch des Erregernachweises (immer Angabe der Zellzahl des Liquors).

Nach 14 Tagen a–b wiederholen.

Beweisend für eine Polioinfektion sind, sofern das klinische Bild im Stich läßt:
1. Titeranstieg im Neutralisationstest um mindestens das Vierfache.
2. Meningitis serosa und positiver Erregernachweis im Stuhl.
3. Positiver Erregernachweis im Liquor.

Die Komplementbindungsreaktion hat nur dann einen Sinn, wenn abgeklärt werden soll, ob die betreffende Person durch eine evtl. frühere stille Feiung oder als Folge einer Polioimpfung Antikörper gegen einen der drei Poliostämme aufweist. Die Resultate der Komplementbindungsreaktion sind aber nur in ca. 80% verwertbar.

Inkubation: Wahrscheinlich 5–7 Tage bis zum Beginn der febrilen Phase, bis zur Lähmungsphase ca. 8–14 Tage.

Prophylaxe: Die aktive Impfung ist wohl einer der größten Fortschritte der letzten Jahre, denn sie ermöglicht, die Morbidität praktisch zu eliminieren. Sie wird grundsätzlich mit abgeschwächten lebenden Polioviren nach KOPROWSKI (Excerpta med. Internat. Congress Series Kopenhagen 27 [1960] 76) und SABIN (J. Amer. med. Ass. 171 [1959] 863; Live Poliovirus vaccines, Washington 1960) durchgeführt.

Durch die zunehmende *Hygiene* und die stets mehr verhinderte frühere Schmierinfektion im Kleinkindesalter hatte sich die Erkrankung vor der Impfära immer mehr auf das *Erwachsenenalter* verschoben. Früher machten die meisten Menschen als Säugling oder Kleinkind die Infektion durch und erkrankten in dieser Lebensphase nur selten mit Lähmungen, da sie durch die von der Mutter diaplazentar übergetretenen Antikörper noch genügend geschützt waren. Auch das Vorkommen dieser Antikörper ist bei der ganzen Bevölkerung stark zurückgegangen. So verfügten bei uns in der Schweiz nach den Untersuchungen von H. LÖFFLER u. A. HÄSSIG (Helv. med. Acta 23 [1956] 532) im Jahre 1956 4% der Bevölkerung überhaupt über keine Schutzstoffe, und 29% sind gegen einen der anderen zwei Typen nicht immun. *Dieses Verhältnis steht im Gegensatz zu der praktisch fast vollkommenen Durchseuchung im Kleinkindesalter und dem Vorhandensein von Schutzstoffen bei den Einwohnern in Ländern mit noch wenig entwickelter Hygiene wie Ägypten und Marokko. Deshalb ist die Impfung heute bei uns ein absolutes Gebot!*

Bei Ausbruch einer Epidemie sollte sofort die ganze noch nicht geimpfte Bevölkerung (Beispiel von Chicago 1956) durchgeimpft werden, da so die Epidemie abgebremst werden kann.

Orale Vakzine: Diese besitzt neben dem Vorteil der Billigkeit und der peroralen Applikationsmöglichkeit vor allem den Vorzug der Erzeugung einer Darmimmunität, welche die weitere Vermehrung der Viren im Darm im Gegensatz zur Salkschen Impfung unmöglich macht. Die Gefahr besteht in der Möglichkeit ihrer Virulenzsteigerung bei Menschenpassage, doch sind die bisherigen Erfahrungen günstig. Nach den bisherigen Titerbestimmungen (1980) ist der Impferfolg ausgesprochen gut, so daß die perorale Applikation heute als Methode der Wahl bezeichnet werden muß. Es empfiehlt sich, die früher parenteral Geimpften auch einer zusätzlichen oralen Impfung zu unterziehen, da so der Schutztiter im Blut erhöht wird, zusätzlich eine Darmimmunität entsteht und die Ausbreitung pathogener Stämme weiter reduziert wird.

Durchführung der oralen Impfung: Seit einigen Jahren ist die Grundimpfung gegen Poliomyelitis von zwei Dosen oralem trivalentem Impfstoff *auf drei Dosen* erweitert

Poliomyelitis

worden. Durch eine große kooperative Untersuchung deutscher Viruslaboratorien wurden erhebliche Immunitätslücken bei bloß zweimaliger Impfung aufgedeckt; selbst bei angeblich ordnungsgemäß geimpften Kindern waren nur bei 70–80% der Probanden neutralisierende Antikörper gegen alle 3 Poliovirustypen nachzuweisen!

Somit scheint heute eine **dreimalige Impfung mit trivalentem Impfstoff** *im Abstand von ca. 2 Monaten während der Herbst- bis Frühlingssaison* die beste Gewähr für lückenlosen Impfschutz zu geben. (s. HAAS, R. u. Mitarb.: Dtsch. med. Wschr. 98 (1973) 476–479; weitere Lit. ebenda).

Impfstoffe: **Poloral**® [Berna], [Behring] u. a.

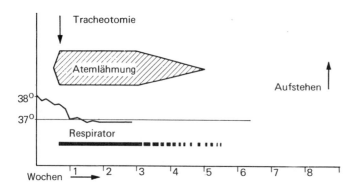

Abb. 132. *Poliomyelitis mit beidseitiger Atemlähmung* (K. U., 3jähr. Junge, KG 75119/55): Tracheotomie und dauernde künstliche Beatmung während 3 Wochen. Dann konnte die künstliche Beatmung intervallweise langsam abgebaut werden, und nach 6 Wochen war die Atemfunktion beim Liegen auch ohne Apparat genügend. Nach 8 Wochen konnte der Patient erstmals aufstehen. Er hat sich später vollkommen erholt und arbeitet heute voll. Dieser Fall zeigt, wie auch in sehr schweren Fällen unter einer intensiven Übungstherapie eventuell eine fast vollkommene Erholung eintreten kann.

Der Zeitpunkt der *Revakzination* ist heute noch nicht sicher festzulegen. Der Impfschutz dürfte normalerweise 6 Jahre anhalten. Dann Revakzination mit der Tripelvakzine.

Therapie bei akuter Poliomyelitis: Strenge Bettruhe bis zum Abklingen der Erscheinungen, nötigenfalls Respirator, s. Abb. 132.

Impfkalender

Neugeborene: BCG
3.–7. Monat: Diphtherie/Tetanus/Pertussis (nicht vor dem 2. Monat!)
3.–9. Monat: Polio oral, trivalenter Impfstoff im Abstand von je 2 Monaten.
8. Monat: Pocken (nicht nach dem 2. Jahr bis zum 16. Jahr) (evtl. 4.–8. Monat)
8.–18. Monat: Masern, Rubeola
2. Lebensjahr: Diphtherie/Tetanus/Pertussis (Rappel!)
6. Lebensjahr: Diphtherie/Tetanus/Pertussis plus Polio-Trivalent

Impfkalender

7. Lebensjahr:	*Bei Schuleintritt* BCG-Wiederholung, falls negativ.
10. Lebensjahr:	Bei Knaben (sofern noch nicht erkrankt) Mumps.
12.–14.:	Pocken-Revakzination (nur wenn schon früher geimpft!), Polio-Trivalent
Schulaustritt:	evtl. BCG (falls negativ) nochmals oder 1.mal Rubeola
20jährig:	Tetanus-Rappel, Polio-Trivalent

Tuberkulöse Erkrankungen

V. HAEGI

I. Allgemeine Grundsätze

Die Bekämpfung der Tuberkulose hat immer zwei Aspekte zu berücksichtigen: Einen epidemiologischen (Prophylaxe!) und einen individuellen (Therapie!). Die Beschränkung des ärztlichen Einsatzes auf die Chemotherapie des anvertrauten Patienten bedeutet nur halbe Hilfe. Der Patient hat Anspruch auf eine ganzheitliche Beurteilung und Führung. Diese beruhen auf folgenden Voraussetzungen:
 1. Optimale Differentialdiagnose.
 2. Aktivitätsbeurteilung.
 3. Beurteilung der Kontagiosität.
 4. Aufdeckung komplizierender Erkrankungen.
 5. Beurteilung des Allgemeinzustandes und der sozialmedizinischen Lage.
 6. Eigene Sachkenntnis und möglicher Zeitaufwand.

Zur Diagnose: Eine *falsch negative Diagnose* bedeutet eine Verschleppung des Therapiebeginns und damit verschlechterte Ausgangslage für das Individuum und eine verlängerte Infektionsgefahr für die Umwelt.

Falsch positive Diagnosen sind nicht minder verhängnisvoll, da sie von anderen progredienten Erkrankungen wie Malignomen ablenken können und unnötige Therapiekosten und -nebenerscheinungen provozieren.

Aktivitätsbeurteilung: Diese ist oft erst im Verlauf und anhand einer probatorischen Therapie beurteilbar, sie darf nie ausschließlich durch einen einzelnen radiologischen Befund beurteilt werden. Nur die aktive Tuberkulose bedarf der eigentlichen Kombinationsbehandlung, die inaktive entweder der prophylaktischen Therapie oder der Überwachung.

Die **Kontagiosität** der Tuberkulose darf nicht auf Grund ungeeigneten Materials (Speicheluntersuchung) und lediglich durch eine Einzeluntersuchung gewertet werden. Im *Prinzip sind drei in Abständen von einigen Tagen vorgenommene bakteriologische Untersuchungen* aus Bronchialsekret, besser aus Sammelsputum und am besten aus Magensaft zu fordern.

Bei der Abklärung von Nebenerkrankungen sind insbesondere Krankheiten auszuschließen, welche nachweislich die Prognose der Tuberkulose gefährden können: *Chronischer Alkoholismus, Diabetes mellitus, Leukämien, Silikose, Mykosen oder andere Zusatzinfekte, Gastropathien, Status nach Darmresektion.*

Anderseits sind Krankheiten aufzuspüren, welche die Therapie ungünstig beeinflussen oder einschränken, es sind dies insbesondere *Hepatopathien* und *Nephropathien*.

Zur Therapie: Diese darf erst nach gesicherter Diagnose eingeleitet werden und hat einem wohlüberlegten Plan zu folgen. Dieser beruht auf der gesicherten Diagnose, auf den diskutierten Nebendiagnosen, auf den von der Tuberkulose befallenen Organen (neben der Lunge am häufigsten befallen: Urogenitalsystem, Knochen, Gelenke, Meningen, Lymphsystem), auf dem Sozialstatus und auf der Kooperationsbereitschaft des Patienten. Er berücksichtigt auch allfällige Interferenzen mit zusätzlich abgegebenen Medikamenten. Der Therapieplan legt auch fest, ob eine initial ambulante oder initial stationäre Behandlung angezeigt ist und ob Arbeitsunfähigkeit besteht.

Primär ambulante Behandlung

Voraussetzungen sind:

1. *Gesicherte Negativität*
2. Mäßige Kontagiosität (Direktbefund negativ oder sehr spärlich positiv), sofern der Röntgenbefund nicht ausgedehnt ist, der Allgemeinzustand es erlaubt und zuverlässige häusliche Asylierung absolut gewährleistet werden kann.

   Unter korrekter Kombinationstherapie ist mit der Sputumkonversion nach einigen Wochen zu rechnen. *Immerhin bleiben ca. 10% unserer mit moderner Dreierkombination behandelten Fälle protrahiert positiv. Bei zwei Dritteln* derselben geht auch *nach durchschnittlich 6 Monaten der Tierversuch noch an.* Es fehlt bisher ein absoluter Beweis, daß diese Fälle nicht auch für den Menschen noch virulent bleiben.
3. *Der Patient muß einsichtig und optimal motiviert sein*, da die lange Therapiedauer bei fehlendem Leidensdruck die viel diskutierte Compliance gerade bei der Tuberkulose besonders gefährdet.
4. Eventuelle diagnostische und therapeutische Komplikationen, der Allgemeinzustand und *sozialmedizinische Probleme* dürfen den Erfolg der primär ambulanten Behandlung nicht gefährden.
5. Last but not least *bedingt die ambulante Therapie hinreichende fachliche Kenntnisse und Erfahrung des behandelnden Arztes oder aber eines kompetenten Pneumologen.* Der Arzt muß bereit sein, den Patienten während der mehrmonatigen Behandlungsphase zu führen, die *Kontrolluntersuchungen* müssen allenfalls mit Hilfe sozialmedizinischer Institutionen *(Tuberkuloseliga)* gesichert werden. Sie umfassen bakteriologische und radiologische Kontrolle, Laborkontrolle zum Ausschluß von Nebenerscheinungen durch die Medikamente, vor allem aber das eingehende Gespräch mit dem Patienten.

Primär stationäre Behandlung

Sie ist *nur sinnvoll, wenn die Isolation besser gehandhabt werden kann als bei der ambulanten Behandlung* und die gewählte Klinik bezüglich Differentialdiagnose und Therapieplan tatsächlich auch Zusätzliches zu bieten hat. Dies dürfte heute vor allem an pneumologischen Abteilungen größerer Zentren und in Spezialkliniken (z.B. Höhenkliniken) gewährleistet sein.

Protrahierte stationäre Therapie: Diese ist nur noch bei verzögerter Sputumnegativierung indiziert (beispielsweise aus Resistenzgründen, schwerer Ateminsuffizienz, Einsichtslosigkeit des Patienten, Drogen- oder Alkoholabhängigkeit. Die Tuberkulosekur alten Stils hat heute ihre Bedeutung verloren.

Arbeitsfähigkeit: Diese hängt primär ebenfalls von der Infektionsgefahr ab. Die Sputumkonversion muß um so sorgfältiger gewährleistet sein, je mehr Kontaktmöglichkeit der einzelne Beruf bietet. Die Arbeitsfähigkeit hat sich aber auch der Schwere der Arbeit und klimatischen Faktoren anzupassen (Temperaturwechsel, Feuchtigkeit, Entwicklung irritierender oder toxischer Stäube oder Dämpfe). Eine Rolle spielt auch die soziale Lage, *Äthylikern* dürfte in der Regel die Arbeit weniger schaden als regelmäßiger Wirtshausbesuch. Grundsätzlich ist somit ein ambulant behandelbarer Patient in Kürze auch arbeitsfähig. *Wochenlange Arbeitsunfähigkeiten sind ebenso überholt wie Kuren!* Für die Arbeitsfähigkeit sind aber auch Beurteilungen der *funktionellen* Lungenuntersuchungen nötig, wenn die Funktion durch eine ausgedehnte Tuberkulose vorübergehend oder definitiv beeinflußt wird und/oder Schwerarbeit verrichtet werden muß.

Die Therapie muß auf alle Fälle monatelang über die zuverlässige Konversion hinaus fortgesetzt werden. Nach Abschluß derselben muß der Patient in *mehrmonatigen Intervallen während 1–2 Jahren nachkontrolliert werden*, er muß über die Symptomatologie eines Rückfalles informiert sein.

Eine frühzeitig eingeleitete, korrekte Therapie führt heute in 95–100% der Fälle zur definitiven Heilung der Tuberkulose und verhütet auch Spätrückfälle *(Alterstuberkulose)*. Allerdings mußten wir bei unseren Patienten feststellen, daß in Folge der primär ambulanten Behandlung und den frühen Klinikentlassungen trotz vorerst verbesserter Konversionsrate die Rückfälle in den letzten Jahren wieder zugenommen haben. Dies muß im Hinblick auf die verbesserten chemotherapeutischen Möglichkeiten ausschließlich auf die verschlechterte Patienten-Compliance zurückgeführt werden, an der nicht immer allein der Patient schuld ist!

Verantwortung für prophylaktische Maßnahmen: Je früher der Fall entdeckt, isoliert und behandelt wird, desto geringer ist seine infektiöse Streukraft. Je schneller er gemeldet wird und je schneller die *Umgebungsuntersuchung* (Tuberkulintestung, Röntgen- und Bakteriologiekontrolle) und die *Abschirmung der potentiell Infizierten* eingeleitet wird, desto kleiner wird der Schaden sein, den ein kontagiöser Einzelfall bereits angerichtet hat.

II. Prophylaxe

Frühentdeckung

(„Case finding")

Je mehr sich in unseren Gebieten Inzidenz und Prävalenz der Tuberkulose vermindern, desto größere Bedeutung kommt der *gezielten Früherfassung* sporadisch auftretender aktiver Tuberkulosefälle zu. *Die Dunkelziffer nicht erfaßter Tuberkulosen ist immer noch groß*, vor allem unter Äthylikern, Drogensüchtigen, den sozial Benachteiligten und den Gastarbeitern.

Der Offen-Tuberkulöse ist epidemiologisch in der Phase *vor seiner Entdeckung am gefährlichsten!*

Schirmbilduntersuchung

Obwohl die ungezielte Schirmbilduntersuchung als Massenaktion noch immer besteht und nach wie vor ihre Anhänger hat, müssen wir heute in der Schweiz immerhin rund 10 000 Schirmbilder befunden, um eine einzige offene oder aber einige wenige mutmaßlich aktive Tuberkulosen zu finden. Sind durch unsere Aktionen auch die Träger ruhender Herde (Fibrotic lesions) erfaßt, so wird im Hinblick auf den großen Kosten- und Zeitaufwand die *ungezielte* durch die *gezielte* Schirmbilduntersuchung zu ersetzen sein.

Umgebungsuntersuchung

Sie dient einerseits dazu, Angesteckte in der Umgebung eines Streuers aufzufinden (*zentrifugale* Untersuchung) oder aber nach Entdeckung einer Primosekundär-Tbc den mutmaßlichen Streuer selber aufzufinden (*zentripetale* Untersuchung). Zu enge Begrenzungen der Umgebungsuntersuchung schränken ihren Wert ebenso ein wie zu weit gefaßte, planlose. So ist es sinnlos, ganze Belegschaften großer Betriebe bei Auftritt einer Tuberkulose durchzuuntersuchen. Neben der Familie muß nur der engere Arbeitskreis nebst weiteren Personen mit regelmäßigen Kontakten (Freizeit, Vereinsleben ect.) untersucht werden. Zur Umgebungsuntersuchung gehört bei jüngeren, nicht geimpften Personen die **Tuberkulinprobe**, sowie **zwei Röntgenuntersuchungen im Abstand von 2–3 Monaten**. Bei atypischer oder boviner Tuberkulose sind sinngemäß auch **Kontakttiere** zu untersuchen. Eingehendere Informationen liefern entsprechende Richtlinien (siehe Schluß dieses Tuberkulosekapitels).

Chemoprophylaxe

Die verschiedenen Anwendungsmöglichkeiten vorbeugender Therapieformen haben leider zu einer Begriffsverwirrung geführt. Chemoprophylaxe, Chemoprävention und präventive Chemotherapie werden nicht einheitlich definiert. Wichtig ist aber die Zielsetzung und nicht der Begriff. Es ergeben sich folgende Anwendungsmöglichkeiten vorbeugender Behandlung:

1. Die **Infektionsprophylaxe** oder Chemoprophylaxe im engeren Sinne beim Tuberkulinnegativen mit hohem Risiko zur Tuberkulinkonversion (Umgebung eines Offen-Tuberkulösen).

2. **Erkrankungsprophylaxe** oder Chemoprävention: Bei Fällen mit mutmaßlich kürzlich erfolgter Infektion (frische Tuberkulinkonversion) zur Vermeidung der Krankheitsmanifestation.

3. **Präventive Chemotherapie:** Diese ist indiziert bei der erstmaligen Entdeckung fibrotischer Herdbildungen, vorallem bei erhöhtem Risiko (Zusatzerkrankung, wie *Diabetes*, Therapien, welche die Tuberkuloseresistenz senken: *Kortikosteroide, Immunsuppressiva, Zytostatika*). Selbstverständlich ist diese Chemoprophylaxe abzugrenzen von der eigentlichen Behandlung nicht sicher ruhender Herde, welche der Kombinationsbehandlung bedürfen.

Die Chemoprophylaxe hat sich in der Schweiz noch nicht genügend durchgesetzt, obwohl sie den besten Kosten/Nutzen-Effekt unter den prophylaktischen Maßnahmen aufweist. Viele Fachleute zögern auch, nur ein einziges Tuberkulostatikum wegen der Resistenzgefahr einzusetzen. Ist aber die Inaktivität und die Indurierung der Herde durch geeignete Abklärungen gesichert, so kommen solche Resistenzbildungen oder spätere Rückfälle nur selten vor. Der Vorteil der sog. *INH-Prophylaxe* liegt im geringeren Kostenaufwand.

Praktische Durchführung: Falls kein Verdacht auf eine INH-Resistenz besteht und keine Nebenerscheinungen auftreten, wird INH (Rimifon) in einer Dosierung von 5–7 mg pro kg Körpergewicht (bei Kindern bis zu 10 mg pro kg Körpergewicht) während 5 Wochentagen konsequent während 6 Monaten verabreicht.

In der Praxis ist auch ein Kompromiß möglich: Man beginnt mit einer Kombination (beispielsweise INH-Myambutol) und kontrolliert das Bild wenn möglich tomographisch nach 2 Monaten. Bleibt die Struktur der Herde unverändert, kann auf eine INH-Prophylaxe (Monotherapie) von weiteren 4 Monaten übergegangen werden. In allen Fällen ist bei der INH-Prophylaxe nach den ersten beiden Behandlungswochen und nach weiteren 3 Monaten eine Transaminase-Kontrolle vorzunehmen und auf Zeichen einer beginnenden Neuritis zu achten (gestörter Vibrationssinn als Frühzeichen).

BCG-Vaccination

Die BCG-Impfung ist als ungezielte Massenaktion nur noch sinnvoll bei hoher Inzidenz. Je mehr sich unsere Epidemiologielage verbessert, desto eher ist eine Beschränkung der Impfung auf Risikogruppen erlaubt (in tuberkulosegefährdetem Milieu, in Spitälern, bei Lehrern). Dabei hat die **Neugeborenenimpfung** den Vorteil, daß keine vorgängigen Tuberkulintestungen nötig sind *und daß dadurch vor allem die Gefahr der Säuglingsmeningitis mit ihrer immer noch schlechten Prognose weitgehend gebannt wird*. Bei **Kindern** *in der Umgebung eines frisch entdeckten Tuberkulosefalles muß bei Tuberkulinnegativität zuerst eine INH-Prophylaxe eingeschaltet werden, bis gesichert ist, daß keine Infektion erfolgt ist*. Tritt aber eine Tuberkulinkonversion innerhalb von 8–12 Wochen nach dem letzten Kontakt nicht ein, so kann die INH-Prophylaxe abgesetzt werden und die BCG-Impfung erfolgen. Sinnlos ist natürlich die Impfung bei gleichzeitiger INH-Prophylaxe, da damit die Entstehung einer Immunität verhindert wird.

Durchführung: Bei Neugeborenen direkte Impfung mit lyophilisiertem Impfstoff, im späteren Alter Tuberkulinvortestung mindestens mit einem Moro-Patch-Test (Konzentration 1 Mio E/g) oder Tine-Test. Falls negativ, kann vor allem bei älteren Kindern oder Erwachsenen noch ein Mantoux-Test von 2–10 Einheiten Tuberkulin RT 23 angeschlossen werden. Der Impfstoff muß kühl an einem lichtgeschützten Ort aufbewahrt werden, er soll erst unmittelbar vor der Impfung frisch aufgelöst und streng intrakutan, wenn möglich in den linken Oberarm, appliziert werden. (Säuglinge nicht über 0,05 mg, Erwachsene 0,1 mg). Wenn möglich Tuberkulin-Nachtestung zur Sicherung der eingetretenen Immunität nach 2–3 Monaten und Eintragung in die Impfkarte.

Isolation und Desinfektion

Die *Isolation* sowohl des gesicherten wie auch des potentiell Kontagiösen ist zumindest in der Initialphase nach wie vor unabdingbar, ob diese nun unter hospitalisierten oder

Isolation

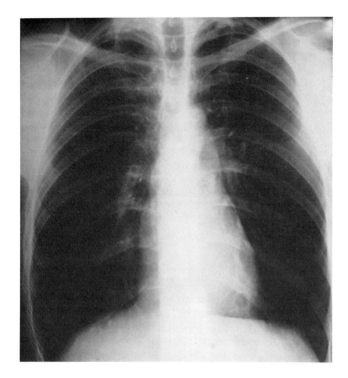

Abb. 133a.

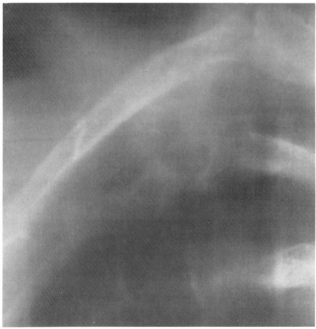

Abb. 133b.

ambulanten Verhältnissen durchgeführt wird. Da wir nicht voraussehen können, ob der uns anvertraute Patient in der theoretisch zu erwartenden Zeit von 3–6 Wochen seine Infektiosität verliert, sollte man sich besser auf die relativ engmaschig durchzuführenden Direktbefunde verlassen.

Desinfektion: Diese ist umstrittener, wird aber vom eidgenössischen Gesundheitsamt ebenso wie übrigens die Isolation immer noch vorgeschrieben. Sie hat aber nur einen Sinn, wenn sie sofort nach Entdeckung eines Offen-Tuberkulösen erfolgt. Meines Erachtens dürfte sie sich auf Spitäler und größere Wohngemeinschaften beschränken. Tuberkelbakterien halten sich nur in lichtlosen Räumen für längere Zeit, also nicht in erster Linie in Wohn- und Schlafräumen, sondern in WC, internen Telephonkabinen etc. Wenn schon desinfiziert wird, sollte diesem Umstand Rechnung getragen werden.

Die Bedeutung der Risikogruppen in der Prophylaxe

Prophylaktische Maßnahmen werden sich immer mehr auf Risikogruppen beschränken können.

Aktive Risikogruppen: Lehr- und Instruktionspersonal im weitesten Sinne, Personen mit großem Kontaktkreis an Schaltern, in Verkaufsgeschäften, im Gastgewerbe, Ausläufer, Vertreter, Schausteller.

Passive Risikogruppen: Tuberkulinnegative Personen mit potentiellem oder effektivem Kontakt mit Offen-Tuberkulösen. Hierzu gehören unter anderem auch Spital- und Heimpersonal, Personal in Flüchtlingslagern, Herdträger mit verminderter Eigenresistenz oder mit komplizierenden Faktoren, wie Diabetes, Immunsuppressiva, Kortikosteroidbehandlung, Schwerarbeit, insbesondere im Baugewerbe, soziale Faktoren (Gastarbeiter, Obdachlose, Äthyliker).

◄ Abb. 133. D. U. 1950. 31jähriger Technikumsstudent im Examen. Sucht Arzt wegen anhaltender Müdigkeit und geistiger Leistungseinbuße auf. Gleichzeitig Stechen im Bereich des rechten Thorax. Das Übersichtsbild gibt lediglich diskrete Herdbildungen in beiden Spitzen, die auch als „fibrotic lesions" gedeutet werden könnten. Glücklicherweise wurde aber vom Hausarzt in der Annahme eines aktiven Prozesses eine Kombinationsbehandlung eingeleitet (Thoraxübersichtsaufnahme Abb. 133a). In den Tomogrammen vom 3.4.1981 (Abb. 133b) zeigt sich aber eine diskrete Spitzenkaverne. Unter Chemotherapie Besserung der Allgemeinsymptome. Der Fall zeigt, daß auch bei jüngeren Schweizern, beispielsweise gerade in einem psychischen Streß (Examen!) Tuberkulosen noch vorkommen. Im weiteren zeigt sich aber auch die Bedeutung der Tomogramme für die nähere Beurteilung des Falles. Ein solcher Fall kann, da die Kaverne diskret war und direkt keine Bazillen vorlagen, ohne weiteres auch ambulant behandelt werden. Falsch wäre hier die INH-Prophylaxe.

III. Chemotherapie der Tuberkulose

Grundlagen

Die **Chemotherapie ist heute die tragende, wenn auch nicht ausschließliche Stütze der Tuberkulosebehandlung.** *Ihre Wirkung hängt ab vom Fehlen resistenter Stämme, vom frühen Therapiebeginn, von ausreichender Therapiedauer, von regelmäßiger Einnahme, von der Vermeidung von Unterdosierungen und von der geeigneten Kombination.* Fast alle Antituberkulotika haben aber zum Teil erhebliche Nebenerscheinungen oder Interaktionen, deren Auftreten durch laufende Überwachung kontrolliert werden müssen. Obwohl heute mehrere sehr gut wirksame Antituberkulotika zur Verfügung stehen, können bei gehäuften Resistenzen und/oder Nebenerscheinungen Probleme entstehen, die gutes Abwägen von Nutzen und Risiko erfordern!

Für den behandelnden Arzt heißt das, daß er sowohl Zustand und Lebensgewohnheiten seiner Patienten ebenso wie die eingesetzten Medikamente genau kennen muß. Dies umso mehr, weil die lange Dauer der Tuberkulosebehandlung vom Arzt und seinem Patienten Geduld und gegenseitiges Verständnis verlangen. Die Wahl der geeigneten Kombinationen und der Applikationsform hängt ab von der Ausdehnung, Form und Lokalisation der Befunde, von der Gewebegängigkeit und von evtl. Kreuzresistenzen der Mittel, von der mutmaßlichen Resistenz, von der Verträglichkeit und Anwendungsdauer und von den Lebensgewohnheiten des Patienten. Wir verweisen auf die Besprechung der einzelnen Antituberkulotika (der Begriff „*Tuberkulostatika*" sollte nicht mehr verwendet werden, da er der *tuberkuloziden* Wirkung der modernen Medikamente nicht gerecht wird).

Abhängigkeit vom Befund

Die Therapie kleiner, inaktiver Herde wurde im Kapitel Prophylaxe besprochen. **Die Behandlung aktiver Herde, auch kleinster Ausdehnung, soll nie in Monotherapie erfolgen.** Aktiv sind Herde, die sich entweder fortentwickeln oder zurückbilden können, die im Röntgenbild (insbesondere Tomogramme!) flau wirken und zu Symptomen führen. *Nicht jede aktive Tuberkulose ist offen, aber jede offene Tuberkulose ist aktiv!*

a) **Zweierkombination: Kleinere Herdbildungen ohne Einschmelzung** vor allem bei nur fraglicher Aktivität.

b) **Dreierkombination** benötigen **alle ausgedehnten Infiltrate,** Tuberkuloseformen mit **Kavernen,** direkt **offene Tuberkulosen, Reaktivierung** vorbehandelter Fälle.

c) **Mehrfachbehandlung** mit **vier und mehr Antituberkulotika** können notwendig werden, wenn **Resistenzbildungen** wahrscheinlich sind, bei früher ungenügenden Kombinationen oder unkorrekter Einnahme, ferner bei **Tuberkulosepsis.**

Richtlinien für die Therapiedauer

1. *Jeder* **sicher aktive Befund** *muß mindestens* **8 bis 10 Monate** *behandelt werden.*

2. Bei **Bakteriennachweis** soll die Therapie aber **mindestens 6 Monate** über die zuver-

lässige und endgültige Negativierung hinaus** verabreicht werden, besonders wenn die Negativierung verzögert erfolgt.
3. **Nach einer initialen Dreierkombination** kann in der sog. **Stabilisierungsphase** (Negativierung des Sputums, nach anfänglich guter Rückbildung nur mehr langsame radiologische Rückbildung, Fehlen von subjektiven Symptomen) **auf eine Zweierkombination übergegangen werden,** wenn das Fehlen von Resistenzen gesichert ist. Dieser *Übergang auf die Zweierkombination erfolgt in der Regel nach dem 3. bis 4. Monat.* Bei Beachtung dieser Regeln erleben wir praktisch keine Rückfälle, so daß die von einzelnen Autoren empfohlene anschließende Sicherung durch eine Monotherapie überflüssig erscheint.

Resistenzproblem

Jede Bakterienpopulation enthält einen bestimmten Anteil (ca. $1/100$) resistente Mutanten, der erst unter dem Selektionsdruck der Chemotherapie mit der Vernichtung der nicht resistenten Keime klinische Bedeutung im Sinne der „erworbenen" Resistenz gewinnen kann. Die meisten Antituberkulotika gehören zum sog. „One-step-Typ". *In unseren Regionen liegen die Zahlen von Einfachresistenzen momentan um −7%, die der Mehrfachresistenzen um 1–2%. Die meisten Resistenzen entfallen heute noch auf INH und Streptomycin.* Bei der empfohlenen Dreierkombination führt eine Einfachresistenz noch nicht zu Problemen, bei Mehrfachresistenzen führt man aber effektiv keine oder eine Monotherapie durch! **Bei vorbehandelten Fällen sollten daher, wenn möglich, Dreierkombinationen mit mindestens 2 Medikamenten der neueren Generationen (Rifampicin, Ethambutol) zur Anwendung kommen.** Der Wert von *Resistenzprüfungen* auf Antituberkulotika wird nicht nur durch recht hohe Kosten, sondern vor allem durch die *langen Intervalle* von der Probenentnahme bis zur Resultatauslieferung relativiert (zwei oder mehrere Monate). Man ist somit jeweils nicht mehr sicher, *ob der erhaltene Befund noch der aktuellen Situation entspricht.*

Wir sind also, solange keine schnelleren Methoden einsatzreif sind, auf indirekte klinische Methoden angewiesen. **Eine Therapie kann als wirksam betrachtet werden, wenn Fieber** oder andere Allgemeinsymptome verschwinden. **Husten und Auswurf abnehmen und eine evtl. erhöhte BSR zurückgeht.** *Zuverlässiger ist die Keimzählung im Magensaft in kurzen Abständen.* Können wir so auf ein gutes Ansprechen schließen, verzichten wir bei Ersterkrankungen auf teure Resistenzbestimmungen und behalten allenfalls eine Kultur solange in Reserve, bis der radiologische Rückgang und die Debazillisierung die Resistenzprüfung endgültig erübrigen. **Bei allen vorbehandelten Patienten (oder vorbehandelten Erregern!) und bei Problemfällen kann aber auf eine Resistenzprüfung nicht verzichtet werden.** Bei Ausländern aus Entwicklungsgebieten ist häufiger mit Polyresistenzen zu rechnen. Schließlich möchten wir noch darauf hinweisen, daß es auch beim Fehlen von Resistenzen in der Laboruntersuchung *klinische Resistenzen* geben kann, die ebenfalls zur Umstellung der Therapie zwingen.

Verabreichungsform

Daß die Chemotherapie der aktiven Tuberkulose grundsätzlich in einer Mehrfachtherapie, regelmäßig und über genügend lange Zeit appliziert werden muß, wurde

Methodik

bereits besprochen; auf übliche Therapieschemen wird unten eingegangen. Die *Dosierung muß gewichtsbezogen sein* und hat auf Toxizität und Nebenerscheinungen sowie intestinale Verträglichkeit Rücksicht zu nehmen, wobei aber wegen der Resistenzgefahr eine Auswechslung eines Antituberkulotikums einer Unterdosierung unter allen Umständen vorzuziehen ist. Zur Erreichung hoher Spiegel (Resistenzverhütung, optimale Wirkung) ist, wo immer die Verträglichkeit dies erlaubt, die Verzettelung der Dosis über den Tag zu vermeiden und die **einmalige Einnahme vor dem Frühstück anzustreben,** was auch die Gefahr unregelmäßiger und damit unterschwelliger Einnahme vermindert. Dafür läßt sich nach einer Initialphase bald eine *wöchentliche Therapiepause* (z.B. *Samstag und Sonntag*) im Interesse der Kostenverminderung und der Annehmlichkeit für den Patienten verantworten.

In der Regel kann heute im Hinblick auf die meist gute Verträglichkeit der neueren Antituberkulotika bei guter Patientenkooperation die orale Therapie gewählt werden. Unter klinischen Verhältnissen lassen wir sie in vielen Fällen von der Abteilungsschwester überwachen.

Bei **Problemfällen** (schwere Formen, zweifelhafte Einnahme) sahen wir *Vorteile beim Übergang auf kombinierte Infusionstherapien* (z.B. mit 20 mg Ethambutol, 450 mg Rifamycin und 300 mg INH). Bei entsprechender Vorsicht kann auch Streptomycin intravenös angewandt werden. Hingegen dürfte die lokale Anwendung nur noch in Ausnahmefällen (postoperativ, Emphyseme, Meningitis) nötig und indiziert sein. Inhalationstherapien sind auch bei Bronchustuberkulosen nicht von Vorteil.

Probatorische Therapie

Trotz invasiver Diagnostik wird es nicht immer gelingen, die Spezifität eines Prozesses in nützlicher Frist zu klären. Die Schwere des Falles kann zu raschem therapeutischem Handeln zwingen, z.B. bei Meningitis oder großen Höhlenbildungen. Ist die Wahrscheinlichkeit eines spezifischen und unspezifischen Prozesses etwa gleich groß, wird man wegen der rascheren Wirkung versuchsweise zuerst unspezifisch Antibiotika einsetzen. Dabei ist es aber wichtig, keine Antibiotika zu wählen, die auch noch einen tuberkulostatischen Nebeneffekt aufweisen, wie etwa Tetracykline oder Aminoglykoside. Gibt man zuerst einer probatorischen tuberkulostatischen Therapie den Vorzug, so sind natürlich umgekehrt Substanzen mit unspezifischem Effekt zu vermeiden (Rifampicin, Streptomycin). Es empfiehlt sich dann die Kombination INH, Ethambutol, Pyrazinamid.

Intermittierende, kontrollierte Therapie

Diese Therapieform hat sich bei *asozialen, unzuverlässigen Patienten bewährt und ermöglicht in der zweiten Therapiephase eine ambulante Behandlung. Intermittierend behandelt wird also nur, damit die Kontrolle praktikabel wird!* Diese Kontrolle muß aber durch eine gut motivierte Autoritätsperson erfolgen, sei es in der Arztpraxis, durch ein Fürsorgeorgan, die Gemeindeschwester oder den Vorgesetzten. *Der Patient* **nimmt ein- bis zweimal wöchentlich eine erhöhte Dosis** *unter den Augen der Kontrollperson ein.* Vorzugsweise soll Myambutol (40–60 mg/kg/KG und INH (15 mg/kg/KG) angewandt werden, natürlich immer in Zweierkombination. Als Ausweichmittel eignen sich Pyrazinamid (3–4 g). Cave Rifampicin wegen erhöhter Allergisierungsgefahr bei intermittierender Anwendungsform!

Da die Vermehrung der Bakterien für mindestens 7–10 Tage gehemmt wird, kann auch ein wöchentliches Intervall verantwortet werden. *Dieses Verfahren hat sich auch bei Völkern der dritten Welt seit langem bewährt!*

IV. Verfügbare Antituberkulotika

Isoniazid (INH)

Firmennamen: **Rimifon®, Isozid®, Neoteben®, Tebesium®, Cedin®, TB-Phlogin®.**
Kombinationen: **Myambutol-INH®, I und II, Rimactizid®, Isopradian®.**
Kurzbezeichnung: INH.

Wirkungsweise: Rein spezifisch, ungenügend auf atypische Mykobakterien wirkend. Bakterizider Effekt wahrscheinlich durch Hemmung DNS- und RNS-Synthese infolge Anhäufung von Wasserstoffperoxyd. Gute Resorption, recht gute Gewebediffusion (Liquor ca. 20% und Pleuraerguß ca. 40% des Serumspiegels). Halbwertzeit 1 h bei Schnellinaktivierern, 3 h bei Langsaminaktivierern.

Elimination: Inaktivierung durch Acetyltransferase in Leber und anderen Organen, Eiweißbindung ca. 30%. Ausscheidung zu 80% als inaktive Metabolite über die Niere.

Nebenwirkungen: Vor allem bei Äthylikern und Diabetikern *polyneuritische Zeichen* bis zu Gangstörungen, Schulterdystrophie. Beginn mit Störungen der Tiefensensibilität an den untern Extremitäten, Parästhesien (bei Disposition B_6-Prophylaxe). Seltener zentralnervöse Störungen von Reizbarkeit, Kopfschmerzen bis zu Konvulsionen oder der sehr seltenen INH-Psychose. *Leberstörungen* (Transaminaseerhöhungen relativ rasch nach Beginn) vor allem bei Vorschädigungen und in Kombination mit Rifampicin (z.T. gut ansprechend auf Catergan). INH-„Hepatitis" in ca. 2%₀₀ der Fälle. Gastritis mit Hyperazidität. Alkoholintoleranz (Antabuswirkung). Erhöhung der Gefäßpermeabilität. Sehr selten Störungen des hämatopoetischen Systems. INH-Akne. Pseudolupus mit Anstieg der BSR. Gynäkomastie.

Eine seltene Komplikation ist die nach längerer Behandlung beobachtete **Pseudoarthritis** oder besser **fibrosierende Tendinitis** und Pseudoarthritis, vor allem der Hände und Füße. (GEMPERLI: Schweiz. med. Wschr. 99 [1969] 1762). Auch diese schweren Veränderungen sind wie die Neuritis bei sofortigem Absetzen reversibel, können aber ebenfalls zur Invalidität führen. Bei lange notwendiger Therapie sollte man vor allem auf den behinderten Faustschluß der Hand achten.

Interaktionen: Verzögerung des Abbaus von Diphenylhydantoin. Antagonismus zu Resochin. Verstärkung des Antabuseffektes. INH-Spiegelerhöhung durch Azetylierungsverzögerung durch Salizylate. *Kontraindikationen:* Gleichzeitige Therapie mit Diphenylhydantoin, akute Hepatitis oder schwere chronische Leberschäden, Neuritis.

Dosierung: Kinder 10–15 mg/KG, Erwachsene 5–10 mg.

INH

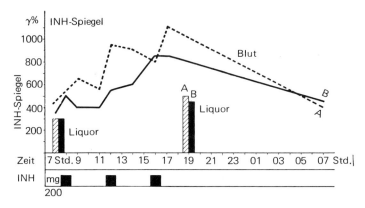

Abb. 134. Verhalten des INH-Spiegels in Blut und Liquor bei oraler Verabreichung von 200 mg INH. Man erkennt deutlich die hohen Diffusionswerte, die bei diesem Präparat im Liquor auftreten. (Fall A: gestrichelte Kurve; Fall B: ausgezeichnete Linie.)

Beurteilung: Noch immer das Mittel der Wahl wegen sehr guter Wirksamkeit, sehr geringen Kosten bei relativ seltenen und meist nicht schwerwiegenden Nebenerscheinungen (bei guter Überwachung).

Rifampizin

Firmennamen: **Rimactan®, Rifoldin®, Rifa®**

Kombinationen: **Rimactan-INH®, Rimactazid®.**

Kurzbezeichnung: RMP.

Wirkungsweise: Auch unspezifische Wirkung, gewisse Wirkung auf Atypische. Bakterizid durch Hemmung der DNS-abhängigen RNS-Polymerase, sehr gute Resorption und Gewebegängigkeit, Konzentration in Leber und Galle.

Halbwertzeit 3–5 h. (Deutliche Verlängerung bei Leberschäden). Elimination: Vorwiegend über die Galle, zu geringerem Teil durch den Urin. Eiweißbindung um 80%.

Nebenwirkungen: Häufigste Nebenerscheinung ist der *Leberschaden* **(Transaminaseerhöhung).** Die rasch einsetzende Erhöhung bleibt aber oft stationär oder bildet sich spontan zurück. Geringgradige Transaminaseerhöhungen sind reversibel und bedürfen weder einer Therapie noch des Medikamentenwechsels. Spätschäden sind selten. Therapieversuch mit Catergen. Todesfälle sind vor allem bei Vorschädigungen und in Kombination mit INH beschrieben worden. Schwere Störungen sind unserer Meinung nach bei guter Kontrolle aber ausnahmslos vermeidbar. Von größerer Tragweite können *immunpathologische Reaktionen* sein, beginnend mit einem „Flu-likesyndrome", Abdominalsymptome, in 5% hämatologische Störungen, insbesondere Thrombozytenabfall und Purpura, dann Leukopenie und Hämolyse, selten bis zur Anurie führend. Interessanterweise sind solche Fälle fast nur nach Behandlungsunterbrüchen und bei intermittierender Therapie bekannt geworden. Wir haben allerdings im eigenen Krankengut auch bei Unterbrüchen bis zu 4 Tagen keine Thrombozytenabfälle beobachten können, hingegen eine relativ schwere Störung nach einer zweiwöchigen Unterbrechung. Gelegentliche gastrointestinale Unverträglichkeiten oder Hautallergien mit Drug fever. Wie bei INH bisher keine teratogenen Wirkungen. Selten werden auch Haut- und Bronchialschleimhautbeteiligungen (Asthma) beschrieben. Die Rotfärbung des Urins ist harmlos, aber nützlich zur Kontrolle der Medikamenteneinnahme.

Interaktionen: Diese sind bei Rifampicin recht häufig. (**Starker Enzyminduktor**, so daß der *Abbau etlicher anderer Medikamente beschleunigt* wird). Dies betrifft einmal die *Antikonzeptiva, so daß bei gleichzeitiger Einnahme eine Gravidität möglich wird*, ferner die Antikoagulantien, so daß deren Dosis oft erhöht werden muß, das gleiche gilt für Digitoxin und Tolbutamid. Umgekehrt können andere Enzyminduktoren, wie Phenobarbital, den Rifampicinabbau beschleunigen. Die Cortisolproduktion soll unter Rifampicintherapie erhöht werden.

Kontraindikationen: Leberleiden. Relative: *Frühgravidität* (bisher beim Menschen keine teratogene Schäden, hingegen tierexperimentelle. Dosierung: 7–10 mg/kg/KG, je nachdem, ob das Medikament nüchtern eingenommen werden kann. (In der Regel 450–600 mg pro die.)

Beurteilung: **Heute das wohl potenteste Antituberkulotikum, das bei gesicherter Diagnose vor allem in der Initialphase eingesetzt werden soll.** Wie INH relativ rasche Resistenzbildung bei ungenügender Kombination. Relative Nachteile sind die zahlreichen Interaktionen und der hohe Preis. Regelmäßige *Transaminasekontrolle* in den ersten Therapiewochen unerläßlich, vor allem falls mit INH oder PZA kombiniert.

Pyrazinamid

Firmennamen: **Pyrafat®, Aldinamid®, Zinamide®.**

Kurzbezeichnung: PZA.

Wirkungsweise: Rein spezifisch, *nur auf Typus humanus* sowie auf Atypische der Runyongruppe 2–4. Bakterizid im sauren Bereich, wahrscheinlich ähnliche Wirkungsweise wie INH, da mit diesem verwandt, aber ohne Kreuzresistenz, sondern synergistische Wirkung. Gute Resorption und ausreichende Diffusion, intrazelluläre Wirkung. Gut wirksam in Käseherden.

Elimination: Metabolisierung durch hydrolytische Spaltung unter Freisetzung von Ammoniak, vollständige Glomerulusfiltration, 80% werden tubulär rückresorbiert.

Nebenwirkungen: Oft überwertete *Hepatotoxizität*. Im Gegensatz zu derjenigen von RMP tritt sie erst in einer späteren Phase auf und muß vor allem auch durch die alkalische Phosphatase überprüft werden. In hohem Prozentsatz kommt es zu einem *Harnsäureanstieg*, so daß in vielen Fällen Gichtsymptome manifest werden können. Gut beherrschbar mit Antihyperurikämika (z.B. 300 mg Allopurinol).

Kontraindikationen: Niereninsuffizienz, Gicht, Leberschäden, schwerer Diabetes.

Dosierung: 30 mg/kg/KG wenn immer möglich in Einmaldosis/die.

Beurteilung: Zu Recht hat das PZA nicht nur wegen seinem relativ günstigen Preis, sondern wegen seiner raschen Negativierungsfähigkeit („Sprinter" unter den Antituberkulotika) eine Renaissance erlebt, nachdem es vor allem wegen der heute kürzeren Anwendungsmöglichkeit nicht so lebertoxisch wirkt, wie früher angenommen. Bei

Streptomycin

Leber/Nieren-Gesunden also vorzüglich für die Initialtherapie geeignet, unter Voraussetzung sachgemäßer Kontrollen (Leberteste, Harnsäure, Kreatinin). In der Stabilisierungsphase sollte es dann ausgewechselt werden (Spätschäden!).

Streptomycin

Firmennamen: **Streptomycin®, Streptothenat®** (Gemisch mit Pantothenat®), **Solvostrept A®** (Gemisch Streptomycin/Dihydrostreptomycin).

Kurzbezeichnung: SM.

Wirkungsweise: Nur in hohen Dosen bakterizid, hauptsächlich tuberkulostatisch wirkend, auch auf atypische und unspezifische Erreger. In hohen Dosen Hemmung der Proteinsynthese, in niedrigen nur Fehlkodierung am Ribosom. Die Wirkung beschränkt sich auf die extrazellulären Erreger, vor allem auf die proliferierenden, wenig auf die ruhenden.

Applikation nur parenteral, Diffusion unterschiedlich, eher mäßig, Halbwertszeit 2–3 h.

Elimination: Glomeruläre Filtration über die Nieren, keine Metabolisierung, Eiweißbindung für Strepto 30%, für Dihydrostrepto 15%.

Nebenwirkungen: Wegen Tendenz zur erhöhten Diffusion in die Perilymphe des Innenohrs bei verzögerter Ausscheidung ist vor allem bei Nierenschäden der **achte Hirnnerv** gefährdet, bei Streptomycin überwiegend der **Vestibularis,** bei Dihydrostreptomycin der Akustikus, weswegen letzteres kaum mehr angewandt wird. Wir haben Schäden schon nach sehr wenigen Grammen erlebt, eine vorherige Nierenabklärung und laufende Befragung des Patienten nach Frühsymptomen ist daher unerläßlich (Schwindel, Kopfweh, Gangunsicherheit, Brechreiz, Ohrensausen). Ferner sollen auch Irritationen des N. opticus, radikuläre Symptome und Enzephalopathien in seltenen Fällen vorkommen. Die Nephrotoxizität ist gering. Häufiger sind *allergische Reaktionen* (Haut, Schleimhäute, Eosinophilien, z.T. mit flüchtigen Lungeninfiltraten, Drug fever, Schock), ab und zu allergische Reaktionen auch beim Pflegepersonal! Parästhesien vorwiegend in der Mundgegend.

Kontraindikationen: Gehörschäden, Niereninsuffizienz, Gravidität.

Dosierung: 1 g i.m. (Kinder 20–30 mg/kg/KG, maximal 1 g p.d.).

Beurteilung: Dieses älteste Tuberkulostatikum hat stark an Bedeutung eingebüßt, trotz relativ günstigem Preis wirkt die Notwendigkeit der parenteralen Applikation nachteilig, hat aber bei mangelnder Kooperation des Patienten und bei lokaler Behandlung Vorteile. Anwendung nur in der Initialphase und Absetzen bei Auftreten geringster Nebenerscheinungen. *Bei Leberstörungen wie Ethambutol Mittel der Wahl.*

Ethambutol

Firmennamen: **Myambutol®, Emb-Fatol®.**

Kombination: **Myambutol-INH I und II®.**

Kurzbezeichnung: **EMB.**

Wirkungsweise: Nur tuberkulostatisch, rein spezifisch. Wahrscheinlich Synthesehemmung von Pentose oder Oxypentose-Nucleinsäure, rasche Resorption, Serumhalbwertszeit ca. 4 h.

Ethambutol

Elimination: 80% durch die Niere durch glomeruläre Filtration, 20% durch den Stuhl, nur ein kleiner Teil wird metabolisiert. Eiweißbindung 10–40%.

Nebenwirkungen: Im Vordergrund steht vor allem (aber nicht nur) bei hohen Dosen eine Schädigung des *N. opticus* in Form der **Retrobulbärneuritis** mit Rot-Grün-Farbstörungen, eingeschränktem Gesichtsfeld, Nahvisusstörungen, Papillenödeme, Maculaödem, Farbskotomen. Bei der heute nicht über 25 mg gehenden Dosierung liegt die Zahl dieser Komplikationen unter 1%. Sie sind, rechtzeitig abgesetzt, reversibel. Wir haben auch einige Fälle mit Drug fever, zum Teil kombiniert mit Thrombozytopenien oder Panzytopenien beobachtet. Harnsäureanstieg auch ohne Pyrazinamid möglich. Keine teratogene Wirkung bekannt.

Kontraindikationen: Optikusschädigungen, Star, Netzhautblutungen.

Dosierung: 20–25 mg/kg/KG. Spätere Reduktionen sind unter Visuskontrollen nicht nötig, bei entsprechenden Symptomen besser Auswechseln des Medikamentes. Parenteral 20 mg/kg/KG per infusionem.

Beurteilung: Nur tuberkulostatisch, im allgemeinen aber vor allem intestinal gut verträgliches Mittel mit leider hohem Preis. Einsatz als drittes Mittel neben INH und/ oder in der sekundären Phase.

Ethionamid/Prothionamid

Firmennamen: **Ethionamid**®, **Trécator**®, **Prothionamid**®, **Ektebin**®, **Peteha**®.

Kombination: **Esoprodian**® (Prothionamid, INH, Dapson).

Kurzbezeichnung: **PTH.**

Wirkungsweise: Im verträglichen Dosisbereich nur tuberkulostatisch, wahrscheinlich wie INH wirkend (siehe dort). Erfaßt nur spezifische Keime. T. humanus, bovinus, leprae. Atypische nur ungenügend. Per os ca. 70% resorbiert, Halbwertszeit 2–3 h, gute Diffusion, im Liquor über 50% der Serumwerte.

Elimination: Metabolisierung in der Leber, Ausscheidung im Urin, bis maximal 25% in aktiver Form. Eiweißbindung 10%.

Nebenwirkungen: Gastrointestinale Erscheinungen vor allem bei Ethionamid, durch Austausch einer alpha-Äthylgruppe durch eine alpha-Propylgruppe (Prothionamid) gemildert, als Supp. oder Infusion besser verträglich. Hauptproblem ist vor allem die *Leberschädigung.* Bei Vorgeschädigten oft gefährlich, daher laufende Kontrollen. Gelegentlich allergische und neurotoxische Störungen. Hemmung der exokrinen Pankreasfunktion, was bei Diabetikern einen insulinsparenden Effekt haben kann. Eher Anregung der Nebennierenrinde. Selten Depressionen, Haarverlust.

Kontraindikationen: Leberzirrhose, Gravidität 1. Trimenon.

Dosierung: Oral 8–15 mg kg/KG, i.v. 0,5–0,75 g per infusionem.

Beurteilung: Reservetuberkulostatikum der Wahl bei Resistenz auf die Standardpräparate und bei fehlender Leberschädigung, vor allem auch bei Käseherden und Meningitis (Gewebegängigkeit, Liquorgängigkeit).

Cycloserin

Cycloserin®

Synthetisch hergestelltes Streptomycingemisch (Str. orchidaceus, garyphalus, lavendulae). Keine Kreuzresistenz mit Streptomycin, keine Nebenwirkung auf N. VIII. Keine Nephrotoxizität, keine Hepatoxizität. Im Laufe der Behandlung können aber Konvulsionen (*Pseudoepilepsien*) auftreten nebst anderen zentralnervösen Störungen und Psychosen. Die Anfälle können mit Luminalprophylaxe unterdrückt werden, dafür scheinen dann die psychischen Störungen eher gehäuft. Neben Agitiertheit auch Depressionen, Halluzinationen, Suizidalität möglich. Anämien wurden beschrieben.

Dosierung: 10–15 mg/kg/KG. Maximaldosis 1,5 g.

Weitere Tuberkulostatika

In der Regel sollte man mit den oben erwähnten Mitteln auskommen. Unter den früher gebrauchten Tuberkulostatika ist das **PAS (Paraaminosalizylsäure)** vor allem als Infusion aber auch oral noch immer ein wertvolles Mittel in Kombination mit INH oder Myambutol, da es die Resistenzentwicklung stark und auf sehr lange Dauer hemmt.

PAS-Infusionen: Die Infusionen müssen äußerst sorgfältig zubereitet werden, damit nicht durch Zerfall der Substanz toxische Nebenprodukte entstehen. Man hält sich am besten an die PAS-Infusionsflaschen (zu 24 g) gut bekannter Firmen wie: [Wander Bern], [Große Apotheke Interlaken]. [Cilag]. **PAS-Stabil®Lösung** [Braun] etc.

Dosierung: Pro Infusion 20–25–30 g tgl. Man läßt die Infusion innerhalb 2–4 Std. morgens nüchtern i.v. einlaufen, wobei der Patient die Tropfenzahl selbst reguliert, und zwar nur so schnell, daß kein Brechreiz auftritt. Man setzt ihr je nach Bedarf gleichzeitig das Streptomycinpräparat und das INH zu. Nachher kann der Patient das Frühstück einnehmen und sich frei bewegen.

In Ausnahmefällen bei **Polyresistenzen** oder **schweren** Leberschäden kann man noch auf die folgenden z. T. toxischen Antituberkulotika ausweichen wie: Thiazeton, Tiocarlid und Thiosemicarbazon. Daneben kommen evtl. auch die zweitrangigen Streptomyces-Analoga in Betracht, die aber alle stark nephro- und neurotoxisch (IV, VIII) wirken, nämlich **Kanamycin®**, **Viomycin®**, oder **Capreomycin®**.

Rifamycin®, (Streptomyces mediterranei), wird durch die Leber zu schnell inaktiviert, eignet sich aber ausgezeichnet für die gelegentlich noch in Frage kommende *Lokaltherapie* (Höhlen bei Pleuraempyem, Riesenkavernen). Lokale Wirkung auf Tuberkelbakterien hat auch Neomycin.

V. Wahl der Kombination

Cave Schematismus! Die Kombinationswahl hat individuell zu erfolgen auf Grund gesicherter oder zu erwartender Resistenzen (längere Vorbehandlung, Bakterientyp auf Grund von Nebenerscheinungen) oder Unverträglichkeiten (Organschädigungen im Bereich der Niere, der Leber, des Nervensystems, Äthylismus, Gravidität). *Teratogene Wirkung* von Antituberkulotika nur tierexperimentell in hohen Dosen für *Ethionamid, Prothionamid* und *Rifampicin* festgestellt, bei letzteren konnten beim Menschen noch keine teratogenen Schäden festgestellt werden. *In der Gravidität keine*

Kombinations-Wahl

Aminoglykoside wegen möglicher *Perzeptionsschwerhörigkeit beim Fetus*. Die Kombinationswahl hat ferner die Compliance des Patienten, Interaktionen und letztlich auch das Ausmaß des Befundes zu berücksichtigen. Bei nicht gesicherter Diagnose keine unspezifisch wirkenden Antituberkulotika einsetzen. Kosten mit berücksichtigen.

Bei fehlenden Kontraindikationen und Resistenzen gehört in jede primäre Kombination INH und Rifampicin. Als drittes Antituberkulotikum stehen Pyrazinamid, Streptomycin, oder Ethambutol je nach Situation zur Verfügung.

Kombinationsempfehlungen:

Schema 1

| RMP + INH + SM | Vor allem initial bei Hospitalisation. |

Schema 2

| RMP + INH + PZA | Initialtherapie ambulant bei gesunder Leber. |

Schema 3

| RMP + INH + EMB | Initial ambulant als Variante zu PZA. |

Schema 4

| INH + EMB | In der Stabilisierungsphase ab ca. 4. Monat. |

Mögliche Varianten bei Komplikationen

Schema

| INH + EMB + SM | Bei leichter, nicht progredienter Leberschädigung. |

Schema 6

| INH + EMB + SM | + Catergen bei mittelmäßigem Leberschaden. |

Schema 7

| EMB + SM + Cycloserin | Bei schwerem Leberschaden mit erwiesener Toxizität auf INH und RMP. |

Schema 8

| EMB + INH + PZA | Bei Gravidität im 1. Trimenon. Ohne Leberschaden. |

Schema 9

| INH + RMP + EMB | Bei Gravidität ab 2. Trimenon. |

Schema 10

| INH + RMP + EMB | Bei Niereninsuffizienz leichten bis mittleren Grades, wobei EMB je nach Clearance reduziert werden muß. |

Flankierende Therapie

Schema 11

| INH + RMP + PTH | Bei schwerer Niereninsuffizienz.

Schema 12

INH + RMP + SM + EMB per infusionem

oder | PAS |

Bei schweren Fällen und fraglicher Kooperation.

Weiter ist für die Kombination zu beachten:

In der Klinik kann selbstverständlich die von den *meisten Autoren bevorzugte Kombination* **INH + RMP + EMB** primär eingesetzt werden; *wir wenden Streptomycin aus Preisgründen an und damit wir EMB in der zweiten Phase frisch einsetzen können.*

- **Bei Typus bovinus kein Pyrazinamid.**

Bei atypischen Mykobakterien: siehe Spezialkapitel unten.

Bei möglichen Resistenzen: angepaßte Vierer-Kombination.

VI. Flankierende Therapien

Funktionsstörung

Diese können praktische Bedeutung vor allem bei Lungen- und Pleurabefall haben: Bei ausgedehntem Befall der Lunge oder bei Pleuraverschwartungen sind frühzeitig schon Lungenfunktionsprüfungen und evtl. Blutgasanalysen einzusetzen für die Verlaufbeobachtung und erforderliche Zusatzmaßnahmen, wie Sauerstoffbehandlung, Kortikosteroidtherapie, Dekortikation. Aber auch nach erfolgter Abheilung der Tuberkulose können sog. Metatuberkulosen Funktionsstörungen provozieren, vor allem, wenn die Erstbehandlung noch zur Zeit der Pneumothoraxbehandlungen, Thorakoplastiken oder ausgedehnten Resektionen stattfand. Funktionsstörungen sind aber auch bei Tuberkulosen der Niere, der Nebenniere, der Knochen und Gelenke zu beachten.

Kortikosteroidtherapie

Der Einsatz von Kortikosteroiden bei der Tuberkulose soll heute zurückhaltend erfolgen, wenn möglich nach gesicherter Diagnose bei genügender Kombination (je nach Annahme von Polyresistenzen Dreier- oder Viererbehandlungen).

Kortikosteroidindikationen bei Tuberkulose

1. **Toxische, foudroyante Tuberkulose** (Tuberkulosepsis).
2. **Herxheimerartige Reaktion** nach Therapiebeginn (kurzfristig zur Überbrückung).
3. **Meningitis tuberculosa.**

4. Bei **Befall von Organ-Hohlwegen,** z. B. bei spezifischer Bronchitis oder Ureteritis (Verhinderung der Stenose).
5. Bei **Befall von Körperhöhlen (Perikarditis, Peritonitis, Pleuritis)** zur Vermeidung von Schwartenbildungen und Konstriktionen.
6. **Miliar-Tbc:** Bei schweren Fällen mit Verdacht auf Meningitis immer indiziert, bei leichteren Fällen (beispielsweise die Granulie froide) bei den heute hochwirksamen Antituberkulotika nicht mehr notwendig.
7. **Bei erheblichen mediastinalen Lymphknotenschwellungen** mit drohender Kompression (Atelektasen!) oder Perforationen.
8. Zur **Unterdrückung medikamentös bedingter Allergien,** sofern nicht auf andere Medikamente ausgewichen werden kann.

Je nach Indikation oder Verlaufsbeginn mit $^1/_2-1$ mg/kg **Prednison** für ca. 2–4 Wochen, dann stufenweise alle 3–5 Tage um 5 mg abbauen.

Chirurgische Therapie

Sie findet unter den Lungenchirurgen naturgemäß noch mehr Anhänger als unter den internistischen Pneumologen, wir würden sie aber entgegen amerikanischer Autoren noch nicht in allen Fällen als Kunstfehler bezeichnen. **Fest steht, daß heute fast alle Tuberkulosen medikamentös ausheilen** und eine persistierende, dünnwandige und bakteriologisch zuverlässig abgeheilte Kaverne keine Operationsindikation mehr darstellt, um so mehr, als der Kavernenschluß oft nach Monaten oder Jahren noch spontan erfolgen kann.

Indikationen zur chirurgischen Therapie

1. **Nachweis eines beginnenden Aspergilloms** in einer Resthöhle oder hohes Risiko für die Aspergillomentstehung (entsprechende Berufe wie Landwirte, Gärtner, Arbeit im feuchten Milieu).
2. **Therapierefraktäre Fälle mit relativ guter Begrenzung.**
3. **Atypische Tuberkulose** mit ungenügendem Ansprechen auf die Chemotherapie.
4. **Verdacht auf ein Pleuraempyem** oder ausgedehnte funktionsbehindernde Verschwartungen der Pleura.
5. Im *extrathorakalen Bereich ist die operative Indikation ebenfalls zurückhaltend zu stellen* (siehe entsprechendes Kapitel). Auch hier gilt die Regel, daß die operative Behandlung erst dann zum Zuge kommen darf, wenn die Chemotherapie mit Sicherheit versagt hat.

Wir pflegen nach sorgfältiger internistischer Durchuntersuchung und Funktionskontrolle die Indikation immer gemeinsam mit einem erfahrenen Chirurgen zu stellen. Auf diese Weise liegt die Mortalität weit unter der Prozentgrenze.

Therapie der Komplikationen

Medikamentöse Komplikationen: Wir verzichten auf prophylaktische Verhütung möglicher Komplikationen, wie die B_6-Therapie bei INH oder fragwürdige Leberschutz-

Indikation

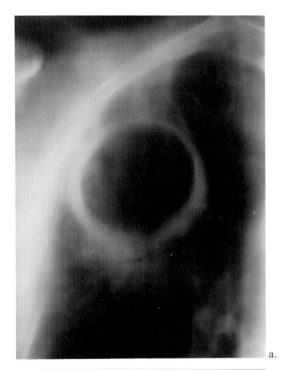

a.

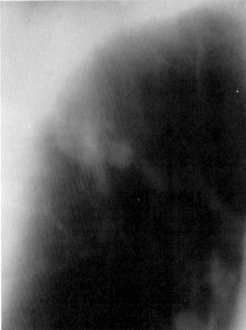

b.

Abb. 135. N.G. 1953. Dieser jugoslawische Gastarbeiter wurde uns mit einer bazillären, einseitigen, rechtskavernösen Lungentuberkulose zur Vorbehandlung durch eine chirurgische Klinik eingewiesen, mit dem Plan, die Resektion in 3 Monaten durchzuführen.
Abb. 135a zeigt die Detailaufnahme des Tomogramms beim Eintritt vom 5.12. 1980. Relativ dickwandige, rundliche Kaverne von Mandarinengröße.
Abb. 135b zeigt den gleichen Ausschnitt 6 Wochen später. Die Kaverne hat sich aufgefüllt, das Restinfiltrat ist knapp frankenstückgroß. Der Patient wurde ambulant weiter chemotherapeutisch behandelt, eine Resektion erübrigte sich, da auch der Magensaft 4 × negativ blieb.

therapien. Bei Anstieg der Transaminasen über 50 E setzen wir z.T. mit gutem Erfolg *Zyanidanol* (**Catergen**®) ein; bei fehlendem Erfolg muß die Therapie gewechselt werden. Bei Einsatz von Pyrazinamid sind auch die alkalischen Phosphatasen zu kontrollieren. Bei Enzymveränderungen nach PZA setzen wir dieses konsequent ab.

Harnsäureanstieg: (Nach PZA oder EMB). Bei Anstieg in eindeutig pathologische Werte oder bei Auftreten von Symptomen wechseln wir die Therapie oder setzen Allopurinol ein (siehe Kapitel Gicht).

Hämoptoe: Sie ist seltener geworden und tritt meist nur noch initial oder bei Metatuberkulosen auf. Sie ist unseres Erachtens eine Indikation zur **Hospitalisation**. Bei leichteren Fällen Abwarten des Verhaltens unter Antituberkulotika. Auf alle Fälle Ruhigstellung halb sitzend, Beruhigung des Patienten, Hustensedation nur mit Codein, aber ohne Morphiate! Bei stärkeren Hämoptoen antibiotische Abschirmung und je nach Blutstatus Einsatz von Konakion, Reptilase, ect. Bei mangelndem Erfolg

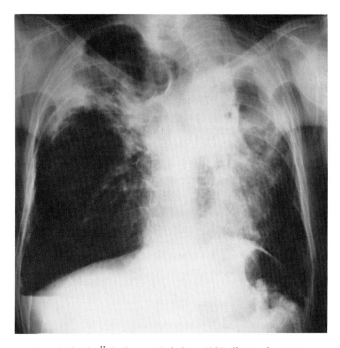

Abb. 136. 1934 geborener Küchenchef mit Äthylismus, bei dem 1980 diese schwere ausgedehnte Tuberkulose entdeckt wurde. Im Verlaufe der Chemotherapie Auftreten einer plötzlichen starken zusätzlichen Atemnot. Ursache ist ein Spontan-Pneumothorax, evtl. nach Kavernenperforation. In der Übersichtsaufnahme kann der Pneumothorax nur schwer, auf dieser Abbildung leider gar nicht erkannt werden. Der Saum findet sich basal ca. fingerbreit über dem Zwerchfell. Gut erkennbar ist aber die Spiegelbildung im rechten Sinus. Trotz Chemotherapie nur spärlicher Rückgang des Befundes mit monatelangem direkten und kulturellen Nachweis von TBB im Magensaft und Sputum. Neben dem Äthylismus begünstigten ein Diabetes mellitus und eine Kachexie die starke Progression der Tuberkulose, die bereits 1969 behandelt wurde, ohne daß inzwischen Resistenzen auf Antituberkulotika aufgetreten wären.

Organ-Tbc

aktives Vorgehen entweder durch **Bronchoskopie** mit lokaler Behandlung, evtl. *Tamponade mit einem Fogarty-Katheter oder Notfallresektion*, sofern Ursprung der Blutung gesichert. Siehe auch S. 262: Hämoptoe.

Pneumothorax: Dieser tritt auf nach Kavernenperforationen und ist heute selten geworden. In der Regel persistiert er und sollte daher durch Bülau-Drainage rasch behandelt werden. Nur wenn die Verklebung nicht erfolgt, steht eine lokale tuberkulostatische Behandlung oder aber die frühe chirurgische Intervention zur Diskussion.

Gleichzeitiger Diabetes mellitus: Die optimale Einstellung ist schon wegen dem deutlich positiven Einfluß auf die Tuberkuloseheilung indiziert, umgekehrt pflegt nach tuberkulostatischer Behandlung auch der Diabetes sich oft signifikant zu bessern. Insulindosis anpassen!

Ulkus und Gastritis: Diese sind bei Tuberkulosen oft gehäuft. Zurückhaltung mit Antazida, welche viele Antituberkulotika in ihrer Wirkung hemmen.

Metatuberkulose: Der Begriff umschreibt Organveränderungen mit Krankheitswert, ohne daß die Tuberkulose selber noch aktiv ist. Es sind also in der Regel Spätfolgen, wie chronische unspezifische Bronchitis, Bronchiektasien, Cor pulmonale. Die Behandlung erfolgt nach den entsprechenden Grundsätzen.

Symptomatische Therapie

Klimafaktoren: Spielen seit Einführung der Chemotherapie eine untergeordnete Rolle, der initiale Aufenthalt in Höhenkliniken dient heute weit mehr der genauen Abklärung, Therapieplanung, primären Isolation und Einleitung sozialhygienischer Maßnahmen. Je seltener die Tuberkulose wird, desto wichtiger ist es, daß noch gewisse Zentren mit der nötigen Erfahrung bestehen.

Husten und Expektoration brauchen meistens keine Therapie, da sie unter Chemotherapie rasch zurückgehen. (Indikator für deren Wirksamkeit!) Bei chronischen Fällen Zurückhaltung mit Codeinpräparaten!

Protrahiertes Fieber: Spricht für vorwiegend atypische Fälle oder Resistenzen, allenfalls aber auch für ein Drug fever unter der Chemotherapie. Mit anderen symptomatischen Therapien, wie Roborantien, Vitaminen und Anabolika, soll man Zurückhaltung üben. Wo die Tuberkulose noch Schrecken und allenfalls eine *reaktive* depressive Verstimmung auslöst, dürfte ein eingehendes aufklärendes Gespräch besser sein als der kritiklose Einsatz von Psychopharmaka.

VII. Therapie spezieller Organtuberkulosen

Miliar-Tbc

Die Herdsetzungen in der Lunge können so klein sein, daß sie übersehen werden können. Die Miliartuberkulose kann heute vorallem im Alter auch asymptomatisch vorkommen. Sie wird oft übersehen. Auch ohne sichtbare Einschmelzungen ist die Bakteriologie oft positiv (Sputum, Urin, Stuhl, Menstrualblut!) Da beim miliaren Bild rund hundert andere Diagnosen in Frage kommen, ist oft der bioptische Nachweis unumgänglich (Transbronchial, Leberbiopsie). Auszuschließen ist immer die Meningitis, vor allem im Kleinkindesalter. Die *Frühentdeckung* der Tuberkulose ist also für eine erfolgreiche Frühbehandlung ausschlaggebend. **Bei schwereren Formen nebst Dreier-, allenfalls Viererkombination, auch Kortikosteroide** bei gesicherter Wirkung der Antituberkulotika. *Therapiedauer* mindestens 9, evtl. 12 Monate. Siehe auch den eindrücklichen Fall in Abb. 63, S. 264.

Lungentuberkulose

Die Lunge ist die häufigste Eintrittspforte, damit häufigster Sitz der Primärinfektion, weitaus meist befallenes Organ und gleichzeitig diagnostisches „Schaufenster" der Tuberkulose. Weitere Organmanifestationen dürfen deswegen nicht versäumt werden. Bei der primären Lungenmanifestation ist heute aber gleichzeitig die Sanierung von Streuungen in andere Organe gut möglich, so daß die extrapulmonale Tuberkulose heute noch 10–15% statt wie früher 30% aller Fälle ausmacht. Selbstverständlich ist auch die diskrete Primärtuberkulose behandlungsbedürftig. Exsudative und kavernöse Formen sprechen oft besser auf die Chemotherapie an als produktivkäsige Formen. Diese werden am besten beeinflußt durch INH, RMP und PZA. *Therapiedauer:* ca. 9 Monate, mindestens 6 Monate über Negativierung hinaus.

Isolierte Bronchustuberkulose

Diese kommt höchstens in ca. 5% aller Fälle vor und ist dann radiologisch stumm. Sie entgeht daher besonders gerne der Diagnostik trotz oft vorhandener Bazillenausscheidung. Die Bronchustuberkulose kann aber auch konkommittierend mit anderen Tuberkulosen, beispielsweise auch Pleuritiden vorkommen. Die wenig aggressive Fiberbronchoskopie muß daher in die Differentialdiagnose und Diagnose der Tuberkulose mit einbezogen werden.

Pleuritis tuberculosa

Die Spezifität der exsudativen Pleuritis kann natürlich durch die Bakteriologie allein nicht ausgeschlossen werden. Eine frühzeitige Biopsie, am besten unter Sicht bei Thorakoskopie, erhöht die diagnostische Treffsicherheit und damit eine sinnvolle Therapie. Die Pleuritis kann ohne Herdsetzung im Rahmen der Primo-Sekundärtuberkulose auch Ausdruck eines hyperergischen Geschehens sein (ähnlich dem *Ponçet-Rheumatismus* und dem *Erythema nodosum*. Die Pleuritis specifica kommt auch doppelseitig vor und kann sanguinolent sein. Sie kann kombiniert sein mit einer *Perikarditis* oder *Peritonitis*.

Therapeutisch sind zwei Überlegungen wichtig: Erstens ist die spezifische Pleuritis als Manifestation einer hämatogenen, generalisierten Tuberkulose zu sehen, so daß weitere Organmanifestationen gesucht werden müssen und auch bei rasch abheilender Pleuratuberkulose die Therapie dennoch *mindestens 6–9 Monate behandelt* werden muß. Zweitens können bei Tendenz zu starker Schwartenbildung funktionelle Früh- oder Spätschäden entstehen. In solchen Fällen soll also mit dem zusätzlichen *Einsatz von Kortikosteroiden* nicht gewartet werden. Kann damit die Verschwartung nicht behoben werden, was selten ist, kommt die *Frühdekortikation* spätestens 6–10

Lungen

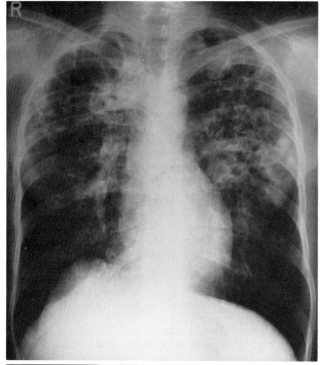

Abb. 137a.

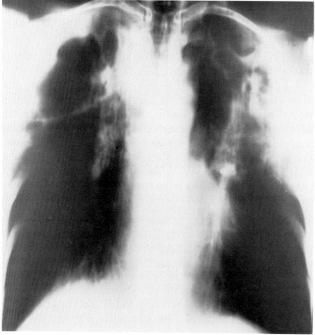

Abb. 137b.

Monate nach Therapiebeginn in Frage. Nicht so selten verstecken sich in solchen Schwarten auch spezifische Restempyeme. Zur konservativen Schwartenprophylaxe gehört selbstverständlich auch eine unter Umständen wiederholte Entlastungspunktion (Erguß nie völlig entleeren, Abbrechen, sobald atemabhängige Schmerzen oder Reiben auftritt). Anschließend allenfalls *50 mg Prednisolon instillieren*. Nach Rückgang des Exsudates Atem- und Bewegungstherapie, vor allem Dehnungsübungen.

Pleuraempyem

Das spezifische Empyem muß neben der spezifischen Therapie lokal entweder durch *Drainage und Spülung* angegangen werden oder aber, vor allem beim mangelnden Erfolg, durch *rechtzeitige operative Ausschälung*. Ist das Empyem durch eine Kavernenperforation entstanden, stellt sich die *Frage der gleichzeitigen Lungenteilresektion*.

Pericarditis tuberculosa

Obwohl sie selten geworden ist, muß man daran denken! Auf alle Fälle ist die Pericarditis constrictiva zu vermeiden, was heute durch eine korrekte Chemotherapie mit Kortikosteroiden immer möglich sein sollte. Bei bedrohlicher Ausdehnung: Entlastungspunktionen und Prednisoninstillationen von 50–100 mg. Gleichzeitige Instillation von Antituberkulotika bringt keine sicheren Vorteile. Operatives Vorgehen sollte nur noch selten nötig werden.

Meningitis tuberculosa (Abb. 138)

Sie ist selten geworden, aber auch unter den modernen chemotherapeutischen Möglichkeiten, zumindest im Säuglingsalter gefährlich geblieben (Vorkommen pro Jahr auf 1 Mio. Einwohner ca. 1 Fall in Mitteleuropa). Eine spezifische Meningitis kann auch einmal trotz BCG-Impfung vorkommen, weswegen die vorangegangene Impfung nie dazu verführen darf, eine Meningitis ohne weitere Abklärung als unspezifisch zu betrachten. Nicht selten ist im akuten Stadium auch die Tuberkulinprobe vorübergehend negativ! In vermehrtem Maße werden vor allem beim Erwachsenen atypisch-schleichende Verlaufsformen beobachtet. Die Meningitis specifica tritt oft als

◄ Abb. 137. 30j. massiv offene Tbc (Gastarbeiter) mit vermehrtem Husten und Allgemeinsymptomen seit 2 Monaten. Einreise einige Monate vor diesem Befund als Saisonnier ohne Beanstandung an der Grenze. Abb. 137a zeigt die Übersichtsaufnahme mit der multikavernösen, streifig-fleckigen, doppelseitigen Tuberkulose mit großer Kaverne rechts. Der Tomogrammschnitt (b) zeigt, daß beidseitige Kavernenbildung vorliegt. Es handelt sich um eine rasch progrediente massiv und protrahiert offene Lungentuberkulose. Eine solche muß gerade bei einem Gastarbeiter zweifellos heute noch primär stationär behandelt werden. In einem solchen Falle mit protrahierter Tuberkelbazillenausscheidung sollte die Chemotherapie über 9 Monate hinaus gehen, und der Patient muß auch bei der ambulanten Nachbehandlung intensiv geführt und überwacht werden. Auch die späteren Nachkontrollen dürfen nicht zu früh abgebrochen werden. Dieser Fall veranschaulicht auch, daß ein normales Schirmbild wenige Monate vor Auftreten der Symptomatologie eine bereits fortgeschrittene Tuberkulose nicht sicher ausschließen kann.

Meningitis-Tbc

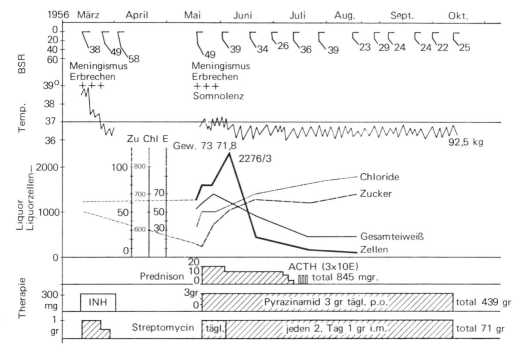

Abb. 138. *Meningitis-Tbc.* Das Beispiel zeigt, daß mindestens die Erwachsenenmeningitis schon vor über 20 Jahren chemotherapeutisch beherrscht werden konnte. Therapiebeginn im Allgemeinspital 2 Wochen nach Beginn der Krankheit. Therapieunterbrechung mit schwerem Rezidiv. Erneut gutes Ansprechen auf Chemotherapie und Prednison mit definitiver Abheilung.

Komplikation unspezifischer Erkrankungen mit Resistenzschwächung auf (Masern, Keuchhusten, Trauma). Die früheinsetzende, korrekte Therapie ist quo ad vitam und quo ad sanationem entscheidend. Bei jedem Verdacht scheint uns daher die sofortige Überweisung in ein kompetentes Zentrum angezeigt.

Therapeutisch steht die Chemotherapie in Viererkombination im Vordergrund, wobei hohe Dosierungen bei engmaschiger Prüfung auf Nebenerscheinungen erforderlich werden. *Dosierung für Kinder:* **RMP** 15 mg pro kg/KG (bis 20!), **INH** 15 mg pro kg/KG, **SM** 30–50 mg pro kg/KG, **EMB** 25 mg pro kg/KG. *Erwachsenendosen:* **RMP** 15 mg pro kg, **INH** 10–15 mg pro kg, **Streptomycin** 20–25 mg pro kg **EMB** 25 mg pro kg/KG. In Meningitisfällen sollten trotz Transaminasenanstiegen weder INH noch RMP zu rasch abgesetzt werden, da sie für den Therapieerfolg entscheidend sein können. Die Therapiedauer richtet sich nach dem Verlauf, sollte aber 1 Jahr nicht unterschreiten. Evtl. **Infusionstherapie.** Reservemittel: **Prothionamid** resp. **Ethionamid** oder **PAS.**

Die *Kortikosteroidtherapie* ist unserer Meinung nach bei Meningitis noch immer indiziert, sofern vor allem bei Resistenzverdacht eine hinreichende Kombination der Chemotherapeutica eingesetzt wird. (Vermeidung von Narbenbildungen, Hydrozephalus, subarachnoidalen Blockbildern und Hirnödem.) Mehrjährige fachärztliche Nachkontrollen sind indiziert.

Osteoartikuläre Tuberkulose

Im Vordergrund stehen die *Spondylitis-Tbc* (Mal de Pott), die spezifische *Coxitis* und *Gonarthritis*, sowie die Tbc des *Iliosakralgelenkes* und der *Rippe*. Auch andere Knochen, Gelenke sowie Sehnen können befallen werden.

Die Akzentverschiebungen in Richtung der Chemotherapie ist auch bei dieser Organmanifestation eindeutig. Frühzeitige chirurgische Interventionen sollten nur bei Gelegenheit eines diagnostischen Eingriffs (Excochleation) durchgeführt werden, sonst aber erst nach ungenügendem Erfolg der Chemotherapie bei größeren Herden diskutiert werden. Eine weitere neuere Tendenz ist der Einsatz der *plastischenChirurgie*, vor allem *bei der Coxitis* auf Kosten der früher üblichen Versteifungen. Diese *plastischen Eingriffe am Hüftgelenk kommen auch bei früher behandelten, abgeheilten, u.U. versteiften Prozessen in Frage*.

Die initiale Bettruhe respektive Ruhigstellung im *Gipsverband ergibt nach Studien des British Medical Councils keine signifikanten Vorteile* mehr und sollte daher nur noch während den ersten Behandlungswochen vorgesehen werden. Chemotherapie in der üblichen Dreierkombination *während 10–12 Monaten, lokale Entlastungspunktionen* bei Ergüssen und Abszessen, evtl. mit initialer lokaler Therapie (RMP, SM). Kleinere Herde, besonders bei älteren Leuten, können bei gutem Verlauf rein konservativ behandelt werden. **Bei größeren Herden chirurgische Interventionen:** je nach Lokalisation und Indikation: Synovektomie, Alloarthroplastik, Herdausräumung mit Spongiosaauffüllung und evtl. Durchlaufdrainage. Immer operiert werden muß bei Abszedierung und Sequestrierung, ebenso bei Kompressionserscheinungen. **Spondylitiden sind frühzeitig mit Stützkorsett mobilisierbar.** Die Heliotherapie ist überholt.

Urogenitaltuberkulose

Die Urogenitaltuberkulose ist mit einem Anteil von über 30% die *häufigste extrapulmonale Tuberkulose*. Sie tritt oft in einer jahrelangen Latenzzeit nach der Lungentuberkulose auf. Sie ist bei entsprechender Hygiene und Kontaktvermeidung nicht kontagiös und muß nur bei Komplikationen oder mangelnder Kooperation primär stationär behandelt werden.

Urotuberkulose

Selbst bei beginnender Stenose und Hydronephrosen kann man heute mit Frühoperationen zurückhaltend sein, da bei Stenosen in *Kombination mit Kortikosteroiden sehr oft durch die Chemotherapie eine Heilung ohne bleibende Vernarbung möglich ist*. Ist die Niere ungenügend durchblutet, besteht eine Schrumpfniere (Kittniere) und kann der Harnfluß nicht mehr gewährleistet werden, so sind *chirurgische Eingriffe* unumgänglich (rekonstruierende Operationen, wie Pyelo-Ureterostomien, Ureterozystomien, Erweiterungsplastiken der Harnblase, seltener Nierenteilresektionen oder Nephrektomie). Bei verminderter renaler Ausscheidung ist vor allem bei EMB + SM die Clearens zu beachten.

Genitaltuberkulose der Frau: Sie wird häufig erst wegen Infertilität entdeckt. Endometritiden sehen wir vor allem noch bei Gastarbeiterinnen. Auch hier ist die Chemotherapie das Mittel der Wahl. Adnexoperationen nur bei mangelnder Rückbildung, lediglich *Pyovare müssen sofort operiert werden.* In der Folge besteht wenig Hoffnung auf eine Gravidität, es ist überdies mit gehäuften ektopischen Graviditäten zu rechnen.

Genitaltuberkulose des Mannes: Die spezifische Prostatitis verläuft meist symptomlos, die Schwellung des Nebenhodens ist meist vom Hoden schlecht abgrenzbar. *Kultur und Tierversuch vom Ejakulat.* Stanzbiopsie der Prostata. Wenn möglich nur konservative Therapie.

Lymphknotentuberkulose

Direkt lymphogen von Primärherden aus oder häufiger hämatogen entstehend und dann ebenfalls nicht als isoliertes Krankheitsbild zu betrachten. Vorwiegend noch bei Gastarbeitern zu sehen. Da man heute mit einer geeigneten Kombinationstherapie von genügender Dauer oft konservativ zum Ziele kommt und bei chirurgischen Eingriffen leider nicht so selten Nervenläsionen zu beobachten sind, sollen Früheingriffe ohne einleitende Chemotherapie vermieden werden. Erst bei ungenügender Rückbildung ergänzende chirurgische Exstirpation. Radikale Eingriffe etwa im Sinne der Neck dissection sind überholt. Probepunktionen bei Fluktuation ebenfalls erst nach Therapieeinleitung aus dem Gesunden heraus, von kranial her. Untersuchung immer bakteriologisch und histologisch.

Hauttuberkulose

Die *Tuberculosis cutis luposa* (früher Lupus vulgaris) und die Tbc. cutis verrucosa wird nach Empfehlung vieler Dermatologen mit einer Monotherapie mit INH mindestens 3 Monate über das Verschwinden der Infiltratreste hinaus behandelt. Aus grundsätzlichen Erwägungen (mögliche andere Manifestationen) empfehlen wir eine Zweierkombination. Zusätzliche Operationen hängen nicht zuletzt vom kosmetischen Resultat und der Ausdehnung der Herde ab.

Die übrigen Hauttuberkuloseformen (Tuberkulöser Primärkomplex der Haut, *Tuberculosis ulcerosa cutis, Tuberculosis cutis colliquativa [Skrofuloderm]*) werden mit den üblichen Kombinationen behandelt.

Abschließend gilt für die besprochenen, wie für seltenere Affektionen anderer Organe *(Augentuberkulose, Intestinaltuberkulose)*, daß sie grundsätzlich alle nach den üblichen Chemotherapievorschriften behandelt werden müssen, wobei sich immer die Zusammenarbeit mit einem entsprechenden Organspezialisten empfiehlt. Auf der anderen Seite ist die Regel nie zu übersehen, daß grundsätzlich die Tuberkulose sich selten allein in einem Organ des extrathorakalen Bereiches manifestieren wird und man daher immer den Charakter der Tuberkulose als generalisierte Infektionskrankheit zu berücksichtigen hat.

VIII. Kontrolluntersuchungen

1. Verlaufskontrollen während der Therapie

Bezüglich *Tbc-Verlauf Bakteriologie* und *radiologische* Kontrolle (gezielt, tomographisch).

Bezüglich *Nebenerscheinungen:* Siehe Hinweise bei den einzelnen Antituberkulotika. In der Regel: HB, Leukozyten, Leber- evtl. Nierenparameter, bei EMB und PZA Harnsäure, Visusprüfung, Gehör, Vestibularis, Sensibilität und Tiefensensibilität.

Bezüglich Kooperation des Patienten: Genaue Befragung, evtl. auch der Angehörigen! Bei Einnahme von RMP gibt die Urinfarbe einen Hinweis auf die Patientencompliance.

Intervalle: Anfänglich alle 6 Wochen, nach zuverlässiger Negativierung alle 2–3 Monate, sofern der Patient keine Komplikationen verspürt.

2. Überwachung nach Therapieabschluß (Abb. 139)

Die Dauer der Überwachung hängt vom Befund und von den sozialmedizinischen Umständen ab. Die radiologische und bakteriologische Überwachung soll in lockeren Abständen (zuerst 4-, später 6monatlich) für 2–5 Jahre erfolgen. Wir verweisen auf die entsprechenden Richtlinien.

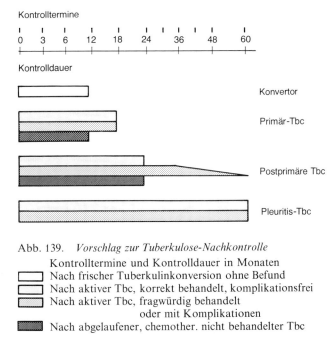

Abb. 139. *Vorschlag zur Tuberkulose-Nachkontrolle*
Kontrolltermine und Kontrolldauer in Monaten
☐ Nach frischer Tuberkulinkonversion ohne Befund
☐ Nach aktiver Tbc, korrekt behandelt, komplikationsfrei
▨ Nach aktiver Tbc, fragwürdig behandelt oder mit Komplikationen
■ Nach abgelaufener, chemother. nicht behandelter Tbc

IX. Atypische Mykobakteriosen

In den USA über 10% aller Mykobakteriosen. Bei uns dürften sie seltener sein, sind aber relativ oder evtl. sogar absolut eher in Zunahme begriffen. Soweit pathogen, sind sie in der Regel schwieriger zu behandeln als der Typus humanus und bovinus. Da vor allem **Wildvögel** und **Zootiere** befallen sein könnten, ist bei den entsprechenden *Kontaktberufen* an eine atypische Mykobakteriose zu denken. Immer müssen in diesen Fällen auch Resistenzprüfungen vorgenommen werden, und zwar auch auf die selteneren Antituberkulotika. *Bis zum Erhalt der Resistenzprüfungen empfiehlt sich die Durchführung einer Vierfach- oder gar Fünffach-Kombination*, vor allem, wenn der klinische Befund dies verlangt. In der Regel sprechen die Atypischen am besten auf *RMP, SM, Cycloserin* an, einige auch auf sonst nur unspezifisch wirksame Medikamente wie *Sulfonamide, Tetrazykline, Penicilline* sowie das *Antilepramittel Clofazimin*.

Die zahlreichen Synonyma schaffen Verwirrung. In der nachfolgenden *Einteilung nach Runyon* erwähnen wir nur die klinisch bedeutsamsten:

Gruppe I (Photochromogen), langsam wachsend (ca. 4 Wochen):
M. kansasii (auch bei uns vorkommend, INH-resistent)
M. marinum (balnei) Schwimmbadinfekte!

Gruppe II (Skotochromogen, Wachstum ca. 14 Tage)
M. scrofulaceum
M. aquae (gordonae) fraglich pathogen.

Gruppe III (Nicht chromogen, Wachstum ca. 14 Tage). Sehr pathogen mit hohen Resistenzraten und relativ hoher Mortalität.
M. avium
M. intracellulare (Battey)

Gruppe IV (Nicht chromogen, schnell wachsend, 3–7 Tage)
M. fortuitum.

Für die Therapie gilt, daß atypische Mykobakteriosen nicht unterschätzt werden dürfen, Todesfälle kommen vor. Folgende Fragen gilt es für den Therapieplan zu beantworten:

1. *Ist der festgestellte atypische Erreger pathogen* und für das klinische Bild verantwortlich?
2. Welche Resistenzen weist er gegen spezifische und unspezifische Antibiotika auf?
3. *Ist die chemotherapeutische Kombination gangbar?* Wenn ja, in welcher Kombination, oder drängt sich eine chirurgische Therapie auf?

X. Zusammenfassende Übersicht über die Maßnahmen gegen die Tuberkulose („Management")

1. Individuum nicht infiziert, nicht exponiert
Nur bei hoher Inzidenz und Prävalenz der Bevölkerung, Schutz durch BCG-Impfung und Kontrollen durch generelle Schirmbildaktionen.

2. Vermehrt exponiert, aber nicht sicher infiziert

Falls Tuberkulintest noch negativ: INH Prophylaxe, nach 3 Monaten erneuter Tuberkulintest. Falls noch negativ: BCG-Impfung.

Falls Tuberkulintest schon positiv: Schirmbild oder Thoraxaufnahme.

Falls diese pathologisch, weitere Abklärung (siehe unten).

Falls diese normal: Später erneute Kontrolle, mindestens bei Risikofällen (Silikose usw.) INH-Prophylaxe.

3. Vermehrt exponiert, aber früher BCG-geimpft

Erneut Tuberkulintestung, dann wie unter 2 vorgehen.

4. Sicher frisch infiziert, aber befundfrei

Röntgen und Sputum negativ: INH-Prophylaxe für 6 Monate.

Falls Röntgenbefund bei einer zweiten Kontrolle positiv: Vorgehen wie unter 5.

5. Infiziert, Röntgenbefund positiv

Falls Herde sicher verkalkt: keine Maßnahmen.

Falls Herde induriert und wenig ausgedehnt, aber nicht verkalkt: keine Maßnahmen, falls von früher her sicher bekannt, sonst INH-Prophylaxe.

Herde nicht sicher induriert oder ausgedehnter: Präventive Chemotherapie besser in Zweier-Kombination.

6. Röntgen negativ, aber bakteriologisch positiv

Vor allem beim positiven Direktbefund Diagnose durch mehrere Kontrollen und Kulturen sichern (falsch positive Werte sind möglich).

Falls alle weiteren Kontrollen negativ, keine Therapie, sofern keine Organmanifestationen eruiert werden können (Klinik, Radiologie, Bronchoskopie, evtl. Histologie). Sonst Einleitung einer Kombinationstherapie (wie bei Punkt 7).

7. Sowohl Röntgen als auch Bakteriologie positiv

Isolation (häuslich, besser stationär) in der Initialphase, Organisation der Umgebungsuntersuchung, Einleitung einer geeigneten Kombinationstherapie unter Berücksichtigung möglicher Resistenzen. Zusatzuntersuchung auf andere Organmanifestationen oder Zusatzerkrankungen.

Hinweis:

Diese gedrängte Übersicht gibt einen Rahmen und wird notgedrungen zur „terrible simplification", die je nach Sachlage im Einzelfall modifiziert werden muß.

Wir verweisen im übrigen auf die entsprechenden Richtlinien und Gesetzgebungen in den einzelnen Ländern.

Tuberkulose

Kontaktadressen:

Deutschland:	Deutsches Zentralkomitee zur Bekämpfung der Tuberkulose, Poppenhusenstr. 14c, D 2000 Hamburg 60.
Österreich:	Sektion V. des Bundesministeriums für soziale Verwaltung Wien oder Österreichische Tuberkulosegesellschaft.
Schweiz:	Schweiz. Vereinigung gegen Tuberkulose und Lungenkrankheiten, Fischerweg 9, Ch 3001 Bern.

Diese Stellen verfügen auch über diverse Richtlinien zur Tuberkulosebekämpfung und die gesetzlichen Unterlagen (z. B. über die oft vergessene Meldepflicht!).

Zytostatika oder tumorhemmende Substanzen

Die Forschung der letzten 35 Jahre hat auf diesem Gebiet beachtliche Fortschritte erzielt. 1865 hat LISSAUER, angeregt durch ROSENKRANZ, das Arsen (Kaliumarsenit = Fowler'sche Lösung) erstmals bei chronischen Leukämien ausprobiert. 1896 hat in England der Chirurge BEATSON auf die hormonale Beeinflussung des Mammakarzinoms durch Ovarektomie hingewiesen und bereits damals gezeigt, daß 30% der Fälle auf diese Maßnahme ansprechen. Beide Beobachtungen blieben jahrzehntelang vergessen. Die ganze Forschung erhielt erst zufällig, als man im letzten Kriege experimentell Mittel gegen das Senfgas suchte, durch die Entdeckung der starken tumorhemmenden Eigenschaften der alkylierenden Substanzen neuen Auftrieb, und so sind namentlich in den letzten 35 Jahren eine ganze Reihe neuer Tumorhemmstoffe entdeckt und ausprobiert worden. Die ganze Forschung auf diesem Gebiet befindet sich aber noch in intensiver Entwicklung.

Wir beschränken uns hier auf die bis jetzt einigermaßen gesicherten Mittel und möchten vor allem auf diesem Gebiete vor einer Polypragmasie warnen. Alle in diesem Buch empfohlenen Substanzen und Kombinationsmethoden sind von uns persönlich in unserer onkologischen Station und Ambulanz überprüft worden.

Wirkungsmechanismus

Alle diese tumorhemmenden Substanzen wirken irgendwie hemmend auf die Zellteilung (zytostatisch). Einenteils liegt die Wirkung darin, daß die DNA (Desoxyribonukleinsäure) durch den schädigenden Einfluß dieser Substanzen nicht mehr in genügender Menge für die sich hier sehr rasch aufeinanderfolgenden Kernteilungen bereitgestellt werden kann, anderenteils ist es ein direkter toxischer Effekt auf die Mitose selbst und in andern Fällen (Hormone) ist der Wirkungsmechanismus überhaupt noch völlig ungeklärt.

Alle *Zytostatika* mit Ausnahme der tumorhemmenden Hormone hemmen nicht nur die Proliferation der neoplastisch entarteten Zelle, sondern auch alle andern sich in rascher Teilung befindenden Gewebszellen. Wenn man bedenkt, daß das Knochenmark beim normalen Menschen täglich 2,5 Milliarden weiße Blutkörperchen (Granulozyten) bildet und daß bei schweren Infekten die Produktion sogar auf 2500 Milliarden ansteigen kann (MOESCHLIN: Schweiz. med. Wschr. 76 [1946] 1051), so leuchtet es ohne weiteres ein, daß speziell die Leukozyten und Thrombozyten gefährdet sind.

Daneben wird aber auch die Proliferationsfähigkeit des lymphatischen Gewebes, der Magen-Darm-Schleimhaut und in gewissen Fällen auch das Haarwachstum gehemmt.

Zytostatika

Sehr ausgesprochen ist natürlich auch die Wirkung auf die sich rasch teilenden Zellen des *Hodens* und der *Ovarien*. Diese „Nebenwirkung" jeder zytostatischen Substanz ist von Präparat zu Präparat sehr unterschiedlich. *Die hemmende Wirkung auf die Granulozytopoese ist mit Ausnahme der Hormone regelmäßig vorhanden, sofern sich eine solche Substanz überhaupt als allgemein tumorhemmend erweist.* Wenigstens war es bis jetzt nicht möglich, eine solche nicht hormonale Substanz aufzufinden, mit Ausnahme gewisser nur elektiv auf ganz bestimmte Tumorzellen einwirkender Substanzen (z. B. *Nitrofurazon* beim Seminom).

Wirkungsoptimum

Viel intensiver wirken die tumorhemmenden Stoffe natürlich, wenn sie nicht wie gewöhnlich peroral oder intravenös verabreicht werden, sondern in einer sehr hohen Konzentration direkt an die Tumorzellen herangebracht werden können. Dies ist leider nur in Ausnahmefällen möglich, so z. B. bei der Injektion von alkylierenden *Substanzen* in *karzinomatöse Ergüsse* der *Pleura* und des *Peritoneums* (WEISBERGER u. Mitarb.: J. Amer. med. Ass. 159 [1955]), ferner in gewissen Fällen durch die *intraarterielle Injektion*.

Lokale intraarterielle Injektion: So z. B. von *Thiotepa* in die Karotis bei Gehirn- (DAVIS u. Mitarb.: J. Amer. med. Ass. 167 [1958] 726), Parotis-, Zungen-Tumoren, etc. (SULLIVAN: J. Amer. med. Ass. 179 [1962] 293) eindrücklich und auch in andere Arterien, wie z. B. die katheterisierte Leberarterie (Reed New Engl. J. Med. 269 [1963] 1005). Ferner bei der Injektion direkt in die Bauchspeicheldrüse beim Pankreaskarzinom während der Operation und nachheriger i.v. Weiterbehandlung (siehe BATEMAN: J. Amer. med. Ass. 175 [1961] 1116. Dasselbe bei Tumoren, die *nur eine Extremität* befallen haben (z. B. Melanome, nämlich Anfluten sehr hoher Dosen auf *intra-arteriellem Wege*, z. B. in dem vom übrigen Körperkreislauf isolierten Bein (KLOPP u. Mitarb.: Ann. Surg. 132 [1950] 811; BIERMAN u. Mitarb.: J. Nat. Cancer Inst. II [1951] 890). So sind sogar schon Totalheilungen beobachtet worden. Hierbei wird die betreffende Extremität für längere oder kürzere Zeit künstlich durchblutet, so daß das Zytostatikum nur gerade die betreffende Extremität durchströmt. Dadurch kann die toxische Wirkung auf die andern Organe auf ein Minimum herabgesetzt werden, und es gelingt so, eine sonst letale Dosis anzuwenden! Vergleiche S. 478, Melanom.

Retransfusion des Knochenmarks nach der Stoßtherapie: Die heute schon mehrfach klinisch erprobte Methode der vorherigen Knochenmarksentnahme, wobei 4–5 Tage nach der Zytostatika-Anwendung einer sonst tödlichen Dosis das tiefgefrorene eigene Knochenmark reinfundiert wird, eröffnet wahrscheinlich noch bessere Erfolge (SPRAGUE: Cancer Chemother. Report 10 [1960] 109). Es gelingt auf diese Weise, sonst tödliche Mengen eines Zytostatikums für kurze Zeit einwirken zu lassen und so eventuell sonst hoffnungslose Fälle (z. B. Lymphosarkome) zu beeinflussen. Gerade bei diffus metastasierenden Fällen werden aber vielleicht mit dem vorher entnommenen Mark auch erneut Tumorzellen reimplantiert.

Tourniquet-Methode: Bei dieser Methode werden *während der Infusion einer sonst tödlichen Menge eines Zytostatikums drei Extremitäten durch Ligaturmanschetten* und einen Druck von 375 mm Hg am Arm und 575 mm Hg am Bein während 15 Minuten *abgeklemmt.* (Technik siehe CONRAD und CROSBY Blood 16 [1960] 1089). Hierdurch werden große Teile des Knochenmarks von der Einwirkung des Zytostatikums verschont, und es gelingt auf diese Weise, eine sehr große Gesamtmenge von z. B. *Tretamin* (in Einzeldosen von 10 mg in den Infusionsschlauch) zu injizieren. Dabei hat sich die Verabreichung in 2–3 Applikationen am besten bewährt, wobei bis zu 1,5–1,75 mg/kg verabfolgt werden können. Die schwere Agranulozytose am 6.–8. Tage kann klinisch in den meisten Fällen durch sorgfältige Abschirmung und Isolierung und die schwere Thrombozytopenie durch Plättchentransfusionen beherrscht werden. Diese sehr heroische Therapie ist natürlich nur bei verzweifelten Fällen indiziert, kann aber dort Erstaunliches leisten. So in einem unserer Fälle eines schon ausbestrahlten *Mediastinal-Sarkoms,* das auf die übliche Zytostatika-Therapie nicht mehr angesprochen hatte. Heute kann man bei eingeführtem *Subklaviakatheter* sogar alle vier Extremitäten abbinden.

Wahl des Mittels

Die Wahl des betreffenden Zytostatikums richtet sich ganz nach dem vorliegenden Tumor. Ein einmal begonnenes Mittel sollte aber konsequent in der nötigen Dosierung über mindestens 3–4 Wochen verabreicht werden, da sonst die evtl. therapeutische Wirkung überhaupt nicht beurteilt werden kann. Erst nach dieser Zeit soll, sofern keine Wirkung eintritt, das Zytostatikum gewechselt werden.

Kombinations- und Stoßtherapie

Immer deutlicher zeigt es sich, daß die Zukunft in der *Kombinations- und Stoßtherapie* liegt. Siehe diesbezüglich unsere Ausführungen bei den akuten Leukämien und beim Lymphogranuloma Hodgkin, sowie beim Mammakarzinom.

Die verschiedenen Mittel haben durch ihre verschiedenen Angriffspunkte eine additive und z. T. auch potenzierende Wirkung. Die Stoßtherapie, d. h. die kurzdauernde, hochdosierte Verabreichung, vermag viel mehr Zellen zu vernichten, als die kontinuierliche Verabreichung.

Durchführung der onkologischen Behandlung

Jeder von einem Malignom befallene Patient **sollte zuerst von einem hierfür speziell geeigneten Team** (Internist, Chirurg, Röntgenolog und Onkolog oder onkologisch ausgebildeten Hämatolog) besprochen und dann ein genauer **Therapieplan** festgelegt werden. *Die onkologische Behandlung* muß dann von einem onkologisch ausgebildeten Hämatologen oder einem Onkologen eingeleitet und genau überwacht werden. Je nach dem Zustand des Patienten und dem Stadium seines Neoplasmas kann dies *ambulant* in enger Zusammenarbeit mit dem Hausarzt oder Internisten geschehen

Zytostatika

oder muß in der ersten Phase häufig stationär in einer Klinik erfolgen. Die weitere Kontrolle und Leitung soll aber *so rasch als möglich ambulant* in engem Kontakt mit dem Hausarzt stattfinden. Nur so ist es möglich, den Patienten *so lange als möglich in seiner Familie* und evtl. sogar, wenn auch reduziert auf seinem *Arbeitsplatz* zu belassen.

1. *Kontrolle des Blutbildes und kritische Leukozytenzahl*: Das menschliche Knochenmark produziert normalerweise 2,5 Milliarden Granulozyten pro Tag (MOESCHLIN: Schweiz. med. Wschr. 76 [1946] 1051, CRADDOCK: Blood 15 [1960] 840). Diese Zahl entspricht ungefähr einer normalen Zahl von ca. 3000–5000 Granulozyten im Blut, die für die tägliche Abwehr der bakteriellen Invasion in den Schleimhäuten nötig ist. Je nach den Abwehrkräften kann diese Abwehr auch noch bei 500–1000 Granulozyten erfolgen. Diese Zahl wird aber eventuell schon gefährlich, wenn Verletzungen oder Ulzerationen vorhanden sind, oder eine Infektionskomplikation hinzutritt. *Maßgebend ist dabei nicht die totale Leukozytenzahl*, sondern die *absolute Anzahl der Granulozyten*. In der Regel sollte man, wenn ihre Anzahl auf 1000 abfällt, die weitere Verabreichung von Zytostatika einstellen oder mit sehr kleinen Dosen weiterführen, da es sonst zu einem eventuell lebensgefährlichen Abfall kommen kann. Bei Abfall der Granulozyten unter 500 (Lymphozyten abgerechnet!) sollte bei solchen Patienten immer mit einer Abschirmung begonnen werden. In der Regel genügt hier das *Penicillin* (1–2 Mio.). **Fällt die Granulozytenzahl unter 300, so wird die Situation kritisch, und dann muß mit einer Zweier- oder Dreierkombination abgeschirmt werden** (z. B. **Keflex**® (**Ceporexin**®) + *Erythromycin*). Bei Auftreten eines Infektes sind Breitspektrum-Antibiotika nicht zu umgehen, doch eröffnet sich damit auch immer die Gefahr der Pilzinvasion (Moniliasis usw.). Bleibt das Fieber trotzdem bestehen (Staphylokokken!), so greift man zu den penicillinaseresistenten halbsynthetischen Penicillinen (z. B. *Meticillin*, für leichtere Fälle das oral verabreichbare *Cloxacillin*). Bei septischem Fieber siehe Angaben im Kapitel der akuten Leukämien, S. 49.

Besondere Vorsicht ist bei *vorbestrahlten* Patienten und ferner bei *ausgedehnten Knochenmarksmetastasierungen* (z. B. terminale Hodgkinfälle, Mammakarzinom, Myelom, Retikulosen usw.) geboten. Hier ist die normale Knochenmarksreserve durch die evtl. ausgedehnte Bestrahlung oder die Durchsetzung mit Tumorzellen weitgehend eingeschränkt, und solche Patienten können schon auf eine Behandlung mit kleinen Dosen eines Zytostatikums mit schweren Leukopenien reagieren. In allen diesen Fällen muß also die Dosierung und Überwachung besonders vorsichtig erfolgen. Es lohnt sich in diesen Fällen, vorher die erstmals von uns entwickelte *Knochenmarkfunktionsprobe* (s. Abb. 140) durchzuführen, die uns eine genaue Auskunft über die tatsächlich vorhandene Knochenmarkreserve ergibt. MOESCHLIN S.: Helv. med. Acta 12 (1945) 229–245). Technik u. a. siehe Abbildungstext sowie IST-Kapitel, S. 741.

Thrombozyten: Die Gefahr der Thrombozytopenie wird im allgemeinen überschätzt. Solange die übrigen Gerinnungsfaktoren nicht gestört sind (Prothrombin, spez. Fakt. VII und V, evtl. Fibrinogen), kann man bei zuverlässigen Auszählungsresultaten (Phasenkontrast-Methode), wenn eine intensive und evtl. dauernde Behandlung nötig ist, die Plättchen bis auf 30 000 abfallen lassen, ohne daß Blutungen auftreten. Bei *Leukosen* und *malignen Retikulosen* gehen wir sogar noch tiefer, d. h. bis auf Werte von 10 000 bis 20 000. Eine allfällige Hypertonie muß dann aber durch

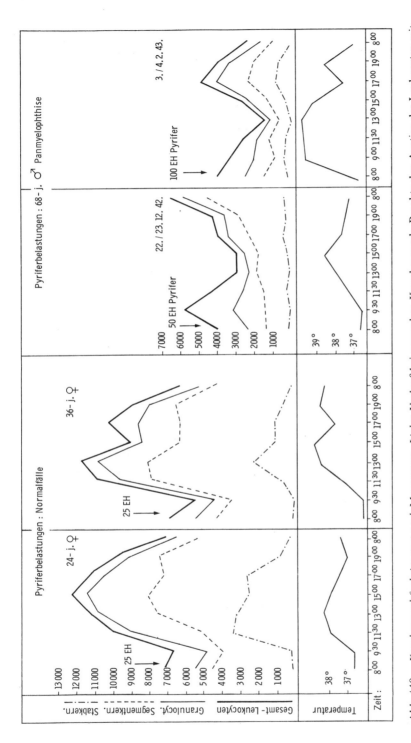

Abb. 140. *Knochenmarkfunktionstest nach* MOESCHLIN. *Links*: Verlauf bei normalem Knochenmark. Beachte den Anstieg der Leukozyten mit einem Maximum nach 7 Std. (s. MOESCHLIN S.: Helv. med. Acta 12 (1945) 229–245). *Rechts*: Der pathologische Verlauf bei mangelnder Knochenmarkreserve zeigt einen protrahierten Abfall über mehrere Stunden mit nur sehr langsamem Wiederanstieg. Sogar die Applikation der vierfachen Dosis zwei Monate später ergibt kein wesentlich besseres Resultat. Dieser Test kann mit verschiedenen Substanzen durchgeführt werden, z. B. i.v. wie hier mit 25 E **Pyrifer**® (abgetötete apathogene Kolibakterien), oder tief i.m. mit *Etiocholanolon* (0,1 mg/kg) (hier Maximum nach 12 Stunden). Die Zytostatika-Dosis kann so individuell besser dem *funktionellen Zustand* des Knochenmarks des betreffenden Patienten angepaßt werden.

Komplikationen

Antihypertensiva normalisiert werden. Ferner sollten in solchen Fällen evtl. prophylaktisch **Plastik-Frischbluttransfusionen** (evtl. **Thrz. Konzentrate**) verabreicht werden (Näheres siehe Thrombozytopenie-Kapitel, S. 15 und Leukämie-Abschnitt, S. 49).

2. *Haarausfall*: **Man kann ihn** (MOESCHLIN) **weitgehend verhindern, wenn man die Kopfhaut mit einem Gummischlauch auf der Höhe des Haaransatzes für ca. 20 bis 30 Min. kurz vor der Stoßinfusion fest abbindet,** da dann die sich rasch zersetzenden Zytostatika (z.B. Vincristin, nicht aber *Alexan*®) die Haarwurzeln in ungefährlicher Dosis erreichen (siehe Abb. 21, S. 57).

3. *Schleimhautschädigungen*: In hohen Dosen können alle Zytostatika zu einer vorübergehenden Schädigung der ebenfalls rasch wachsenden Schleimhautepithelien führen. So kann es von seiten des Magen-Darm-Kanals zu Durchfällen, Magen- und Darmschmerzen und vor allem bei den Antimetaboliten zu *Glossitis* und *Gingivitis* kommen. Eine Gefahr stellen diese Komplikationen eigentlich nur dar, wenn gleichzeitig der Allgemeinzustand sehr reduziert ist und es zu Pilzinvasionen oder bei gleichzeitiger Granulozytopenie durch bakterielle Infektionen zum Auftreten von Geschwüren kommen kann. *Die Gefahr der* **Schleimhautinvasion mit Pilzen** *und Bakterien ist vor allem bei einer gleichzeitigen* **Cortisontherapie sehr ausgesprochen!** Bekämpfungsmaßnahmen siehe *Agranulozytose*- und *Mykose*-Kapitel.

4. *Harnsäure-Nephropathie*: Bei einem massiven Kernzerfall, speziell unter der Stoß-Therapie, kann es zu einer Verstopfung der Nieren durch die ausfallenden Harnsäurekristalle kommen. Es ist deshalb wesentlich, z.B. bei *Leukämien* mit sehr hohen Zellwerten und ausgedehnten Wucherungen, ferner beim *Lymphosarkom*, auf diese Komplikationsmöglichkeit zu achten. Prophylaktisch sind wesentlich: genügend Flüssigkeit (2–3 Liter/die) und in allen hierfür disponierenden Fällen (Lympho-Sa., Leukämien etc.) zusätzlich die Harnsäuresynthese mit *Allopurinol* (**Zyloric**® 3mal 1 Tabl.) hemmen. Bei Auftreten von Harnsäurekoliken *Natriumbikarbonat* (10–20 g) bis zum Alkalischwerden des Urins. Ein gutes Pp. ist z.B. das **Uralyt-U**, *Dosierung*: 2–10 g pro Tag, individuell nach Urin-pH (Lackmuspapier!).

5. *Zytostatika und Gravidität*: Im Tierversuch konnten FRIZ und MEY (Dtsch. med. Wschr. 85 [1960] 931) in sehr schönen Experimenten bei der Taube nachweisen, daß prinzipiell drei Möglichkeiten der Schädigung durch diese Substanzen bestehen:

a) kann das Ei vor der Nidation bei der Tubenpassage durch die dann im Sekret enthaltenen Zytostatika abgetötet werden,

b) kommt es durch Endometrium-Schädigung eventuell zum *Ausbleiben der Nidation* und

c) kann es bei schon eingetretener Gravidität durch Schädigung der Keimblätter zu *teratogenen Mißbildungen* oder zum *Absterben* und *Abort* kommen (siehe auch SOKAL u. LESSMANN: J. Amer. med. Ass. 172 [1960] 1765). Leider werden gerade zum letzteren Zwecke das *TEM* und *Aminopterin* in den USA im Schwarzhandel sehr mißbraucht, was aber doppelt gefährlich ist, wenn man bedenkt, daß evtl. dadurch Mißgeburten und *vielleicht sich erst bei späteren Schwangerschaften auswirkende irreversible Keimschädigungen auftreten können,* ganz abgesehen von den eventuell möglichen KM-Schädigungen.

Auf eine *vierte Möglichkeit* ist schon 1954 durch BOLLAG (Experentia 9 [1953] 268, Schweiz. med. Wschr. 84 [1954] 393) auf Grund seiner experimentellen Versuche hingewiesen worden. Er konnte zeigen, daß es durch *Busulfan*-Behandlung der schwangeren Rattenmutter *bei den Nachkommen durch die zytostatische Schädigung während der Fetalperiode zu einer dauernden Zerstörung der Gonaden kommt.* Prinzipiell könnte genau das gleiche auch für den Menschen zutreffen. Die Schädigung würde sich aber dann erst in einer viel späteren Lebensperiode (Ausbleiben der Pubertät) äußern. *Zytostatika sollten also nicht vor oder während einer Schwangerschaft angewandt werden.* Kann man zum Beispiel bei einer chronischen myeloischen Leukämie oder bei einem Hodgkin zuwarten, so wird man dies tun, ist aber das Leben der Mutter in Gefahr, dann wird man von Fall zu Fall die Indikation genau abwägen und mit den Angehörigen besprechen müssen.

Verbot der Konzeption: Alle Zytostatika können zu schweren Schädigungen der Ovarien und der Testes führen. Durch chromosomale Veränderungen (z. B. Chromosomenverluste) kann es zur Bildung von defekten Eizellen und Spermien kommen, die zu Mißbildungen oder Defektbildungen bei der Nachkommenschaft führen. Im allgemeinen *sollte daher nach oder während einer Zytostatika-Behandlung beim Manne wie auch bei der Frau auf weitere Nachkommenschaft verzichtet werden.* Man darf es deshalb nicht unterlassen, vor allem die jüngeren Patienten auf diese eventuell möglichen schweren Folgeerscheinungen speziell aufmerksam zu machen.

In Ausnahmefällen kann, sofern die Grundkrankheit dies gestattet, nach einem *3monatigen Absetzen des Zytostatikums* eine Befruchtung oder Konzeption bei der Frau erlaubt werden (9 eigene Beobachtungen mit gesunden Kindern).

Künstliche Befruchtung mit dem tiefgefrorenem Sperma, des vor der Zytostatikabehandlung gewonnenen Spermas: Diese Möglichkeit wird heute immer häufiger benutzt z. B. beim Hodgkin, Seminom usw. Man muß also bei kinderlosen Ehen vor dem Beginn einer onkologischen Behandlung eines Mannes diese Frage mit dem Ehepaar besprechen und **vorsorglich Sperma für später in Spermabank konservieren.**

Klinische Indikationen der Zytostatikabehandlung

Eine totale Heilung durch tumorhemmende Stoffe ist heute bei malignen Tumoren nur in seltenen Ausnahmefällen möglich. In erster Linie wird man also immer den *chirurgischen Eingriff* eventuell *kombiniert mit der Röntgenbestrahlung* oder die *Röntgenbestrahlung allein* anwenden. Die Zytostatika können uns aber in den folgenden Indikationen eventuell sehr wertvolle Dienste leisten:

1. *Akute und chronische Leukosen* und andere *Hämoblastosen*: hier als Therapie der Wahl.
2. *Behandlung schon disseminierter und inoperabler sowie nicht mehr bestrahlungsfähiger Fälle.*
3. *Eventuell prä- und postoperative Anwendung zur Prophylaxe der Tumorzellmetastasierung* (diese Indikation ist noch nicht bewiesen).
4. *Als unterstützende Maßnahme, z. B. nach operativer Behandlung oder während oder nach der Röntgenbestrahlung.*
5. *Als immunodepressive ("suppressive") Therapie bei Organ-Transplantationen und bei bestimmten Autoimmunerkrankungen* (siehe Kapitel Immunsuppressive Therapie, S. 737).

Alkylierende Stoffe

6. *Durch die Immunosupression (IST) bedingte Komplikationen* (näheres über diesen Mechanismus siehe im Spez. Kap. S. 737). Durch die starke IMS kann es v.a. bei langdauernden Behandlungen mit Zytostatika zum Auftreten von schweren Infekten kommen, die eine Abschirmung mit der Verabreichung von Immunglobulinen und Antibiotika verlangen. Näheres siehe im Kapitel Leukämien, S. 50.

Übersicht über die heutigen tumorhemmenden Stoffe

Alkylierende Substanzen

In fast allen diesen, ursprünglich vom Stickstofflost abgeleiteten Präparaten, ist die folgende, rasch zerfallende aktive Gruppe vorhanden:

$$\begin{array}{l} CH_2-CH_2-Cl \\ | \\ \cdots N-CH_2-CH_2-Cl \\ \overset{\oplus}{N}\!\!\diagdown\!CH_2-CH_2-Cl \\ \triangle Cl^{\ominus} \end{array}$$

Diese letztere sich im Organismus sofort bildende sehr aktive Gruppe führt wahrscheinlich durch Anlagerung an die NH_2-Gruppe der Aminosäuren (Alkylierung!) bei den langen Eiweißmolekülen der Kernsubstanz (DNA) zur Aufsplitterung in kurze Ketten (STACEY: Ann. N.Y. Acad. Sci. 68 [1958] 682). Durch diese Wirkung wird die für die Zellteilung so wichtige Vermehrung der DNA empfindlich gestört. Darin liegt wahrscheinlich der Hauptmechanismus dieser Stoffe. Bei ihrer Anwendung müssen die Leukozyten- und von Zeit zu Zeit die Thrombozytenwerte gut überwacht werden! Die wichtigsten Vertreter sind heute die fogenden:

Chlorméthine (DCI) = **Nitrogen Mustard** = *Stickstoff-Lost* = *Senfgas*, ist mit Vorsicht anzuwenden, da es die am stärksten wirkende Substanz dieser Reihe darstellt. Kopfhaut abbinden 20 Min., s.o.! (Bei Injektion in seröse Höhlen nicht nötig).

Verabreichungsart: Kann i.v., i.a., als Tropfinfusion und auch als Injektion in seröse Ergüsse (z.B. bei Pleuritis und Peritonitis carcinomatosa) verabreicht werden. Am besten abends zusammen mit einem stärkeren Sedativum und Antiemetikum. Ampullen à 10 mg Trockensubstanz und 20 ml Aq. dest. Amp.

Dosierung: 0,05 mg bis maximal 0,4 mg pro kg Körpergewicht, nächste Dosis i.d.R. nicht vor 14 Tagen und je nach Verhalten der Leukozyten. Wegen seiner raschen Zersetzung müssen angebrochene Ampullen sofort verwendet werden.

Chlorambucil: Sehr gut toleriertes Präparat, dessen Dosierung und Handhabung auch in der Praxis (große therapeutische Breite) gut überwacht werden kann. Hat eine ziemlich lange Nachwirkung von 2–3 Wochen.

Handelspräparat: **Leukeran**® [Wellcome], Drag. à 2 und 5 mg.

Alkylierende Stoffe

Dosierung: 4–10 mg (max. 12,5 mg) täglich p.o. Bei einem stärkeren Abfall der Granulozyten reduziert man die ED auf 3–4 mg täglich. Kann bei *Morbus Hodgkin, Lympho-Sarkom, Lymphoblastoma* (= *Morbus Brill-Symmers*) und *Makroglobulinämie Waldenström* eventuell jahrelang gute Dienste leisten (MOESCHLIN: Schweiz. med. Wschr. 90 [1960] 1117, 1141; 95 [1965] 221, 268). Bei *chronisch lymphatischen Leukämien* eines der besten heutigen Präparate. Immer mit einer kleinen Prednison-Dosis kombinieren.

Auf Grund der heutigen Erkenntnisse (1981) gibt man die Gesamtdosis besser 1mal pro Woche als Stoßtherapie (abends z. B. Sa. v. d. Schlafen mit einem Sedativum), sofern dies vom Patienten toleriert wird.

Thrombozyten monatlich kontrollieren, da bei Langzeitbehandlungen Thrombozytopenien.

Cyclophosphamid: Heute eines der bestverträglichen Pp. Starke *Depression der Spermiogenese* und bei 6-monatiger Therapie evtl. dauernde Sterilität (K. F. FAIRLEY u. Mitarb.: Lancet 1972/I, 568). Um *Blasenschädigungen* bei *Stoßtherapie* zu verhüten, reichlich Flüssigkeit und häufig urinieren am Tage der Verabreichung!

Handelspräparate: **Endoxan**® [Asta], **Cytoxan**® [Mead Johnson], **Proxytox**® [Atorner], **Sendoxan**® [Pharmacia]; Drag à 50 mg. Amp. à 100 mg und 200 mg.

Dosierung: Um eine prompte Wirkung zu erzielen, beginnt man je nach dem Verhalten der Granulozyten und dem Körpergewicht mit der täglichen i.v. Verabreichung von (100)–200–(400) mg, wenn möglich bis zu einer Totaldosis von 4–6 g. Fallen die Leukozyten stärker ab (*nicht unter 2000 Leukozyten!*), so reduziert man die Dosis auf 100 mg. Dann weiter eine ED von 50–100 mg oral (in Dragées) je nach dem Verhalten der Granulozyten und der Neoplasie. *Stoßtherapie* s. Leukosen.

Sarkolysin-L = **Melphalan:** hat sich beim *Myelom* als eines der bisher besten Mittel bewährt (WALDENSTRÖM; BERNARD: Nouv. Rev. franc. Hémat. 2 [1962] 611, MOESCHLIN und JUBIN: Praxis 53 [1964] 1471).

Handelspräparate: **Alkeran**® [Wellcome], **Sarcoclorin**® [Simes], **Sarkolysin**® (UdSSR); Tabl. à 5 mg.

Dosierung: Initialstoß 5 mg pro die p.o. während 14–20 Tagen, dann je nach dem Verhalten der Leukozyten und Thrombozyten als Dauertherapie alle 2–3 Tage eine ED 2,5–5 mg p.o.; evtl. jahrelang weitergeben.

Triäthylenthiophosphoramid: Ein gut toleriertes und ausgezeichnetes Pp. für schwere, evtl. auf alkylierende Substanzen ansprechende Polymitosen. Seine Wirksamkeit bei Pankreaskarzinomen (BATEMAN: J. Amer. med. Ass. 175 [1961] 1116) ist oft ganz erstaunlich, davon konnten wir uns anhand eigener Fälle selbst überzeugen, ferner bei Pleura-, Perikard- und evtl. *Peritonealkarzinosen* mit serösen Ergüssen. Gute Wirkungen wurden auch bei i.a. Injektionen bei *Gehirntumoren* und -*metastasen* sowie bei auf eine Extremität beschränkten *Melanomen*, ferner bei der i.v. Behandlung bei Mammakarzinomen (RAVINA: Presse méd. 67 [1959] 633) und erstaunliche Remissionen bei den Ovarialkarzinomen (BRULE u. Mitarb.: Path. et Biol. 11 [1963] 742) gesehen.

Handelspräparate: **Thio-Tepa**® [Lederle], **Tifosyl**® [Asta]; Flacon à 15 mg. Beim Lösen der Trockensubstanz kommt es oft zu einer Trübung der Lösung, die aber für die Wirksamkeit des Pp. ohne Bedeutung ist!

Leukozyten

Verabreichungsart: Das Pp. kann *i.v.*, *i.a.*, *i. pleural* und *i. perikardial* injiziert werden. Die Lösung kann auch *p.o.* getrunken werden.

Lokaldosis: 50 mg, bei sehr reduziertem AZ oder niedrigen Leukozytenwerten 25 mg. Für die weitere Erhaltungstherapie richte man sich nach der folgenden Tabelle: Die wöchentlichen ED sollten sich nach den ermittelten Leukozytenwerten (vor der Injektion) richten. Bei Leukozyten unter 4000 ist unbedingt die absolute Granulozytenzahl zu berücksichtigen. Bei Werten unter 1000 Granulozyten muß eine Pause eingeschaltet werden.

Leukozyten	*Dosis*
6000 oder mehr	60 mg
5000–6000	45 mg
4500–5000	30 mg
4000–4500	20 mg
3500–4000	10 mg
3000–3500	5 mg
unter 3000 (= unter 1000 Granulozyten)	–

Kindern unter 12 Jahren gebe man die halbe Dosis!

Intravenöse Dosis: Man verwende die Hälfte der oben erwähnten Lokal- und Erhaltungsdosis. Auch hier ist die genaue Überwachung des Blutbildes (Granulozyten) sehr wichtig. BRULE u. Mitarb. (Path. et Biol. 11 [1963] 742) geben beim *Ovarialkarzinom* täglich 10 mg während 5–10 Tagen. Nach ca. 20 Tagen kommt es zu schweren Leukopenien und evtl. Thrombozytopenien. Wiederholungen je 6 Wochen nach Abschluß der jeweiligen Kur usw. bis zu einer Totaldosis von 100–300 mg je nach Toleranz.

Andere Stoffe

Procarbazin, ein *Methylhydrazinderivat*, das bei Resistenz auf die andern alkylierenden Substanzen beim *Lymphogranuloma Hodgkin* und *Lymphosarkom* häufig noch ein sehr wirksames Mittel ist. Kaps. à 50 mg. *Dosierung*: Je nach Leukozyten. Beginn mit: 1. Tag 50 mg, 2. 100 mg, 3. 150 mg, 4. 200 mg, 5. 250 mg, 6. und folgende Tage 250–300 mg (in 3 Dosen verteilt), sofern Leukozyten nicht unter 3000 abfallen bis zur Remission, dann tägl. weiter 50–100 mg/die. Anfänglich häufige Leukozyten-Kontrollen. Sofern Leukozyten unter 2000 abfallen, Pause von 10–14 Tagen und vorsichtig ED wieder aufnehmen. Bei Fällen mit initialer Leukopenie kann mit 50 mg alle 2 Tage versucht werden, manchmal steigen dann die Leukozyten wieder an (Milz-Reduktion!). *Thrombozyten* dürfen bis auf 30000 abfallen. Wie beim Chlorambucil immer mit einem Kortikosteroid kombinieren. Präparat: **Natulan**® [Roche].

Nebenwirkungen: Nausea und evtl. Erbrechen können mit *Perphenazin*, **Trilafon**® (**Decentan**®) bekämpft werden; Durchfälle mit *Codein*.

Busulfan, ein *Dimethylsulfonyldioxybutan*. Siehe auch Leukämie-Kap., S. 25.

Handelspräparate: **Myleran**® [Wellcome], **Miolucin**® [Simes], **Sulfabutin**® [Sanabo]. Drag. à 2 mg, Tabl. à 5 mg.

Dosierung: Bei chronischen Leukämien anfänglich 6–8 mg täglich. ED von Fall zu

Fall sehr verschieden, 1–2 mg täglich oder evtl. sogar nur 1–2mal wöchentlich. In einigen Fällen muß das Mittel wegen starker Thrombozytopenie abgesetzt werden. Selten sind als toxische Nebenerscheinungen Lungenfibrosen und Hautpigmentierungen (OLINER u. Mitarb.: Amer. J. Med. 31 [1961] 134). Weitere Mittel s. S. 27.

BCNU siehe S. 422. – **Myelobromol**® (*Dibromomannitol*) siehe S. 26.

Antimetaboliten

Diese Stoffe hemmen den für das Tumorwachstum so wichtigen Aufbau der DNA für die Kernsubstanz durch falsche Aufbausteine. Es handelt sich dabei um Substanzen, die den normalen Kettengliedern der DNA sehr ähnlich sind, welche aber nach ihrem Einbau in die Vorstufe den weiteren Aufbau zur DNA hemmen oder sogar völlig blockieren.

Urethan: Dieses hat heute nur noch historisches Interesse. Es war aber einer der ersten Antimetaboliten, dessen Wirkung 1943 von HADDOW und SEXTON entdeckt wurde. Die Wirkung beruht vielleicht auf einer antagonistischen Wirkung zum *Adenin* (SKIPPER und SCHABEL: Arch. Biochem. 40 [1952] 476.) Es zeigte sehr gute Wirkung bei *chronisch myeloischen Leukosen* (MOESCHLIN: Experientia 3 [1947] 195), seltener bei andern Tumoren (Myelom), die heute aber durch *Melphalan* überholt sind. Bei Katzen und Kaninchen hemmt es vorwiegend die Granulozytopoese, bei der Maus mehr die Lymphopoese (MOESCHLIN und MEILI: Schweiz. med. Wschr. 77 [1947] 1351). Seine Entdeckung hat die Suche nach andern Zytostatika außerordentlich stimuliert.

Folinsäure-Antagonisten

Diese gehen eine irreversible Bindung ein, die von der *Folinsäure-Reduktase* nicht mehr reduziert werden kann. Es ist das große Verdienst von FARBER u. Mitarb. (Science 106 [1947] 619; New Engl. J. Med. 238 [1948] 787), daß er, ausgehend von den Versuchen von LEUCHTENBERGER u. Mitarb. (Proc. Soc. exp. Biol. [N.Y.] 55 [1944] 204) bei Bakterien, systematisch nach solchen Substanzen suchte. Bis heute haben sich die folgenden weiteren Stoffe aus dieser Gruppe klinisch bewährt.

Amethopterin: *Handelspräparat:* **Methotrexat** [DCI].

Dosierung: Amp. à 5 mg und Stech-Amp. à 50 mg. Erwachsene: 20–40 mg pro Woche i.m. oder i.v., wirkt viel besser. Die orale Erhaltungsdosis schwankt zwischen 20–40 mg pro Woche. Kinder $^1/_2$–$^1/_3$ dieser Dosen. Bei schweren Leukopenien oder Ikterus Pause oder intermittierende Behandlung. *Bei i.v.-Gabe Kopfhaut 20–25 Min abbinden.*

Das **Antidot** für Methotrexat ist das *Calcium-Folinat*, **Leucovorin**® [Lederle] der *Citrovorumfaktor*. So kann man in schweren Fällen sehr hohe, sonst evtl. tödliche Dosen dieses Folinsäure-Antagonisten verabreichen, wenn man dann nach einem relativ kurzen Intervall dieses Antidot verabreicht, um die weitere Wirkung auf den Organismus zu neutralisieren. Amp. à 3 mg. Siehe Spezial-Lit.

Vorsichtsmaßnahmen: Schleimhautkontrolle! Bei Auftreten von Läsionen abbrechen und zuwarten und evtl. Intervall und Dosis vermindern. Große Vorsicht bei *gestörter Nierenfunktion, da nephrotoxisch!* Bei Urea über 60 mg% oder Kreatinin über 1,3 mg% Dosis auf 25% reduzieren, wegen der Niere und der *Kumulationswirkung.*

Antagonisten

Neben den *akuten Leukosen* haben sich diese Stoffe bei der *Mammakarzinose* und beim *malignen Chorionepitheliom* der Frau (HERTZ u. Mitarb.: Amer. J. Obstct. Gynec. 82 [1961] 631) noch bewährt, wo es sogar zu Heilungen kommen kann. Beim Chorionepitheliom des Mannes sind sie leider meistens wirkungslos. Dosierung siehe dort.

Purinantagonisten

Merkaptopurin (*6-Merkaptopurin*). Hemmt, da es sich an die Stelle des *Adenins* setzt, die Bildung der normalen DNA. Heute bei *akuten myeloischen Leukämien* eines der besten Präparate. Für die chronischen myeloischen Leukosen ist das *Busulfan* vorzuziehen, da es sich besser überwachen läßt.

Handelspräparate: **Purinethol**® [Wellcome], **Ismipur**® [Istit. Sieroterap.]. Tabl. à 50 mg.

Dosierung: Beginn mit 150–200 mg täglich und je nach dem Verhalten der Leukozyten nachher eine ED von 1–2,5 mg/kg (siehe akute Leukosen, S. 40).

Azathioprin (**Imurel**®, **Imurek**®, **Imuran**® [Wellcome]): ein Abkömmling des *Purinethols*, siehe letztes Kapitel: *Immunosuppressive Therapie*.

Gibt man (z. B. bei Leukosen) wegen der *Gefahr der Hyperurikämie* (Uratsteine!) gleichzeitig *Allopurinol* (z. B. **Zyloric**®), **so muß die Dosis des Zytostatikums auf** $^1/_4$ **der Normaldosis reduziert werden,** da Allopurinol den Abbau des Merkaptopurins stark verzögert!

Pyrimidinantagonisten

Flurazil = **Fluoro-Uracil**® [Roche] (ANSFIELD u. Mitarb.: J. Amer. med. Ass. 181 [1962] 295). Es handelt sich um ein 5-Fluoro-Uracil, d. h. am C-Atom 5 ist ein H-Atom durch ein Fluoratom ersetzt; dieses hat dieselbe Stellung wie die Methylgruppe in der Pyrimidinbase Thymidil. *Flurazil* ist ein *Antimetabolit*, der im Körper die Stufen des entsprechenden Nukleosids (5-Fluorodesoxy-Uridin) und Nukleotids (5-Fluorodesoxy-Uridylsäure) durchläuft. Das *Flurazil* selbst hemmt *die Synthese der DNS*, indem es wahrscheinlich die Thymidilatsynthese blockiert.

Akute Toxizität, Nebenerscheinungen: Das Fluoro-Uracil besitzt eine geringe therapeutische Breite. Seine toxischen Eigenschaften erklären sich durch die obligate Interferenz mit dem DNS-Stoffwechsel mitose-intensiver Gewebe (Knochenmark, Schleimhäute des Magendarmtrakts, Haarfollikel). *Toxische Erscheinungen sind frühestens nach drei Tagen, im Durchschnitt nach 5 Tagen zu erwarten.* Neben Anorexie, Nausea, Erbrechen (30–40%) kommt es häufig zu Durchfällen, Dermatitis und ca. nach 15 bis 20 Tagen zu einer evtl. schweren Leukopenie. Man achte in jedem Falle vor jeder intravenösen Infusion auf das *Auftreten von Ulzerationen* oder einer *Stomatitis* in der Mundschleimhaut. In diesem Falle muß die Therapie unterbrochen werden! Vorsicht bei *Leberschaden* oder Auftreten eines *Transaminasen- oder Bilirubin-Anstieges!* Gefahr der akuten gelben *Leberdystrophie!*

Chronische Toxizität: Fluoro-Uracil wird sehr rasch entgiftet (Ausscheidung im Urin als alpha-Fluor-beta-urido-propionsäure). Beobachtungen über bis zu 4 Jahre an Patienten, die einer Intervallbehandlung (bis zu 54 Stöße) unterzogen wurden, zeigten *keine* Anhaltspunkte für eine chronische Toxizität auf Blut, Knochenmark, Nieren, ZNS.

Indikation: Fluoro-Uracil ist das erste Zytostatikum, das bei Adenokarzinomen eine Wirkung zeigt (Ansfield u. Mitarb. [1962], Hall und Good: Cancer Chemother. Reports [1962] 369). Die beste Wirkung zeigt es mit ca. 40–50% Besserungen bei *malignen Hepatomen* und *Thymomen,* dann beim *Mammakarzinom* mit ca. 30%, *Kolon-* und übrigen *Darmkarzinome* in 30% und Pankreaskarzinome 25%.

Kontraindikation: Ältere Patienten und solche mit schlechtem EZ oder ulzerösen Prozessen sollen nicht behandelt werden. Vorsicht bei vorausgegangener Operation, Röntgenbestrahlung und bei Leukopenie sowie bei Leberschaden.

Anwendungsprinzip, Dosierung: **Fluoro-Uracil**® [Roche] ist in Amp. à 250 mg (5 ml) im Handel. Mit der parenteralen Applikationsform erreicht man bessere Verträglichkeit und längere Verweildauer im Organismus. Prinzipiell wird das Mittel *etappenweise in Form von Stößen mit dazwischengeschalteten Pausen gegeben*, damit sich die empfindlichen Gewebe (Knochenmark) in der Zwischenzeit wieder erholen können (Ansfield u. Mitarb., 1962). Während den *Ferien oder Reisen* verschreibt man dem Patienten die **Trinkampullen,** die aber deutlich weniger wirksam sind. Trink-Amp. à 8 ml mit 250 mg. *Dosierung*: z. B. 1 × wöchentlich 4–5 Ampullen morgens nüchtern.

Behandlung mit *serienweise verabfolgten Tropfinfusionen*: Geringste Toxizität (Leman: Cancer Chemother. Reports 8 [1960] 97). Errechnete Tagesmenge (15 mg/kg KG) in 300–500 ml 5% Glukose *über 4 Std.* einlaufen lassen. Je eine solche Infusion an 8 bis maximal 10 aufeinanderfolgenden Tagen bis zum Auftreten der ersten Nebenerscheinungen.

Maximaldosis für eine Behandlungsserie 7,0 g, dann fährt man mit einer wöchentlichen Infusion weiter.

Wöchentliche Dosierung aufgrund der Blutwerte:

Dosis	Leukozyten	Thrombozyten
25 mg/kg	5000	150 000
15 mg/kg	3–5000	80–150 000
10 mg/kg	2–3000	60– 80 000
Stop	2000	50 000

Dauertherapie: Nach Erfahrungen französischer Autoren (Delmon: Presse méd. 72 [1964] 1309) ist bei sicheren Metastasen auch hier eine intermittierende Dauerbehandlung vorzuziehen. **Man fährt dann nach dem initialen Stoß mit einer ED von 20–25 mg/kg, d.h. je nach dem AZ und dem Verhalten der Leukozyten einmal pro Woche 1–1,5 g als Infusion fort.** Die Leukozyten sollten bei dieser Dauertherapie nicht unter 2000 abfallen, die Thrombozyten nicht unter 50 000. Bei der intermittierenden Dauertherapie mit *wöchentlichen i.v. Stößen* sahen wir sogar bis zu 75% *Besserungen* und vor

Antimiotika

allem einen *Stillstand des Tumorwachstums* (s. u.). – Dabei ergibt die *i.v. Verabreichung deutlich bessere Resultate als die orale* und zeigt weniger Nebenerscheinungen vom Darm. – Dabei reagiert das *Kolon-Ca.* am besten, das Pankreas-Ca. schon deutlich schlechter, das Magen-Ca. am wenigsten (Adeno-Ca.'s).

Cytarabin = *Cytosin-Arabinosid* (**Alexan**®) s. Leukämie-Kapitel, S. 40.

Cisplatinum, **Platinol**® [Bristol]: Hemmt die DNS-Synthese. Amp. à 10 mg. Stark toxisch, in Kombination mit andern Zytostatika von zunehmender Bedeutung, siehe Spez. Lit.: Bei Hodgkin u. a. Tumoren.

Mitose blockierende Pflanzenderivate (Alkaloide)

Colchicinderivate: Waren die ersten gebrauchten klinischen Pp., gatten aber eine sehr enge therapeutische Breite, so daß sie trotz ausgezeichneter Wirkung (Moeschlin) wieder verlassen wurden. Sobald es gelingt, sie durch chemische Abwandlungen besser steuerbar zu machen, werden sie wahrscheinlich in der modernen Onkologie wieder auferstehen.

Vinblastin-Sulfat (Velbe® [Lilly]): Ein aus *Vinca rosea* (Immergrünpflanze) isolierter Stoff. Blockiert die Mitose in der *Metaphase*. Ist eine sehr toxische Substanz, die sich aber trotzdem für gewisse, auf andere Mittel *resistent gewordene Hodgkin-Fälle* und *Lympho-Sarkome* sowie bei den *Chorionepitheliomen des Mannes* u. a. Tumoren bewährt hat.

Dosierung: (Amp. à 10 mg). 1. Dosis 0,1 mg/kg, 2. Dosis 0,15 mg/kg, 3. Dosis 0,2 mg/kg usw. bis maximal 0,5 mg/kg. Injektion wöchentlich einmal i.v. bis zum Auftreten einer Remission, dann Stop und Übergang auf eine ED von *Methotrexat* (**Amethopterin**®, **Methotrexat**® [Lederle]), da für die Dauertherapie zu toxisch. Kontrolle der Leukozyten! Thrombozyten weniger empfindlich. ED so wählen, daß Leukozyten nicht unter 2000. Kopfhaut 20–30 Min. abschnüren! siehe Abb 21, S. 57.

Vincristinsulfat (Oncovin® [Lilly], in Dtschl. **Vincristin**®): Amp. à 1 und 5 mg.

Streng i.v. zu verabreichen, am besten in Gummiansatz der laufenden Infusion. Nachspülen!

Dosierung: Man dosiert am besten nach der *Körperoberfläche*, 1,2 mg/m². Beim *Erwachsenen* im allgemeinen *nicht über 2 mg i.v. pro Dosis*, da sonst zu toxisch (Neuritis!). Wiederholung nach 1 Woche, sofern es die Lkz erlauben, total 3–4 mal. Bei längeren Intervallen von 1 Monat (Leukosen) evtl. besser toleriert. Bindet man die Kopfhaut für 20–(30) Min. (siehe die Abb. 21) fest ab (MOESCHLIN), so kann man beim Vincristin den Haarausfall vollkommen verhindern. Bei Auftreten von ausgesprochenen neurotoxischen Erscheinungen abbrechen (Paraesthesien, Handmuskelatrophien). Nach einer *Totaldosis von 10 mg* (d. h. z. B. nach 5 wöchentlichen Stößen von je 2 mg) sollte wenn möglich ein längerer Unterbruch erfolgen, da *sonst bleibende Schädigungen der peripheren Nerven und auch des Gehirns* (Gedächtnis, Depressionen, Tremor etc.) auftreten können.

Vincristin ist v. a. ein ausgezeichnetes Mittel für die *Kombinationstherapie* der Haemoblastosen (siehe z. B. *akute lymphatische und myeloische Leukämien, Lymphosarkom, Ho.* etc.) und für die *Reinduktionsstöße*.

Vindesinsulfat (**Eldisine**®) Lilly: 1981 eingeführt. Entspricht weitgehend dem *Vincristin*®, ob es wirklich weniger neurotoxisch ist wird erst die Zukunft zeigen. Amp. à 5 mg. Gleiche Indikationen.

Hormone

Männliche Hormone

Testosteron-Derivate: Spielen eine deutliche Rolle bei der Behandlung des präklimaterischen *Mammakarzinoms*. Näheres über Pp. u. Dosierung s. dort, S. 270.

Weibliche Hormone

a) **Oestrogene** und *seine Derivate*: Hemmen vor allem das Wachstum des Mamma- und Prostatakarzinoms. Deutlich ist seine Wirkung auch beim Myelom, kommt aber dort erst in zweiter Linie nach dem *Melphalan*, einem Sarkolysin-Pp., das zu den alkylierenden Substanzen gehört, in Frage. Eine deutliche Wirkung hat das *Eticyclin* nach eigenen Erfahrungen auch bei chronisch myeloischen Leukämien, was aber heute mehr von theoretischem Interesse ist, aber es zeigt doch, daß auch Hormone in hohen Dosen eine direkte zytostatische Wirkung entfalten können.

Präparate: **Honvan**® [Asta], Amp. zu 250 mg, Tabl. zu 100 mg. **Eticyclin forte**®, Tabl. zu 1 mg. **Estradurin**® [Leo] = Depotpräparat, Amp. zu 40 u. 80 mg. Vergl. auch **Estracyt**® S. 392.

Dosierung: s. Kap. Mammakarzinom S. 274 und Kap. Prostatakarzinom S. 392.

b) **Corpus-Luteum-Hormon Progesteron:** *Präparate*: **Lutocyclin**® [Ciba-Geigy]; **Lutocor**® [Stotzer]; **Proluton**® [Schering]; **Depo-Provera**® [Upjohn] usw.

Dosierung: 10 mg täglich, i.m.

Indikationen: *Endometrium-Tumoren*: Es kommt in 33% zu Remissionen (KELLEY und BAKER: New Engl. J. Med. 264 [1961] 216), da die Tumorzellen eventuell analog den normalen Endometriumzellen unter der Hormoneinwirkung ihr Wachstum einstellen (Ausreifungsphase der Uterusschleimhaut!).

Cortison *und seine Derivate*: Seine Wirkung bei gewissen Tumoren des RE und blutbildenden Systems ist noch nicht geklärt. – Einen guten therapeutischen Effekt zeigt das *Cortison* vor allem bei den *akuten lymphatischen Leukosen* des Jugendlichen, weniger bei Erwachsenen. In höheren Dosen wirkt es auch beim *Lymphosarkom*, *Hodgkin* und bei den *malignen Retikulosen* günstig, sehr eindrücklich beim *extramedullären lymphatischen Plasmozytom*. Daneben zeigt es auch beim medullären Myelom eine Wirkung. In Kombination mit andern tumorhemmenden Stoffen kann es beim Mammakarzinom und Prostatakarzinom in den terminalen Phasen von guter Wirkung sein, wenn andere Mittel versagt haben. *Dosierung* siehe bei den einzelnen Tumoren. Bei andern Karzinomen hat es einen günstigen Einfluß auf AZ und den Appetit, palliativ genügen 20–30 mg tägl.

Thyroxin $T_3 + T_4$ (**Novothyral**® L-Trijodthyronin + L-Tetrajodthyronin): Zeigt eine deutliche Wirkung bei *Thyreoidea-Karzinomen*, die auf der Hemmung des von der Hypophyse produzierten TSH (Thyreoidea stimul. Hormon) beruht. Einen deutlichen Effekt sieht man gelegentlich auch beim *Mammakarzinom* (MOESCHLIN und THALMANN: Helv. med. Acta 23 [1956] 566), wenn die andern Mittel versagen, s. S. 272.

Antibiotika und andere Stoffe

Aus Bakterien gewonnene Stoffe: *Aktinomycin* und *Mitomycetin* sind aus Bakterien gewonnene Substanzen („Antibiotika") die nur eine schwache tumorhemmende Wirkung entfalten. Das *Aktinomycin* wird in Kombination mit Antimetaboliten beim Chorionepitheliom noch verwendet (Pp.: **Mitomycin® C** [Carcinophilin Ges., München] Actinomycin C [**Sanamycin®**]).

Rubidomycin: Cerubidine® [Rhône-Poulenc], Frankreich, Vertr. i.d. Schweiz: Barberot SA, Genf]. **Daunoblastin®** [Dt. Farmitalia]. Hat sich zur Behandlung der *akuten myeloischen* und evtl. *lymphatischen Leukosen* als weiteres Mittel bewährt, wenn diese gegen Purinethol und Methotrexat resistent geworden sind. Substanz-Amp. à 20 mg, die mit 4 ml Aqua dest. aufgelöst werden. *Verabreichung:* am besten als *i.v. Tropfinfusion.* Näheres siehe Leukämie-Kapitel, S. 38.

Nebenwirkungen: Toxisch für Myokard, regelmäßig *EKG-Kontrollen!* Kopfhaut abbinden!

Dosierung: Da *toxisch (Myokard)* nicht über 1 mg/kg oder 28–35 mg/m². *Beim Erwachsenen nicht über 50–60 mg/die, je an drei aufeinanderfolgenden Tagen.* Am besten in Kombination mit andern Zytostatika, *siehe Leukämie-Kapitel.* Regelmäßige *EKG-Kontrollen!* Als *Gesamtdosis darf* die Menge von total *30 mg/kg nicht überschritten werden,* sonst kommt es fast immer zu **Myokardiopathien** (Bernard, Paris).

Adriamycin: Adriblastin® [Farmitalia]: Ein Abkömmling des *Rubidomycins,* das insbesondere für das Myokard *weniger toxisch* ist (siehe im Kapitel akute Leukämien) mit guter zytostatischer Wirkung (Sarkome). 0,4–0,5 mg/kg an drei aufeinanderfolgenden Tagen. Kopfhaut abbinden! Als *einmalige Dosis* 40 mg/m² i.v. nicht überschreiten. Die *Totaldosis* darf *pro m² für einen Patienten 550 mg nicht überschreiten,* da sonst schwere Kardiopathien auftreten können! (Cancer 32 [1973] 302–313).

Bleomycin: Selektive Affinität zu *Plattenepithelzellen,* entsprechende Indikationen.

Bleomycinum® [Mack] *Dosierung:* Pro die 15 mg i.v., *Gesamtdosis* nicht über 300 mg. Für Knochenmark relativ wenig toxisch. In ca. 1% kommt es zu einer interstitiellen *Lungenfibrose.* Heute v.a. bei Bronchus-, Ösophagus-, Uterus-, Vulva-, Penis-, Skrotum-Plattenzell-Ca. verwendet.

Nitrofurazon: Hemmt die Spermiogenese und kann in toxischen Dosen (Lit. siehe ENDREI: Helv. chir. Acta 31 [1964] 420) von 1–2 g tägl. während 1–2 Monaten bei Seminomen zu Remissionen führen, erweist sich aber bei andern Tumoren als wirkungslos. **Mithramycin** s. Hodenkarzinom S. 395.

Vitamine: SCOTT (Lancet 1949/I, 102) zeigte als erster, daß gewisse experimentelle Tumoren bei Tieren auf hohe Dosen von *Vitamin B* zurückgingen. Als einziges Beispiel beim Menschen fand man bis jetzt das *maligne Neuroblastoma* bei Kindern, das auf massive Dosen von Vitamin B_{12} oft auffallende Remissionen zeigt (BODIAN: Brit. Emp. Cancer Campaign. 38th Ann. Rep; part 2 [1960] 353). Der Mechanismus ist noch völlig ungeklärt.

Enzyme

L-Asparaginase (Crasnitin®), Näheres s. Leukämiekapitel S. 40.

Radioaktive Isotope (β- und γ-Strahler)

Alle diese Stoffe wie ^{198}Au, ^{131}J, ^{32}P wirken durch Abgabe von β- oder γ-Strahlen und gehörten streng genommen also nicht zu den eigentlichen Zytostatika. Sie entfalten besonders dann einen deutlichen Effekt, wenn es gelingt, sie in den betreffenden Tumorzellen elektiv zu speichern, wie beim ^{32}P in den sich sehr rasch teilenden und den Phosphor gierig an sich reißenden Erythroblasten oder beim ^{131}J in den malignen Thyreoidea-Zellen. Das ^{198}Au ist vor allem dort wirksam, wo es sich lokal, z. B. in Pleuraergüssen, in hohen Konzentrationen an die neoplastischen Zellen heranbringen läßt. Für die Polyzythämien stellt die Behandlung mit ^{32}P heute die beste Methode dar. Näheres siehe Polyzythämie und Hyperthyreose-Kapitel.

Kombinationstherapie

a) *Kombination mit Röntgentherapie*: Eine vielleicht vielversprechende Behandlung bildet für die Zukunft die vorausgehende Verabreichung von Zytostatika, die in einem gewissen Sinne die Tumorzellen für die kurz darauf durchgeführte Bestrahlung sensibilisieren. MITCHELL (Brit. Cancer 2 [1948] 351 konnte als einer der ersten zeigen, daß beim Bronchialkarzinom durch eine solche Kombination längere Remissionen zu erreichen sind (siehe auch POULSEN: Arzneimittel-Forsch. 11 [1964] 238). Beim Retinoblastom sahen REESE u. Mitarb. (Amer. J. Ophthal. 43 [1957] 865 gute Resultate, wenn vor der Röntgenbestrahlung in die gleichseitige Karotis TEM injiziert wurde. Diese Fragen bedürfen noch sehr eingehender Studien in großen Reihenuntersuchungen (Leukopenie hier viel ausgeprägter), bis man eine oder mehrere optimal dosierte Kombinationen herausfindet.

b) *Kombinationen verschiedener Zytostatika*: Bei experimentellen Tumoren hat man keine sehr eindrücklichen Erfolge der Kombinationstherapie gefunden (LE PAGE Clin. Pharmacol Ther. 2 [1961] 121). Beim Menschen sind die Erfolge einer Kombinationsbehandlung wie die Ergebnisse bei *Hämoblastosen* und *Mamma-Karzinosen* zeigen eindeutig besser (*additive* und evtl. *potenzierende Wirkung* durch verschiedene Angriffspunkte; *verzögerte Chemo-Resistenzentwicklung*). Siehe S. 38 u. 268.

Immunosuppressive Therapie

Die immunosuppressive Therapie (= IST) hat uns erstmals die Möglichkeit gegeben, die Autoimmunerkrankungen *kausal* zu behandeln. Ihre Entdeckung geht auf DAMESHEK und SCHWARTZ zurück, die 1960 sechs Fälle von *Lupus erythematodes* mit 6-Merkaptopurin (Purinethol) erfolgreich behandelten und 1962 auch bei 9 von 14 Patienten mit *erworbener hämolytischer Anämie* über gute Erfolge berichten konnten. Einen wesentlichen Impuls erhielt diese Therapie ferner durch die aktuellen Organ-Transplantations-Probleme.

Dem Cortison (und vielleicht auch dem Gold) kommt bei hoher Dosierung ebenfalls eine leichte immunodepressive Wirkung zu, wie wir dies in früheren Untersuchungen nachweisen konnten. Sie reicht aber keineswegs an den viel stärker immuno-*depressiven* Effekt der *Zytostatika* heran (diese Umschreibung wäre eigentlich zutreffender als das Wort „suppressiv", das sich aber schon eingebürgert hat): (Näheres über diese Substanzen siehe vorhergehendes Kapitel)

a) **Alkylierende Substanzen**

  Chlorambucil (**Leukeran**®), *Cyclophophosphamid* (**Endoxan**®), *Lost*.

  Antimetaboliten

  Amethopterin (**Methotrexat**®)
  6-Merkaptopurin (**Purinethol**®)
  Azathioprin (**Imurel**®, **Imurek**®, **Imuran**®)
  Cytosin-Arabinosid (**Alexan**®)
  L-Asparaginase (**Crasnitin**®)

c) **Hemmer der Ribosomen** (Hemmer der Messenger-RNS)

  Thiamphenicol (**Urfamycin**®) (siehe dort u. bei LE)

d) **Antilymphozyten-Serum**

e) **Entzündungshemmende Mittel** („Antirheumatika") **Resochin**®, **Novalgin**®, **Felden**® etc., *Gold* (+ evtl. zytostat. Wkg.). Wirken v. a. beim *Lupus E.*, der *PCP* und diesem Formenkreis nahestehenden „Autoimmun-Affektionen".

In den letzten Jahren hat es sich gezeigt, daß das aus dem 6-Merkaptopurin weiterentwickelte *Azathioprin* unter diesen Mitteln eine Vorrangstellung einnimmt. Es spaltet wahrscheinlich erst intrazellulär das wirksame 6-Merkaptopurin ab. Außerdem ist es oral deutlich besser verträglich als die Muttersubstanz, das *6-Merkaptopurin* (**Purinethol**®). Natürlich können bei Unverträglichkeit auch die andern Mittel herangezogen werden, z. B. das **Leukeran**® und **Endoxan**®. Das toxische *Methotrexat* sollte nur ausnahmsweise verwendet werden (Transplantation).

Zytostatika

Alle diese Mittel wirken nicht nur auf das immunokompetente System, d. h. das retikuloendtheliale und lymphatische System, sondern (mit Ausnahme des *Thioamphenicols*), auch auf alle sich rasch teilenden andern Zellsysteme, d. h. vor allem die Schleimhäute, die Gonaden und das aktive Knochenmark. Es kann also bei Anwendung von größeren Dosen und *vor allem auch bei der hier protrahierten* nötigen *Anwendung* dieser Mittel zu mehr oder weniger ausgeprägten Knochenmarks-Depressionen kommen. Möglicherweise kommt den Zytostatika auch eine gewisse direkte entzündungshemmende Wirkung zu, was aber noch nicht erwiesen ist.

Glücklicherweise ist das Antikörper-bildende lymphoretikuläre System empfindlicher auf diese Zytostatika als das blutbildende Knochenmark. So gelingt es bei vorsichtiger Überwachung und regelmäßiger Kontrolle des Patienten, die Granulozytopenie und Thrombozytopenie in ungefährlichen Grenzen zu halten. *Die individuelle „toxische" Dosis ist aber in dieser Hinsicht außerordentlich verschieden, wie man dies schon von der Behandlung der malignen Hämoblastosen her kennt.* Interessanterweise ertragen Patienten mit häufigen, vor allem chronischen Infekten, z. B. die Einwohner Indiens und Afrikas, viel höhere Dosen als unsere „überhygienisch" aufgezogene Bevölkerung der zivilisierten Zonen. Aus dem gleichen Grunde kann man z. B. Patienten mit einer *chronischen Pyelonephritis*, bei welchen zufolge der langdauernden Infekte eine vermehrte Umwandlung des inaktiven Fettmarks in das aktive rote Knochenmark vorliegt, in der Regel bei der Nierentransplantation höhere Dosen geben als Patienten, die zufolge eines anderweitigen Nierenversagens eine Nierentransplantation erhalten. In der Regel werden die Granulozyten am stärksten heruntergedrückt, während der Abfall der Thrombozyten und Erythrozyten sich weniger auswirkt.

Die Hauptgefahr droht dem Patienten, der unter einer chronischen Behandlung mit solchen Mitteln steht, von der hier *stark erhöhten Infektanfälligkeit*, wobei folgende Momente mitwirken:

1. *Antikörpermangel-Syndrom*

2. *Granulozytopenie*

3. *Hemmung der Phagozytose*

Das erstere Moment ist wohl besonders bei *Pneumonien* zusammen mit der Granulozytopenie für den hie und da deletären Verlauf solcher Pneumonien trotz hohen Antibiotikadosen verantwortlich. Es ist natürlich dabei weniger die eigentliche Granulozytopenie, sondern das Unvermögen des Knochenmarks, auf den enorm gesteigerten Granulozyten-Bedarf in der Peripherie mit einer genügenden Produktion reagieren zu können. Es ist also besonders bei diesen Fällen wesentlich, beim Auftreten solcher Komplikationen *Gammaglobuline zu verabreichen*. Bei den unter einer IST stehenden Patienten kann es auch zum Auftreten von sonst sehr seltenen *Infekten mit Viren und Protozoen* (Coccidiose etc), sowie tödliche *Pilzinfektionen* (Moniliasis) analog den unter einer Zytostatikatherapie stehenden akuten Leukosen kommen, s. auch S. 622, Abb. 109.

Dabei sind die folgenden prophylaktischen Maßnahmen zu beachten:

1. *Leukozyten-Kontrollen*

2. *Abschirmung bei Infektionsgefahr* und vorübergehendes Absetzen des Zytostatikums. In schweren Fällen zusätzlich *Gammaglobuline* verabreichen.

3. *Evtl. Dosis-Reduktion des Zytostatikums durch Kombination mit kleinen Kortikosteroiddosen.*

Die Einstellung des Patienten hat daher immer in einer Klinik unter sorgfältiger Überwachung zu erfolgen! Gewöhnlich kann der Patient nach 4 bis 6 Wochen in hausärztliche Behandlung entlassen werden. Doch muß er periodisch von der Klinik nachkontrolliert werden.

Leukozyten-Kontrollen: Diese sind in den ersten 2–3 Wochen täglich, später wöchentlich und später alle 2 bis 3 Wochen durchzuführen. Bei sehr gut eingestellten Patienten genügen, sofern keine Infekte auftreten, evtl. monatliche Kontrollen. Die Leukozyten sollten wenn möglich nicht unter 2000 abfallen, bei gewissen schweren AIE, wie z. B. LE, muß man ausnahmsweise, und sofern keine Infekte vorliegen, die Werte sogar auf 1500 herunterdrücken, doch müssen solche Patienten dann sehr sorgfältig überwacht werden. Meistens ist dies bei gleichzeitiger Kombination mit Cortisonpräparaten aber gar nicht nötig.

Thrombozyten: Die Gefahr einer Thrombozytopenie wird bei der Zytostatika-Therapie normalerweise überschätzt. Die *Thrombozyten* dürfen bei normalen Gerinnungsverhältnissen und jüngeren Patienten und beim Fehlen einer Hypertonie ohne weiteres auf 30–20000 abfallen (Phasenkontrastmethode), ohne daß es zu Blutungen kommt. Doch sollte man bei einem *Abfall auf 30000 die Medikation vorübergehend abbrechen*, um eine noch weitere Depression zu vermeiden. Fallen die Werte aber nicht weiter ab, so kann mit der evtl. gleichen oder etwas niedrigeren Dosis ruhig weitergefahren werden.

Abschirmung: Beim Hinzutreten eines Kokkeninfektes sind hohe Dosen nötig. Bei Pneumonien genügt das Penicillin, bei Staphylokokken-Infekten in leichteren Fällen das *Cloxacillin* (**Orbenin®**, **Gelstaph®**), in schweren Fällen am besten das *Meticillin* (**Celbenin®**, **Cinopenil®**), doch muß es hier in der doppelten Dosis, d. h. alle 4 Std. 2 g i.m. oder besser als i.v.-Tropfinfusion gegeben werden. Bei Anaerobiern (gramnegative Sepsis!), die gerade bei Nephrose-Patienten gelegentlich auftreten können, denke man an das sehr gut wirkende *Gentamicin* (**Garamycin®**, **Refobacin®**) sowie *Ampicillin*, **Penbritin®**, **Binotal®**, **Amblosin®**, siehe dort.

Kombination mit Kortikosteroiden

Bei Patienten (z. B. ältere oder früher bestrahlte Kranke etc.), die eine besondere Empfindlichkeit des granulozytären Systems aufweisen, oder bei Patienten, die durch ihre Grundkrankheit (z. B. beim LE) besonders zum Auftreten von Leukopenien neigen, empfiehlt sich die Kombination mit einer kleinen Menge Kortikosteroiden, z. B. 10–12,5 mg Prednison, *wodurch einerseits höhere Dosen des Azathioprins verabreicht werden können, andererseits die Immunodepression verstärkt und vor allem die entzündlichen Begleiterscheinungen der Autoimmunerkrankung besser unterdrückt werden können.* Auf die Tatsache, daß gewisse Erkrankungen (*chronisch progressive Hepatitis, Nephritis mit nephrotischem Syndrom*) evtl. überhaupt besser auf die Kombinationsbehandlung reagieren, kommen wir später zurück.

Anti-Lyz-Serum

Dosierung

Aus den obigen Ausführungen ergibt sich, daß wir es hier mit einer sehr individuellen Dosierung zu tun haben. Der Patient sollte, wie schon erwähnt, zur Einstellung immer einer Klinik überwiesen werden und nachher mit einer von Fall zu Fall sehr variierenden *Erhaltungsdosis* des Mittels dem Hausarzt zur weiteren Behandlung übergeben werden. Hierbei muß aber die Klinik den Patienten periodisch nachkontrollieren. Nur sie kann entscheiden, wann und ob überhaupt das Zytostatikum wieder abgesetzt werden kann.

Prinzipiell können alle oben erwähnten Zytostatika verwendet werden. Für die Dauertherapie und in bezug auf die Verträglichkeit scheint man aber heute immer mehr dem *Azathioprin* (**Imurel®**, **Imurek®**) den Vorzug zu geben. In der Regel beginnt man mit 2–3 mg/kg und Tag (Tabl. à 50 mg) bei einem 60 kg schweren Patienten z. B. mit 150 mg täglich, die weitere Dosis wird je nach dem Verhalten der Leukozyten bestimmt. Bei der chronischen aggressiven Hepatitis beginnt man besser mit $1^1/_2$ mg/kg. Für die Thrombozyten genügen anfänglich wöchentliche, später monatliche Kontrollen. Bei Unverträglichkeit (z. B. Exantheme) Versuch mit *Chlorambucil* (**Leukeran®**) oder *Cyclophosphamid* (**Endoxan®**). **Leukeran®** ist bisher vor allem bei der *PCP* und der *Nephrose* mit gutem Erfolg ausprobiert worden.

Dosierung des *Chlorambucils* (**Leukeran®**): *Initialdosis*: 0,2 mg/kg KG bis zum Abfall der Leukozyten, dann weiter eine *ED* von 0,1 mg/kg KG je nach Leukozyten und Thrombozyten. Beim *Cyclophosphamid* (**Endoxan®**): *Initialdosis* von 3 mg/kg KG, *ED*: 1–1,5 mg/kg KG.

Dosierung des Methotrexats: Für die Dauertherapie pro Woche $3 \times$ 2,5–5 mg p.o. Hier besondere Vorsicht.

Latenzzeit: Die Wirkung tritt sehr unterschiedlich ein. In der Regel ist erst nach 3 bis 4 Wochen mit einem deutlichen Effekt zu rechnen. Beim Morbus Werlhof ist man oft erstaunt, wie rasch die Wirkung eintritt. Vielleicht handelt es sich hierbei um eine schon initial eintretende Hemmung der Phagozytose.

Thiamphenicol (Urfamycin®)

Seine Anwendung kommt v.a. für evtl. auf Cortison und Azathioprin resistent gewordene LE-Fälle in Betracht (nähere Angaben siehe im LE-Kapitel, S.165, vgl. auch Abb.46).

Antilymphozyten-Serum

Hat bis jetzt nur für die Organtransplantation eine Bedeutung erlangt. Die Hauptgefahr besteht in der evtl. Auslösung einer Nephritis.

Lymphoser® [Berna]: Flacons à 5 ml. *Dosierung*: 2,5–4 $\times$ 5 ml langsam ($^1/_2$–1 h) als Infusion i.v. tgl., später 2 bis 3mal/Wo. – *Nebenerscheinungen*: Wie bei allen Seren evtl. allergische Erscheinungen, Serumkrankheit, Urtikaria, evtl. Schock! (Adrenalin und injizierbares Cortisonpp. z. B. Ultracorten 200 mg bereit halten).

Kontraindikationen:

1. *Vorsicht bei Infekten* (Absetzen bei schweren Infekten)
2. *Gravidität* oder *Wunsch eines Kindes*
Es ergibt sich in der Praxis manchmal der Fall, daß eine gesunde Frau von einem mit immunodepressiven Mitteln behandelten Mann ein Kind wünscht. Hier wird man sich von Fall zu Fall verschieden verhalten müssen.

Gestattet die Erkrankung ein Absetzen der Zytostatika (Patient wird dann mit den konservativen Mitteln weiter behandelt) für die Dauer von 2–3 Monaten, so darf angenommen werden, daß die Spermiogenese sich dann wieder erholt hat und keine Keimschädigungen zu befürchten sind. Bei analogen mit Zytostatika behandelten Männern mit einer Hämoblastose haben wir bisher bei Einhaltung dieser Latenzperiode von 3 Monaten keine Keimschädigung bei der so erzeugten Nachkommenschaft gesehen (4 Fälle). In der Literatur liegen neben sicheren Keimschädigungen unter der Zytostatikatherapie interessanterweise auch Mitteilungen über die Geburt gesunder Kinder trotz höherer Zytostatikadosen vor. Bei *Frauen* ist die Entscheidung wesentlich schwerer. Auch hier haben wir bei 5 Hämoblastosen nach einem Unterbruch von 3 Monaten und erfolgter Konzeption keine Keimschädigungen gesehen. Doch fällt bei der Entscheidung das Moment der Dauerprognose der Mutter sehr ins Gewicht. Bei schweren Erkrankungen (LE) muß man von einem Kinde abraten. Natürlich wissen wir heute auch noch nicht, ob in der 2. und 3. Generation nicht evtl. Genmutationen zu erwarten sind. Theoretisch wäre dies ohne weiteres möglich.

3. *Vorsicht bei Kindern* (Hier spielt v. a. die evtl. *kanzerogene Wirkung* eine Rolle! s. u.).
   Auch bei Kindern wird man mit der Indikation und der Dosierung eher vorsichtig sein. Eine Wachstumsverzögerung sieht man hier nur bei den Kortikosteroiden.

4. *Vorsicht bei Leukopenien* unter 2000, z. B. bei vorbestrahlten oder zytostatisch vorbehandelten Patienten. Entscheidend ist die absolute Zahl der Granulozyten, dürfen nicht unter 1000 liegen. Im Zweifelsfalle den „KM-Funktionstest nach Moeschlin" (s. Helv. med. Acta 12 (1945) 229) durchführen, s. Abb. 140. Heute verwendet man aber das bessere Etiocholanolon. *Dosierung*: 0,1 mg/kg KG i.m., tief intraglutäal (Ampullen zu 10 mg, noch nicht im Handel), Leukozytenzählung vor Injektion und 15, 18, 21 und 24 Stunden nachher; Zählung in üblicher Weise, Differenzierung von 200 weißen Blutzellen. Fehlt der auftretende Leukozytenmed. Wschr. 102 (1972) 1608). Fehlt der normalerweise auftretende Leukozytenanstieg, oder kommt es sogar zu einem Abfallen, so ist die KM-Reserve sehr klein und man beginnt zuerst mit einem für das KM ungefährlichen Mittel, wie den Kortikosteroiden oder den weniger stark zytopenisch wirkenden Präparaten wie *Chlorambucil* etc.

5. *Kanzerogene Wirkung*

Kanzerogen wirken vor allem die **alkylierenden Substanzen (Endoxan®, Leukeran®, Melphalan®, Natulan®)**. Die Latenzzeit bis zum Auftreten von Tumoren (Leukosen, Sarkome, Mamma-Ca) bei einer Dauertherapie beträgt mindestens 7–10 Jahre, oft länger. Beim Chlorambucil (**Leukeran®**) beträgt die **Inzidenz: 2–3%**, beim Cyclophosphamid (**Endoxan®**) **bis zu 5%**. Man muß also immer abwägen, was für den Patienten die Zytostatikabehandlung bedeutet! *Ein LE-Patient* wird dies in Kauf nehmen müssen, ein PCP-Patient nur, wenn alle andern Mittel versagen. Bei jungen Leuten sollte man nur in verzweifelten Fällen zu diesen Mitteln greifen.

Indikationen der immunosuppressiven Therapie

In fast allen Fällen handelt es sich um eine Dauertherapie.
Die Hauptindikation bilden heute die zwei Gruppen:
I. Organ-Transplantationen
II. *Autoimmunerkrankungen*

Auf die erste Gruppe gehen wir hier nicht ein, sie interessiert vor allem das hierfür spezialisierte Chirurgen-Team (Nieren-, Herz- und Leber-Transplantation). Bei den *Autoimmunerkrankungen* haben uns die Erfahrungen der letzten Jahre einen großen Schritt weitergebracht, bei gewissen Gruppen (z. B. der PCP) ist man noch nicht über das Stadium der initialen Erprobung weitergekommen, so daß für die Indikationsstellung die weiteren Erfahrungen der nächsten Jahre abgewartet werden müssen.

Eigene Erfahrungen: Von 1966–76 haben wir total 100 Patienten, davon 62 über mehrere Jahre, mit Azathioprin behandeln und kontrollieren können. Diese Fälle sind in der folgenden Tabelle zusammengestellt:

Diagnose:	Anzahl	Erfolg	Versager
Morbus Werlhof	12	8	4
Autohämolytische Anämie	5	3	2
LE	12	10	2
Periarteriitis nodosa	5	5	0
Sklerodermie	2	2	0
Nephritis-nephrotisches Syndrom	5	3	2
Chronisch-aggressive Hepatitis	22	12	10
PCP	16	9	7
Morbus Behçet	1	0	1
Wegenersche Granulomatose	1	0	1+
Colitis ulcerosa	14	11	3
Morbus Crohn	2	2	0
Biliäre Zirrhose	3	2	1
	100	67	33

Umstellungs-Indikationen:

1. *Resistenz gegen Kortikosteroide* und übrige Mittel
2. *Ausgeprägtes Cushingoid* oder *Steroid-Komplikationen*
3. *Klinische Erfahrungen*, die einer IST den Vorzug geben.

A. Gesicherte Indikationen

Organ-Transplantationen
Lupus erythematodes
Periarteriitis nodosa
Dermatomyositis
Wegenersche Granulomatose

Goodpasture Syndrom
Idiopathische Lungenhämosiderose
Sklerodermie
Pemphigus

Indikationen

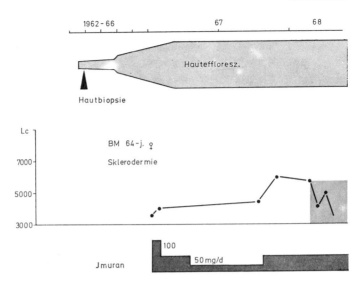

Abb. 141. *Sklerodermie* (B. M., 64jährige Frau): Hier kamen die ständig zunehmenden Hauterscheinungen, die durch die Biopsie gesichert sind, durch eine Imurel-Behandlung mit täglich anfänglich 100 mg, dann später eine Erhaltungsdosis von 50 mg täglich vollkommen zum Stillstand. Die geröteten Stellen blaßten ab und zeigten seither kein weiteres Fortschreiten. Kontrolle 1981: Sehr guter AZ, keine aktiven Herde.

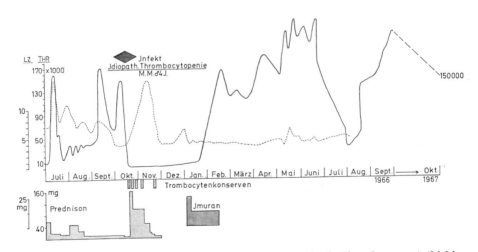

Abb. 142. *Schwere, wahrscheinlich infektiös ausgelöste idiopathische Thrombozytopenie* (M. M., 4jähriges Mädchen): Mit Prednison nur vorübergehend Erfolg. Nach einem katarrhalischen Infekt fallen im Oktober die Thrombozyten wieder auf 2000–3000 ab. Thrombozytenkonserven ohne jeden Erfolg, da die vorhandenen Autoantikörper diese sofort zerstören. Absetzen des Prednisons im Dezember ohne Erfolg. Im Januar 1966 Beginn mit Imuran. Hierauf sehr schöne Remission. 1969 Rezidiv, Heilung durch Splenektomie.

Indikationen

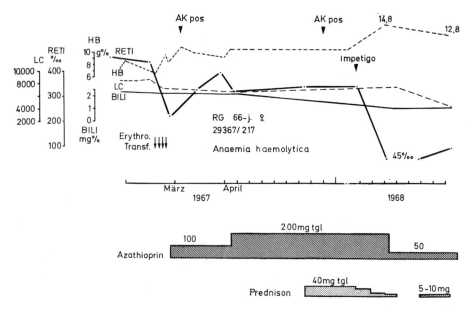

Abb. 143. *Schwere erworbene Anaemia haemolytica mit inkompletten Antikörpern* (R. G., 66jährige Frau): Die obige Patientin wurde mit einem Hämoglobin von 6,5 g und stark erhöhten Retikulozytenwerten aufgenommen. Sie hatte vorher draußen auf eine längere Cortisontherapie nicht angesprochen. Auf eine alleinige *Azathioprin*-Behandlung reagierte sie nur wenig. Auf eine kombinierte Behandlung mit Kortikosteroiden sprach sie aber sehr gut an.

Bei allen diesen Krankheiten hat sich die IST bewährt. Für Einzelheiten verweisen wir auf die einzelnen Abschnitte des Buches, in dem die betreffenden Krankheiten beschrieben sind.

Keine absoluten Indikationen, aber doch Erkrankungen, bei denen in der Regel gute Erfolge zu verzeichnen sind, stellt die II. Gruppe dar:

B. Gute Indikationen

Morbus Werlhof
Erworbene hämolytische Anämien
Chronisch agressive Hepatitis (lupoide Hepatitis)
Biliäre Zirrhose
Akute membranöse Glomerulonephritis
Still-Syndrom
Colitis ulcerosa
Morbus Crohn (Ileitis terminalis)

In dieser Gruppe kommen Versager und Fälle mit nur teilweiser Remission häufiger vor. Nicht selten erreicht man auch mit den bisherigen konservativen Methoden eine Besserung.

C. Eventuelle Indikationen

Vasculitis Schönlein-Henoch
Polyradikuloneuritis (Guillain-Barré-Syndrom) ACTH!
Kälteagglutinin-Krankheit
Primär chronische Polyarthritis (PCP)
Purpura Waldenström
(Multiple Sklerose, **Leukeran®**)

Bei der Polyradikuloneuritis (Guillain-Barré-Syndrom) und der sogenannten Kälteagglutinin-Krankheit liegen in der Literatur positive Ergebnisse vor. Größere Reihen fehlen aber noch, so daß es heute zu früh ist, zu entscheiden, ob hier die IST-Therapie der Behandlung mit hohen ACTH-Dosen überlegen ist. Wir selbst verfügen über keine Erfahrungen. Bei MS-Frühfällen als Dauertherapie nach dem ACTH-Stoß, siehe dort (Autoimmunerkrankung zufolge Virus-Induktion).

Auf Grund unserer eigenen Erfahrungen (siehe auch MOESCHLIN, S.: Therapiewoche 19 (1969) 748–755) und derjenigen der Literatur kommen wir zu den folgenden

Schlußfolgerungen

1. Die IST stellt einen großen Fortschritt in der Behandlung vieler Autoimmunerkrankungen dar. Meistens handelt es sich um eine Dauertherapie.

2. Der Effekt tritt gewöhnlich nach 3–4 Wochen in Erscheinung.

3. Beim Übergang von Kortikosteroiden auf Azathioprin ist deshalb Vorsicht am Platz, und die Steroide sind erst nach 3–4 Wochen allmählich abzubauen und evtl. ganz auszuschleichen.

4. Bei gewissen Autoimmunerkrankungen, z. B. der *membranösen Glomerulonephritis mit Nephrose, erworbenen hämolytischen Anämien*, ergibt die Kombinationstherapie mit Kortikosteroiden bessere Resultate, während die einzelnen Mittel allein für sich gegeben evtl. erfolglos sind. Die Kombinationsbehandlung ist auch für alle diejenigen Fälle zu empfehlen, bei denen man wegen einer auftretenden Leukopenie in Schwierigkeiten gelangt. Die zusätzliche, kleine Steroiddosis ermöglicht es, Nebenerscheinungen von Steroiden zu vermeiden, und auf der anderen Seite ertragen dann die Patienten evtl. eine höhere Azathioprin-Dosierung.

5. Die Erhaltungsdosis des Azathioprins variiert von Patient zu Patient außerordentlich. Sie sollte auf diejenige Dosis eingestellt werden, die gerade noch die Krankheitserscheinungen wirksam bekämpft und keine schwere Leukopenie auslöst.

6. Bei den *rheumatischen Erkrankungen* (PCP) lassen sich die Erfolge heute noch nicht genau überblicken. Doch scheint auch hier nach den Erfahrungen der Literatur in $1/3$ bis $1/2$ der Fälle mit einer deutlichen Wirkung gerechnet werden zu können. Bei der *aggressiven Hepatitis chronica* stellt die Azathioprin-Behandlung einen sehr großen Fortschritt dar, und es gelingt, etwa die Hälfte der Patienten wenigstens zu stabilisieren und manche Patienten sogar deutlich zu bessern. Beim *Lupus erythematodes* sprechen evtl. steroidresistente Patienten meist noch auf Azathioprin an, und es lassen sich vor allem oft auch die unangenehmen Folgen einer langdauernden Steroidtherapie (Osteoporose, Cushingoid etc.) vermeiden. Günstig scheint auch

Schlußfolgerungen

die *Colitis ulcerosa* anzusprechen, vor allem bei Kindern, doch müssen auch hier noch weitere Langzeit-Untersuchungen abgewartet werden.

7. Alle Patienten, die unter einer solchen IST-Langzeit-Therapie stehen, müssen genau überwacht und nachkontrolliert werden. Spezielle Vorsicht ist bei Infektionsgefahr (Grippe etc.) am Platz.

Nähere Angaben siehe: S. Moeschlin: „*Immunosupressive Therapy in Internal Medicine*": Verhandl. van de Koninklijke Academie voor Geneeskunde van België 35 (1973) No. 1, 72–94.

Arzneimittelverzeichnis

Die Seitenzahlen beziehen sich vorwiegend auf die Stelle, an der das Arzneimittel näher besprochen wurde; weitere Erwähnungen sind nur beschränkt aufgeführt.

Acedicon® → Thebaconum 236
Acetest® 526
Acenocoumarolum (DCI) 221
– Sintrom® (Geigy)
Acetazolamidum (DCI) **105**, 234, 254
– Diamox® (Lederle)
Acetohexamidum (DCI) Tab. 18, S. 516
– Dimelor® (Lilly)
Acetolyt® 80
Acetyldigitoxinum (DCI) **96**
– Acylanid® (Sandoz)
– Dioxanin®
– Gladixol®
– Lanadigin®
– Novodigal®
– Sandolanid®
Achromycin® → Tetracyclinum **585**
Acidum acetylosalicylicum 186, **227**
– Aspirin® (Bayer)
– Colfarit® (Bayer)
Acidum aminohexanoicum 19
– Amikaprom® (Kabi)
– Epsamon® (Globopharm)
– Epsilon-Aminokapronsäure
– Roche® (Roche)
Acidum ascorbicum (DCI) 7
– Vitamin C
– Cebion® (Merck)
– Hybrin® (Pharmacia)
– Redoxon® (Roche)
Acidum dehydrocholicum (DCI) 342, 347
– Choleubil® (Ibsa)
– Decholin® (Riedel)
– Dehydrochol® (Vifor)
Acidum tienilicum 197
– Diflurex®
Acidum etacrynicum (DCI) 104, **108**

– Edecrin® (Merck)
– Hydromedin® (MSD)
Acidum flufenamicum **453**, 469
– Flufenaminsäure
– Arlef® (Parke Davis)
– Niflúril® (Agpharm)
Acidum folicum (DCI) 3, **4**, 8
– Cytofol® (Lappe)
– Folacin® (Astra)
– Folcidin® (Bayer)
– Folsan® (Kali-Chemie)
– Folvite® (Lederle)
Acidum fusidicum (DCI) 595
Fusidinsäure
– Fucidin® (Leo)
Acidum mandelicum 370
– Magnesium-Mandalat® (Asta)
– Mandelamin®
– Mandelsäure
Acidum mefenamicum **453**
– Ponstan® (Parke Davis)
– Parkemed® (Parke Davis)
Acidum nalidixinum (DCI) 599
– Nalidixinsäure
– Negram® (Winthrop)
– Nogram® (Winthrop)
Acidum nicotinicum (DCI) 404
– Niconacid® (Wander)
Acidum paraminosalicylicum **702**
– Benzacyl® (Wander)
– Bepas® (Ferrosan)
– Pasalon® (Bayer)
– PAS-Cilag®
– PAS-stabil® (Braun)
Acidum phosphoricum 370
Acidum salicylicum **451**
– Alcacyl (Wander) (= Ca-acetylosalic.)

– Bamyl® (Hässle)
– Boxazin-S® (Thomae)
– Idocyl® (Ferrosan)
– Enterosalicyl (Sarein) (u. viele andere)
Acidum tienilicum (Diflurex)® 197
Acidum tolfenaminicum 417
Acranil® (Bayer) **618** (keine Kurzbezeichnung)
ACTH → Corticotrophinum 547, 562 (Pp. u. Dosg.)
– ACTH-Depot (Schering)
– Cortrophin-Z®
– Depot-Acetropan®
– – – – Retard® (Sanabo)
Actinoestradiolum (Progynon)® 475 (Hoechst)
– Synacthen-Depôt® (Ciba-Geigy)
Acylanid® → Acetyldigitoxinum 96
Adcortyl® → Triamcinolonum 564
Adenosintriphosphorsäure → Triphosadeninum
Adrenalinum 154
Adrenalin-Derivate
– Isoprenalinum **122**
– Noradrenalinum **175**
– Orciprenalin **122, 142**
Adriamycin **41**, 59, 477
– Adriblastin® (Farmitalia)
Adroyd® (Parke Davis) → Oxymetholon 72
Adumbran® (K. Thomae) 129
Aerophagyl® (Beytout) 299
Aethinyloestradiolum (DCI) 475
– Eticyclin® (Ciba)
– Lynoral® (Organon)
– Progynon C® (Schering)
– Progynon M® (Schering)

747

Arzneimittelverzeichnis

Aethylium biscoumacetylatum 225
- Tromexan® (Geigy)
AHG → Antihämophiles Globulin 20
Ajmalinum 113 (Prajmalium-Bitartrat)
- Neo-Gilurytmal® (Giuliani)
Akineton® → Biperidenum 410
Albamycin® → Novobiocinum 601
Alcacyl® (Wander) → Calciumacetosalicylicum 451
Alcohol nicotinicus 417
- Niconacid® (Wander)
- Nicotinylalkohol
- Ronicol® (Roche)
Aldactone® → Spironolacton (DCI) 109
Aldecin® (Schering) ein Corticoid Derivat z. Inhal. 257
Aldocorten® → Aldosteronum 501
Aldomet® → Methyldopa 202
Aldosteron-Antagonisten: 109 u. 198
Aldosteronum (DCI) 501
- Aldocorten® (Ciba)
- *Aldozone*® (Searle)
Aldrox® → Aluminii hydroxydum colloidale 287, 377
Alkylierende Substanzen 727, 741
- Alkeran® , Mephalanum
- Endoxan® , Cyclophosphamidum
- Leukeran® (Welcome) Chlorambucil
Aleudrin® → Isoprenalinium
Alevaire® (Winthrop) 247
Alexan® Cytosin-Arabinosid
Allopurinolum (DCI) 25, 50, 377, **544**
- Zyloric® (Wellcome)
- Zyloprim® (Wellcome)
Alpen® → Phenethicillinum
Alphablocker 203
Alprenololum (DCI) 113 u. Oxprenolol
- Gubernal®
- Trasicor®
Altinsulin → Insulinum
Alubifilm® (Vifor) 251
Aluminii hydroxydum colloidale **287,** 377
- Alucol® (Wander)
- Aludrox® (Wyeth)
- Andursil®
- Gelusil®
- Maaloxan® (Rorer)
- Solugastril®

Alupent® → Orciprenalinum 222
Amantadinum **409**
- Symmetrel® (Geigy)
- Virofral® (Boehringer Mannheim)
Ambilhar® → Nitrothiamidazolum 617, **619**
Amblosin® → Ampicillinum 633
Amethopterin **40, 729**
- Methotrexat® (DCI)
Amikaprom® → Acidum aminohexanoicum **19**
- Aminokapronsäure, ε 394
- Epsamon®
- Cyklocapron®
Amilorid, Moduretic® (komb. Diuretikum) 199
Aminogluthethimid (Elipten®) 501
Aminophyllinum (DCI) **99,** 402
- Euphyllin® (Byk-Gulden)
- Labophyllin® (Labocentro)
- Purophyllin® (Siegfried)
- Neophyllin® (Seebach)
Amiodaronum (DCI) **113,**115
- Cordarone® (Labaz)
Amiphenazolum (DCI) 88, 177, 255
- Daptazole® (Nicholas)
- Daptazile®
Amitriptylinum (DCI) 184
- Laroxyl® (Roche)
Amoxycillinum 637
- Clamoxyl® (Beecham)
Amphetaminum (DCI) 532
- Amphetaminsulfat
- Dexedrine® (Smith)
Amphotericinum B (DCI) **620**
- Fungizone® (Squibb)
Ampicillinum (DCI) 633
- Amblosin® (Hoechst)
- Ampiclox®
- Amuno® → Indometacinum 453, 456
- Penbristol® (Bristol)
- Penbritin® (Beecham)
- Penbrock® (Beecham)
- Polycillin® (Bristol)
- Binotal® (Bayer)
Antimykotika **620**ff
Anadrol® → Oxymetholonum 72
Analgetika
- Antirheumatika 451–455
- Glifanan® 430
- Morphiate u. Analoge 275–296
- Novaminsulfonum 60

- Pentazocinum 134
- Pethidinum 296
Anatoxal® 634
Ancotil® → 5-Fluorocytosinum 599
Androcur® (Antiandrogen) 394
Androgene 475, 482, 504
Angiotensin- u. Renin-Antagonisten 210
Antex® → Gonadotrophinum chorionicum 394
Antianginöse Mittel **131**
Antiarrhythmika Tab. 5, 120
Anticonvulsiva 413–460
Anti-D-Globulin **13**
- Rhesogam® (Behring)
- Rhesuman® (S. I. Bern)
Antidiabetika 516, 517
- Biguanide **520**
- Insuline **521,** Tab. 19
- Sulfonylharnstoffe **516/517,** Tab. 18
Antiemetika 496
- Decentan®
- Trilafon®
Antiepileptika siehe *Anticonvulsiva* 413–460
Antigenum diphthericum praecipitatum seu adsorptum 634
- Diphtherie-Adsorbatimpfstoff
- DiAnatoxal® (Seruminstitut, Bern)
Antigenum pertussicum 631
Antigenum tetanicum praecipitatum seu adsorptum **657**f
- TeAnatoxal® (Seruminstitut, Bern)
- Tetanol® (Behring)
- TeAnatoxal® (S. I. Bern)
Antigenum typho-paratyphosum **626**
- Typhus-Paratyphus-Impfstoff
- TAB® -Impfstoff (Seruminstitut, Bern)
- Taboral® (Seruminstitut, Bern)
Antigenum variolicum **666**f
- Pockenimpfstoff
- Vaccine Antigen (Behring)
- Lancy Vaxina (Seruminstitut, Bern)
Antihämophiles Globulin SRK® (Schweiz. Rotes Kreuz) 20
- Fraktion VIII
- AHG
Antihypertensiva Tab. mit Marken-Namen **215/216**

Arzneimittelverzeichnis

Siehe auch Betablocker u. Saluretika
Antikoagulantia
– Cumarolpp. **221**
– Heparin **225**
– Plättchen-Hemmer **227**
– Streptokinase **226**
Anti-Masern-Globulin 681
– Moruman Berna®
Antimonpp. **614**, 620, 623
Astiban® (Rodee)
Fuadin® (Bayer) S. 615
Fuadin® (Bayer) S. 615
– Glucantime® (Spezia)
– Lomidin® (Spezia)
– Stilbamadin® (May u. Baker)
Anti-Pertussis-Globulin 631
– Hyperimmunserum (Pertussis)
– Tosuman® (S.I. Bern)
Antirheumatika
– Corticosteroide **450**
– Rheumatika **453**, **455**
– Salizylate **451**
Anti-Tetanus-Globulin 656
– Tetuman Berna® (S.I. Bern)
Anti-Vaccinia-Globulin 667
– Vacuman Berna®
Antisacer® → Phenytoinum 413
Antrenyl® → Oxyphenonum 302
Antrypol® (I.C.I.) 619
Anturan® → Sulfinpyrazonum 227
Anusol® (Goedecke) 318
Appetitzügler 532
– Amphetamin-Derivate
– – Dexedrine® (Smith)
– Biguanide **520**, 532
– Dispo® (Aristopharm)
– Teronac® (Wander)
– Sanorex® (Sandoz)
Ara-C → Cytosin-Arabinosid 668
Aralen® → Chloroquinum 612
Aramine® → Metaraminolum 175
Arlef® → Ac. flufenamicum
Arovit® → Vitamin A
Adroyd® (Parke-Davis) 70
Artane® → Trihexyphenidylum 410
Arterenol® → Noradrenalinum 142, **175**
Artosin® → Tolbutamidum s. Tab. S. 416/417
Asparaginase **40**, 735

– L-Asparaginase
– Crasnitin® (Bayer)
Aspegic® (Lab. Egic) 451
Aspirin® → Acidum acetylosalicylicum 451
Astiban® → Stibocaptat 620
Astrosan® (Astra) 246
A. T. 10® → Dihydrotachysterolum **495**
Atenololum (DCI) Tenormin® (ICI) 113
Atropinum 139, 145
– Atropinum sulfuricum (Ph Helv.)
Atrovent® → Ipratropium-Bromid 257
Aureomycin® → Chlortetracyclinum 587
Aureotan® → Goldpräparate 459
Auro-Detoxin® → Goldpräparate 459
Aurosulfid® Goldpräparate 459
Azapropazonum 453
– Prolixan® (Siegfried)
Azathioprinum (DCI) 186, 230, 420 (MS), 473, **730**
– Imuran® (Wellcome)
– Imurel® (Wellcome)
– Imurek® (Wellcome)
Azulfidine® → Salazosulfapyridinum 308

B₁₂ → Vitamin → Cyanocobalminum 3
Bacillus Calmette-Guerin **691**
– BCG (Institut Pasteur, Seruminstitute Kopenhagen und Bern, Behringwerke)
Bacitracinum (DCI) **598** f
– Bacitracin® (Abbott; Lundbeck; Parke Davis; Pfizer; Upjohn)
Bactrim® (Roche) 50, 367, 370, **607**
Baralgin® (Hoechst) 371
BCG-Impfstoffe → Bacillus Calmette-Guerin 691
Beclomethasondipropionat 257
– Aldecin® (Schering USA)
– Becotide® (Glaxo)
– Sanasthmyl® (Glaxo)
– Viarox®
Becotide® (Glaxo) 257
Becozym® (Roche) 7
Belladonna
– *Belladenal*® (Sandoz) 170
– *Bellafolin*® (Sandoz) 112
– Homburg 680® „Bulgakur" 409

Bellacillin® → Methicillinum 582
Benadryl® → Diphenhydraminum 433
Benapen® → Benzathinum Penicillinum G 578, 581
Benzathinum Penicillinum **581**
– Benapen® (Glaxo)
– Benzathin Leo® (Leo)
– Cefazolin®
– Kefzol®
– Penadur L-A® (Wyeth)
– Tardocillin® (Bayer)
Benzacyl® → Acidum paraaminosalicylicum 702
Benzhexol 410
– Artane® (Lederle)
Bepas® → Acidum paraminosalicylicum 702
Beromycin® → Phenoxymethylpenicillinum 581
Betabion® → Thiaminum 101
Betablocker: 112, 132, Tab. 6; **133**, 203
Betahistin 184
– Betaserc® (Philips-Duphar)
Betamethasonum (DCI) 260
– Aldecine® (Schering)
– Betnelan® (Glaxo)
– Betnesol® (Glaxo)
– Celestan® (Schering)
– Celestan Depôt® (Byk-Essex)
– Celestone® (Schering)
– Celestone chronodose® (Schering)
Betaxin® → Thiaminum 101
Betnelan® → Betamethasonum 564
Betnesol® → Betamethasonum 564
β-**Beta-Blocker** s. Betablocker
Bezafibrat 182
– Cedur® (Boehringer Mh.)
Bifacton® → Cyanocobalaminum 3, B₁₂
Biguanide s. Tab. S. **520**
Bilifuge® (Plan) 347
Binotal® → Ampicillinum 633
Biogastrone® Duodenal (Homburg) 292
Biperidenum 410
– Akineton® (Knoll)
Bisacodylum (DCI) 322
– Dulcolax® (Geigy)
– Rhytmil® (Vicks)
Bishydroxycoumarinum 221 (NNR)
– Dicumarol (Lilly; Roche; Squibb)
Bisolvon® → Bromhexin 246

749

Arzneimittelverzeichnis

Bleomycinum 59
Breitspektrumspenicilline
  (Aminobenzyl-Pc u. a.) **583**
  – Amblosin® (Hoechst)
  – Amfipen® (Mykofarm)
  – Ampicillin® = Penbritin®
    (Beecham)
  – Binotal® (Bayer)
  – Clamoxyl® (Beecham)
  – Geopen (Pfizer)
  – Hetacillin® (Bristol)
  – Microcillin® (Bayer)
  – Penbritin® (Beecham)
  – Polycillin® (Bristol)
  – Pyopen® (Beecham)
Brenzbromaron (Desaric®,
  Uricovac®) 541
Bromhexin, Bisolron® 246
Bromoform 632
Brompton Mixtur **275**, 298
Broxil® → Phenethicillinum
  582
Brufen® (Boots), *Ibuprofen* 953
Buforminum s. Tab. S. 520
  – Butylbiguanid
  – Silubin® (Grünenthal)
  – Silubin retard® (Grünenthal)
Bulgakur: Homburg 680® 410
  – Extrakt aus bulgarischer
    Belladonnawurzel
Buscopan® → (Boehringer)
  u. – compositum 371
Busulfanum (DCI) 5, 36, 73,
  728
  – Miolucin® (Simes)
  – Myleran® (Wellcome)
  – Sulfabutin® (Sanabo)
Butacote® → Phenylbutazonum 455
Butazolidin® → Phenylbutazonum **455**, 462, 541
Butylbiguanid → Buforminum
  520
Bykomycin → Neomycinum
  600

Cafergot®-PB (Sandoz) 417
Calcamin® → Dihydrotachysterolum 495
Calcii gluconas (Ph. I.) 495
  – Calcium glyconicum (Ph.
    Helv.)
  – Kalziumglukonat
Calcii lactas (Ph. I.) 419
  – Calcium lacticum (Ph. Helv.)
  – Kalziumlaktat
  – Kalzan® (Wülfing)
Calcitonin 476
  – Calcitonin® (Sandoz)
  – Cibacalcin®

**Calcium-Blocker 112, 115,
  209**
  – Isoptin® u. a. Pp. (Tab. 6)
    133
Calcium-Sandoz® → Calcii
  glucono-lactobionas 495
Campanyl® (Kalziumresorbtions-Hemmer) 376
Canesten® (Bayer) 599, **624**
Captopril, Lopirin® 211
Carbamazepinum (DCI) **413**f,
  414, 415, 430
  – Tegretal (Dl., Geigy)
  – Tegretol® (Geigy)
Carbantren (Ciba) 607
Carbenicillinum **583**
  – Microcillin® (Bayer)
  – Geopen® (Pfizer)
  – Pyopen® (Beecham)
Carbimazolum (DCI) 485
  – Neo-Mercazole® (Schering)
  – Neo-Tyrostat® (Herbrand)
Carbomycin 598
Carbutamidum (DCI) 516,
  517
  – Inbuton® (Vitrum)
  – Invenol® (Hoechst)
  – Nadisan® (Boehringer)
Carindacillinum 584
  – Geopen® (Pfizer)
Catapresan® (Böhringer) →
  Clonidinum 202
Cathomycin® → Novobiocinum 601
Cebion® → Acidum ascorbicum 7
Cedilanid® → Lanatosidum
  C 98
Cefacetrilum (DCI) 592
  – Celospor® (Ciba)
Cefalexinum (DCI) **592**
  – Cephalexinum
  – Ceporexine® (Glaxo)
  – Keflex® (Lilly)
  – Oracef® (Lilly)
Cefaloridinum (DCI) **592**
  – Ceporin® (Glaxo)
  – Ketlodin® (Lilly)
Cefalotinum (DCI) 592
  – Keflin® (Lilly)
  – Cephalotin® (Lilly)
Cefradine (DCI) 592
  – Eskacef® (SKF)
Celbenin® → Methicillinum
  582
Celestan® → Betamethasonum 564
Celestone® → Betamethasonum 564
Celestone Chronodose® →
  Betamethasonum 564

Celospor® → Cefacetrilum
  592
Cephalexinum → Cefalexinum
  593
Cephalobolforte® 184
Cephalosporine **593**f
  – Ceclor® (Lilly)
  – Celospor® (Ciba)
  – Cephalotin® (Glaxo)
  – Ceporex® (Glaxo)
  – Ceporin® (Glaxo)
  – Eskacef® (SKF)
  – Keflex® (Lilly)
  – Mefoxitin® , Cefoxitin
    (halbsynthet.) 653
Cerubidine® → Daunomycin
  41, 45, **734**
Chemipen® → Phenethicillinum 582
Chinidinum → Quinidinum
  115, 613
Chininum → Quininum 115,
  613
Chlorambucilum (DCI) 29,
  37, **726**
  – Leukeran® (Wellcome)
Chloramphenicolum (DCI)
  589f
  – Chloromycetin® (Parke Davis)
Chlordiazepoxydum (DCI) 88
  – Methaminodiazepoxydum
  – Librium® (Roche)
Chloronase® → Chlorpropamid 516/517
Chloroquinum (DCI) 167,
  457, 612
  – Camoquin (S. 612)
  – Chlorochinum
  – Aralen® (Winthrop)
  – Mefloguin® (S. 613)
  – Nivaquine® (Specia)
  – Plaquenil® (Winthrop)
  – Quensyl® (in Dtschl.)
  – Resochin® (Bayer)
Chlorothiazidum (DCI) **105**
  (u. Derivate)
Chlorpiprazinum → Perphenacinum 95, 496
Chlorpromazinum (DCI) 94,
  374, 391, 416, 478
  – Largactil® (Specia)
  – Megaphen® (Bayer)
Chlorpropamidum (DCI) s.
  Tab. S. 516/517
  – Diabinese® (Pfizer)
  – Chloronase® (Hoechst)
  – Diabetoral® (Boehringer
    M.)
Chlortetracyclinum (DCI) **585**f
  – Aureomycin® (Lederle)

750

Arzneimittelverzeichnis

Chlorthalidonum **105**, 197
- Hygroton® (Geigy)
- K-Hygroton®
- Deflexol®
Chlorzoaxazonum (DCI) **471**
- Oferon® (Cilag)
- Parafon® (Cilag)
- Paraflex® (McNeil)
- Trancopal® (Whintrop)
Cholestyramin **182**, 337, 339, 385, 544
- Cholestyramin® (M.S.D.)
- Cuemid® (M.S.D.)
- Quantalan® (Lappe)
- Questran®
Choleubil® (Ipsa) 347
- Acidum dehydrocholicum, s.d.
Choragon® → Gonadotrophinum chorionicum **394**f
Cimetidin (Tagamet®) 282
Cinopenil® → Methicillinum 585
Cis-Platin®, Platinol® (Bristol) 389, 396
Clamoxyl® → Amoxycillinum 637
Clindamycin 653
- Dalacin® (Upjohn) 478
- Schelin®
Clofibratum (DCI) **182**
- Liapten®
- Negalip® (geistlich) komb.pp.
- Regelan® (Rhein-Pharma)
Clomethiazolum (DCI) **403**
- Hemineurine® (Debat)
Clonazepam **415**
- Rivotril® (Roche)
Clonidinum **202**
- Catapresan® (Boehringer, Ingelheim)
Clont® → Metronidazolum 608, 617
Clotrimazol® (Bayer) = Canesten® (Bayer) 599
Cloxacillinum (DCI) **583**
- Ekvacillin® (Astra)
- Gelstaph® (Beecham)
- Staphobristol® (Bristol)
- Orbenin® (Beecham)
Cobratoxin® (Hausmann; Asid) 423
Codeinum **236**
- *Codeinii phosphas* (Ph. I).
- *Codeinurn phosphoricum* (Ph. Helv.)
Colchicin **540**
- Colchineos Houdé®
- Colchicum Dispet®
Colecalciferolum (DCI) → Vitamin D3 :7, 476

Colfarit® (Bayer) 227
Colimycin® → Colistinum (DCI) **595**
- Colistin® (Grünenthal)
- Colimycin® (Bellon)
Complamin® (Wülfing) 184, 402 (Komb.pp. Nikotins. plus Euphyllin)
Cordarone (Labaz)® → Amiodaron 113
Cortef® → Hydrocortisonum
Cortexon → Desoxycortonum
Corticosteroide: 547, Pp. **562**
Corticotrophinum (DCI) 420, 426, **547, 562**
- ACTH
- ACTH-Depot® (Schering)
- ACTH-Retard® (Sanabo)
- Cortrophin-Z® (Organon)
- Cortrophin prolongatum® (Pharmacia)
- Synacthen® (Ciba)
- Synacthen Depot® (Ciba)
Cortisonum 499, **550**
Crasnitin® → Asparaginase 40
Cryptocillin® → Oxacillinum **582**
Cuemid® → Cholestyramin **182**
Cumarol-Derivate 221, 11, **222**
- Marcoumar® → *Phenprocouralonum*
- Marcumar® → *Phenprocouralonum*
- Sintrom® → *Ocenocoumarolum*
Curarepp. 659
- Curarin® → (Asta) 659
- Intocostrin-T® (Squibb)
- Tubarin® (Wellcome)
- Tubocurarin® (Abbott)
Cyanocobalaminum (DCI) **3**
- Vitamin-B_{12} 3
- Cytobione® (Merck) 2,3
- Docigram® (Wynlit)
- Docivit® 3
- Bifacton® (Organon)
- Depot-Siegfried® 3
Cyclopenthiazid **107**
- Navidrex® (Ciba-Geigy)
- Ehydrid novum® (Ferring)
Cyclophosphamidum **727**
- Cytoxan® (Mead Johnson)
- Endoxan® (Asta)
- Proxytox® (Atorner)
- Sendoxan® (Pharmacia)
Cycloserinum (DCI) **702**f
Cis-Platin 389
Cysto-Myacyne® 371

Cytosin-Arabinosid **40**, 45, 405, 425, 668, 732
- Cytarabin
- Ara -C
- Alexan® (Mack)
- Cytosar® (Upjohn)

Dacarbazin® → (DTIC) 59
Dalzic® → Practololum 113
Daonil® → Glibenclamidum 516/517
Daptazile® Daptazole® → Amiphenazolum 88, 177, 255
Daraprim® → Pyrimethaminum 6/2
Daunomycinum **41, 45, 734**
- Adriblastin® (Farmitalia)
- Cerubidine® (Specia)
- Daunoblastin® (Farmitalia)
- Ondena® (Bayer)
- Rubidomycin
DAV Ritter® → Vasopressinum **483**
Decadron® → Dexamethasonum 564
Deca-Durabolin® → Nandrolonum 475
Decentan® → Perphenacinum 94
Declamycin® → Demecyclinum **588**
Deflexol® → (Winthrop) 471
Dehydroemetinum 617
- Dehydroemetin Roche® (Roche)
Delphicort® → Triamcinolonum 564
Delta-Butazolidin® (Geigy)
Deltacortril® → Prednisolonum 564
Deltafluorene® → Dexamethosonum 564
Demecyclinum (DCI) **588**
- Declamycin® (Lederle)
- Demethyltetracyclinum
- Ledermycin® (Lederle)
Demethyltetracyclinum → Demecyclinum 588
Depot-Acethropan® → Corticotrophinum 547
Depocillin® → Penicillinum G procainicum 580
Depostat® (Schering) 392
Depot-Novadral® → Novadral® **175**
Deronil® → Dexamethasonum 564
Desenex® (Wallace u. Tiernan) 624

Arzneimittelverzeichnis

Deseril® → Methysergidum 310
Desferrinum II **545**
– Desferrioxamin
– Desferal® (Ciba-Geigy)
Dexamethasonum (DCI) 402, 503, **564**
– Decadron® (Merck)
– Deltafluorene® (Lepetit)
– Deronil® (Schering)
– Dexa-Scheroson® (Schering)
– Fortecortin® (Merck)
– Millicorten® (Ciba)
– Oradexon® (Organon)
– Dexa-Scheroson®
Dexedrine® → Amphetaminum 532
Dextranum (DCI) 137, 172, 402, 476
– Dextran Hausmann® (Hausmann), Dextran 40®, 70®
– Macrodex® (Pharmacia Schweden)
– Rheomacrodex® (Pharmacia Schweden)
Dextropur® → Glycosum
Dextrosum → Glycosum
Diabetoral® → Chlorpropamidum 516/517
Diabinese® → Chlorpropamidum 516/517
Diäthylcarbamazin **619**
– Hetrazan® (Lederle)
– Banocid® (Wellcome)
– Notezin® (Specia)
Diaethylstilboestrolum diphosphorylatum (DCI) 393
– Estradurin® (Polyoestradolphosphat)
– Honvan® (Asta)
– Hormoestrol® (Hexoestroldiproproniat)
– Lynoral® (Hexoestroldiproproniat)
Diaethylstilboestrolum (DCI) 393
– Diäthylstilbestrol (Abbott)
Diaminodiphenyl-sulfon **631**
– Promin®
– Diazon®
– Dapson®
– Sulphetron®
Diamox® → Acetazolamidum 105, 237, 254
Dianabol® → Metandienonum 475, 477
DiAnatoxal® → Antigenum
– diphthericum praecipitatum 634

Diazepamum (DCI) **412**
– Relax® (Hanover)
– Valium® (Roche, USA) 88
Diazon® ein Disulfon 631
Diazoxidum (DCI) **199, 505**
– Eudemine® (Allen)
– Hyperstat®
– Mutabase® (Schering)
Dibein® → Phenphorminum
Dibenzepinum (DCI) 184
– Noveril® (Wander)
Dibenzyline® 503
Dibrommanitolum 26, 729
– Myelobromol® (Labatec)
Dichlotride® MSD 105
Diclotenac **456**
– Voltaren® (Ciba-Geigy)
Dicodid® → Hydrocodonum 236
Dicumarol → Bishydroxycoumarinum 221
Diaethylstilbestrol → Diaethylstilboestrolum
Diflurex® → Acid. tienilicum 197
Digilanid® (Sandoz) **97**, 112
Digitalis-Glukoside Tab. 3, S. 96
– Digilong®
Digoxinum (DCI) **96**
– Acetyldigitoxin, Acylanid® (Sandoz)
– Digimerck® (Merck)
– Digitaline Nativelle® (Nativelle)
– Digitoxin-Sandoz® (Sandoz)
– Digoxin-Sandoz® (Sandoz)
– Lanatoxin®
– Lanicor® (Boehringer)
– Lanitop® (Boehringer) = Medigoxin, β-Methyl-Digoxin
– Lanoxin® (Wellcome)
Dihydergot® → Dihydroergotaminum 188
Dihydralazinum (DCI) **207**
– Nepresol® (Ciba)
Dihydroergotaminum **188**
– Dihydergot® (Sandoz)
Dihydroquinidinum **116**
– Hydroquinidine® (Houdé)
Dihydrotachysterolum (DCI) **495**
– Dihydrotachysterin
– A.T. 10® (Bayer: Merck)
– Calcamin® (Wander)
Dilaudid® → Hydromorphonum 88
Dimelor® → Acetohexamidum s. Tab., S. 456/457
Dimenformon® → Oestradiolum benzoylatum 733

Dimethpyrindenum 337
– Fenistil® (Zyma)
Dinatrii cromoglicinas (DCI) 256
– Lomudal® (Fisons)
– Intal® (Fisons)
– Ketotifen® (Zaditen)
Diphenhydraminum 433
– Benadryl® (Parke Davis)
Diphenylhydantoinum → Phenytoinum 413
Diphtherie-Adsorbatimpfstoff → Antigenum diphthericum praecipitatum 634
Diphtherieanatoxin → Antigenum diphthericum detoxicatum 634
Diphtherieserum → Serum antidiphthericum 634
Dipyridamolum (DCI) 227
– Persantin® (Boehringer)
Diurese® ein Benzthiazid 105
Diuretika
– Aldosteron-Antagonisten **109**
– Saluretika **107, 196**
Disulfone f. Lepra-Thp. **631**
– Dapson®
– Diazon®
– Promin®
– Sulphetron®
Dobutrex® (Lilly) Dobutaminum (DCI) **142**
Dociton® → Propranololum 418
Dolantin® → Pethidinum 296
Dopa **409**
– Larodopa® (Roche)
– Madopar (Roche)
Dopamin® **137, 142**
Dosierung der Medikamente bei **Niereninsuffizienz** Tab. 15, S. 386/387
Doxorubicin → Adriamycin 41
Doxycyclinum (DCI) 585
– Vibramycin® (Pfizer)
– Vibravenös® (Pfizer)
Dulcolax® → Bisacodylum 322
Duphalac® [N.V. Philips-Duphar] 322
Dyrenium® → Triamterenum 111

Edecrin® → Acidum etacrynicum 108
Edrophoniumchlorid 473
– Tensilon®
Effortil® → Etilefrin 188
Ehydrid novum® → Hydrochlorothiazidum 102

Elipten® 501
Eltroxin® → Levothyroxinum 477
Encephabol® → Pyritinolum 404
Endojodin® (Bayer) 489
Endoxan® → Cyclophosphamidum 741
Entero-Vioform® (Ciba) 302
Ephedrinum (L-D) 112
– Effortil Depot Perlongetten® (Merck)
– Ephetonin® (Merck)
– Racedrin®
Ephetonin® → Ephedrinum
Epsamon® → Acidum aminohexanoicum 19
Epsilon-Aminokapronsäure Roche® → Acidum aminohexanoicum 19
Eraldin® → Practololum 119
Ergotaminum (DCI)
– Dihydergot® u. retard® (Sandoz) 188
– Ergotaminum tartaricum
– Gynergen® (Sandoz) 426
– Hydergin® Mischpp. (Sandoz) 187, 426
Ervevax® (RIT, Belgien) (Hirzel) Röteln-Impfstoff 682
Erythrocin® → Erythromycinum 591
Erythromycinum (DCI) **591**f, 553
– Erycinum® (Schering)
– Erythrocin® (Abbott)
– Erythromycin (Upjohn)
– Ilotycin® (Lilly)
– Ilosone® (Lilly)
Esidrex® → Hydrochlorothiazidum
Esidrix® → Hydrochlorothiazid 102
Ethambutolum (DCI) **700**
– Emb-Fatol®
– Myambutol® (Lederle)
Ethionamidum (DCI) **701**
– Ektebin®
– Ethionamid®
– Peteba®
– Prothionamid®
– Trécator® (Théraplix)
– Trescatyl® (M + B)
Ethosuximidum (DCI) 415
– Milontin® (P. D.) [= Phenosuximid]
– Petnidan® (Desitin)
– Suxinutin® (Parke Davis)
Eticyclin® → Aethinyloestradiolum 475

Etilefrinum hdchlor. 188
– Circapon (Medichemie)
– Effortil® (Boehring-Ingelheim)
– Effortil® perlongetten® (Boehring-Ingelheim)
Eupaverin® (Merck) 184, 228
Euphyllin® → Aminophyllinum
Euthyrox® → Laevothyroxinum
Fanasil® → Sulfadoxine 612
Fansidar® (Roche) 608, 612
Favistan® → Thiamazolum 486
Felamin® (Sandoz) 342
Felypressinum (DCI) 280
– Octapressin® (Sandoz)
Fenistil® → Dimethpyrindenum 337
Fenoxypen® → Phenoxymethylpenicillinum 580
Ferrascorbin® (Streuli) 2
Ferri III oxydati saccharas 2
– Ferrum Hausmann® (Hausmann) (intravenös) 2
Ferro 66® (Promonta) 2
Ferro Gradumet® 2
Ferrosi II gluconas 2
– Ferronicum® (Sandoz)
– Ce-Ferro® (Nordmark)
Ferrosi sorbitoli = Jectofer® 2
Ferrum Hausmann® (intravenös) → Ferri III oxydati saccharas 2
Fibrinogen SRK human® (Schweiz. Rotes Kreuz) 19
– Fraktion I nach Cohn
Flagyl® → Metronidazolum 391, 608
Florinef® → Fludrocortisonum
Fludilat® , Bencyclan (Thiemann) 184
Fludrocortisonum (DCI) 499, **563**
– F. Cortef® (Upjohn)
– Florinef® (Squibb)
– Fludrocorton® (Merck)
– Scherofluron® (Schering)
Fludrocorton® → Fludrocortisonum s. o.
Fluimucil® → Acetylcysteinum 257
5-Fluorocytosinum 50, **599**
– Ancotil® (Roche)
Fluorouracilum (DCI) **730**
– Fluorouracil Roche® (Roche)

Folinsäure (Acidum folicum) 3
– Folacin®
– Folcidin®
– Folifdine®
– Folic acid
– Folsan® 3
– Folsäure 3
– Folsäure + Fe: Resoferon fol B® (Geigy) 4
– Folvite® (Lederle) 3
Fortalgesic® (Winthrop) 372
Fosfocrisolo® → Goldpräparate
Forane® ein Benzthiazid 105
Fuadin® (Bayer) 615
Fucidin® [Löwens Ph.] → Acidum fusidicum 595
Fulcin® → Griseofulvinum
Fumagillin 596
– Fumidil® (Abbott)
– Fugillin® (Upjohn)
– Phagopedin® (Sigma)
Fungizone® → Amphothericinum B 620
Furadantin® → Nitrofurantoinum 600
Furadoine® → Nitrofurantoinum 600
Furamide® (Boots) 618
Furosemidum (DCI) 78, 82, **102**, **107**, 197, 215, 234, 324, 363, 402
– Lasix® (Hoechst)
– Lasilactone® , eine Kombination mit Spironolacton
– Lasix Spezial® 102

Gammaglobuline
– Anti D Gammaglobulin
– – Rhesogam® (Bayer) 13
– – Rhesuman® (Berna) 13
– Antihämophiles Globulin = Faktor VIII 21 (Kryoglobulin)
Gantanol® → Sulfamethoxazolum
Gantrisin® → Sulfisoxazolum
Garamycin® → Gentamycinum 596
Gasbrandserum → Serum antivibrisepticum 661
Gentamycinum (DCI) **596**ff, 641
– Garamycin® (Schering)
– Sulmycin® (Byk-Essex)
– Refobacin® (Merck)
Germanin® → Suramin 608, **615**
Gilurytmal® → Ajmalinum 113

Arzneimittelverzeichnis

Glibenclamidum (DCI) 516, 517
– Daonil® (Hoechst)
– Euglucon 5® (Boehringer, Mannheim)
Glibornuridum 516/517
– Glutril® (Roche)
Glifanan® (Roussel) 430
Glucagon® → Glucagonum
Glucagonum (DCI) **143**
– Glucagon® (Lilly)
Glucantime® (Spezia) **614**
Glucophage® → Metforminum 520
Glucosum → Glycosum
Glutenfreies Mehl 6
Glutril® → Glibornuridum s. Antidiabetika
Glyceralum
Glycerol **402**, 407
Glycosum
– Glucosum
– Dextrosum
– Traubenzucker
– Dextromed®
– Dextropur® (Corn Products)
Goldpräparate 459
– Aureotan® (Byk-Gulden)
– Auro-Detoxin® (Wulfing)
– Aurolsulfid® (Lab. Hille)
– Fosfocrisolo® (Ist Chimioterapico Italiano)
– Myochrysine® (Merck, Sharp + Dohme)
– Sanocrysin® (Dän. chemoth. Ges.)
Gonadex® → Gonadotrophinum chorionicum
Gonadotrophinum chorionicum (DCI) **394**f
– Antex® (Leo)
– Choragon® (Ferring)
– Gonadex® (Leo)
– Predalon® (Organon)
– Pregnyl® (Organon)
– Primogonyl® (Schering)
Griseofulvinum (NND **470**,620
– Fulcin® (ICI)
– Grisovin® (Glaxo)
– Likuden® (Hoechst)
Guanethidinum **205**
– Grisovin® FP (Glaxo)
– Ismelin® (Ciba)
Guantacin, Estulic®
Guajakol-Glyzerinäther
– Resyl® (Ciba)
Gubernal® → Oxprenol s. bei Alprenolol
Gumox® (Astra) 609
Gynergen® → Ergotaminum

Haemocol® 95
Haloperidolum 119, 179
– Haldol® (Janssen)
– Haloperidol Le Brun®
Hémineurine® → Clomethiazolum 403
Hepabuzon® (Spirig) 218
Heparinum (DCI) 174, **225**
– Calciparin®
– Heparin Inject® (Immuno)
– Heparin-Novo® (Novo)
– Heparin-Novo-Lente®
– Liquemin® (Roche)
– Liquemin subcutan® Roche
Hicoseen® (Hommel) 246
Hirudoid® *Salbe* (Luipold) 218
Homburg 680® → . Bulgakur 410
Honvan® → Diacthylstilboestrolum diphosphorylatum 393
Hostacyclin® → Tetracyclinum 585
Human-Albumin SRK
Humatin® → Paromomycinum
Hydantoin → Primidonum 413
Hydergin® (Sandoz) 187, 426
Hydrea® (Heyden) 27
Hydrochlorothiazidum (DCI) **102**, **105**, 107, 197
– Dichlotride® (Merck, Sharp & Dohme)
– Ehydrid novum® (Ferring)
– Esidrex® (Ciba)
Esidrex-K® (Ciba)
– Esidrix® (Ciba)
Hydrocodonum (DCI) 236
– Dihydrocodeinonum bitartaricum (Ph. Helv.)
– Dicodid® (Knoll)
Hydrocortisonum 500, **563**
– Cortel® (Upjohn)
– Hydrocortone® (MSD)
Hydrocortisonum succinylatum natricum (DCI) **563**
– Solu-Cortef® (Upjohn)
Hydrocortone® → Hydrocortisonum 563
Hydromedin® → acidum etacrynicum 108
Hydromorphonum (DCI) 88
– Dihydromorphinonum hydrochloricum (Ph. Helv.)
– Dilaudid® (Knoll)
Hydroquinidine® → Dihydroquinidinum 116
Hydroxychloroquinum (DCI) **457**
– Plaquenil® (Winthrop; Bayer)

– Quensyl® (Winthrop)
Hydroxyurea 27
– Hydrea® (Heyden)
– Litalir® (Squibb)
Hygroton® → Chlorthalidonum 197
Hyperimmunglobulin (Hb$_5$-AK) gegen *Hepatitis-B* **329**, 609
Hyperimmunserum (Rabies) 644
Hyperstat® → Diazoxidum 199
Hypertonalum® → Diazoxidum 199
Hypophysenhinterlappenextrakt → Pituitarium posterius 484
Hypostamine® → Tritoqualinum 338

Ibuprofen (Brufen®) **453**, **456**
Icteryl® (Delanane) 342
Idexur® 279
Idocyl® (Ferrosan) 395, 451
Ilosone® → Erythromycinum 591
Illotycin® → Erythromycinum 591
Imipraminum (DCI) **184**
– Tofranil® (Geigy)
Imodium® , Loperamid 298
Impletol® (Bayer) 465, 469
Imuran® → Azathioprinum 730
Imurek® → Azathioprinum 730
Imurel® → Azathioprinum 730
Inamycin® → Novobiocinum 601
Inbuton® → Carbutamidum 456
Indapamid 200
– Fludex®
Inderal® → Propranololum 113, 418
Indocid® → Indometacinum
Indometacinum (DCI) **453**, **456**
– Amuno® (Merck-Sharp)
– Indocid® (Merck, Sharp u. Dohme)
Influenza-Misch-Vaccinen 671
INH → Isoniazidum
Insuline s. Tab. 19, S. **521** (dort alle wesentlichen Pp. aufgeführt)
Intal® → Dinatrii cromoglicinas 256
Intocostrin-T® (Squibb) 659

Arzneimittelverzeichnis

Intraglobin® (Biotest) 651
Invenol® → Carbutamidum 516
Ipratropium-Bromid 257
– Atrovent®
Irgapyrin® (Geigy) 60, 465, 540
Ismelin® → Guanethidinum 205
Ismipur® → Mercaptopurinum 730
Isobenzacyl® (Wander) 702
Isobenzacyl® forte (Wander) 702
Isocillin® → Phenoxymethyl-penicillinum **581**
Isometheptenum (DCI) 278
– Octinum® (Knoll)
Isoniazidum 697
– Cedin®
– INH® (Lilly)
– Isocid®
– Isoniacid® (ACO)
– Neoteben® (Bayer)
– Rimifon® (Roche)
– TB-Phlogin®
– Tebesium®
Isoprenalinum (DCI) **122**
Isopropylnoradrenalinum 22
– Isoproterenolum
– Aleudrin® (Boehringer)
– Aludrin® (Boehringer)
– Isuprel® (Winthrop)
– Proternol® (Key) Agpharm Luzern
– Saventrine® (Pharmax)
– Suscardia® (Pharmax)
Isoptin® → Verapamilum 133, Tab. 6
Ituran® → Nitrofurantoinum 600

Kaliglutol® (Streuli) 107
Kalinor® (Nordmark) 107
Kalzan® → Calcium lacticum
Kaliumperchlorat (cave!! aplast. Anämien) 485
Kalziumblocker, s. Tab. 6, S. **133**
Kanamycinum (DCI) 599
Kataglicina® → Phenforminum 520
Keflex® → Cefalexinum 594
Keflin® → Cefalotinum 594
Keflodin® → Cefaloridinum 594
Kenacort® → Triamcinolonum 564
Ketostix® 526
Ketokanazol, Nizoral® (Janssen) 620

Kik®-Spray (Geigy) 608
Kinidin-Duriles® → Quinidinum 115
Klinomycin® → Minocyclinum 585
Kombetin® → Strophanthinum 99
Konakion® → Vitamin K 221

Labetalol, Trandate® 205 (kombinierter alpha-, beta-Blocker)
Labophyllin® → Aminophyllinum 99
Lactéol® (Boucard) 89, 348
Lactulose, Duphalac® 285
Laevothyroxinum (DCI) 491–493
– Eltroxine® (Glaxo)
– Euthyrox® (Merck)
– Laevoxin® (Nyegaard)
– L-Thyroxin® (Henning)
Laevulosum → Fructosum
Lampren® (Ciba-Geigy) 631
Lanatosidum C (DCI) **97**
– Cedilanid® (Sandoz)
– Celadigal®
– Ceto sanol®
– Lanicor® → Digoxinum
– Lanitop® → Methyldigoxinum
– Lanoxin® → Digoxinum
Largactil® → Chlorpromazinum 94
Larodopa® → L-Dopa 409
Laroxyl® → Amitriptylinum 184
Lasix® → Furosemidum 107
L-Asparaginase → Asparaginase 40
Laxantien 322
L-Dopa **409**
– Larodopa® (Roche)
– Madopar® (Roche)
Ledercort® → Triamcinolonum 564
Lederkyn® → Sulfamethoxypyridazinum 577
Ledermycin® → Demecyclinum 588
Lepramittel 631
(s. a. Disulfone)
Leukeran® → Chlorambucilum
Leukovorin® (Lederle), Calcium-Folinat **729**
Levarterenol → Noradrenalinum
Levomepromazinum (DCI) 183
– Nozinan® (Specia)

Lexotanil® (Roche) 170
Librium® → Chlordiazepoxydum 88
Lidocainum (DCI) 95, **119**, 135, **144**
Lidocain® (Streuli) 95, 153
– Xylocaine® (Asta, Vifor)
Likuden® → Griseofulvinum
Limptar® 434
Lincomycin 598f
– Lincocin® (Upjohn)
– Albiotic®
– Cillimycin®
Liothyroninum (DCI) **490**
– Trijodthyronin
– Cynomel® (Smith, Kline & French)
– Thybon®
Liquemin® → Heparinum
Litalir® (Squibb) 27
Lithium-pp. 486
– Theralite® **50**
Lomidin® (Specia) → Pentamidin 608
Lomudal® → Dinatrii cromoglicinas = Intal® 256
Loperamid, Imodium® 298
L-Thyroxin → Laevothyroxinum
Lucidril® (Anphar) → Meclofenoxatum 404
Luizym® (Luipold) 89, 272
Luminal® → Phenobarbitalum 414
Luminaletten® → Phenobarbitalum
Lutocor® → Progesteronum 388
Lutocyclin® → Progesteronum 388
Lymphoser® (Berna) 740
Lynoral® → Aethinyloestradiolum 475
Lysodren® → Mitotane 501
Lyspafen® 288
Lyssaimpfstoff (Seruminstitut, Bern) 644
– Lyssavac® (Berna)
– Tollwutimpfstoff Behringwerke
– Inst. Pasteur

Macrodex® → Dextranum
Madopar® → Dopa
Madribon® → Sulfadimethoxinum
Magnesium-Mandelat® → acidum mandelicum
Magnesium oxydatum 495
Makatussin® (Makara) 246
Maliasin® (Knoll) **413**

Arzneimittelverzeichnis

Malocide® → Pyrimethaminum
Mandelsäure → Acidum mandelicum
Mannitum 380
- Mannitolum (forz. Diurese)
Marboran® → (Wellcome) Methisazonum 667
Marcoumar® → Phenprocoumarolum
Masernimpfstoff u.
- Globulin 681
- Moraten® (Berna)
- Moruman® (Berna)
Maxipen® → Phenethicillinum
Mazindole (Appetit-Hemmer)
- Sanorex® (Sandoz) **535**
- Teronac® (Wander)
Mechlorethaminum → Chlorethazinum siehe alkylierende Substanzen 727
Meclastinum (DCI) 338
- Tavegyl® (Sandoz), Tavegil® (Dl.)
Meclofenoxatum (DCI) **184**, 404
- Centrophenoxinum
- Helfergin® (Heltenberg)
- Lucidril® (Anphar)
Medrate® → Methylprednisolonum
Medrol® → Methylprednisolonum
Mefenaminsäure **453**
- Ponstan®
- Parkemed® (Parke Davis)
Mefoxitin® → Cefoxitin 653
Megaphen® → Chlorpromazinum
Melleril® → Thioridazinum
Melphalanum (DCI) 66, **727**
- Alkeran (Wellcome)
- Sarcoclorin® (Simes)
- Sarcolysin (UdSSR)
Meractinomycinum (DCI) **734**
- Actinomycin D® (Merck. Sharp & Dohme)
- Cosmegen® (Merck. Sharp & Dohme)
- Sanamycin® (Bayer) (Actinomycin C)
Mercaptopurinum (DCI) 40, **730**
- Ismipur®
- Purinethol® (Wellcome)
· Mercazole → Thiamazolum
Merfen® 608
Merkaptopropyonyl-glycin 378
- Thiola®
Mestinon® → Pyridostigminum

Metalcaptase® → Penicillaminum 474
Metandienonum (DCI) 475
- Methandrostenolonum
- Dianabol® (Ciba)
Metaraminolum (DCI) 175
- Aramine® (Merck, Sharp & Dohme)
Metazolonum (DCI) 105, **109**, 197, 363
- Zaroxolyn® (Sandoz)
Metforminum (BAN) 520
- Glucophage® (Aron)
Methaminodiazepoxydum → Chlordiazepoxydum
Methandrostenolonum → Metandienonum (Dianabol®)
Methicillinum (DCI) **582** (= halbsynthet. Pc.)
- Belfacillin® (Asta)
- Dimethoxypenicillin
- Celbenin® (Beecham)
- Cinopenil® (Hoechst)
- Cloxacillin®
- Cryptocillin®
- Ekvacillin® (Asta)
- Gelstaph®
- Micropenin® (Kabi), Orbenin® (Becham)
- Oxallin®
- Prostaphlin® (Bristol)
- Resistopen® (Squibb)
- Stapenor®
- Staphobristol®
- Staphaeillin® (Bristol)
Methimazole 485
- Carbimazole® (Henning)
- Favistan® (Asta)
- Neo-Mercazole® (Schering)
- Neo-Thyrostat (Herbrand)
Methisazonum (DCI) 667
- Marboran® (Wellcome)
Methoclopramidum (DCI) 282, 288
- Primperan® (Delagrange)
- Paspertin® (Kali-Chemie)
Methotrexatum (DCI) **40**, 48, 51, **658**
- Methotrexate® (Lederle)
Methyldigoxinum 98
- Lanitop® (Boehringer)
Methyldopa (DCI) **202**
- Aldomet® (Merck, Sharp & Dohme)
- Presinol® (M.S.D.)
Methylphenidatum (DCI) 415
- Ritalin® (Ciba)
Methylprednisolonum (DCI) **563**
- Medrate® (Upjohn)

- Medrol® (Upjohn)
- Urbason® (Hoechst)
Methyltestosteronum (DCI) 68, 72, 272, **482, 504**
- Metandren® (Ciba)
- Perandren® (Ciba)
- Testoviron®
- Perandren® (Ciba) (Linguetten)
- Proviron® (Schering)
Methylthiouracilum (DCI) 485
- Carbimazol® (Henning)
- Methyocil® (Kwidza)
- Methylthioracil® (ACO)
- Thiomidil® (Wander)
- Thyreostat® (Herbrand)
Methysergidum (DCI) 310
- Deseril® (Sandoz)
Meticortelone® → Prednisolonum
Meticorten® → Prednisonum
Metoclopramid 282
- Paspertin®, Primperan®
Metopiron® (Ciba) → Metyrapanum 103
Metronidazolum (DCI) 608, 617
- Clont® (Bayer)
- Flagyl® (Specia)
Methysergid 418
- Deseril® (Sandoz)
Metyraponum (DCI)
- Metopiron® (Ciba) 102, **109**
Methysergid 418
- Deseril® (Sandoz)
Mevolan® → Strychninum
Mexaform® (Ciba) 302
Micoren® → Prethcamidum 177
Microcillin® → Carbenicillinum
Micropenin® → Oxacillinum
Midikel® → Sulfamethoxypyridazinum
Mielucin® → Busulfanum
Migralève (Unipharma) 418
Millicorten® → Dexamethasonum
Milontin® (Parke Davis) 414
Minocin® → Minocyclinum **585**
Minocyclinum **585**, 608
- Minocin® (Lederle)
- Klinomycin®
Minoxidil 208
- Loniten®
- Larovasin®
Mintezol®, Minzolum® (Merck) → Thiabendazolum **620**

Arzneimittelverzeichnis

Mithramycinum 82
Mitotane 501
– Lysodren® (Calbio)
Mixtura antibronchasthmatica 249
Mixtura solvens 246
Mogadon® (Roche) → Nitrazepam (DCI) 88
Moduretic® (MSD) ein Kombin. Saluretikum 105
Molevac® → Pyrvinium 323
Moloid® (Südmedica) 131
Monocortin® → Paramethasonum
Moraten® (S. I. Bern) 681
Moranyl® (Specia) 619
Moronal® → Nystatinum 623
Morphinum 275
– Morphinum hydrochloricum
Moruman Berna (Seruminst.) 681
Motilium®, Domperidon 282
Movellan® (Asta) 429
Muthesa® → Oxetacainum
Myacyne® → Neomycinum
Myambutol® Ethambutolum
Myasul® → Sulfamethoxypyridazinum
Mycostatin® (Squibb) → Nystatinum 623
Myelobromol® → Dibrommannitolum
Mylepsine® → Primidonum
Myleran® → Busulfanum 25
Myochrysine® → Goldpräparate
Myocombin® → Strophanthinum
Mysoline® → Primidonum

Nadisan® → Carbutamidum
Nalidixinsäure 599 f
– Negram® (Winthrop)
– Nogram® (Winthrop)
Nandrolonum (DCI) 475
– Nortestosteronum
– Durabolin® (Organon)
– Deca-Durabolin® (Organon)
– Nor-Durandron® (Ferring)
Natriopolystyreni sulfonas 79
– Natriumkunstharz
– Resonium® (Bayer)
Natrium bicarbonicum **80, 153,** 526
Natulan® → Procarbazinum
Navidrex® (Ciba) → Cylopenthiazid
Negatol® (Wild) 280

Negram® → Acidum nalidixicum
Neocid®-Spray (Geigy) 608
Neo Efrodal® (Siegfried) 257
Neo-Gilorytmal® (Kalichemie) 113
Neo-Mercazole® → Carbimazolum
Neomycinum (DCI) **600** f
– Bykomycin® (Byk-Gulden)
– Myacyne® (OWG-Chemie)
– Neomycine® (Medial)
– Neomycin-Sulfat® (Upjohn)
Neostigminum (DCI) 473
– Prostigmin® (Roche)
Neoteben® → Isoniazidum
Neo-Thyrostat® → Carbimazolum
Nepresol® → Dihydralazinum
Netzmittel → Stichwortverzeichnis
Neuroplegika 94, s. Chlorpromazin
– Largactil® (Specia)
– Megaphen® (Bayr)
– Nozinan®
– Perphenacinum (s. dort)
Neutrapen® → Penicillasum 580
Nicethamidum 188
– Coramin® (Ciba)
– Gly-Coramin®
Niconacid → Acidum nicotinicum
Nikotinsäure → Acidum nicotinicum
Nifedipinum (DCI) **134**
– Adalat® (Bayer)
Nifluril® Acidum flufenamicum
Niprid® → Nitroprussid-Na 143, 209
Niridazol 617, **619**
– Ambilhar®
Nisolone® → Prednisolonum
Nitrangin® (Schweizerhall) 131
Nitrazepam (DCI) → Mogadon® (Roche)
Nitrite 131
– Isoket-Retard®
– Isomack-Retard®
– Moloid®
– Nipride®
– Nitrangin®
– Nitroglycerin
– Sorbidilat®
Nitrofurantoinum 370, **600**
– Fua-Med® (Med. Berlin)
– Furadantin® (Boehringer)
– Furadoine® (Oberval)
– Ituran® (Promonta)

Nitroglycerinum **131**, 156
– Nitroglyzerin-Kaukapseln (Wander) zu 0,8 mg
Nitroprussid-Natrium 137, **143, 209**
– Nipride® (Roche)
– Nipruss® (Schwarz)
Nitrothiamidazolum **619**
– Ambilhar® (Ciba)
Nivaquine® → Chloroquinum 608
Nizoral® (Janssen) *Ketocanazol* **620**
Nocertone® (Labaz) →Oxetoron 418
Nogram® → Acidum nalidixicum
No-Pic® (Kaloderma) 608
Noradrenalinum (DCI) 142, **175** = Norepinephrin
– Arterenol® (Hoechst)
– Novadral® (Diwag)
– Depot-Novadral®
Noramidopyrinum (Novalgin® Hoechst) 456
Nor-Durandron → Nandrolonum
Norepinephrin → Noradrenalinum **175**
Nortestosteronum → Nandrolonum
Nortriptylinum (DCI) 184
– Acetexa® (Lilly)
– Aventyl® (Lilly)
Novadral® (Diwag) 175
– Depot-Novadral
Novalgin® → Novaminsulfonum
Novaminsulfonum 60
– Novalgin® (Hoechst)
– Sulfonovin® (Ibsa)
Noveril® → Dibenzepinum
Novesin® → Oxybuprocainum
Novobiocinum (DCI) **601**
– Albamycin® (Upjohn)
– Cathomycin® (Merck)
– Inamycin® (Hoechst)
Novocaine® → Procainum
Nozinan® → Levomepromazinum
Nystatinum (DCI) **561** f
– Moronal® (Heyden)
– Mycostatin (Squibb)

O ‚p' *DDD* (Rohm und Haas Pharmacolor, Basel), Mitotane→*Lysodren*® (Calbio Pharmac, Calif.) 501
Octapressin® → Felypressinum

757

Arzneimittelverzeichnis

Östrogene: 15, 733
Oestradiolum benzoylatum (DCI) 475
– Dimenformon® (Organon) (Ampullen)
Oestradiolum dipropionylatum (DCI) 475
– Ovocyclin® (Ciba)
Oestradiolum valerianylatum (NND) 475
– Progynon® Depot (Schering)
Oferol® (Cilag) 471
Oleandomycinum (DCI) 592, 622
– Cyclamycin® (Pfizer)
– Oleandocyn® (Pfizer)
– Sigmamycin® (Pfizer, eine Kombin. mit Tetrac.)
– Wytrion® (Wyeth)
Oncovin® → Vincristinum
Ondena® → Daunomycinum
Optalidon® (Sandoz) 428
Opobyl® 385
Oracef® → Cefalexinum
Oratren® → Phenoxymethylpenicillinum
Orbenin® → Cloxacillinum
Orciprenalinum 121, **122**f, 124, **142**, 153, 176
– Alupent® (Boehringer)
Orgametril® 15
Orinase® → Tolbutamidum
Orisul® → Sulfaphenazolum
Oubaine® → Strophantinum
Ovocyclin® → Oestradiolum dipropionylatum
Oxacillinum 582
– Cryptocillin®
– Ekvacillin® (Asta)
– Mikropenin® (Kabi)
– Prostaphlin® (Bristol)
– Resistopen® (Squibb)
– Stapenor®
Oxetacainum (DCI) 282
– Muthesa® (Wyeth)
– Tepilta® (Wyeth)
Oxetoron 418
– Nocertone® (Labaz)
Oxprenololum (DCI) 131
– Trasicor® (Ciba)
Oxymetholonum 72
– Anadrol® (Synthex)
Oxymetholonum 70
– Adroyd® (Parke Davis)
– Plenastril® (Protochemie)
Oxyphenbutazonum (DCI) 468
– Tanderil® (Geigy)
Oxyphenonum (DCI 302
– Antrenyl® (Ciba)

Oxytetacyclinum (CDI) 585
– Terramycin® (Pfizer)
– Terravenös® (Pfizer)

Pallidin® → Sulfadimethoxin
Paludrin® → Proguanilin
Pankreon comp.® (Kalichemie) 170
Pankreon forte® (Kali-Chemie) 354
Pankrotanon® (Hausmann) 170, 354
Pantocain® -Tabellen 279
Paraflex® Chlorzoxazonum 471
Parafinum liquidum 322
Parafon® (Cilag) 471
Paramethasonum (DCI) **565**
– Halodrone® (Lilly)
– Monocortin® (Grünenthal)
Parasulfol® (Agpharm) 368
Paraxin® → Chloramphenicolum
Parketmed® → Acidum metenamicum
Parlodel® (Bromocriptin) 394
Paromomycinum (DCI) **602**f
– Humatin® (Parke Davis)
Parotitis-Impfstoff 677
PAS → Acidum paraminosalicylicum **702**
Paspertin® → Methoclopramidum 282
Penadur L-A® → Benzathinum
– Penicillinum G
Penbristol → Ampicillinum
Penbritin® → Ampicillinum
Penbrock → Ampicillinum
Penplenum® → Hetacillinum
Penicillaminum 340, 378, 411
– Artamin® →
– D-Penicillaminum
– Metalcaptase® (Heyl)
Penicillasum 580
– Penicillinase
– Neutrapen® (Schenlaps)
Penicillin V → Phenoxymethylpenicillinum **578**
Penicillinum G procainicum 581
– Benzylpenicillinum procainicum (Ph. Helv.)
– Procaine Penicillin (GBP. USP. BPC)
Pentamidinum **615**
– Lomidin® (Specia)
– Lomidin®
– Pentamidin®
Pentazocinum (DCI) **134**
– Fortalgesic® (Winthrop)
– Fortral® in Dtschl.

Perandren® (Ampullen) → Testosteronum propionylatum
Perandren® (Linguetten) → Methyltestosteronum
Percorten® → Desoxycortonum
Perhexilinum (DCI) **131**, 134
– Pexid® (Richardson-Merrell) ein Ca-Antagonist
Perphenacinum (DCI) 95, **496**
– Chlorpiprazinum
– Decentan® (Merck)
– Trilafon® (Schering)
Persantin® → Dipyridamolum
Pertussis-Impfstoff-Berna® → Antigenum pertussicum
– Cutter® **631** DPT (Behring)
Pethidinum (DCI) 88, **296**, 432
– Dolantin® (Hoechst)
Petnidon® → Ethosuximidum
Pevaryl® (Cilag) 624
Pexid® (Richardson-Merrell) → Perhexilinum
Phenethicillinum **582**
– Alpen® (Schering)
– Chemipen® (Squibb)
– Broxil® (Beecham)
– Maxipen® (Pfizer)
– Pen 200 (Pfizer)
Phenforminum (DCI) 520
– DB retard® (Brunnengräber)
– Fenformin® (Vitrum)
– DBI® (US vit. Corp.)
– Dibein® (Pharmacia)
– Kataglicina® (Marxer)
Phenhydan® → Phenytoinum
Phenobarbitalum (DCI) **414**
– Luminal® (Bayer, Merck)
– Luminaletten® (Merck) 88
– Maliasin® (Knoll) Komb. pp.
– Sanalepsi Russi® 170 Komb. pp.
Phenosuximid
– Milontin® (P.h.) 445
Phenoxymethylpenicillinum (DCI) **578**, **580**
– Beromycin® (Boehringer)
– Fenoxypen® (Novo)
– Isocillin® (Hoechst)
– Penicillin V
– Penicillin 9
– Pluscillin (Bayropharm)
– Stabicillin® (Vifor)
– Stabicillin® forte® (Vifor)
– Oratren® (Bayer)
– Pluscillin® (Bayropharm)
– Stabicilline® (Vifor)

Phenprocoumarolum (DCI) 225
- Marcoumar® (Roche)
Phentolaminum (DCI) 138, **143**, 503
- Regitin® (Ciba)
Phenylbutazonum (DCI), **455**, 462
- Butazolidin® (Geigy)
- Butacote® (Geigy)
- Delta Butazolidin (Geigy)
Phenytoinum (DCI) 95, **413**, 430
- Diphenylhydantoinum
- Phenantoinum
- Antisacer® (Wander)
- Dilantin® (Parke Davis)
- Epanutin® (Parke Davis)
- Phenhydan® (Desitin)
- Zentropil® (Nordmark)
Phosphor radioaktiver = ^{32}P **36**,
Phosoforme® (Cognac und Morand) 370
Phylloquinonum (DCI) **225**
- Vitamin K$_1$
- Phytomenadionum
- Konaktion® (Roche)
Physiogel® (Schweiz. Rotes Kreuz) 172
Phytomenadionum → Phylloquinonum 225
Piazolina® → Morphazinum
Pindolollum 117
- Visken® (Sandoz)
Piroxicam (Felden®) 453, **455**
Piton® → Pituitarium posterius 484
Pitressin® tannate → Vasopressinum 484
Pituigan® → Pituitarium posterius 484
Pituitarum posterius **484**
- Hypophysenhinterlappenextrakt
- Piton® (Organon)
- Pituigan® (Henning)
- Pituitrin® (Parke Davis)
Plaquenil® → Hydroxychloroquinum
Plenastril® (Protochemie) → Oxymetholon 72
Pluscillin® → Phenoxymethylpenicillinum
Pockenimpfstoff → Antigenum variolicum
Poliomyelitis-Impfstoffe 684 nach Sabin (oral)
- Poliomyelitis Vaccine oral (Wellcome)

- Poloral Berna® (Seruminstitut, Bern) (Behring)
Polybion® (Merck) 7
Polycillin → Ampicillinum
Polymyxinum B (DCI) **602**
- Aerosporin® (Burroughs Wellcome Ldt.)
- Polymyxin-B-Sulfat (Pfizer)
- Polymyxin-B-Novo® (Novo)
Polyoestradiolum 393
- Estradurin® (Leo)
Ponstan® → Acidum mefenamicum
Potaba® 394
PPL-SRK® (Plasmalösg. Schweiz. Rotes Kreuz)
Practololum 119
- Eraldin® (ICI)
- Dalzic® (Rhein-Pharma)
Prajmalium-Bitartratum (DCI) **113**
- Neo-Gilurytmal® (Kali-Chem.)
Prazine® → Promazinum
Prazosik, Minipress®
Predalon® → Gonadotrophinum chorionicum
Prednisolonum (DCI) **492**
- Dacortin® (Merck)
- Decortin®
- Hostacortin H® (Hoechst)
- Meticortelone® (Schering)
- Nisolone® (Lepetit)
- Scherisolone® (Schering)
- Solu-Dacortin® (Merck)
- Ultracorten H® (Ciba)
Prednisolonum tertiobutylacetylatum 563
- Ultracortenol® (Ciba)
- *Methylprednisolonum* **563**
- – Medrate®
- – Medrol® (Upjohn)
- – Urbason® (Hoechst)
Prednisonum (DCI **563**
- Deltasone® (Upjohn)
- Meticorten® (Schering)
- Ultracorten® (Ciba)
Pregnyl® → Gonadotrophinum chorionicum
Premarin® → Methyldopa
Presinol® → Methyldopa
Prethcamidum **177**
- Micoren® (Geigy)
Primidonum (DCI) 8, **413**f
- Mylepsine® (Imperial) 8
- Mysoline® (ICI)
Primogonyl® → Gonadotrophinum chorionicum
Primperan® , Paspertin® → Methoclopramidum 282, 288

Priscophen® (Ciba) 129
Pristinamycinum (DCI) **603**
- Pyostacine® (Specia)
Pro-Banthin® , Propanthelin 293
Probucol 182
- Lursell® (Dow. Chem.)
Procainamidum (DCI) 95, **119**, 138, **141** 475
- Amidoprocainum
- Novocamid® (Hoechst)
- Pronestyl® (Squibb)
Procaine Penicillin G → Penicillinum G procainicum
Procainum (NND) 465
- Novocaine® (Hoechst. Winthrop)
Procarbazinum (DCI) 57, **728**
- Natulan® (Roche)
Prochlorperazinum 381, 385
- Stemetil® dimaleata (Specia)
Progesteronum (DCI) 388
- Depo-Provera® (Upjohn)
- Lutocor® (Stotzer)
- Lutocyclin® (Ciba)
- Progestin® (Organon)
Progynon® -Depot → Oestradiolum valerianylatum
Progynon M® → Aecthinyloestradiolum
Prolixan® → Azapropazonum 453
Promazinum (DCI) 496 (Chlorpromazin (Largactil®, Megaphen®)
- Prazine® (Wyeth)
- Protacytyl® (Wyeth)
- Verophen® (Bayer)
Promethazin 179
- Atosil®
- Phenergan®
Promin® ein Disulphon **631**
Pronestyl® → Procainamidum
Propranololum (DCI) 113, 418
- Inderal® (Imperial Chemical)
- Retard®
- Dociton® (ICI)
Prophylthiouracilum (DCI) 485
- Propycil® (Kali-Chemie)
- Propylthiouracil (Lederle; Parke Davis, Lilly)
- Prothiozil® (Donaupharm.)
- Tiotil® (Pharmacia)
Proscillaridinum 98
- Talusin® (Knoll)
Prostaphlin® → Oxacillinum
Prostigmin® → Neostigminum

759

Arzneimittelverzeichnis

Protactyl → Promazin
Protaminum (DCI) 225
– Protamin® (Roche) (Vitrum)
– Protaminsulfat
Protaminzinkinsulin → Insulinum cum Zinco protaminatum.
Proternol® → Isoprenalinum
Prothiozil® → Propylthiouracilum
Provera® (Medroxyprogesteron) [Depot-Provera®] 388
Proxytox® → Cyclophosphamidum
Purinethol® → Mercaptopurinum
Purostrophan® (Kali-Chemie) 99
Pyopen® → Carbenicillinum
Pyostacine® → Pristinamycinum
– Aldinamid®
Pyrazinamidum (DCI) **699**
– Aldinamid®
– Pyrafat PZA® (Fatol)
– Pyrazinamid (Savac)
– Zinamid®
Pyridostigminum (DCI) 424, 425, 474
– Mestinon® (Roche)
Pyridoxinum (DCI) 8
– Vitamin B₆
– Benadon® (Roche)
Pyrifer® (Aristopharm) 723
– Pyrogene Eiweißstoffe abgetöteter nicht pathogener Bakterien
Pyrimethaminum (DCI) 37
– Daraprim® (Wellcome)
– Malcocid® (Special)
Pyrithioxinum → Pyritinolum
Pyritinolum (DCI) 404
– Pyrithioxinum
– Encephabol® (Merck)
Pyrvinium (DCI) 232
– Molevac® (Parke Davis)

Quantalan® → Cholestyraminum
Quensyl® → Hydroxychloroquinum
Quinidinum **115**, 613
– Chinidinum sulfuricum (Ph. Helv.)
Chinidin-Duriles® (Astra Deutschl.)
– Kinidin-Duriles® (Astra) [Bisulfat]
Dihydrochinidinum hydrochloricum (DCI) = Hydroquinidine® [Houdé] 116

Racedrin® → Ephedrinum
Radiogold: ¹⁹⁸Au **735**
Radio-Jod: ¹³¹**J** 488, 489, **735**
Radiophosphor → ³²**P**, 602, **735**
Rapitard-Insulin® (Novo) → Insulin
Rastinon® → Tolbutamidum
Reasec® (Cilag) 288, 607
Rectoquintyl® (Lelong) 632
Redoxon® → Acidum ascorbicum
Refobacin® → Gentamycinum
Regelan® → Clofibratum
Regitin® → Phentolaminum 143, 503
Reserpinum (DCI) **200** (Rauwolfia-Alkaloid)
– Sedaraupin® (Boehringer)
– Serpasil® (Ciba)
Resistopen® → Oxacillinum
Resochin® → Chloroquinum 612
Resonium® Natriopolystyrenisulfonas 381
– Resonium-A®
Resyl® plus (Ciba) 246
Reverin® → (Rolitetracyclinum) → Tetracyclinum 587
Rheomacrodex® → Dextranum 402
Rhesogam® → Anti-D-Gammaglobulin
Rifampicinum (DCI) 344, 603, **698**f
– Rifa®
– Rimactan® (Ciba)
– Rimactazid®
– Rifoldin® (Lepetit)
Rifoldin® → Rifampicinum
Rimactan® → Rifampicinum
Rimifon® → Isoniazidum
Ripason® (Robapharm) **341**
Ristocetinum **604**f
– Spontin® (Abbott)
Ritalin® → Methylphenidatum
Rolitetracyclinum (DCI) 587
– Pyrrolidinomethyltetracyclinum
– Reverin® (Hoechst)
Ronicol® → Alcohol nicotinicus
Rovamycin® → Spiramycinum
Rubeden-Impfstoff 682
– Erevax® (Hirzel)
Rubidomycin → Daunomycin **734**
Ryhtmil® → Bisacodylum 322

Salazopyrin® → Salazosulfapyridinum

Salazosulfapyridinum (DCI) 308
– Salicylazosulfapyridinum
– Azulfidine® (Pharmacia)
– Salazopyrin® (Pharmacia)
Salbutamol 257
– Sultanol®
– Ventolin®
Salicylazosulfapyridinum → Salazosulfapyridinum
Salitin® (Sauter) 451
Saluretika 107, 197, 215
Sanalepsi Russi® (Sapos) 170
Sanasthmyl® (Glaxo) 254
Sandomigran® (Sandoz) 418
Sanocrysin® → Goldpräparate
Sanorex® → Mazindole
Saralasin® 210
Sarcoclorin® → Melphalanum
Sarkolysin → Melphalanum
Saventrine® → Isoprenalinum
Scherisolone® → Prednisolonum
Scherofluron® → Fludorcortisonum
Scilapp. **98**
– Alvonal®
– Caradrin®
– Encordin®
– Talusin® Knoll
Scopolaminum 353
– Scopyl® (Pharmacia)
Sedaraupin® → Reserpinum
Sedulon® (Roche) 246
Sembrina® → Methyl-Dopa
Semilente-Insulin → Suspensio Insulinicum Zinco amorphi
Sandoxan® → Cyclophosphamidum
Seresta® → Oxazepamum
Serpasil® → Reserpinum
Serum antidiphthericum 634
– Diphtherieserum
Serum antitetanicum (Ph. I) 657
– Hyper-Tet® (Cutter)
– Tetagan® (Behringwerke)
– Tetuman® (S.I. Bern)
– Tetanusserum (Seruminstitut Bern)
Serum antivibriosepticum 661
– Gasbrandserum (Seruminstitut, Bern)
Sigmamycin® (Pfizer) 593
Silubin® → Buforminum
Sintrom® → Acenocoumarolum
Siquil® 381
Sobelin® → Clindamycin
Sodener Komma Briefe (Much) 530

Soldacton® (Searle) 104
Solu Cortef® → Hydrocortisonum succinylatum natricum
Solu-Dacortin® → Prednisolonum
Soludactone® → Spirolactonum 103
Sorbisterit® 381
Spasmo-Cibalgin® (Ciba)
– Compositum® 371, 391
Spasmourgenin 391
Spectinomycin 604, 643
– Stanilo®
– Trobicin®
Spiramycinum (DCI) **604**f, 616
– Rovamycin® (Specia)
– Selectomycin® (Grünenthal)
Spironolacton (DCI) 76, **102**, 199, 343, 502
– Aldactone® (Searle)
– Soldactone® (Searle)
Spontin® → Ristocetinum
Stabicilline® → Phenoxymethylpenicillinum
Stapenor® → Oxacillinum
Staphobristol® → Cloxacillinum
Staphylomycinum **605**f
– Staphylomycin® (R.I.T.)
Stemetil® → Prochlorperazinum
Stibocaptat-Na (DCI) 620
– Astiban® (Roche)
Stickstofflost → Chlorethazinum
Stilbamidin® (May u. Baker) 623
Stilbestrol® → Diaethylstilboestrolum
Streptase® → Streptokinasum
Streptokinasum + Streptodornmasum **226**
– Varidase® (Lederle)
– Kabikinase® (Kabi)
– Streptase® (Behringwerke)
Streptomagna® (Wyeth) → Streptomycin 584
Streptomycinum (DCI) **584**f, **700**f
– Ambocin®
– Didrothenat® (Grünenthal)
– Streptothenat® (Grünenthal)
– Solvostrept®
Streptothenat® (Grünenthal) 584f
Streptozotozin (Upjohn) 505
Strophanthinum 99

– K-Strophanthosidum
– Kombetin® (Boehringer)
– Ouabaine® (Nativelle)
– Purostrphan® (Kalichemie)
– Myocombin® (Boehringer)
– Strophosid® (Sandoz)
Strychninum 429
– Strychninum nitricum (Ph. Helv.)
– Movellan® (Asta)
Sulfabutin® → Busulfanum
Sulfadimethoxinum (DCI) 454, **577**
– Madribon® (Roche)
Sulfadimidinum (DCI) 577
– Sulfamethazine® (Savac)
– Sulphix® (Protina)
Sulfadoxine 612
– Fanasil® 612
Sulfafurazol 577
– Gantrisin® (Geigy)
Sulfamethazine® → Sulfadimidinum
Sulfamethoxazolum (DCI) 576
– Gantanol® (Roche)
Sulfamethoxydiazinum 576
– Bayrena® (Bayer)
– Durenat® (Schering)
– Kiron® (Schering)
Sulfamethoxypyridazinum (DCI) 454, **577**
– Davosin® (Parke Davis)
– Lederkyn® (Lederle)
– Myasul® (Parke Davis)
– Midikel® (Parke Davis)
– Sulfo-Perlongit® (Ingelheim)
– Sulfdurazin® (Asta)
– Sulfurene® (Specia)
Sulfaphenazolum (DCI)
– Orisul® (Ciba)
Sulfaproxylinum (DCI) 576
– Dosulfin® (Geigy) (Bestandteil)
Sulfinipyrazonum (DCI) 227
– Anturan® (Geigy)
Sulfonamide 576ff
Sulfisoxazolum 577
– Gantrisin® (Roche)
Sulfomethoxazol – Trimethoprim 367, 370, 577
– Bactrim®
– Eusaprim®
– Maderan® (Ciba)
– Tibirox® (Roche)
Sulfonovin® → Novaminsulfon
Sulfonylharnstoffe 516, 517, Tab. 18 (Pp. siehe Tab. 18)
Sulfurene® → Sulfamethoxypyridazinum

Sulmycin® → Gentamycinum
Sulphix® → Sulfapyrimidinum
Sultanol® (Glaxo), Salbutamol 257
Suramin 608, **615**
– Germanin®
– Bayer 205®
– Moranyl® (Specia)
Suspensio Insulini cum Zinco amorphi (DCI) Tab. 19, S. 521
– Semilente-Insulin (Novo)
– Insulin semilente
Suspensio Insulini cum Zinco composita (DCI) Tab. 19, S. 521
– Lente-Insulin (Novo)
– Insulin lente
Suspensio Insulini cum Zinco cristallisati (DCI) Tab. 19, S. 521
– Ultralente-Insulin (Novo)
– Insulin ultralente
Suxinitun® → Ethosuccinimidum
Symmetrel® → Amantadinum **671**
Sympatholytika: 200
Synacthen® → Corticotrophinum
– Depot → Corticotrophinum

Tacholiquin® (Benend) 247, 258
Tagamet® → Cimetidin 282, **292**
Talusin® → Proscillaridinum
Tanderil® → Oxyphenbutazonum 468
Tapazol® → Thiamazolum
Tardocillin® → Benzathinum Penicillinum G Tab. 19, S. 521
Tasnon® → Piperazinum
Tavegyl® → Meclastinum
TeAnatoxal® → Antigenum tetanicum praecipitatum 657
Tegretol® → Carbamazepinum
TEM® Tretamin
Tenormin® (ICI) → Atenololum (DCI)
Tensilon® → Edrophoniumchlorid
TEPA® (Lederle) 355, 479, **727**
Tepilta® → Oxetacainum
Terbutalin 254
– Bricanyl®
Teronac® → Mazindole

Arzneimittelverzeichnis

Terramycin® → Oxytetracyclinum
Terravenös® → (Oxytetracyclinum) siehe Tetracyclinum
Teslac® (Squibb USA) 662
Tessalon® → Benzonatatum
Testosteronpropionat → Testosteronum propionylatum **270**
Testosteronum propionylatum (NNR) 70, 72, 270
– Perandren® (Ciba) (Ampullen)
– Testosteronpropionat (Abbott)
Testoviron® → Methyltestosteronum (Tabletten) und Testosteronum propionylatum (Ampullen)
Tetagan® → Serum antitetanicum 656
Tetanol® → Antigenum tetanicum 656
Tetanusimpfstoff → Antigenum tetanicum 656
Tetanusserum → Serum antitetanicum 656
Tetracyclinum (DCI) u. Derivate **585**f
– Achromycin® (Lederle)
– Aureomycin® (Lederle)
– Declamycin® (Lederle)
– Hostacyclin® (Hoechst)
– Ledermycin® (Lederle)
– Minocin® (Lederle)
– Reverin® (Hoechst)
– Terramycin®
– Terravenös®
– Tetracyclin (Bayer; Vitrum)
– Tetracyn®
– Vibramycin® (Pfizer)
– Vibravenös® (Pfizer)
Tetuman® → Serumantitetanicum 644
Thebaconum (DCI) 236
– Acedicon® (Boehringer)
Theophyllin-Aethylendiaminum → Aminophyllinum
Theralite® → Lithiumpp. 50
Thiabendazolum (DCI) 620
– Thiabendazolum
– Mintezol® (Merck, Sharp & Dohme)
– Minzolum® (MSD)
Thiamazolum (DCI) **488**
– Tapazol® (Lilly)
– Favistan® (Asta)
Thiaminum (DCI) 406, 429
– Aneurinum hydrochloricum
– Vitamin B$_1$
– Benadron® 2

– Benerva® (Roche)
– Betabion® (Merck)
– Betaxin® (Bayer)
Thiamphenicolum (DCI) 168, **590**f, 608
– Urfamicina® (Lamone, Mailand)
– Urfamycine® (Inpharzam)
Thioguanin® (Lanvis; Wellcome) **41**
Thiola® 378
Thiomidil® → Methylthiourazilum
Thiotepa (DCI) 355, 479, **727**
– Thio-TEPA® (Lederle)
– Tifosyl® (Asta)
Thrombinum (NNR) 20
– Topostasin® (Roche) 20
Thybon® → Liothyronium
Thymoleptika 184
– Laroxyl® (Roche)
– Noveril® (Wander)
– Tofranil® (Geigy)
Thyreostatika 485
– Methylthiouracil
– Prophylthiouracil
– Tapazol®
Thyreoidea-pp. **485**
– Eltroxin®
– Euthyrox®
– Thyreostat® → Methylthiourazilum
– Tyrosolvin®
– L-Thyroxin-50® (Henning) 477, 733
Ticarda® (Hoechst) 236
Tifosyl® → Thiotepa
Tilidin-Hydrochlorid 430
– Valoron® (Gödecke, Park Davis)
Tinctura Opii (Ph. Helv.) 298
Tiotil® → Prophylthiouracilum
Tofranil® → Imipraminum
Tolbutamidum (DCI) Tab. 19, S. 516/517
– Artosin® (Boehringer)
– Orinase® (Upjohn)
– Rastinon (Hoechst)
Tolfenamin-Säure 417
Tollwutimpfstoff → Lyssaimpfstoff 644
Topostasin® → Thrombinum
Trancopal® (Winthrop) 471
Trasicor® → Oxprenololum
Trasylol® (Bayer) **353**
Traubenzucker → Glycosum
Trecator® → Ethionamidum
Trescatyl® → Ehtionamidum
Treupel® (Treupha) 432

Triäthylenthiophosphoramid 355, 408, 478, **727**
– Thio-TEPA® (Lederle)
– Tifosyl® (Asta)
Triacetyloleandomycinum (DCI) **592**
– Oleandocyn® (Pfizer)
– Wytrion® (Wyeth)
– Triadenyl® → Triphosadeninum
Triamicinolonum (DCI) **564**
– Adcortyl® (Squibb)
– Delphicort® (Grünenthal)
– Kenacort® (Squibb)
– Ledercort® (Lederle)
– Volon® (Squibb, Heyden)
Triameterenum (DCI) 104, **111**
– Dyrenium® (Smith, Kline, French)
– Iatropur®
Trichloräthylen 430
Trihexyphenidylum (DCI) 410
– Artane® (Lederle)
Trijodthyronin → Liothyronium
Triflupromazin
– Siquil®
Trihydroäthylrutosid 434
– Venoruton® (Zyma) 434
Trilafon® → Perphenacinum
Trimelarsen® 616
Trimethoprim siehe **Sulfamethoxazol** 367, 370, 577
Triolandren® (Ciba) 68, **273**
Triphosadeninum (DCI) 185
– Acidum adenosin-triphosphorylatum
– Adenosintriphosphorsäure
– Atriphos® (Biochimica)
– Triadenyl® (Henning)
Tritoqualinum (DCI) 338
– Hypostamine® (Medichemie)
Tromexan → Aethylium biscoumacetylatum → *Antikoagulantien*
Tryparsamid® (M + B. Specia) 616
Trypsinum cristallisatum 676
– Trypure® (Novo)
Tubarin® (Wellcome) 659
Tubocurarin® (Abbott) 659
Tussalpin® (Austria-Pan-Chem.) 246
Typhus-Vaccine orale **626**
– Taboral® (Berna)
Tyrothricinum (DCI) **605**
– Tyrosolvin® (Lundbeck)
– Tyrothricin (Merck; Lundbeck)

762

Arzneimittelverzeichnis

Ultracillin® → Ciclacillin
Ultracorten® → Prednisonum
Ultracorten H® → Prednisolonum
Ultracortenol® → Prednisolonum tertiobutylacetylatum
Ultralente Insulin → Suspensio Insulini cum Zinco cristallisati
Uralyt-U® 50, 80, **541**
Urbason® → Methylprednisolonum
Urfadyn® 392
Urfamycine® → Thiamphenicolum **590**, 608, 626
Uricovac® (Labaz) 540
Urispas® 391
Urofelx® 371
Urogantanol® 370
Uro-Beniktol® 371
Uro-Stillosan® 371
Uvilon® → Piperazinum

Vaccine Antigen → Antigenum variolicum 426
Vacuman Berna (S.I.Bern), 667
Vakzine
 – FSME® (Zeckenenzephalitis) 406
 – Hepatitis B 330
Valium® → Diazepamum
Valoron® → Tilidin-Hydrochlorid 430
Valproat **414**
 – Depakine® (Labaz)
 – Ergenyl (Labaz Dl.)
Vancomycinum (DCI) **606**f
 – Vancocin® (Lilly)
 – Vencomycin®
Varidase® → Streptokinasum + Streptodornasum

Vasodilatoren: 208
Vasopressinum (DCI) 293, **483**
 – DAV Ritter®
 – Octapressin®
 – Pitressin® tannate (Parke Davis)
 – Tonephin®
 – Vasopressin-Sandoz® (Sandoz)
Vasoverin® (Banyu) 184
Vasperdil® (Tripharma) 184
V-cillin® → Phenoxymethylpenicillinum
Velbe® → Vinblastinum
Venoruton P 4® (Zyma) 434
Venostasin® 230
Ventolin® (Glaxo) Salbutamol 257
Verapamilum 112, 115, **209**
 – Isoptin® (Knoll)
 – Isoptin retard®
Verophen® → Promazinum
Vibazine® → Buclizinum
Vibramycin® → Doxycyclinum, s. Tetracyclinum 588
Vibravenös® → (Doxycyclinum) siehe Tetracyclinum 588
Vi-De 3® → Cholecalciferolum 7, 476
Vifor 105® 337
Vigantanol-D₃® → Cholecalciferolum 7, 476
Vinblastinum (DCI) 61, **732**
 – Velbe® (Lilly)
Vincristinum (DCI) 42, 44, **58**, **732**
 – Oncovin® (Lilly)
Viocin® → Viomycinum **702**
Virofral® → Amantadinum
Visken® (Sandoz) → Pindololum 132

Vitamin A 7
 – Arovit® (Roche)
 – Axerol® (Wander)
 – Vogan® (Bayer-Merck)
Vitamin B₁ → Thiaminum
Vitamin B₆ → Pyridoxinum
Vitamin B₁₂ → Cyanocobalaminum
Vitamin C → Acidum ascorbicum
Vitamin D₃ → Colecalciferolum
Vitamin K (Konakion®)
 – Calcium-D® (Sauter) 476
 – Calcium-D-Redoxon® (Roche) 476
 – D₃-Vigantol® (Bayer) 7, 476
 – Vi-De® (Wander) 7
 – Vi-De-Hydrosol® (Wander) 495
Vivactil® → Protriptylinum
Vogan® → Vitamin A
Volon® → Triamcinolonum
Voltaren® → Diclofenac

Wytrion® → Trioleandomycinum

Xylocaine® → Lidocainum 144
Xylocain Viskös® 279

Yttrium (^{90}Y) 483

Zaroxolyn® → Metolezon 197
Zentropil® → Phenytoinum
Zylorim® → Allopurinolum
Zyloric® → Allopurinolum
Zytostatika 719ff

Sachverzeichnis

Kursiv gesetzte Stichwörter weisen auf besonders wichtige Begriffe hin; **halbfette** Seitenzahlen beziehen sich auf die wesentliche Darstellung des Stichwortes

A
Abbinden des Haarbodens 57 (Abb. 21)
Abführmittel s. Obstipation 320
Abmagerung s. Diät, Magersucht **534**
Abschirmung mit Antibiotika 575
– Agranulozytose 22
– Antikörpermangelsyndrom 30
– Blastenleukämie 49
– Bronchiektasen 249
– Bronchiolitis 248
– Bronchitis, chron. 249
– Colitis ulcerosa **310**
– Coma addisonicum **500**, 555
– Coma diabeticum **525**
– Gangrän 185
– Glomerulonephritis 357
– Hämoptoe **262**
– Ileitis regionalis 303
– Ileus paralyt. 308
– Immunsuppression 739
– interstitielle Nephritis 368
– Leukopenie **23**, 34
– Lungenembolie 228
– Lungenödem 157
– Pankreatitis 358
– Pyelonephritis **367**
– Schock 174
Absenzen 415
Abszeß
– Gehirn 406
– Leber 350
– Lunge 243
– subphrenischer 350
Ac s. a. Az oder Ak
Achalasie 281
Acidose s. Azidose 80, **81**
ACTH **547**ff. (siehe Arzneimittel-Verz.)
Adams-Stokes-Anfall **122**, 155
Addison, Morbus **499**
Addisonismus, chron **499**
– akute Addisonkrise 500
– sekundärer 165, 423, 500
Adenokarzinome, Therapie 731
Adenom der Hypophyse 483, 501
– Parathyreoidea 497
– Prostata 351
– Schilddrüse 484, 489
Aderlaß bei Hämochromatose 545
– Lungenemphysem 259
– – unblutiger 156
– Polyzythämie 36
– Porphyria cutanea tarda 545
ADH s. Adiuretin 483
Adipositas **531**ff.
– Abmagerungsdiäten 533, **534**, **536**
– Appetitzügler 532
– Ätiologie 531
– Biguanide 532
– Choriongonadotropin 536
– Cortisoneffekt 553
– HGS-Kur (Gianoli) 536
– Ileum Bypass 537
– Hyperlipämien 181 ff.
– Nulldiät 536
– Präpubertäts-(Pseudo)-Fröhlich 537
Adiuretin 483
Adrenalektomie 502, 503
adrenogenitales Syndrom **502**
Aerophagie 255
Agammaglobulinämie
 s. Antikörpermangel
Agranulozytose **23**, 69, 722, 723
AHG (Faktor VIII) 19
Akromegalie **483**
Aktinomykose **622**
Akustikusgifte 584, 597
Albuminmangel 341
Aldosteronhemmer **109**, 199, 383, 502
Aldosteronismus 343, **502**
Alkalinisierung
– Gentamicin 597
– Gichtmittel 541
– Kalziumoxalatsteine 376
– Oxalatsteine 376
– Porphyrie 482
– Uratsteine 377
– Zystinsteine 379
Alkalose, metabolische **81**
– respiratorische **82**
Alkoholintoleranz 697
Alkoholismus
– Fettleber 338
– Gastritis 283
– Hyperlipämie 181
– Kardiopathie 89, 101
– Leberzirrhose 340
– Wernicke-Enzephalophathie 406
– Zieve-Syndrom 339
Alkylierende Substanzen **726**, 737
Allergie
– Asthma bronchiale 252
– Colitis ulcerosa 310
– Colon irritabile 309
– Enzephalitis 405
– Filariose 619
– Nahrungsmittel 299
– Penicilline **578**
– Penicillin-Schock 580
Alpha-Rezeptor-Blockierung **204**
Alopezie s. Haarausfall
alveoläre Hypoventilation 233
alveoläre Proteinose 265
Alveolarzellkarzinom 261
Aminokapronsäure 49
AML 42

Sachverzeichnis

Ammoniakvergiftung
- Diät 325
- Karboanhydrasehemmer 105
- Leberkoma 330
- Neomycin 600
- Ösophagusvarizenblutung 280
- Saluretika 105, 197, 363

Amöbenruhr 617
Amöbiasis 617 ff.
Amputation 187
Amyloidniere 366
Amyloidose 366 (Niere)
Amyloidose bei Bronchiektasen 250
Anabolika s. Hormontherapie
Analfissur 318
Analgetika s. Schmerzbekämpfung
Anämien 1 ff
- akute Blutungsanämie 1, 173
- aplastische 69 f, 75, 587, 722
- Eisenmangel 1
- Erythroblastose 56
- hämolytische 9
- – chronische lymphatische Leukämie 28
- – Hämoglobinopathien 10, 75
- – Hydantoin 8
- – Hypersplenie 14, 15, 71, 74
- – immunologische 12
- – Mononucleose 73
- – Mycoplasma 244
- – nächtliche Hämoglobinurie 11, 75
- – Osteomyelosklerose 72, 75
- – Sichelzell- 10, 75
- – sideroachrestische 8
- – Stickoxydul 8
- – Thalassämie 10, 75
- – toxische 12
- – Zieve-Syndrom 339
- hypothyreotische 14
- makrozytäre 2
- – Sprue idiopathische 5
- – perniziöse 3, 7
- – toxische 7
- pseudoaplastische 32
- renale 385
- Schwangerschafts- 4
- sideroachrestische 8, 545
- sideropenische 1, 292
- Marchiafava 11, 75
Anaphylaxie s. Allergie, Schock

Androgene s. Hormontherapie
Aneurysma 186, 231
- dissecans 186
- Gehirn- 404
- Lungen- 262
- Mesaortitis 231
Angina 73, 168, 646
Angina pectoris 129
- antianginöse Mittel 131
- Dauerantikoagulation 217
- im Anfall 133
- im Intervall 129
- Koronarographie 130
- Risikofaktoren 127
Angioimmunoblastosis 64 ff
Angiopathie, diabetische 530
Anilinderivate 12
Anisozytose 10
Ankylosen 21, (PGP) 460
Ankylostoma duodenale 324
Anorexia mentalis 443, 539
Ansäuerung
- Urininfekt 370
Antagonismus (AB) 573
Antazida
- Cortisontherapie 557
- Gastritis 283
- Magenblutung 290, 557
- Refluxösophagitis 279
Anthrax 653
antianginöse Mittel 131
Antiarrhythmika, Tab. 5, 120
Antibiogramm 572
Antibiotika und Chemotherapeutika 571 ff
- Abschirmung 575
- allg. Regeln 571
- Antagonismus Synergismus 572 ff
Anwendungsregeln 572
- Kombinationstherapie 572
- Nebenwirkungen 574
Antibiotika und Chemotherapeutika 571 ff
- Penicilline 578 ff
- Synergismus 573 ff
- Sulfonamide 576 ff
- Virostatika 667, 668
- Zytostatika 734
Antidiabetika, orale 515
Antiemetika 284, 293
Antiepileptika s. Antikonvulsiva 412 ff
Antiglobulin-Konsumptionstest 455
antihämophiles Globulin 19 f
Antihypertensiva 196 ff, Tab. S. 217
Antikoagulation 221
- Absetzen der AK 226
- Blutung 223 f

- Cumarin-Nekrose 226
- Dauerantikoagulation 219
- *Dicumarole* 225 f
- Fibrinolyse 226
- *Heparin* 225 f
- – Low Dose Heparin S. C. 226
- Indikationen 221 f, 223 f
- – arterielle Verschlußkrankheit 221
- – Arteriitis temporalis 407
- – Bürger 187
- – Herzinfarkt 139 f
- – Hirninsult 403
- – Koronarsklerose 139 f
- – Lungenembolie 230
- – Marchiafava 11
- – Moschcowitz 15
- – Null-Kaloriendiät 535
- – Periarteritis nodosa 232
- – Streckbett 219, 432
- – Thrombosen s. dort
- – Verbrauchskoagulopathie 22, 44, 173
- – Wochenbett 219
- Kontraindikationen 221 f
- *Phlegmasia caerulea dolens* 229
- Stoßtherapie 227
- Thrombozytenaggregationshemmung 229
- Thrombophlebitis 220
- Toleranz, erhöhte/erniedrigte 220
Antikonzeption s. Ovulationshemmer
Antikonvulsiva 412
- Antikoagulantientoleranz 220
- Epilepsie 411 ff
- Nebenwirkungen 414
- Perniziosa 7
- Tetanus 656
Antikörpermangelsyndrom 30, 241, 576, 738
Antilymphozytenserum 729
Antimetaboliten 729
Antimykotika 620
- Amphotericin B
- Clotrimazol 599
- 5-Fluorocytosin 599
- Griseofulvin 620 (Glaxo)
- – Fulcin S® forte (I.C.I.)
- – Grisorin® FP (Gloxo)
- Ketokanaol, Nizoral® (Janssen)
Antiphogistika 451 f, 455 f
Antikoagulantien-Intoleranz 220
- erosive Gastritis 283
- Ulkus 285

Sachverzeichnis

Antipyretika s. Fieber 609
Antirheumatika s. Antiphlogistika 451f, 455f
Antistreptolysintiter 449, 454
Antoine-Diät 534
Anurie 390, 393
Aorteninsuffizienz 90, 100
– bei Morbus Bechterew 462
Aortenisthmusstenose 102
Aortenstenose 102
Aphthen 278
aplastische Anämie 69
Apnoe bei Herzstillstand 149
Apoplexie s. Hirninsult
Appendizitis 321
appetitanregende Mittel (Insulin) 293
Appetitzügler 531
Äquivalenztabelle (Steroide) 566, Tab. 28
Arrhythmie s. Rhythmusstörungen
Arsenvergiftung, chronische 537
Arsenwasserstoff 12
Arteriitis temporalis **407**
Arteriosklerose 179
– Aneurysma 186
– Antikoagulantien 219
– art. Verschlußkrankheit 217, **226**f.
– Bürger Morbus 186
– Depressionen 184
– Endangiitis oblit. 186
– Hirnsinsult 399
– Hyperlipämien 181
– Hypertonie 183
– Parkinsonismus 408
– Periarteriitis nodosa 230
– periphere Zirkulationsstörungen **185**
– Prophylaxe 180
– Schwindel 184
– Sedierung 185
– Thymoleptika 184
– Vasodilatantien 185
Arthritis, gonorrhoica 465
– Behçet 679
– hämophile 21
– INH 697
– psoriatica 455 (Abb. 85) 457
– Reiter 680
– Schoenlein-Henoch 19
Arthronosis deformans 464
Ascites s. Aszites
Askariden 325
– eosinophiles Lungeninfiltrat 265
Aspergillose 623
Aspiration 235

Asthenie 538
Asthma bronchiale **254/255**
– akuter Anfall 257
– chronisches 256
– Desensibilisierung 256
– Grippeimpfung 671
– Netzmittel 258
– Status asthmaticus 258
Asthma cardiale **155**
– *Asthmolytika* **257**ff.
Asystolie 149
Aszites, Diuretika 105
– Herzinsuffizienz 85
– Leberzirrhose 339
– Peritonitis carcinomatosa 266
Ataxie, Friedreichsche und Mariesche 411
Atemgymnastik 251
Atemregulation, gestörte 251
Atemstillstand s. Apnoe
Atemstimulation 252
Aethylikerherz 89
Aethylismus s. Alkoholismus
atrioventrikulärer Block s. AV-Block
atypische Pneumonie 243
Audiogramm 585
Aufbrauchperniziosa 3
Austauschtransfusionen 12
Australia-Antigen 329
Autoimmunerkrankungen 3, 737ff.
– Behçet 679
– Chorea minor 406
– chronisch aggressive Hepatitis 331
– Colitis ulcerosa 310
– Crohn 303
– Glomerulonephritis 361
– Goodpasture **265**, 742
– immunhämolytische Anämien 11
– Kollagenosen s. dort
– Lungenhämosiderose, idiopathische 265, 642
– Multiple Sklerose 419
– Myasthenie 473
– primär biliäre Zirrhose 336
– primär chronische Polyarthritis 454
– Purpura Waldenström 745
– rheumatisches Fieber 449
– Schoenlein-Henoch 19
– Still-Felty-Syndrom 455, Abb. 85 S. 457
– Thyreoiditis Hashimoto 492
– Wegener 742
– Werlhof 14
Autotransfusion bei Schock 173

AV-Block I u. II, **121**, 139
– intermittierender 122
– III (totaler Block) **123**, 139
Azetonurie 525, 526
Azidose 80/81
– diabetische **525**ff.
– Herzinfakt 153
– Ketoazidose **525**ff.
– Kreislaufstillstand 153
– Laktat (Milchsäure) 81, 519
– metabolische **80**ff.
– Milchsäure 81, 519
– respiratorische **81**f.
– urämische **385**
Azotämie s. Niereninsuffizienz

B

Bacillus fusiformis 276 (PCP) 461
Badekuren (Herz) 170, (RF) 454
bakterielle Meningitiden **636**ff
Bandwürmer 324
Bang, Morbus 14, 395, **647**
Barbiturate, Lebermitochondrienstimulation 220 (Absatz 5), 561
Barr-Virus s. Epstein-Barr
Bartonellosis 653
Basalganglien 410
Basedow, Morbus **484**f
Basisbedarf (H_2O, Elektrolyte) 75
BCG-Impfung s. Impfungen
Beatmung, künstliche **149**f
Bechterew, Morbus **462**f
Beckenvenenthrombose s. Thrombose
Begleitpankreatitis 345
Behçet, Morbus **679**
Benzolvergiftung 14, 23
Bestrahlung s. Röntgentherapie
Beta-Lipoproteine 182
Beta-Rezeptor-Blocker **132, 133, 204**
Beta-Rezeptor-Stimulatoren 137, **254**
Bewegungstherapie s. physikalische Therapie
Bigeminie bei Digitalisüberbehandlung 93/94, 119
Biguanide 519
Adipositas 535
– Cortisontherapie 553
– Diabetes mellitus 519
Bilharziosis 619
Bird-Respirator 251
Blasenblutungen 19
Blasengifte (Endoxan) 727

767

Sachverzeichnis

Blasenkarzinom 389
Blasenkatheter 177, **371**, 382, 392
– bei Multipler Sklerose 421
Blasenlähmung
– Neurolues 423
– Paraplegie 422
Blasenspülungen 371
Blastomykose **623**
Bleivergiftung 9, 426
Blind-Loop 3, 536
Blutdruckapparat 195
Blutersatz s. Expander
Blutkrankheiten 1
Blutsenkung, sehr hohe
– Amyloidose 366
– Angioimmunoblastische Lymphadenopathie 63
– Hodgkin 55
– Hypernephrom 388
– Kollagenosen s. dort
– Lymphosarkom 60
– Makroglobulinämie Waldenstr. 62
– Myelom 65
Blutstrommassage 185, 186
Bluttransfusionen
– aplastische Anämie 69
– Autotransfusion 173
– Blutungsschock **172**, 280
– Exchange-Transfusion 12, 13, 333
– Hämoptoe 262
– Leukämien 49
– Marchiafava (gewaschene Ec) 11
– Osteomylosklerose 72
– renale Anämie 385
– Sprue 7
– Thrombopenie (frische Plastik-Vollbluttransfusionen) 15
Blutungen
– Antikoagulantien 221
– Bronchiektasen 250
– Colitis ulcerosa 313
– Darmkarzinome 306
– Gastritis erosiva 283
– Gelenk- 21
– Goodpasture (Lunge) 265
– Goldkur 459
– Hämophilie 19 ff
– Hämorrhoiden 317
– Haut s. Purpura
– Hirnblutung 399 ff
– Hypernephrom 388
– hypertensive Krise 213
– Leukosen 49
– Mononucleose (Milzruptur) 73
– Nephrolithiasis 371

– Nierentuberkulose 713
– Osler 231
– Ösophagusvarizen 280
– Osteomyelosklerose 72
– Prostata–Operation (Epsamon) 19
– Typhus abdominalis 628
– Verbrauchskoagulopathie 173
– Waldenström 63
– Waterhouse-Fridrichsen (Meningococcen-Meningitis) 637
– Zahnextraktionen 20
Blutstillung s. Hämostyptika
Blutungsanämie 1 ff
Boeck, Morbus **266** f
– Erythema nodosum 266
– Grippe-Impfung 671
– Hyperkalzämie 82
– Hypersplenie 6
– Miliarer 266, 267
Bolus-Tod 234
– („Heimlich"-Handgriff 235)
Bornholm, Morbus 669
Bothriozephalus 324
– Perniziosa 3
Botulismus 630
Brachialgia paraesthetica nocturna 438
Bradykardie
– Beta-Blocker 132
– Catapresan (Clonidin) 202
– Herzglykoside 94
– Herzinfarkt (Atropin-Thp.) 135
– Karotis-Sinus-Syndrom 125
– Kreislaufstillstand 153
– Pacemaker-Stg. 125
– Sinusbradykardie 112
Brechreiz s. Antiemetika, Nausea
Brenzkatecholamin (Phäochromozytom) 503
Breslau (Paratyphus, P. typhimurium) 629
Brideileus, chronischer 308
Brill-Symmers, Morbus 62
Brompton Mixtur 274 f
Bronchialfistel (bei Empyem) 239
Bronchiektasen **249**
Bronchiolitis, akute **247**
– bei Grippe 673
– bei Masern 681
Bronchitis **246**
– acuta 246
– asthmoide 247, 251
– *chronische obstruktive* **248**
– Emphysem 251
– fibrinosa 251

– Netzmittel 249
– Stauungsbronchitis 248
Bronchographie 249
Bronchoskopie
– Absaugen 243
– diagnost. 249, 260
Bronchopneumonie 237
Bronchusadenom 262
Bronchuskarzinom **263**
– Adeno 264
– Großzelliges 264
– Kleinzelliges 264
– Plattenzellen 264
Bronchustuberkulose 709
Bronzediabetes s. Hämochromatose
Brucellosen 645
– Brucella abortus 645
– Brucella melitensis 645
– Brucella suis 645
Bubonenpest 647
Budd-Chiari-Syndrom 351
Bulbusdruck 112
Bürger, Morbus **186** f
Burkitt-Lymphoma 53, **62**
Bursitis subdeltoidea 468
By-pass 130, 187

C

C s. a. Z oder K
Candida albicans s. Moniliasis
Caeruloplasmin 410
CEA-Test **306**
Cephalosporine **593** ff
Chagas-Krankheit (Prophylaxe 608), **615**
Charcot 424
Chemoresistenz
– Antibiotika 572
– Leukosen 25, 38, 44
– Tuberkulostatika 695 ff
– Zytostatika 735
Chemotherapeutika s. Antibiotika
Cheyne-Stokes'sche Atmung 88, 252
Chinin, Chinidin-Thrombopenie 14
Chloramphenicol 589
– Aplastische Anämie 589
– Aplastische durch Augentropfen 589
Chloratvergiftung 12
Chloride 75
– Basisbedarf 75
– Hypochlorämie 81
Chlorochin-Hämolyse 12
Chlorpromazin-Thrombopenie 14
Cholangiographie 343, 345
Cholangitis 343

Sachverzeichnis

cholangitische Zirrhose 339
Cholecyst s. Cholezyst.
Choledochojejunostomie 349
Choledochussteine 349
Cholelithiasis 345
– Choledochussteine 349
– Diät 346
– Gallekolik 345
– Gallengangsdyskinesie 348
– Verschlußikterus 348
– Zystikusverschlußstein 349
Cholera asiatica **630**
– Impfung 630
– Prophylaxe 630
Choleretika 342, 348
Cholesterin
– Diät 180
– Hypercholesterinämie 181, 511
– Risikofaktor (koronar) 127, 181
Cholezystektomie-Indikationen 344
Cholezystitis 343
cholostatische Hepatose 337
– chronische aggressive Hepatitis 334
– Zieve-Syndrom 339
Chorea Huntington
– minor **406**
Choriongonadotropine **394**
– Antex®
– Choragon®
– Gonadex®
– Predalon®
– Pregnyl®
– Primogenyl®
Christmas disease 20
Chrommarkierung der Ec. 9
Cis-Platin® 396
Clinitest-Methode **508**
Clostridien 658
Cluster headache **416**
COAP-Schema 42
Cocktail lytique **179, 659**
Cochlearisgifte (Streptomycin Gentamicin) 700, 596
Coli s. Escherichia coli
Colitis, pseudomembranöse **598**
Colitis regionalis (Crohn) 303
Colitis ulcerosa **310**ff
– Lincomycin-bedingt 598
– mittlere und leichte Fälle 312
– schwere Fälle 313
Colon irritabile **309**
Coma addisonicum **500**, 555
– basedowicum 489
– diabeticum **525**f
– hepaticum 332

– hypercalcaemicum 82, 273, **498**
– hypercapnicum 245
– hyperosmolare 527
– hypoglycaemicum 517
– Myxödem 491
Computer-Tomographie 399
Conn-Syndrom 502
Coombs-Test 12
COOP-Schema (Hodgkin) **57**
Cor pulmonale **258**
Cortison s. Kortikosteroide
Cortisonsucht 559
Corynebacterium minutissimum (Erythrasma) 319
CO-Vergiftung
– Parkinsonismus 409
Coxarthrose 464
Coxsackie-Virus **669**
Crohnsche Krankheit **307**
Cryptococcosis s. Torulose
Cumarinnekrose s. Dicumarolnekrose
Curarisierung 659
Cushing, Morbus **501**
Cushingoid 550, 553
Cystin s. Zystin
Cystitis s. Zystopyelitis

D
Dämmerzustände 415
Darmatonie 307
Darmblutung s. Blutung 628
Darminfarkt 317
Darmkarzinome **310**
Darmparasiten
– Amöben 617
– Lamblien 618
– Vermes 323
Darmperforation
– Colitis ulcerosa 314
– subphrenischer Abszeß 350
– Thyphus abdominalis 628
Darmsterilisation, präoperativ 600
– Verhütung der Ammoniakvergiftung 333, 600
Dauerantikoagulation 217
Dauerausscheider
– Amöben 618
– Cholera 630
– Salmonellen 628
Dauerkatheter s. Blasenkatheter
Defibrillation, externe 152
– interne 153
Defibrinierungssyndrom s. Verbrauchskoagulopathie
Dehydratation s. Wasserhaushalt
Dekubitusprophylaxe 609

Depot-Insulin s. → Insuline (Med. Verz.)
Depressionen
– arteriosklerotische 184
– Klimakterium virile 504
– Multiple Sklerose 421
– Reserpin 201
De Quervain-Thyreoiditis 492
Dercum-Disease 531
Dermatitis exfoliativa 567
Dermatitis pluriorificialis 244, Abb. 59
Dermatomykosen 622
Dermatomyositis 472
Desensibilisierung bei Asthma bronchiale 253
Diabetes insipidus 483
– zentraler 483
Diabetes mellitus 505
– Angiopathie 530
– Antidiabetika orale **515**ff
– Äquivalenz-Tabelle 517
– Biguanide 519
– Blutzuckerteste durch Patient 508
– Broteinheiten 514
– Coma hyperosmolare **527**ff
– Coma diabeticum ketoacidoticum **525**ff
– Coma hypoglycaemicum 524
– Diät 510ff
– Gemüseeinheiten 514
– Gravidität 529
– Hyperglykämie 507
– Hyperlipämie 510, 511
– Hypoglykämien 524
– Infekt 520, 524
– Insuline 521
– juveniler s. Typ I, 506
– Kalorienzahl 511
– kindlicher 505
– Komplikationen 530
– labiler 525
– Neuropathie 530
– pankreatischer 505
– Retinopathie 530
– Schulung 508
– Schwangerschafts-Diabetes 506, **529**
– Sulfonylharnstoffe 517
– sekundärer = Typ II
– Typ I insulinabhängiger 506
– Typ II nicht abhängiger 506
Diabetiker-Literatur 531
Dialyse s. Peritonealdialyse
Diarrhö akute **298**
– chronische **299**
– Ruhr 633
Diathermie s. phys. Thp.
Dicumarolnekrose 204

769

Sachverzeichnis

Dicumaroltherapie s. Antikoagulation
Digitalis s. Herzglykoside
Digitalisintoxikation 91, **94**
Digitoxin-Thrombopenie 14
Di Guglielmo (Erythroblastose) **53**
Diphtherie **634** ff
– Bazillenträger 635
– Krupp 635
– Myokarditis 635
– Polyneuritis 635
– Schlucklähmung 635
– Polyradikulitis 426
– Serum 634
Disaccharidase-Mangel 308
Diskushernie 432
Distomum hepaticum 323
Diuretika **104**, **196**
– Diabetes insipidus 483
– Hypertonie 196
– Kaliumsparende 199
– Kontraindikationen 106, 198
– Niereninsuffizienz 106
– Präparate **104** ff, **196**
– – Aldosteronhemmer 109
– – Karboanhydrasehemmer 105
– – osmotische Diuretika 104
– – Saluretika 105
– – Xanthinderivate 104
– Wirkungsmechanismus 104
Divertikulose und Divertikulitis **315**
DNS-Synthese-Hemmung (Chloramphenicol) **590**, 719
Donath-Landsteiner-Hämolysin 13
Dosierung der Medikamente bei Niereninsuffizienz s. Tab. 15, S. 386
Drepanozytose 10, 75
Drug-Fever 485, 578, 579
Drüsenfieber s. Mononucleosis
Ductus botalli 101
Dumping-Syndrom **299**
– Frühdumping 299
– Spätdumping 300
Dünndarmkarzinoid **306**
Duodenalulkus s. Ulkus
Durchfall s. Diarrhö
Durst s. Wassermangel
Dye-Test 616
Dysenterie s. Ruhr **633**
Dysfunktionelles Transaktionsmuster 440
Dyspepsien s. Diarrhö 298
Dysproteinämie 30

Dystrophia adiposogenitalis 530
– musculorum progressiva 472

E

Eaton-Virus 243
Echinokokkus, Lungen **265**
Ectodermosis pluriorificialis; (Mycoplasma) 244, (Eryth. exs. multiforme) 677
Einflußstauung, obere (Syncretio pericardii) 161
Einlauf
– hypertonischer NaCl 10%ig 308
– Kamillen usw. 323
Eisen s. Serumeisen
Eisenausschwemmittel (Desferrioxamin) 545
– Aderlässe (Polyzythämie) 36
– Hämochromatose, primär und sekundär 544
– Marchiafava 11
– Thalassämie 10 ff
Eisenmangelanämien 1 ff, 4
Eisenstoffwechselstörung s. Hämochromatose 544
Eiswassertrunk 112
Eklampsie, hypertonische 214
Elektroenzephalogramm (= EEG) 401, 411
Elektrokonversion **116**, *152*
Elektrolytstörungen **75** ff
Elektromyographie 431, 473
Elektrounfall 149
Embolie
– Embolektomie 228, 229
– Fibrinolyse 226
– Gehirnembolie 399
– Herzinfarkt 139
– Lungenembolie **228**
– Vorhofflimmern 114
embryonales Teratom 395
Emphysem, Lunge **251**
Emphysembronchitis,
asthmoide 251
– chronische 251
– Sekretverflüssigung 250/251
Emphysemherz s. Cor pulmonale 100
Empyem
– Pleura **240** f
Encephalitis s. Enzephalitis
Encephalopathie, portosystemische 332
Encephalorrhagie s. Hirnblutung
Endangiitis obliterans **186**

Endarteriektomie 187
Endokarditis
– Hirnembolie 399
– Libman-Sacks 165
– rheumatica 158
– Enterokokken 163
– septica **161**
– Staphylokokken 164
– Streptococcus viridans 162
endokrines System 481
Endotoxinschock 22, **173**, 652 f (Gramneg. Sepsis)
Entamoeba histolytica 617
Enteritis regionalis **303**
Enterobius vermicularis (Oxyuren) 323
Enterokokken, Endokarditis 161, **163**
– Meningitis 640
Entlastungspunktion
– Aszites 90, 343
– Empyem 239
– Herztamponade (Pericarditis) **160**
– Hirndruck **402**
– Pleuritis exsudativa **710** f
– Stauungsergüsse 90
Enuresis 397
Entzündungsbestrahlung s. Röntgentherapie
Enzephalitis **405**
– Bang 648
– Cryptococcus 405, **624 f**
– epidemische 405
– Hibernation **178**
– Hirninsult 401
– Impfenzephalitis (Pocken) 667
– lethargica (epidemica) 405
– Lungenödem 155, **157**
– Masern 681
– Mumps 677
– *Polyencephalomyelitis:* MS **419**, Coxsackie 669, Poliomyelitis **28**
– Pseudoenzephalitis Wernicke 406
– Röteln 682
– symptomatische Epilepsie **411**
– Varizellen (Abb. 124) 670
– Zecken 405
– Zoster 426
Enzephalomalazien 400
Enzephalopathie, hepatische 331–333
Enzephalorrhagie s. Hirnblutung
eosinophiles Granulom 477
eosinophiles Lungeninfiltrat 265

Sachverzeichnis

Eosinophilie
- Angioimmunoblastische Lymphadenopathie (Lymphogranuloma X) 63
- Echinokokkus 265
- Hodgkin 53
- Hypernephrom 388
- Parasitosen 323
Epididymitis 396
Epiduralhämatom 360
Epilepsie **411**ff
- Absenzen 415
- Fieberkrämpfe 415
- fokale (Jackson) 414
- genuine 411
- Grand Mal 412
- Impulsiv Anfälle (Myoklonische) 415
- Morgenepilepsie 412
- Nachtepilepsie 413
- Petit Mal 415
- psychomotorische Anfälle **445**
- sekundäre 414, 637
- Status epilepticus 412
Epstein-Barr-Virus (EBV)
- Hodgkin 53
- Lymphosarkom Burkitt 53, 62
- Mononucleose 73
- Polyradiculitis 426
Erb (Muskeldystrophie) **472**
Ergometer 143
Erhaltungstherapie
- Herzglykoside 93
- Hodgkin (COPP-Kuren) 57
- Leukosen (Reinduktions-Kuren) 39, 45
Erntefieber **654**
erosive Gastritis 283
Ertrinkungsunfälle 149
E-Ruhr 633
Erwachsenendiabetes s. Diabetes
Erysipel 650
Erythema, anulare 449
- exsudativum multiforme **675**
- nodosum (M. Boeck) 263, (TB) 709
Erythrasma inguinale **319**
Erythroblastose, akute 53
Erythrozyten, gewaschene s. Bluttransfusionen
- Chrommarkierung 9, 14
Escherichia coli
- Cholezystitis, Cholangitis 344
- Meningitis 641
- Prostatitis 390
- Pyelonephritis 369

- Sepsis 650, Gramnegative S. 652
essentielle Hypertonie s. Hypertonie
Essigwickel 610
Euthyreose 484
Exchange-Transfusion 13, 333
Exophthalmus, maligner 484
Expander 172, 173
Expektorantien s. Netzmittel
Exsikkose s. Wasserhaushalt
Extrakorporale Bestrahlung 30
- Perfusion (Haemoperfusion) 333
Extrasystolen, supraventrikuläre **111**, **113**
- ventrikuläre **118**, 138, 168
- Bigeminie 119
- - bei Digitalistherapie 94
- - gehäufte, Gallavardin 95
Extrinsic factor 3

F
Faktor VIII-Mangel 19f
Faktor IX-Mangel 20
Faktor II, V, VII, VIII, X, XIII-Mangel (Verbrauchskoagulopathie) 22
Fallot, Tetralogie 102
Fango s. physikalische Therapie
Färbe-Index, erhöhter 2
- erniedrigter 1ff, 10
Farmerlunge 238
Fazialis-Neuritis 430
Febris recurrens 652
Feldfieber 654
Felty-Syndrom 455
Fettleber, äthylische **338**
Fettsucht s. Adipositas
Fibrinogenmangel **22**, 49
Fibrinolyse-Syndrom s. Verbrauchskoagulopathie 22
Fibrinolyse-Therapie **226**f
Fieber 609
- Cholangitis lenta 343
- Endokarditis lenta 161
- Hodgkin 53
- Hypernephrom 388
- hypertone Dehydratation 77
- Therapie (Hibernation) **178**, 609
- Wasserbedarf, zusätzlicher 77
Filariosis 619
Fissura ani 323
Fisteln, Bronchus 239
- Darm (Crohn) 308
fixierte Hypertonie 189
Flapping-Tremor 332
Flatulenz 319

Fleckfieber 662
Flexner-Ruhr 633
Flush (Dünndarm-Ca) 306
Flüssigkeitsbedarf bei
- Basisbedarf 75
- Herzinsuffizienz 86
- Niereninsuffizienz, akute 381, chron. 384
- Schock 176
Fokussanierung
- Abschirmung 475/476
- Bürger 187
- Endokarditis 163
- Hirnabszeß 406
- Meningokokkenmeningitis u. a. Meningitiden 640
- Myokarditis 168
- Nephritis (Tonsillen) 357
- Polyarthritis 453
- Polyneuritis 428
- Staphylokokkensepsis 640
- Trigeminusneuralgie 429
Folsäure-Antagonisten 729
Folsäure-Mangel 3, 4
Forcierte Diurese
- Niereninsuffizienz 380
- Porphyrie akute 542
- Technik 380
Frambösie 652
Fredrickson, Hyperlipämietypen **181**ff
Fremdkörperaspiration 234/235
Friedel-Pick-Syndrom 94, 103
Friedländer-Bazillen 643
Friedreichsche Ataxie 411
FSH 481
Fungizide s. Mykosen
funikuläre Myelose 4, 8, 424

G
Gallavardin, Extrasystolie in Salven 95, 118
Gallenblasenempyem 344
Gallenblasenkarzinom 349
Gallengangsdyskinesien 348
Gallensteine 345
Gammaglobulin s. Antikörpermangelsyndrom
- Anti-D-Gammaglobulin (Rhesusinkompatibilität) 13
Gamma Heavy Chain Disease 69
Gangrän
- arterielle Thrombose oder Embolie 229
- Arteriosklerose 185
- Bürger 186f
- Cumarolnekrose 224
- Diabetes 530
- Periarteriitis nodosa 230

771

Sachverzeichnis

Ganzpackungen 610
Gargarismen 276
Gärtner (Paratyphus) 629
Gasbrand 658
Gastrektomie s. Gastroenterostomie
Gastrische Krisen 423
Gastroenteritis, acuta 287
– chronica 287
Gastroenterostomie (Anämie) 2, (Ca) 293
Gastrokardialer Symptomenkomplex (Roemheld) 295
Gastroskopie (Blutung) 291
Gaucher, Morbus 13, 70
Geburt (Verbrauchskoagulopathie) 22
Gefäßerkrankungen **179**ff
Gefäßerweiternde Mittel
– Hypertonie, Thp. durch 208
– intraarterielle Therapie 185
– Koronarsklerose 131
– Menière 416
– Migräne 417
Gehirn s. Hirn
Gelenkrheumatismus s. Polyarthritis
Gelenktuberkulose (osteoartikuläre) **713**
Genitaltuberkulose 713
Geotrichosis 624
Gerinnungsstörungen **14**, **19**, 221
Gesamteiweiß s. Eiweiß
Gestagene s. Hormontherapie
Gewaschene Ec s. Bluttransfusionen
Gicht 540
– Saluretika (Oedeme), (Hypertonie) 197
Glaukom (Auslösung) Nitrite 130
Gliadin 6
Glioblastom 399
Globalinsuffizienz (Alveoläre Hypoventilation) 233
Globus pallidus (Elektrokoag.) 410
Glomerulonephritis
– akute diffuse **357**
– Amyloidose 366
– chronische 359
– diabetische Nephropathie 364
– Goodpasture 361
– Herdnephritis **358**
– interstitielle 368
– nephrotisches Syndrom 361, **362**, 379
– pyelonephritische 367
– Schönlein 19
– Weil 655

Glomerulosklerose, diabetische 364, **530**
Glossitis **278**f
Glucose-6-Phosphatdehydrogenase-Mangel 12
Glukokortikoide Wirkung 553
Gluten 6
glutenfreies Mehl 6
Glykoside s. Herzglykoside
Goldkur 459
Gold-Leukopenie 23
Gold-Thrombopenie 14
Gonarthrose 464
Gonokokken
– Arthritis 463
– Endokarditis 163
– Epididymitis 396
– Meningitis 640
– Proctitis 643
– Prostatitis 396
Gonorrhoe 643
Goodpasture-Syndrom **265**, 361, 742
Gramnegative Sepsis s. Sepsis, Endotoxinschock
Grand Mal s. Epilepsie
Granulom, eosinophiles 477
Granulozytenkonzentrate (Transfusionen) 23
Granulozytenzahl, kritische 22, **722**
Granulozytopenien 22 ff, 722
Gravidität
– Anämie 3, 4
– Antikoagulantien 219
– Diabetes **529**
– Hodgkin (Sperma tieffrieren) 59
– Hyperlipämie 181
– Hyperthyreose 489
– Immunsuppressiva 741
– Leukämien 35
– Listeriose (Abort) 633
– Multiple Sklerose 420
– Ovulationshemmer (Hyperlipaemie) 181
– Rubeolen 682
– Tetrazykline 586
– Toxoplasmose 616
– Tuberkulose (Rifampicin) 699
– Verbrauchskoagulopathie 22
– Zytostatika 724
Grippe **668**
– Bronchiolitis 672
– Impfung 669
– Lungenabszeß 676
– Lungenödem 672
– Pneumonie 672
Guillain-Barré **426**

Gurgeln s. Gargarismen
Gürtelrose s. Zoster 425
Gynäkomastie
– Aldosteron 109
– Prostata-Ca (Hormon-Thp.) 393

H

Haarausfall
– Heparin 226
– Kortikosteroide 551
– Myxödem (Axillarhaare) 481
– Thiamphenicol 590
– Zytostatika (Prophylaxe) 57
Haarzell-Leukämie 32
Haemoperfusion 333
Hakenwurm 324
Halbwertzeiten (s. bei den einzelnen Antibiotika u. Zytostatika) ferner bei *Niereninsuffizienz* Tab. 15, S. 376
Hamman Rich Syndrom 269
Hämarthros 21
Hämatokrit (Schock) 171
Hämaturie s. Blutungen u. Nierenkap.
Hamman-Rich-Syndrom (Lungenfibrose) 266
Hämoblastosen (Einteilung) 24
Hämochromatose **544**ff
– DesferalΩ-Thp. 544
– Leberzirrhose 340
– Pankreaszirrhose 354
– primäre, hereditäre 544
– sekundäre (Hämosiderose) 70, 266, **545**
Hämoblastosen s. Leukämien
Hämodialyse 382
Hämodynamische Herzinsuffizienz 85
Hämoglobinelektrophorese 10
Hämoglobinopathien 9, **10**
Hämoglobinurie Marchiafava **11**
– Kältehämoglobinurie 13
Hämolyse 9, 12
Hämolysegifte 12
Hämolytische Anämien s. Anämien
– Krisen 9
Hämophilie **19**f
Hämophilus influenzae **641**, **642**
Hämoptoe 253, **263**, 268
– mit Glomerulonephritis (Goodpasture) 268

Hämorrhagische Diathese
  s. Blutungen, Gerinnungs-
  störungen
Hämorrhoiden 321
Hämorrhagische Gastritis
  (erosive) 283
Hämosiderose s. Hämochro-
  matose, sek.
Hämostyptika
– Gerinnungsstörungen **19**
– Hämoptoe **262**
– Hämoptoe bei Goodpasture
  265
– Magenblutung **290**
Hand-Schüller-Christian,
  Morbus 477
Harnsäureausscheidung, Sti-
  mulation 540
Harnsäuresynthese, Hemmung
– Gicht **540**
– Hämoblastosen 724
– Leukämien (Zellzerfall),
  Uratsteine 50
– Uratsteine 377
Harnverhaltung, akute 380
Harnwegsinfekte **369**f
– Frau 370
– Katheter 371
– Mann 371
– Prostatitis chron. 371
Hashimoto-Struma **492**
Hautmykosen 624
Hauttest (Crasnitin) 41
– Tuberkulin-Test 690
Hautulzerationen (Behçet)
  679
HbE = HbA$_2$, 10
HbF 10
Hegglin, polyphile Reifungs-
  störung (Thc) 14
Heimlich-Handgriff **235**
Heinzsche Innenkörper 12
Heparintherapie **225**
– Antidot (Protamin) **221**
Heparintherapie, Indikationen
  225
– Low dose 226
– Marchiafava 11
– Moschcowitz 15
– Nebenwirkungen 225
– Stoßtherapie 225
– Verbrauchskoagulopathie
  22, **173**
Hepatikussteine 349
Hepatitis
– akute A u. B 327, C 329
– anikterische 327
– Antigene 328
– chronische aggressive
  (lupoide) 334
– Diät 330

– – persistierende 334
– Impfung (Hepat. B) 330
– Leberdystrophie 332
– medikamentöse „Hepatitis"
  331
– Mykoplasma 244
– Prophylaxe (Gammaglobu-
  line) 329
– Toxoplasmose 616
– Weil 655
Hepatom benignes 350
Hepatorenales Syndrom 351
Hepatose, cholostatische u.
  toxische 336
Herdinfekte s. Fokussanierung
Herdnephritis **358**
Herpangina 667
Herpes, corneae 276
– labialis 279
– Leukosen 44
– simplex Enzephalitis 365
– Zoster 425
Herxheimer-Reaktion 497
– Mesaortitis luica 193
– Tabo-Paralyse 380
– Typhus 563
Herz **85**ff (s. auch Herzinsuf-
  fienz)
– Insuffizienz 85
– – exzitomotorische 85
– – links- 85
– – rechts- 91
– Vitium-Operation 101
Herzglykoside **96**
– Asthma bronchiale 258
– AV-Block 121
– Blutspiegel 93
– Digitalis 96
– – Scilla 98
– – Strophantin 99
– Erhaltungsdosis 96/97
– Extrasystolen, supraventriku-
  läre 117
– – ventrikuläre 118
– Herzinfarkt 137
– Hirninsult 401
– Hypokaliämie 95
– Kardinalwirkungen 96
– Lungenödem **155**
– Mitralstenose (Vorsicht)
  Absatz 10, S. 57
– Nebenerscheinungen 94
– Niereninsuffizienz 91
– Notfallinjektion (intra-
  glossal) 93
– Perikarditis 158
– Pneumonie 236
– Präparate **96**ff
– Refraktäres Verhalten 94
– Resistenz 87, 98
– Resorption 87, 90 f

– Sättigung 92
– Schock 136
– Tachykardie, supraventriku-
  läre 112
– Vergiftung **95**
– Vorhofflimmern 114
– Vorsichtsmaßnahmen 91
Herzinfarkt **134**
– Antikoagulantien 139
– AV-Störg. 139
– Asystolie 149, 153
– Azidose 153
– Behandlung in d. Klinik
  136
– – in d. Praxis **135**
– Beta-Blocker 132
– Diät 127
– Digitalis 141
– Embolie 139
– Fibrinolysetherapie 139
– Frühmobilisation 143
– Herzstillstand 149
– Hyperlipämie 179
– Hypertonietherapie 140
– Kammerflimmern **152**
– kardiogener Schock **136**
– Kardiomobil 135
– Koronardilatantien 144
– Mobilisierung 143
– Prognose 125, 135
– Rhythmusstörungen **138**
– Reanimation **149**ff
– Rehabilitation **145**ff
– Schmerzbekämpfung 136
– Schock 136
Herzinsuffizienz **85**ff
– Aorten- 100
– bradykarde 90
– Cor pulmonale 100
– exzitomorische 85, **114**
– hämodynamische 85
– Hyperhydration 77
– Hyperthyreose 484
– Hypertonie 101
– Linksinsuffizienz 85, 90,
  155
– Lungenödem 155
– Mitral 100
– Mitralstenose 100
– Rechtsinsuffizienz 100, 262
– spezielle Formen **100**
– tachykarde 90
Herzmassage **150**
– externe 150
– interne 151
Herzneurose 169
Herzrhythmusstörungen s.
  Rhythmusstörungen
Herzstillstand (Asystolie)
  149ff
Herztamponade 159

Sachverzeichnis

Herzvitien 90, **100**
– Dauerantikoagulation 217
– Operation 101
Hiatushernie 159, **283**
Hibernation **178**
Hirnabszeß **406**
Hirnaneurysma 404
Hirnblutung
– Aneurysma 404
– epidurales Haematom 400
– hypertensive Krise 219
– Pachymeningosis int. 400
– subarachnoidale 400
– Subduralhaematom 400
Hirndruck
– Blutung 400
– Entlastungspunktion 402
– Meningosis leucaemica 49, 51
– symptomatische Epilepsie 411
Hirnembolie 401
Hirninsult
– Aneurysmablutung 404
– Ätiologie 399
– Blutung 400
– Enzephalomalazie 400
– intermittierende Ischämie 403
– Lungenödem **157**
– Rehabilitation 403
– subarachnoidale Blutung 404
– Therapie 401
Hirnkrämpfe s. Epilepsie
Hirnmetastasen 408
Hirnödem
– Insult 402
– Therapie 402
Hirnszintigraphie 400, 401
Hirnthrombose 400
Hirntumor 408
– Hibernation 178
– „Hirninsult" 401
– intraarterielle Zytostatika 408, 720
– Lungenödem 402
– symptomatische Epilepsie 411
Hirschsprung, Morbus 309
Histamin H_2 Rezeptorenblocker **292**
Histoplasmose **623**
Hitzschlag 178
Hodenbiopsie (Leukose) 50
Hodenretention 394
Hodentorsion 396
Hodentumoren 50, **395**
Hodgkin, Morbus s. Lymphogranulom

Höhenkrankheit **233**
Hormontherapie (siehe auch Spez. Kap.)
– *Anabolika*
– – Anorexie 538
– – bei Cortisontherapie 28, 458, 553
– – Hand-Schüller-Christian 477
– – Muskelatrophie, spinale 425
– – Muskeldystrophie 472
– – Osteoporose 475
– – Scheuermann 467
– *Androgene*
– – aplastische Anämie 70
– – chronische lymphatische Leukämie 28
– – Hypopituitarismus 482
– – Klimakterium virile 504
– – Mammakarzinom **268** ff
– – Myelom 68
– – Osteomyelosklerose 72
– *Choriogonadotropine*
– – Abmagerungskur 535
– – Kryptorchismus 394
– *Gestagene*
– – Mammakarzinom **268** ff
– – Ovarialkarzinom **275**
– – Prostatahyperplasie **392**
– – Prostatakarzinom **393**
– *Insulin* **520** (Tab. 19), 521
– – Diabetes mellitus 520 ff
– – Mastkur 538
– *Kortikosteroide, ACTH* **547** ff
– – Äquivalenztabelle (Tab. 28) 566
– – Cortison-Derivate **562** ff
– – Dosierung (Tab. 27) 562
– – Indikationen (Tab. 29–31) 567–569
– – IST 739 f
– – Kombination mit Zytostatika 733
– – Nebenwirkungen **552** ff
– *Östrogene*
– – Endometriumtumoren 733
– – Mammakarzinom **268** ff, 274
– – Myelom 66
– – Orchitis 677
– – Prostatakarzinom **393**
– *Parathormon* (Calcitonin)
– – Hypoparathyreoidismus 494
– – Paget 476
– *Thyreoideahormone*
– – endemischer Kropf 492
– – Hand-Schüller-Christian 477

– – Hypopituitarismus 482
– – Hypothyreose 490 f
– – Struma maligna 493
Hormontherapie, Vasopressin
– – Diabetes insipidus 483
– – Ösophagusvarizen 280
Horton-Neuralgie **416** f
Howell-Jolly-Körperchen 5
Hundeseuche (Leptospira canicola) 654
Hungerkur, völlige 535
Hustentherapie **246**
Hydantoin, Lebermitochondrienstimulation 220
– Anaemia perniciosa 8
Hydration **78**
– Hypertone Dehydration 78
– Hypertone Hyperhydration 78
– Hypotone Dehydration 78
– Hypotone Hyperhydration 78
– Normotone Hyperhydration 78
Hydronenphrose 390
Hyperaldosteronismus s. Aldosteronismus
Hyperazidität 285
Hypercholesterinämie s. Cholesterin
Hyperelektrolytämie (Eiweiß-Sonden-Ernährung) 83
Hyperfibrinolyse s. Verbrauchskoagulopathie
Hyperglykämie s. Diabetes mellitus
Hyperhydratation 78
Hyperinsulinismus **504**
Hyperkaliämie s. Kalium
Hyperkalzämie s. Kalzium
Hyperkapnie 235
Hyperkoagulobilität 173
Hyperlipämie **179** ff
– Diät 180
– koronarer Risikofaktor 127
– Typen n. Fredrickson 181 ff
– Ursachen 180
– Xanthomatosis tuberosa 478
– Zieve-Syndrom 339
Hypernatriämie s. Natrium
Hypernephrom **388**
– Polyglobulie 35
Hyperosmolares hyperglykämisches coma diabeticum **527**
Hyperparathyreoidismus **497**
– Niereninsuffizienz 498
– paraneoplastischer 498
Hyperphosphatämie s. Phosphat

Sachverzeichnis

Hypersequestration
– Anämie 14
– Thrombopenie 14
Hyperspleniesyndrom 14, 32, 71, 265, 351
– *Splenektomieindikationen* **71**
Hypertensive Krise = pressorische Krise 213
Hyperthermie s. Fieber
– Hibernation 178
– Hirnsinsult (zentrale Hypth.) 403
– Hyperparathyreoidismus 498
– Tetanus 659
Hyperthyreose **484**
– Exophthalmus 482
– Herzinsuffizienz (Vorhofflimmern) **114**
– Hyperkalzämie 82, 489
– Operation (Strumektomie) 486
– Radiojodbehandlung 487
– Schwangerschaft 489
– toxisches Adenom 489
– Thyreostatika 485
– thyreotoxische Krise 489
Hypertonie **189**ff
– *Antihypertensiva* **196**
– Arteriosklerose **179**
– Diagnostik 41
– Diät 194
– Herzinsuffizienz 89
– Hirninsult **399**
– Hyperlipämie **179**
– hypertensive Krisen **213**
– Indikationen f. Thp. 191
– Koronarsklerose 128
– Messung des Blut-p. 195
– Orthostase 199
– portale Hypertension **280**, 343
– pulmonale Hypertonie 100, **258**
– rebound effect 189
– Schwangerschaft 215
– Steroid-Hypertonie **550**
– Therapie **189**
– – Grundsätze 193
– Therapie-Indikationen 191
– *Präparate*, Tab. **215**ff
– Ursachen 192
– – Aortenistmusstenose 192
– – Conn 189, 192, 502
– – Cushing 501
– – Hyperparathyreoidismus 497
– – Isthmus-Stenose 101, 190
– – Phäochromozytom 189, **503**

– – Polyzythämie 35
– – *pressorische Krisen* 213
– – renale 388
– – Reninom 192
Hypertriglyzeridämie s. Triglyzeride
Hyperventilation (Alkalose) 82, (Tetanie) 495
Hypochlorämie s. Chloride
Hypochrom/Hyperchrom s. Färbe-Index
Hypoglykämie 517, 523
– Addison 499
– Insulom 504
– Koma 517
– Spätdumping 296
Hypogonadismus 504
– Hypophyseninsuffizienz 481
Hypokaliämie s. Kalium
Hypokalzämie s. Kalzium, Tetanie
Hypomagnesiämie s. Magnesium
Hypoparathyreoidismus 494
Hypophysektomie
– Mammakarzinom 272
– Melanom 274
Hypophyseninsuffizienz **481**ff
– Adenohypophyse 483
– Neurohypophyse 483
Hypophysentumor 482, 501
Hypoproteinämie (Nephrose) 361, (Tetanie) 497
Hypoprothrombinämien 22, 221
Hypotensiva **215**ff
Hypothyreose **215**ff siehe Myxödem 490
Hypothyreotische Anämie 14
Hypotonie **188**
Hypoventilation s. resp. Insuffizienz
Hypovolämischer Schock 172
Hypoxämie 235

I

ICSH 481
Ikterus, Verschlußikterus 348
Ileitis regionalis Crohn **307**
Ileosakralgelenk-Arthritis (Bechterew) 462
Ileus mechanischer u. paralytischer **311**
Immunagranulozytose 23
– Brideileus 312
immunhämolytische Anämien 12
Immunotherapie, aktive (Leukosen) 38
Immunsuppression 737ff
– Autoimmunerkrankungen s. dort

– Indikationen 742
– Kontraindikationen 741
– Organtransplantation 742
– Vorsichtsmaßnahmen 738
Immunsuppressiva 737ff
– alkylierende Stoffe 737
– Antilymphozytenserum 737, **740**
– Antimetaboliten 737
– Dosierung
– Indikationen 743
– kanzerogene Wirkung 741
– Kombination mit Kortikosteroiden 739
– Komplikationen 738
– Kontraindikationen 741
– Ribosomen-Hemmer (Thiamphenicol) 590, 737, 740
Immunthrombozytopenien 15
Impfkalender **684**
Impfungen
– Cholera **630**
– Diphtherie **634**
– Grippe **671**
– Hepatitis B **330**
– Masern **680**
– Parotitis **677**
– Pertussis **631**
– Pest **647**
– Pocken (V) **666**
– Poliomyelitis **683**
– Rubeolen **682**
– Tetanus **656**f
– Tollwut (Lyssa) **644**
– Tuberkulose (BCG) **691**f
– Typhus **626**
Impotenz
– Antihypertensiva 203, 205, 207
– Diabetes mellitus 505
– Prostatektomie 393
Impulsivanfälle (myoklonische Anfälle) 415
Induratio penis plastica 394
Infarkt s. Herzinfarkt, Lungeninfarkt
Infektarthritis (Hepatitis A) 327, 449, (Go) 464, (Rubeola) 682
Infektionskrankheiten **607**ff
– Verhaltungs-Regeln 609
Infertilität, männliche 397
Influenca s. Grippe
Infusions-Lösungen (f. kardiogenen Schock s. Arrhythmien) **141**
Infusionstherapie (Richtlinien) 75
Injektionen s. intraarterielle, intraglossale, intrathekale Therapie usw.

775

Sachverzeichnis

Inselzellgifte (Streptozotozin) u. (Diazoxid) bei Insulom 505
Inselzelltumoren **504**
Insuffizienz s. Aorten-, Herz- usw.
Insulin siehe Tab. 19, S. 521
– erhöhter Insulinbedarf 524
– Hypoglykämien 524
– Indikationen 520
Insulom **504**
Insult s. Hirninsult intermittierende Hirnischämie 403
interstitielle Nephritis **367**
– Pyelonephritis 367
intraarterielle Therapie
– Vasodilatantien 185
– Zytostatika 408, 479, **720**
intraartikuläre Therapie
– Antibiotika 464, **581**
– Steroide 465, 468, **564**
intraglossale Therapie (Herz- glykoside) für Notfälle **93**
intraperikardiale Therapie
– Antibiotika 160
– Steroide 159, 711
– Zytostatika 266, **728**
intraperitoneale Therapie
– Antibiotika (Peritonitis) **331**
– Zytostatika 266, **728**
intrapleurale Therapie
– Antibiotika **239**, 636
– Steroide **711**
– Zytostatika 266/267
intrathekale Therapie
– Antibiotika **578**, (Anco- til®) 599, (Penicillin) **637**
– Steroide **48, 51**, 639
– Zytostatika **48, 51**
intravasale Gerinnung, gene- ralisierte **173**
Intrinsic factor 3
Iridozyklitis, Bechterew 462
– Behçet 680
Ischias-Syndrom 431 s. auch Neuritis ischiadica
Isoagglutinine 12
Isolierung (Infekte) 609
Isotopen-Therapie (^{32}P), 36, 389, 482, (^{131}J), **487, 735**
IST s. Immunsuppression **737**
Isthmusstenose 101, 190

J
Jackson-Anfälle 411
Jod (Lugol) 487, (Struma en- dem.) 492
Jodprophylaxe 492
Jodtracer

Jodvorbehandlung (Plum- mern) 487
Juckreiz s. Pruritus
juveniler Diabetes s. Dia- betes m.

K
K s. a. C
Kala-Azar 614 (s. Leishma- niosen)
Kalium
– Basisbedarf 75
– Hyperkaliämie **79**, (Al- dacton) 199, **381**
– Hypokaliämie **78**, 197
0-Kaloriendiät 535
Kälteagglutininkrankheit, idiopathische 69
Kälteagglutinine 69
– Mykoplasma-Pneumonie **244**
– Viruspneumonie **243**
Kältehämoglobinurie, par- oxysmale 13
Kalzium
– Hyperkalzämie **82** ff, (Mamma-Ca) 273, (Base- dow) 489, (Hyperparathyr.) 497
– Hypokalzämie 80, 269, 352, 384 (Tetanie) **494**
Kalzium-Blocker (Tab. 6) **133**
Kalziumoxalatsteine 376
Kammerextrasystolen **118** ff
Kammerflattern und -flimmern **152**
Kammerstillstand 149
Kammertachykardie 118
– Elektrokonversion **152**
Karboanhydrasehemmer 105
Kardiomobil **135**
Kardiospasmus 281
Kardioversion s. Elektrokon- version **152**
Karotis interna-Stenose 400
Karotisangiographie 400
Karotisdruck 112
Karotis-Sinus-Syndrom **125**
Karotis-Thrombose s. Throm- bose
Karpaltunnelsyndrom 431
Karzinoid **306**
Karzinom-Therapie
– Adenokarzinom (Mamma) **268**, (5-Fl. Uracil) **731**
– Bronchus-Ca **263**
– Ovarial-Ca **275**
– Plattenepithelkarzinom (Bleomycin) 734
– Pleura-Carcinose **266**

Kastration
– bei Mammakarzinom **269**
– bei Porphyrie 543
– bei Prostatakarzinom 393
Katarakt (Tetanie), 494, (Cortison) 560, (Rubeola) 682
Katecholamine 211, 503
Katheter s. Blasenkatheter
Kationenaustauscher 79
Kausalgie 433
kavernöse Tbc 709
Kayser-Fleischer-Kornealring 410
Ketoazidose, diabetische **525**
Keuchhusten s. Pertussis **631**
Klimakterium
– virile 504
Klitorisexstirpation 503
Knochenmark s. Sternalpunk- tion
Knochenmarkstransfusion **70**
– autotransfusion 25, **720**
Knochenmarkfunktionstest **722** u. Abb. 140, S. 723
Knochenmarkgifte
– aplastische Anämie **69**, 589, 722
– Granulozyten 23
– Perniziosa 7
– Thrombozyten 14
Knochentuberkulose = osteo- artikuläre Tbc **713**
Koagulopathien **14, 19**
Kokzidioidomykose **623**
Kolektomie, totale 310, 315
Koliken s. Spasmolytika
Kollagenosen
– Arteriitis temporalis **407**
– Dermatomyositis 449, 472, **568**
– Goodpasture Syndrom **265**
– Lupus erythematodes **165** ff, 742
– Periarteriitis nodosa **230**
– Polyarthritis, primär chroni- sche PCP **454**
– Sklerodermie **742** (Abb. 141) 743
Kollaps s. Schock
Kolon **313**
– Colitis ulcerosa 314
– Divertikulose 319
– Hirschsprung 313
– irritabiles 313
– Mega- 313
– Karzinom 306
Koma s. Coma
Konduktorinnen (Hämophilie) 20
Kontrakturen (PCP) 460

Sachverzeichnis

Konversion s. Elektrokonversion
Kopfschmerzen
- Apoplexie **399**ff
- Encephalitis 405
- Gehirnblutung 399
- Hirntumor 408
- Horton-Neuralgie 416
- Menière 416
- Meningitis serosa 416
- Meningitis purulenta 636
- Meningosis leucaemica 51
- Migräne 446
- Nitrite 131
- Pachymeningosis u. Leptomeninxblutung 399ff
- Postpunktionssyndrom 419

Koronararteriitis 127
koronarerweiternde Mittel 131
Koronarinsuffizienz 127
Koronarographie 130
Koronarsklerose **127**f
- operative Behandlung 130
- Risikofaktoren 127
- s. a. Angina pectoris

Kortikosteroide s. a. **547**ff
- Adipositas 553
- Addisonismus, akuter 555
- Allergisierung 560
- Äquivalenztabelle 566
- Dosierung 569
- glukokortikoide Wkg. 553
- Haut-Atrophie 561
- Indikationen **566**ff
- Infektionsgefahr 568
- IST 739
- katabole Wkg. 561
- Komplikationen **552**ff
- Kontraindikationen 552
- Linsentrübung 560
- mineralokortikoide Wkg. 552
- Nebenwirkungen 550f
- Osteoporose 553
- Präparate 562f
- prophylaktische Maßnahmen 551
- psychische Stg. 559
- therapeutische Wirkungen 549
- Ulkuskrankheit 557
- Wirkungen 553
- Zytostatika, Kombination mit
- – IST 739
- – Neoplasien 721, 733

Koxarthrose 464
Krampfzustände
- epileptische 411 ff
- Hibernation 178
- tetanische 494 ff
- Tetanus 656
- urämische 381

Kreislaufstillstand **149**ff
Kretinismus 488, **494**
kritische Leukozytenzahl 23, 722
Kropf s. Struma
Krupp u. Pseudokrupp **236**
kruppöse Pneumonie **235**ff
Kryptokokkose s. Tolurose
Kryptorchismus **394**
Kumarin s. Dicumarol
künstliche Beatmung 149
künstliche Niere s. Hämo-, Peritonealdialyse
Kupferstoffwechselstörung (m. Wilson) 410
Kurarisierung 659

L

Laennec-Zirrhose (Äthyl) 340
Laktatazidose s. Azidose
Laktose-Intoleranz 312
Laktulose-Mangel 312
Lambliasis 618
Lanatoside s. Herzglykoside
Landry-Paralyse 426
Laparoskopie s. in den einzelnen Kapiteln des Magen-Darm Kap. **276**ff, ferner bei TBC-Pleuritis u. a.
Laryngo-Tracheo-Bronchiolitis (Grippe) **673**
Lateralsklerose, myatrophische 424
Latex-Test 334, 454
LATS-Faktor **484**
Laurence-Moon-Biedl 531
Lawinenunfälle 149
Laxantien s. Obstipation
Laxantienabusus (Hypokaliämie) 78, 537
Leber
- Abszeß **350**
- Amöbiasis 617
- Verfettung 338
- Zieve-Syndrom 339
- Zirrhose s. dort
Leberbiopsie
Leberdiät 325
Leberdystrophie **332**
Lebererkrankungen 325
Lebergifte s. Leberzellgifte
Leberkarzinom **349**
Leberkoma 332, (Neomycin) 600
Lebermetastasen 349
Leberschonkost 342
Leberstauung (Rts.-Insuffizienz) 86

Leberzellgifte **336**
Leberzellmitochondrien 220, 561
(Stimulation)
Leberzirrhose **339**
- Ammoniakvergiftung s. dort
- äthylische 340
- biliäre 339
- cholangitische 339
- Diät 342
- Diuretika-Therapie 343
- hypotone Hyperhydration 77
- Ösophagusvarizenblutung **280**f
- posthepatitische 340
- Wilson 340
Legionärskrankheit **659**
Legionella pneumophila 659
Leishmaniosen **614**ff
- brasiliensis 614
- Kala-azar 614
- Orientbeule (Leism. tropica) 614
Leiner, Erythema anulare 449
Lepra 631ff
Leptospirosen **654**
Letterer-Siwe, Morbus 478
Leukämien **25**ff
- akute lymphat. ALL **44**, 725
- – Harzellen 32
- – *myeloische* AML 37ff, 42, 725
- – aleukämische 32
- – monozytäre 32
- – plasmazelluläre 64
- – promyelozytäre **44**
- – Thrombozythämie 35, 37
- *chronische*, lymphatische **28**ff
- – myeloische **25**ff
- – Retikulose des KM 32
- Knochenmarkstransfusionen 53
- Hodentumoren **50**
- Immuno-Thp. 39
- Kombinations-Therapie 38
- Komplikationen **49**
- „Megakaryozyten" 37
- Meningosis leucaemica 46, **57**
- Myeloblasten-Schübe term. CML 44
- *myeloproliferatives Syndrom* (Osteomyelosklerose) 72
- Polyzythämie **35**f
- Reinduktions-Therapie 39, 43 (AML), 45 (ALL)
- Schwangerschaft 35
- symptomat. Therapie **49**
- Thrombozythämien 37
- Zytostatika 40

777

Sachverzeichnis

Leukopenien **23**ff
- aleukämische Leukosen 32
- aplastische Anämie **69**, **187**, 528, 539
- Erythroblastose 53
- Hypersplenie 14, 74
- Knochenmarkfunktionstest nach Moeschlin (Abb. 140) **722**
- Lupus erythematodes 165
- Retikulosen 32
- Zytostatika-Therapie 24, 722, (IST) 741
Leukozytenagglutinine 23
Leukozytenphosphatase, alkalische 25
- Polycythaemia vera 35
- Hodgkin 55
- Osteomyelosklerose 72
LE-Zellen 19, **165**, 454
LH 48
Libman-Sacks, Endokarditis (LE) 165
Linksinsuffizienz s. Herzinsuffizienz
Linksschenkelblock 125
Lipidelektrophorese
Lipidstatus 181
Lipoidnephrose **362**
Liquor cerebrospinalis
- eitrige Meningitis **636**
- Gehirnaneurysma 404
- Meningitis serosa u. Enzephalitis 405, 416
- Hirninsult 399
- Meningitis tuberculosa 711
- Meningosis leucaemica 51
- Subarachnoidalblutung 404
Listeriose 633
Low-dose-Heparin **226**
Lues **652**
- cerebrospinalis 422
- Mesaortitis **231**
- Neurolues 422
- Penicillinkur 231, 421
- Taboparalyse 423
Luftschlucken (Aerophagie) 295
Lumbago 471
Lumbalpunktion s. Entlastungspkt., Probepkt.
Lungenabszeß **243**f
Lungenaktiomykose 622
Lungenblutung s. Hämoptoe **262**
Lungenechinokokkus 265
Lungenembolie 218, 221, **228**
Lungenemphysem 254
- Cor pulmonale **258**
- Grippeimpfung 671
- pulmonale Hypertonie 100

- Spontanpneumothorax 266
- Sauerstofftherapie 254
Lungenentzündung s. Pneumonie
Lungenfibrose **266**
Lungengifte 155
Lungenhämosiderose **265**
Lungeninfarkt s. Lg-Embolie
- Abszeß 243 f
- Hämoptoe 262
- Pneumonie 235
Lungeninfiltrat, eosinophiles 265
Lungenkarzinom s. Bronchuskarzinom
Lungenmetastasen 260
Lungenödem **155**ff
- kardiogenes 155
- toxisches 158
- zentralbedingtes 157
Lungenoperation (Verbrauchskoag.) 22
Lungenpest **647**
Lungenproteinose 265
Lungenschock **244**
Lungensoor (Abb. 109) 622
Lungentuberkulose **687**ff
- Antituberkulotika 697
- BCG 691
- Chirurg. Thp. 705
- Chemotherapie 702
- - Kombinationen, Schema I, 703
- - Kortikosteroid Zusatz 704
- Empyem 711
- Komplikationen 707
- Kontroll-Untersuchungen 715
- Management 716
- Operation 705
- Pericarditis 711
- Pleuritis exsudativa 709
- Prophylaxe 689
- Resistenzproblem 695
- Therapie intermittierende 696
Lungentumoren 263
Lupus erythematodes disseminatus **165**ff
- Endokarditis 165
- Leukopenie 165
- Myokarditis 165
- Nephritis 165
- Polyarthritis 165
- Sharp Syndrom 165
- Thrombopenie 165
Lymphadenopathie angioimmunoblastische (= Lymphogranulomatosis X) **64**ff
Lymphangiographie 55, 395
lymphatische Leukämie, akute 44

- aleukämische **32**
- chronische **28**
- Meningosis leucaemica 46, **51**
Lymphknotentuberkulose 714
Lymphoblastoma Brill-Symmers 63
Lymphocytosis infectiosa 74
Lymphographie s. Lymphangiographie
Lymphogranuloma Hodgkin **53**ff
- COPP-Kur 57
- Diagnostik 55
- Pathogenese 53
- Prognose 56
- Stadien 55 f
- Therapie 56
Lymphogranuloma inguinale
Lymphogranulomatosis X **64**ff
Lymphoma Burkitt **62**
Lymphosarkom **60**, 661, 664
Lyssa 642
- Impfung 643

M
Madurafuß 621
Magen 283
- Aerophagie 295
- Ballonsonde 280
- Blutung 290
- - Operationsindikationen 292, 293
- Dumpingsyndrom
- Entleerung verzögerte 301
- Gastritis 283
- Karzinom **293**
- Neurose **294**
- Perforation 290
- postalimentäre Hypoglykämie 296
- Pylorusstenose 292
- Reizmagen 294
- Resektion (Anämie) 2
- Rezidiv-Ulkus 297
- Saft (Achylie) 1
- Schondiät 283
- Stenose 292
- Syndrom der afferenten Schlinge (Biliäre Stase) 301
- Tetanie 496
- Ulkus 285
Magersucht **538**
Magnesium (Hypomagnesämie) 495
Makroglobulinämie Waldenström **63**
makrozytäre Anämien s. a. Anämien 2

Sachverzeichnis

Malaria **611**ff
– Encephalitis 613
– Hypersplenie 13
– Nachweis 612
– Prophylaxe 612
– resistente Stämme 613
– quartana 611
– Schwarzwasserfieber 613
– tertiana 612
– tropica 612
Malleomyces mallei 653
Maltafieber (Brucella melitensis) 647
Malum coxae senilis 464
Mammakarzinom **268**ff
– Adrenalektomie 272
– Frühfälle 268
– Hypophysektomie 272
– mit Metastasen 269
– – ab 5 Jahren nach Menopause 273
– – vor und bis 5 Jahre nach Menopause 269
– Prophylaktische Thp. nach Operation 268
Mangelernährung 1ff, **537**
Mannitol-Diurese 380
Mantoux-Probe (Tuberkulintest) 690
marantische Parotitis 277
Marchiafava-Hämoglobinurie 9, **11**, 75, 544
Mariesche Ataxie 411
Masern **680**ff
– Bronchiolitis akute 247
– Encephalitis 405, **681**
– Komplikationen 681
– Maserntiter hohe bei MS 419
– Nachkrankheiten 681
– Polyradikulitis 426
– Schutzimpfung 680
– T-Supressor (Lyz.) Defekt 420
Massage s. physikalische Therapie
Mediastinoskopie (Hodgkin) 55 (Bronchus-Ca) 263
mechanischer Ileus 307
Medikamentendosierung
– Cumarinpp. bei Phenobarbital u. Antiepileptika **220**
– Herz-Glukoside bei Gabe von Antiepileptika **93**
– Niereninsuffizienz, s. Tab. 15, S. **386**
Megakolon 309
– erworbene 310
– funktionelle 310
– Hirschsprung 309
Megaloblasten 2, 7

Megalozyten 2, 7
Melanom, metastasierendes **478**
Menière **416**
Meningitis
– bakterielle **636**ff
– – Coli 641
– – Enterokokken 640
– – Friedländer 643
– – Gonokokken 640
– – Hämophilus influenzae 641
– – Listerien 633
– – Meningokokken (epidemica) 637
– – Pneumokokken 637
– – Proteus 643
– – Pyozyaneus 641
– – Staphylokokken 640
– *serosa* 416
– *tuberculosa* 711
– *virale* 416
– – Coxsackie 669
– – Poliomyelitis 682
– – Varizellen 668
Meningo-Enzephalitis
– Bang 648
– Boeck 263
– Cryptococcus 624 u. (Abb. 110) 625
– Listeriose 633
– Mycoplasma 244
– Varizellen 668
Meningokokken
– Endokarditis 163
– Meningitis (epidemica) 637
Meningosis leucaemica **51**f
Mensesblutungen verstärkte
– Antikoagulantien 221
– Antiovulantien-Thp. 1
– Eisenmangelanämie 1
– Etta-Aminocapronsäure-Thp. 19
Mesaortitis luica **231**
– rheumatica (Bechterew) 462
Mesenterialinfarkt 321
Messenger-RNA-Hemmung (Thiaamphenicol) **168**, 590
metapneumonische Pleuritis 238
Metastasenleber 349
Meteorismus **323**
Methämoglobin 12
Metopirontest 483, 501
Migräne **416**
mikrozytäre Anämie 10
Miktionsstörungen
– Blasenlähmung (MS) 420
– Paraplegie 422
– Prostatahyperplasie 391
– Tabsparalyse 423

Milchsäureazidose s. Azidose
Miliartuberkulose **708**
Miller-Abbott-Sonde 308
Milzaneurysma 74
Milzatrophie 5
Milzbrand (Anthrax) **653**
Milzexstirpation s. Splenektomie
Milzruptur 74
Milztuberkulose 74
Milzvenenthrombose 74, 351
Milzvergrößerung
– angioimmunoblastische Lymphadenopathie 63
– Brucellosen 648
– Hämoblastosen 25
– hämolytische Anämien 9ff
– Hodgkin 55
– Hypersplenismus 145
– Kala-Azar 614
– Malaria 14
– Osteomyelosklerose 72
– Polycythaemia vera 35
– Splenektomieindikationen **74**
mineralkortikoide Wirkung 552
Mißbildungen
– Rubeolen 682
– Toxoplasmose 616
– Zytostatika 725
Mitosegifte **732**
Mitralinsuffizienz **100**, 155, 217
Mitralstenose **100**, **101**, 155, 217
Monaghan-Respirator 251
Monarthritis
– gonorrhoica 463
– Infektarthritis 449
– Periarthritis humeroscapularis 468
– Reiter-Syndrom 680
– Schulter-Hand-Syndrom **469**
Moniliasis **623**
– bei Leukosen **50**
– Pneumonie (Abb. 109), 622
– Superinfekt bei Tetrazyklin-Therapie 586
Mononucleosis-Syndrom **73**ff
– Hämolyse 73
– Myelitis 419
– Myokarditis 168
– Listeriose 633
– Penicillin 73
– Phenobarbital 73
– PAS 702
– Polyradiculitis 426
– Thrombozytopenie 73

779

Sachverzeichnis

Monozytenleukämie 53
MOPP-Schema siehe COPP-
Morbilli s. Masern **680**
Morbus s. Eigennamen
Morbus haemolyticus neonatorum 13
Morgen-Epilepsie 412
Morphium s. Opiate
Moschcowitz, Morbus 15
Mottenkugeln (Hämolyse) 12
Mucoviscidosis 246
Multiple Sklerose **419**
Mumps s. Parotitis 677
Mundpflege 609
Mundsoor (Kortikosteroide) 559
Mundtrockenheit durch Belladonna, Catapresan, s. dort
Mund-zu-Mund-Beatmung 143
Mund-zu-Nase-Beatmung **150**
Muskelatrophie, spinale progressive **425**
Muskeldystrophie, progressive, Typus Erb **472**
Muskelkontrakturen 404
Myalgie 470
Myasthenia gravis **473**
myatrophische Lateralsklerose, Charcot **424**
Mycoplasma pneumoniae **244**
Myalgie (Cocksackie) 669
Myelitis acuta **419**
Myeloblastenschub, terminaler **28**
Myelofibrose 72
Myelographie 432
myeloische Leukämie, akute **42**
– chronische **25**
Myelom **65**ff
Myelomniere 69
Myelose, funikuläre 3, 7, **424**
Myelosklerose 72
Mykoplasma s. Mycoplasma
Mykosen **620**ff
– Aktinomykose 622
– Blastomykose 623
– bei Cortisontherapie **559**
– Fungizide **620**
– Histoplasmose 623
– Kokzidiomykose 623
– bei Leukämie 50
– Moniliasis 623
– bei Zytostatikatherapie 724
– Pneumonie (Abb. 109) 622, 623, 624
– Sporotrichose 624
Myodegeneratio-Herz 101
Myokard s. Herz
Myokarditis **68**f
– Coxsackie 669

– Diphtherie **635**
– Extrasystolie 118
– Fokussanierung 118
– Grippe 672
– Lupus erythematodes 165
– Mycoplasma 244
– Periarteriitis nod. 230
– rheumatica **158**, 453
– Toxoplasmose 616
Myositis
– Coxsackie 669
– Diphtherie 634
– Legionärskrankheit 661
– PCP 454
– Typhus 625
Myotonia congenita Thomsen 475
Myxödem **490**
– Anämie 14
– Hypophyseninsuffizienz 490
– Koma 491
– nach Radiojodtherapie 490
– nach Thyreoiditis 490, **492**

N
Nachbestrahlung s. Röntgentherapie
Naphthalin 12
Natrium
– Basisbedarf 75
– Mangel **76**
– Überschuß 76
Nebenmilzen 10
Nebennieren
– Atrophie **499**
– – durch Kortikosteroide **555**
– Apoplexie 174
– Hyperplasie (Cushing) 501, (ACTH) 548
– Hypernephrom 388
– Insuffizienz (Addison) 499
– Metastasen 499
– Tbc 499
– Tumoren (Phäochromozytom) 503
Nebenwirkungen
– Antibiotika **574**
– Kortikosteroide **550**
– Zytostatika **719**ff
Nelson-Test 231
Neoplasie s. Malignom
Neoplasma cerebri **408**
Nephritis
– chronische Niereninsuffizienz 382
– *Glomerulonephritis akute* **357**ff
– nach Streptococcen 357
– chronische 359
– Goodpasture 361
– Herdnephritis akute 358

– interstitielle akute 367
– – chron. 368
– Lupus erythematodes 359
– MCGN-Lipoidnephrose **362**
– Polyarteriitis nodosa 360
– Purpura Schönlein-Henoch 360
– *nephrotisches Syndrom* **361**
– – fokale Glomerulosklerose 364
– – toxisches, d.h. medikamentös 363
Nephroblastom **388**
nephrogene Hypertonie s. Hypertonie
Nephrokalzinose 273, 497
Nephrolithiase (Urolithiasis) **371**
– akute 371
– Gicht 539
– Hyperparathyreoidismus 497
– *Pyelonephritis* akute 367
– – chron. 368
– Kalziumoxalatsteine 373, **376**
– Hyperkalziurie 376
– Koliktherapie 371
– Operationsindikationen 372
– Phosphatsteine 373
– Prophylaxe 372
– Steinabtreibung 372
– Uratsteine **377**
– Zystinsteine 377
– Zytostatika (Uratsteine) 50, **724**
Nephrosklerose 378
nephrotisches Syndrom **361**
– Amyloidose 366
– diabetische Glomerulosklerose 364
– Glomerulonephritis proliferative 364
– – membranöse 364
– Gold-, Penicillamin-, Catopril-Tridion-Nephrose 363
– „Lipoidnephrose" **362**
– Lupus erythematodes 165
– minimalchange-glomerulonephritis (MCNG) **362**
– Myelom 69, **366**
– Salmonella Gärtner 629
– Weil Ikterus **654**
Nervensystem **399**
– peripheres **428**
– Rückenmark **419**
– zentrales **399**
Nervengifte
– Alkohol, Nikotin 428
– Ethambutol (N. opticus) **701**

780

Sachverzeichnis

- Nitrofurantoin 600
- Resochin Chlorochin (N. opticus) 167, **457**, 612
- Trichloräthylen (Trigeminus) 429
- Vincristin 732
nervöse Herzbeschwerden (Herzneurose) **169**
Netzmittel 247
Neugeborenen-Tetanie 496
Neuralgien u. *Neuritiden* 429
- Grippe 672
- Horton 416
- Okzipital- 430
- Trigeminus 429
- cervicalis 431
- Fazialis 430
- ischiadica 431
- nervi optici 457, (Behçet) **679**, Ethambutol 701, Resochin **457**
- paraneoplastische 434
- Periarteriitis nodosa 230
- Polyneuritis **428**
- toxische **428**
Neuroblastoma malignum **434**
neurogene Tetanie 496
Neurolues 422
Neuropathie
- alkoholische 428
- diabetische 428, **529**
- paraneoplastische 434
Nicolan Syndrom 579
Niere, künstliche, s. Hämo-, Peritonealdialyse
Nierenarterienstenose 192
Nierenblutung s. Hämaturie
Nierengifte **362**, **363**
Niereninsuffizienz, akute (siehe auch *Nephritis* u. *Urämie*) 379
- Anämie 385
- Azidose 385
- Dialyse 381
- Diät 384
- Hypertonie 383
- Krampfanfälle 381
- Medikamenten-Dosen, reduzierte 386/387 (Tab. 15)
- Schockniere 379
Niereninsuffizienz, chron. **382** ff
- Anämie 385
- Azidose 385
- Dialyse 387
- Erbrechen 385
- Hyperkaliämie 384
- Hyperparathyroidismus sek. 384
- Hypertonie 383
- *Nierentransplantation* 387
- Pruritus 385

Nierensteine siehe Nephrolithiasis
Nierentransplantation 387
Nierentuberkulose = Uro-Tbc **713**
Nierentumoren **388** ff
- Blasen-Ca 389
- Hypernephrom 388
- Nephroblastom 388
- Urethra-Ca 390
- Urothel-Ca 389
Nikotin plus Teerstoffe
- Bronchuskarzinom 263
- Bürger 186
- Koronarsklerose 128
- Lungenemphysem 251
Nitrithämolyse 12
Nitrobenzol-Hämolyse 12
Nitrobenzol-Thrombopenie 14
Nocardiose 622
Nukleinsäure, Stoffwechsel (Stickoxydul u. a. tox. Stg.) 8
Null-Kaloriendiät 535

O

Obstipation, chronische **325**
- Diät 325
- medikamentöse Therapie 326
Ödeme **102** f
- Diuretika 102, **104** f
- hypoproteinämische 363
- kardiale 102 f, **104**
- Myxödem 491
- renale 363, 365
Okzipitalneuralgie 430
Ommaya-Reservoir **51**
Opiate s. „*Brompton Mixtur"* f. terminale Fälle 274
Optikus-Atrophie s. Neuritis
Orchitis 395 (Parotitis) 677
Orientbeule 614
Organtransplantation 742
Ornithose (Psittakose) 662
Oroya-Fieber 656
Orthostatischer Kollaps 177, (Diuretika) 199, (Guanethidin) 207
Osler, Morbus 231
Ösophagus-Blutung **283**
Ösophagusdivertikel 281
Ösophaguskarzinom 281
Ösophagus-Pacemaker 122
Ösophagusvarizen **283**
Osteomalazie 475
Osteomyelitis typhosa 628
Osteomyelofibrosklerose **72**
Osteoporose **475**
- Schulter-Hand-Syndrom 469

- Cortison-Schulter-Hand-Syndrom 469
Osteosarkom **477**
Ostitis fibrosa cystica s. Hyperparathyreoidismus
Östrogene s. Hormontherapie
Otitis media
- Gehirnabszeß 401, **406**
- Scarlatina 649
Ovarektomie 269
Ovarialkarzinom **278**
Ovarialzyste (Ca) 275; (Obstipation) 320
Ovulationshemmer (Anämie bei Hypermenorrhoe) 1; (Thromboseneigung) 215, (Diabetes-Auslösung) 505
Oxalatsteine 376
Oxyuriasis 323

P

^{32}P **36**, 735
Pacemaker, definitiver u., „on demand"
- Arrhythmien bei **125**
- AV-Block 123
- endovenöser 151
- Hemiblock 125
- Indikationen **155**
- Merkblatt 126
Pachymeningosis haemorrhagica interna 400
Paget, Morbus **476**
Panhypopituitarismus **481**
Pankarditis, rheumatische 158, (Abb. 82) 450, **452**
Pankreaserkrankungen 352
Pankreasinsuffizienz 354
Pankreaskarzinom **355**
Pankreasnekrose **352**
Pankreasstein 355
Pankreaszirrhose 544
Pankreaszyste 355
Pankreatitis, akute 76, **352**
- Begleitpankreatitis 345
- chronische 354
Panzerherz 161
Panzytopenie s. aplastische Anämie, Hypersplenie
Paralysis agitans (Parkinsonismus) **409**
paralytischer Ileus s. Ileus
Paraösophagealhernie 280
Paraneoplastische Syndrome **434**
- Cushingoid **501**
- Hyperparathyreoidismus **498**
- Myasthenie **473**
- Neuropathien **434**
- Paraplegie 422

781

Sachverzeichnis

Paraproteine
- Amyloidose 250, **366**
- angioimmunoblastische Lymphadenopathie **63**ff
- chronische lymphatische Leukämie 30
- hämolytische Anämien 12
- Hodgkin 55
- Lymphosarkom 60
- Myelom **65**ff
- Retikulose maligne **32**; (Abb. 22) 61
- Waldenström **62**

Parasiten, intestinale **323**
Parathormon s. Hormontherapie
Parathyreoideaadenom s. Hyperparathyreoidismus **497**
Parathyreoprive Tetanie *497*
Paratyphus 628
Parkinson, Morbus 409
Parkinsonismus **408**
Parotitis epidemica **675**
- Encephalitis 675
- marantische 280

paroxysmale Hämoglobinurie, nächtliche 11
paroxysmale Kältehämoglobinurie 13
paroxysmale Tachykardie, supraventrikuläre 106
- ventrikuläre 112
PAS-Infusionen 628
Pasteurella pestis 643
- tularense 654
Pasteurellosis 643
PCP **454**
Pemphigus (Cortison) 567 (Tab. 29), (IST) 742
Penicilline **578**ff
- Anwendungsarten 580
- Breitspektrums-Pc. 583
- halbsynthetische 582
- *Nebenwirkungen* 579
- Agranulozytose 579
- Allergie 579
- Periarteriitis nodosa 579
- Prophylaxe der Nbwkg. 579
Penicillinase-Resistenz 582
Perchlorate, aplastische Anämie 485
Periarteriitis nodosa **230** (= Polyarteriitis nod.)
- Neuritis 428
- Nierenschädigung 360 (Abb. 74)
- Polyarthritis-Typ 449
- PCP-Typ 455
Periarthritis humeroscapularis **468**
Perikardektomie 169

Perikarditis
- adhaesiva 94, 103
- Begleitperikarditis 159
- carcinomatosa 266
- constrictiva 161
- Coxsackie 669
- exsudativa, nicht rheumatische 159
- Herztamponade 159, 160
- Panzerherz 161
- rheumatica **158**
- Seldinger Katheter 159
- sicca 161
- tbc 159, **711**
- uraemica 159

peripheres Nervensystem **428**
periphere Zirkulationsstörungen 179, **185, 229**
Peritonealdialyse
- akute Niereninsuffizienz 382
- ak. Hämolyse 12
- chronische Niereninsuffizienz 387
- Hyperkaliämie 79
Peritonitis, akute **317**
- carcinomatosa **266**, 269
- paralyt. Ileus 307
Penis **394**
- Ca 396
- Induratio plastica 394
- Priapismus 217
- – leukämisch (selten)
- – thrombotisch 217
Perniziöse Anämie **3**, 7, s. An. pern.
Pertussis **631**
- Enzephalitis 632
- Impfung 631
Pest **645**
Petit Mal **415**, 282
Pfortaderthrombose 351
Phäochromozytom 177, **178**, 190, **503**
Phenacetin-Hämolyse 12
- Niere 368
Phenol-Hämolyse 12
Phenylhydrazin-Hämolyse 12
Phlebothrombose s. Thrombose
Phlegmasia caerulea dolens 227
Phosphat
- Hyperphosphatämie 375
- Tetanie 494, 496
- Urämie 439, 498
Phosphatbinder 384, 495, 498
Phosphatsteine 374
Photomotogramm 484
Pickwick-Syndrom 35
Pigmentzirrhose 340, 544f

Pilzaffektion s. Mykosen
Pinta 652
Plasmaphorese 18, 63, 69
Plasmaverlust, akuter **173**
Plasmodien
- Malaria 611ff
Plasmozytom, siehe Myelom
Plaut-Vincent, Angina (Mononukleose) 73, 649
Pleuraempyem **238**
Pleuritis, carcinomatosa **269**f
- exsudativa metapneumonica 238
- – rheumatica
- – tuberculosa 709
- metapneumonische **240**
Pleurodynie 669
Plummern 487
Plus Chromosom 37
Pneumokokken
- Bronchiektasen 250
- Endokarditis 163
- Meningitis 637
- Pneumonie 235
Pneumonie **237**ff
- Abszeß **243**
- Aspirations- **239**
- atypische 245
- Bang 645
- Broncho- **237**
- Grippe **674**
- hyperergische (durch Allergen) **240**
- Legionärskrankheit 661
- Lupus erythematodes 165
- Ornithose 664
- Masern 680
- Mykoplasma 244
- Q-Fieber 662
- Rubeolen 682
- Soor (Abb. 109) 622, 623
- Staphylokokken 241, 630
- Varizellen 668
- Viruspneumonien s. dort
- Komplikationen **240**f
Pneumonie, Komplikationen:
- Empyem 238
- Lungenabszeß 241
- Lungenödem 238
- Pleuritis 238
Pocken **664**
- Revakzination 665
- Vakzination 664
Podagra **540** (s. Gicht)
Poliomyelitis acuta 377, 588, **682**
Polyarteriitis nodosa s. Periarteriitis
Polyarthritis
- akute rheumatische **449**
- Bang 647

Sachverzeichnis

- Behçet 679
- Colitis ulcerosa 310
- Felty-Syndrom 455
- Gonorrhoe 463
- Hepatitis A 327
- INH (Pseudo-) 625
- Lupus erythematodes 165
- Morbus Bechterew 462
- primär chronische (PCP) **454**
- Psoriasis (Abb. 85) 457
- Reiter 680
- Rubeolen 682
- Schoenlein 19
- sekundär chronische 449
- Schulter-Hand Syndrom 469

Polycythaemia vera **35**
Polydipsie s. Diabetes insip. u. mellit.
polyensäurereiche PS-Kost 180
Polyglobulien **35**
- sekundäre 35
Polyneuritis **428** s.a. *Neuritis*
- diabetica 428
- Periarteriitis nodosa 230
Polyradiculitis Guillain-Barré **426**
Polyurie s. *Diabetes mellitus* u. *-insipidus*
Porphyrie, akute **542**ff
- cutanea tarda **544**
- Ileus 307, 542
- variegata 542
portale Hypertension 280, 343
Postgastrektomie-Syndrome **295**
- biliäre Stase 297
- Diarrhoe 297
- Dumping-Syndrom 295
- postalimentäre Hypoglykämie (Dumping Spätsyndrom) 296
- Rezidiv-Ulcus 297
- verzögerte Magenentleerung 297
Postpunktions-Syndrom 419
Potenzstörungen s. Impotenz
Prader-Labhart-Willy 531
Präleukämoid
- aplastische Anämie 69
- Marchiafava 11
- Mongoloide Idiotie
- Osteomyelosklerose 72
- sideroachrestische Anämie 8
Präpubertätsadipositas 531
Pressorische Krisen 215
Priapismus s. Thrombose

Primär atypische Pneumonie s. Pneumonie
Primär biliäre Zirrhose s. Zirrhose
Primär chronische Polyarthritis s. PCA
Proktitis 321
Promyelozytenleukämie 44
- terminaler Myeloblastenschub 44
Prostata **390**ff
- Adenom 391
- Hypertrophie 391
- Karzinom 392
- Prostatitis 390
- Prostatitis akute 391
- Prostatitis chron. 391
Proteinose, alveoläre **265**
Proteus 40
- Meningitis 643
- Sepsis, gramnegative 652
Prothrombin-Mangel 219
Prothrombinzeit 198f, 299
Prothromboplastin-Mangel 19
Protozoen 549
Pruritus ani **321**
- bei Cholestase 303
Pseudoangina pectoris 267
pseudoaplastische Anämie 31
Pseudoarthritis-INH 625
Pseudoencephalitis Wernicke 365
Pseudo-Fröhlich-Syndrom 476
Pseudohypoparathyreoidismus 435
Pseudo-Krupp **209**f
Pseudomonas s. Pyozyaneus
Psittakose **662**
Psoriasis 399, 401
Psychomotorische Anfälle 415
Psychosomatische-System-Thp. **435**
Psychotherapie **435**
PTA-Mangel 20
PTC-Mangel 20
Puerperalsepsis (Wochenbettscharlach) 649
pulmonale Hypertonie
- Cor pulmonale 100, **258**
- Pulmonalsklerose (Ödeme) 111
Pulmonalstenose 100
Punktion s. Probe-, Entlastungs-, Sternal- usw.
Purinantagonisten 7, **730**
Purpura s.a. Blutungen
- Goldkur 459
- Mononucleose 73
- Moschcowitz 15
- Rickettsiosen 662
- Schönlein-Henoch **19**

- Thrombopenie 14
- Thrombozythämie 15
- Virusinfekte 15
- Waldenström'sche Purpura (IST) 745
- Waterhouse-Friedrichsen (Abb. 114) u. Absatz 4, 639
- Werlhof 15
Pyelitis 367
Pyelonephritis s. Nephritis, interstitielle
Pylephlebitis 351
Pylorusstenose **296**
Pyozyaneusinfekte **636**
- Meningitis 641
- Pyelonephritis 343, **348**
- Sepsis 636
- Superinfektion (bei Antibiotika-Thp.) 574
Pyramidon-Agranulozytose 23
Pyridoxin-Mangel
- INH 697
- Sideroachrestische Anämie 8
Pyrifer-Test, KM- s. Funktionstest nach Moeschlin Abb. 140, 723
Pyrimidinantagonist
- Cytosin-Arabinosid 40

Q
Q-Fieber 243, **662**
Querschnitt-Syndrom 419, **422**
De Quervain-Thyreoiditis **492**
Quick **219**
Quincken 244

R
Rabies 642
Rachitis **475**
rachitogene Tetanie 495
Radiogold-Therapie 735
Radiojod-Therapie s. Isotopen
Radiophosphor-Therapie 36
Radioyttrium-Therapie **483**, 501
Rapitard-Insuline s. Insuline
Rauchverbot s. Nikotin
Raynaud, Morbus 187
Reanimation **149**ff
- außerhalb des Spitals 150
- Azidosebekämpfung 153
- Beatmung 150
- Herzmassage 150, 154
- Herzstimulation 153
- Indikationen, Kontraindikationen 149
- Pacemaker 153
- – Indikationen 155
Rechtsinsuffizienz s. Herzinsuffizienz

783

Sachverzeichnis

Rechtsschenkelblock 125
Refluxösophagitis 279
Rehabilitierung
– Herzinfarkt 145 ff
– Hirninsult 403
Reiter-Syndrom 680
Rektoskopie 306
Rektumkarzinom **328**
renale Hypertonie s. Hypertonie
Renin-Antagonisten 210
Resorptionsstörungen
– Disaccharidasemangel 299
– Sprue **5**
Resistenz s. Chemoresistenz
Respirationsorgane **233** ff
respiratorische Insuffizienz **233**
– alveoläre
respiratorische Azidose **81** f
Respiratoren 251
Restharn 391
Retikulose, maligne
– generalisierte **32**
– chronische des Knochenmarks 32
– maligne aleukämische 33 u. Abb. 11
Retikulozyten
– Eisenmangel 1 ff
– Hämolyse 9 ff
– Hämolyse bei CLL 29
– Krise 3, 5
Retinopathia diabetica **530**
Retroperitonealfibrose (Deseril) 478
Retropneumoperitoneum (Nebenniere) 501
Rhagaden (bei Antibiotika-Thp.) 575
Rhesusinkompatibilität 13
Rheumafaktor 454
– Latex-Test 454
– Waaler-Rose-Test 454
Rheumaknoten 454
Rheumatisches Fieber **449**
rheumatische Pankarditis **158**
rheumatische Polyarthritis
– akute 449
– Bechterew, M. **462**
– Felty 455
– primär chronische (PCP) 454
– sekundär chronische 449
rheumatisches Fieber 449
Rhythmusstörungen **111**
– supraventrikuläre **111**, 117
– – Extrasystolen 117
– – Karotissinus-Syndrom 125
– – paroxysmale Tachykardie **112**
– – Sinusstörungen **111**

– – Vorhofflimmern/flattern **114**, 486
– *Überleitungsstörungen* 121
– – Adams-Stokes **122**
– – Asystolie (VPV) 122, **149**
– – AV-Block I und II, **121**
– – Schenkelblock 125
– – supraventrikuläre 112, 117
– – totaler AV-Block (III. Grades) 124
– *Schrittmachern*, bei 125
– *ventrikuläre* 118
– – Bigeminie 119
– – Kammerflimmern 152
– – Kammertachykardien 118
– *ventrikuläre* **118**
– – Asystolie 122, **149**
– – Kammerflimmern **152**
– – Kammertachykardie 118, 138, 152
– – R auf T 118, 138
Ribosomenhemmer (Thioamphenicol) **168** (u. Abb. 46, S. 167) 590, 737
Rickettsiosen **662**
– Fleckfieber 662
– Murines Fieber 662
– Q-Fieber 662
– Rocky-Mountain-Fieber 662
– Therapie 662
– Tsutsugamushi-Fieber 662
– Wolhynisches Fieber 662
Riedel-Struma 492
Riesenzellen-Thyreoiditis 492
Rinderbandwurm 324
Risikofaktoren, koronare **128**
RNA-Hemmung s. Ribosomen
Rocky-Mountain-Spotted-Fever 660
Roemheld-Syndrom 295
Röteln s. Rubeola
Rotz 653
Rubeola **682**
– Arthritis 682
– Encephalitis 682
– Impfung 682
Rückenmarkserkrankungen **419**
Rückenmarkstumoren 425
Rückfallfieber 654
Ruhr
– Amöben 617
– E-Ruhr 633
– Shigellosis 633

S

Salazopyrin-Hämolyse 12
Salivation (Digitalis) 94
Salmonellosen **625** ff
– Paratyphus A 629
– Paratyphus B 629

– Paratyphus C 629
– Salm. cholera suis 629
– Salm. enteritidis 629
– Salm. typhi murium (Breslau) 629
Saluretika
– Diabetes insipidus 484
– Gicht 106
– Hypertonie **196**
– Hypokaliämie 105
– Nebenwirkungen 105
– Ödeme 105
– Vorsichtsmaßnahmen 106
Sarkomtherapie 41, 734
– Adriamycin 41, 734
– Kombinationstherapie 735
Sauerstofftherapie 129
– Angina pectoris 186
– Asthma bronchiale **255**
– Brochiolitis **247**
– Cor pulmonale 259
– Hämoptoe **262**
– Herzinfarkt **138**
– Herzinsuffizienz 88
– Lungenemphysem (Vorsicht!) 252
– Lungenödem **156**
– Lungenschock 244
– Pneumonie 236, (Grippe) 676
– Schock 176
Sauerstoff-Überdrucktherapie
– Gasbrand 661
– Tetanus 660
Säure-Basen-Haushalt 80
– Hyperkalzämie 82
– Laktat Azidose 81
– metabolische Alkalose 81
– metabolische Azidose 81
– respiratorische Alkalose 82
– respiratorische Azidose 81
Scharlach 647
Schenkelblock **125**
Scheuermann, Morbus **467**
Schießscheibenzellen 10
Schilling-Test 3
Schistosomiasis s. Bilharziosis **619**
Schizophrenie evt. (Anorexia mentalis) 537
Schlafkrankheit
– Encephalitis lethargica (epidemica) **405**
– Trypanosomiasis **615**
Schmerzbekämpfung
– Angina pectoris **131**
– Brompton Mixtur (terminale Ca) **275**
– Diskushernie 432
– Gallekolik 345
– Gichtanfall **539**
– Herzinfarkt **135**

Sachverzeichnis

- Hirntumor
- Ischias 432
- Magenkarzinom **293/294**
- Migräne 417
- Nierenkolik **371**
- periphere Zirkulationsstörungen 185
- Periarthritis humero-scapularis 468
- Pyelonephritis 368
- Rheumatismus
- tabische Krisen 423
- Trigeminusneuralgie 430
- Zoster 425

Schocklunge 247
Schock und Kollaps **171**
- Addisonismus 176
- allgemeine Schockmaßnahmen 176
- *anaphylaktischer* 176
- Cholera 630
- Cor pulmonale 259
- diabetische Ketoazidose 525ff
- *Endotoxinschock* 173
- *kardiogener* 136, 141
- *hypovolämischer* 172, 173
- Lungenschock 244
- Lungenembolie 228
- neurogener 178
- Niere **379**
- *orthostatischer* 177
- Pankreatitis
- Schocklunge 244
- *septischer* 173
- Serumschock 635
- Ursachen 171
- Vasopressoren 175
- Verbrauchskoagulopathie 173
- Waterhouse-Friedrichsen 173

Schoenlein-Henoch, Vasculitis **19**, (IST) 745
Schottmüller (Paratyphus) 629
Schriftprobe (Leberkoma) 332
Schrittmacher s. Pacemaker
Schulter-Hand-Syndrom **469**
Schwangerschaft s. Gravidität
Schwedendiät 534
Schweinebandwurm s. Taenia
Schweinebang 647
Schweinehüterkrankheit 654
Schweineleberperfusion (Leberkoma) 333
Schwerhörigkeit s. Akustikus
Schwindel s. Nausea
Scillapräparate **98**
Seminom 395
Sengstaken-Blakemore-Ballonsonde 280
Sepsis **650**
- Endotoxinschock **173**

- grampositive 650
- gramnegative **652** ff
- lenta 161
- Verbrauchskoagulopathie 22, 652

Senkung s. Blutsenkung
Septumdefekte 102
Serotoninantagonisten (Deseril) 306
Serumkrankheit **635**
Serumschock 635
SH s. Sulfonylharnstoff (Antidiabetika)
Sharp Syndrom (L.E.) 165
Sheehan, Morbus **481**
Shiga-Kruse-Ruhr 633
Shigellosen **633**
Shohlsche Lösung 376
Shunt-Operation (portocaval, splenorenal) **281**
Sichelzellanämie **10**
Sideroachrestische Anämie **8**
Sideroblasten 8
Sideropenische Anämie 1 ff
Simmonds, Morbus **481**
Singultus 281
Sinus-cavernosus-Thrombose (Otitis) 406
Sinustachykardie s. Rhythmusstörungen
Sklerodermie 742
Skotome 417
Sommerruhr 633
Sonogramm (Hypernephrom) 388, (Gehirn) 399 u.a.
Soor s. Monilasis
Spasmolytika s. Medikamenten Sach-Verz.
Spastische Spinalparalyse 425
Speicherkrankheiten **477**
- Splenektomie 74
Sphärozytose 9
Spinale progressive Muskelatrophie 425
Spinalis-anterior-Syndrom 422
Spinalparalyse, spastische 425
Spinat-Verbot (Antikoagulantien) 221
Spindelgifte 732
Spirochaeta refringens 276
- pallida 654
Spirochaetosen **654**
Splenektomieindikationen 9, 10, 11, 59, 71, **74**
Splenomegalie s. Milzvergrößerung
Spondylarthritis ankylopoetica **462**
Spondylarthrosis deformans **466**
Spondylitis
- Bang 648

- tuberculosa 713
- typhosa 628

Spondylolisthesis 467
Spontanpneumothorax **266**
Sporotrichose 624
Sprue 3, **7**
Spulwürmer **324**
Staphylokokken s. *Meningitis* **640**
Status anginosus **133**
- asthmaticus **255**
- epilepticus **412**
Stauungsbronchitis 249
Stauungspapillen s. Hirndruck
Stellatum-Blockade 470
Sternalpunktion, diagnostische
- Bronchuskarzinom 261
- Eisenmangel 1
- Erythroblastose 53
- Hämoblastosen 25 ff
- Hämochromatose 544 ff
- Hämolyse 9 f
- Osteomyelosklerose 72
- Perniziosa 2
- sideroachrestische Anämie 8
- Sprue 5
Stenvers-Aufnahmen 406
stereotaktische Operation 409
Steroiddiabetes **553**
Steroidmyopathie **560**
Steroid-Nebenwirkungen **552** ff
Stevens-Johnson-Syndrom
- Mycoplasma 244
- Sulfonamide 576
STH 481
Stickoxydul (-Anämie) 8
Still-Syndrom 455
Stomatitis
- aphthosa 279
- ulcerosa 279
- Soor (Leukämie) 50
- Zytostatika 50, 724
Streckbehandlung (Diskushernie) 432
Streptococcus haemolyticus, A 647
Streptococcus pyogenes (Erysipel) 648
Streptococcus viridans 648
Streptokokken
- Angina 646
- Endokarditis lenta **162**, 648
- Erysipel 648
- Glomerulonephritis 357
- Meningitis **640**
- Pneumonie 236
- Polyarthritis rheum. 449
- Prostatitis 393
- rheumatisches Fieber 449
- Scarlatina 647

785

Sachverzeichnis

Streptomycin **584** ff
Streßkonzept 438
Strongyloidosis 323
Struma
– Adenom toxisches 484, 489
– basedowicata 483
– endemica 492
– maligna 492
– Operationsindikation 485, 486
– Riedel 493
Strumektomie
– Hypoparathyreoidismus, nach 494
– Indikationen 492
Stützkorsett
– Diskushernie (Ischias) 432
– Morbus Scheuermann 467
– Spondylitis Tbc 713
– Spondylolisthesis 467
Subarachnoidalblutung **400**
Subduralhämatom 400
Subokzipitalpunktion s. Probe-, Entlastungspunktion
subphrenischer Abszeß 350
Sudeck-Syndrom **476**
Sulfonamide **576** ff
Sulfone
– Agranulozytose 23
– Hämolyse 12
Sulfonylharnstoffe s. Antidiabetika
Supraspinatus-Tendinitis 468
supraventrikuläre Rhythmusstörungen s. Rhythmusstörungen
Sympathektomie 185, 188
Sympathikolytika **200**
– Alpha-Blocker 200, 203
– Beta-Blocker **132** f, (Tab. 6) **133**; (Tab.) **204**
Sympathikomimetika 175
– Beta-Stimulation 175/176
Sympathikus-Blocker, elektive (alpha u. beta-) 200
Sympathikusblockade (Procain) 187
Syncardon 173 f
Syncretio pericardii 150
Syndrom der afferenten Schlinge (biliäre Stase) **297**
Syndrom s. Eigennamen
Synergismus, Antibiotika 509 f
Synkardiale Massage 173 f, 175
Synkardon- u. Vasotron-Apparat 186
Synovektomie **461** (PCP)
Syphilis 654
Syringomyelie 424
Szintigraphie, Schilddrüse 489

T
T_3 u. T_4-Test 484, 489, 490
Tabische Krisen 423
Tabo-Paralyse **422** f
Tachykardien, paroxysmale
  Sinus- 111
– supraventrikuläre 111, **112**, 117
– Vorhofflattern **114**
– Vorhofflimmern **114**
– ventrikuläre **118**
Taenia saginata 324
– solium 324
Teleangiektasie, Osler **231**
Tendinitis
– Achillessehne (Bechterew) 462
– INH 697
– supraspinatus 468
Teratom, embryonales 395
Test-Tape-Methode 508
Testosteronderivate s. Hormontherapie
Tetanie 494
– parathyreoprive 494
– übrige Formen 495
Tetanus 654
– aktive Impfung 655
– Hibernation 657
– Human-Antitetanus-Globulin 654
– Kurarisierung 657
Tetracyline **585** ff
– Präparate 587
– Zahnstörungen 586
Thalassaemia major u. minor **10**, 75
Thioamphenicol 590 ff
– Haarausfall 590
– Zytostatische Wkg. 590
Thorn-Test 481, 483, 501
Thrombangiitis obliterans (M. Bürger) **186**
Thrombinzeit 227
Thrombolyse s. Fibrinolyse
Thrombopathia Willebrand-Jürgens 14
Thrombopenie s. Thrombozytopenie
Thrombophlebitis **217** ff
– migrans 227
– oberflächliche/tiefe 217
– Phlegmasie 227
– septica 651
– Lungenembolie **228**
Thromboplastin-Mangel (Faktor IX) 22
Thrombose, arterielle **229**
– Antikoagulation 229
– Fibrinolysetherapie 226
– generelle intravasale Gerinnung (Verbrauchs-Koagulopathie) 173
– Herzthromben
– Vorhofflimmern u. -flattern 114
– Herzinfarkt 139
– Hirnarterien **400**
– Karotis 400
– Koronarien **134**
– Nierenarterien 379
– Periarteriitis nodosa (Abb. 54) 229, **230**
– Spinalis anterior 422
– Thrombozytenaggregationshemmung 227
– Vertebralis 400
Thrombose, venöse 219
– Antikoagulation 226 ff
– – Dauer-Antikoagulation 217
– – Dicumarole 221
– – Heparin 225
– Beckenvenen u. Iliaca (operative Thrombektomie) 218
– Fibrinolysetherapie **226**
– „Lowdose Heparin" s. c. 225
– Milzvene **351**
– Pfortader 351
– Prophylaxe 217
– Sinus cavernosus-Thrombose 401
– Steroid-(Cortison)Thrombose 552
Thrombose, venöse, Thrombektomie 218
– Thromboseneigung 103, **217**, 552
– Thrombozytenaggregationshemmung 227
– Varikosis 230
Thrombozyten-Aggregation **230**
– Hemmung 230
Thrombozytenkonzentrate 16
Thrombozythämie, hämorrhagische **14**
– genuine 37
Thrombozytopathien 14
Thrombozytopenien **14**
– allergische 14
– Antibiotika (Chloramphenicol, Ristocetin, Streptomycin u. s. s. dort)
– aplastische Anämie 69
– Erythroblastose 53
– Hypersplenie 15
– Immunsuppressiva 739
– Leukämie 49
– Lupus erythematodes 19, **165**,
– Osteomyelosklerose **72**

Sachverzeichnis

Physikalische Therapie
- Rheuma 461 (s. ferner bei Arthrose, Ischias u. a.)
Plastik-Vollblutfrisch-Konserven 15
- Retikulosen 61
- Splenektomieindikationen **74**
- toxische 14
- Werlhof (IST) 14, 744
- Zytostatika 722
Thymom
- aplastische Anämie 69
- Myasthenia gravis 473
Thyreoidea-Karzinom **493**
Thyreoidea-Hormone s. Hormontherapie
Thyreoiditis **492**
- Hashimoto 492
- Riesenzellen 492
- suppurativa 492
Thyreostatika **485**
- Kontraindikationen 487
thyreotoxische Krise 489
Tibialis anterior-Syndrom 472
Tidal-Drainage (Harnblase) 422
Tiefenvenenthrombose s. Thrombose
Tollwut (Rabies, Lyssa) 642
Tonsillitis **646**
Tophus 540
Torulosis **624** (Cryptococcasis) 624
Tourniquet-Methode (Onkologie) 720
Toxische Fermentblockade
- Hepatose, toxische **336**
- Anämie makrozytäre (Hydantoin u. a.) 8
- Nephropathie, toxische 363
- Polyneuritis s. Nervengifte
Toxisches Adenom 486, **489**
Toxisches Lungenödem 158
Toxoplasmose **618** ff
Trachealpunktat 248
Tracheobronchitis 246
Tracheotomie 635
Training, körperliches
- Herzinfarkt
-- Prophylaxe 127
-- Rehabilitation 145
Transaktionsfeld 437
Transaminasen-Erhöhung
- Crasnitin 41
- Herzinfarkt 134
- Leberaffektionen (Hepatitis) 327, 334
- Mononukleosis 73
Transfusionen s. Bluttransfusionen

Transfusionszwischenfälle (Isoagglutinine) 12
Transplantationen (Organe)
- Antilymphozyten-Serum 740
- IST 725, 742
Tremor-Therapie **409**
Treponemen 654
Trichinose **620**
Trichomonaden 619
Trichozephalon dispar 323
Trichuriasis 323
Trigeminusneuralgie **429**
Triglyzeride **181** f
Trijodthyroninsynthese-Hemmung 485
Trikuspidal-Endokarditis (Dünndarm-Ca) 310
Tropenkrankheiten **607** ff
- Apotheke (Reise) 608
- Impfungen 608
- Prophylaxe 607
Trypanosomiasis **615** ff
- Chagaskrankheit 615
- Schlafkrankheit 615
Trypsininhalation 676
TSH 481, **484**
Tsutsugamushifieber (= Rickettsiose) 662
Tuberkulinprobe 690
Tuberkulose **687**
- Aktivierung durch Kortikosteroide 559
- Allgemeine Grundsätze 687
- *ambulante* Thp. 688
- atypische Mykobakteriosen 716
- Augentuberkulose 714
- BCG-Impfung 691
- Bronchus-Tbc 709
- Chemoprophylaxe 690
- *Chemotherapie* **694**
- Chirurgische Thp. **705**
- Desinfektion 690
- flankierende Therapie 704
- Gelenktuberkulose 713
- Genitaltuberkulose 713
- Haemoptoe **263**, 707
- Haut-Tbc 714
- Knochentuberkulose 713
- Kontroll-Untersuchungen 715
- Kortison-Thp. 704
- *Lungentuberkulose* **709**
- Lymphknotentuberkulose 714
- Management 717
- Masernkomplikation 681
- Meningitis tuberculosa **711**
- Miliartuberkulose 708
- Nebennierentuberkulose **500**

- Nierentuberkulose 713
- Organ-Tbc 708
- osteoartikuläre 713
- Perikarditis tuberculosa 711
- Pleuraempyem 711
- Pleuritis tuberculosa 709
- Prophylaxe 689
- Risikogruppen 693
- Schirmbild 690
- Spondylitis tuberculosa 713
- stationäre Behandlung 688
- Urogenital-Tbc 713
Tuberkulostatika **697** ff
- Intermittierende Therapie 696
- Kombinationstherapie 702
- Präparate **697–702**
- Resistenzprobleme 695
- Therapieschema 703
Tubuläre Syndrome **379**
- Dialyse-Verfahren 381
- Schockniere 379
Tularämie 654
Typhus abdominalis **625** ff
- Darmblutung 628
- Dauerausscheider 628
- Herxheimer-Reaktion 626
- Impfung 626
- Komplikationen 627
- Prophylaxe 625
- Toxische Spätfälle 626
Typhus exanthematicus (Rikkettsiose) 662

U
Überdruckbeatmung (Lungenödem, Asthma) 262
Übergewicht s. Adipositas
Überleitungsstörungen 121
Ulcus ventriculi et duodeni **289** ff
- Blutung 294
- Endoskopie 289
- Hyperparathyreoidismus 289
- Komplikationen 290, 294
- konservative Therapie 290
- Operationsindikationen 290, 296
- Perforation 294
- Rezidiv 301
- Steroidulkus 291
Ultraschallbehandlung s. Arthrose
- Diagnostisch s. *Sonogramm*
Unterkühlung
- akzidentell (Reanimation) 149
- therapeutisch 167
Urämie s. Niereninsuffizienz
Uratniere s. Uratsteine

Sachverzeichnis

Uratsteine 377
- Gicht 539
- bei Zytostatikatherapie (Leukämie) 50, Prophylaxe 724
Urethritis
- Bechterew 462
- Reiter 680
- Trichomonaden 619
Urikosurika s. Harnsäureausscheidung
Urininkontinenz s. Blasenlähmung
Urogenitale **388** ff
Uveitis
- Behçet 679
- Reiter 680

V
Vaginitis (Soor) 724, (Trichomonaden) 619
Vakzination s. Impfung
Valsalva-Preßversuch 112
VAP-Schema 44
Variola s. Pocken **664**
Varizellen **667**
- Enzephalitis (Abb. 124) 670
- Myelitis 419
- Pneumonie 666
- Zoster 425
Varizen
- Beinvarikose 230
- Ösophagus **280**
- Thromboseprophylaxe 217
Vaskulitis, allerg. (Schönlein Hennoch) 19, Wegener 742
Vasodilatoren 207, 218
 s. ferner gefäßerweiternde Mittel u. Sympathikolytika
Vasopressin s. Hormontherapie
Vasopressoren s. Sympathikomimetika
Venenstripping 231
Venenthrombose s. Thrombose
Ventrikelseptumdefekt 102
ventrikuläre Rhythmusstörungen s. Rhythmusstörungen
Verbrauchskoagulopathie **173**
Verdauungstrakt **283** ff
Vermes **323**
Verödungstherapie
- Hämorrhoiden 317
- Varizen 230
VERP-Schema 45
Verschlußikterus
- Cholostatische Hepatose 337
- Hypoprothrombinämie 22
- Stein- oder Neoplasma 348
Vertebralis-Stenose 400
Vertigo s. Nausea

Virilisierung (Androgene) 270, (Adrenogenitales Syndrom) 502
Viruserkrankungen **660** ff
- Coxsackie 667
Vitaminmangel
- bei Antibiotikatherapie 575
- INH-Therapie (Pyridoxin) 697
- Perniziosa 2 f
- Postgastrektomie-Syndrom 2
- Rachitis 475
- - Sprue 5
Vitamin-B_{12}-Spiegel 3
Vitien s. operative Behandlung **107**
Vorbestrahlung s. Röntgentherapie
Vorhofflimmern/flattern **114**
Vorhof-Extrasystolen s. Rhythmusstörungen
Vorhofseptumdefekt 101
Vorhofthromben 115
Vulvitis 724, 619

W
Wadenkrämpfe **433**
Wadenwickel 610
Waldenström, Makroglobulinämie (Hämolyse) 12, **62**
- Purpura **745**
Waaler-Rose-Test **454**
Wasserhaushalt
- Basisbedarf **75**
- Wasserüberschuß **77**
Wassermangel **77** f
Waterhouse-Fridrichsen-Syndrom **637**
Wegener, Granulomatose 742
Weil, Morbus 654
Werlhof, Morbus **15**
Wernicke, Pseudoenzephalitis **406**
Wiederbelebung s. Reanimation **149** ff
Willebrand-Jürgens, Thrombopathie 14
Wilson, Morbus 410
- Zirrhose 340
Windpocken s. Varizellen
Wolf-Parkinson-White-Syndrom **121**
Wolhynisches Fieber 662
Würmer 323

X
Xanthomatosis tuberosa 478

Y
Yersinia pestis 645

Z
Z s. a. C
Zahnextraktion (Hämophilie) 21
Zahngranulome
- Extrasystolie ventrikuläre 118
- Myokarditis **168**
- Rheumatisches Fieber **449**
- Sepsis lenta **161**
Zecken-Enzephalitis **405**
Zentralnervensystem 399 ff
Zentralvenendruck **173**
Zerebral- u. Zerebro- s. Hirn
Ziegenmilch-Anämie 3
Zieve-Syndrom 339
Zirkulationsstörungen, arterielle
- koronare **127**
- periphere **185**, (Embolie, Thrombus) 229
- zerebrale s. Apoplexie 399
Zirrhosen
- Leber 339
- Pankreas (Hämochromatose) 544
Zöliakie 6
Zollinger-Ellison-Syndrom 285
Zoster, Herpes 425
ZVD s. Zentralvenendruck 173
Zyanose s. Sauerstofftherapie
Zystenniere 378
Zystikusverschluß, Steine 348
Zystinsteine 377
Zystopyelitis s. Pyelonephritis
Zytomegalie
- Hepatitis 327
- Mononukleosis 73
- Polyradikulitis S. B. 426
Zytopenien
- aplastische Anämie 69
- Leukopenie **22** ff
- Thrombopenie **14** ff
Zytostatika **719** ff, siehe Arzneimittelverz. S. **763**
- *Alkylierende Substanzen* 726
- Antibiotika 734
- Antimetaboliten 729
- Enzyme 735
- Hormone 733 , s. a. Hormontherapie
- Indikationen, klinische 725
- Knochenmarksfunktionstest 723
- Kombinations- u. Stoßtherapie 721, **735**
- Komplikationen 724
- Mitosegifte 732
- Purinantagonisten 730
- Radioisotope 735
- Tourniquet-Methode **57**, 724
- Vitamine 734
- Vorsichtsmaßnahmen 723
- Wirkungsmechanismus 719
- Wirkungsoptimum 720

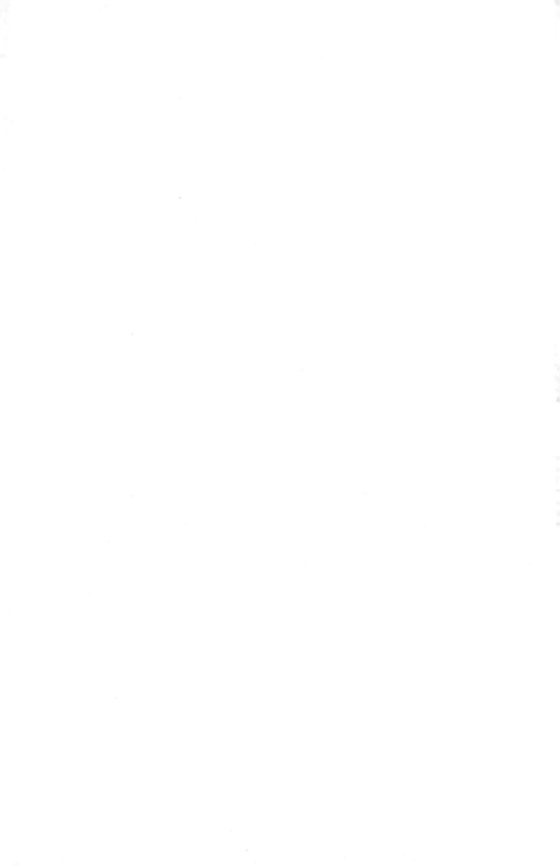